现代脊柱外科学

（第三版）

MODERN SPINE SURGERY

(3rd)

主编 赵定麟

副主编 （按姓氏笔画排序）
严力生 吴德升 沈 强 陈德玉
赵 杰 侯铁胜 袁 文 倪 斌

2

脊柱脊髓损伤

（按姓氏笔画排序）
主　　编 池永龙 李增春 张秋林 倪 斌
副主编 李 侠 李 雷 罗旭耀 钮心刚

世界图书出版公司
上海 · 西安 · 北京 · 广州

图书在版编目（CIP）数据

现代脊柱外科学 / 赵定麟主编 . — 3 版 . — 上海：
上海世界图书出版公司，2017.1
ISBN 978-7-5192-0949-0

Ⅰ . ①现… Ⅱ . ①赵… Ⅲ . ①脊椎病 – 外科学 Ⅳ .
① R681.5

中国版本图书馆 CIP 数据核字 (2016) 第 087856 号

出 版 人：陆　琦
责任编辑：金　博
装帧设计：姜　明

现代脊柱外科学（第三版）
赵定麟　主编

上海世界图书出版公司 出版发行
上海市广中路88号
邮政编码 200083
上海界龙艺术印刷有限公司印刷
如发现印装质量问题，请与印刷厂联系
（品管部电话：021-58925888）
各地新华书店经销

开本：889 × 1194　1/16　印张：240.75　字数：5 760 000
2017 年 1 月第 1 版　2017 年 1 月第 1 次印刷
ISBN 978-7-5192-0949-0 / R · 367
定价：3980.00元
http://www.wpcsh.com

《现代脊柱外科学》（第三版）编写人员

按姓氏笔画排序

主　　编　赵定麟

副 主 编　严力生　吴德升　沈　强　陈德玉　赵　杰　侯铁胜　袁　文　倪　斌

特邀作者　王予彬　朱丽华　刘大雄　李也白　李国栋　张文明
周天健　侯春林　党耕町　富田胜郎　Kenji Hannai

主编助理　于　彬　刘忠汉　李　国　鲍宏玮

参编作者

丁　浩　于　彬　于凤宾　万年宇　川原范夫　马　敏　马　辉　马小军　王　冰　王　亮
王　晓　王　霆　王义生　王予彬　王占超　王成才　王向阳　王良意　王秋根　王素春
王海滨　王继芳　王新伟　亓东铎　牛惠燕　尹华斌　石　磊　卢旭华　叶晓健　田海军
史国栋　史建刚　匡　勇　吕士才　吕国华　朱　亮　朱　炯　朱丽华　朱宗昊　朱海波
刘　林　刘　洋　刘　菲　刘大雄　刘志诚　刘忠汉　刘宝戈　刘洪奎　刘祖德　刘晓光
刘晓伟　刘雁冰　刘锦涛　池永龙　许　鹏　许国华　许建中　纪　方　孙　伟　孙京文
孙钰岭　孙梦熊　孙韶华　严力生　杨　操　杨立利　杨兴海　杨述华　杨建伟　杨胜武
杨海松　杨维权　杨惠林　李　华　李　国　李　侠　李　博　李　雷　李也白　李立钧
李国栋　李宝俊　李建军　李临齐　李盈科　李铁锋　李增春　肖建如　吴志鹏　吴晓东
吴德升　邱　勇　何志敏　何海龙　沙卫平　沈　彬　沈　强　沈晓峰　沈海敏　张　丹
张　伟　张　振　张　颖　张文林　张文明　张玉发　张世民　张兴祥　张志才　张帮可
张秋林　张彦男　张继东　张清港　陆爱清　陈　宇　陈红梅　陈利宁　陈峥嵘　陈德玉
陈德纯　邵增务　范善钧　林　研　林在俊　林浩东　罗旭耀　罗卓荆　罗益滨　金根洋
金舜瑢　周　杰　周　晖　周　跃　周　强　周天健　周许辉　孟祥奇　赵　杰　赵　鑫
赵卫东　赵长清　赵定麟　郝跃东　胡玉华　胡志前　胡志琦　战　峰　钮心刚　侯　洋
侯春林　侯铁胜　俞鹏飞　姜　宏　祝建光　袁　文　袁红斌　袁琼英　顾庆国　党耕町
钱海平　倪　斌　徐　辉　徐　燕　徐成福　徐华梓　徐荣明　徐海涛　郭永飞　郭群峰
席秉勇　唐伦先　海　涌　黄　权　黄宇峰　黄其衫　章祖成　梁　伟　蒋家耀　富田胜郎
谢幼专　鲍宏玮　蔡郑东　臧鸿声　廖心远　缪锦浩　潘孟骁　戴力扬　藏　磊　Giovanni
Kenji Hannai　Luc F. De Waele

第二卷

编写人员

按姓氏笔画排序

主　　编　池永龙　李增春　张秋林　倪　斌

副 主 编　李　侠　李　雷　罗旭耀　钮心刚

主编助理　史建刚　郭永飞

参编作者

于　彬　马　辉　王向阳　王秋根　王新伟

史建刚　朱　亮　刘大雄　刘忠汉　刘洪奎

刘晓光　池永龙　纪　方　严力生　杨建伟

杨维权　李　华　李　侠　李　雷　李也白

李建军　李增春　张秋林　陈利宁　陈德玉

林浩东　罗旭耀　周天健　赵　杰　赵　鑫

赵长清　赵定麟　胡志前　钮心刚　侯春林

袁　文　党耕町　倪　斌　徐华梓　郭永飞

鲍宏玮

第三版前言

当今是互联网的时代，也是各行各业都向互联网靠拢和攀亲的时代，“互联网+”已成为时尚的代名词。

由于信息传递的方式变了，速度也快了，手续也简化了，只要打开手机或电脑，一切都历历在目，好不快捷清晰，而且形象逼真。由于这一现状，当今执笔写文章、写书，甚至阅读书本和看报的人也少了！用电脑著书立说的人也未见增加！尤其是富有朝气的中青年一代受其影响更甚。在此情况下要想下功夫完成一部专著的修订与增删工作可真是今非昔比了。当年的应约撰稿者大多是提前，至少是按时交稿；当前却成了明日黄花，往事只好存在浓浓的记忆和回味之中了！

说也奇怪，世上诸事往往说不清、道不明！譬如使用互联网，什么都快了！但是患颈椎病的速度也快了；在20世纪数十年间大学生中患颈椎病者不足1%，可自从电脑、手机、游戏机等出现后，患颈椎病的人数像各种设施更新换代一样，迅速增加，自新纪元开始后在大学生中颈椎病的发生率逐年上升，数年前从2%到5%已令人惊讶！但2014年的统计，每百位大学生中颈椎病发病率已超过25%，达27%之多！此种直线上升速度比iPad的更新换代还快！像与网速、宽带竞赛一般，仅仅15年，以超越20倍的速度直线上升怎不让人震惊！过去在青少年中难以遇到的肩颈腰背痛患者，目前也是成倍地增加！

大家千万不要误会，我并非老拔贡，而且对新生事物的认知一向走在前面。例如当年在长征医院骨科主持工作时，全院第一台传真机在骨科，我们率先购置了打印材料的四通机和复印机，电脑问世后，我们也是在全院率先鼓励全科医生购置个人电脑，并在经济上予以无息贷款支持……同样，我也每天上网了解天下大事，用微信、用4G手机等均和年轻人一样，包括在网上、在手机上查地图、找航班、选物和购物等等；但我从不玩游戏，也确实没有时间去网聊；微信主要是用于传递X线片、CT和MR等会诊资料和国际信息交流。我的颈椎虽用了80年尚属正常，究其原因，大概是每当我浏览网页或看手机时都是采取平视体位。即便是主刀手术时，也是在操作间歇择机仰颈；如此每天低头的时间也就有限了，从而也保护了自己。

任何事物都有正反两面，尤其是新生事物，在接受它的同时应加以全面了解，并力求掌握分寸，这也就是“度”；在分享网络便捷和快乐的同时，且勿忘乎所以。当你天天埋头在屏幕下、长时间陶醉在视听享受的梦幻时，你的颈椎椎间盘由于长时间屈颈（低头）而处于高压状态下岂能不退变。时间越长、压力越大，持续愈久，退变就越严重。也就是说，此种持续长时间低头就是颈椎病高发的罪魁祸首。

虽然不能将“低头族”与“颈椎病”画等号，但天长日久地持续下去也就“基本如此”了。这也是老子所讲的“福祸相依”吧！试想，在年纪轻轻的学子中就有1/4人群在风华正茂时患上颈椎病，毕业后步入社会再继续维持如此生活工作习惯（性），大概到了30多岁中青年期时发病率至少再增加一倍。那么到了壮年，正是事业有成、步入成功人士群体时岂不都成了脊柱病患者了！未老先衰！届时何来生活质量，想去旅游也只好心有余而力不足，更不要说登山下海了！当然“梦游”还是可行的！

鉴于上述情况，即便是为了年轻一代，我们也必须下定决心，在广泛开展科普知识宣传的同时，努力完成《现代脊柱外科学》（第三版）修订和补充工作，并从“互联网+”的角度审视诸多相关问题，以求降低脊柱伤病患者的发生率，提高自愈率；尤其针对低头族人群，对长时间埋头弯腰工作生活、学习者提出告诫：为了您和你们的亲人，更是为了您的未来，请抬（仰）起头，挺起胸！无论是上网看文件、看手机都务必把页面向上提升到可以保持仰颈、两眼平视的状态下阅读，力求减轻颈椎间隙内压，达到防患于未然之目的。当然，您一定要任性也没关系。我国的脊柱外科水平处于世界领先地位，届时您需要手术也会替您安排床位和主刀医师，欢迎光临！哈！哈！笑话而已。相信每个人都会珍惜自己的健康、提高生活质量和对未来美好的期待！愿与您共勉之。

本书的雏形源自1983年定稿、1984年5月由上海科学技术文献出版社出版的《脊柱外科临床研究》一书。之后又在同一出版社出版了《颈椎病》（1987年完稿、1988年2月出版，责任编辑是王慧娟女士）和《下腰痛》（1990年元月完稿，同年8月出版，责任编辑仍是王慧娟女士）；此两本书除简装本外，另有一批高标准的精装本。这在当年缺书、少刊物、纸张紧张的年代十分难得，难怪当我将《颈椎病》（精装本）（全为道林纸、硬壳）送给重庆三军大黎鳌教授请他指教时，他十分惊讶地说：“多少年见不到如此精美的出版物了！”

5年后更为精致的《现代脊柱外科学》正式出版，此书完稿于1995年春节，正式出版发行为次年11月，有50多位中外学者参与撰写，全书内容除涵盖颈椎病、下腰痛和脊椎损伤外，凡与脊柱外科有关的基本理论和临床专题，包括先天畸形、炎症、肿瘤、外伤、退变和劳损等涉及脊柱外科临床的课题几乎都纳入本书，期望能为当年异军突起的脊柱外科贡献一分力量。本书的责任编辑是陆琦女士，一位富有创新精神的女强人。主编助理由老军医、老编辑和撰稿人刘大雄主任担任；全书139万字，图文并茂，绘图员都是新中国成立前上海美专毕业、新中国成立后数十年间一直在中国人民解放军第二军医大学绘图室从事教学绘图工作的宋石清老师等担当。每幅图不仅精美，而且与人体结构的形状和比例相一致，确保了其科学性和真实性。

1996年时一本百余万字的精装巨著能够出版确非易事。首印3000册，很快售罄，之后又接二连三的加印。1996年前的专业出版物甚少，但一批批医科大学毕业生陆续进入临床，从住院医师、住院总医师和主治医师，一般在10年后就会面临专科的选择。当年脊柱外科是刚刚从骨科中脱颖而出的新型专业学科，临床患者又多，不少中年资医师都期望专攻脊柱外科。在此前提下，急需一本脊柱外科专著；正好本书问世，这无疑是雪中送炭。因此，后来每当我遇到许多已是主任级（或专家级）同道们时，他们就对我半开玩笑半安慰地说：“我（们）当年都是看着您写的书长大的……”欣喜和惭愧之余，想想也是。1996年的年轻医师，20年后的今天当然是老医师、老专家了！在那百废待兴的断层年代，除了上课的讲义外，几乎找不到新的出版物，而这些医师每时每刻都要面临各式各样脊柱疾病患者！我国又是人口大国，多数大中城市医院每天都有各种疑难杂症患者前来求医问药，而在当年，脊柱外科专业又是新兴学科。因此，由 50 多位富有临床经验、处理过各种疑难杂症的专业人士撰写的理论专著当然有利于各位医师们对涉及脊柱各种伤患进行系统、全面的了解。读者可以在翻阅中获取知识，亦可根据临床需要反复与临床病例进行核对，以期最后能为痛苦的患者指点迷津，使其早日康复，重返工作生活岗位。

本书的指导思想是"学以致用"，因此，在内容上采取理论结合实际、文图并重的方式，加之绝大多数论著出自本专业专家之手，当然更适合解决本土病例的实际问题和久拖未愈的各种疑难杂症。对各种专题在阐述中除了重点强调认症、诊断、鉴别诊断和防治原则外，更要明白无误地让读者知晓实施治疗的具体方法，包括手术步骤等均按照恩师屠开元教授教导："要让年轻医师看着你的书不仅可以确定诊断，还要能顺利完成手术操作，真正解决实际问题……"他这种源自德国留学时期的理念也传递了临床医生的务实精神和学以致用的基本观念，并通过我们再传播下去！在此前提下，《现代脊柱外科学》（第三版）各章内容也都本着这种"学以致用和学即可用"的原则，凡涉及手术或各类技术操作等问题尽可能地详加阐述；不仅让读者看得懂并在操作时心中有数，而且对操作中可能发生的意外或容易误解之处均反复提醒，以确保患者的安全。

近年国外翻译专著盛行，虽有其特点，但由于译文在确切表达上十分困难，尤其是一词多义时常会误读、误解，进而影响阅读效率和对内容的判定，加之国情不同、技术条件差异和译者的临床水平等因素常使读者的收益大打折扣。当然如果您对专题需要深入探索，尤其是准备开展实验性或临床性课题前就必须博览群书，拓宽思路，拜读世界各国尤其是欧美先进国家各种专题原文资料，其内容不仅丰富，而且技术先进，尤以斯堪的纳维亚（Scandinavian）地区文献更为超前，以原版为主。记得我在 20 世纪 60 年代初准备撰写股骨颈骨折文献综述时，就利用年假时间在中国人民解放军第二军医大学图书馆（曾接收了上海巴士德研究所大量原版图书）整整待了两周，中午馆员休息时我就被锁在馆内继续工作，先后查阅了 150 篇以上原文专著，包括 1900 年以前的原版资料，受益颇丰。但要解决临床难题，仍以国内文献为主，尽管少、陈旧、纸张泛黄发脆，但内容紧接地气，十分有益。

在漫长的岁月中，1996 年出版的《现代脊柱外科学》确实发挥了它的历史作用，在此应该向各位撰稿人、出版者、发行者表示由衷的谢意！当年大家的辛苦为今日我国脊柱外科的发展与繁荣起到了添砖加瓦的作用。潺潺涓水汇成大河，大海！同道们的齐心协力成就了祖国的强盛。为了保证脊柱外科学能与时俱进，我们在 2004 年经修正补充后出版发行了《现代脊柱外科学》（第二版），全书从百余万字增补到 280 万字，整整翻了一倍。《现代脊柱外科学》（第二版）由陆琦女士和冯文兵先生任责任编辑。现在又过了 10 年，由于医学的发展，与之伴随的工程学、材料学、影像学等等又上了一个新的台阶，为了尽可能保持本书的实用性、先进性和科学性，我们又汇集了多位专家对本书加以增删和补充，以适应脊柱外科继续前进之需要。在此期间我们发现一些老照片，在怀念既往岁月的同时，选择十余张具有纪念意义的留影附在文中，期望心中的恩师、前辈、挚友、国际友人和合作者共同见证时代的步伐和曾经的梦想与追求。由于当年条件的限制，失去的画面更多！只能用文字补充了。

在《现代脊柱外科学》（第二版）前言中，我曾建议作为一个成熟的骨科医师，尤其希望专门从事难度较高、风险更大、在国外被称为"大医生（big doctor）"的脊柱外科医师，除了要掌握医学本科、大外科学和其他相关学科的理论知识（如神经内科、神经外科、影像学科、电生理技术等）之外，还应具备一定素质。在严格自我要求下，以勤奋为基础，开动脑筋，不断创新，并在服务患者的实践中寻找问题，解决问题，走创新之路。我在 20 世纪 70 年代后期所开始的各种颈椎、胸腰椎伤患的诊断、治疗以及各种术式的设计等也可以说都是被疑难疾病“逼”出来的；无临床实践就遇不到难题，何来解题和发明呢？这也就是“时势造英雄”的医道解读吧！此外，在平日生活、工作和学习中更要注意对个人悟性的培养，包括“举一反三”“活学活用”“一点就破”等能力，此既与先天相关，又来自后天知识的积累。当今世界的教育界都在对青少年一代强调“多学知识”的理念，只有知识爆炸了，才华才能溢出来。而且书读多了，写作能力也就自然提升。

10 年后的今天，“互联网 +”的时代，我更相信勤奋、创新、实践和悟性对每一位学者的重要性，尤其是将要步入“资深专家”的行列时更需如此。当然，如再具备“三无精神”（no Sunday,no Holiday, no Birthday）则必成大器。当前社会已今非昔比，共识者不乏其人，真正能做到的恐怕要百里挑一了！可是“江山易改，本性难移”，我虽已是耄耋之年，天天要干活的习性已根深蒂固，除非哪天真得不行了，那就只好老老实实了！哈！哈！ 80 年也算够本了！

我是“九一八”国难后的 1935 年元月出生（农历应为 1934 年 12 月），在动荡与战乱中读过小学、私塾和中学，1950 年从开封高中跳入哈尔滨医科大学，1956 年毕业分配到当年在上海的解放军军事医学科学院，后又转至同年成立的上海急症外科医院（隶属于解放军总后勤部，是新组建的三个直属医院之一，另两个是北京整形科医院和北京阜外医院），师承屠开元教授，当年裘法祖教授和盛志勇教授等亦在此指导工作，使我们初出茅庐的青年学子获益匪浅。

地处上海市中心汉口路的急症外科医院成立于 1956 年 6 月，原址在上海滩著名的惠（汇）中旅馆，也是解放军医学科学院外科所的研究基地（所长为沈克非教授）；1958 年医科院迁至北京，上海急症外科医院则由中国人民解放军第二军医大学托管。因该院只有普外科（以急腹症为主）和创伤科（主为骨折及颅脑外伤等）两个专业，难以完成医本科生的临床实习和全科教学要求。此时恰逢上海同济医院全院奉命内迁至武汉地区。1959 年年底，上海急症外科医院就顺理成章地从汉口路迁至凤阳路上海同济医院旧址（原址留做宿舍，后被置换改建），仍沿用“上海同济医院”院名（同济为上海四大名医院之一，另三院为仁济、中山、华山）。至 1968 年因众所周知的时代原因更名为上海长征医院；更名后不久就奉令调往西安古都（中国人民解放军第四军医大学从西安奉令调至重庆，中国人民解放军第三军医大学调至上海，呈三角形走马灯式换防），6 年后又返回原地。人受折腾是小，所有科研记录资料、实验标本、病理切片、X 线片、临床病历以及图书都不准随迁，以致多年心血付诸东流，至今仍深感心痛。我多年前日以继夜地用 India ink 和让工厂特意加工精制的超细钡粉灌注的一批大型肢体标本，以及特制的微观显微标本切片和影像学资料再也找不到了！专题文章刚开始发表首篇，余稿再也无法延续下去。大家也只好面对现实，重新开始。当年在这条路上走过的人，深知当年的处境何等艰难心酸！但能够平平安安、健健康康活下来就是最大的胜利，也是对社会、对单位、对家庭最好的报答；所以有人说，灾难也是一种收获。不管怎么讲，从 1950 年起能够渡过那么多关口，人健在，这就是命！是命运的安排，尤其是能够和大家一步步地走入大发展的国家盛宴大厅，实现中国梦的时代，每位老朋友们再相聚时都深有感触，真是来之不易！在珍惜之同时，也深深羡慕青年一代能与时俱进，步伐一致！

作为交班者，我们除了尽力继续发挥余热外，也应回报社会，尤其对我们的接班者，在庆幸他们茁壮成长的同时，也应给予适当鼓励，因此设立骨科学术发展基金的念头也就应运而生。

不少朋友知道我在 1992 年当大家都对“股票认购证”心存疑虑之际，我以支援国家改革开放之心用 3000 元之本金认购 100 张上海证券公司股票认购证，既是支持国家建设的善举，也是投资；没想到一系列政策的推广使本来收益平平的 3000 元认购证突然升值达百万元。这就是我的第一桶金，也是我后来能资助幼子赵杰出国深造的经济基础（另一半由他哥哥支付，这样可以直接在美国医院做进修医师参与临床工作）。有了股票就要操作，正好让专职在股市大户室炒股的大女儿和做金融工作的小女儿帮我操作理财。股市风云多变，二十多年间经历了各种风暴、股灾，但至今仍有相当结余。金钱来自社会，也应该回报社会，加之在我八十华诞之日，各位同道、同事、学生和子女们在欢庆同时送给我的礼金也有数十万之巨，应该将其放在一起设置一个“青年骨科医师学术发展奖励基金”，以求鼓励年轻人中的佼佼者。当然具体落实到哪个单位、操作程序及相应安排等等均在操办中，相信不久即可实现。

正当本书收尾时，于 2015 年 10 月 22 日我突然被授予有突出贡献的“终身成就奖”，表彰我“在 40 年前突破禁区首创颈椎前路扩大性减压术获得成功，确立了我国颈椎外科的国际地位……”在此，深感社会、组织和大家对我既往工作的认可和鼓励，今后当继续努力回报各位的深情厚谊。

最后衷心感谢为本书再版的各位作者们，并感激你们的家人和各位助理人员促使本书得以顺利完成！

谢谢大家！谢谢受本书牵累的协作者和你们的家人！

赵定麟

2015 年 11 月 12 日于上海

第二版前言

十年前，《脊柱外科学》一书问世，承蒙同道们的厚爱，曾多次加印。但随着医学专业的不断发展，临床诊断及治疗水平的日新月异，一本新的脊柱外科专著更为大家所期盼，尤其是年轻的专科医师总希望在案边能有一本与国际诊治水平接轨的脊柱外科方面专著以备参考。加之近年来脊柱外科学方面的新理论、新技术和新型设计不断涌现，对来自不同国家和不同学派的观点亦有加以归纳、确认的必要。基于上述认识，本书在经过将近一年的准备、撰写及反复修改后终于今日面世，以期起抛砖引玉之功效，盼有更多新著出版，并望同道们予以指教。

众所周知，由于我国经济的高速发展，全社会卫生条件的改善及全民健康水平的提高，在我国人均寿命延长这一喜讯到来之同时，退变性疾患也开始与日俱增，真是“福祸相依”；在诸多退变疾患中，尤以人体负荷沉重的大梁——脊柱的退行性变之发病率更高，以致引发一系列与退变直接相关或间接相关的各种伤患，其中最为多发的颈椎病、椎间盘脱出症及椎节不稳症等几乎见于半数以上中老年人群，其次是人生晚年发生的骨质疏松及各种在脊柱上发生或转移的肿瘤亦非少见；此类随年龄增加而发生或加重的病变必将增加诊治上的难度，并将影响疗效及预后。

与我国经济高速发展之同时，我国的工农业、交通运输业以及竞技性体育事业等亦获得蓬勃发展。在此状态下，因外伤所引起的脊柱骨折、脱位甚至伤及脊髓的病例亦呈逐年上升趋势。特别是家用汽车的普及和高速公路的网络化，更增加了脊柱受损的概率，其中病情严重的脊髓伤者中有 40% 的病例源于此类意外。实际上，逐年递增的致伤率更能反映出这一客观现实。

另一方面，当前我国人民生活水平已普遍提高，并有一批中产阶级出现；在这网络普及、信息瞬间传递的 WTO 时代，在对当代科技发展现状了如指掌之同时，人们对医疗技术水平的理解和要求亦已开始与国际接轨，尤其是上网一族。在此前提下，对专科临床医生的要求也必然更高；因此作为拯救患者于痛苦之中的医师势必更应深入掌握当代医学发展的现状与相关技术，以适应当今整体社会的共同发展。

鉴于以上诸多因素，一本现代化的脊柱外科学专著也就应运而生。我们企图以此书作为骨科临床医师，尤其是对脊柱外科兴趣颇浓之年轻医师们的案边书，以备随时翻阅及查询，并为临床病例的诊断、治疗及预防提供依据。

本书在编写过程中，除强调科学性与新颖性外，在内容上力求全面；除与脊柱外科相关的解剖学基础、生物力学、影像学、麻醉学等加以阐述外，我们更为重视的是脊柱外科的临床部分，包括发病机制、临床特点、诊断依据，与诸相关疾患的鉴别要点、治疗原则、手术程序、并发症的防治以及预防等，尽可能地加以详述，使每位临床医师展卷有益；并对其中容易发生误解及操作失误之处加以提醒，以求防患于未然。

本书属于"外科学"范畴，因此在倡导"动脑"之同时，亦强调"动手"能力的训练与指点。当然，全能式人才更为社会所需，但此种能想、能作、能讲、能写、能研的天才、地才、全才者毕竟是少数，尤其是同时具有创新精神的精英更属罕见；但罕见并非不见，愿各位临床医师都能向此方向发展。事实上，天才式的人物绝非是天生的，大多是随着社会生活的延续和业务活动的积累而逐渐形成。在诸多成功因素中，"勤奋"(diligent) 尤为重要；当然，diligent 的前提必然是三无精神，即 no Sunday，no Holiday，no Birthday，这也是本人所一向倡导、并身体力行的基本原则。

我们并不提倡苦行僧主义，但一个受患者欢迎的脊柱外科医生必然要有吃苦精神。美国政府规定每位医师每周工作时间不能超过 50 小时，也从另一侧面反映出一个医生成长过程的现状；尽管世界各国的发展是不平衡的，但条件优越、设备先进的美国医师每周尚需工作 50 小时以上，作为发展中国家的我们更应奋力追赶，努力超越。作者在美国等先进国讲学及学术交流时曾亲眼看见每位临床骨科医生大多在早晨 7 时前进入病房处理患者，8 时左右进入手术室，持续工作到晚上 8 时还下不了班（离不开手术室或病房）。这种勤奋精神对一个创业者是非常需要的。当然你还要量力而行，切勿勉强。行行出状元，你并非非要干外科医生不行；但你如果一旦决定要做一个称职的临床专家就必然要辛苦在前，几乎每天都要泡在病房中，包括节假日。

其次，一个成功的外科临床专家还应该学会不断创新 (create)，除了接受他人的新见解、新技术外，更应活学活用，外为中用，并在不断总结临床经验的基础上，创造出具有中国特色的新理论与新技术。此种创新精神不仅可促进自身发展，更能使中华民族在脊柱外科领域中获得长足的发展。因此，本书对国人的新见解、新设计等均持欢迎态度。事实上，我国的临床外科水平并不低于欧美国家，尤其是近年来随着 WTO 时代的到来，无保密可言的医疗技术与最新设计完全处于公开化和商业化状态。我们当然用不到客气，花钱买我们需要的东西；十余年前由美国设计生产的 TFC(颈椎界面内固定器) 就是首先在我国用于临床 (1995)。我国是一个人口大国，按绝对人口计算，中国外科医生拥有更多的临床病例和医疗资源，当然也具有更多的临床诊治（包括手术操作技术）机遇与经验。因此，在脊柱外科领域超越世界水平并非不可能，事实上我国的颈椎外科水平，无论是从诊断角度，或是手术技术均处于世界一流水平。曾有一位在沪施术的外籍颈椎患者返回美国纽约后、经该国医师复查时，当看到颈部沿皮纹淡淡一条 3 ~ 3.5 cm 长之横切口时，竟说"如此小切口，不可能做颈椎手术"。但当他复查 X 光片后，却惊呼"perfect"。手巧、心细，这是我们中国人的骄傲。一个 3 ~ 4 cm 的横切口可以顺利完成 3 ~ 4 节颈椎前路扩大减压 + 内固定术；这在欧美国家认为是不可思议之举，但东方人可以。因此，当我们看到自己不足之处的同时，更应发掘我们的优势、强项，促使我们早日立于世界先进之林，并力争成为先进之首。

第三，一个成功的外科医师，也必然是一个实践 (practice) 者，因为作为我们服务对象的人，是生物界最为复杂的生命体，几乎每个在正常状态下的人都是一个有别于其他人的另一型号，含有不可复制的密码；更不用说在患病、负伤之时。因此，要想对每个不同型号的伤患者做到判断正确和处理（含手术）合理，除了不断地实践、更多的实践外，别无他法可供选择。也只有如此，方有解读和破译各个不同密码的可能性。因此，我们在提倡多读书的同时，更强调“实践”，在使自己成为高级医师的同时，也是一个能动手的高级手术师（技师），即目前众所瞩目的“双师”人物。否则，你就是读破万卷书也仍然无济于事，更不会治好患者。个别高职（学）位缺乏实践经验者，竟会在手术台上找不到椎管；颈椎前路减压时竟将环锯旋至 4.7 cm 深度；甚至在术中将正常脊髓组织误认为是肿瘤加以切除……此并非笑话，更不是耸人听闻的“故事新编”。没有实践经验的“纸上谈兵者”、“到处插一脚者”和“脚插多行者”，我们当然劝其切勿随意处置患者，以免在延误患者病情之同时，自己也会陷入医疗纠纷之中。因此，必需再次强调：实践，是一个成功的外科医师必由之路。

第四，已经在临床上经历过长期磨炼的脊柱外科专科医师，在处理各种常见伤患之同时，更应不畏艰难，争取对为数不多、但却十分痛苦的疑难杂症病例予以帮助，特别是那些诊断不清，久治无效，甚至已施术多次至今未愈者。一个人的悟性 (comprehension) 固然重要，但更应重视理论上的升华和精湛技术的修炼，在对疑难病例认真检查和仔细观察的基础上，首先是明确诊断（或拟诊），再确定有无手术适应证，需否翻修术或功能重建术。我们曾多次面对已施术三次、四次，甚至五次、六次之多的难题。由于患者痛苦，影响正常生活，并强烈要求再次手术时；作为主治医生责无旁贷，唯有“知难而上”一条道。在强烈责任感的驱使下去处理每一疑难病例；先是大胆假设、认真设计和充分准备，再落实到手术全程中，术中对每一步骤操作都要细心、耐心；宁慢十分，不抢一秒。我们曾对一例已施术五次的腰椎病例第六次施术，术中持续操作 7 个多小时，终于攻克难题，使患者获得满意恢复。每成功一例，都是对大家的鼓舞，尽管在既往 50 年的临床生涯中尚属顺利，但从不敢预卜未来，我们仍感如履薄冰，视每次手术为第一次，小心，谨慎，认真。并愿与大家共克难关。

衷心感谢大家多年的合作和帮助。趁本书出版之际，仅以个人之见解与同道们共勉之；不当之处，尚请各位见谅，并给予指正。

赵定麟

2006 年 6 月 20 日

写于上海长征医院

完稿于同济大学东方（医院）定麟骨科

第一版前言

近年来世界各国脊柱外科正以迅猛之势高速发展，我国亦不例外。随着高、精、尖新颖设备的不断问世，对各种伤患的诊断率明显提高，并促进脊柱外科治疗技术的发展，加之各种新型器材及植入物的研制成功，从而使大量既往认为无法治疗的伤患今日已有起死回生之术。鉴于这一认识，本书特邀请在不同专题上具有特长的专家执笔，以期集各家之长、客观地反映我国在各个专题上的最新水平。本书仅个别新技术邀请国外学者撰写。

本书分为概论、颈椎疾患、腰骶椎疾患、脊椎脊髓伤及其他等五篇、四十章加以阐述。在概论篇中，除有关脊椎的解剖及生物力学外，对脊椎伤患的诊断学基础及脊髓受损的定位诊断等作了较详细的介绍，此对初学者至关重要。在颈椎及腰骶椎两篇脊椎疾患中，较细致地介绍了各种常见的病变，对较少见之疾患亦加以介绍，可作为临床医师参考之用。脊椎脊髓伤一篇虽仅有六章，但内容较为全面。第五篇是将不属于以上四篇之专题归在一起，因其内容较多，也显得有点杂乱。本书原则上每个专题一章，但个别内容较多的题目则分为两章，以便平衡各章节之篇幅。

本书力求全面、新颖和实用，因此在内容上尽可能地包罗脊椎外科的方方面面；在诊断治疗技术上多与国际水平接轨。事实上，我国的临床技术水平并不低于欧美先进国家，这也是本书以国内专家撰写为主的原因。为了易使年轻读者掌握有关内容，本书在文字上深入浅出，并注重文图并茂，使读者一目了然，以便于临床工作的开展而有利于广大脊椎伤病患者。但由于我们水平有限，不当之处在所难免，尚请各位同道给予指正为盼。

衷心感谢为本书早日出版给予大力帮助的朋友们和同道们，感谢周旭平医师、张莹医师、王岚副教授和邱淑明工程师为本书的文字处理及编写做了大量的工作，感谢宋石清画师为本书的制图所给予的全力支持，同时更应感谢鼓励、支持与促进本书出版的同道们。

谢谢大家。

赵定麟

1995 年春节于上海

目　录

第一卷　脊柱外科总论

第一篇

第二篇

第二卷 脊柱脊髓损伤

第一篇

索引

第三卷　颈椎疾患

第一篇

第二篇

第三篇

颈椎椎管狭窄症、颈椎后路手术并发症及翻修术 1315

第四篇

颈胸段后纵韧带与黄韧带骨化症 1371

第四卷　胸、腰、骶尾椎疾患

第一篇

第三篇

腰椎间盘突出症 1725

第六篇

退变性腰椎滑脱症　1891

第七篇

腰椎韧带骨化症与腰椎小关节疾病　1925

第八篇

腰椎手术并发症及各种翻修性手术 1937

（周天健　李建军）

索引

第五卷　脊柱畸形与特发性脊柱侧凸

第一篇

（张世民　刘大雄）

第三篇

索引

第六卷　脊柱骨盆肿瘤、炎症、韧带骨化和其他脊柱疾患

第一篇

第二卷

脊柱脊髓损伤

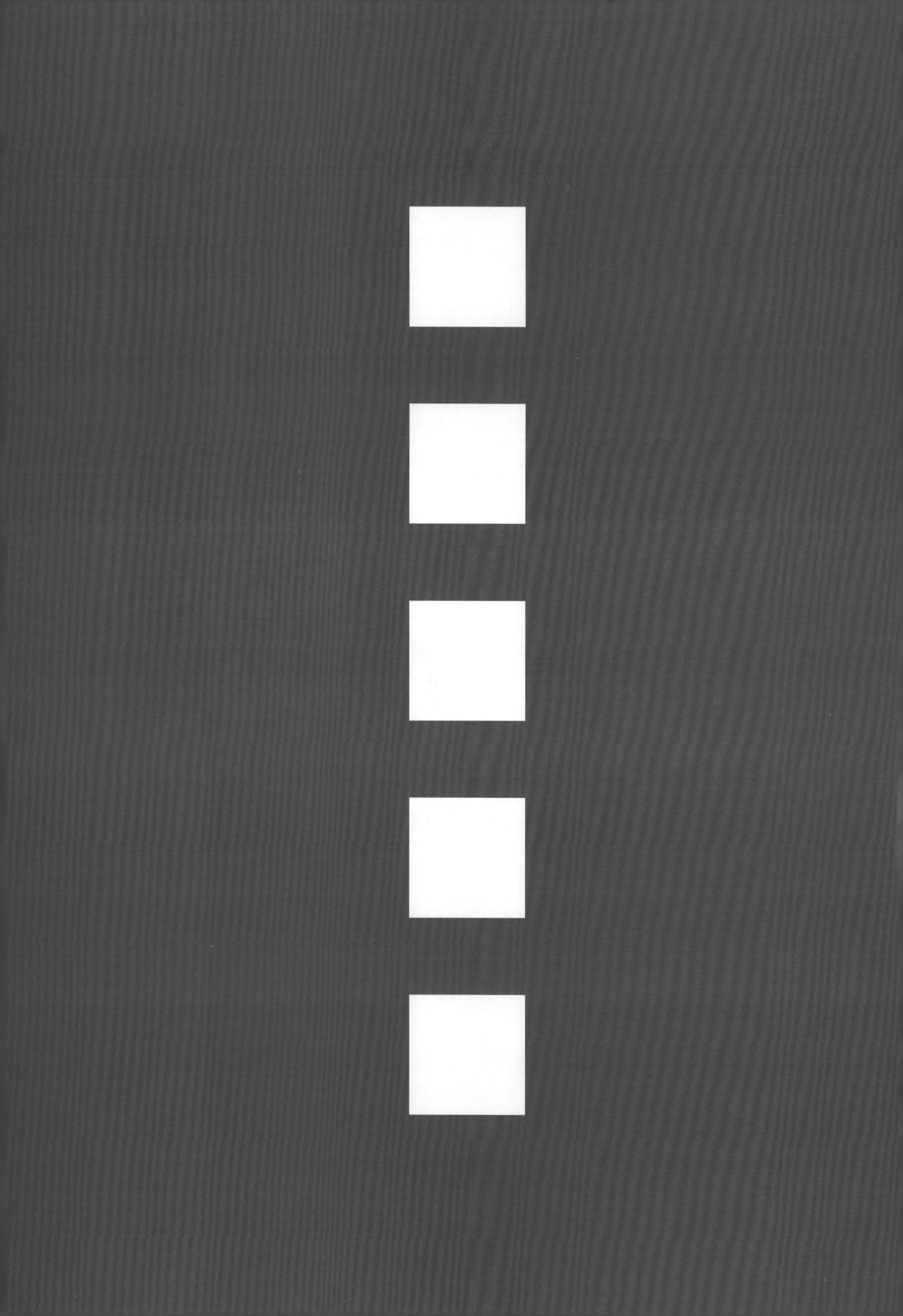

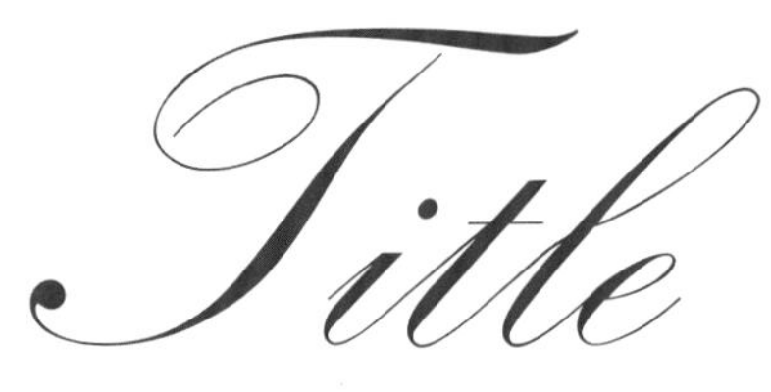

第一篇

枕寰、枕颈与上颈椎损伤

第一章　枕寰部损伤

第一节　枕寰部损伤概述、致伤机制、分型及诊断

一、枕寰部损伤概述

枕颈（寰）关节损伤在临床上十分罕见，1981 年以前全世界的文献报告仅八例，几乎没有存活者；因其中大多数易在现场立即死亡，少数伤者于数天内死亡，存活者多属幸运者骨折（损伤）类型；其占骨科损伤死亡率首位。治疗主要是轻重量（1~1.5kg）骨牵引。目的是维持其位置，并警示大家小心，这是重型颈椎损伤。常伴随的神经损伤，包括脑损伤、脑干损伤或高位颈髓损伤。上述神经损伤时多伴有意识丧失及自主呼吸消失，需要永久的人工呼吸。常与颅底骨折或上颈椎骨折伴发。X 线平片难以诊断，当发现硬膜外与枕下有血肿出现时，应考虑这种损伤的存在。MR 及 CTM 可以确诊。

二、枕寰部损伤致伤机制

枕颈关节呈水平状而易引起脱位，但其周围不仅有多条坚强的韧带组织，且周围肌群亦甚发达，因此，在一般情况下，造成此处骨折脱位的机会并不多见。相反，下一椎节的寰 - 枢关节却极易引起损伤。但如果作用于头颅部的横向暴力来得突然而迅猛，以致这股剪应力集中至枕颈关节处时，则亦可引起这一对椭圆形关节的位移。以交通事故为多见，好发于步行者与汽车相撞之交通意外中，头部易最先受到暴力而引起枕寰急性脱位，且大多死于事故发生地。如仅仅引起半脱位，尚未对延髓造成致命性压迫时，患者则有可能存活下来；此种侥幸者毕竟十分少见（图 2-1-1-1-1）。引起上颈椎损伤最为多见的直接原因是交通事故，其次是高处坠落及运动伤，包括潜泳或高台跳水。

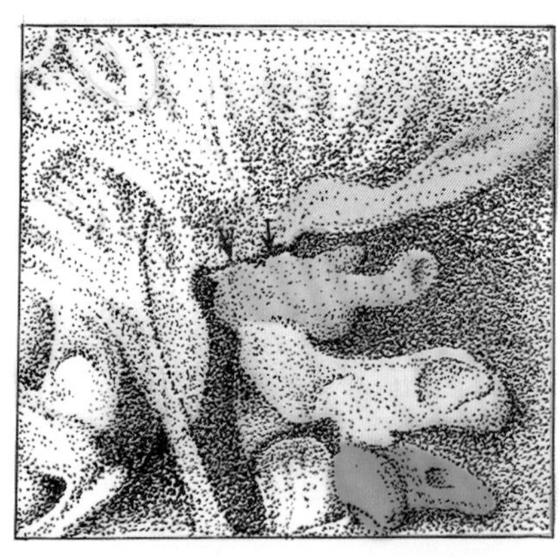

图 2-1-1-1-1　寰枕关节脱位 X 线投影素描图

三、枕寰部损伤临床分型

主要是以下两型（图 2-1-1-1-2）。

（一）完全脱位型

【死亡率高】

主要引起四肢瘫及生命中枢危象，多伴有脑干损伤，并在受伤当时或短期内死亡。其死亡原因主要是由于自主呼吸消失，以致引起呼吸及循环系统功能衰竭。而伤后立即死亡者则系伤及脑

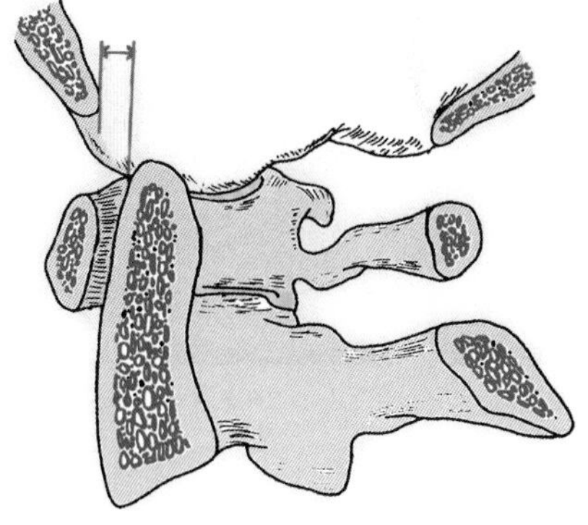

图 2-1-1-1-2　寰枕脱位及枕齿间距测量示意图

干或延髓，因生命中枢受累之故。此种病例亦可合并枕骨髁骨折。作者曾先后遇到五例，存活最长者不超过一个月（图 2-1-1-1-3）。

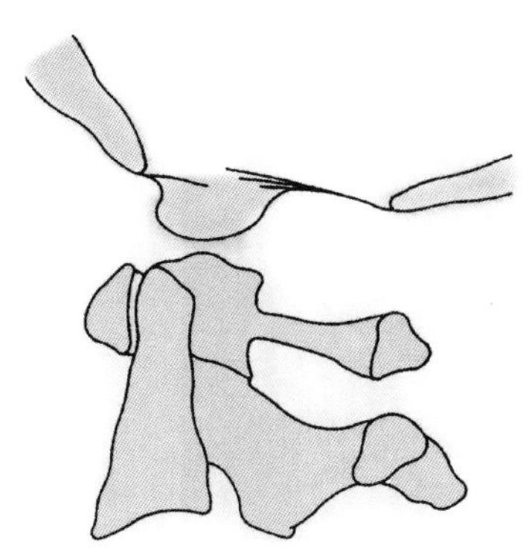

图 2-1-1-1-3　寰枕脱位完全型示意图

【分型】

Traynelis 等将枕颈脱位分为三型：

1. Ⅰ型 为前脱位；

2. Ⅱ型 为纵向脱位；

3. Ⅲ型 为后脱位。

4. 另有文献在此分型基础上补充了Ⅳ型，即侧方脱位。

（二）枕寰失稳型

即外伤仅仅引起部分韧带及肌群受损。主要表现为：颈痛、活动受限、被迫体位及枕颈交界处压痛等。严重者可能有四肢电击感（多在体位不正时出现）或突发性四肢瘫。此种类型亦可见于先天性颈椎融合病（Klippel-Feil Syndrome）等因代偿作用而致应力增加所出现的枕颈不稳（图 2-1-1-1-4）。

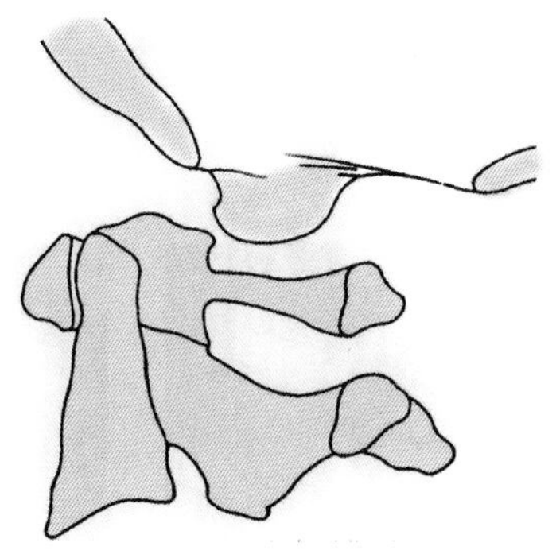

图 2-1-1-1-4　寰枕脱位失稳型示意图

四、枕寰部损伤诊断

主要依据：

（一）病史与症状

【病史】

均有较明确的外伤史。

【临床症状】

主要为枕颈段局部的损伤症状，并伴有颈髓以上的神经功能障碍，轻重不一。轻型表现脊髓刺激症状与体征；重型出现意识丧失和自主呼吸消失，并有永久性人工呼吸机依赖现象。

（二）影像学检查

X 线平片上除显示椎前阴影增宽外，主要是用于除外其他类型之上颈段损伤及对枕齿间距的测量（见图 2-1-1-1-2）。在正常情况下，成年人的枕齿间距为 4~5mm，超过 6mm 则表明枕寰关节半脱位或脱位。CT 或 MR 对诊断具有决定作用，并可显示枕骨髁骨折征（图 2-1-1-1-5）。

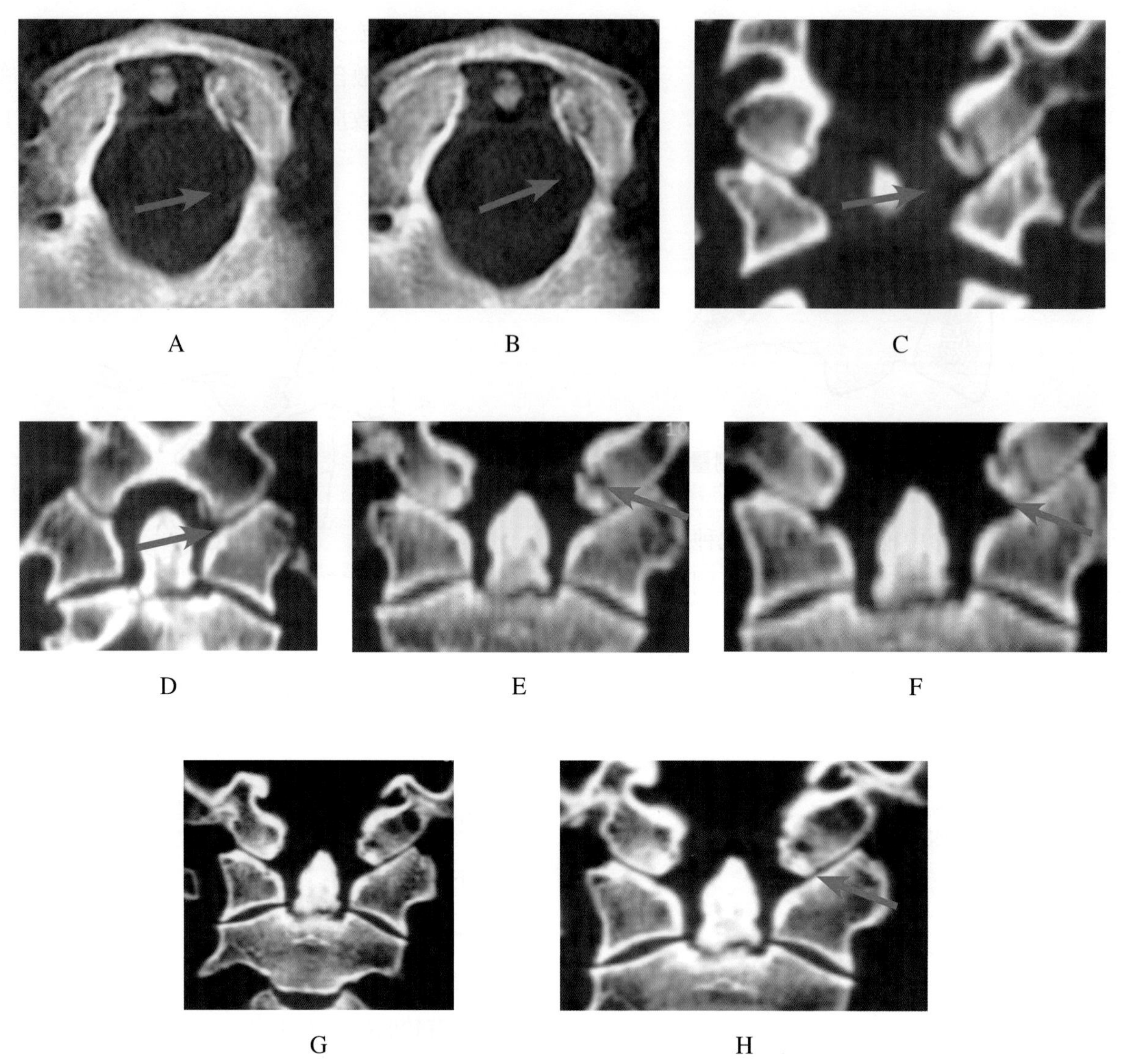

图 2-1-1-1-5　临床举例　枕骨髁骨折（A~H）

A~D. 受伤后 CT 扫描不同层面所见；

E~H. 牵引六周后，CT 扫描不同层面所见，齿状突骨折复位，枕骨髁部骨折呈愈合状

第二节　枕寰部损伤的治疗

一、枕寰部损伤治疗基本原则

（一）早期病例

【头颅固定与制动】

一旦怀疑此种损伤，应立即采用最稳妥的办法将头颈部确实固定，其中以 Halo- 颅骨牵引装置最为常用（见图 3-2-3-3-7）；

【呼吸机应用】

伴脊髓损伤者，多需立即用呼吸机控制呼吸，并对心脏、血压及全身状态进行监护；

【脱水剂】

用量稍大于一般颈髓损伤，持续时间亦不应少于 5d，并注意胃肠道应激性溃疡等并发症；

【其他】

包括气管切开，预防褥疮、尿路感染及坠积性肺炎等并发症。

（二）后期病例

指伤后三个月以上者，如寰枕不稳，可行后路植骨融合术。常用的术式有以下两种：枕骨骨瓣翻转枕颈融合术及枕颈钛板或鲁氏棒内固定术。对伴有神经压迫症状者，尚应切除寰椎后弓。

（三）具体术式选择

术式种类较多，主要为减压术与枕颈融合术等，操作时多需借助复杂之技术与设备，在选择时应注意；现按不同术式分段阐述于后。

二、枕骨骨瓣翻转枕颈融合术

（一）手术适应证

主要用于各种原因所引起、一般不伴有神经受压症状的枕颈不稳者，由于本术式影响颈椎的旋转功能，因此不宜用于寰枢椎不稳者。

（二）特种用品准备

【器械】

除一般颈后路器械外，应准备各种规格锋利骨凿数把；

【上下石膏床备用】

如图 2-1-1-2-1 所示，分为前面（上方）石膏床和背部石膏床，使用时（搬动及翻身等）可将上下两片石膏床合拢在一起，再用绷带缠扎，既安全又方便（图 2-1-1-2-2）。

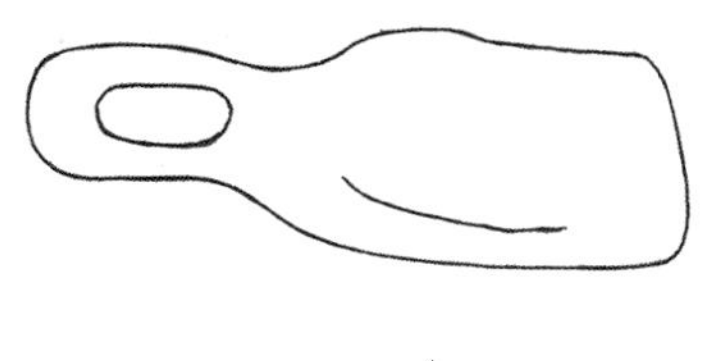

A

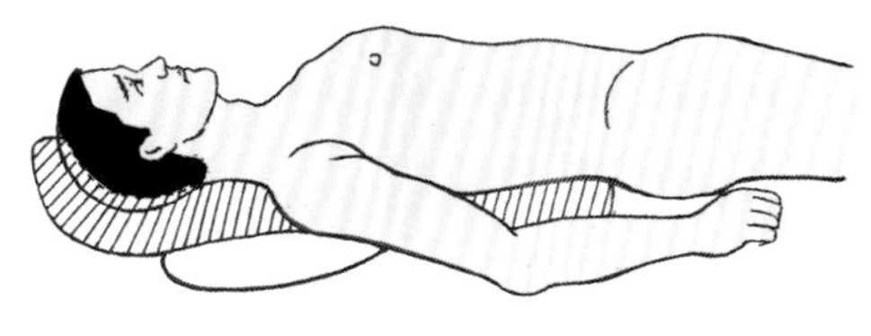

B

图 2-1-1-2-1 上下石膏床示意图（A、B）

A. 前方石膏床；B. 背部石膏床

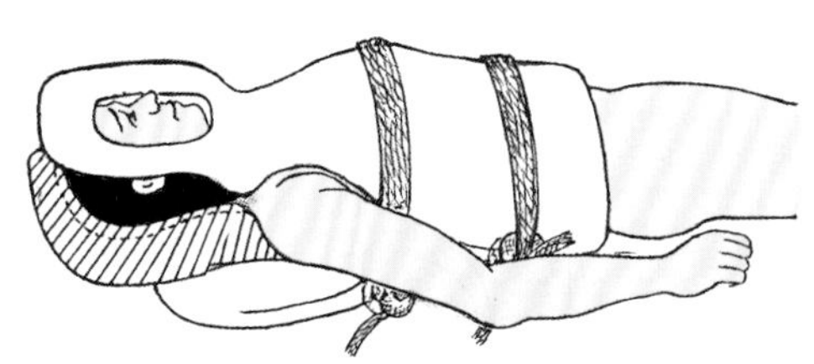

图 2-1-1-2-2 上下两片石膏床用绷带缠扎后状态示意图

（三）手术步骤

现将临床上常用的术式操作程序介绍如下：

【麻醉及体位】

一般取俯卧位，头部固定于特定的制式或自制式头颈固定架上（图 2-1-1-2-3）。可选用局部浸润麻醉（沿手术区分层注射，图 2-1-1-2-4）、气管插管麻醉或清醒插管加局麻。

【切取髂骨条】

先切取髂骨块备用。一般以长条状为宜，其大小（宽 × 长度）为（1~1.5）cm×（7~12）cm，并将其自中央部劈开分成两片；或选用人造骨取代。

【显露术野】

按一般颈后路术式，但应偏上方达枕骨粗隆部。此处出血甚多，可采用皮肤夹止血，或使用梳式拉钩快速将其牵开止血。锐性剥离两侧椎旁肌，首先暴露 $C_{2\sim3}$ 棘突，并用纱布条充填止血。之后向上分离，显露枕骨粗隆部，达枕大孔后缘 1cm 处（图 2-1-1-2-5）。在此过程中应保留粗隆

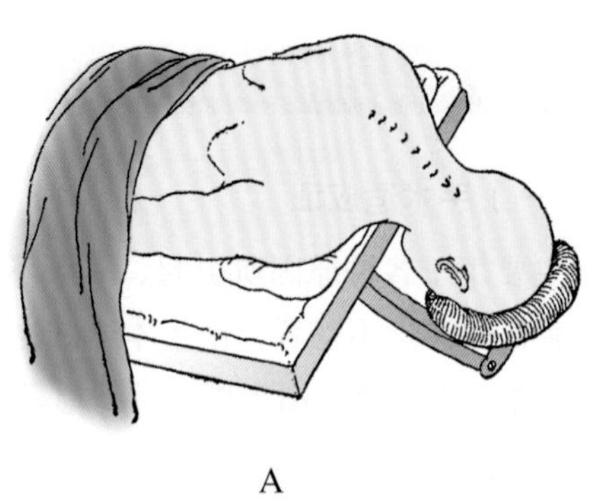

A

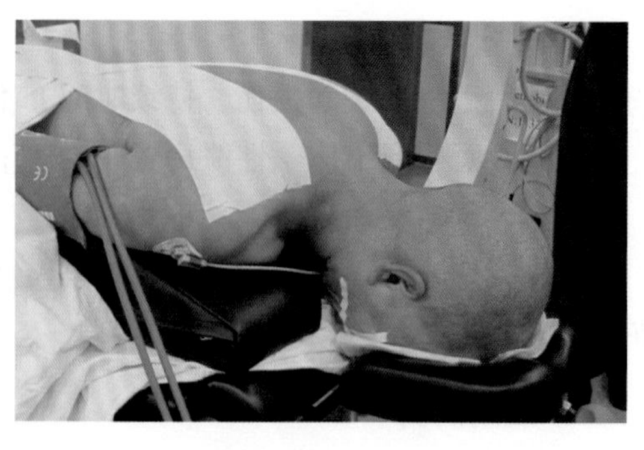

B

图 2-1-1-2-3 临床举例 手术体位（A、B）

A. 示意图；B. 实例影像

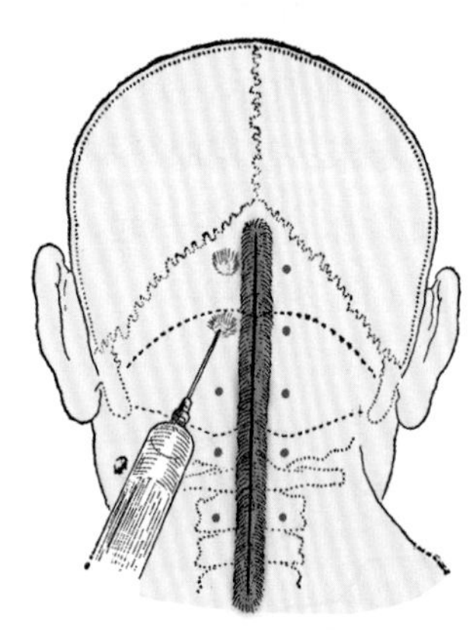

图 2-1-1-2-4 局部浸润麻醉示意图

于切口线皮内、皮下和椎旁肌内分层注入加有正肾上腺素的 0.5%~1.0% 利多卡因，总量 <1g

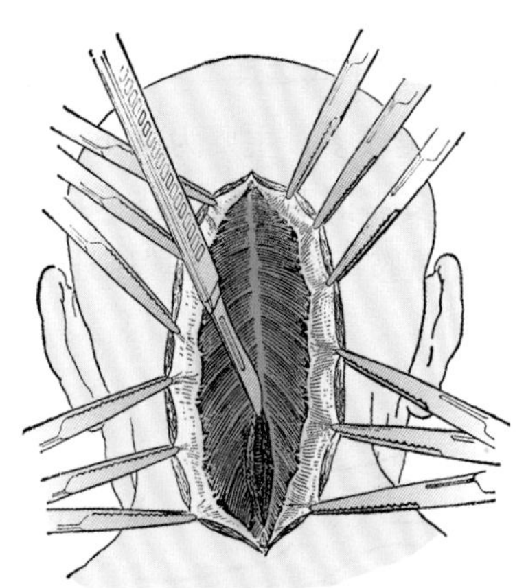

图 2-1-1-2-5 显露术野示意图

沿后枕部及项部正中切口切开皮肤、皮下组织，止血后再由中线向外剥离椎旁肌，自枕骨粗隆部达 C_3 棘间韧带处

外层骨膜和部分肌纤维及其血供，尤以中部为甚（图 2-1-1-2-6）。

【凿取带骨膜瓣之枕骨骨片】

先用尖刀片于枕骨粗隆部呈条状切开骨膜，其宽度为 2~2.5cm，长 4~5cm，而后按此大小用锋利之骨凿由上而下将枕骨粗隆部外板呈片状凿下。操作时应边凿边将骨片向下翻转，并务必保持骨片之完整性与连续性；止于枕骨大孔后缘 1~1.5 cm 处，并与局部骨膜和肌瓣相连。翻下之骨片其粗糙面向外，顶端达 C_2 棘突处（图 2-1-1-2-7）。

【翻转骨片至 C_2 棘突缺口处并固定植骨片】

用骨剪或三关节咬骨钳将第 2 颈椎棘突上方自基底部呈 V 形剪除，保留其下方完整，并使其

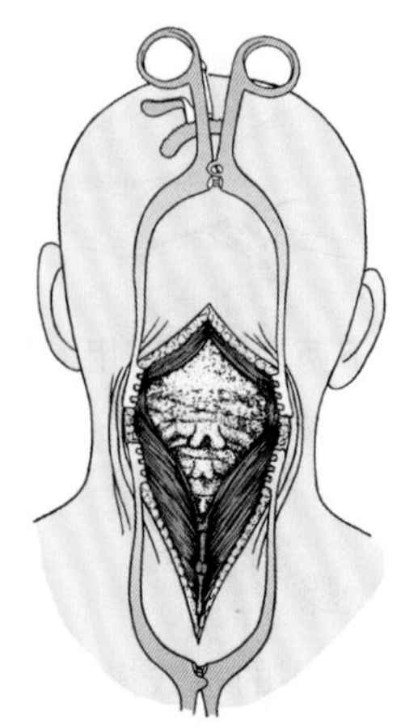

图 2-1-1-2-6 暴露枕骨粗隆至 C_3 棘突示意图

与下一椎节的棘间韧带相连（图 2-1-1-2-8）；之后将枕骨片向下翻转，并嵌于 C_2 棘突上方之缺口处（图 2-1-1-2-9、10）；与此同时另组医师切除髂骨，骨块多呈片状（图 2-1-1-2-11、12），之后将骨片置于枕骨骨瓣外方，其顶端与枕骨缺损处相抵住，下方嵌在 C_2 棘突上方（图 2-1-1-2-13）。植骨片左右各一，亦可用同种异体长骨条取代，包括肋骨条（图 2-1-1-2-14）。用钛缆或一般的 10 号尼龙线将植骨片及翻转的枕骨粗隆骨片一并结扎，该线应穿过植骨片上方之圆孔以防滑脱。此后检查植骨块是否稳定，对不稳定者，可用同一材料线将骨块与 C_2 棘突下方的棘间韧带缝合。

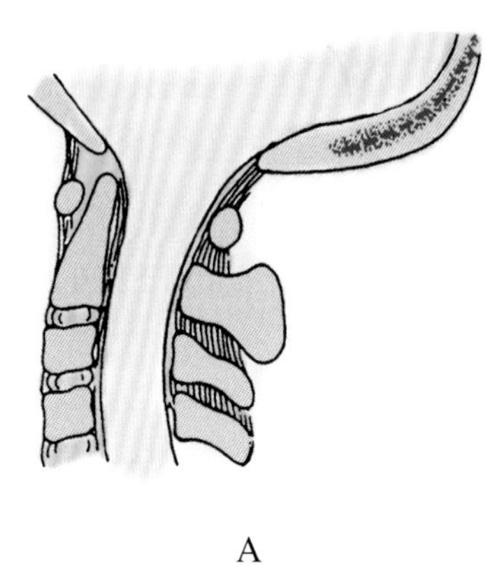

A

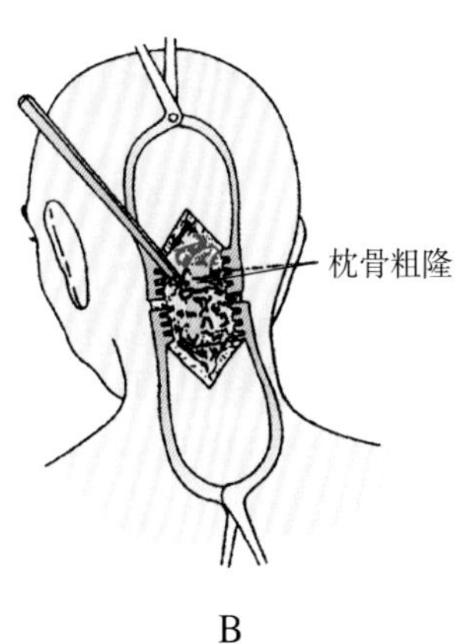

B

图 2-1-1-2-7　枕骨瓣的凿取示意图（A、B）

A. 枕骨瓣凿取范围侧面观；B. 枕骨瓣已凿下

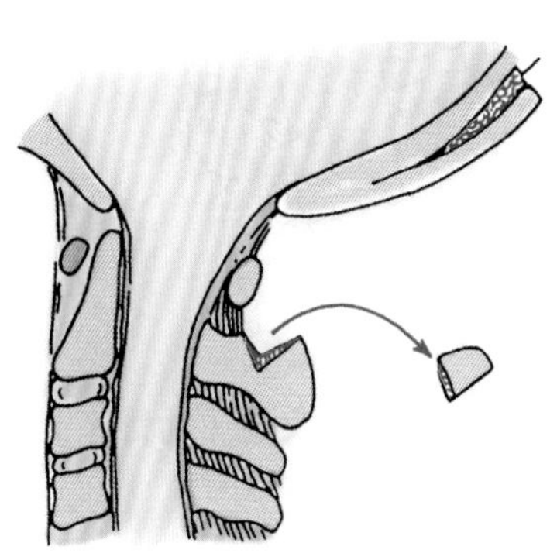

图 2-1-1-2-8　在枢椎棘突上缘骨质作楔形切除示意图

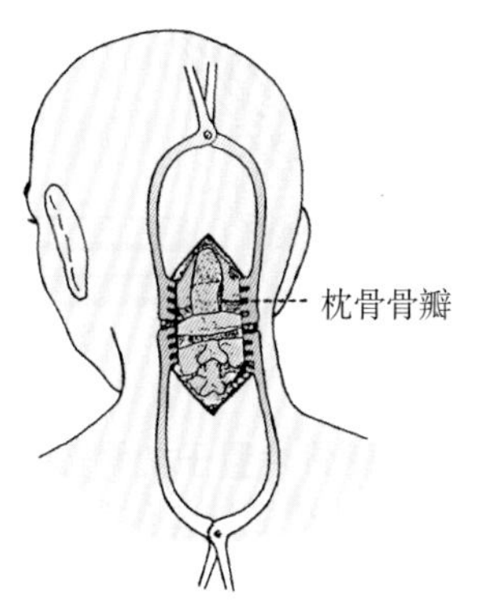

图 2-1-1-2-9　将凿下之枕骨瓣翻下示意图（后面观）

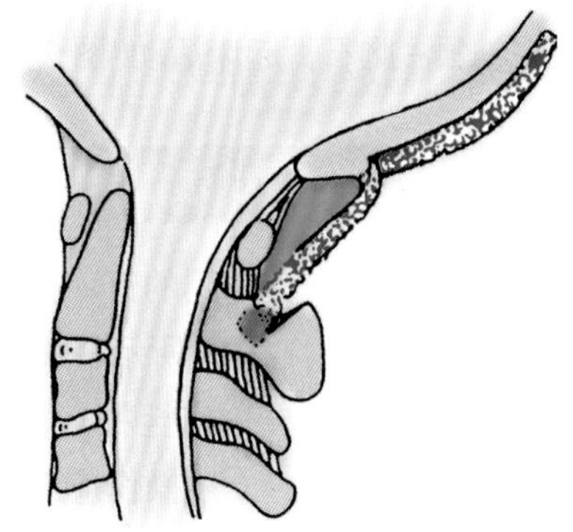

图 2-1-1-2-10　将枕骨骨瓣翻下插至枢椎棘突上方缺口处示意图

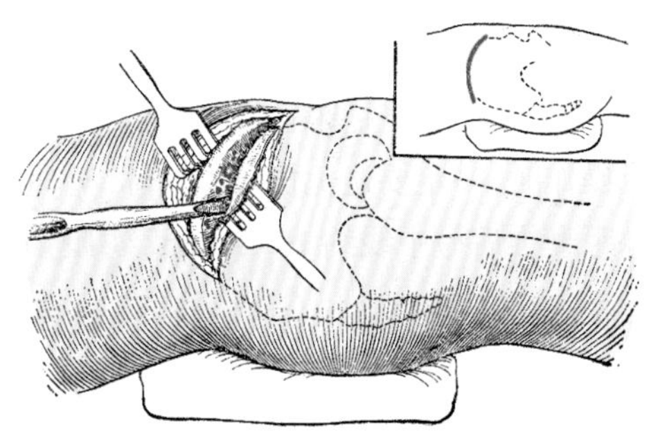

图 2-1-1-2-11　髂骨骨片切取术示意图之一

仰卧位，术侧骨盆垫高，沿髂嵴切开皮肤、皮下、骨膜和髂骨两侧肌肉附着处。对髂骨外板在骨膜下进行锐性剥离，纱布填塞止血

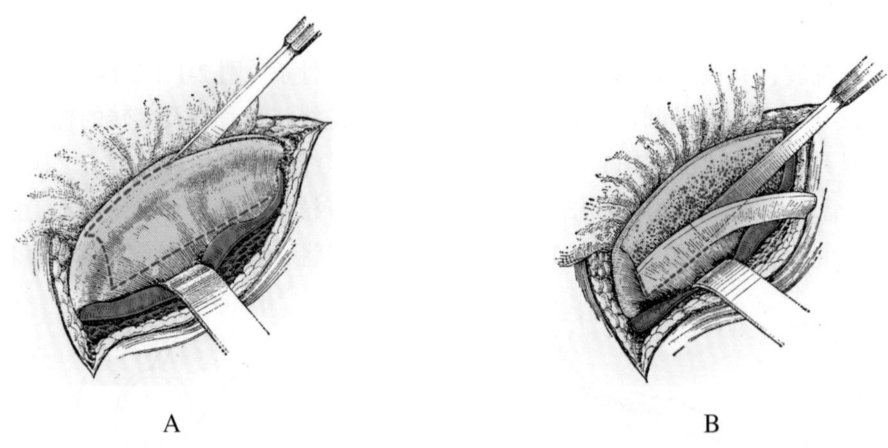

图 2-1-1-2-12 髂骨骨片切取术示意图之二（A、B）

A. 按所需骨块的长度、宽度，在髂骨上作好标志，用平骨凿沿髂嵴在内侧骨板处自上而下劈开，并凿断；
B. 亦可根据需要，分次从髂骨外侧凿取骨片或骨块

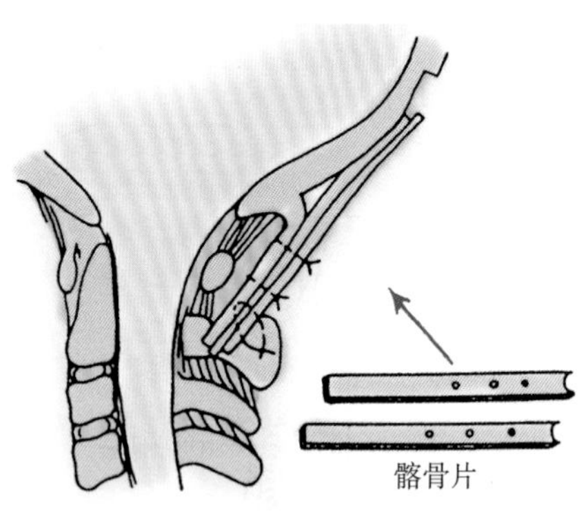

图 2-1-1-2-13 将髂骨片置于枕骨瓣上方，用粗丝线、钛缆或钢丝结扎

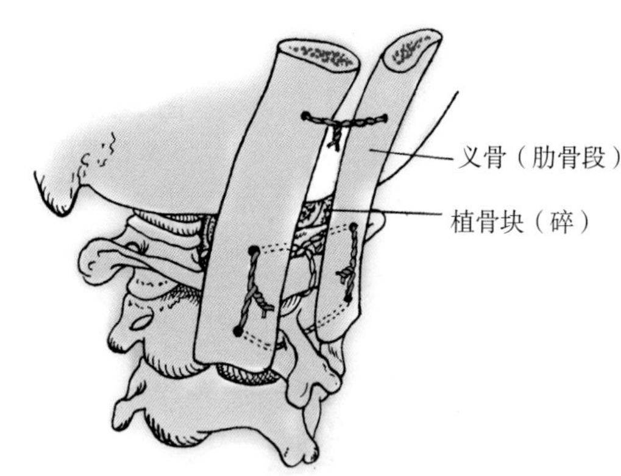

图 2-1-1-2-14 亦可选用义骨（肋骨等）代替自体髂骨示意图

【手术注意要点】

除一般问题外，主要是在对寰椎或枕寰关节显露或操作时，一定要避免伤及椎动脉(Ⅴ-Ⅲ段)，该动脉距寰椎后弓中线约 16~20mm，切记！

（四）术后处理

除按一般颈后路手术要求外，对此类患者翻身时必须十分小心，以防骨块滑动而通过第 1 颈椎上方或下方刺伤或压迫脊髓，或影响骨性融合。一般在术后 3~6 周内采用上、下石膏床翻身。3~6 周后可上头－颈－胸石膏起床活动(图 2-1-1-2-15)。

三、枕颈内固定系统或枕颈鲁氏棒内固定术

即用目前临床上较多选用的钉－棒技术将枕颈融合之或者如图 2-1-1-2-15 所示，将预制成与枕颈部曲度相似的鲁氏棒固定至枕骨粗隆、第 1 颈椎及第 2 颈椎椎板处。上述操作应细心，包括贯穿钢丝或螺钉钻入等应特别小心，切勿伤及神经及血管等组织。

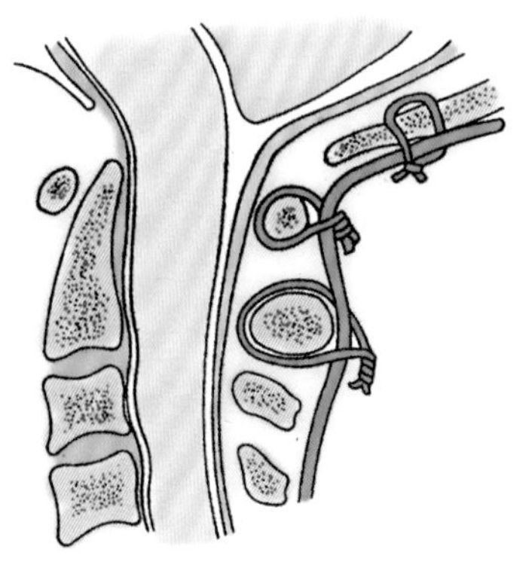

A

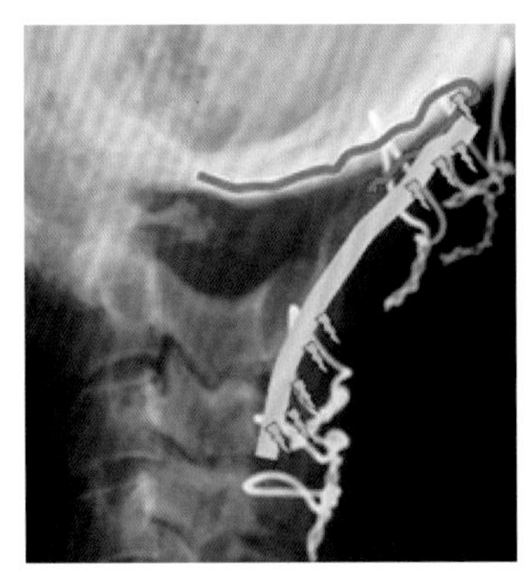

B

图 2-1-1-2-15 临床举例 鲁氏棒技术枕颈融合固定（A、B）

A. 示意图；B. 术后侧位 X 线片

四、寰椎后弓切除加枕颈融合术

（一）手术适应证

寰椎后弓切除加枕颈融合术主要用于枕－颈（寰）或寰－枢脱位病例，尤其是寰椎后弓直接压迫脊髓引起症状、甚至瘫痪、并经保守疗法无效者，均可考虑选用此术式。

（二）手术特种器械

除前者所需器械外，尚应包括分离、显露及切除寰椎后弓的各种器械（用于寰椎后弓前缘的松解及分离等）及三关节尖头咬骨钳（又名第 1 颈椎咬骨钳），其咬口内侧为齿状面，使其在咬骨时起到持住和防滑作用（图 2-1-1-2-16）。

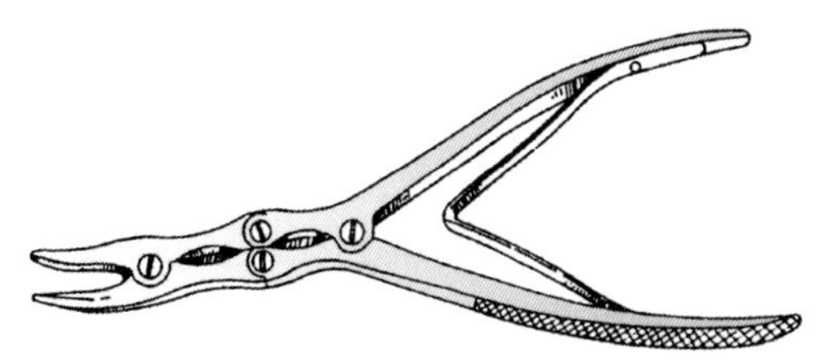

图 2-1-1-2-16 第 1 颈椎咬骨钳（又名三关节咬骨钳）示意图

（三）手术步骤

【显露、游离后弓】

按前法依序切开、分离诸层组织，充分暴露枕骨粗隆至第 3 颈椎解剖段。用尖刀于寰椎后弓中部横向切开骨膜，再用特种剥离子将其向上下两侧剥离，直达后弓前方。其宽度一般为 1.8~2.0cm，操作时切勿过深过宽，以防误伤深部生命中枢所在的延髓及第三段椎动脉（图 2-1-1-2-17）。

【切除后弓后部骨质】

先用三关节尖头咬骨钳将后弓背侧骨质切除（后断面的 1/2~1/3），宽度在 1.5cm 左右。操作不便时可用巾钳将后弓轻轻提起（切勿突然松手，更不可向前方加压），再行切除后弓外层骨质（图 2-1-1-2-18、19）。

【切除后弓前部骨质】

先用薄型寰椎后弓剥离器再次对后弓前方进行分离，确认与硬膜囊壁无粘连后用特种薄型椎板咬骨钳逐小块、逐小块地将其切除；每次咬骨之前仍需先行分离，总宽度达 1.5~2.0cm 即可，不宜超过 2.2cm，以防误伤椎动脉。之后将残端修平，切勿残留骨刺（图 2-1-1-2-21）。

【切取枕骨骨瓣及植骨】

按前法进行。切取前应将 C_1 后弓缺损处加

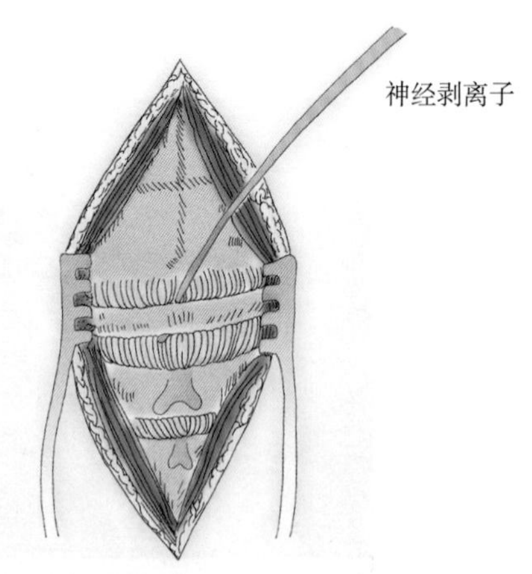

图 2-1-1-2-17 显露寰椎后弓，用薄型神经剥离子将后弓前方松解、分离示意图

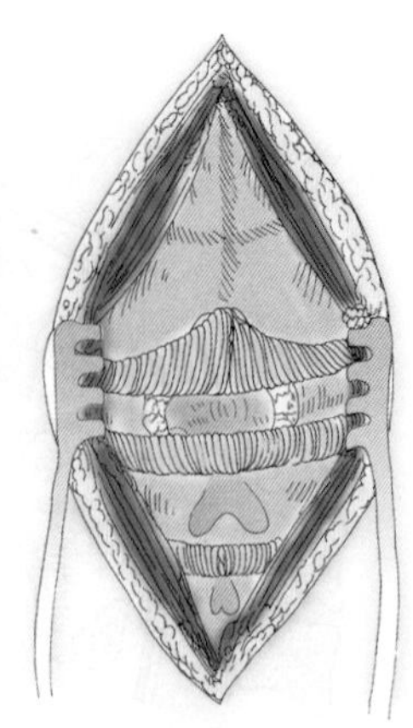

图 2-1-1-2-18 于寰椎后弓两端将外侧骨质呈槽状切除示意图

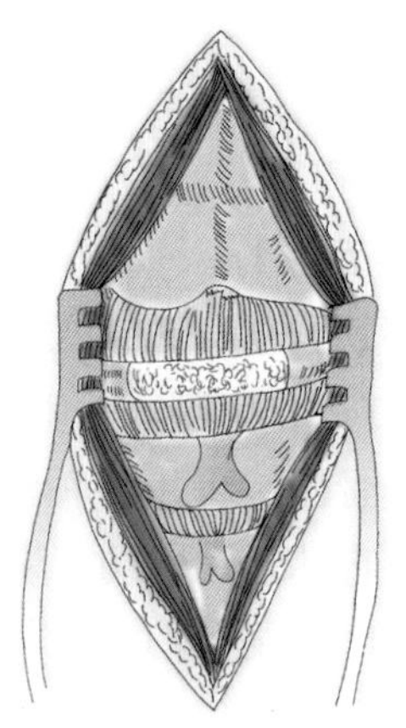

图 2-1-1-2-19 再将余下的后弓外层骨质切除示意图

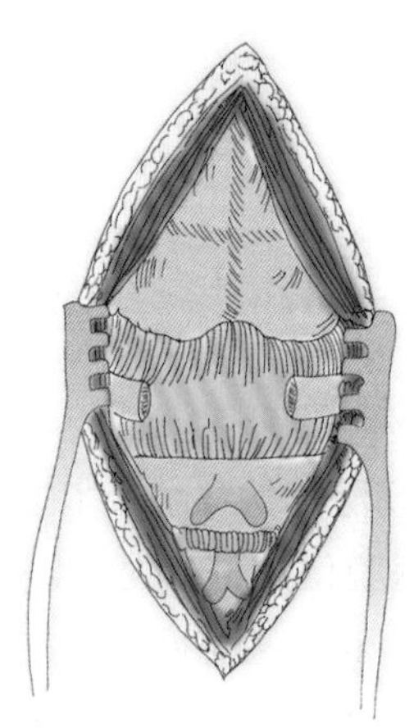

图 2-1-1-2-20 最后再逐块切除寰椎后弓中段前方骨质，显示后弓中段已被完全切除示意图

以保护，一般多采用明胶海绵及带线脑棉覆盖其表面；操作时务必小心，防止各种器械突然坠落该处而发生意外。

（四）术后处理

与前者基本相同。此外，尚须注意以下三点。

【术后使用脱水剂】

一般持续 3~5d。

【翻动身体时应小心】

翻身时需用前后两片石膏床固定或在颅骨牵引下 (Halo- 装置亦可) 进行。

【特别注意防止对手术处震动】

切忌对上颈部引起震动的动作，亦应避免对头颈部的扭曲及侧向暴力 (或较一般为重的外力)，稍有不慎易引起死亡。作者曾遇一例术后 15d、其神经症状恢复良好的患者，其妻在替他洗下肢时两人发生口角，妻子用力将大腿向上（头侧）一推，患者当即呼吸心跳停止，经急救无效死亡。

五、枕颈（寰）关节损伤之预后

此种损伤预后大多较差，尤以损伤严重及初期处理不当者，除现场或在急救中死亡者外，一般多伴有程度不同的残留症状，包括脊髓神经刺激症状及枕颈部症状等，其中最令人头痛的是永久性人工呼吸依赖。

（倪　斌　刘洪奎　王新伟　赵定麟）

第三节　经皮后路C_1、C_2关节突螺钉内固定术

一、概述

C_1、C_2关节呈水平状，椎间无间盘结构，主要依靠韧带维护稳定。寰枢椎关节不稳定的治疗有很多经典方法，如Gallie（1937）与Brooks（1978年）固定技术，Halifax（1991）椎板夹固定技术及Magerl（1987）关节突螺钉固定技术。

Alexander R.Vaccaro（1994）设计一套经皮穿刺C_1、C_2关节突螺钉固定器械并应用于临床。McGuire和Harkey（1995）在Magerl技术基础上作了改良，亦应用经皮穿刺技术进行C_1、C_2关节突螺钉固定，他们为微创脊柱内固定技术奠定了可信的临床应用和手术器械研究基础。笔者（2001）在Vaccaro的基础上设计了一套经皮操作手术器械，并成功应用14例经皮C_1、C_2后路关节螺钉内固定加植骨术，取得了良好效果。

二、病例选择、手术器械及术前准备

（一）手术适应证

1. 寰椎前弓或后弓骨折；
2. 寰椎前后弓双骨折（Jefferson骨折）；
3. 合并齿突尖部骨折的寰枢脱位；
4. 寰椎横韧带、翼状韧带撕裂；
5. 创伤性寰枢椎旋转半脱位；
6. 齿突发育不全寰枢椎脱位或半脱位；
7. 先天性寰椎后弓缺如。

（二）手术禁忌证

1. 椎动脉解剖结构变异；
2. 螺钉植入处骨折；
3. 术前薄层CT扫描证实C_1、C_2解剖变异；
4. 其他疾病不能耐受手术者。

（三）手术器械

1. 中空穿刺针　内径为1.2mm，针尾带有10ml针筒；

2. 扩大套管　内径为1.2mm，外径为5.8mm，长150mm；

3. 保护套管　内径为6.0mm，外径为7.0mm，长70mm；

4. 中空钻头　内径为1.2mm，外径为3.0mm，长150mm；

5. 中空六角起子　内径为1.2mm，外径为5.8mm，长250mm；

6. 中空拉力螺钉　内径为1.2mm，外径为3.5mm，螺纹长为10mm（图2-1-1-3-1）。

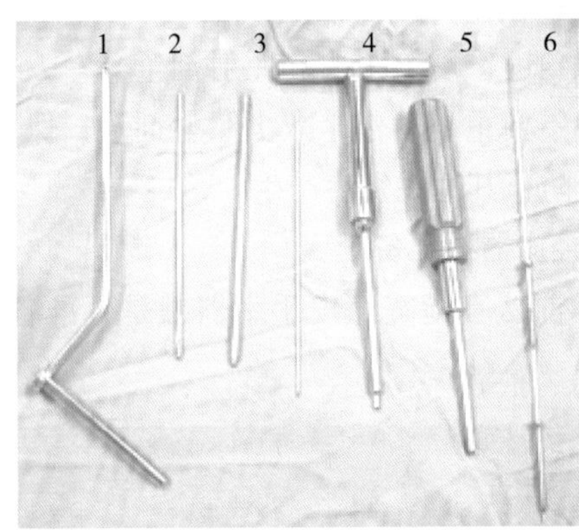

图2-1-1-3-1　器械结构
1. 中空保护套管　2. 中空穿刺针　3. 中空扩大套管　4. 中空钻头及导针（克氏针）　5. 中空六角起子　6. 中空拉力螺钉

（四）术前准备

【颅骨牵引】

术前认真做好颅骨牵引，颅骨牵引针位置必须正确，不得偏斜、过前或过后，避免牵引力线

不正而致牵引复位失败。牵引重量根据病情而定，不得过重和长时间牵引，以免出现牵引所致脊髓损伤。

【心、肺、肝、肾功能及出凝血等项目检测】

上颈椎骨折脱位合并脊髓损伤，病情较重。术前强调心、肺、肝、肾以及有关项目检测，根据检测结果，确定手术指征。或术前给予积极调整治疗来创造手术条件。

【围手术期治疗】

围手术期治疗非常重要，对于伴有脊髓损伤的治疗，应根据病情轻重，酌情制定出相应围手术期治疗措施。如早期类固醇激素冲击疗法、抗休克治疗、水电解质平衡治疗以及围手术期抗生素治疗。

【诱发电位监测】

上颈椎手术风险大，术前术中均有损伤脊髓或脑干的可能，所以术前必须作脑干或脊髓诱发电位检测，术中必须在监测下进行，以达到手术安全性。

【C–臂X线光机定位】

由于经皮手术具有盲目性，因此术前影像学资料必须齐全，并及时作各种位置的投照，以得到良好影像效果。术前必须设定C-臂X线光机的投照角度、球管距离和照射剂量，专人负责以使术中不要重复动作，减少照射剂量，保证手术质量，防止其他并发症产生。

【经皮器械准备】

术前认真检查经皮手术器械是否准备齐全，各种规格内固定物是否齐全，确保手术顺利实施。

【术前病情告知】

经皮穿刺内固定是一种新开展脊柱微创手术，其疗效可靠，安全性强，但毕竟是一种新术式，术中不免碰到各种难以预料的改变，因此术前应如实告知家属和患者本人，说明该术式优缺点以及术中所产生各种变化，并具体安排各种预防措施，征得患者同意并施行签字，以防产生医患医疗技术上或法律程序上的纠纷。

【手术者辐射防护】

参加手术的医师护士和麻醉师，均应穿戴射线防护衣、围领、头帽、眼镜等。如防护衣等不够，除主刀和助手必须穿戴，其他人员在透视时，可以暂时性回避，以保证医护人员的健康。

三、手术方法

（一）麻醉与体位

【麻醉】

经鼻或经口气管插管麻醉或局部神经阻滞麻醉。患者上、下磨牙间填入牙垫，使口腔处于张口位置（图2-1-1-3-2、3）。

【体位】

俯卧位。头部经头颅骨钉牵引或Halo-架固定下，颈部保持正中并稍屈曲位。在单或双C-臂X线光机监测下，通过牵引复位后见C_1、C_2关节处于正常解剖结构位置，以布胶带固定头部（图2-1-1-3-4）。

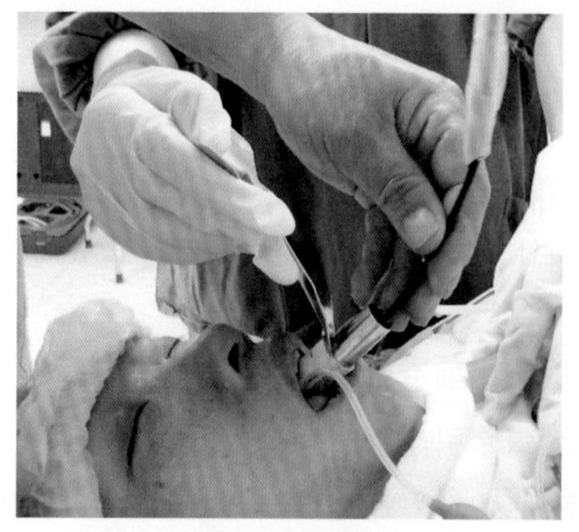

图2-1-1-3-2　临床举例　经口气管插管麻醉

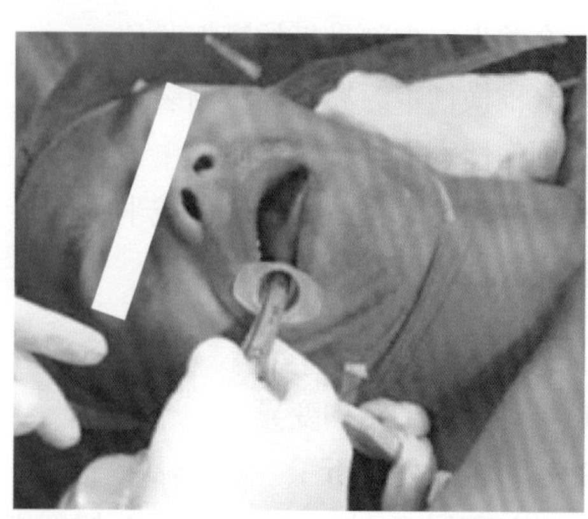

图2-1-1-3-3　临床举例　张口垫入牙垫

（二）具体操作步骤

【定位、导入套管】

1. 定位　在 C_2 棘突旁开 2cm 处将皮肤切开 5mm 深达皮下筋膜，经切口刺入直径为 1.2mm 的克氏导针（图 2-1-1-3-5），C- 臂 X 线光机监视下，证实该穿刺导针位于 C_2 侧块下缘、外下象限（图 2-1-1-3-6）。

2. 导入套管　以克氏针为基准，导入内径为 1.2mm、外径为 5.8mm 的扩大套管（图 2-1-1-3-7）。

【透视判定】

克氏针在扩大套管保护下，用低速电钻将克氏针穿过关节突中心钻入寰椎侧块达前缘皮质处（图 2-1-1-3-8），在 C- 臂 X 线光机监视下，正位透视，见克氏针通过 C_1、C_2 关节突中心点，向内与中线交角 15°~20°（图 2-1-1-3-9）。侧位投照相上，克氏针向上交角 35°~45°，向上角度对准寰椎前弓上缘。

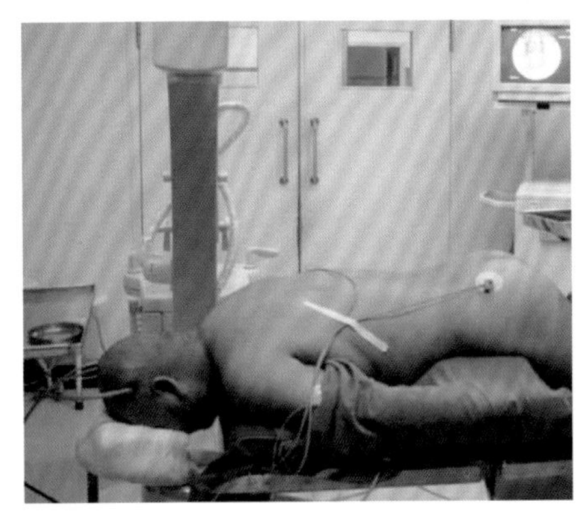

图 2-1-1-3-4　临床举例　体位及头部固定

【扩大套管引入钻头】

1. 扩大套管　通过扩大套管，经皮导入保护套筒，将保护套筒尖部顶在 C_2 侧块下缘（图 2-1-1-3-10、11）。

2. 引入钻头　退出扩大套管，在保护套筒内沿导针置入扩大钻头。此时，应在 C- 臂 X 线监视下，钻头扩大螺钉孔道，孔道深度要适宜，钻头穿过 C_1、C_2 关节面即可停止钻入，不得钻穿寰椎侧块前皮质。

【旋入螺钉】

退出钻头，测量钉道深度选择适合长度螺钉，沿钻孔道置入中空直径 3.5mm 拉力螺钉或 4.0mm 皮质螺钉（图 2-1-1-3-12）。

【同法对侧施术】

1. 同法处理对侧，最后拍摄 C_1、C_2 正侧位片，确定两关节突固定螺针准确无误，退出穿刺导针（图 2-1-1-3-13）。

2. 将内径为 6mm 的保护套筒移至 C_1、C_2 关节突关节处，用绝缘电刀烧灼 C_1、C_2 关节突后部软组织（图 2-1-1-3-14），再用刮匙刮除已烧灼的软组织，暴露 C_1、C_2 关节突，在 C- 臂 X 线光机监视下将已取髂骨松质骨通过保护套筒植入 C_1、C_2 关节突后方（图 2-1-1-3-15）。

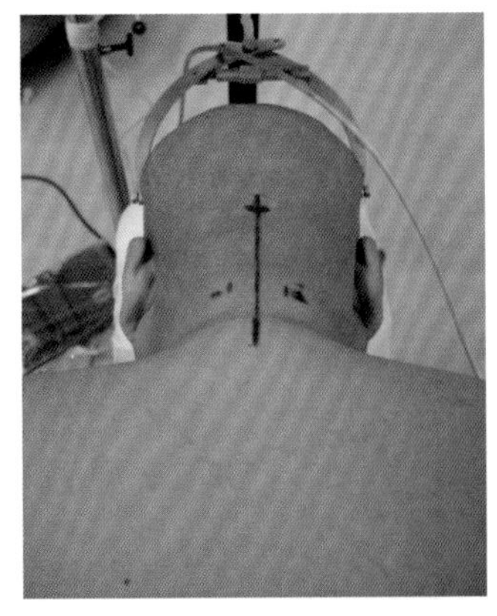

A

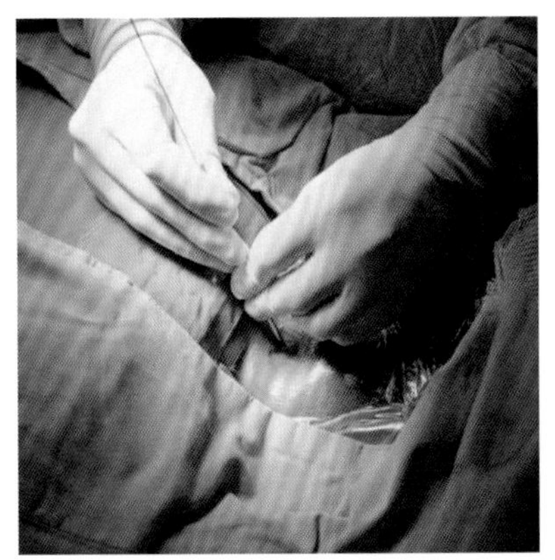

B

图 2-1-1-3-5　临床举例　进针点与穿刺示意图（A、B）

A. 体表标志上穿刺点位于 C_2 棘突旁 2cm；B. 经切口刺入直径 1.2mm 克氏导针

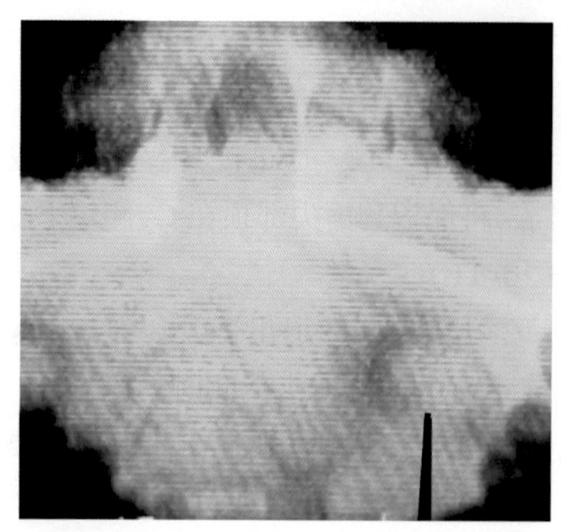

A

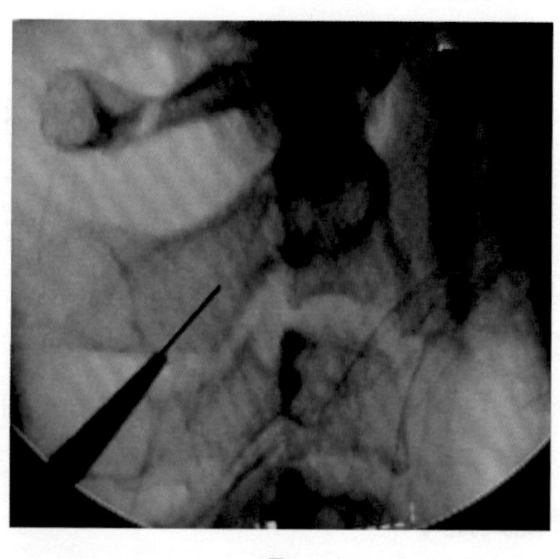

B

图 2-1-1-3-6 临床举例 定位（A、B）

C- 臂 X 线机监透下穿刺针位于 C_2 侧块外下象限处

A. 张口位克氏定位针在侧块外下象限；B. 侧位克氏定位针在侧块外下象限

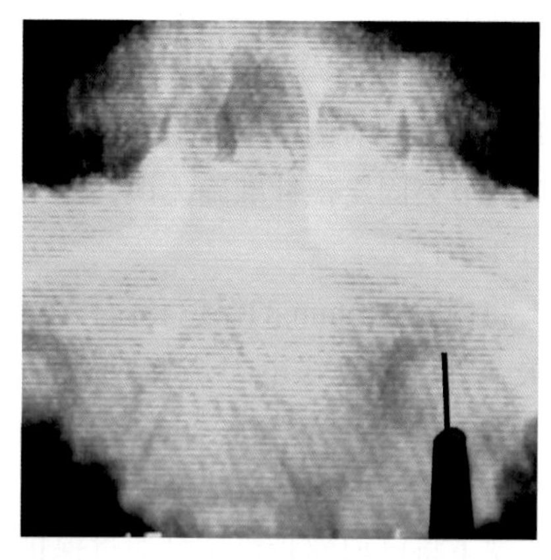

A

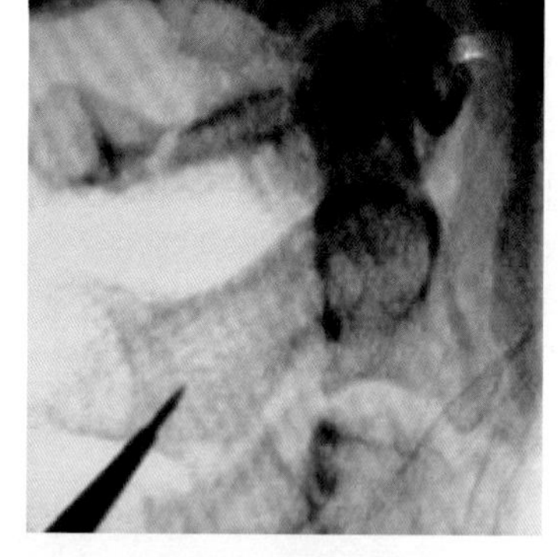

B

图 2-1-1-3-7 临床举例 沿穿刺针置入扩大套管示意图（A、B）

A. 张口位扩大管与克氏定位针的位置；B. 侧位扩大管与克氏定位针的位置

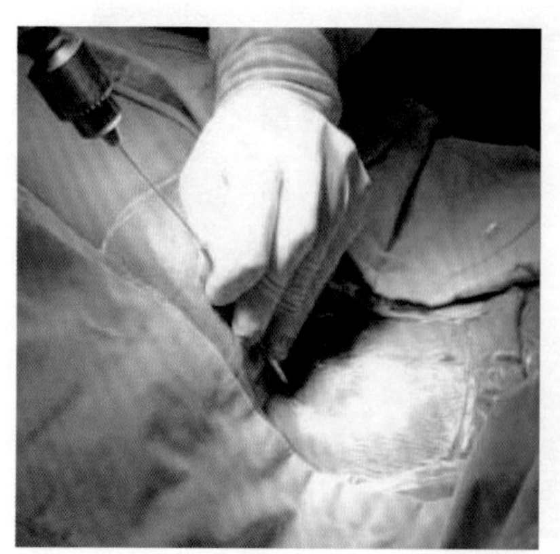

图 2-1-1-3-8 临床举例 钻入克氏针

在扩大套管维持标准角度下以低速电钻将克氏定位针钻入 C_1、C_2 侧块

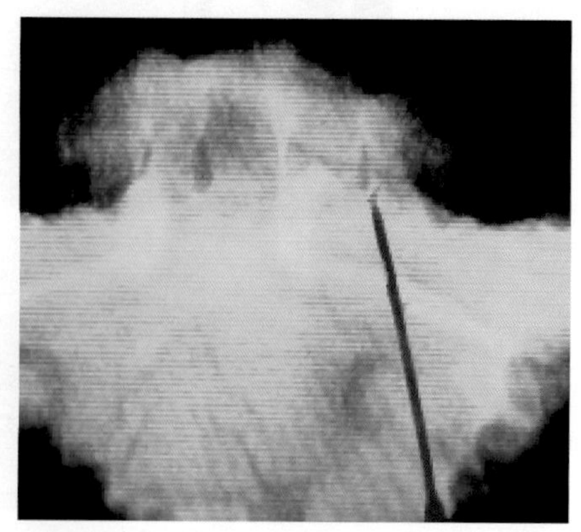

图 2-1-1-3-9 临床举例 透视判定

定位针通过 C_1、C_2 关节突中心向内与中线交角 15°~20°

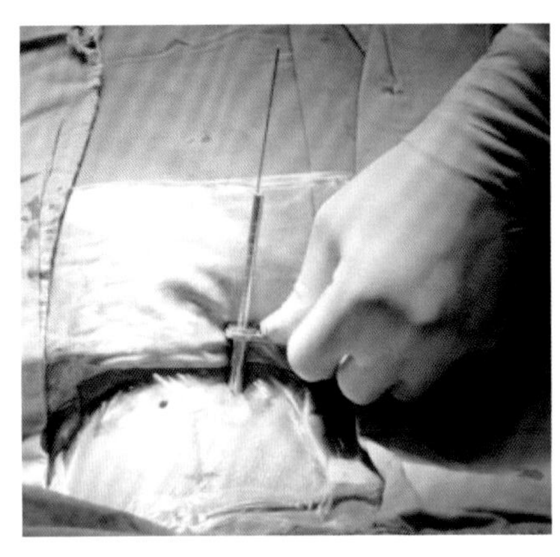

图 2-1-1-3-10 临床举例 引入扩大套管
通过扩大套管置入操作保护套筒

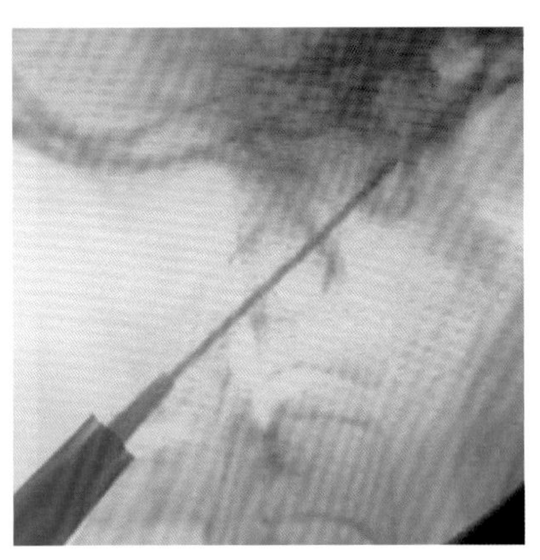

图 2-1-1-3-11 临床举例 透视判定
C– 臂透视下扩大管及保护套管的位置

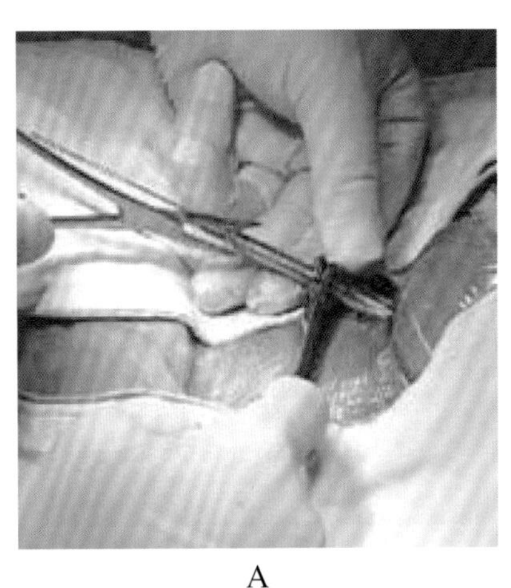

A

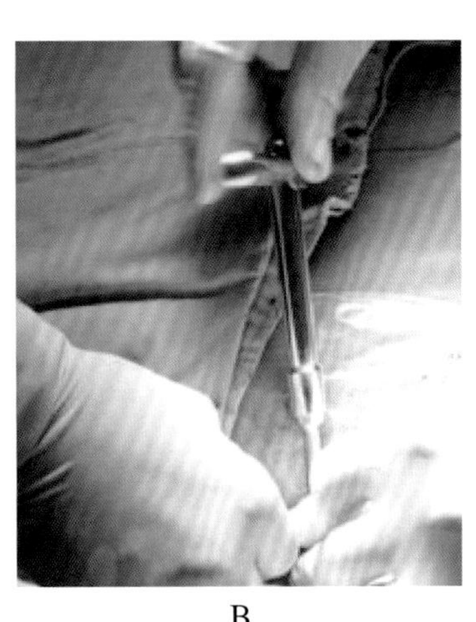

B

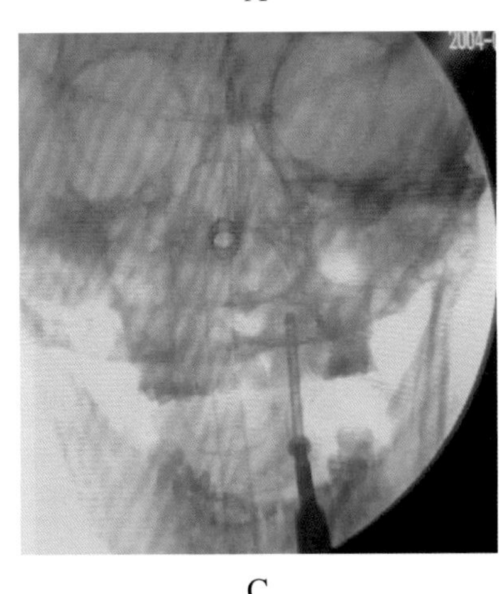

C

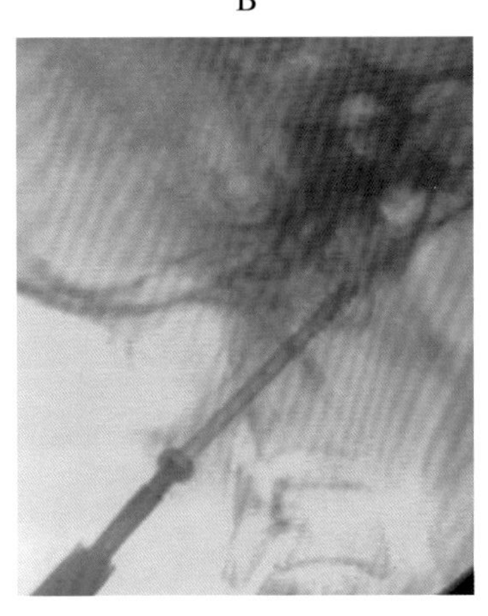

D

图 2-1-1-3-12 临床举例 旋入螺钉操作示意图（A~D）
A. 退出扩大套管，测量螺钉长度；B. 旋入中空拉力螺钉；C. 张口位螺钉位置；D. 侧位螺钉位置

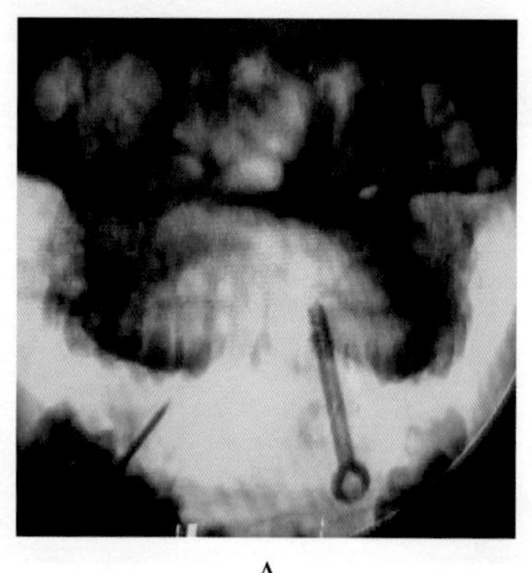
A

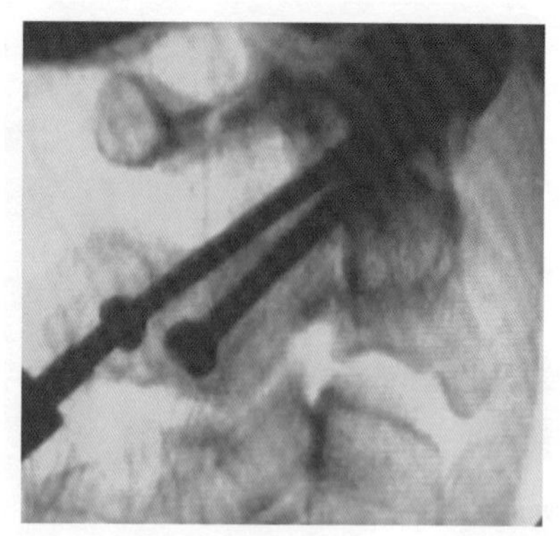
B

图 2-1-1-3-13　临床举例　同法置入第二钉正侧位 X 线片（A、B）

A. 正面观；B. 侧位观

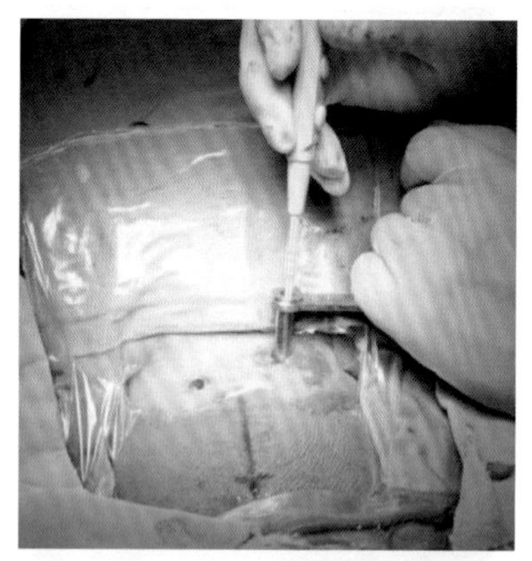

图 2-1-1-3-14　临床举例　绝缘电刀烧灼 $C_{1\sim2}$ 关节囊

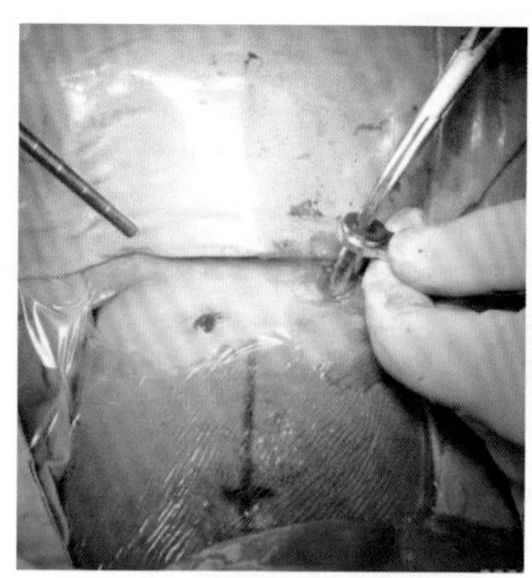

图 2-1-1-3-15　临床举例　通过套管 $C_{1\sim2}$ 植骨融合

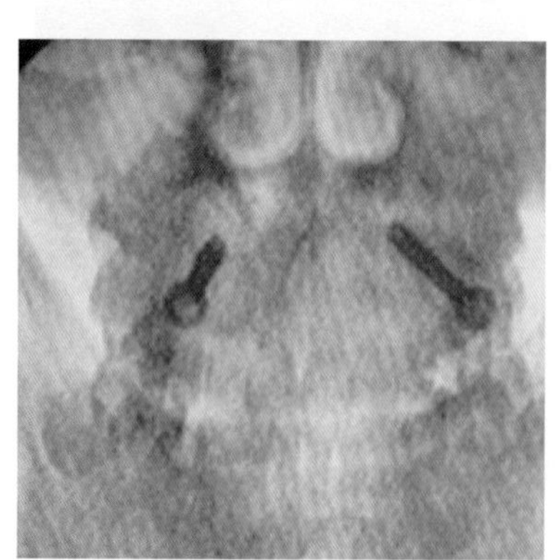
A

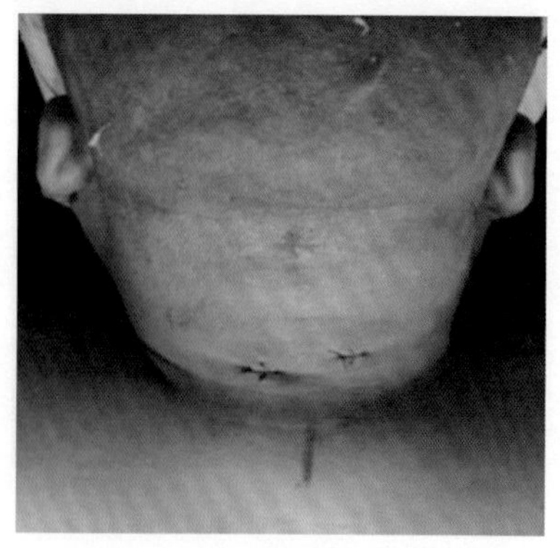
B

图 2-1-1-3-16　临床举例　术毕螺钉位置及切口处理（A、B）

A. 正位 X 线透视像提示螺钉位置正确；B. 左右手术切口各缝合一针

3. 术毕，创口缝合一针或用创口敷粘贴胶覆盖即可（图 2-1-1-3-16）。根据内固定稳定状况，给予患者佩带颈围、支具或安装 Halo- 架固定。

（三）操作注意事项

【术前牵引】

术前充分牵引，要恢复 C_1、C_2 解剖结构。

【摆体位要小心谨慎】

需使寰枕关节屈曲，而保持下颈椎伸展位，头部始终保持中立位，牵引固定或牵引下布胶带固定。

【术中 C- 臂 X 线光机监测】

必须投照正位和侧位 C_1、C_2 关节突像。不能放弃其中一位置投照，否则将导致手术失败。

【严格掌握穿针角度】

C_2 侧块外下限象向内 15°~20°，向上 35°~45°。穿刺点不能太靠外，以免穿刺针或钻头滑移伤及椎动脉，穿刺点太偏内易损伤脊髓神经。

【注意操作安全】

1. 穿刺导针成功后，所有操作必须在保护套管内进行。

2. 严格选择螺钉长度、直径和类型。

四、术后处理

1. 严密观察呼吸、脉搏、血压、血氧饱和度及四肢活动情况；

2. 严密观察创口局部有否血肿形成，一旦出现血肿，即刻处理；

3. 术后佩带颈围或支具，或根据病情需要安装 Halo- 架固定，维持 8~12 周；

4. 术后抗感染治疗 3~5d；

5. 术后 3~5d，嘱病员起坐，或下床进行功能练习。

五、并发症防治

（一）牵引出现脊髓病征

由于牵引重量过大，牵引力线不正确及牵引时体位改变，未能获得寰枢关节的稳定性，反而加重导致脊髓受压，出现脊髓病的体征。所以，一旦通过牵引获得复位或稳定，即可改用可调式 Halo 架固定或施行寰枢关节突螺钉内固定手术。

（二）椎动脉损伤

由于解剖不熟悉，操作没有严格按照程序，穿刺导针或扩大钻或螺钉偏外损伤椎动脉（图 2-1-1-3-17）。传统开放手术椎动脉损伤或中转为开放手术处理椎动脉损伤的发生率约 3.7%。Wright 等报道 1 318 例患者中肯定有椎动脉损伤的 31 例，占 2.4%；23 例可疑损伤占 1.7%。Madawi 总结 61 例，其中 5 例损伤椎动脉，占 8.2%。一旦发生椎动脉损伤，应即刻停止操作，采取应急措施，填塞或结扎止血，或中转为开放手术处理椎动脉损伤。

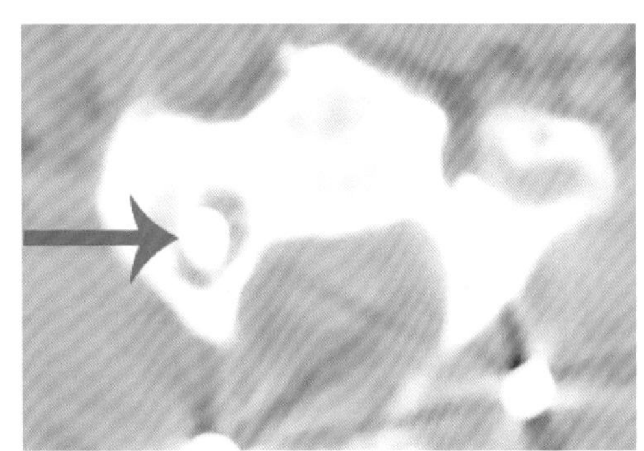

图 2-1-1-3-17　临床举例　螺钉进入椎动脉管 CT 水平位观

（三）脊髓损伤

穿刺导针或螺钉拧入，操作角度偏内侧，容易穿破椎弓内侧皮质，损伤脊髓时有脑脊液漏出，必须停止操作，同时用骨蜡封闭钻孔道。术后严密观察脊髓神经症状的改变。

（四）螺钉折弯或折断

经寰枢关节突内固定术后没有制动，过早活动颈部，或复位后固定不稳，增加螺钉应力，导致内固定螺钉弯曲，甚至折断。术后一旦发现螺钉折弯，必须严格制动，佩戴颈围、石膏头盔或 Halo- 支架，直至骨愈合方才解除。

（五）感染

由于无菌操作不严密或患者术前有感染性病灶存在，导致术后感染。一旦发现感染，必要时需切开引流，加用大剂量敏感抗生素。

六、临床举例

［例 1］ 患者，男性，41 岁，因“高处坠落致颈项部疼痛 12h”入院。入院查体：神志清，呼吸平稳，心、肺、腹检查无异常。专科情况：上颈椎后方压痛，四肢肌力正常，肌张力正常，腱反射对称。入院后检查：颈椎 X 片及 CT 提示 Jefferson 骨折，骨折端分离移位。处理：入院后第三天选择全麻下经皮后路侧块螺钉内固定术，手术过程顺利，术中透视及术后 X 线检查均提示螺钉位置好。术后佩戴头颈胸支具两个月，术后 1 年随访时主诉颈部活动稍受限，查体发现颈椎伸屈活动减少约 25°，旋转活动减少约 35°，左右侧屈无明显影响。X 线复查提示螺钉位置佳，寰枢关节无移位（图 2-1-1-3-18）。

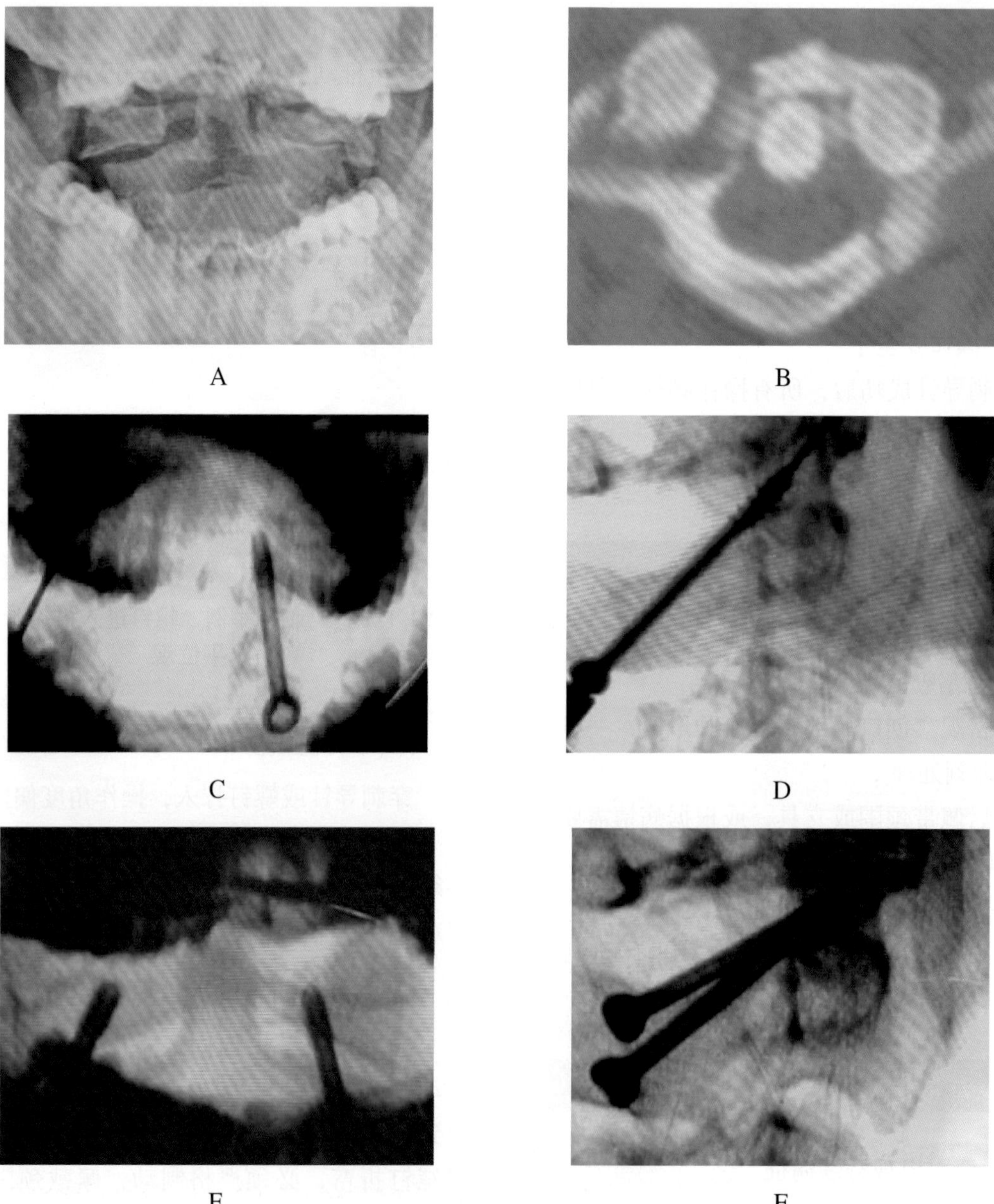

A B C D E F

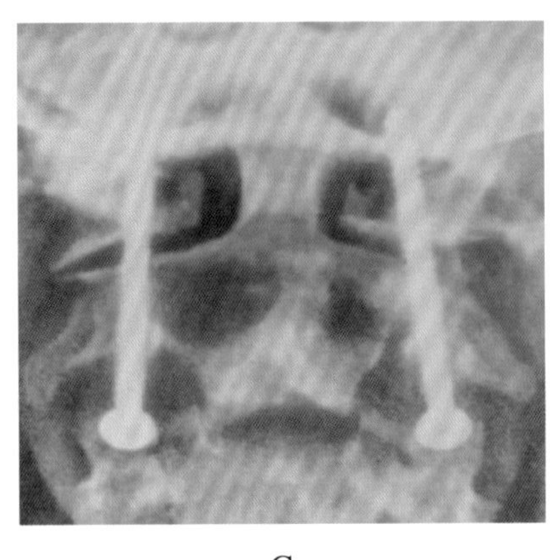
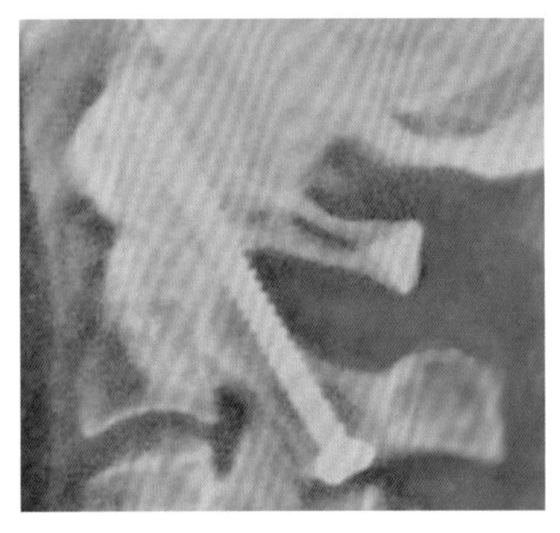

G　　H

图 2-1-1-3-18　临床举例　例 1　Jefferson 骨折经皮后路侧块螺钉内固定（A~H）

A. 正位 X 线片提示寰椎侧块向两侧移位；B. CT 扫描见寰椎前后弓骨折伴移位；C. 术中正位 C_1、C_2 侧块固定螺钉位置；D. 术中后路经皮 C_1、C_2 侧块螺钉侧位位置；E、F. 术后正侧位 X 线像；G、H. 术后半年随访 X 线正侧位观

［例 2］患者王某某，男性，60 岁。因车祸伤致颈部疼痛二周入院。入院时神志清，呼吸平稳，心、肺、胸、腹检查无异常。专科检查：C_1、C_2 后方压痛，颈椎伸屈活动受限，四肢肌力正常，两肩痛感过敏，腱反射正常。入院后检查：颈椎 X 线片提示 C_2 椎体骨折伴轻度前移。经头颅骨钉牵引三天，C_1、C_2 恢复正常解剖结构，后路经皮做 C_1、C_2 侧块螺钉内固定，经皮做 C_1、C_2 关节突关节表面植骨融合。术后佩带颈围八周（图 2-1-1-3-19）。

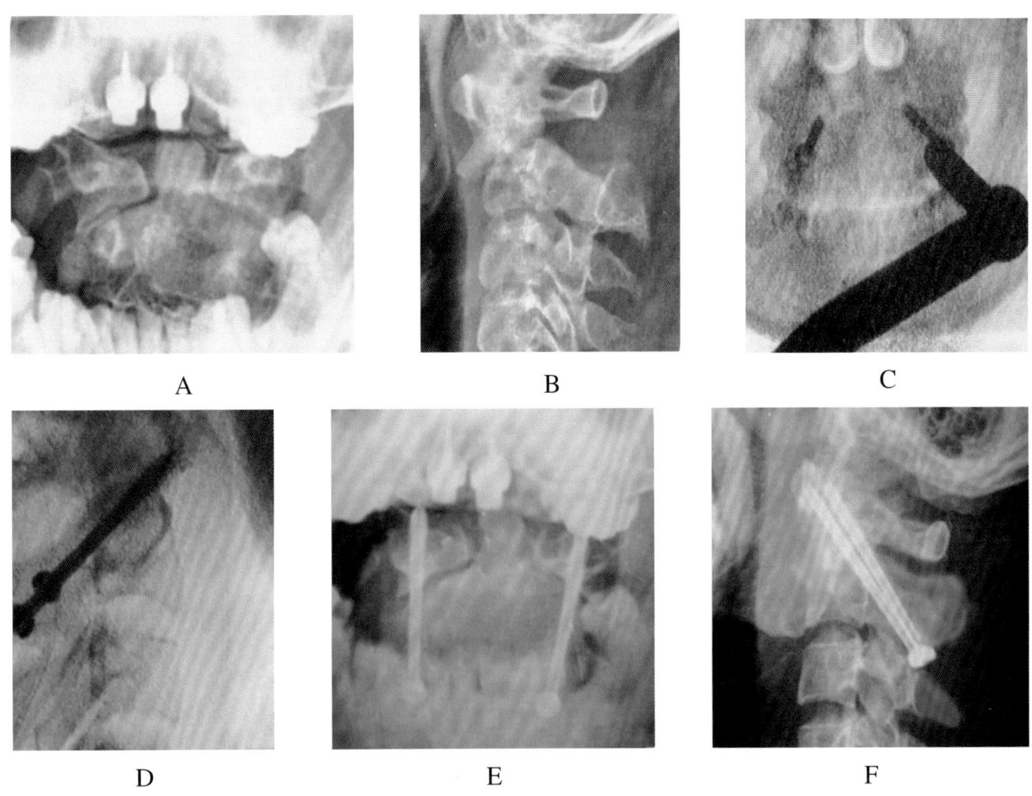

A　B　C　D　E　F

图 2-1-1-3-19　临床举例　例 2　C_2 椎体骨折经皮后路侧块螺钉内固定（A~F）

A. 张口位提示 C_2 椎体侧方移位；B. 侧位提示 C_2 椎体前方骨片分离，并向前移位；C. 术中正位 C_1、C_2 侧块固定螺钉位置良好；D. 术中侧位观螺钉位置良好；E. 术后六个月复查螺钉无移位；F. 侧位 X 线片示，C_1~C_2 解剖结构良好，骨折愈合

第四节　经皮前路C_1、C_2关节突螺钉内固定术

一、概述

1987 年 Magerl 报道后路关节突螺钉固定 C_1、C_2 不稳定以来，被许多学者不断采用。Alexander R.Vaccaro（1994）、McGuire、Harkey（1995 年）及池永龙（2001）陆续应用了后路经皮穿刺进行 C_1、C_2 关节突螺钉内固定技术。由于相当一部分病例寰枢椎向下方移位时间较长，下颈椎代偿性前凸，颈椎后方软组织（项韧带、棘上韧带及黄韧带）挛缩，使下颈椎不能屈曲，手术野不能暴露，给后路内固定操作带来极大困难，甚至失败。王超和党耕町（1999）首先从前路暴露经 C_1、C_2 关节突螺钉内固定，二期 C_1、C_2 后路寰椎后部结构植骨融合。由于后路侧块螺钉固定，螺钉钉道在枢椎椎弓根通过，所以穿钉技术要求相对严格，操作要求高，且具有一定风险。因此，笔者（2002）首先从前路经皮穿刺做 C_1、C_2 螺钉内固定并在前部行结构植骨融合术。现介绍经皮前路 C_1、C_2 关节突螺钉内固定技术。

二、病例选择

（一）手术适应证

1. 寰椎前弓或后弓骨折；
2. 寰椎前后弓双骨折（Jefferson F）；
3. 合并齿突尖部骨折寰枢脱位；
4. 寰椎横韧带、翼状韧带撕裂；
5. 创伤性寰枢椎旋转半脱位；
6. 齿突发育不全寰枢椎脱位或半脱位；
7. 先天性寰椎后弓缺如。

（二）手术禁忌证

1. 椎动脉解剖结构变异；
2. 螺钉植入处骨折；
3. 术前薄层 CT 扫描证实 C_1、C_2 解剖变异；
4. 其他疾病不能耐受手术者。

三、器械及术前准备

（一）手术器械准备（见图 2-1-1-4-1）

1. 中空穿刺针；
2. 中空扩大器；
3. 中空操作保护套筒；
4. 角度定位器；
5. 中空六角起子及中空拉力螺钉。

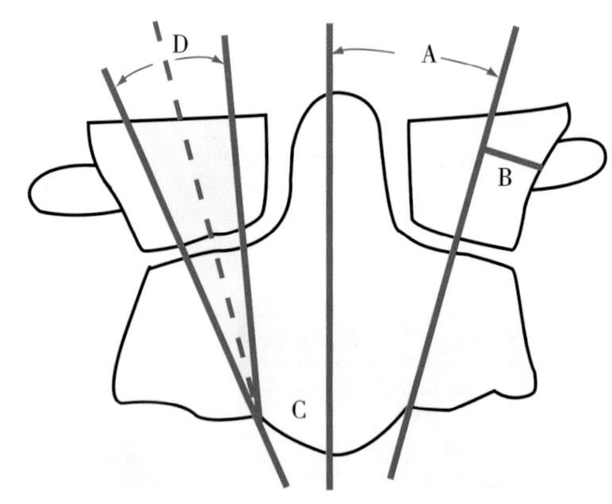

图 2-1-1-4-1　寰枢椎正位测量安全角示意图

（二）术前准备

【头颅牵引或 Halo-Vest 架固定】

上颈椎损伤后，头颅牵引是一项不可缺少的

抢救和治疗措施。牵引角度、重量、时间应按病情而定。牵引目的是控制颈椎和脊髓损伤的进一步恶化及再度移位，恢复正常的上颈椎解剖位置。为进一步治疗提供条件，达到理想牵引效果后，再根据病情的进展情况及早期功能锻炼或手术操作要求，可以改为持续牵引或Halo-Vest架固定。

【围手术期治疗】

上颈椎损伤的病情危笃，尤其伴有脊髓损伤而产生临床症状者，应及时制定出相应围手术期治疗措施，如抗休克治疗，调节水电解质平衡，早期类固醇激素冲击治疗以及围手术期抗生素治疗等。

【常规功能检查】

术前常规作心、肺、肝、肾及出凝血功能检查。术前必需的X线片、CT和MR扫描或超声影像学检查。根据检查结果，确定手术方案或为术前抢救创造条件。

【术前有关功能训练】

颈前路手术均需牵拉气管和食管，长时间手术给颈前组织带来并发伤，术后引出多种并发症。为更有利于手术安全性和提早功能训练，因此术前应做三或四天的气管推移训练，每次推移气管过中线，每天三次，每次训练10~15min。同时要作卧床排便训练，正确使用便盆的方法，以及上、下肢主被动功能练习。

【必要器械准备】

术中需要做C-臂X线光机定位、脊髓诱发电位监测及微创手术器械应用等。所以术前必须严格按照要求进行预照和预测。C-臂X线光机定位像要清晰可靠，脊髓诱发电位波型稳定可信，防止其他因素干扰，确保手术安全和顺利实施。

【患者知情同意书】

患者最担心是术后偏瘫或截瘫。所以要如实说明开展微创手术的安全性、科学性、实用性及手术优缺点；术中有关相应的并发症，如出血、声音嘶哑、肢体活动障碍、内固定物变形和断裂，以及预防的措施和术中更换手术方式等。征得患者和家属同意后并签字，以免术后医患之间发生纠纷。

【影像学测量资料】

笔者取40例正常C_1、C_2CT扫描片及X线片测量有关项目。

1. 正位像上测量

（1）寰椎侧块上缘中点和下缘中点连线与中心轴的夹角称标准角（A）；

（2）寰椎椎动脉内壁至寰椎侧块下缘中点连接的距离（B）；

（3）寰椎侧块上下缘中点连线在枢椎下缘交点至基点的距离（C）；

（4）寰椎侧块上缘的外1/4和内1/4至枢椎下缘进针点的连线与中线的夹角，称安全角（D），（见图2-1-1-4-1）。

2. 侧位像上测量

（1）枢椎前结节中心点至寰椎侧块上缘中点连线与C_2椎体前缘垂线的夹角称标准角（E）；

（2）枢椎侧块上缘的前1/4和后1/4至枢前结节中心点连线与C_2椎体前缘垂直线的夹角，称安全角（F）（图2-1-1-4-2）。

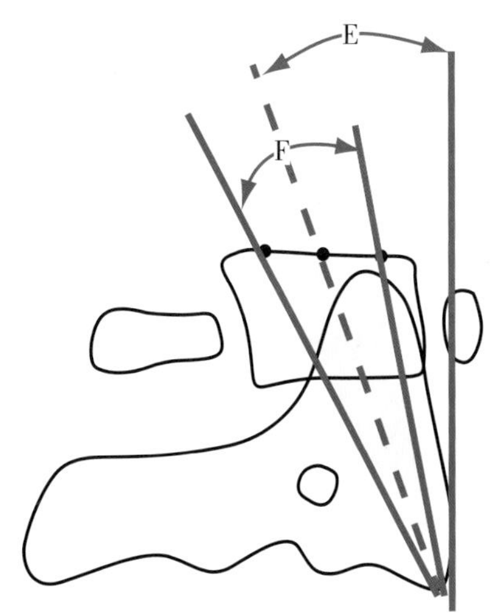

图2-1-1-4-2　寰枢椎侧位测量安全角示意图

测量结果数据见表2-1-1-4-1。术前必须严格根据每个病例的影像照片测定正位和侧位的特定标准角、安全角、中线至穿刺前距离，供术中参考。

表 2-1-6-4-1　40 例正常 C_1、C_2 影像学资料测量数据

	$\overline{x} \pm S$	范　围
A（°）	24.0 ± 3.7（右）	20.5~28.5
	23.8 ± 1.8（左）	20.0~28.2
B（mm）	5.6 ± 2.2（右）	4.5 ~8.5
	5.8 ± 1.9（左）	4.5 ~8.7
C（mm）	10.1 ± 2.5（右）	9.8 ~12.8
	9.5 ± 1.8（左）	8.5 ~12.0
D（°）	25.1 ± 1.6（右）	15.2~30.3
	24.8 ± 1.5（左）	14.8~32.1
E（°）	24.1 ± 1.8	20.5~28.5
F（°）	18.6 ± 1.5	12.6~26.8

四、手术方法

（一）麻醉与体位

【麻醉】

经鼻或经口气管插管麻醉或局部神经阻滞麻醉。麻醉完成后，上下牙齿间置入牙垫，使口腔成张口位（图 2-1-1-4-3）。

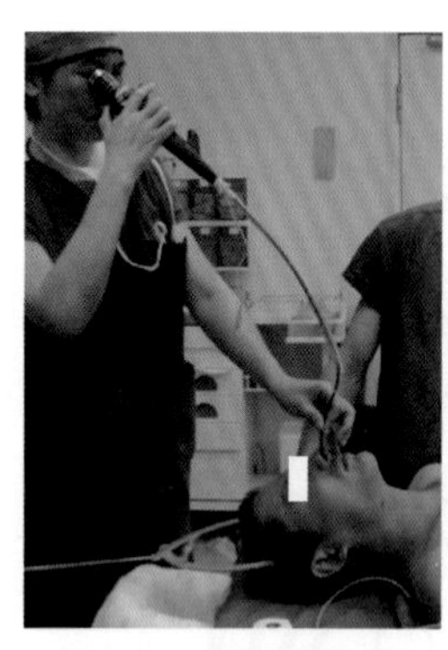

A　　B

图 2-1-1-4-3　临床举例　经鼻气管插管麻醉（A、B）

A. 头颅牵引下经鼻支气管镜下气管内插管；
B. 垫入牙垫使口腔呈张口位

【体位】

仰卧位（图 2-1-1-4-4）。颅骨牵引下用半圆形填充物将颈项部垫高，头稍后伸。在 C- 臂 X 线光机监视下，通过牵引复位后见 C_1、C_2 关节处于正常解剖结构位置，以布胶带固定头部，正位投照 C- 臂 X 线光机由头侧向尾侧倾斜 15° ~20°，得到良好的张口位像（图 2-1-1-4-5）。

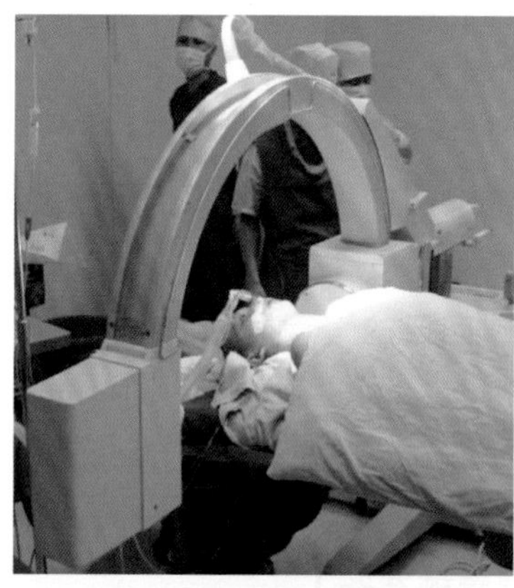

图 2-1-1-4-4　临床举例　体位及 C- 臂 X 线机侧位投照

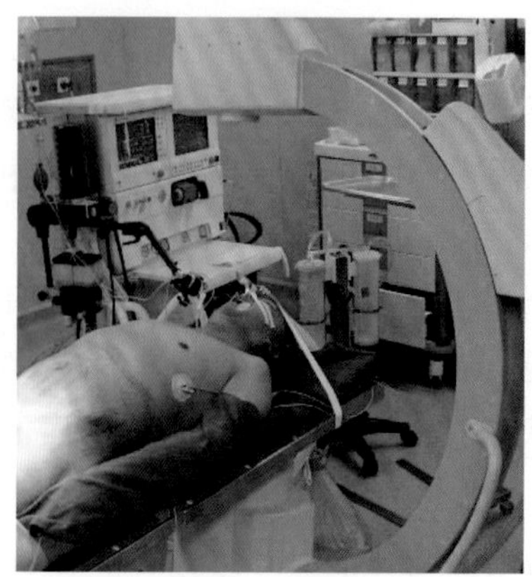

图 2-1-1-4-5　临床举例　C- 臂 X 线机正位投照

（二）具体操作步骤

【切皮】

在 C_4、C_5 水平右侧胸锁乳头肌内侧缘，用尖刀片切开皮肤约 5mm，切开浅筋膜，用直血管钳沿胸锁乳突肌内侧边缘钝性分离皮下组织及深部组织直达椎前筋膜。将内径为 1.2mm，外径为 5.8mm 的扩大管沿已分离的通道导入椎前部位（图 2-1-1-4-6）。

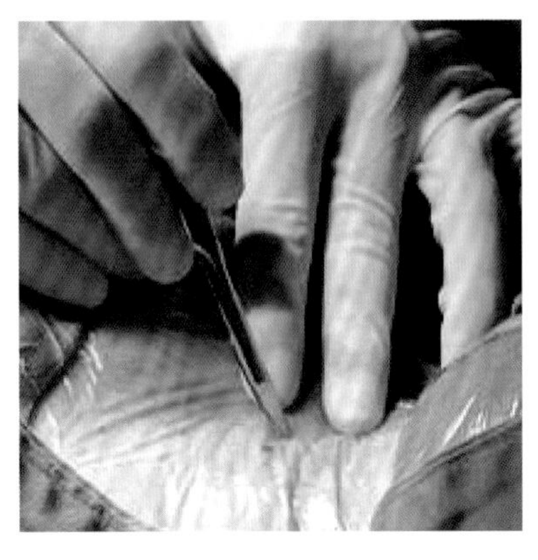

A

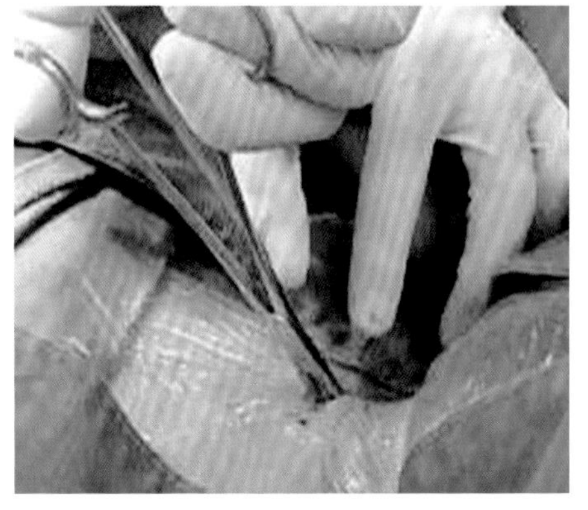

B

图 2-1-1-4-6　临床举例　位于 C_4、C_5 右侧胸锁乳突肌内侧做切口与分离（A、B）

A. C_4、C_5 水平右侧胸锁乳突肌内侧作 5mm 切口；B. 以直止血钳子钝性分离组织

【在 C- 臂 X 线光机监视下操作】

将扩大套管沿颈动脉内缘上下纯性分离组织，将扩大套管头部，正确到达 C_2 椎体左下限，距 C_2 椎体中线的左侧 5mm 处（图 2-1-1-4-7）。然后将直径为 1.2mm 的克氏针通过扩大管的内管径，将针尖导入 C_2 椎体下缘中线旁开 5mm 处。

【注意进针角度】

用电钻将克氏针向外交角 20°~25°，正位观察克氏针通过 C_1、C_2 侧块的中心部为最佳位置。侧位观察克氏针向上交角 35°~45°，沿枢椎体对准寰椎侧块后上方穿入寰枢侧块中部（图 2-1-1-4-8）。允许导针在正、侧两个安全三角区内。

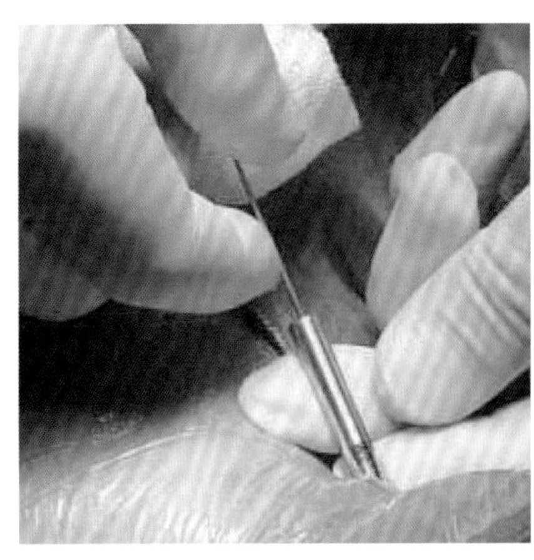

A

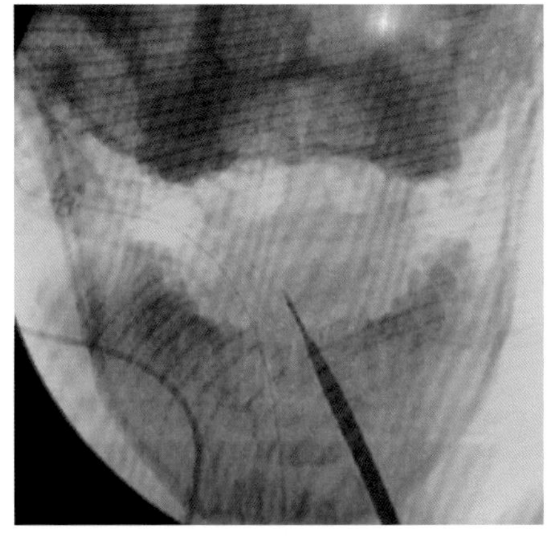

B

图 2-1-1-4-7　临床举例　导针与套管置入操作（A、B）

A. 克氏定位针置入扩大套管；B. 针尖位于 C_2 下缘中线旁开 5mm

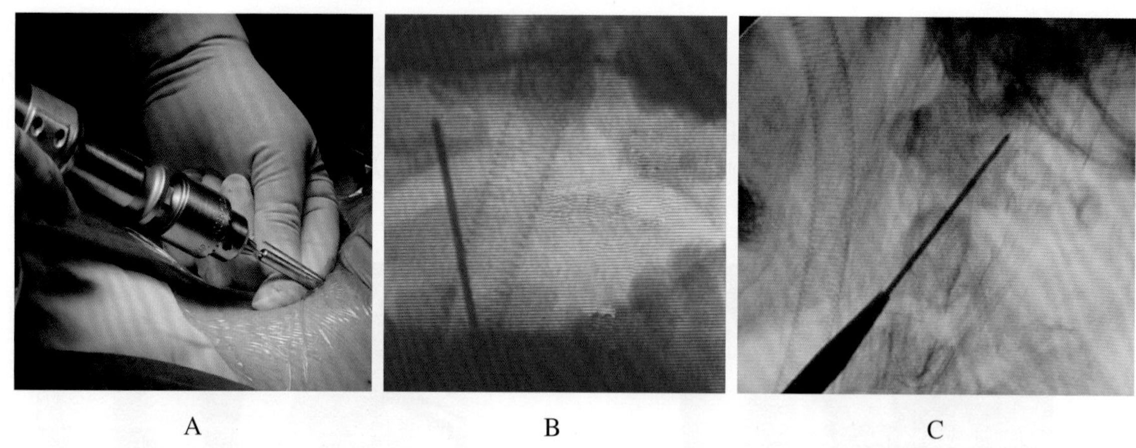

A B C

图 2-1-1-4-8 临床举例 在安全三角区内置入导针（A~C）

A. 用电钻将克氏定位针钻入 C_1、C_2 侧块；B. 克氏定位针位于 C_1、C_2 侧块安全三角区内，向外交角 20°~25°；C. 克氏定位针针尖对准 C_1 侧块后上缘，位于安全三角区内，向上交角 35°~45°

【再次透视】

再次投照正、侧位像，见克氏定位针位置良好；沿扩大套管导入保护套筒。将保护套管脚尖顶在 C_2 椎体下缘距中线约 5mm 处（图 2-1-1-4-9）。

【退出扩大器】

将一根与克氏定位针同样长度的克氏针通过保护套管抵达 C_2 椎体下缘，测量选择螺钉的实际长度。采用中空直径为 3mm 钻头经克氏定位针制造螺钉孔道（图 2-1-1-4-10）。

【退出中空钻头】

沿已钻的螺钉孔道置入直径为 3.5~4.0mm 中空拉力螺钉（图 2-1-1-4-11）。

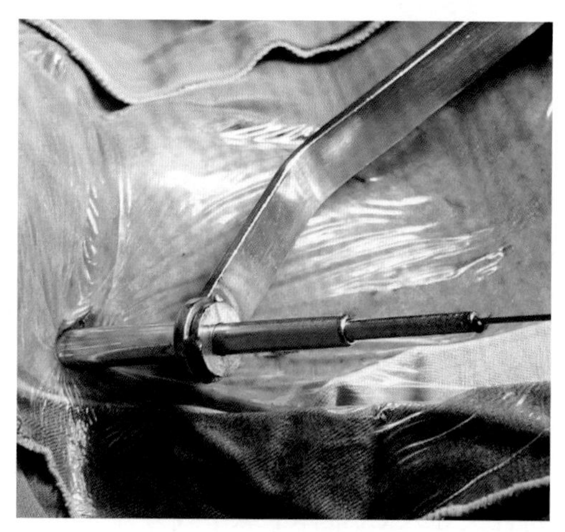

图 2-1-1-4-9 临床举例 沿扩大管导入保护套筒

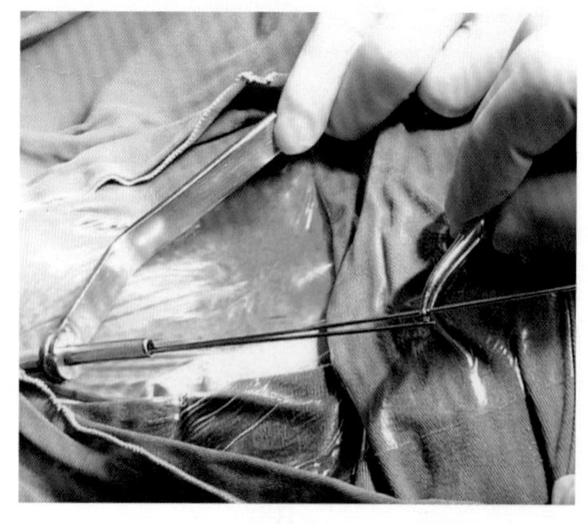

A

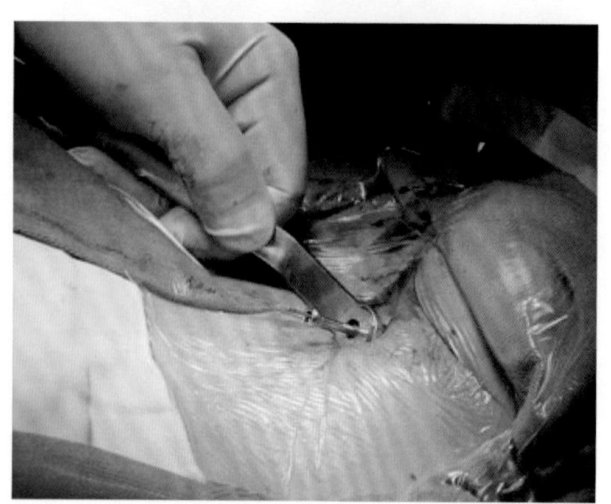

B

图 2-1-1-4-10 临床举例 测量螺钉长度制造螺钉孔道（A、B）

A. 测量螺钉长度；B. 退出扩大管

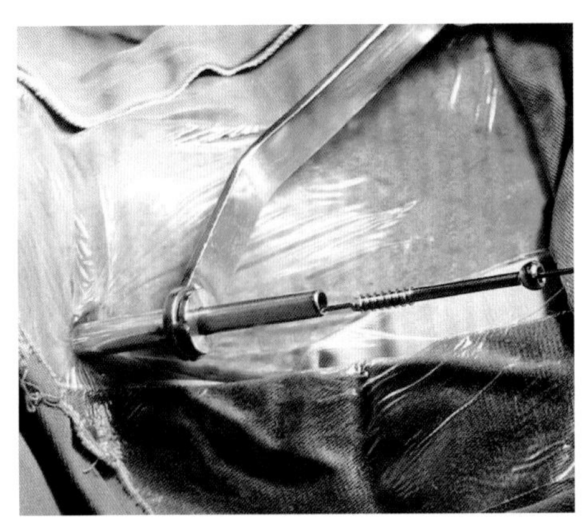

A

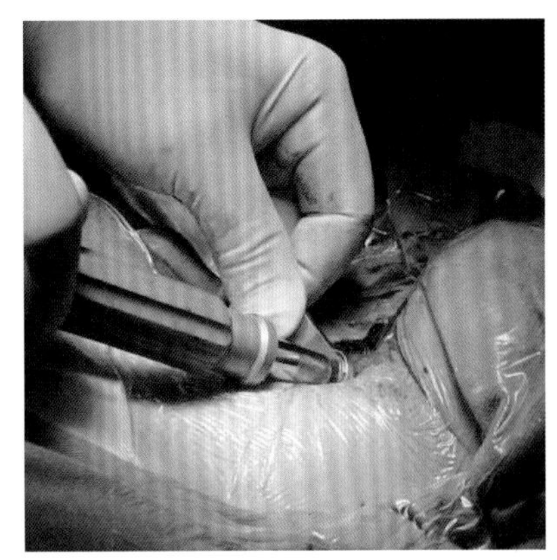

B

图 2-1-1-4-11　临床举例　沿保护套筒置入空心螺钉（A、B）

A. 置入空心拉力螺钉；B. 旋入螺钉

【确认后退出克氏针】

C- 臂 X 线光机透视下，确定 C_1、C_2 关节突固定螺钉正确无误，退出克氏固定针（图 2-1-1-4-12）。

【同法处理右侧】

见图 2-1-1-4-13。

【送入保护套筒】

将内径为 6mm 的保护套筒送至 C_1、C_2 关节突处，用电刀烧灼 C_1、C_2 关节突前部软组织，再用刮匙刮除 C_1、C_2 关节突软组织，暴露骨质。在同侧髂骨前嵴上做 5mm 切口，用颈椎前路刮匙刮取足够的松质骨，再将已取髂骨松质骨通过保护套筒植入 C_1、C_2 关节突前方（图 2-1-1-4-14）。

【闭合切口】

同法完成对侧植骨后，退出保护套管，创口缝合各一针，手术完成（图 2-1-1-4-15）。

（三）操作注意事项

【皮肤穿刺点不能过高或过低】

穿刺点必须在 C_4、C_5 水平胸锁乳头肌内侧缘，皮肤穿刺点过高或过低均难完成良好的螺钉固定。因为穿刺点过高，克氏定位针和扩大管与 C_2 椎体的夹角过大，很难与寰枢侧块后上缘达成一条直线，勉强施行，克氏定位针变形，针尖易刺出侧块后方损伤脊髓和椎动脉。穿刺点过低，克氏定位针和扩大管与 C_2 椎体的夹角虽然很容易达到理想要求，但针尾部紧贴胸骨，术者不能完成操作步骤，甚至手术失败。

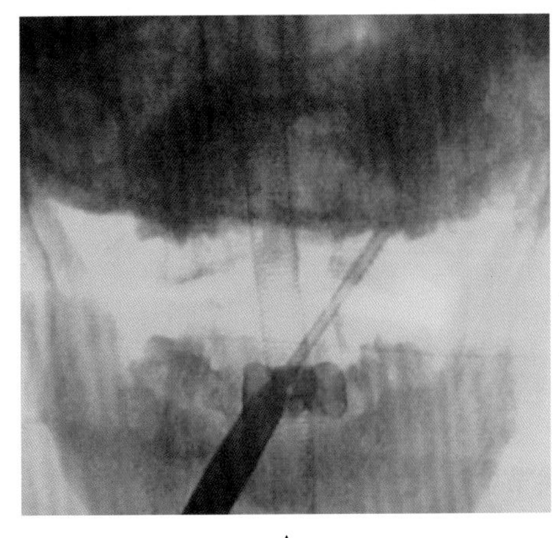

A

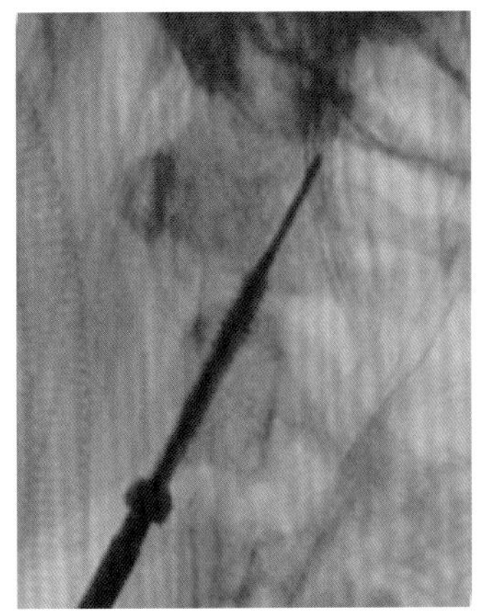

B

图 2-1-1-4-12　临床举例　C- 臂 X 线机正位侧位透视像（A、B）

A. 正位像显示螺钉位置佳；B. 侧位像显示螺钉位置佳

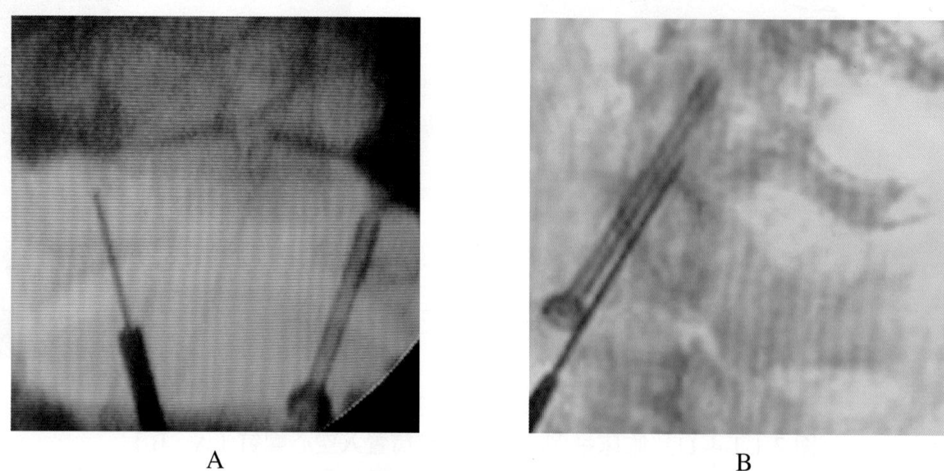

A　　B

图 2-1-1-4-13　临床举例　同样方法置入第二枚螺钉（A、B）

A. 正位像示第二枚螺钉位置良好；B. 侧位像示螺钉位置良好

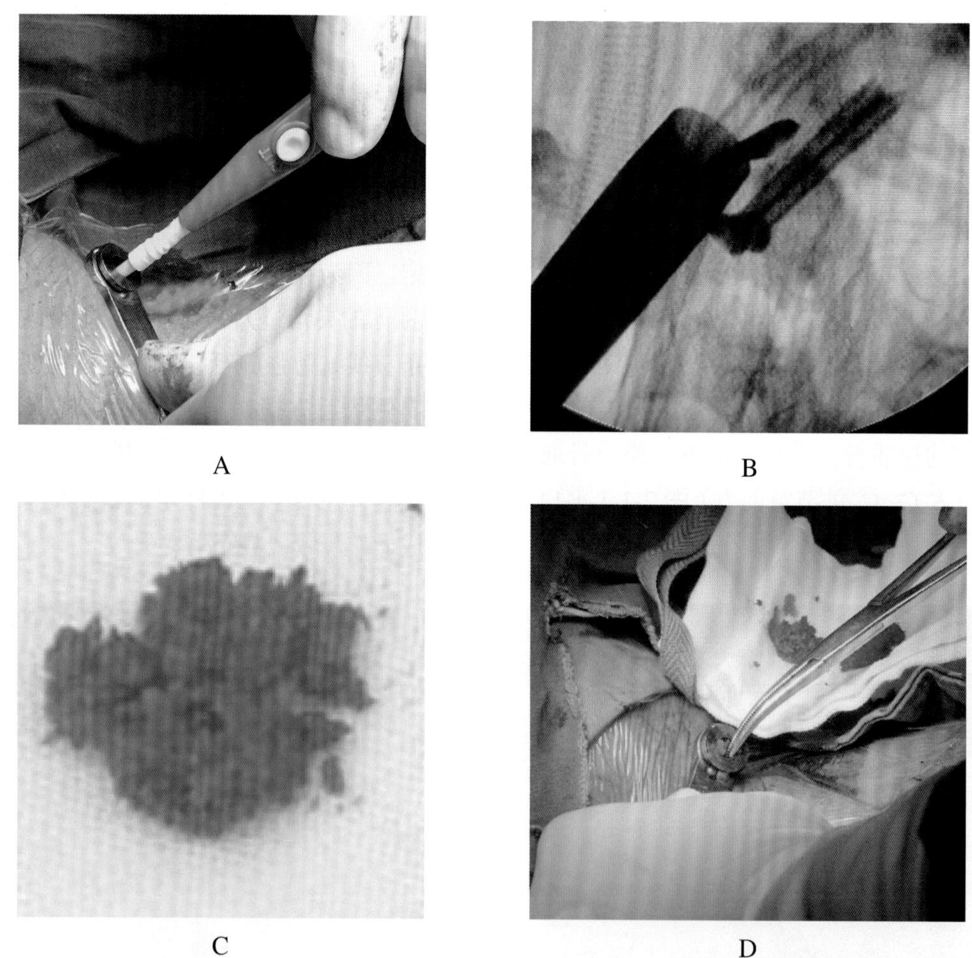

A　　B

C　　D

图 2-1-1-4-14　临床举例　C_1、C_2 关节突前方植骨（A~D）

A. 电刀烧灼 C_1、C_2 关节突前方软组织；B. 保护套筒下刮除 C_1、C_2 突前方软组织；C. 用刮匙取出自体髂骨部松质骨；D. 通过保护套管透视下将骨置入 C_1、C_2 前方

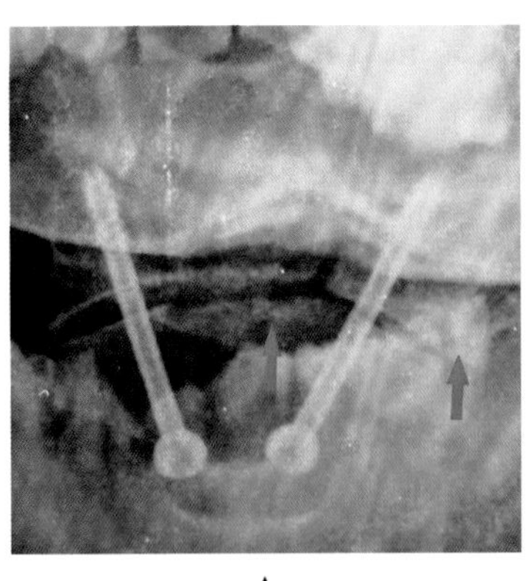

A

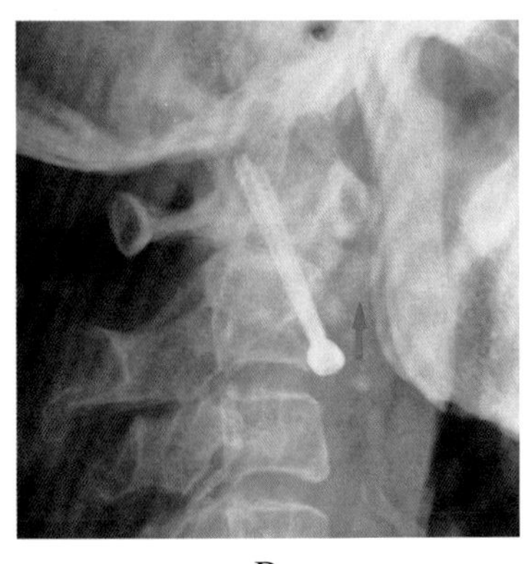

B

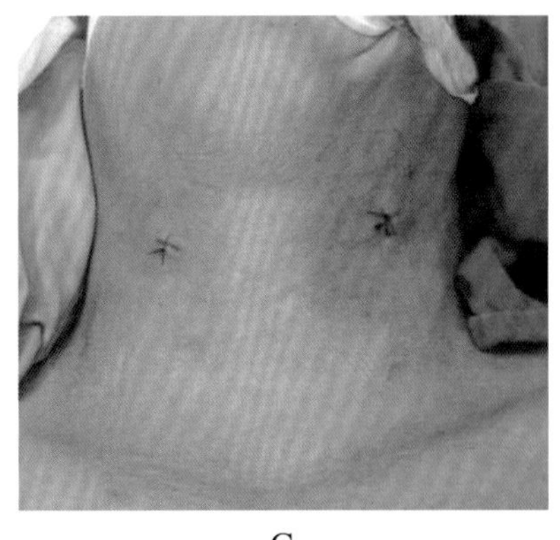

C

图 2-1-1-4-15　临床举例　术后正侧位 X 线片及术后创口（A~C）

A. 术后张口位观察螺钉位置及植骨片（箭头所指处）；B. 术后侧位像螺钉位置及植骨片（箭头所指处）；C. 术毕手术创口左右各缝合一针

【穿刺针从动脉鞘内侧缘进入】

术者手指应紧压胸锁乳突肌内侧缘，直至触及横突，此时穿刺针进入不易损伤颈动脉。当克氏定位针和扩大管进入血管鞘筋膜与椎前筋膜之间后，不要急于将扩大管推向中线，这样会将食管壁形成皱褶，克氏针易误伤食管。正确操作应在间隙沿血管鞘内壁上、下划动，分离使扩大管尖部在监透下达到 C_2 椎体右下缘，此位置正为咽后壁，有足够厚的软组织覆盖，咽喉部无重要神经血管，这时将克氏针和扩大管移过中线，到达指定位置。

【定位】

克氏定位针必须通过 C_1、C_2 关节突中点，偏内易损伤脊髓，偏外易损伤椎动脉。进针点应该在 C_2 椎体下缘，离中线 5mm 为佳。向外 20°~25°，向上 35°~40°。

【交换操作】

右侧入路行左侧螺钉固定，左侧入路行右侧螺钉固定，否则强行牵拉气管和食管，长时间手术操作，易损伤颈前组织，导致术中或术后并发症。

五、术后处理

1. 术后严密观察生命体征，同时注意喉头有否水肿，严密观察血氧饱和度；

2. 术后严密观察有否出血倾向，一旦发生颈前血肿，及时作血肿处理；

3. 术后严格制动，佩带颈围或支具，或根据病情需要安装 Halo- 支架固定 8~12 周；

4. 术后 5~7d 可以在颈围保护下，开始坐立，逐渐下地行走并做功能练习；

5. 术后抗炎治疗 3~5d。

六、并发症防治

（一）颈动脉穿刺伤

经皮穿刺时，容易误伤颈动脉（回抽有动脉血），即刻退出穿刺针，手指压迫颈动脉数分钟，无再出血，再行穿刺。

（二）食管穿刺伤

穿刺针太偏中线，易损伤食管，必须引起注意。当穿刺针达到椎体边缘后，不要急于移至中线，这样容易刺伤紧贴椎前的食管，应将穿刺针在扩大管的保护下，沿颈动脉鞘内侧上下滑动分离组织，针尖到达 C_2 椎体下缘后，慢慢移过中线就可避免损伤食管。

（三）椎动脉损伤

固定螺钉走向太偏外，角度过大，易损伤椎动脉。一旦发生椎动脉损伤，不要轻易退出螺钉，以免发生大量出血，导致血肿压迫脊髓及软骨组织。应在 C_6、C_7 横突处局部压迫止血，观察没有再出血，无软组织血肿即可。若出血仍不止，应即刻停止操作，开放创口采取应急手术措施，压迫伤侧椎动脉，伤处填塞明胶海绵及止血纱布或结扎椎动脉止血。

（四）脊髓损伤

穿刺导针或螺钉拧入，操作角度偏内侧，容易穿破椎弓内侧皮质损伤脊髓。笔者固定 37 例病例有二例发现螺钉进入椎管，占 5.4%（2/37），幸运的是术后未发现脊髓损伤症状。术后 X 线和 CT 复查，确定螺钉与脊髓位置有关数据，再次手术将螺钉退出重行固定（图 2-1-1-4-16）。术前术中应实行脊髓神经诱发电位监测脊髓功能。一旦发生波形改变，立即停止手术。明确脊髓损伤，术后应行脊髓损伤常规治疗。

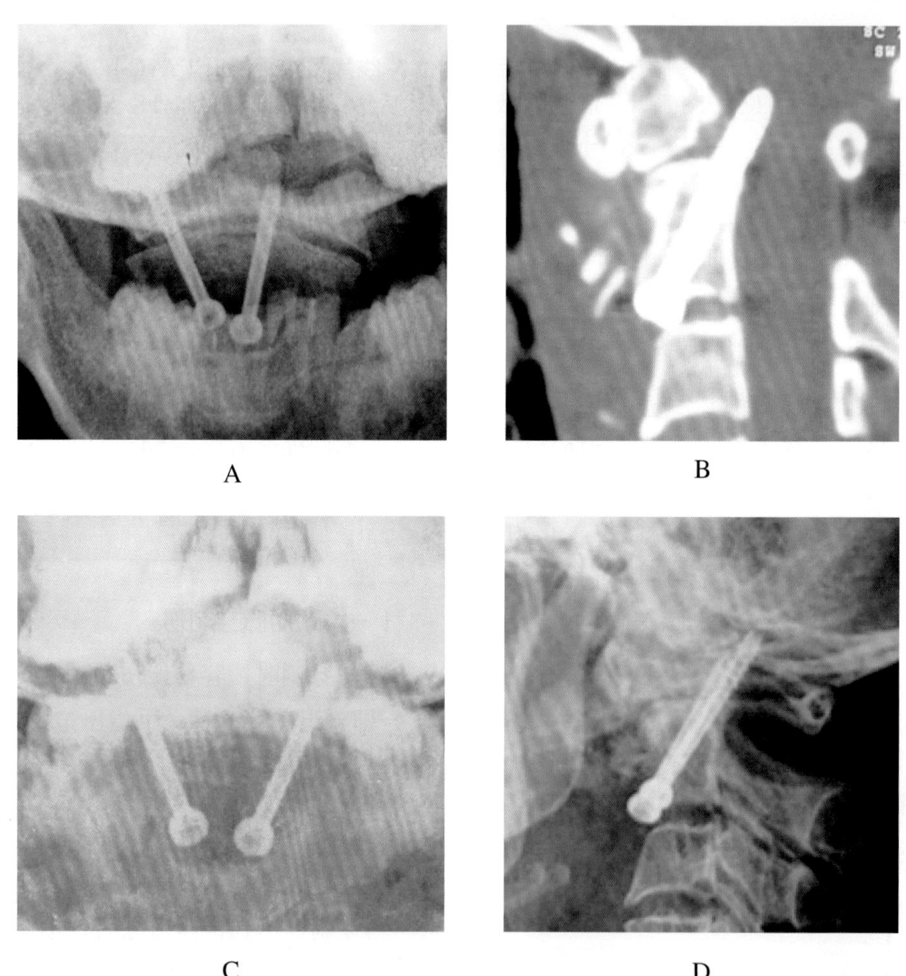

图 2-1-1-4-16　临床举例　螺钉进入椎管及调整螺钉（A~D）

A. 右侧螺钉进入椎管；B. CT 扫描证实螺钉进入椎管；C. 右侧螺钉调整后位置良好；D. 调整后侧位片螺钉位置良好

七、临床举例

［例 1］患者，男性，33 岁，因“高处坠落致颈项部疼痛 4h”入院。入院查体：神志清，呼吸稍促，右侧“熊猫眼”征，心、肺、腹检查无异常。专科情况：脊柱畸形不明显，上颈椎后方有压痛，四肢肌力正常，肌张力正常，腱反射对称，右足跟部肿胀明显，有压痛及骨摩擦感。入院后予系列检查：头颅 CT 提示颅底骨折，蛛网膜下腔出血。颈椎 X 片及 CT 提示寰椎前后弓骨折，有分离移位。右跟骨 X 片提示跟骨粉碎性骨折。处理：入院后急诊行颅骨牵引术，入院后七

天脑部情况已基本稳定，选择全麻下经皮前路侧块螺钉内固定术，手术过程顺利，术中透视及术后 X 线检查均提示螺钉位置好。术后佩戴头颈胸支具二个月，术后一年随访时主诉轻微颈部酸痛，颈椎伸屈活动减少约 20°，旋转活动减少约 30°，左右侧屈无影响。X 线复查提示螺钉位置佳，寰枢关节无移位（图 2-1-1-4-17）。

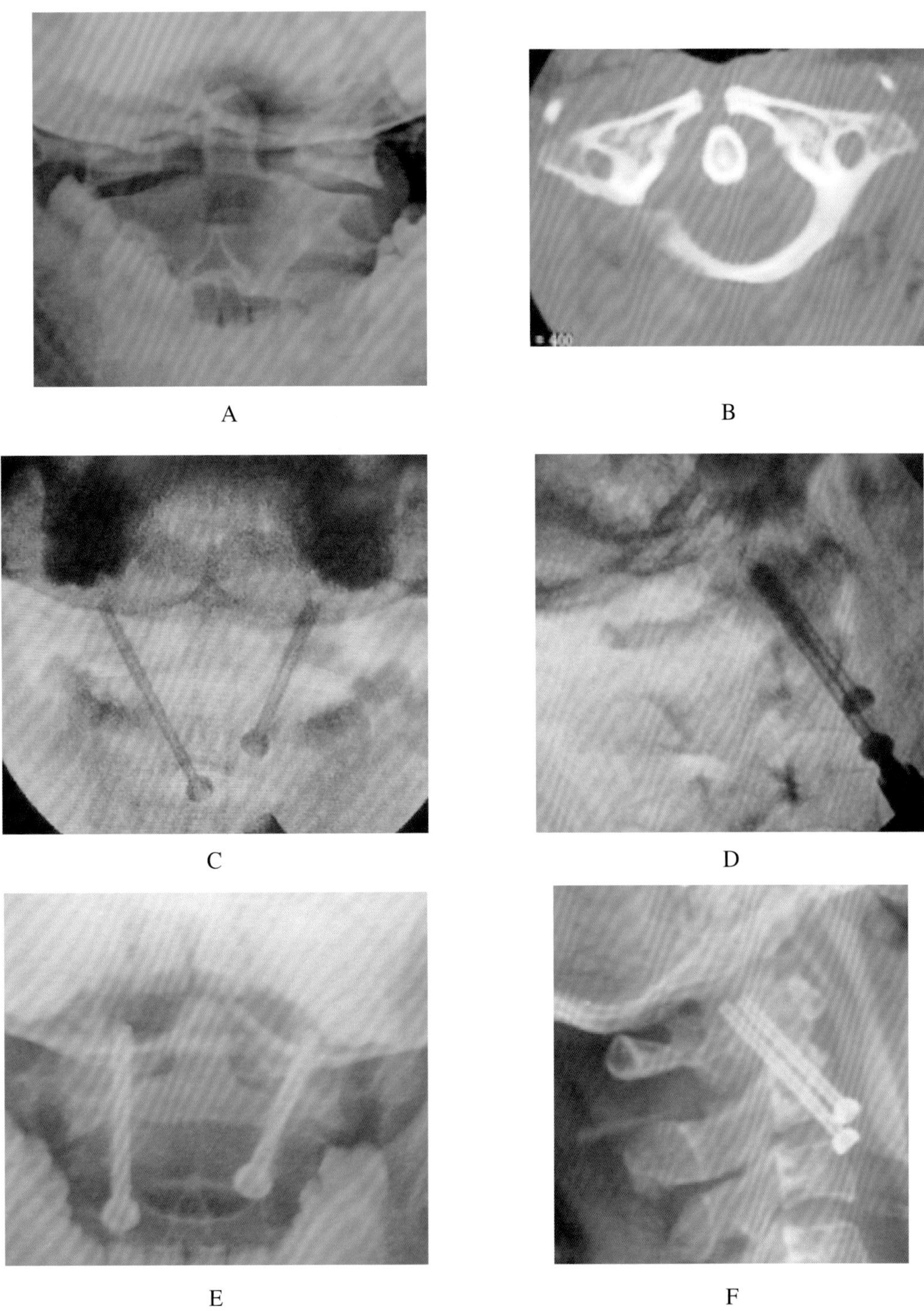

图 2-1-1-4-17　临床举例　例 1　Jefferson 骨折经皮前路侧块螺钉内固定（A~F）

A. 正位 X 线片示寰齿间隙增宽；B. CT 扫描示寰椎前后弓骨折；C. 术中正位透视螺钉外向角良好；D. 术中侧位透视螺钉后倾角良好；E. 术后一年张口位示螺钉无移位、断裂；F. 术后一年侧位示骨折愈合

［例 2］患者　女性，38 岁。高处坠落伤致颈部疼痛活动受限 24h 入院。入院时，神志清，生命体征正常。专科检查：颈部强直，C_1、C_2 棘突压痛，纵向叩击痛阳性，四肢肌力正常，肌张力正常，腱反射无异常。X 线片提示 C_2 齿突骨折伴寰椎前脱位。入院后颅骨牵引，重量 4kg，持续牵引五天，复查 X 线片，C_1、C_2 脱位恢复解剖结构。全麻下做经皮前路 C_1、C_2 侧块螺钉固定，侧块关节及齿状突骨折部作植骨融合。术后头颈胸支具佩带八周，一年半复查：恢复正常工作，伸屈、侧屈活动无障碍，左右旋转减少 20°，X 线复查螺钉位置良好，寰枢关节正常，齿状突骨折已愈合（图 2-1-1-4-18）。

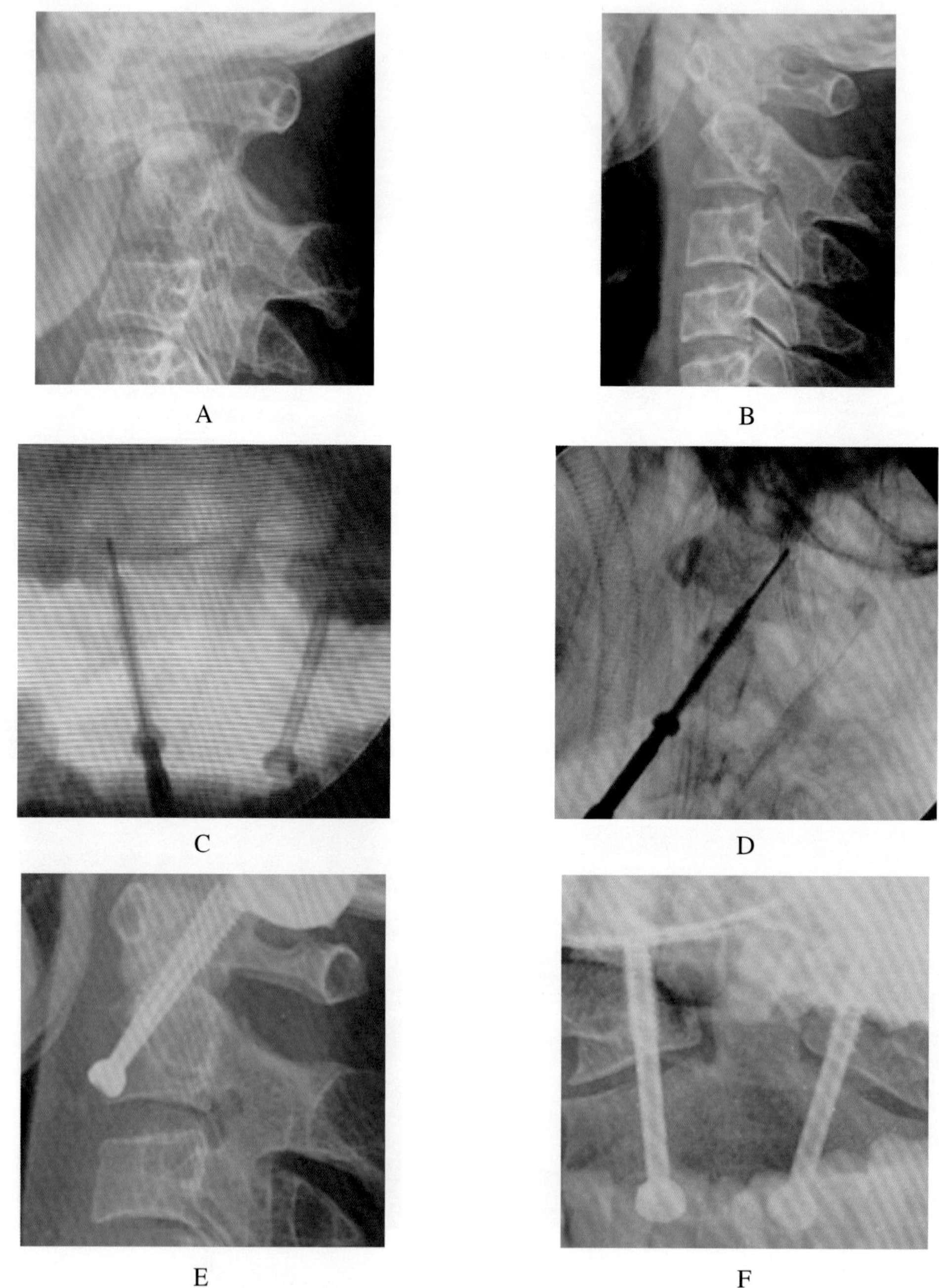

图 2-1-1-4-18　临床举例　例 2　齿突骨折伴移位经皮前路侧块螺钉内固定（A~F）

A. 齿状突骨折，伴寰椎前脱位；B. 颅骨牵引八天，示寰椎前脱位已复位；C. 术中透视张口位 C_1、C_2 侧块螺钉固定位置良好；D. 侧位透视下见螺钉位置良好；E. 术后佩带 Halo-Vest 架十周复查见螺钉位置良好；F. 张口位复查见骨折线消失，齿突骨折愈合无移位，骨折线模糊

第五节　经皮齿状突螺钉内固定术

齿状突骨折是一种常见损伤，占颈椎骨折的8%~15%。Anderson将齿突骨折分为三型，Ⅰ型骨折少见，只有有症状时才需要治疗。Ⅲ型发生于椎体，进行闭合复位与固定治疗，96%可获得愈合。Ⅱ型骨折发生于齿突腰部预后较差，不愈合率在15%~85%。

对于Ⅱ型齿突骨折，一些学者主张早期C_1、C_2关节后融合术，后融合使寰枢间旋转活动减少47°左右，伸屈减少10°左右。Nakanishi（1978）首先报道了前路齿突螺钉内固定术，12例病例中10例获得愈合。Magerl（1978）与Nakanishi同时在瑞典采用同样技术并报道治疗结果。Böhler（1982）报道融合率为100%，他主张应采用前和后部融合术。此后不断报道前路齿突螺钉加压内固定术，方法可靠，并发症少。国内许多学者亦开展了齿突螺钉内固定术，并在其方法上作了一些改进。池永龙（2001）在此手术技术上进一步改进，采用经皮齿突螺钉内固定术五十余例。经随访其愈合率和功能恢复与国内外学者报道相同。经皮内固定术具有创伤小、出血少、疼痛轻、功能恢复快的特点。

一、病例选择

（一）手术适应证

1. 经齿突颈部横型骨折（Ⅱ型）；
2. 经齿突基底部横型骨折（Ⅲ型）；
3. 齿突骨折不愈合。

（二）手术禁忌证

1. 齿突粉碎骨折；
2. 伴有C_2椎体骨折；
3. 齿突斜形骨折；
4. 严重骨质疏松者；
5. 短颈畸形者；
6. 颈反曲畸形者。

二、手术器械及术前准备

（一）手术器械

【内固定器械】

自行设计的经皮齿状突螺钉内固定器械，包括穿刺针、扩大管、操作保护套筒及中空六角起子（图2-1-1-5-1）。

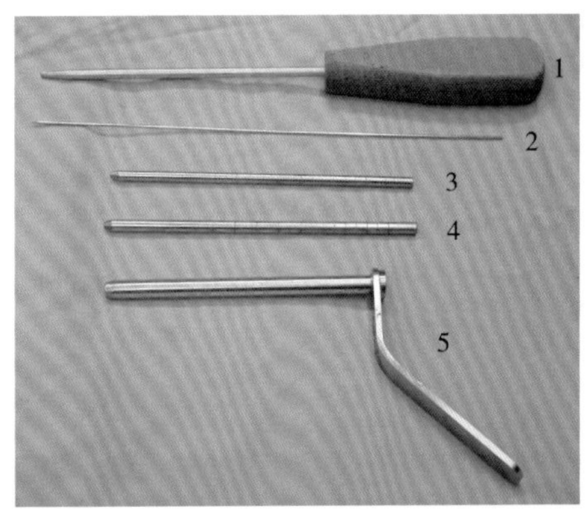

图2-1-1-5-1　内固定器械

1. 中空起子　2. 克氏定位针　3. 中空扩大管
4. 中空钻头　5. 中空保护套筒

【穿刺套管导向器】

笔者利用直角坐标和球坐标相结合的复合型坐标系统设计导向定位，定位器为不锈钢材料，由支座、向心关节轴承、调节块、导管导入芯、固定螺钉和手柄组成（图2-1-1-5-2）。

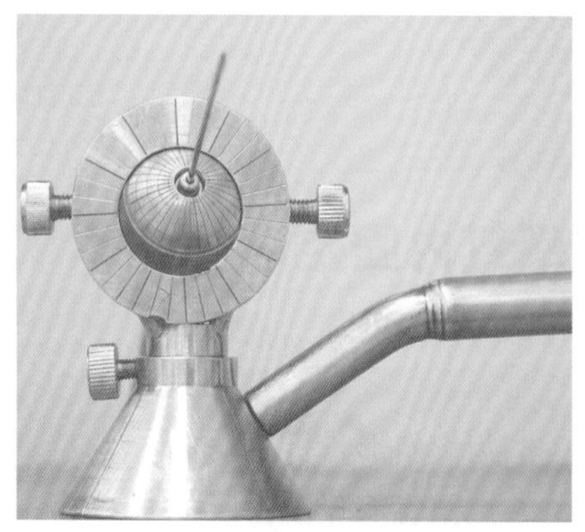

A

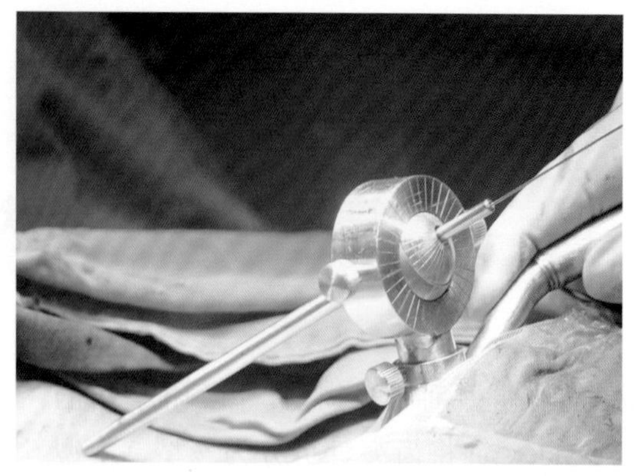

B

图 2-1-1-5-2　临床举例　穿刺套管导向器（A、B）

A. 穿刺套管导向器结构；B. 穿刺套管导向器术中应用

（二）术前准备

同前节。

三、手术方法

（一）麻醉及体位

【麻醉】

经鼻气管插管麻醉或局部神经阻滞麻醉，上、下牙间填入牙垫，使口腔成张口位（图 2-1-1-5-3）。

【体位】

仰卧位。颅骨牵引下，肩部垫薄枕，头稍后伸，在 C- 臂 X 线光机监测下，通过牵引复位后，使齿突位置处于解剖位置后以布胶带固定头部（图 2-1-1-5-4）。

（二）具体操作步骤

【切皮】

在 C_4、C_5 水平右侧胸锁乳突肌内侧缘，用

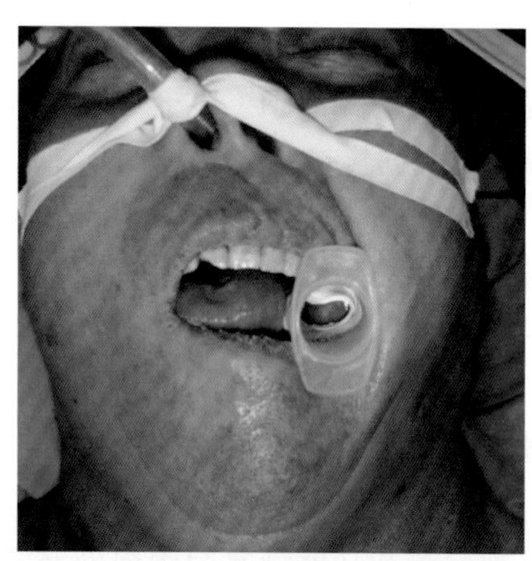

图 2-1-1-5-3　临床举例　放置牙垫

经鼻气管插管麻醉，口腔上下磨牙间垫入牙垫呈张口位

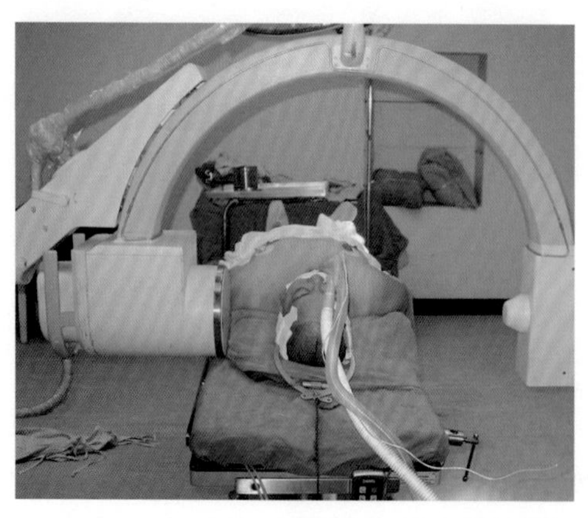

A

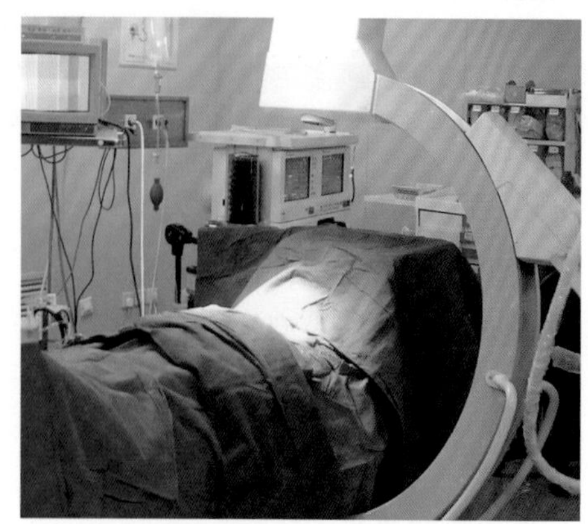

B

图 2-1-1-5-4　临床举例　体位与 C- 臂 X 线机位置（A、B）

A. 头颅牵引下仰卧位，C- 臂 X 线机术前定位；B. C- 臂 X 线机头侧向尾侧倾斜 15°~20°

尖刀片切开皮肤 5mm，用直止血钳沿胸锁乳突肌内侧缘钝性分离皮下组织及深部组织直达椎前筋膜。在 C- 臂 X 线光机监测下，将内径为 1.2mm、外径为 5.8mm 的扩大管沿已分离的间隙插入，到达 C_4、C_5 椎前筋膜（图 2-1-1-5-5）。

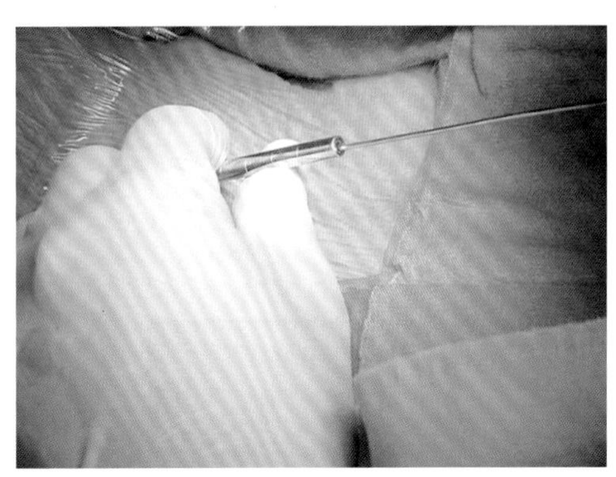

图 2-1-1-5-5　临床举例　穿刺

克氏定位针通过穿刺针内径，在 C- 臂 X 线机监测下于 C_4、C_5 水平右侧胸锁乳突肌内侧穿刺

【插入扩大管】

然后将内径为 1.2mm、外径为 5.8mm 的扩大套管，沿血管鞘内侧缘之疏松筋膜间隙上下滑动，将扩大管尖端在 C- 臂 X 线光机监测下正确达到 C_2 下缘，将直径为 1.2mm 克氏针通过扩大管内管道插入，正位居中，侧位在齿突轴心线上（图 2-1-1-5-6）。

【插入克氏针定位】

用电钻将克氏定位针置入齿突。确定克氏定位针正位 X 线像上居中，侧位 X 像上通过齿突轴心线（图 2-1-1-5-7）。

【送入加压螺钉】

再沿扩大套管，送入操作保护套筒，退出扩大套管（图 2-1-1-5-8）。测量精确的齿突螺钉长度后，用 3mm 中空钻头沿克氏定位针作螺钉孔道扩大，深度不超过骨折线，然后退出中空钻头，将直径为 3.5mm 中空齿突加压螺钉，通过克氏定位针在保护套筒内拧入齿突（图 2-1-1-5-9）。

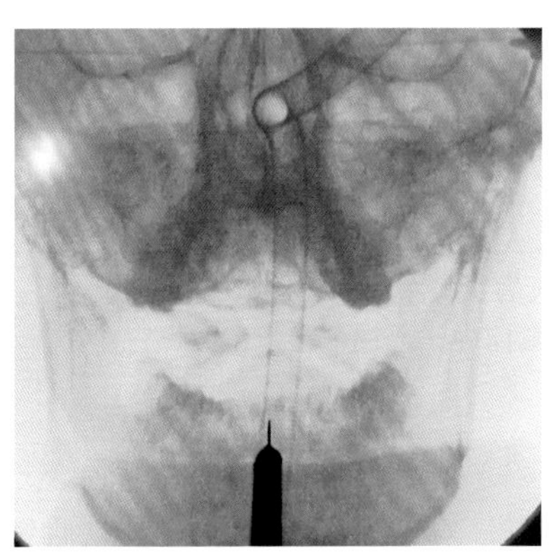

A

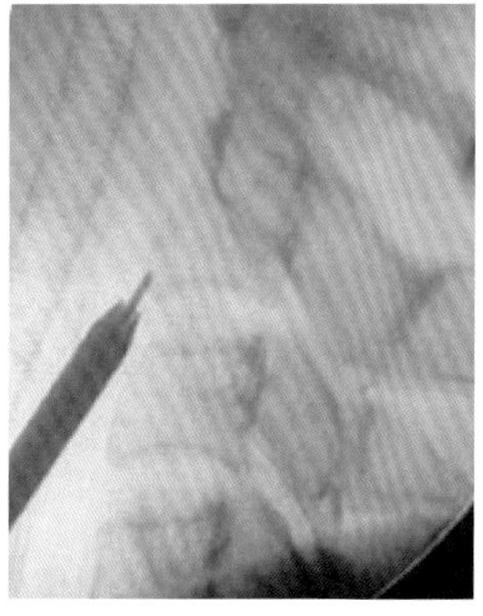

B

图 2-1-1-5-6　临床举例　透视下扩大管定位穿刺（A、B）

A. 透视下扩大管定位穿刺到达 C_2 下缘，正位居中；B. 侧位在齿状突轴线上

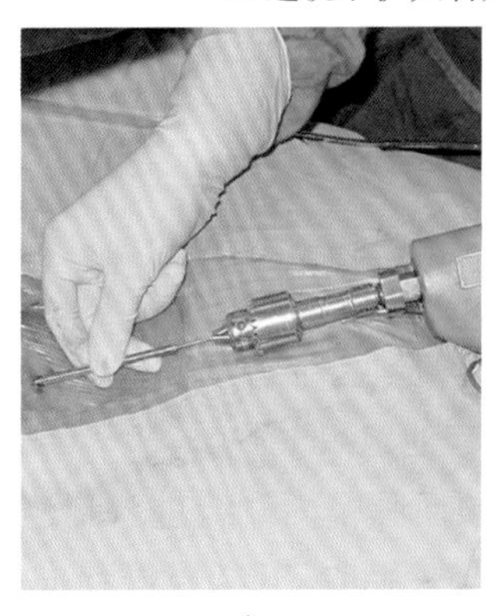

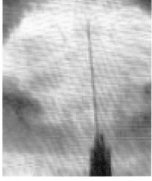

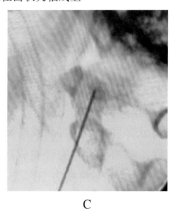

A

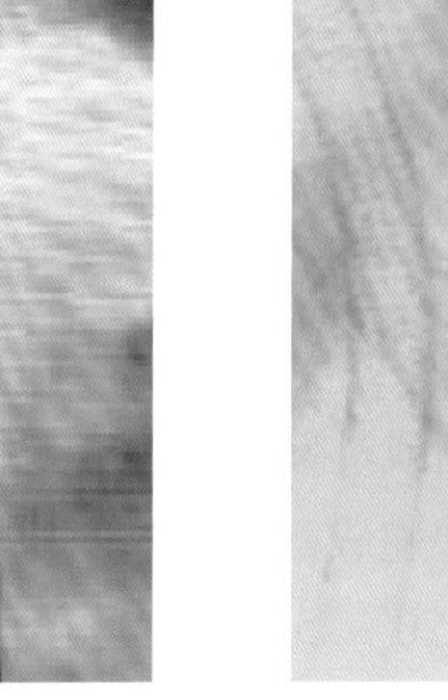

B

C

图 2-1-1-5-7　临床举例　克氏定位针置入齿状突（A~C）

A. 用电钻将克氏定位针置入齿突；B. 正位像克氏针居中；C. 侧位像克氏定针在齿突轴线上

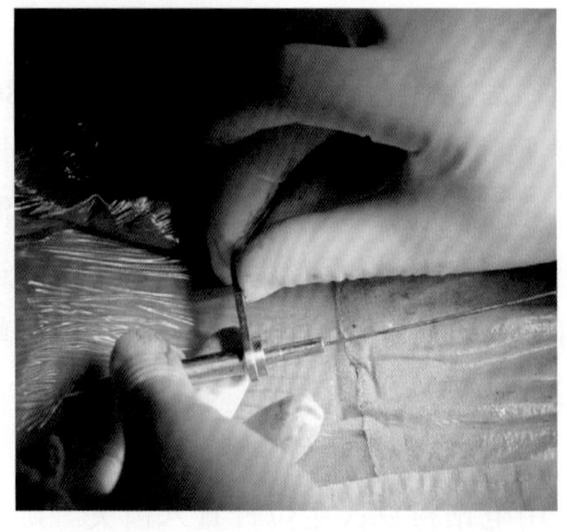

A

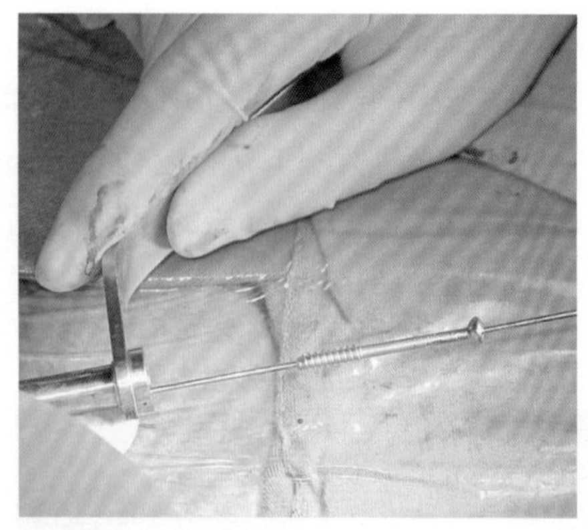

B

图 2-1-1-5-8　临床举例　保护套筒下操作（A、B）

A. 沿扩大管送入保护套筒；B. 退出扩大管，送进螺钉

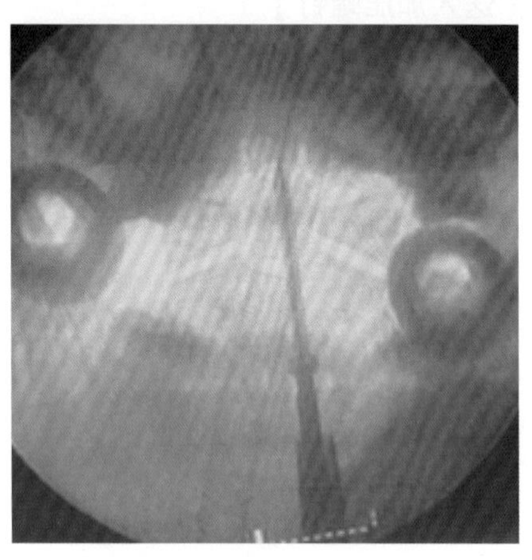

A

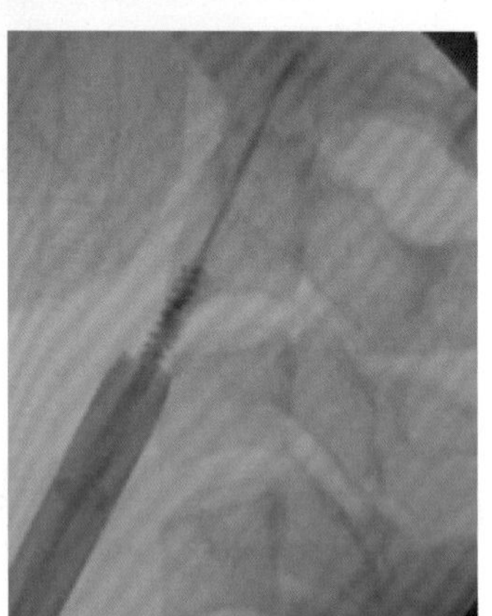

B

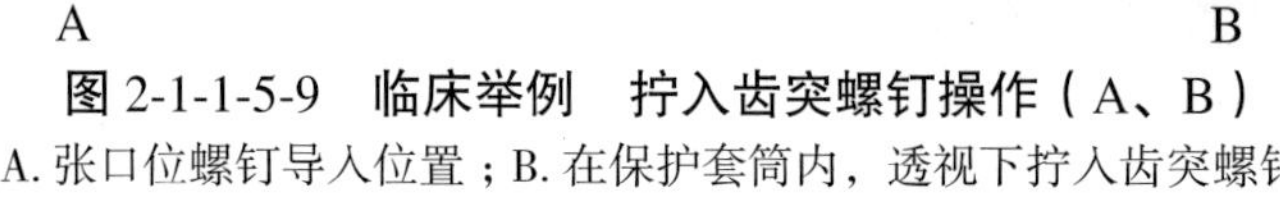

图 2-1-1-5-9　临床举例　拧入齿突螺钉操作（A、B）

A. 张口位螺钉导入位置；B. 在保护套筒内，透视下拧入齿突螺钉

【透视后退出套筒和定位针】

经 X 线透视或摄片后，正侧位片显示螺钉位置良好，退出保护套筒及克氏定位针（图 2-1-1-5-10）。

【闭合切口】

术毕勿置引流条或管，缝合创口一针，术后佩带支具或颈围（图 2-1-1-5-11）。

（三）操作注意事项

【定位准确】

皮肤穿刺点不能过高或过低，穿刺针到达 C_2 下缘后，必须与齿突尖部连成一线，这时穿刺方向与 C_2 下缘有一角度为 20°~25°，如皮肤穿刺点过高或过低均难达到这个夹角。

【避开血管】

穿刺针进入时，必须从胸锁乳突肌内侧缓慢进入，避免损伤颈动脉，所以在穿刺过程中要回抽针筒，明确是否有回血。如发现快速回血现象，则提示损伤颈动、静脉。一旦发现颈动脉穿刺伤，应立刻退出穿刺针，用手指压迫颈动脉数分钟，即可止血，见无再出血后，重行穿刺。

【避免误伤食管】

穿刺针进入不能过急偏向正中线，以防穿刺针误伤食管。

【防止伤及其他组织】

穿刺针从颈动脉鞘内侧缘进入到达 C_2 椎体下缘偏右，然后紧贴 C_2 下缘慢慢移向正中线，将食管、气管推向左侧。保证下一步操作不伤任

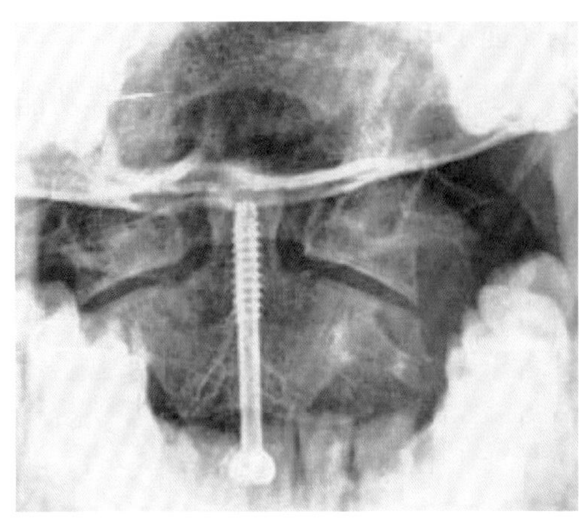
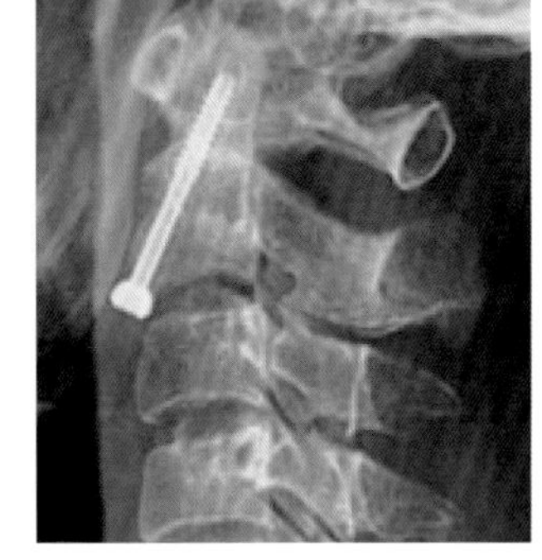

A　　　　B

图 2-1-1-5-10　**手术完毕正侧位片显示螺钉位置满意（A、B）**

A. 正位 X 线片；B. 侧位 X 线片

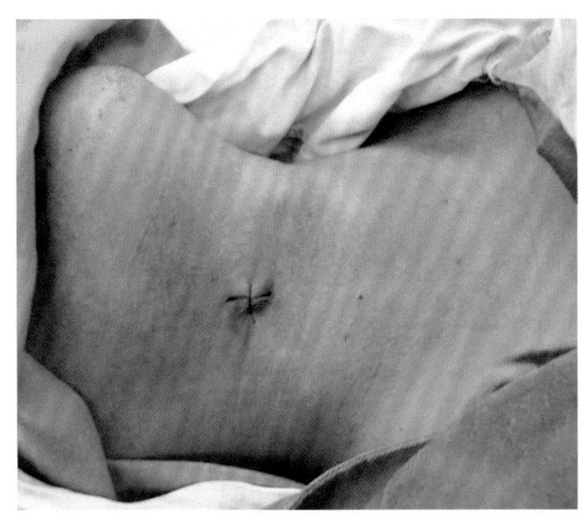

A　　　　B

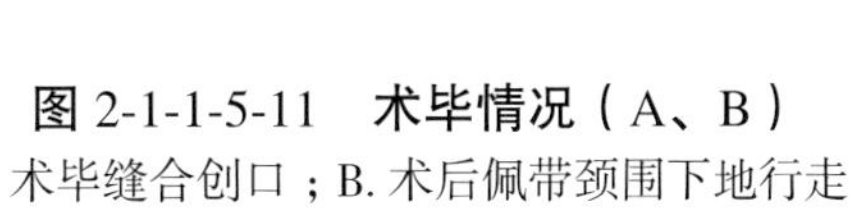

图 2-1-1-5-11　**术毕情况（A、B）**

A. 术毕缝合创口；B. 术后佩带颈围下地行走

何重要组织。

【准确定位】

克氏定位针必须从 C_2 下缘终板边缘 1~2mm 处进针，如进针点太偏向齿突前侧皮质，置入螺钉时会造成 C_2 前缘皮质劈裂骨折。

四、术后处理

1. 严密观察呼吸、血压、脉搏、血氧饱和度，尤其需加强对喉头水肿的观察；

2. 严密观察局部创口处是否有血肿形成，一旦出现血肿，即刻进行处理；

3. 术后抗炎治疗 3~5d，防止感染；

4. 术后佩带颈围或安装支具固定 8~12 周，或根据病情需要安装 Halo-Vest 支架固定；术后 5~7 天起坐及下床功能练习。

五、并发症防治

（一）血管损伤

如穿刺误伤颈动脉，即刻退出穿刺针，手指压迫颈动脉数分钟，见无出血，再行穿刺。Daentzer 等报道了前路齿状突螺钉损伤椎动脉导致术后四天出现致命性大出血病例。

（二）食管穿刺伤

穿刺针偏内，易损伤食管，虽然我们没有遇到，但必须引起注意。

（三）C_2 椎体前部劈裂

发现螺钉拧入时，如 C_2 椎体前部皮质劈裂，应退出螺钉，停止前路齿突螺钉固定手术，改为后路 C_1、C_2 融合术或前路 C_1、C_2 侧块螺钉固定术（图 2-1-1-5-12）。

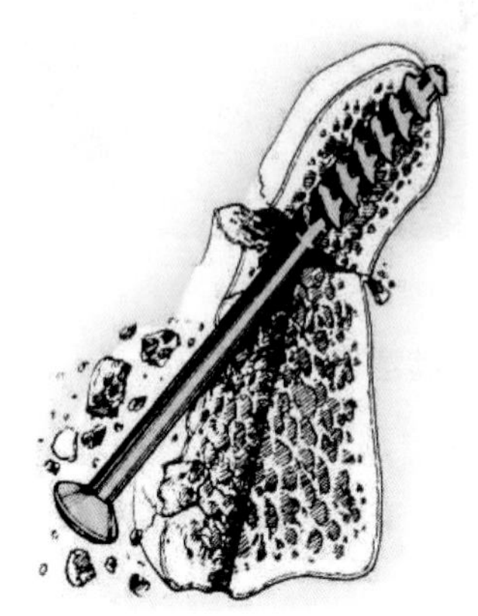

图 2-1-1-5-12　C_2 椎体前部劈裂示意图

（四）中空螺钉折断

术后没有佩带颈围及过度过早功能活动颈部均可导致螺钉折断。所以术后需颈围固定 3~4 周，功能锻炼颈部时，活动度不能过大（图 2-1-1-5-13）。

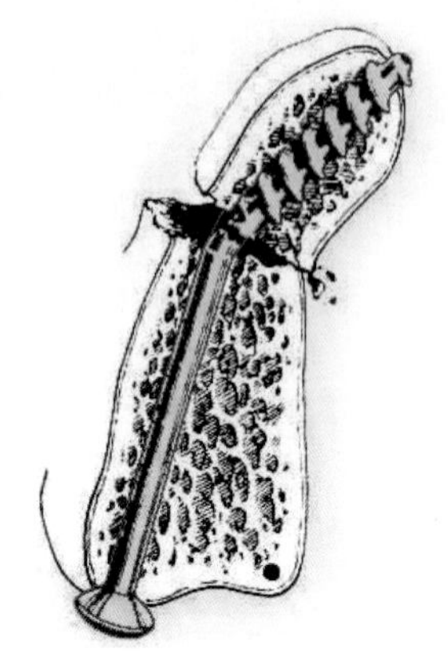

图 2-1-1-5-13　中空螺钉折断示意图

（五）脊髓神经损伤

在术前或术中整复时，过伸颈部或操作时用力过猛，导致齿突移位损伤脊髓。术前、术中最好以脊髓神经诱发电位监测脊髓功能。一旦发生波形改变，立即停止手术。波形恢复正常后再手术。

（六）脑脊液漏

克氏定位针或螺钉穿透齿突尖部损伤硬膜导致脑脊液漏，一旦出现脑脊液漏，用骨蜡将中空螺钉孔道封闭，即可堵闭脑脊液渗漏。所以术中必须在C-臂X线光机监视下操作，以防损伤硬膜。

六、临床举例

［例 1］ 患者，男性，39 岁，因“交通意外伤后颈项部疼痛二天”来院就诊。入院查体：神志清，精神尚可，心、肺、腹检查无异常。专科情况：颈椎畸形不明显，上颈椎后方有压痛，四肢肌力正常，肌张力正常，腱反射对称。入院后行颈椎侧位片及张口位片检查，提示Ⅲ型齿突骨折，移位不明显。处理：入院后急诊行颅骨牵引术以维持骨折位置，术后三天于全麻下行经皮前路齿突螺钉内固定术，手术过程顺利，术后复查X线提示内固定螺钉位置佳，骨折无移位。术后佩戴颈围二个月。术后五个月随访时行 CT 扫描及二维重建，提示骨折完全愈合，螺钉无断裂或移位等。患者颈椎活动基本正常（图 2-1-1-5-14）。

［例 2］ 患者，女性，63 岁，因“高处坠落伤后颈痛伴颈部活动受限 6h”来院急诊。入院查体：神志清，痛苦貌，心、肺、腹检查无异常。专科情况：颈椎畸形不明显，上颈椎后方有压痛，四肢肌力正常，肌张力正常，腱反射对称。右踝明显肿胀、青紫，压痛剧烈。入院后行颈椎侧位片及张口位片检查，提示齿突骨折伴寰椎前脱位，右踝 Pilon 骨折。处理：入院后急诊行颅骨牵引术，牵引重量 5kg，术后一周 X 线复查提示寰椎前脱位已纠正，复位后二天于全麻下行经皮前路齿突螺钉内固定术，手术过程顺利，术后复查 X 线提示螺钉及骨折位置良好。术后佩戴头颈胸支具二个月。术后一年随访时行 CT 扫描及二维重建，提示骨折完全愈合，螺钉无断裂或移位等。患者颈椎伸屈、旋转活动基本正常（图 2-1-1-5-15）。

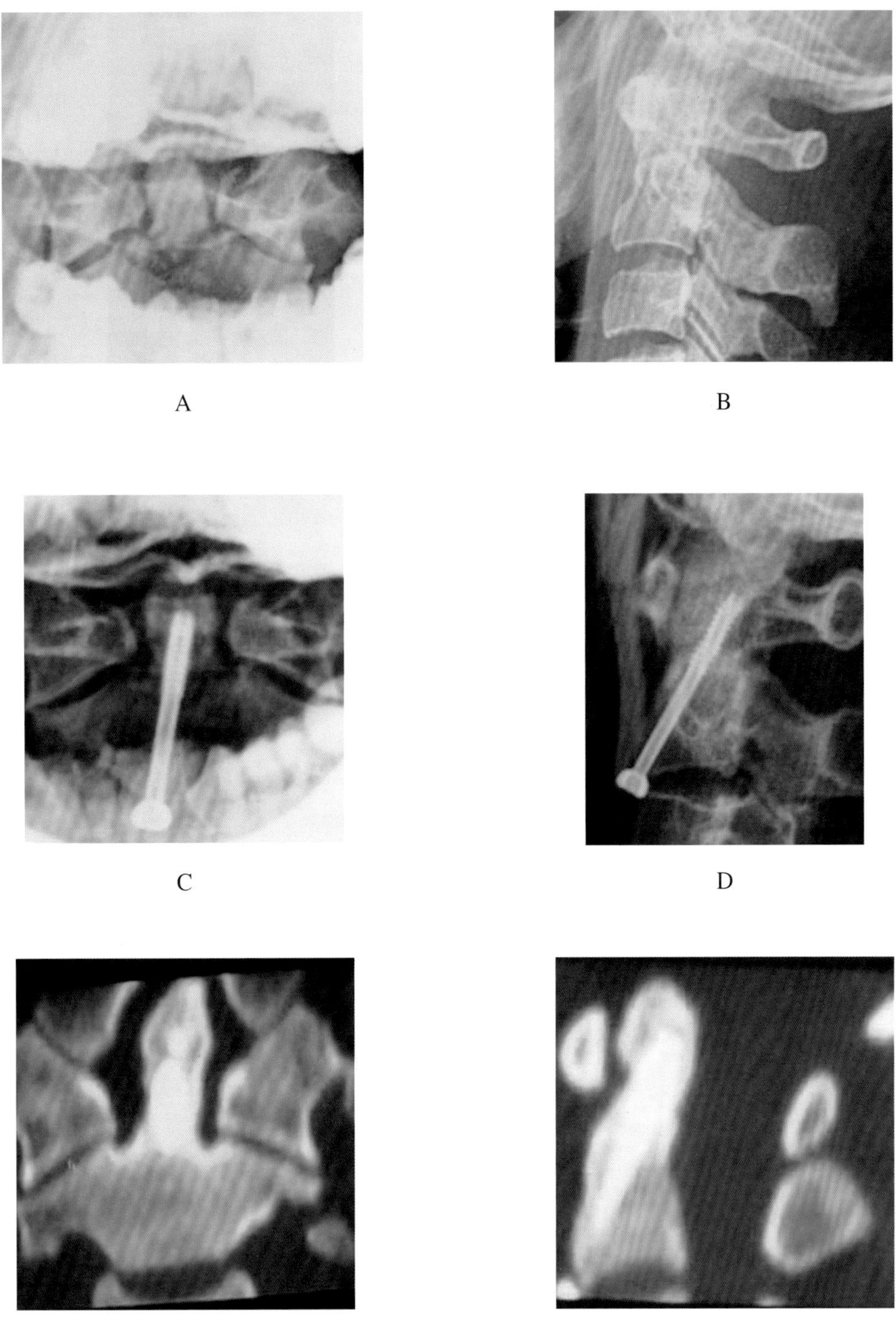

图 2-1-1-5-14　临床举例　例 1　Ⅲ型齿突骨折经皮螺钉内固定（A~F）

A. 张口位片示Ⅲ型齿突骨折；B. 侧位片示Ⅲ型齿状突骨折；C. 术后颈椎张口位片示螺钉位置佳；D. 术后颈椎侧位片示螺钉位置佳；E、F. 术后 5 月 CT 冠状位及矢状位示骨折愈合良好

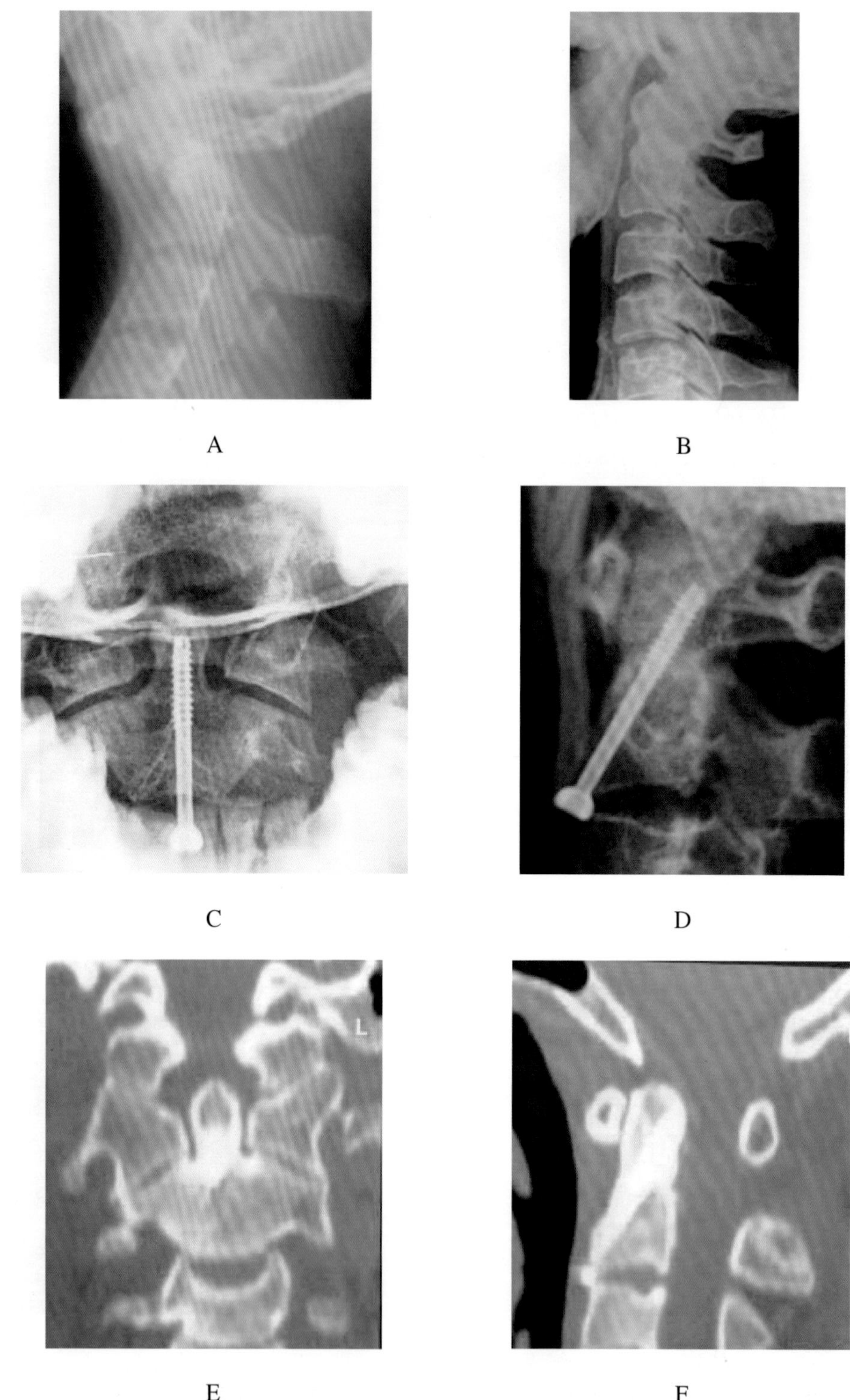

A　　B　　C　　D　　E　　F

图 2-1-1-5-15　临床举例　例 2　齿状突骨折伴寰椎前脱位经皮螺钉内固定（A~F）

A. 侧位片示Ⅱ型齿状突骨折，伴寰椎前脱位；B. 牵引后一周示寰椎前脱位已复位；C. 术后第 1 周复查正位片示螺钉位置好；D. 术后第一周复查侧位片示螺钉位置好；E. 术后一年 CT 扫描示骨折愈合；F. 寰枢关节维持良好的对位关系

第六节　经皮颈椎椎弓根螺钉内固定术

一、概述

椎弓根螺钉内固定技术早已在胸腰段脊柱疾患中得到应用，1989 年池永龙率先开展上胸椎椎弓根螺钉内固定技术。1994 年 Abumi 等和 Jeanneret 等分别报道了用颈椎椎弓根内固定技术治疗颈椎损伤。1993 年孙宇等报道颈椎椎弓根观测以及临床意义。1994 年高雨仁等做过颈椎后路关节突椎弓根联合内固定的解剖学研究。1998 年王东来等首次报道了应用椎弓根螺钉治疗颈椎损伤和肿瘤。1999 年国内瞿东滨等测量了 100 个枢椎标本的椎弓根中部宽度，结果为右侧（6.0 ± 1.6）mm，左侧（5.9 ± 1.6）mm。2001 年 Howington 等应用 10 具标本行 CT 检查测量了枢椎椎弓根的高度、宽度以及长度，其平均值分别为 9.1mm，9.7mm 和 16.6mm，椎弓根向内成角平均为 35.2°，向头端成角为 38.8°。

2001 年傅一山和陈正形选用 7 具标本做 $C_{1\sim7}$ 的颈椎椎弓根 X 线及 CT 断层测量椎弓根外径、高度、宽度及其进针的角度，并认为任何一个形态学测量数据在颈椎弓根临床实际置钉时只能作为参考。每例手术均应根据每个椎弓根的实际测量结果来置钉才能提高手术的成功率。2002 年闫德强等通过 40 具成人颈椎（$C_{1\sim7}$）干燥标本的观测，认为颈椎弓根完全可以接受直径 3.5mm、长 28mm 螺钉内固定。2002 年谭军报道 8 例 C_2 椎弓根拉力螺钉治疗 Hangman 骨折，取得满意疗效。此后，不断有学者报道颈椎椎弓根螺钉内固定的病例。2004 年笔者率先开展经皮做颈椎椎弓根螺钉固定 Hangman 骨折和颈椎峡部骨折。

二、病例选择及手术器械

（一）手术适应证

1. C_2 椎弓根断端骨折线与固定螺钉的方向垂直者，经牵引可复位，但不稳定的 Hangman 骨折；
2. $C_{3\sim7}$ 椎弓根螺钉固定重建或矫形者。

（二）手术器械

同本章第三节。

三、术前准备

（以枢椎椎弓根断裂为例）。

（一）头颅牵引

枢椎椎弓根骨折后，轻重量的牵引可以解除肌肉痉挛，减少颈部疼痛，加快软组织修复，达到解剖复位。术前牵引是必要的，但是必须注意 $C_{2\sim3}$ 纤维环和韧带已有断裂时，过重牵引导致 $C_{2\sim3}$ 分离引发继发性脊髓损伤。

（二）影像学检查

术前 X 线片、CT 片和 MR 检查是必要的。X 线片强调侧位及左右斜位片，从中了解骨折类型、移位情况及椎间孔形态。CT 断层扫描显示枢椎椎弓根横断面、骨折线方向、椎弓宽度及横突孔改变等。在 CT 水平断层上精确测量出 C2 棘突中线至椎弓轴心线之夹角的度数和体表距离（图 2-1-1-6-1）。手术操作应严格按照此参数执行。MR 扫描了解脊髓损伤情况，术前认真分析制订治疗方案。

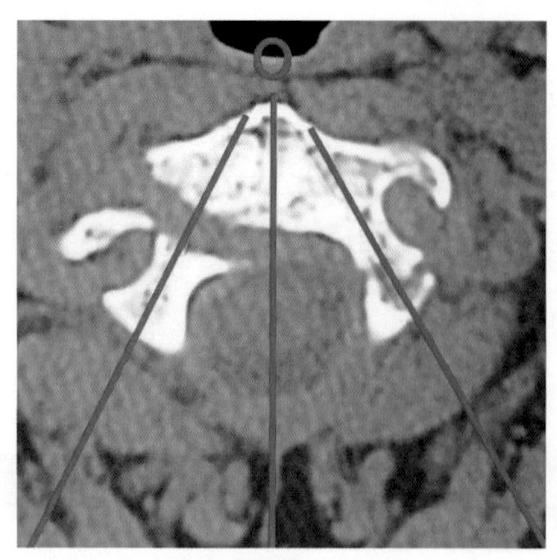

图 2-1-1-6-1　临床举例　CT 水平扫描及定位

（三）术前定位

术前 C- 臂 X 线光机做张口位、正位、侧位及左右斜位的投照获得正确准确的术前定位是手术成败的关键，亦是减少或杜绝术中并发重要组织损伤的关键。所以必须设定 C- 臂 X 线光机的投照角度、球管距离、照射剂量，以及因各个部位不同而对投照方向进行相应改变，这些均必须在术前做好标志，术中严格按术前设定标准实施，可以获得统一投照成像，避免影响术中操作及提高手术质量，并可减少并发症的发生。

（四）脊髓功能监测

由于经皮颈椎弓根穿刺操作具有一定盲目性和危险性，为确保脊髓和神经根的安全，术前、术中必须做脊髓诱发电位监测，以保证脊髓神经的正常生理状态，取得手术成功。

（五）手术器械准备

经皮穿刺椎弓根螺钉内固定技术，术前必需准备好穿刺操作的所用工具和内固定器械。各种工具的规格和匹配术前应该严格检查，以免术中不匹配，影响手术操作。

（六）患者知情同意书

由于颈椎弓根周围结构复杂，操作具有一定风险性和不可预料的并发症，所以要如实将此项技术的安全性、科学性、实用性及相关的并发症告知病员及病员家属，取得患方同意和支持，才能安全开展手术，减少术后医疗纠纷和法律纠纷。

四、手术方法

（一）麻醉与体位

【麻醉】

经鼻或口腔气管内插管麻醉或局部神经阻滞麻醉。上下磨牙间置入牙垫，使口腔处于张口位。

【体位】

头颅骨牵引下俯卧位，颈部稍屈曲，以布胶固定在 U 形牵引架上，必须注意保护患者眼睛，切勿受压，以避免术后导致眼球出血或瘀血影响视力（图 2-1-1-6-2）。

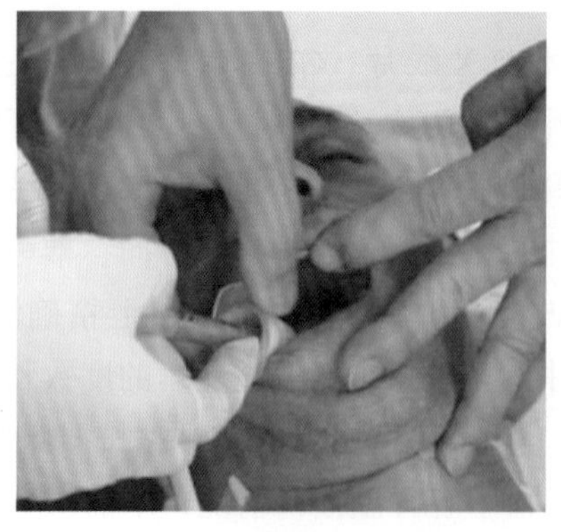

A

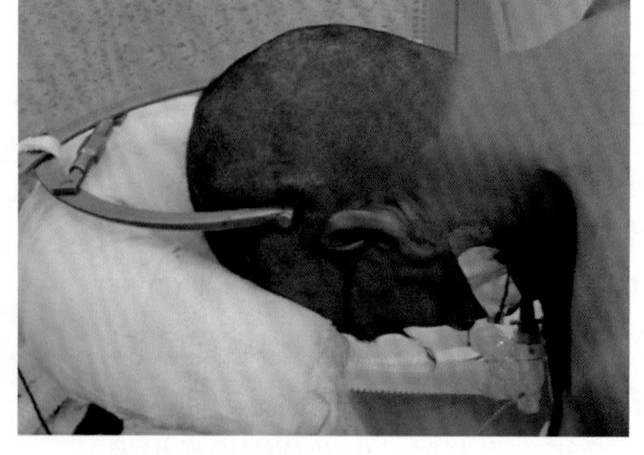

B

图 2-1-1-6-2　临床举例　麻醉与体位示意图（A、B）

A. 经口腔插管全麻；B. 牵引下俯卧位，头部固定

（二）手术方法及操作步骤

【X 线定位】

1. 根据术前的 X 线片准确标定固定的部位所在，应用 CT 断层扫描片显示颈椎椎弓根轴心线延长线在颈后皮肤交点至颈中线的距离，测量结果，根据此数据做皮肤穿刺，在 C- 臂 X 线光机监视下将克氏定位针送达所需固定之进针点（图 2-1-1-6-3）。

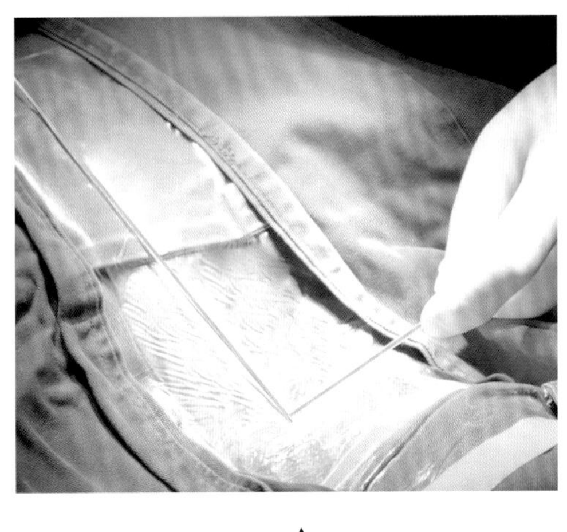

A

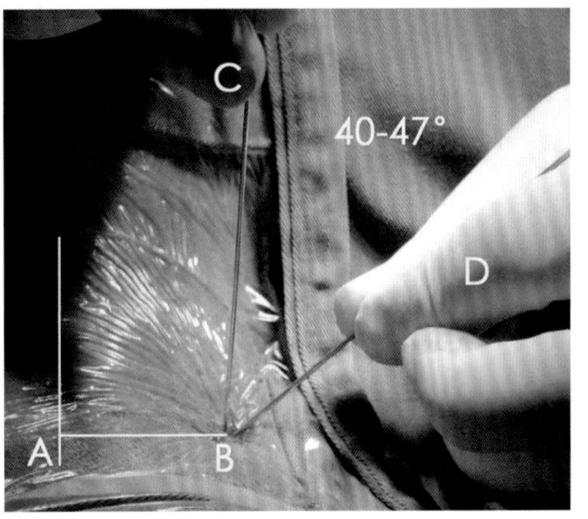

B

C

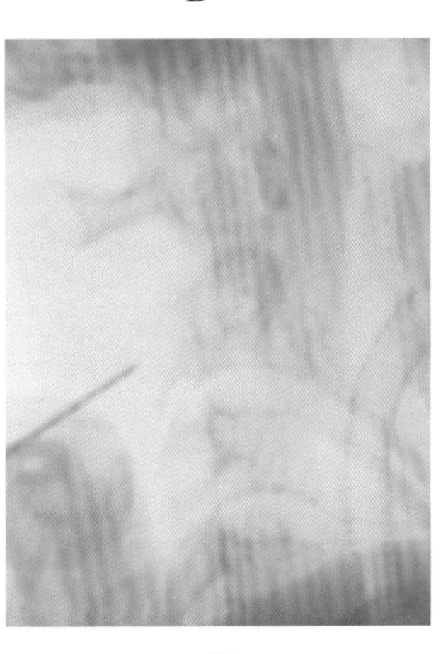

D

图 2-1-1-6-3　临床举例　体表进针点（A~D）

A. 术前 X 线准确标定固定部位；B. AB 为中线至进针点距离，DBC 为中线与椎弓根轴心线夹角；C. 正位钉点 C_2 外下象限；D. 侧位上夹角平行上终板

【插入克氏针】

以克氏定位针为基准，导入内径为 1.2mm、外径为 5.8mm 的扩大管，使扩大管尖部处于正确的进针点位置上。C- 臂 X 线光机监视下，正位投照，克氏定位针向内 40°~47°，侧位投照，向上夹角平行于上终板。用低速电钻将克氏定位针穿过椎弓根轴心达椎体前缘皮质（图 2-1-1-6-4）。

【旋入中空螺钉】

沿着扩大管，导入保护套管并退出扩大管。在保护套管内沿克氏定位针导入外径为 3.2mm 中空钻头制造螺钉孔道（图 2-1-1-6-5）。

【旋入拉力螺钉】

退出中空钻头，测量螺钉孔道深度，选择合适直径和长度的拉力螺钉，沿克氏定位针拧入螺钉，螺钉头部螺纹必须过骨折线，再拧紧使骨折断端紧密接触（图 2-1-1-6-6）。

【同样方法处理对侧】

【闭合切口】

术毕创口缝合一针，根据内固定稳定状态，

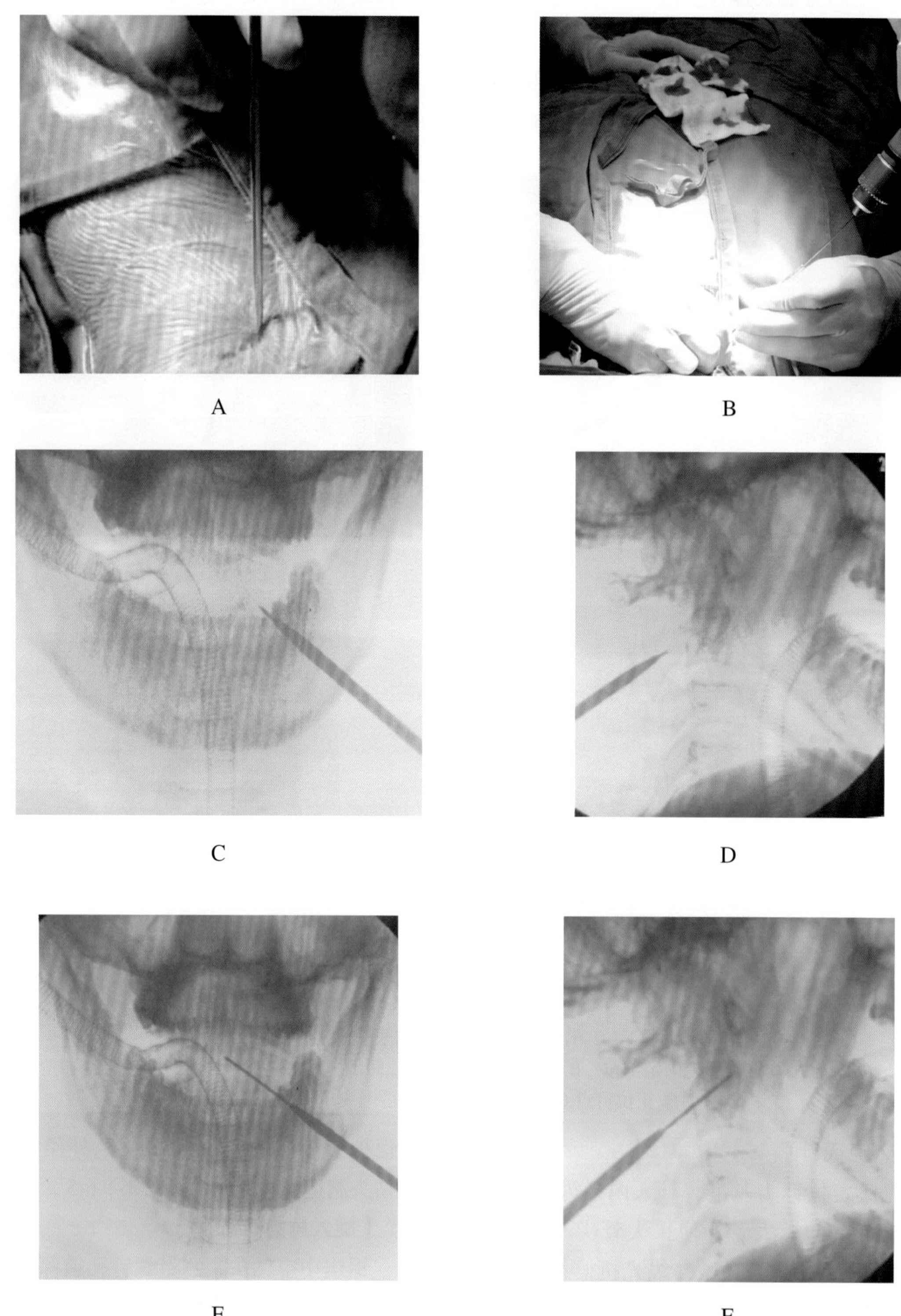

图 2-1-1-6-4 临床举例 克氏针进入椎弓根定位操作（A~F）

A. 沿克氏针导入扩大套管；B. 低速电钻导入克氏针；C. 透视下观察扩大管正确位置；D. 侧位观察扩大管正确位置；E. 正位克氏针与中线夹角 40°~47°；F. 侧位克氏针向上 20°

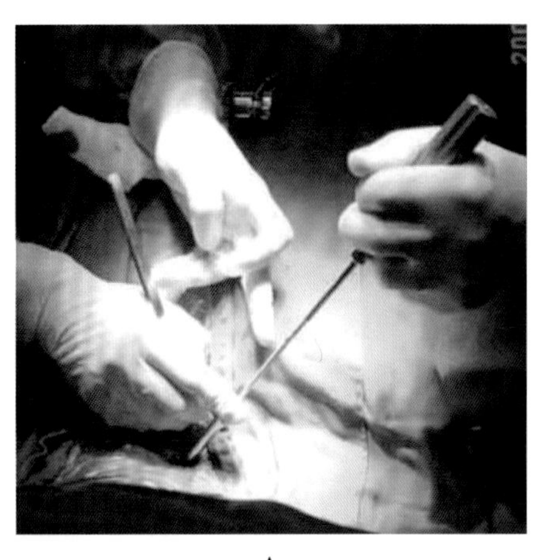

A

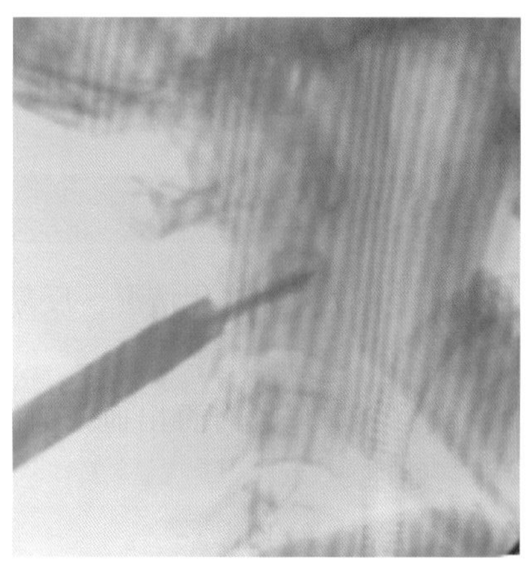

B

图 2-1-1-6-5 临床举例 制造螺钉孔道（A、B）

A. 制造螺钉孔道；B. 透视显示钉道位置正确

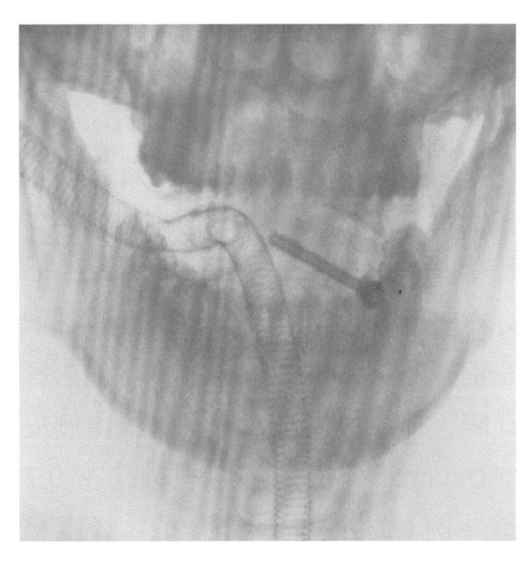

A

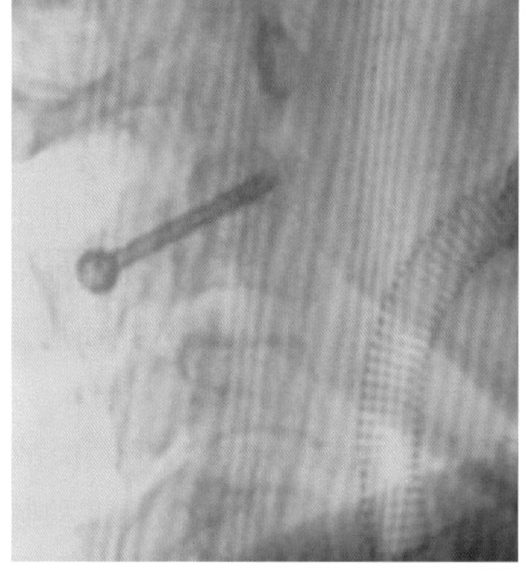

B

图 2-1-1-6-6 临床举例 旋入螺钉（A、B）

A. 张口位螺钉位置；B. 侧位螺钉位置

选择不同的外固定架佩戴，保护颈部，确保处于制动位。

（三）操作注意事项

【术前颅骨牵引】

术前应做充分头颅牵引，尽量恢复颈部解剖结构。

【术中透视】

术中 C- 臂 X 线光机监视是十分必要的，确定进钉点，要严格按标准角度进行，然后在进钉点的基础上再进行定向。

1. 寰椎椎弓根进钉点：寰椎的上关节后上缘突尖的垂线与寰椎后弓线的交点。进钉角度向中线夹角 10° ~20°，向上倾斜 5°。

2. 枢椎椎弓根进钉点：枢椎椎弓根外缘矢状线与下关节突上缘水平线的交点。亦可以 C_2 侧块中点为进钉点。进钉角度一般向头端倾斜 25° ~30°，向内倾斜 30° ~35°。

3. 下颈椎椎弓根进针点：垂直于关节突后平面的椎弓后上缘水平线与上下关节突间侧凹外缘的矢状线的交点。进针夹角 $C_{3\sim5}$ 向中线夹角约 47°，C_6、C_7 分别为 42°、40°。

【进钉注意事项】

颈椎弓根螺钉进钉时应保持与上终板平行，

尽量向内侧钻孔及置钉，这样不仅可以避免椎动脉损伤，而且螺钉切入内侧皮质骨增加抗拔出力。

五、术后处理

1. 严密观察生命体征变化情况，反复观测脊髓诱发电位；

2. 严密观察创口局部有否出血或血肿形成，一旦出现即刻处理；

3. 术后佩带颈围 8~12 周；

4. 术后继续抗感染治疗 3~5d；

5. 术后 3~5d 嘱患者起床或下床做功能练习。

六、并发症防治

（一）椎动脉损伤

颈椎椎弓根螺钉置钉过程中，最大的危险是脊髓、神经根和椎动脉损伤。而置钉中出现方向偏差是主要原因。Abumi 对 180 例颈椎椎弓根螺钉病人回顾性分析，一例损伤椎动脉。Wright 报道颈椎椎弓根置钉椎动脉损伤率为 2.4％，Madami 报道椎动脉损伤为 8.2％，吴战勇报道椎动脉损伤率为 3.3％。所以防止椎动脉损伤的关键是提高颈椎弓根置钉准确率。既要有高精仪器如导航系统、三维 CT 或 C- 臂 X 线光机等，又要过硬的操作技巧。椎弓根置钉点和方向由于颈椎弓根形态学变异很大，所以每例椎弓根置钉均应根据每个椎弓根实际 X 线和 CT 测量结果来决定进针点和方向，这样才能提高手术成功率。一旦发生椎动脉损伤，应严密观察，根据椎动脉出血流量和硬膜外血肿有否形成的情况来决定处理的方案。如果是克氏针定位损伤，由于克氏定位针直径较细，贯穿损伤椎动脉后，当时即有喷射性动脉出血，可以用骨蜡堵封进针孔，严密观察出血情况，如无再出血，可以重新改变进针点和方向，以达到良好正确进针点和方向。如属椎弓根螺钉拧入时损伤，这种情况不能急于退出螺钉，否则会导致不可收拾的局面。应观察出血量和椎管内有否形成血肿而决定处理方案（图 2-1-1-6-7）。如继续出血，可在下位椎间孔结扎椎动脉。

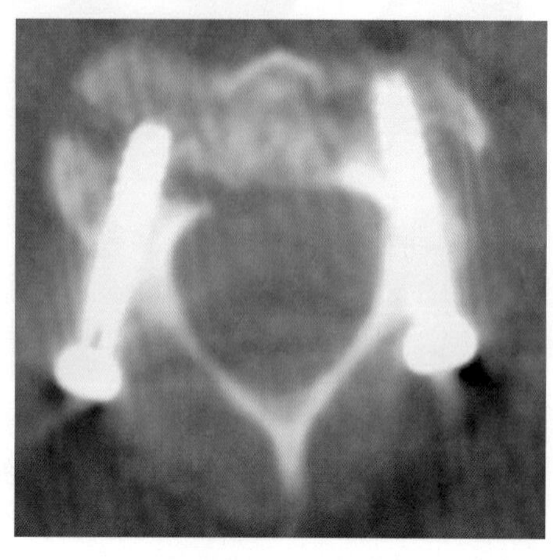

图 2-1-1-6-7　临床举例　螺钉进入椎动脉孔

（二）脊髓、神经根损伤

由于椎弓根螺钉进针方向偏内，易引起脊髓和神经根损伤。吴战勇报道 30 例颈椎椎弓根螺钉置钉方向偏差者有 14 例，其中进入椎间盘四例，偏外三例，偏下二例，偏内五例。偏内五例均未引起脊髓、神经根损伤，但椎弓根内侧皮质均已破坏。Delamarter 报道神经根损伤占 0.7％。作者报道一例 C_6 椎弓根峡部骨折，经皮穿刺椎弓根螺钉个体化内固定，术中 C- 臂 X 线光机监视下位置良好，术后病人无脊髓与神经根损伤症状，术后第四天进行 CT 扫描检查发现，两侧椎弓根螺钉均进入椎管，但硬膜囊未受压，一年半拔除内固定，无神经损伤症状，一旦损伤脊髓，其后果不堪设想。所以颈椎椎弓根螺钉置入“宁上勿下，宁外勿内”，以避免脊髓与神经根损伤（图 2-1-1-6-8）。

七、临床举例

［例 1］ 患者，男性，29 岁，因“交通伤后颈项部疼痛一天”来院就诊。入院查体：神志清，精神可，心、肺、腹检查无异常。专科情况：颈椎畸形不明显，颈椎后方压痛，四肢肌力正常，肌张力正常，腱反射对称。入院后行颈椎

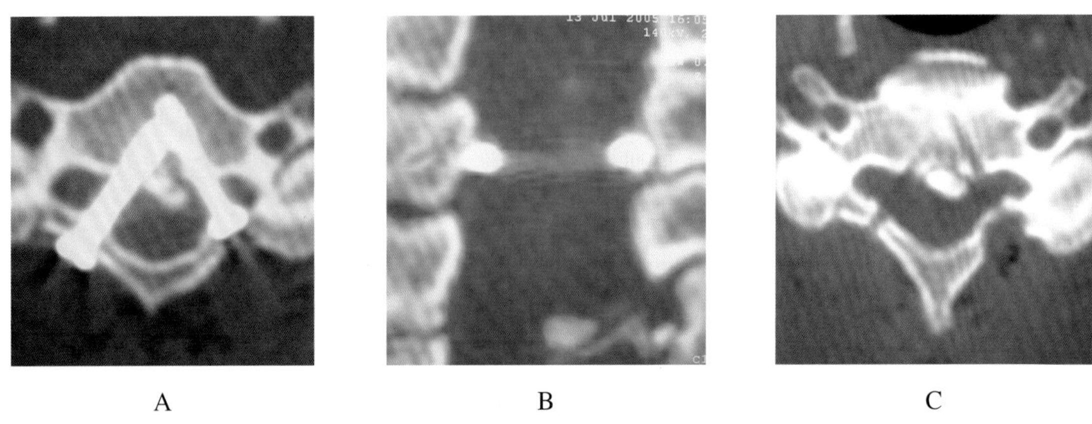

A　　B　　C

图 2-1-1-6-8　螺钉进入椎管（经 CT 扫描像证实）（A~C）

A. CT 水平位显示螺钉进入椎管；B. CT 冠状位亦显示螺钉进入椎管；C. 一年半后拔除螺钉，钉道仍在

X 线及 CT 检查，提示枢椎椎弓根骨折，伴分离移位。处理：入院后急诊行颅骨牵引术以维持骨折位置，入院后第四天于全麻下行经皮颈椎椎弓根螺钉内固定术，手术过程顺利，术后复查 X 线提示内固定螺钉位置可，分离移位基本纠正。术后佩戴颈围二个月。术后九个月随访时行颈椎动力位 X 线检查，上颈椎稳定性好，螺钉无断裂或移位等。患者颈椎活动基本正常（图 2-1-1-6-9）。

［例 2］ 患者，女性，章某某，35 岁。交通

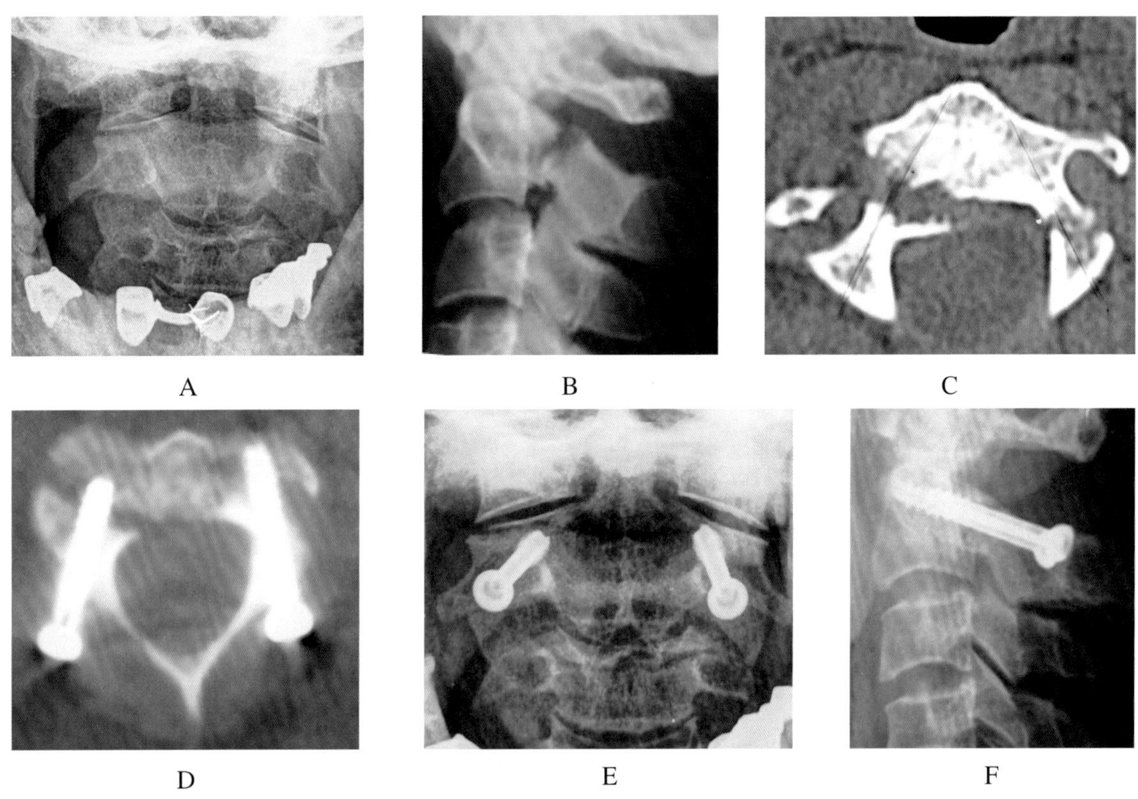

A　　B　　C

D　　E　　F

图 2-1-1-6-9　临床举例　例 1　C_2 椎弓根骨折经皮椎弓根螺钉内固定（A~F）

A. 张口位 $C_{1、2}$ 结构未见明显异常；B. 侧位见 C_2 椎弓根骨折伴分离；C. CT 扫描提示 C_2 椎弓根骨折；D. 术后 CT 扫描见螺钉位置良好；E. 术后九个月复查张口位螺钉位置良好；F. 术后九个月复查侧位螺钉位置良好

事故伤致颈部疼痛二天入院，入院时神志清，生命体征稳定，心、肺、胸、腹检查无异常。专科检查：颈椎无畸形，颈椎前屈后伸和侧屈时颈部疼痛剧烈，两手无名指及小指麻木，两上肢肌力正常，反射正常。入院后 X 线检查示 C_7 椎弓根骨折伴分离。行颈椎四头带牵引，重量 3kg。伤后第四天全麻下行颈后路经皮椎弓根螺钉内固定术。术后佩带颈围八周。一年半复查：颈椎活动正常，椎弓根 CT 扫描骨折愈合（图 2-1-1-6-10）。

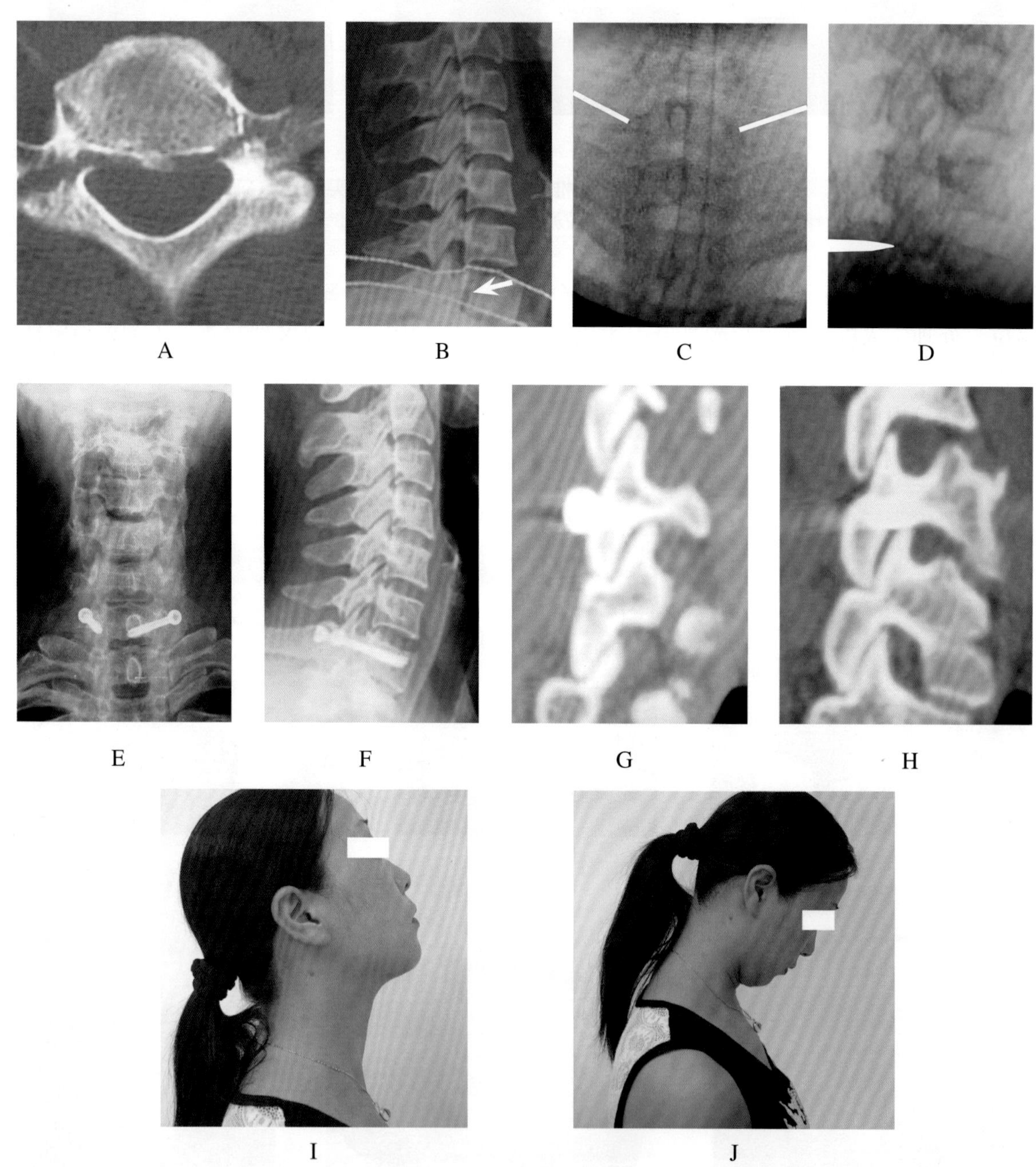

图 2-1-1-6-10　临床举例　例 2　C_7 椎弓根骨折经皮椎弓根螺钉内固定（A~J）

A. 术前 CT 扫描提示 C_7 椎弓根骨折；B. 术前侧位 X 线提示 C_7 椎弓根骨折（箭头所指）；C. 术中正位克氏针位置良好；D. 术中侧位克氏针位置良好；E. 术后正位椎弓根螺钉位置良好；F. 术后侧位椎弓根螺钉位置良好；G、H. 术后一年及一年半复查 CT 扫描示两侧骨折已愈合；I、J. 术后颈椎后伸及前屈功能佳

（池永龙）

第二章　寰枢椎单纯性骨折

第一节 寰椎骨折

一、寰椎骨折概述

寰椎如图 2-1-2-1-1 所示，其呈环状与枢椎之齿突（图 2-1-2-1-2）呈叠状构成活动自如的寰枢关节，其为颈椎生理活动的主要节段，如果此环形的寰椎遭受轴向压缩和头部向后、下转伸，经枕骨髁作用于 C_1 侧块、并引起 C_1 骨环爆裂（散）骨折。C_1 之前弓与后弓双侧骨折，以致侧块被挤压而向四周分离。此种损伤在临床上虽较少见，但如处理不当可发生严重意外；实际上其属于枕颈损伤范畴，属于高危、高死亡率一族损伤，应高度重视。

寰椎骨折严重型又名 Jefferson 骨折，由该氏 1920 年首次报道，故以此命名。

二、寰椎骨折致伤机制

寰椎损伤的机制为轴向压缩－后伸，其并非一种模式。其中大多系来自头顶部纵（轴）向挤压暴力所引起，除高处重物坠落引起外，高台跳水时头顶直接撞击池底为其另一多发原因，且后者易当场死亡（图 2-1-2-1-3）。此类伤者多伴有脑外伤。由于受伤时垂直暴力通过枕骨髁向下传导，使两侧寰椎侧块多呈分离状，因之其骨折线一般好发于结构薄弱的前后弓与侧块的衔接处（图 2-1-2-1-4），视 C_1 侧块移位的程度不同，其对椎节的稳定性影响也不同，当侧块向两侧方移位大于 7mm 时，表明横韧带断裂（图 2-1-2-1-5），并加重了 C_1、C_2 间不稳定和 C_1 向前的移位，间距愈大稳定性愈差，尤其是当头颈处于仰伸位时，骨折块多向四周移位，致使该处椎管扩

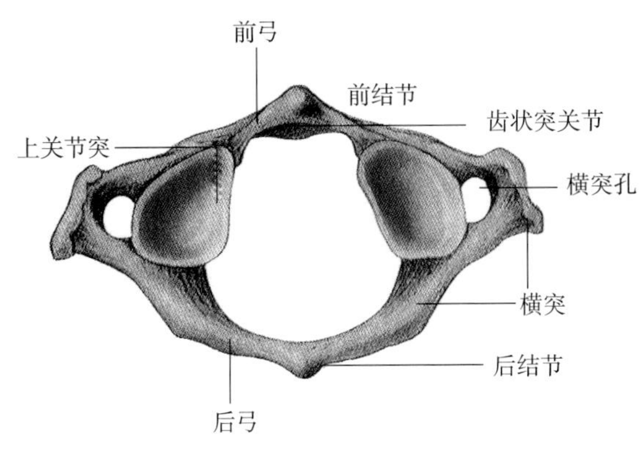

图 2-1-2-1-1　寰椎上面观标本图

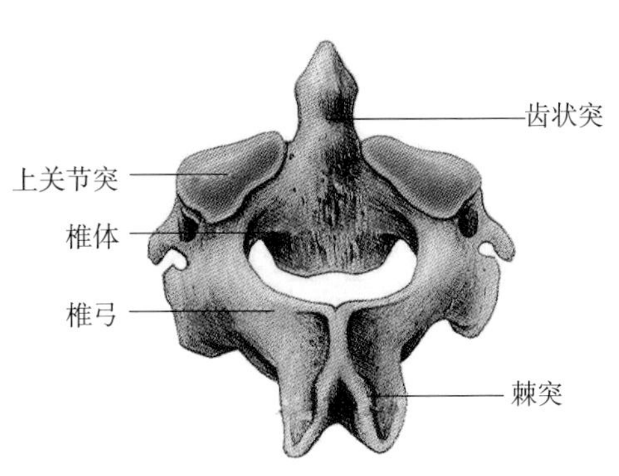

图 2-1-2-1-2　枢椎上面观标本图

大，故少有神经症状者。当头颈处于屈曲状态时，则易引起寰椎前弓粉碎性骨折。由于致伤物先作用于头顶部，因而齿状突及其后方的寰椎横韧带亦易伴有损伤。如横韧带完全断裂，齿状突后移、并压迫脊髓，可立即引起死亡或出现四肢瘫后果。

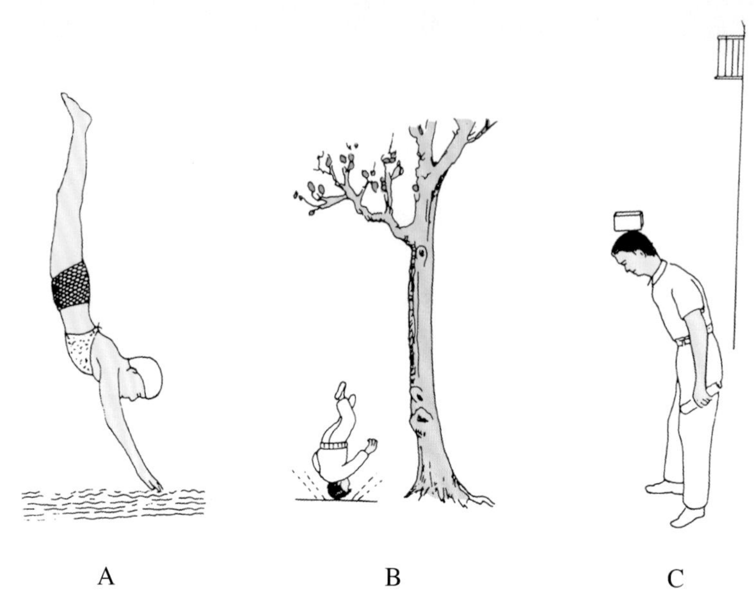

图 2-1-2-1-3 寰椎骨折常见致伤机制示意图（A~C）

A. 跳（潜）水误伤；B. 高处坠落；C. 高空坠物击伤

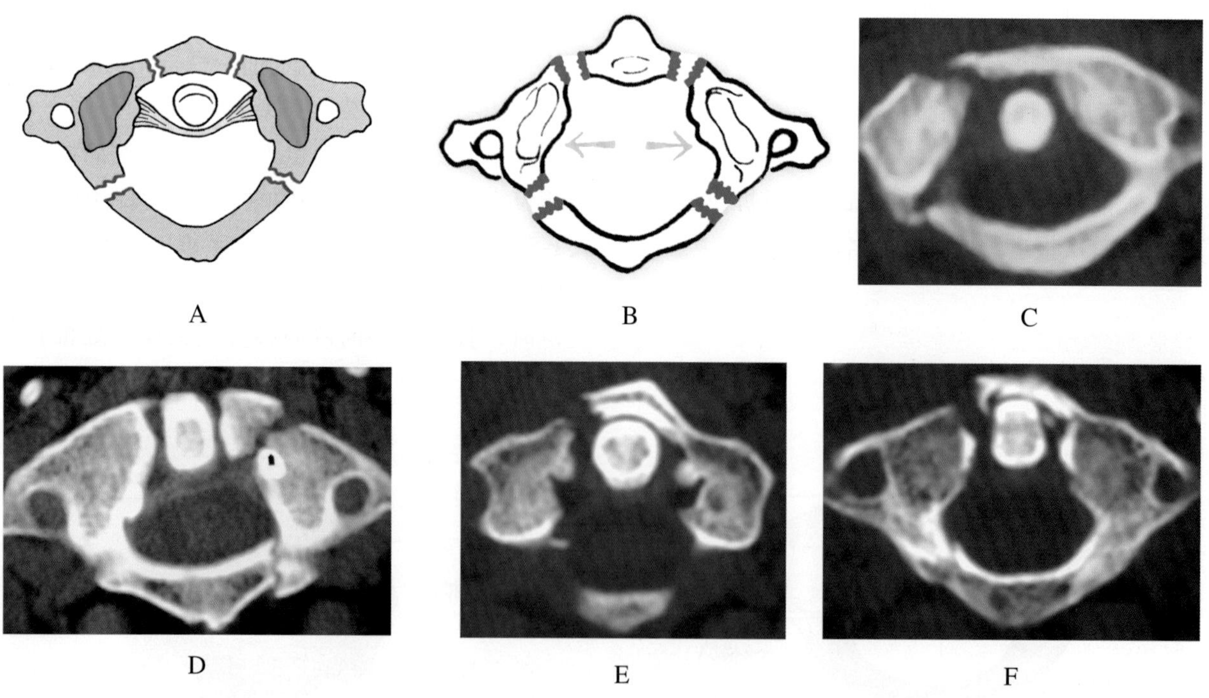

图 2-1-2-1-4 临床举例 寰椎骨折好发部位及 CT 水平位扫描所见（A~F）

A、B 示意图，显示椎管内径呈扩大状态；C. 侧块（前后弓）骨折；D. 侧块粉碎骨折；E. 侧块骨折，椎管明显扩大；F. 前弓双侧 + 后弓骨折

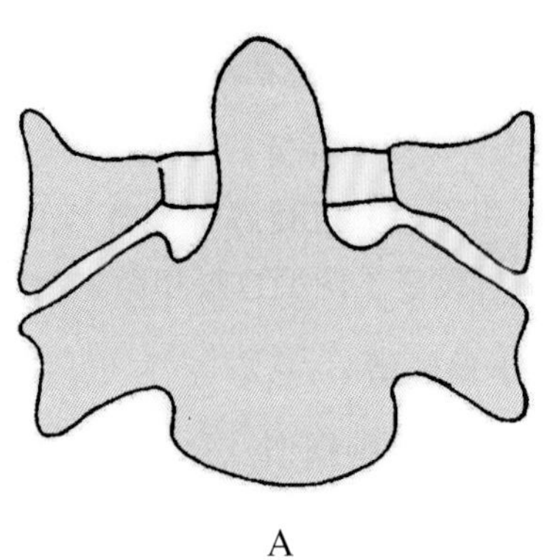

A

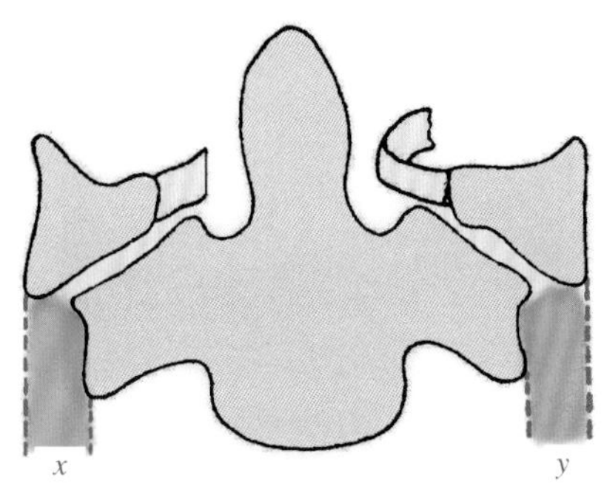

B

图 2-1-2-1-5 寰椎骨折后开口位 X 线片示意图（A、B）

A. 正常；B. 骨折同时横韧带断裂（$x + y \geqslant 7$mm）

三、寰椎骨折分型

寰椎骨折分为三型

（一）Ⅰ型：寰椎后弓骨折，系由过伸和纵轴暴力作用于枕骨髁与枢椎棘突之间，并形成相互挤压外力所致，也可与第二颈椎椎体或齿状突骨折并发。

（二）Ⅱ型：寰椎侧块骨折，多发生在一侧，骨折线通过寰椎关节面前后部，有时涉及椎动脉孔。

（三）Ⅲ型：寰椎前后弓双骨折，即在侧块前后部都发生骨折，也称为 Jefferson 骨折，多系单纯垂直暴力作用结果。

四、寰椎骨折临床表现

（一）一般症状

【颈痛】

较为局限，可通过枕大神经向后枕部放射，活动及加压时加剧，而在休息及牵引下则减轻；

【压痛】

于枕颈部均有明显的压痛，颈后肌组亦多呈痉挛状；

【活动受限】

因疼痛而使头颈部活动明显受限，尤以旋转动作为甚。

（二）枕大神经症状

约半数病例可有枕大神经放射痛及沿该神经的压痛，此主要是由于局部外伤性反应及血肿压迫与刺激所致。

（三）脊髓症状

在经过现场处理及分类送至医院治疗的患者中，约 10%~15% 伴有完全性脊髓损伤，不完全性脊髓伤占 15%~20%；60%~70% 可无脊髓症状，但常伴有颈椎不稳现象，患者喜双手托头。

五、寰椎骨折诊断

主要依据以下两大特点：

（一）外伤史与临床症状

1. 外伤史　除直接从询问中获取外伤史外，对昏迷之病例尚可从头颈部有无皮肤挫裂伤或头部皮下血肿及颅脑损伤的特点等推断之；

2. 临床特点　见前所述，除脊髓受损症状外，主要是后方枕颈处的颈椎局部症状。

（二）影像学检查

X 线平片应包括正位、侧位及开口位，于侧位片上可显示寰椎前后径增宽；开口位亦可发现寰椎左右增宽，且与齿状突距离双侧常呈不对称状。如双侧侧方移位总和超过 7mm 者，则表示寰椎横韧带断裂，易引起意外，应注意（图 2-1-2-1-6）。CT 扫描时可清晰地显示骨折线的数量、走向及骨块位移等情况。MR 检查对骨折的观察不如前者清晰，主要用于判定脊髓受累情况及对寰椎横韧带断裂的判定。

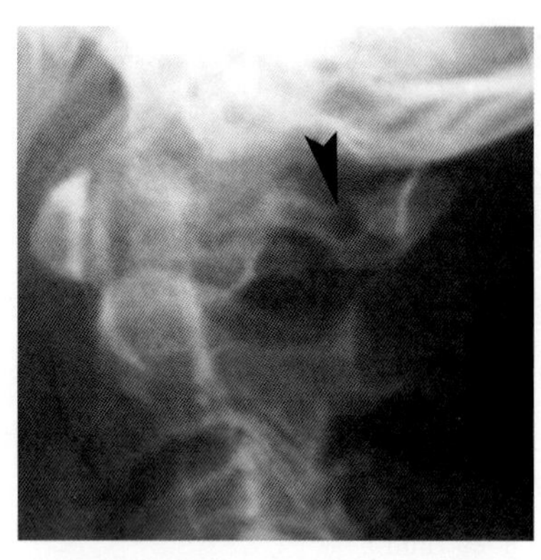

图 2-1-2-1-6 临床举例 侧位片显示寰椎前后径增宽

六、寰椎骨折治疗

一旦拟诊寰椎骨折，应先将头颈部制动，并力求在牵引下对其进行各种检查与处置。对诊断明确者，可按以下两型选择相应之治疗措施。

（一）单纯型

指不伴有颅脑损伤及脊髓神经症状者，一般用 Glisson 氏带，以维持重量（1.5~2.0kg）牵引 5~10d，再以头 - 颈 - 胸石膏固定 10~12 周（见图 2-1-1-2-16）。近年来，对于单纯型寰椎骨折，为减少长时间头—颈—胸石膏固定给患者带来的痛苦，有学者提出也可早期进行椎弓根螺钉固定（图 2-1-2-1-7）。

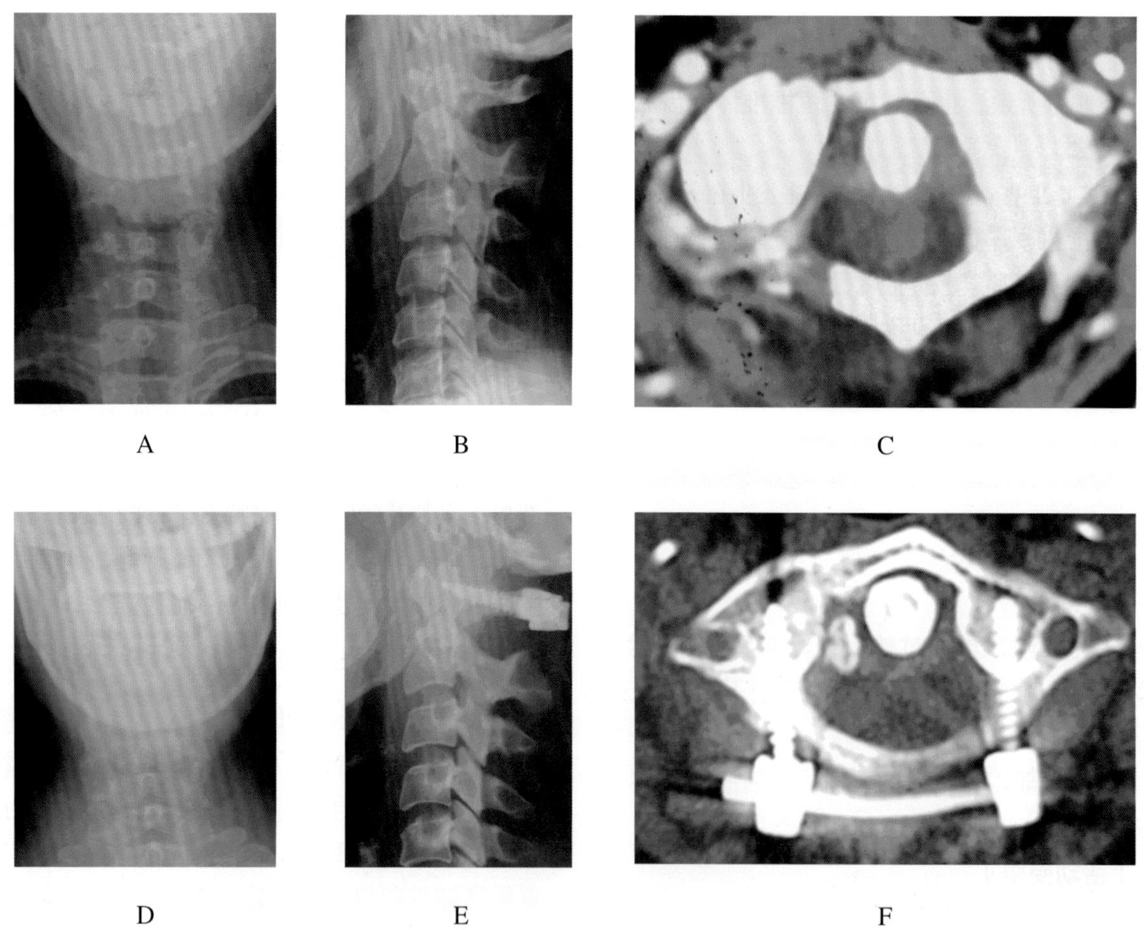

图 2-1-2-1-7 临床举例 寰椎前、后弓骨折后施寰枢椎后路椎弓根钉固定术（A~F）
A. 术前 X 线正位片；B. 术前 X 线侧位片；C. 术前 CT 横断面扫描；
D. 术后 X 线正位片；E. 术后 X 线侧位片；F. 术后 CT 横断面扫描

（二）复杂型

【伴有脊髓神经症状者】

需采用颅骨牵引，观察神经症状的恢复情况，并注意保持呼吸道通畅。对此类病例一般均需行气管切开，俟病情稳定、神经症状基本消失后再按前法治疗；卧床牵引时间一般不少于 3 周。

【伴有颅脑等其他损伤者】

优先处理危及生命等更为严重的损伤，但应注意对颈部的制动与固定，以防听之任之而引起意外。

【对手术疗法应慎重】

此种损伤早期阶段一般不应采取手术疗法，以防由于过多的搬动而引起或加重颈髓损伤。俟病情稳定后可选择相应之内固定技术，目前以椎弓根钉（图 2-1-2-1-8）或枕颈融合术（图 2-1-2-1-9）为多用。对晚期病例，尤其是当神经症状恢复到一定程度即停止不前的不全性脊髓损伤，如影像学上显示有致压物者，可行减压 + 枕颈融合术。骨折较为稳定，亦可选用颈后路椎弓根螺钉固定技术。

【操作要细心、精心】

寰枢椎椎弓根钉为近年来开展的新技术，由于该处解剖部位不仅深在，且为延髓及高位颈髓和椎动脉所在地，易发生意外；因此，作为椎弓根钉技术的关键点是进钉部位、方向和角度，需认真对待。

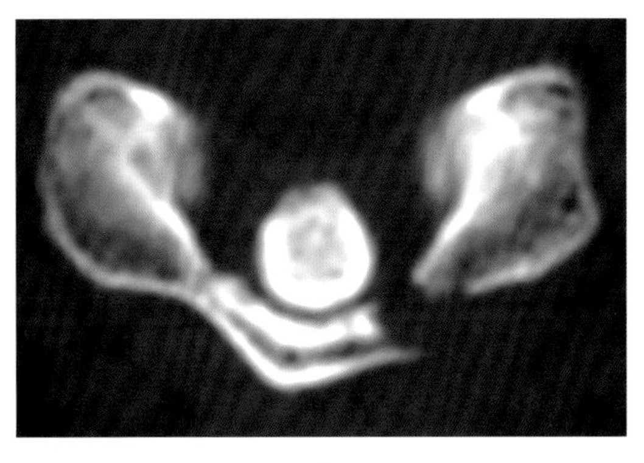

A

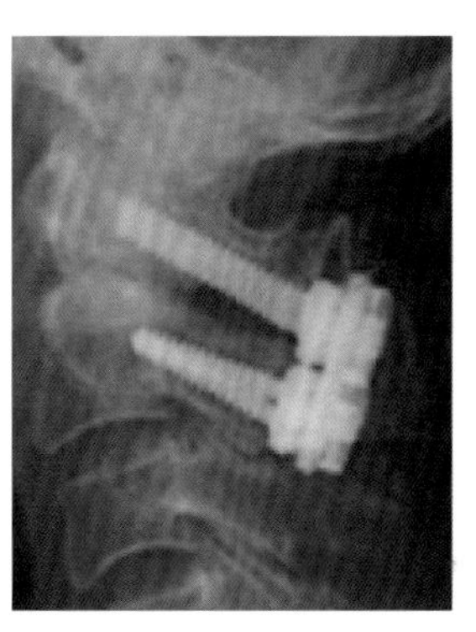

B

图 2-1-2-1-8 临床举例 寰椎后弓骨折后施寰枢椎后路椎弓根钉固定术（A、B）
A. 术前 CT 横断面扫描；B. 术后 X 线侧位片

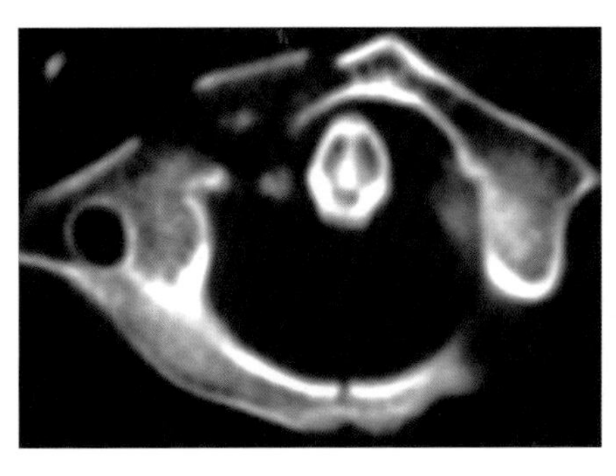

A

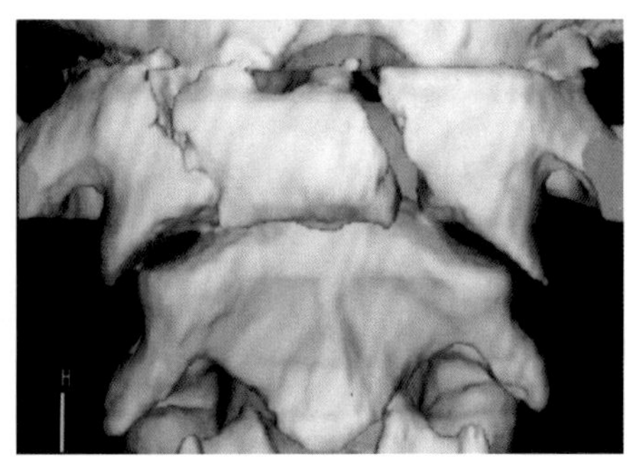

B

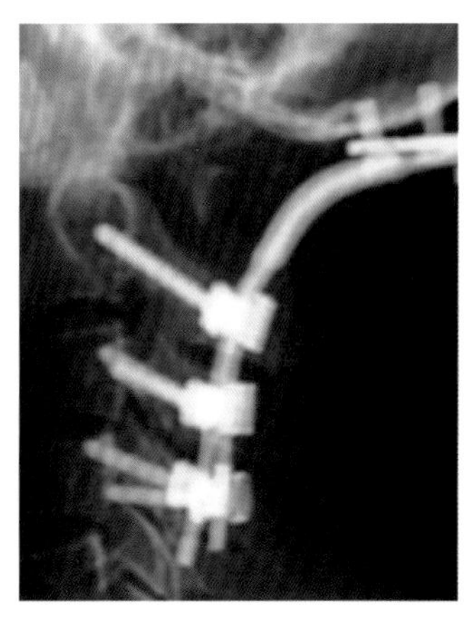

C

图 2-1-2-1-9 临床举例 寰椎粉碎性骨折伴寰枕不稳定行枕 - 颈融合术（椎弓根技术）（A~C）
A. 术前 CT 横断面扫描，显示粉碎性骨折；B. CT 三维重建；C. 枕 – 颈固定融合术后侧位 X 线片

寰椎的进钉点位于后弓两侧，与 $C_{2、3}$ 侧块的中轴线相对应（图 2-1-2-1-10），从此点呈水平位向侧块中轴线方向、对准寰椎前结节的中点钻入，一般为 2.8~3.0cm（图 2-1-2-1-11）。操作时先用开孔器开洞，再用可控制深度之手摇钻钻出隧道，用探针确认无误后再用丝锥攻丝及旋入长 2.8~3.0cm 螺钉即可。

【精确选择进钉点】

枢椎椎弓根钉的进针点位于枢椎下关节根部中点，即在椎弓根峡部纵轴的延长线上（见图 2-1-2-1-10），之后向前、向头侧呈 25° 角度钻入，深度为 2.2~2.5cm（图 2-1-2-1-12）。操作方式同前，即开孔、钻洞、探针确认、攻丝及旋入螺钉。螺钉长度较前者为短，一般为 2.2~2.5cm。术中应反复使用 C- 臂 X 光透视机观测，并确认和矫正钉道的方向与深度。

七、寰椎骨折预后

单纯型者预后均较好，仅个别病例可继发枕大神经痛而需作进一步治疗。伴有颅脑等并发伤者，易漏诊而影响及时治疗，常有后遗症。伴有脊髓完全性损伤者，多于伤后早期死亡；而不全性损伤者，恢复率较高。

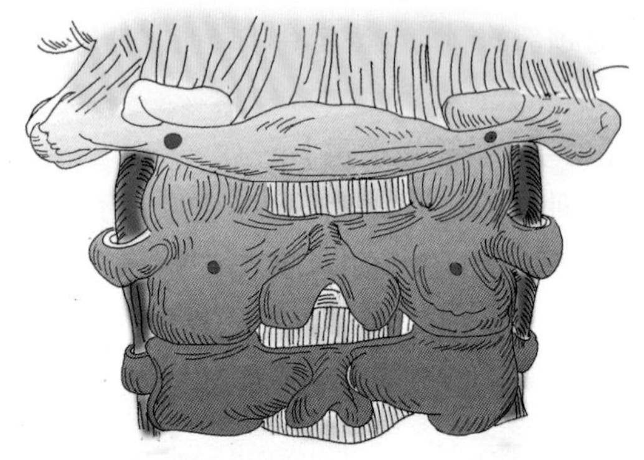

图 2-1-2-1-10 寰枢椎椎弓根后路进钉点示意图

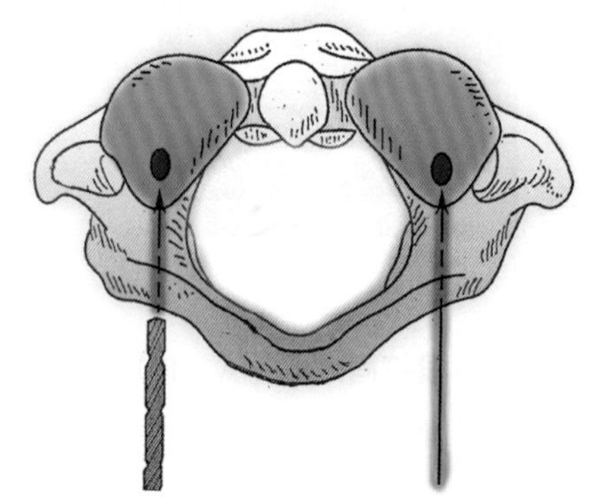

图 2-1-2-1-11 寰椎椎弓根后路进钉点水平位观示意图

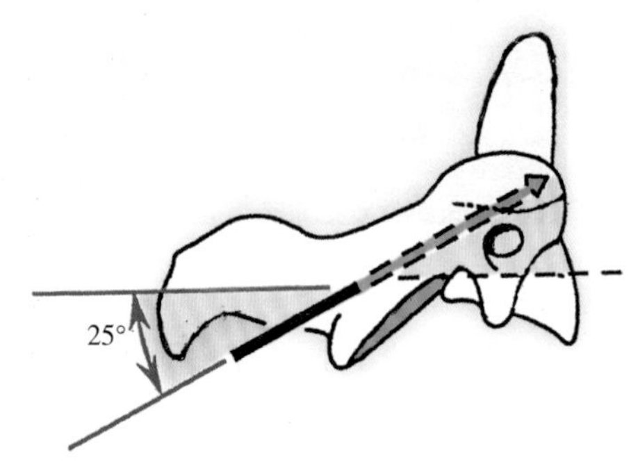

图 2-1-2-1-12 枢椎椎弓根后路进钉点方向与角度侧方观示意图

第二节 枢椎齿状突骨折

一、枢椎齿状突骨折致伤机转

引起齿状突骨折的外力以头颈部屈曲性暴力最为多见，而仰伸及旋转所引起的枢椎齿状突骨折多伴有寰枢关节脱位，在此过程中由于暴力突然中止所引起的单纯性齿状突骨折则相对少见，约占颈椎骨折总数的 8% 左右。因此，在临床上应注意观察，以防漏诊。

二、枢椎齿状突骨折分型

单纯性齿状突骨折一般分为以下三型或四型（图 2-1-2-2-1）。

（一）Ⅰ型

本型齿突尖部骨折并不常见，其可能是翼状韧带撕脱的结果。因为齿突尖韧带与两个斜行的翼状韧带附着于齿突的尖部，这一部位的骨折大多是稳定的。骨折线多呈斜形撕裂状，其发生率约为 5%，其稳定性可从伸屈动力性侧位 X 线片上得到证实；由于本型大多无移位，因而并发症少，预后较佳。

（二）Ⅱ型

为齿状突腰部骨折，多见，占本型骨折中的 70% 左右，大多因头部侧屈暴力所致，此型骨折亦可因后伸力所致，而仰伸暴力甚少；因该处血供不佳，愈合率约为本型之 1/4 左右，因此需要手术的比例较高。

（三）Ⅱa 型

即Ⅱ型骨折线处呈粉碎状，又称Ⅱ型的亚型。此型稳定性差，治疗上难度较大，预后欠理想。

（四）Ⅲ型

骨折线位于齿状突基底部，其发生率约为 25% 左右；主要为头颈部遭受屈曲暴力所致；骨折线常延及枢椎椎体上部骨质及寰枢关节。此型骨折较为稳定，如无愈合不良，预后一般较好（图 2-1-2-2-2）。

但在临床上可遇到伴有相邻部位或椎节的其他损伤，应注意观察，以防漏诊、误治（图 2-1-2-2-3）。

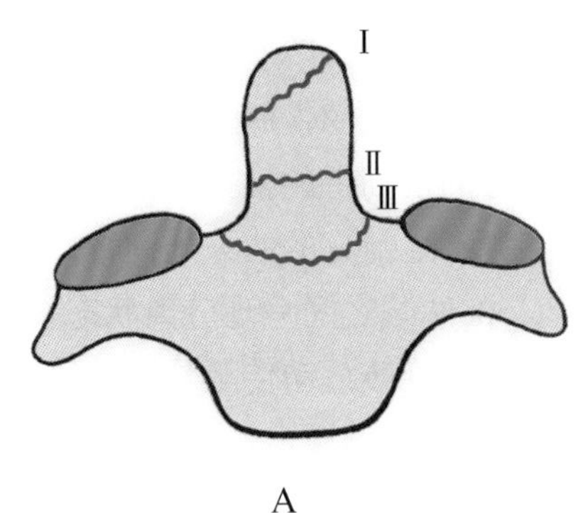

A

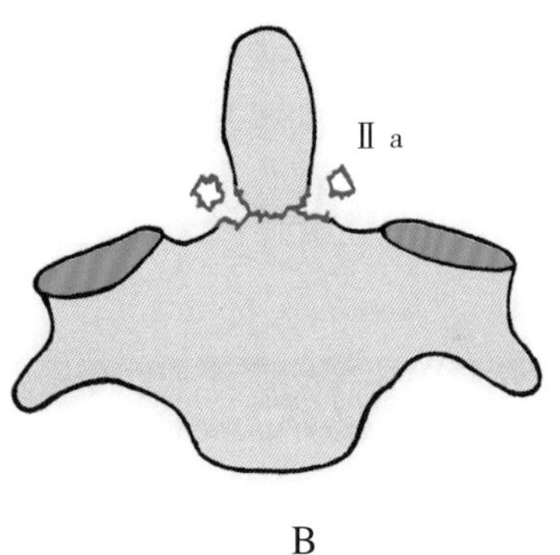

B

图 2-1-2-2-1 齿状突骨折之分型示意图 (A、B)
A. Ⅰ、Ⅱ、Ⅲ型；B. Ⅱa 型

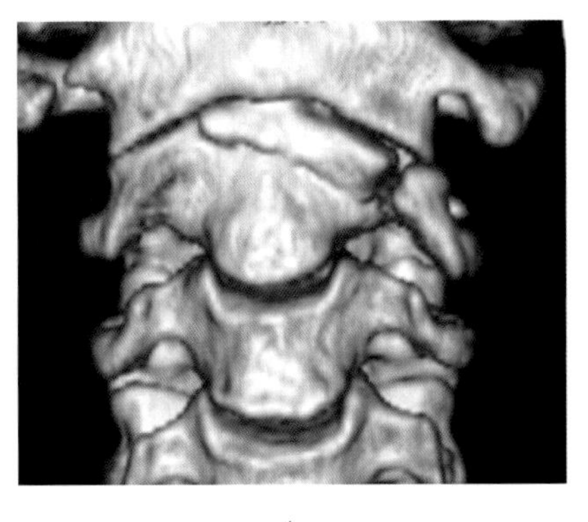

A

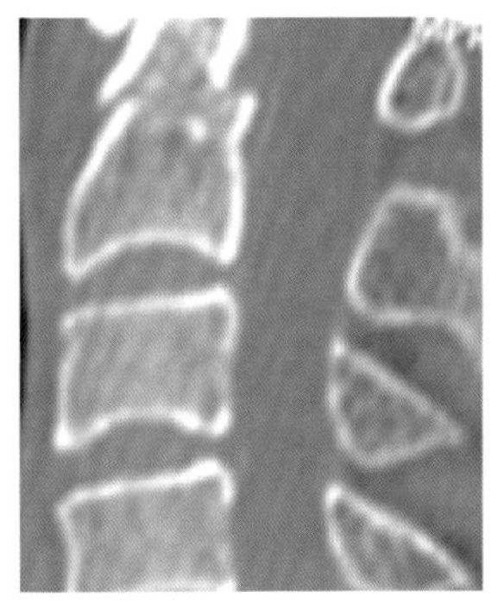

B

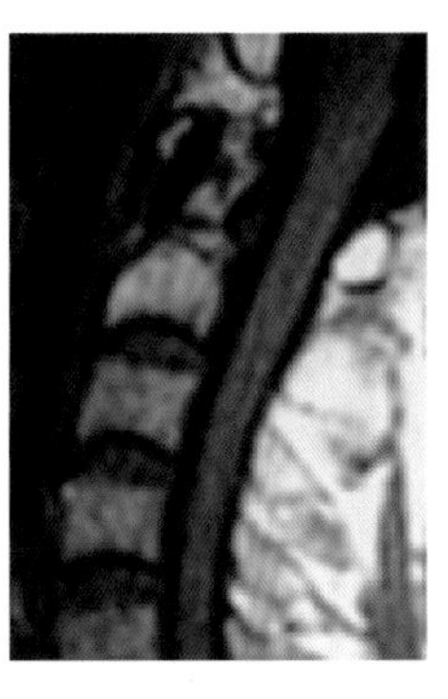

C

图 2-1-2-2-2 临床举例 Ⅲ型骨折（A~C）
A. 三维 CT 重建，显示侧块及横突同时伴发骨折；B. 二维 CT 扫描显示齿突Ⅲ型骨折；C. MRT_1 加权所见，矢状位

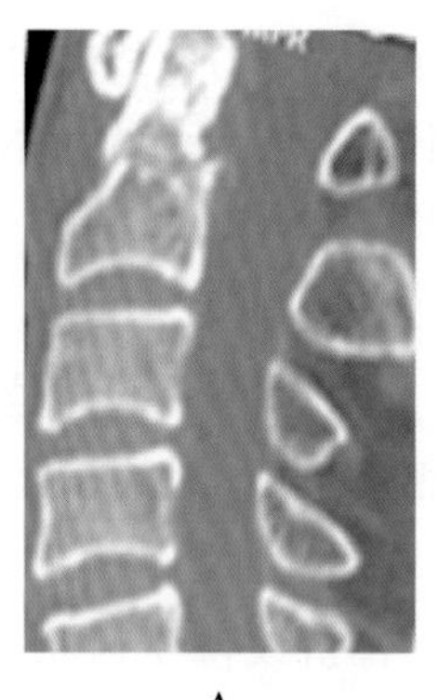

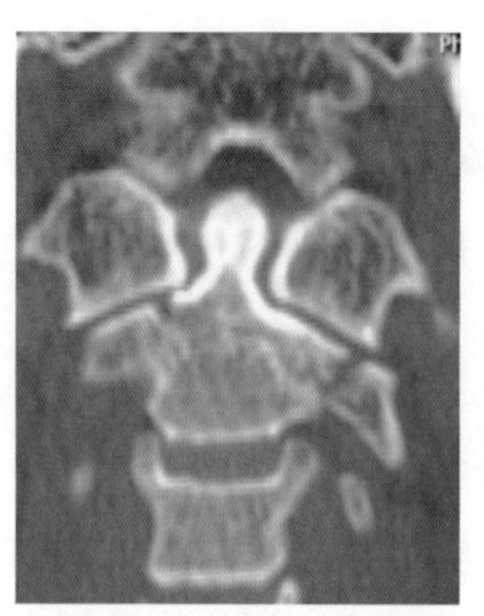

A　　　　B

图 2-1-2-2-3　临床举例　男性，44 岁，伴有侧块骨折的齿状突骨折 CT 扫描（A、B）

A. 侧位观；B. 冠状位显示伴有侧块骨折

三、枢椎齿状突骨折临床表现

与前者轻型病例的临床症状及体征基本相似，以颈部疼痛、局部压痛、活动受限（尤其是旋颈活动）及双手托头被迫体位等为主。应注意有无伴发脑震荡及其他损伤。不伴有寰枢脱位之病例，一般无颈髓受压症状；但在搬动及诊治过程中，如操作不当亦可能引起不良后果，应注意。

四、枢椎齿状突骨折诊断依据

（一）外伤史与临床

【外伤史】

应详细询问。

【临床表现】

主要是颈部症状，并注意头颈被迫体位。

（二）影像学检查

对确诊及分型具有重要作用。常规的 X 线平片及断层摄影可获得清晰的图像（开口位尤为重要）；CT 及 MR 检查不仅有助于显示骨折线，且对寰椎横韧带的状态便于观察。读片时应注意骨折移位程度，位移超过 5mm 者，愈合多延迟。此外，急性期尚可依据颈咽间隙增宽（即咽后壁与第 3 颈椎椎体之间的距离，正常为 4mm 以内）。在观片时应注意与先天性齿状突发育不全相鉴别。

五、齿状突不连的判定

在临床上齿突不连是齿状突骨折后期最易发生的并发症。尤好发于骨折线通过齿突腰部的Ⅱ型及Ⅱ a 型骨折，该型骨折易发生错位，多因齿突尖韧带与翼状韧带的牵拉使骨折分离所致；也可因后方的横韧带的推挤而位移。此外，附着于齿状突腰部之前方的两条副韧带，易使骨折的头端与 C_2 椎体端之间呈现分离状态。加之，C_1~C_2 关节的伸屈旋转活动传至骨折部位等均构成骨不连的因素。

六、枢椎齿状突骨折非手术疗法

主用于Ⅰ型、Ⅲ型及Ⅱ型中的无移位者，较为安全，操作亦简便。一般采用颅骨或格氏带牵引，重量以 1.5~2kg 为宜，切勿过重，以防引起愈合延迟。牵引 1~2 周时，床边摄片观察骨折线对位情况。持续牵引 3~4 周后，更换头 - 颈 - 胸石膏或 Halo- 装置，而后逐渐起床活动。

七、枢椎齿状突骨折手术疗法

（一）适应证

主要用于伴有移位之Ⅱ型骨折或假关节形成及骨折愈合延迟之Ⅲ型者，前者占绝大多数。

（二）具体操作

多在全麻下采用经口腔或经颈部的前路术式。

对骨科医师大多选择经颈入路较为方便、安全；术中先暴露 $C_{2\sim3}$ 椎间隙，用手摇钻或电动钻呈斜位向上方钻孔（图 2-1-2-2-4）；同时不断用 C-臂 X 线机透视，纠正钻头方向，而后旋入螺钉（图 2-1-2-2-5、6）。

对新鲜骨折者，如操作方便，亦可旋入两根细长的螺钉（图 2-1-2-2-7）。

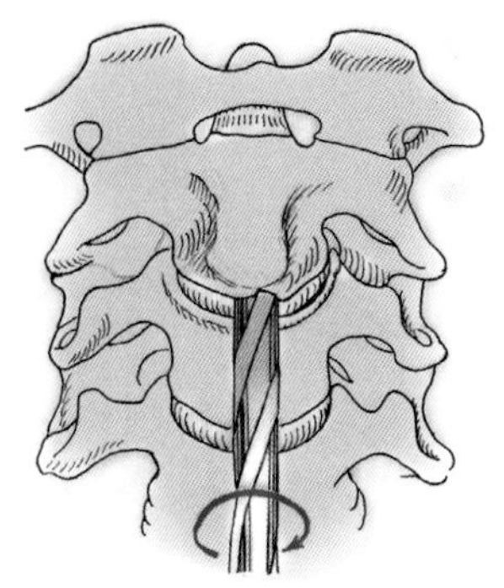

图 2-1-2-2-4　从 $C_{2\sim3}$ 椎节下方向齿突处钻孔（20°~30°）并用 C- 臂 X 线机透视示意图

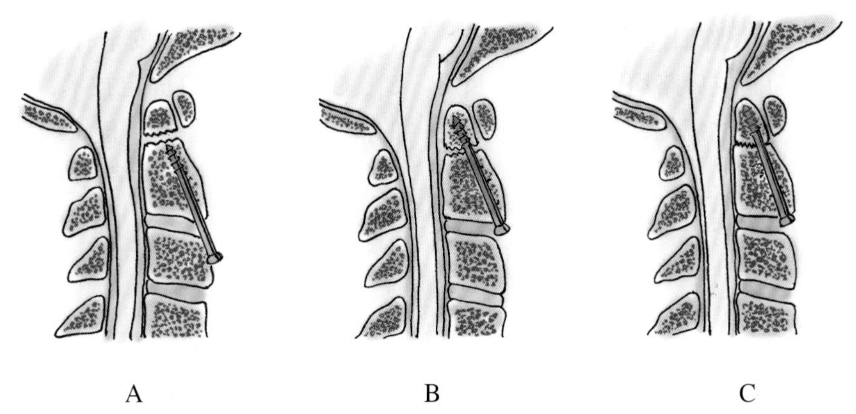

图 2-1-2-2-5　按钻孔方向旋入拉力螺钉示意图（A~C）

A. 螺钉旋至骨折线处；B. 螺纹末端超过骨折线；C. 旋紧使骨折端靠拢

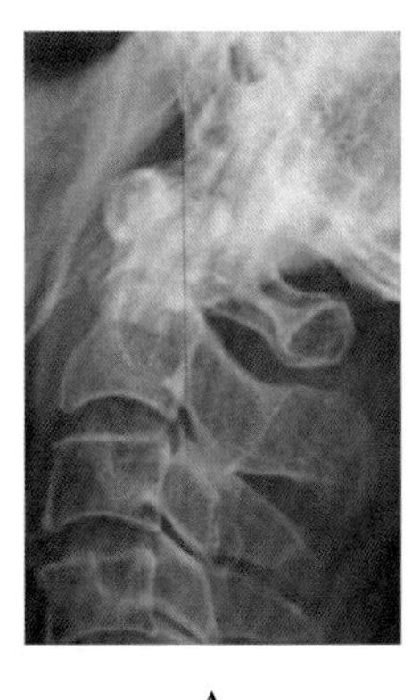

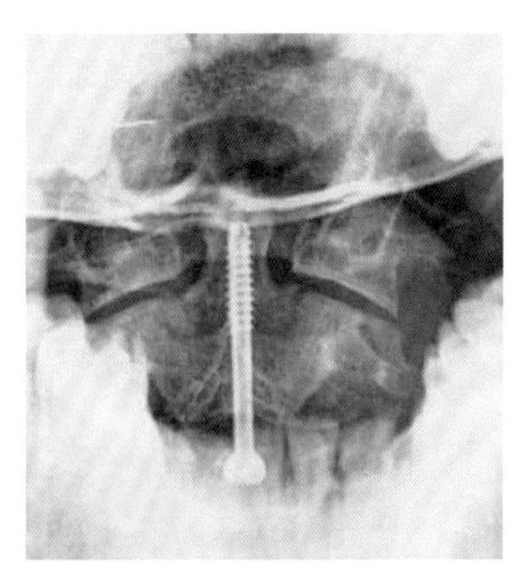

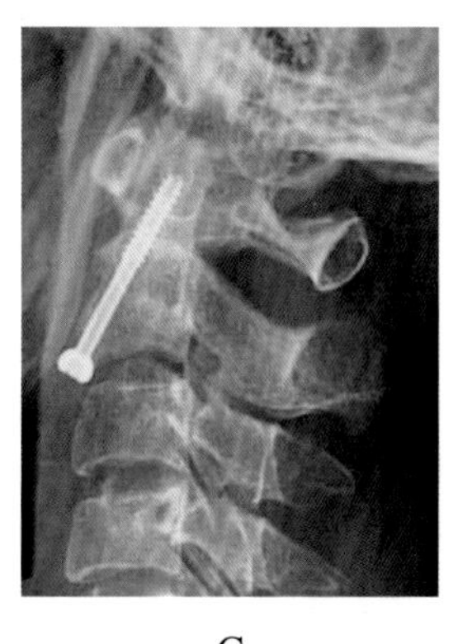

图 2-1-2-2-6　临床举例　齿突骨折单螺钉内固定术（A~C）

A. CT 扫描显示齿状突骨折（Ⅲ型）；B. 螺钉固定后正位 X 线片；C. 同前，侧位观

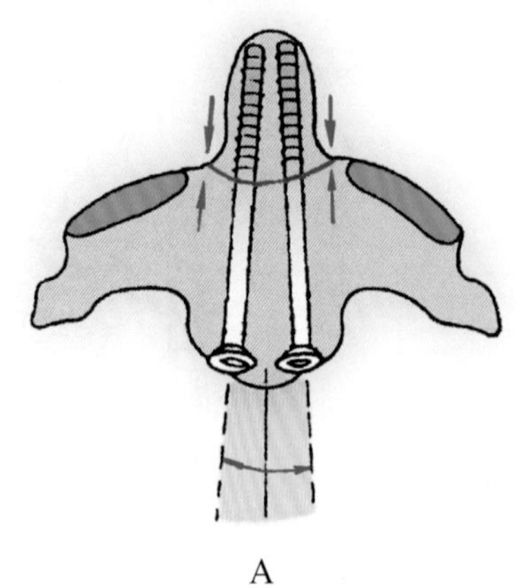

A

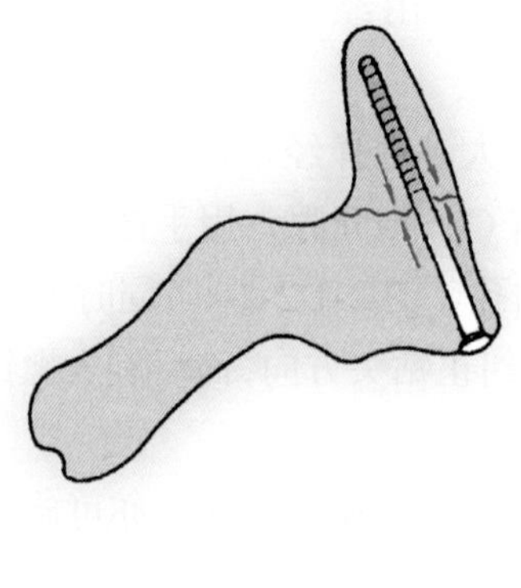

B

图 2-1-2-2-7 齿突骨折双螺钉内固定术示意图（A、B）
A. 正面观；B. 侧方观

对伴有粉碎性骨折及陈旧性骨折不愈合者，可行寰枢椎融合术，前路或后路均可；其中在齿状突中下段呈粉碎性骨折之病例，由于椎节不稳应先予以颅骨牵引，在病情稳定的情况下方可施术；此时若行前路螺钉固定术，不仅难以成功，且易发生意外。作者建议在此情况下传统的颈椎后路复位固定术较为安全有效。后路固定可选择 C_1、C_2 椎弓根螺钉固定技术，在 C_1 椎弓根细小的情况下，亦可选择 C_1 侧块螺钉固定术（图 2-1-2-2-8、9）。目前亦有学者探索采取侧前方入路施融合术。

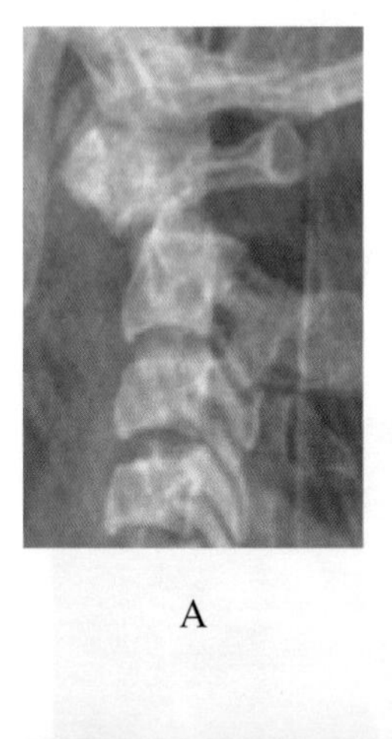

A

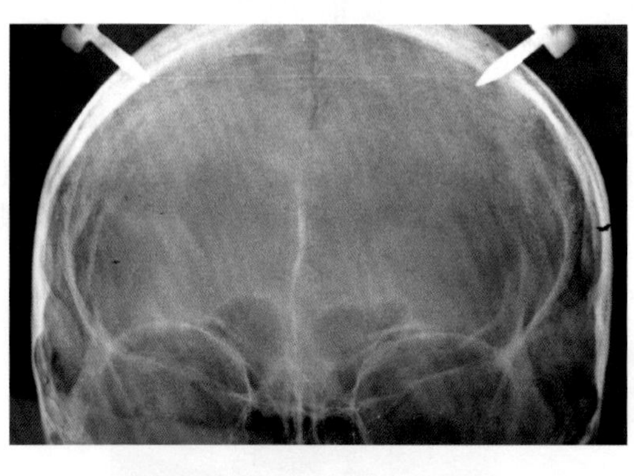

B

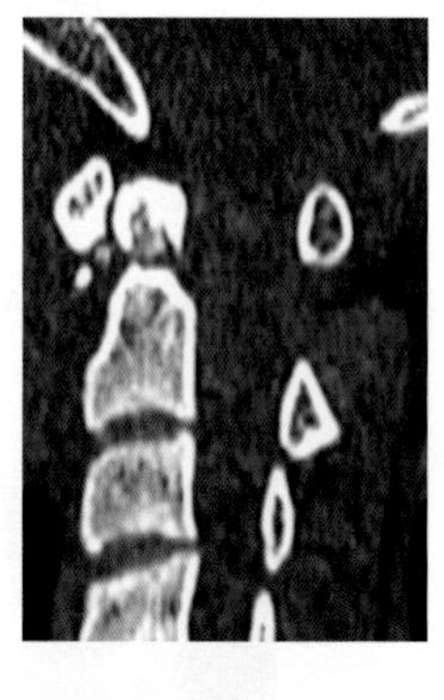

C

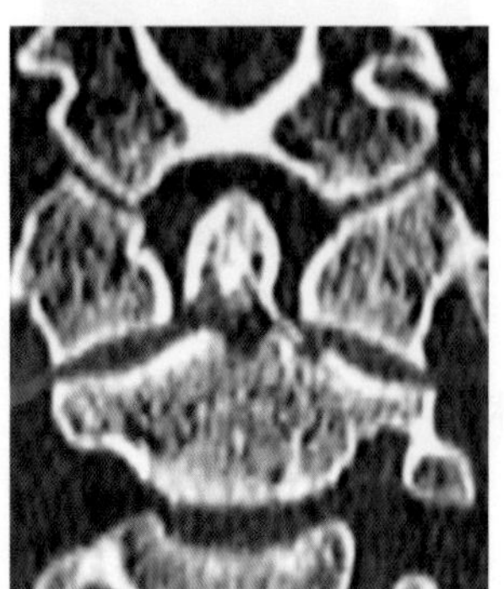

D

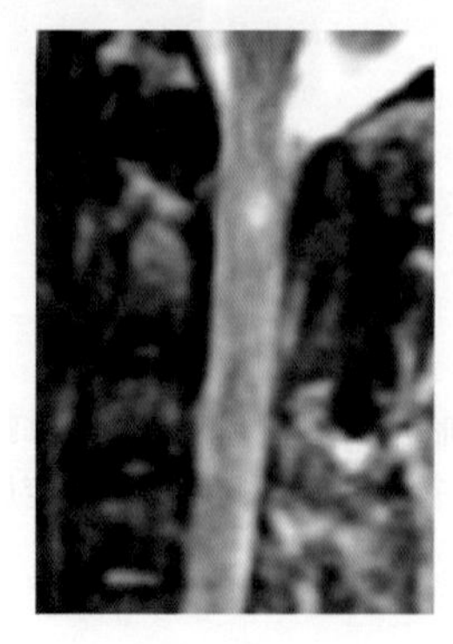

E

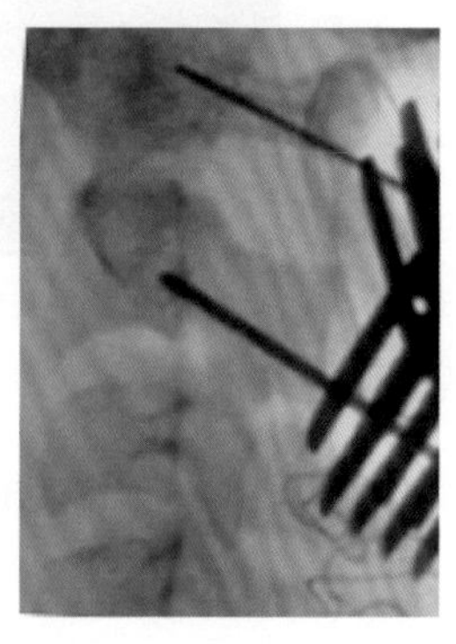

F

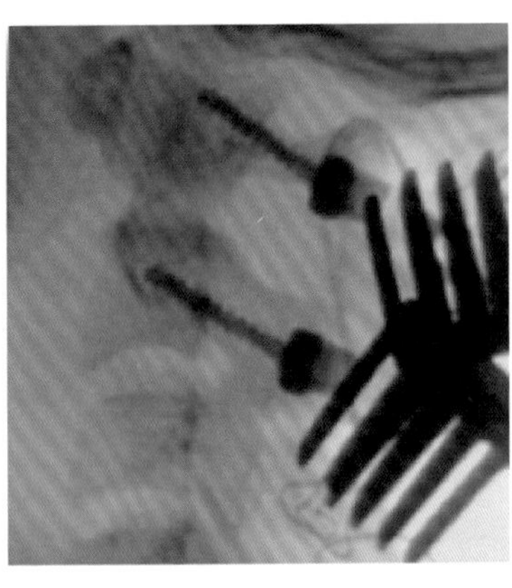

G

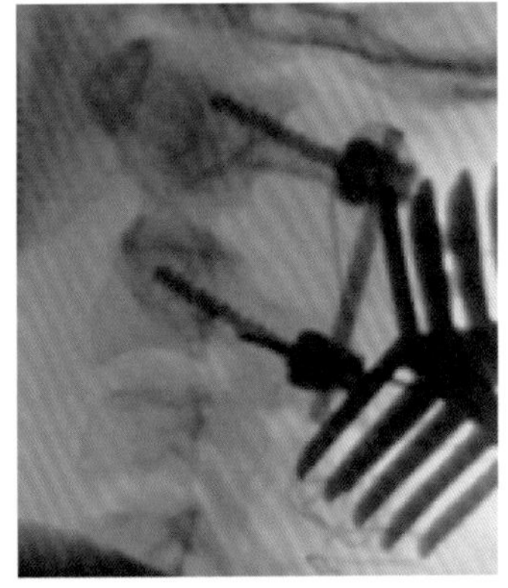

H

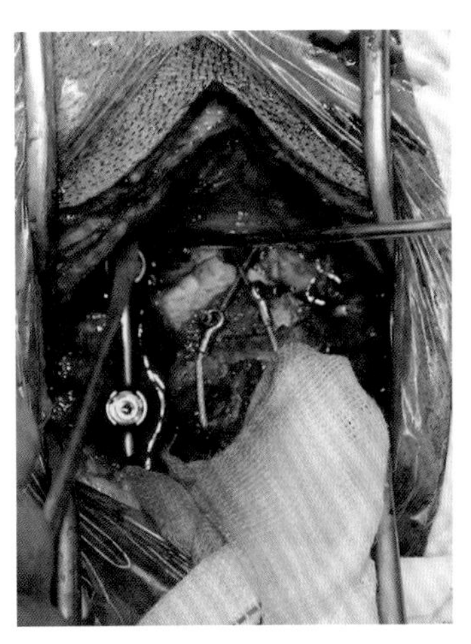

I

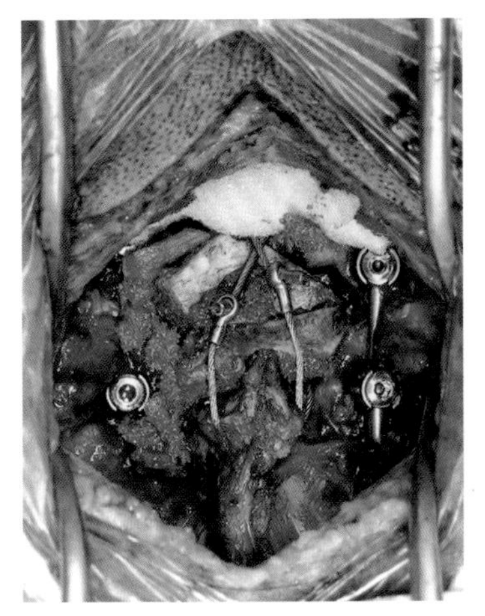

J

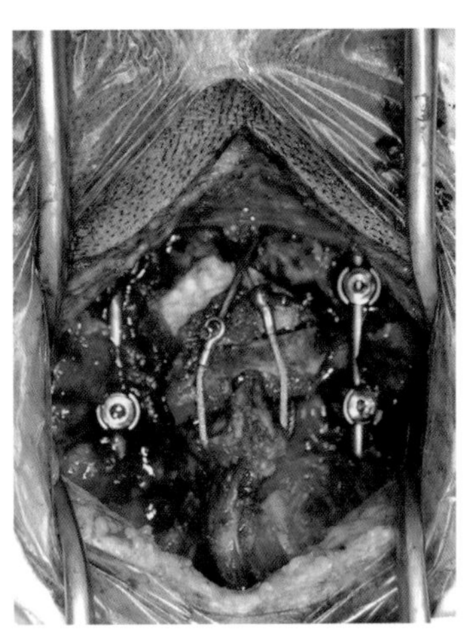

K

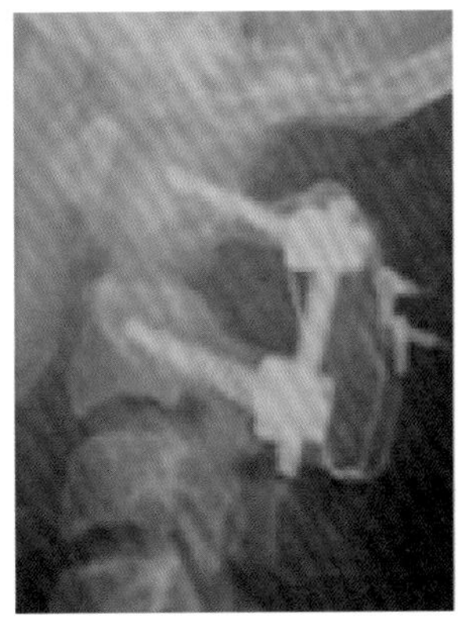

L

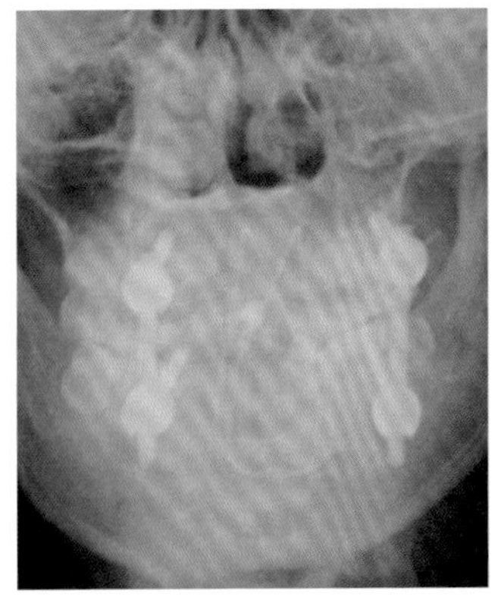

M

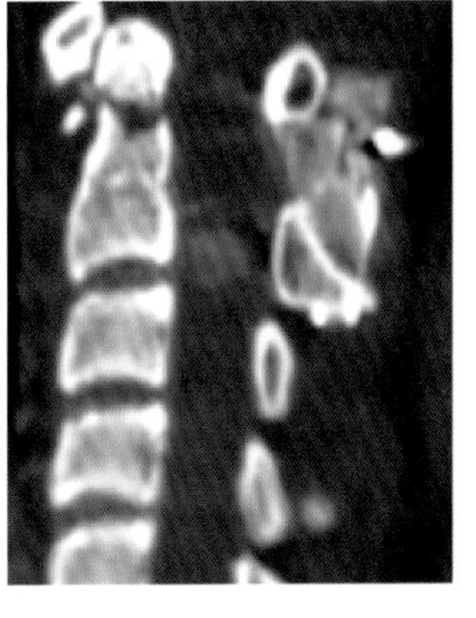

N

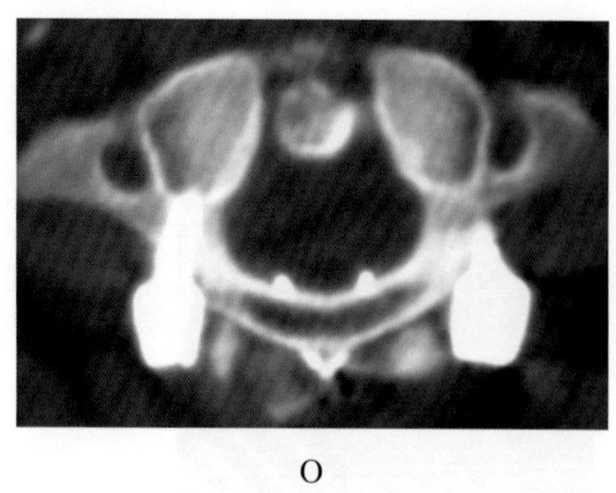

O

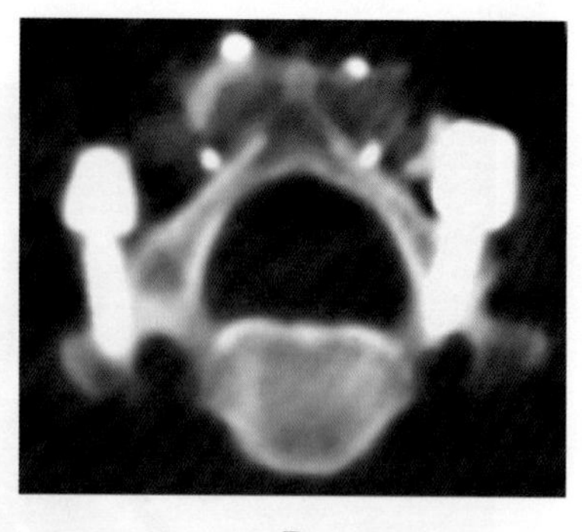

P

图 2-1-2-2-8　临床举例　男性，18 岁，因齿状突粉碎骨折行后路复位及椎弓根钉内固定术（A~P）

A. 术前侧位 X 线片；B. 先行颅骨牵引 3d；C、D. 术前 CT 扫描所见；E. MR 矢状位，显示脊髓受累；F、G. 术中定位及进钉；H. 进钉后透视；I. 装置连接杆；J、K. 用钛缆穿过寰椎及 C_2 棘突根部 + 植骨块，收紧钛缆结扎固定；L、M. 透视复位及固定概况，并可随时纠正；N~P. 术后 CT 扫描复查对位及固定情况，螺钉切不可过深进入横突孔而伤及椎动脉

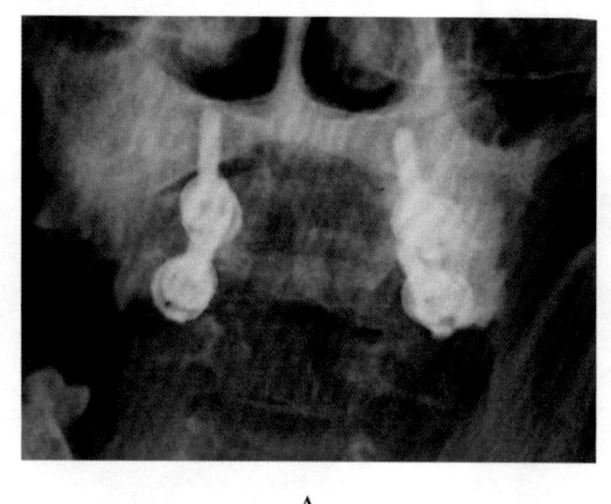

A

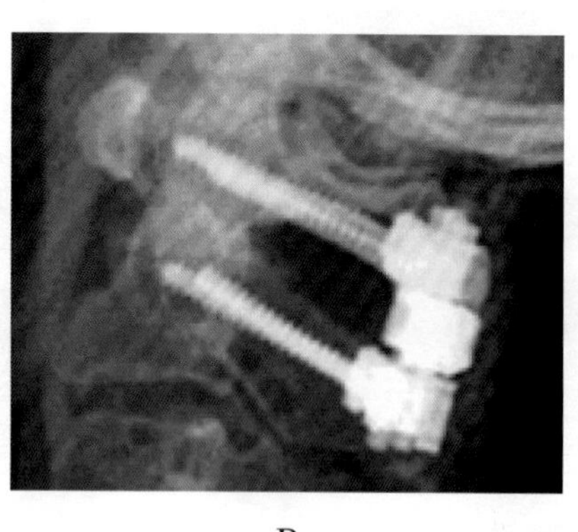

B

图 2-1-2-2-9　临床举例　另例齿状突骨折行颈后路 C_1 侧块螺钉、C_2 椎弓根钉内固定术后正侧位 X 线片（A、B）

A. 正位观；B. 侧位观

（倪　斌　刘洪奎　袁　文　陈德玉　赵　杰　赵定麟）

第三章　寰枢椎脱位及骨折脱位

第一节　单纯性寰枢椎脱位

一、单纯性寰枢椎脱位致伤机制

单纯性寰枢椎脱位属于旋转半脱位，是第 1 颈椎的侧块在第 2 颈椎侧块上方发生位移；因多无明显症状而易被忽视而漏诊。其致伤机制主要有：

（一）外伤型

寰枢关节除周围具有坚强的韧带外，于寰椎中部尚有同样坚强的寰椎横韧带连接于两侧块之间，并将前方的齿状突紧紧包绕，起约束寰椎向前滑动的作用。凡作用于头颈后部的外力均有可能致寰椎横韧带断裂而引起寰椎向前滑出的前脱位（且多伴有侧向及旋转），包括重手法推拿时用力过猛，其中以屈曲型损伤所引起的寰椎前脱位为多见。如移位程度超过椎管之有效间隙时，则可造成高位颈髓损伤（图 2-1-3-1-1、2），严重者多死于现场或搬运途中。因此横韧带断裂所引起寰椎脱位时的颈髓损伤，较之齿状突骨折者为重，死亡率高。

（二）病理性

尤多见于儿童，主因咽后部慢性炎症造成局部肌肉、韧带及关节囊的水肿、松弛及局部骨质脱钙而引起横韧带的松动、撕脱，并逐渐引起寰椎前脱位；神经症状一般较轻；但如附加外伤因素，则易招致意外。此外侵及颈段的类风湿性关节炎患者，亦有 20% 左右病例可能出现此种后果。

此外，伴发各种齿状突畸形者更易引起寰枢脱位，常见的畸形分类见图 2-1-3-1-3。

二、单纯性寰枢椎脱位临床表现

视移位程度及致伤机制不同临床症状悬殊甚大，其特点如下：

（一）死亡率高的重型

如暴力较强、迅猛，易因颈髓高位损伤而死于现场或运送途中。即使不全性脊髓损伤者，亦易死于各种并发症及不当搬动。

（二）颈部不稳感及被迫体位

自觉头颈部被一分为二似的不稳定感，以致不敢坐起或站立（自发性者则较轻）。平时喜用双手托扶头部，从而加重了活动受限的程度，包括张口困难等。

（三）颈痛、斜颈、肌肉痉挛及活动受限

外伤性者较剧烈，尤以伤后数天内头颈部呈歪斜状，并拒绝任何方位的活动，严重者张口亦感困难。病理性者较轻，颈部活动受限亦不明显。

三、单纯性寰枢椎脱位诊断

主要依据如下。

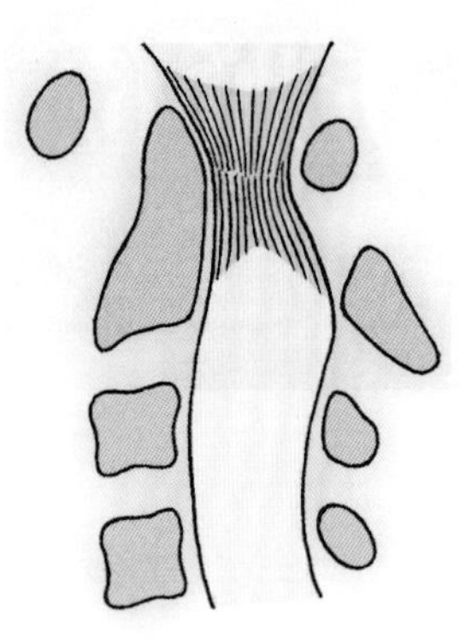

图 2-1-3-1-1　严重型寰椎前脱位易致颈髓受压示意图

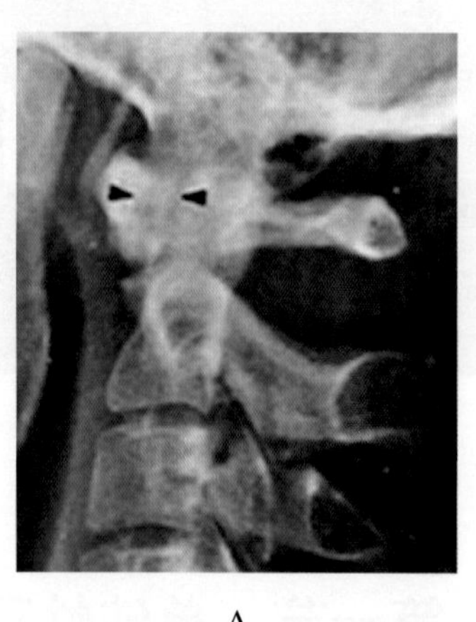

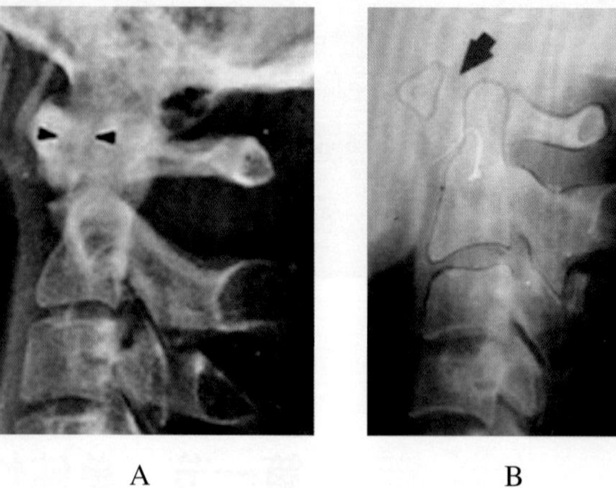

图 2-1-3-1-2　临床举例 寰椎前脱位 X 线侧位片观（A、B）
A. 中度；B. 重度

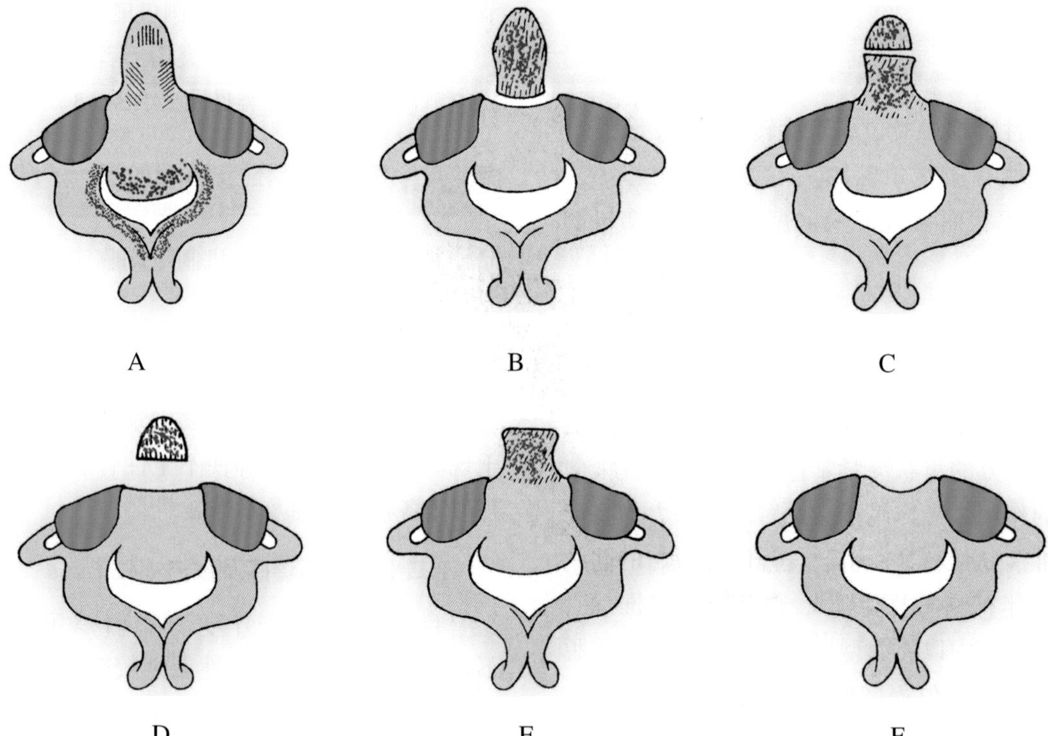

图 2-1-3-1-3　齿状突发育畸形分型示意图（A~F）
A. 正常；B. 齿状突基底分离；C. 齿突尖分离；D. 齿突体分离；E. 齿突尖缺如；F. 齿突缺如

（一）外伤史、病史及临床表现

除头颈部外伤外，儿童病例主要了解咽喉部有无慢性炎症等病史。临床表现以头颈部不稳为主，并常规检查有无神经症状。

（二）影像学检查

X 线平片除以 $C_{1、2}$ 为中心的正侧位片外，尚应摄开口位；观察颈椎椎体前阴影是否增宽和关节脱位的程度和方向，并加以测量，以便诊断及对比观察。寰齿关节间隙正常为 2~3mm（图 2-1-3-1-4），大于 4mm 者则为寰椎横韧带断裂，大于 7mm 者可能伴有翼状韧带、齿尖韧带及副韧带断裂（图 2-1-3-1-5）。酌情加拍左右各 15°的斜位开口位片，并加以对比观察（图 2-1-3-1-6）。此外，普通 CT 及 CTM 和 MR 检查将有助于对此种损伤及对脊髓受累情况的判定（图 2-1-3-1-7、8）。在寰枢脱位情况下，第三段椎动脉亦受波及，尤其是位移较多时，从寰椎上方走出之椎动脉（V-Ⅲ）可随寰椎位移的方向与程度而引发相同后果（图 2-1-3-1-9）；当寰椎复位，V-Ⅲ段椎动脉亦随之复原。

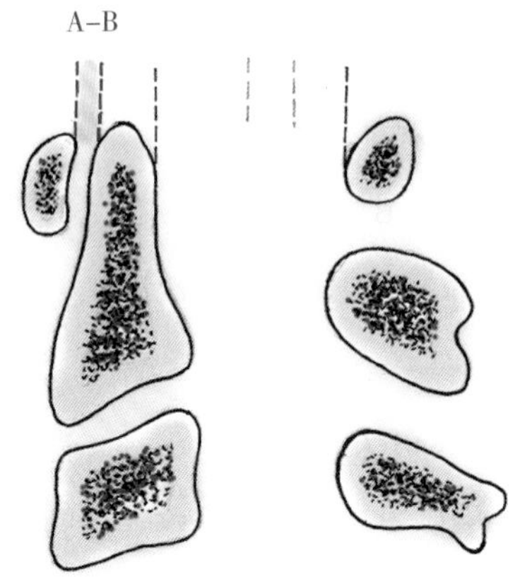

图 2-1-3-1-4 寰椎后缘与齿状突前缘（A-B）所构成的寰齿间隙正常为 2~3mm 示意图

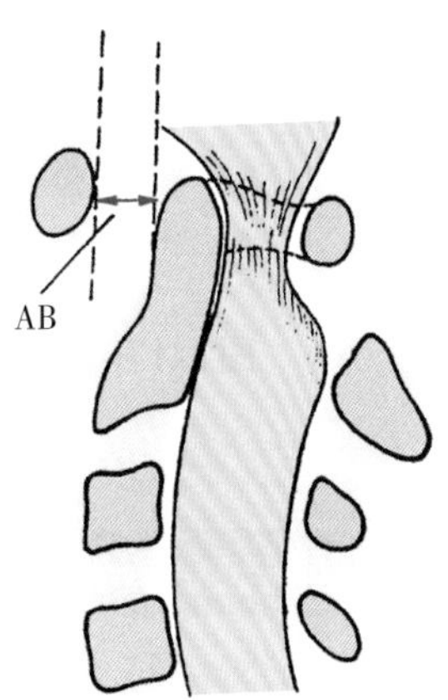

图 2-1-3-1-5 寰齿间距（AB）大于 4mm 提示寰枢椎脱位示意图

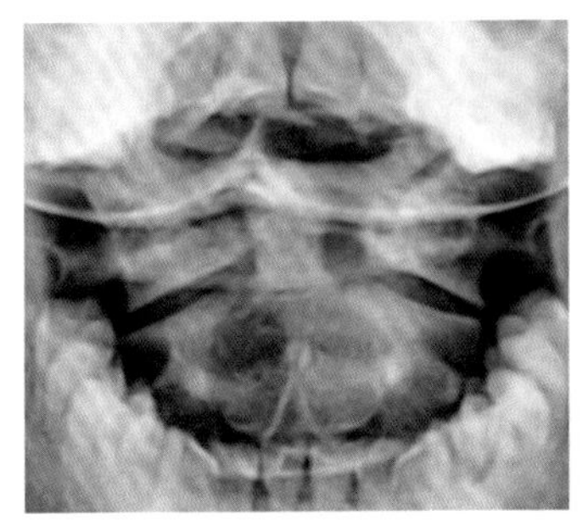

图 2-1-3-1-6 临床举例 开口位 X 线正位片，显示左右两侧方间距不对称状

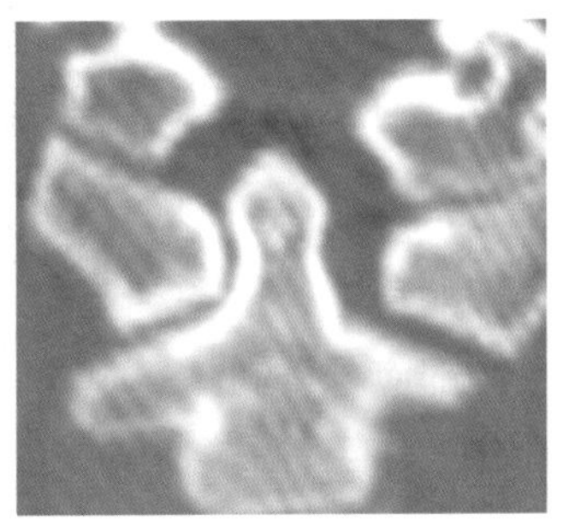

A

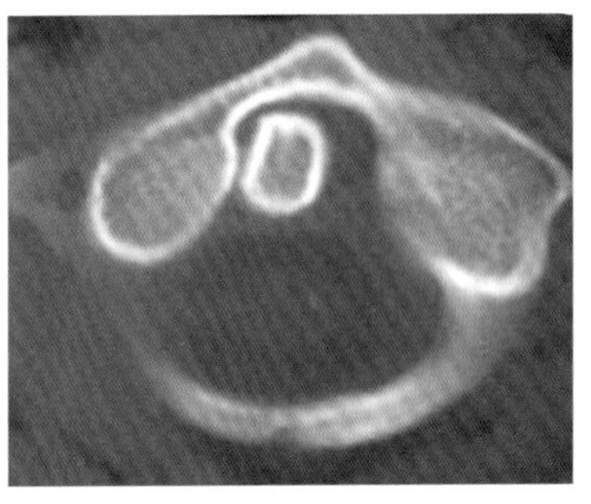

B

图 2-1-3-1-7 临床举例 CT 扫描显示齿状突两侧间距变异（A、B）

A. 矢状位；B. 水平位

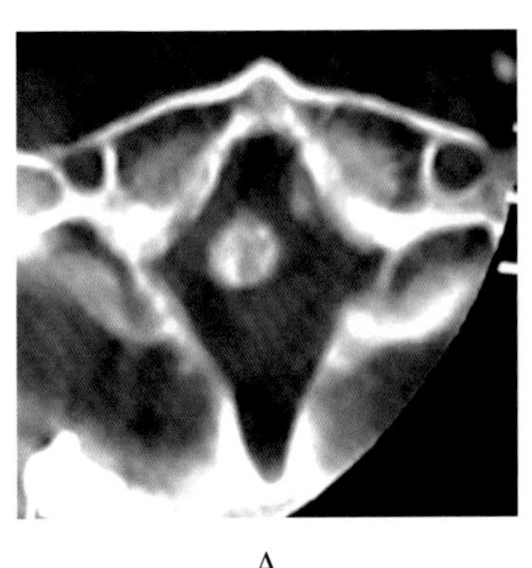

A

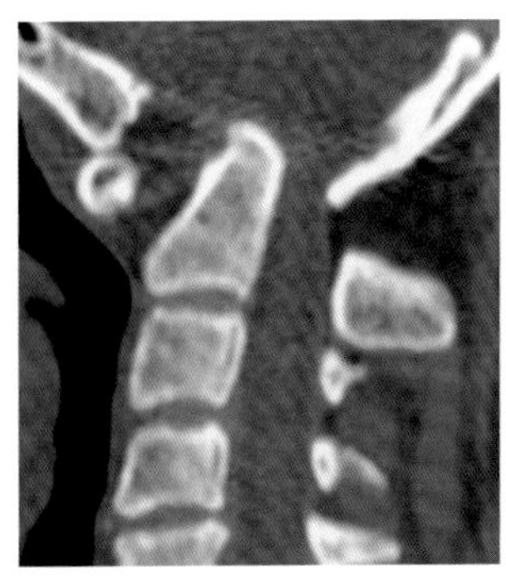

B

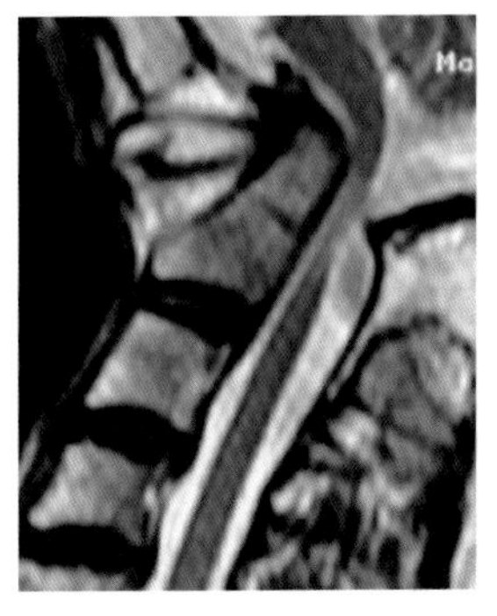

C

图 2-1-3-1-8 临床举例 寰枢椎脱位 CT 及 MR 所见（A~C）

A. CT 横断面显示寰椎间距不等及变形；B. CT 矢状位重建图；C. MR 矢状位显示移位程度及脊髓受压情况

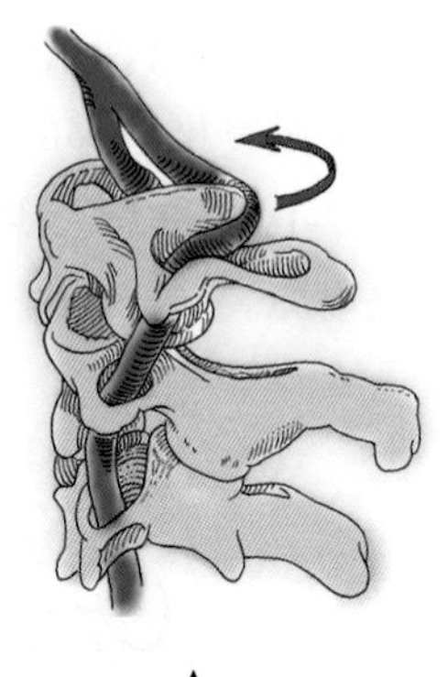

A

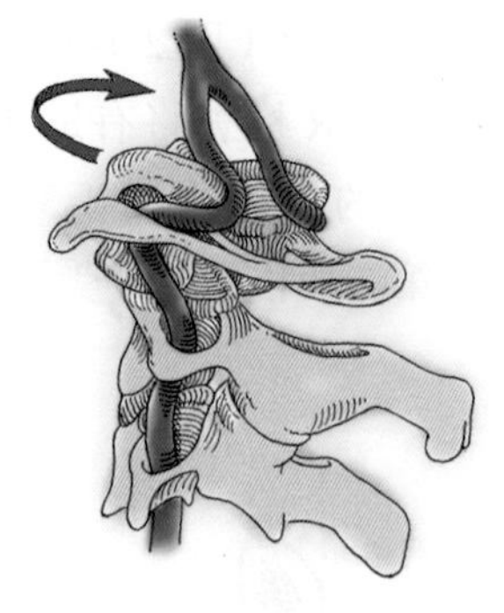

B

图 2-1-3-1-9 寰椎脱位后，V- Ⅲ段椎动脉亦随之位移示意图（A、B）

A. 右侧斜位；B. 左侧斜位

四、单纯寰枢脱位治疗

（一）基本原则

【按危重病例处理】

无论是否伴有脊髓损伤，均按危重病人处理，包括各项急救措施的准备，同时向院方及家属发出病危通知。

【严格制动】

因该椎节处于不稳状态，异常及过度的活动易引起颈髓受压，因此务必保持局部的稳定，尤其是卧床状态下，在不牵引情况下颈部应予以制动（图 2-1-3-1-10）。在牵引下可让病人作正常的定期翻身活动。

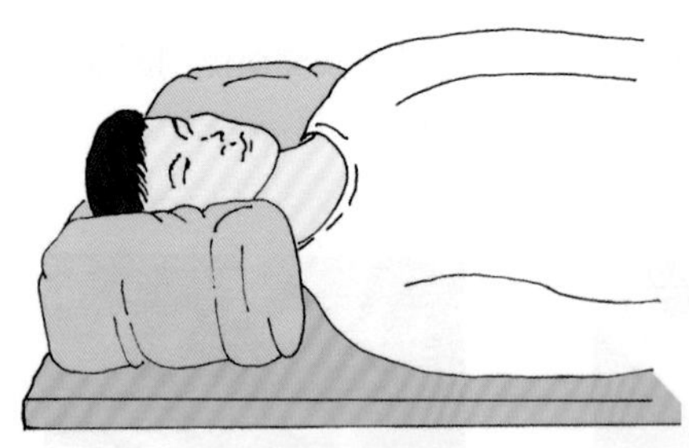

图 2-1-3-1-10 颈部损伤时制动与固定方法之一示意图

（二）非手术疗法

【牵引与颈部制动】

常用的方式为颅骨骨牵引及 Glisson 带牵引（图 2-1-3-1-11），后者主要用于轻型及小儿病例；此种牵引十分有效，唯需卧床时间较长。此外，病情稍重者亦可采用 Halo- 头环 - 骨盆固定装置牵引，或是选用头 - 颈 - 胸石膏（见图 3-2-3-3-7），石膏固定适用于后期病例。

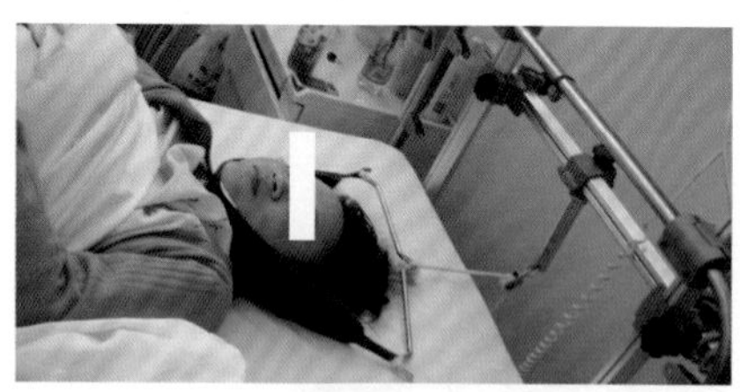

A

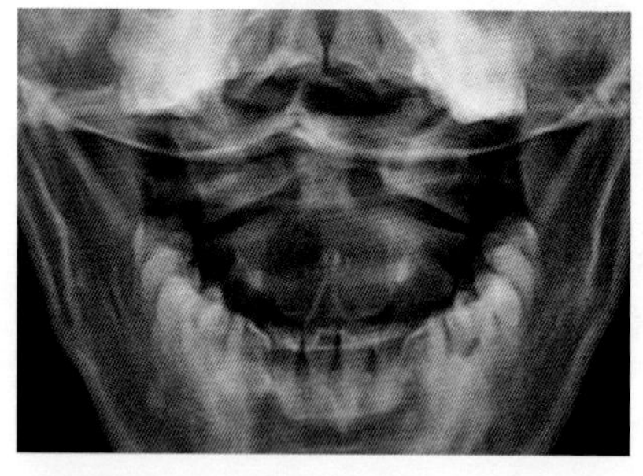

B

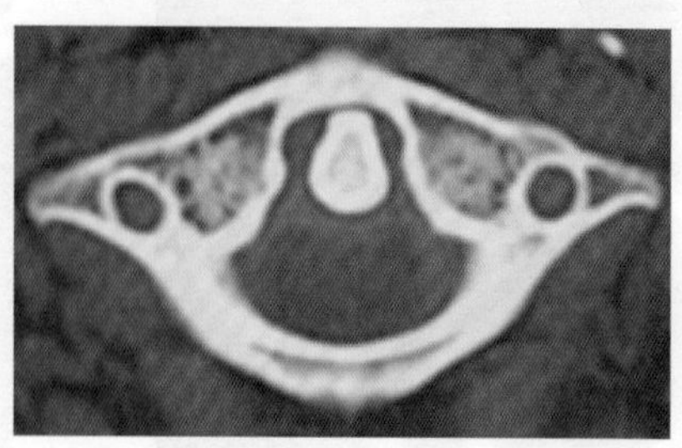

C

图 2-1-3-1-11 临床举例 卧床轻重量（1.5kg 左右）持续牵引 3~4 周（A~C）

A. 牵引状态；B. 牵引前 CT 冠状扫描所见；C. 牵引四周后 CT 水平位扫描复查

【脱水及气管切开】

1. 脊髓脱水疗法　凡有脊髓刺激或受压症状者，均应予以脱水疗法；

2. 保持呼吸道通畅　尤其是脊髓有受压或刺激症状者，应及早行气管切开术。

【预防并发症及功能锻炼】

包括褥疮、栓塞性静脉炎、坠积性肺炎及尿路感染等。在治疗全过程中鼓励患者做以四肢为主的功能锻炼。

（三）手术疗法

【概述】

急性期施术应持慎重态度，主要是由于颈髓受压征在早期多可通过牵引等而获得矫正；在此处手术十分危险，不仅术中易引起意外，在搬运过程中稍有疏忽即可出现严重后果。

【术式】

临床上可供选择的术式主要有以下几种。

1. 单纯性寰椎复位加内固定术　即从后路暴露术野，将寰椎向后方牵出，并用中粗钛丝将其固定至 C_2 及 C_3 棘突根部（图 2-1-3-1-12），并酌情于 $C_{1\sim2}$ 之间放置植骨块（图 2-1-3-1-13）。但此种方法易因钛丝固定力度欠佳易引起骨折而失败。

2. Brooks 手术　多用于勿需进行复位的单纯性寰枢不稳者，将钛丝穿过植骨片、并使之与枢椎靠拢（植骨块下方中央有一缺口，可骑至枢椎棘突上）、收紧钛缆即达固定融合目的，尤适合于年幼之患者（图 2-1-3-1-14、15）。其具体操作如下：

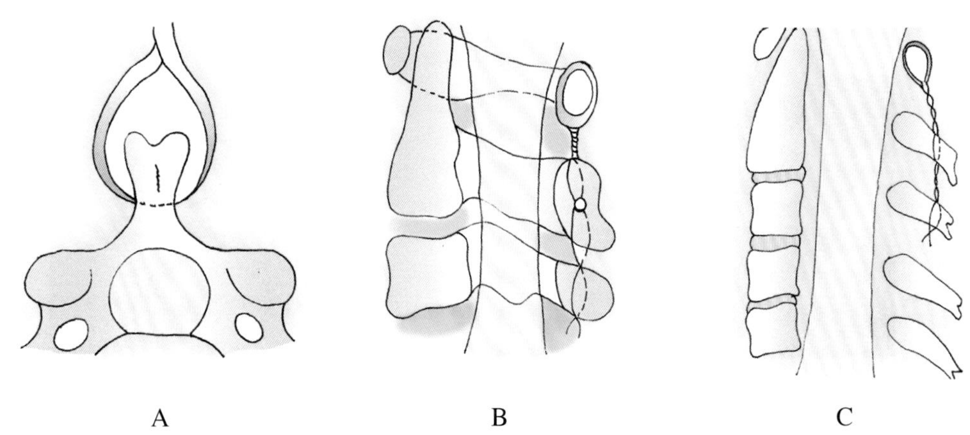

图 2-1-3-1-12　单纯性寰椎复位钛缆（或钢丝）固定示意图 (A~C)

A. 棘突穿孔；B. 用钛缆或钢丝将寰椎固定至下方棘突（穿孔）处、扎紧；C. 如棘突分叉较大，亦可直接用钛缆结扎

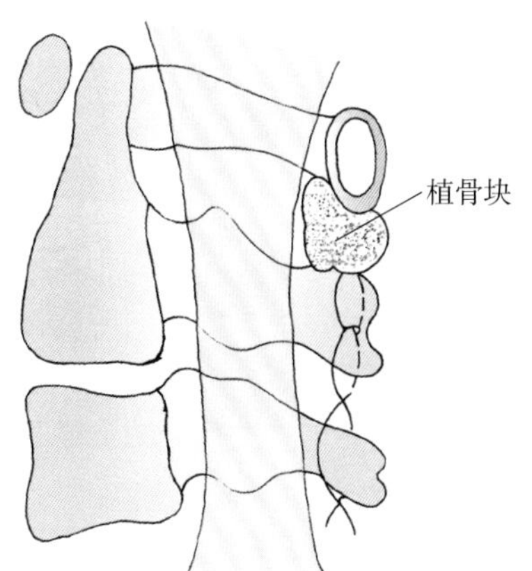

图 2-1-3-1-13　钛缆（钢丝）固定后可在 C_1 和 C_2 之间放置植骨块示意图

（1）准备术野及骨块　即将寰椎后弓及枢椎椎板分别加以暴露，并除去软组织。再从髂骨（或义骨）切取两块 1.25 × 3.5cm 左右之长方形骨块备用。

（2）穿过钢丝或钛缆　一般用双股 18 号钢丝穿过寰椎后弓和枢椎椎板，亦可选用带固定扣之钛丝（缆），不仅柔软，安全，且其固定强度高，抗疲劳性强。

（3）结扎骨块　将备用之骨块修剪后，置于寰枢椎之间（两侧），并将其打结扎紧。在此过程中应防止颈椎过度仰伸及 $C_{1\sim2}$ 之间的位移，除非需要借此复位者。

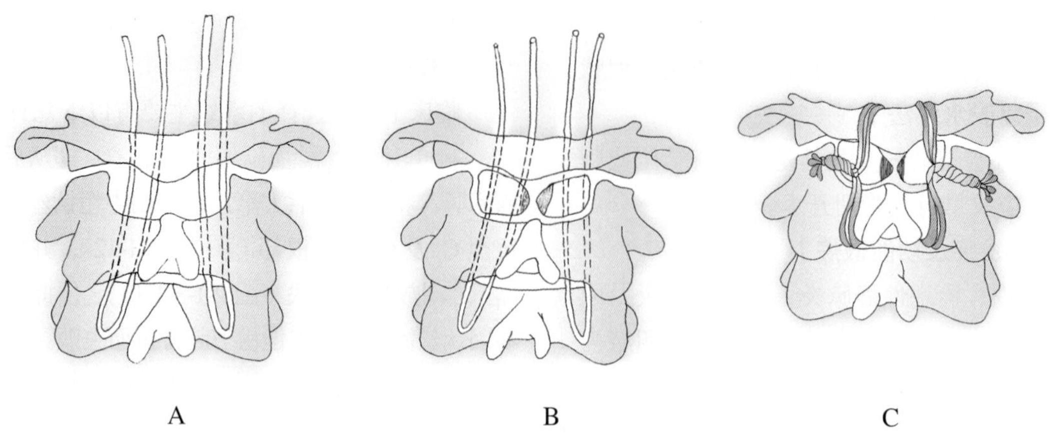

图 2-1-3-1-14　Brooks 手术示意图 (A~C)

A. 椎板下穿钛缆；B. 在 C_1 和 C_2 间隙处放置植骨块；C. 收紧钛缆，固定植骨块

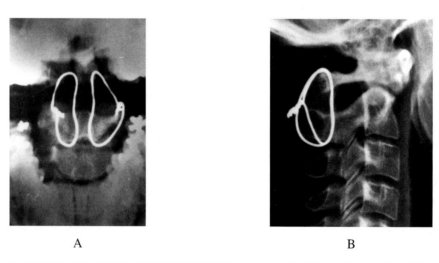

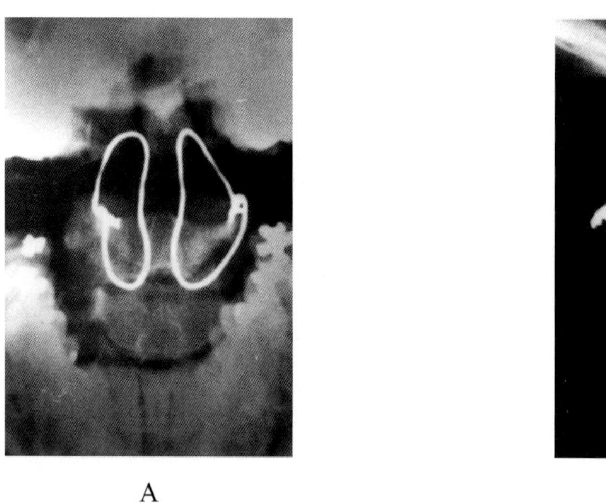

图 2-1-3-1-15　临床举例　单纯性寰椎横韧带断裂行后路钢丝或钛缆内固定术后 X 线正侧位观（A、B）

A. 正位；B. 侧位

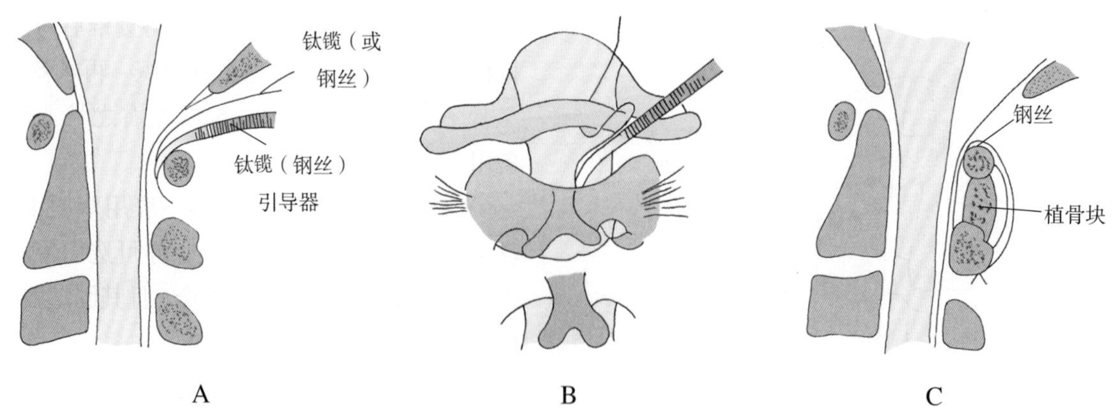

图 2-1-3-1-16　Gallie 手术示意图（A~C）

A. 引导钛缆（或钢丝）穿过寰椎后弓；B. 将钛缆穿过枢椎后；C. 在寰椎和枢椎之间放置骨块后收紧钛缆

3. Gallie 手术　多用于寰枢脱位明显者，如图 2-1-3-1-16 所示，先切取植骨块将其修成相应大小及所需之形状，之后将钢丝穿过寰椎后弓，再穿过枢椎两侧后弓下方，收紧钢丝，使骨块嵌于 $C_{1、2}$ 棘突之间即达复位及融合目的。本法之骨融合成功率较前者为低，但对转颈活动影响较少。

4. 改良的 Gallie 术式　Mah 及其同事提出改良技术的特点是在 C_2 棘突基底部穿过一枚较粗、且带螺纹之金属杆（图 2-1-3-1-17）。在棘突两侧各留 1cm 长度，使固定钢丝（或钛丝）向下绕过金属杆的两端后，在中线处拧紧。

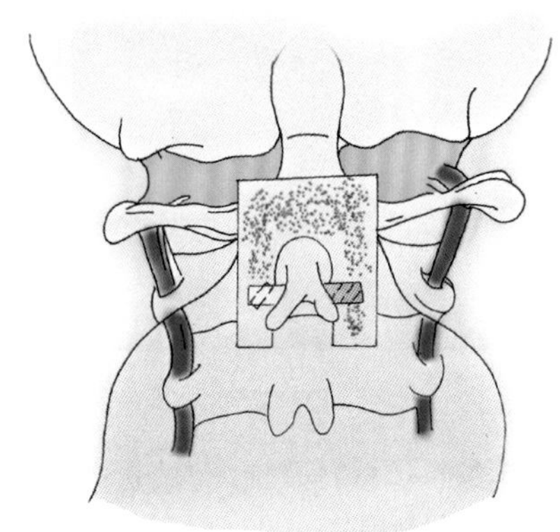

图 2-1-3-1-17　改良的 Gallie 技术示意图

将带螺纹的金属棒穿入枢椎的棘突基底部，植骨块尾端被修成缺口结构，钛缆或钢丝袢穿过寰椎后弓并绕过下方打结

临床上亦可采取单钛缆（或钢丝）+ 植骨之术式，即先将第二颈椎棘突上方后缘骨质切除，再从寰椎下缘穿过钛缆，将修成缺口状之髂骨块嵌至 $C_{1\sim2}$ 之间，收紧、结扎（图 2-1-3-1-18）。

5. 椎板夹复位固定法　为钛金属制成，使用时先将椎板夹的一侧钩住第一颈椎后弓上方，再将另一侧钩住第二颈椎下缘椎板，通过旋紧螺丝（或收紧钢索）达到复位及固定目的；目前对椎板夹有多种设计，可根据病情选择相应之型号及规格（图 2-1-3-1-19、20）。

6. 后路经寰 - 枢椎椎弓根螺钉技术　为近年来新开展之术式，寰椎置钉时螺钉既可经由寰椎后弓和后弓峡部（相当于椎弓根部）至寰椎侧块内，亦可经寰椎后弓下缘与寰椎侧块后缘的移行处直接沿寰椎侧块纵轴置入，螺钉长度一般为 24mm 左右，螺钉应内斜 0~5°，上斜 5°，避免损伤椎动脉第三段及伴行静脉。枢椎置钉选择椎弓根方向植入，长度为 28mm 左右。应强调的是寰枢椎钉棒系统术中复位作用有限，术前必需进行有效之颅骨牵引，达到良好复位（见后节内容）。亦可按 Magerl 法，螺钉从 C_2 小关节，经 $C_{1、2}$ 小关节及椎间隙斜向寰椎，后方再行植骨 + 钛缆固定（图 2-1-3-1-21）。对稳定性欠佳者，亦可辅加侧块螺钉及棘突钛板螺钉（图 2-1-3-1-22）。

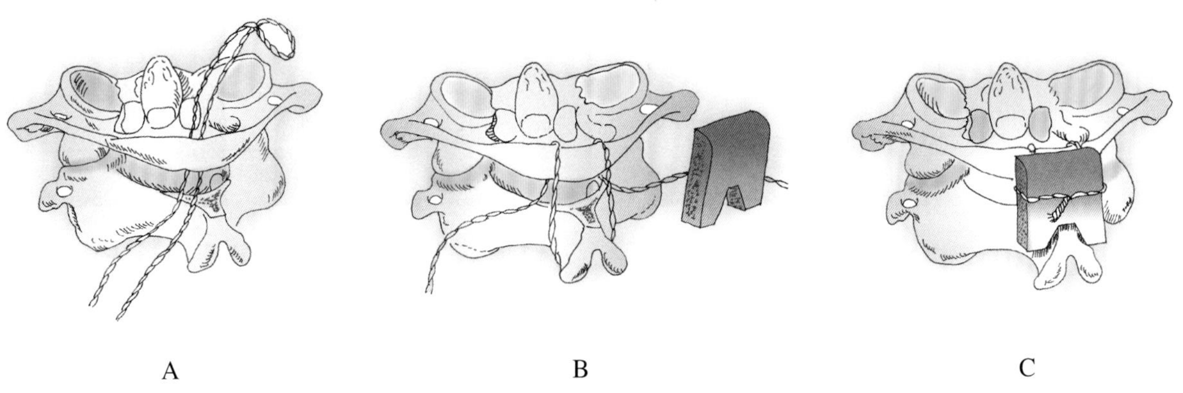

图 2-1-3-1-18　$C_{1\sim2}$ 后路钛缆 + 髂骨块融合固定术示意图（A~C）

A. 咬除 C_2 后上缘骨质，从 C_1 下方穿过钛缆；B. 将钛缆挂至 C_2 棘突下方；C. 将髂骨块放在 $C_{1\sim2}$ 之间扎紧

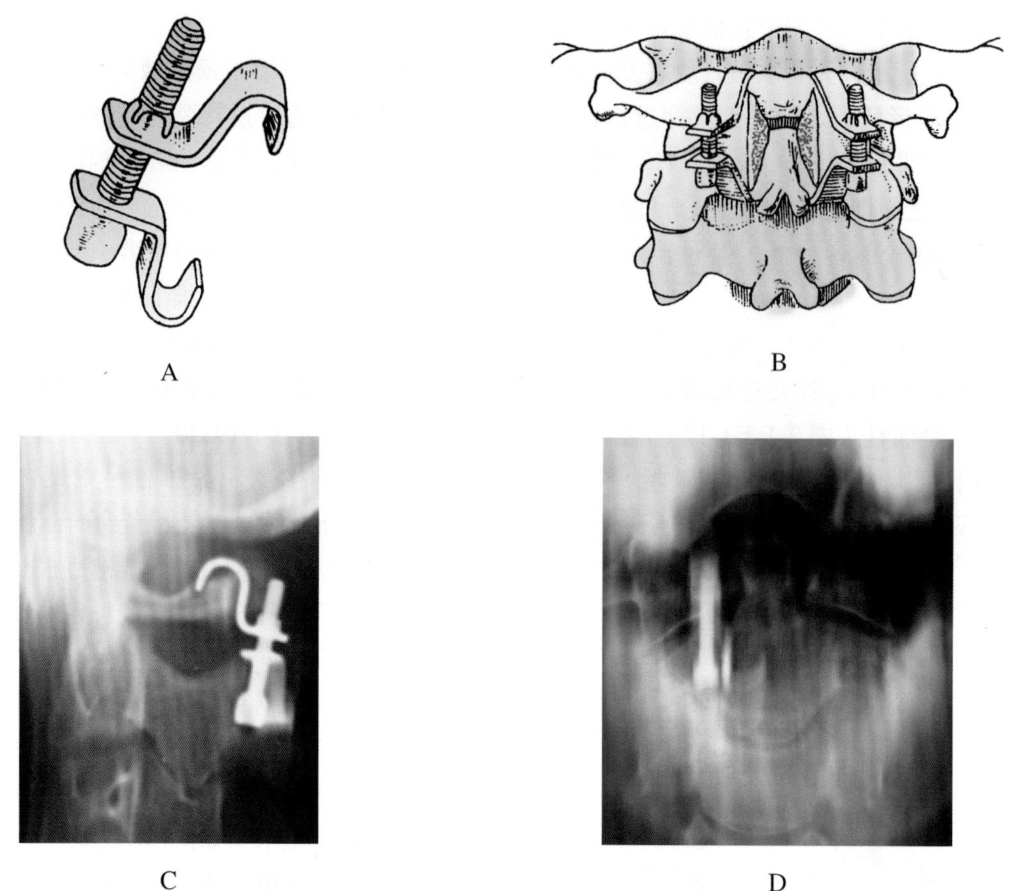

A B C D

图 2-1-3-1-19 临床举例 早期设计的椎板夹（A~D）
A、B. 示意图；C、D. 临床应用，单侧固定后正侧位断层片

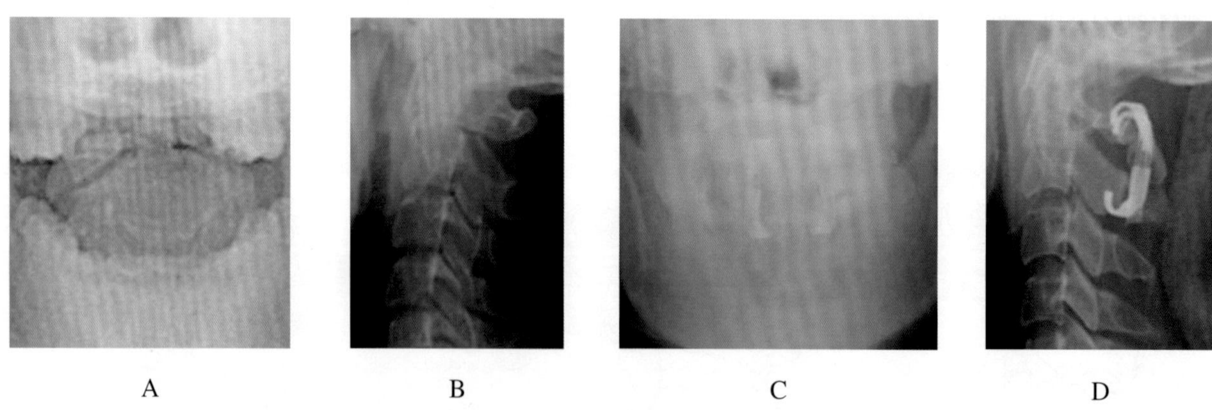

A B C D

图 2-1-3-1-20 临床举例 寰枢椎脱位椎板夹双侧固定（A~D）
A. 术前正位 X 线片；B. 术前侧位 X 线片；C. 术后正位 X 线片；D. 术后侧位 X 线片

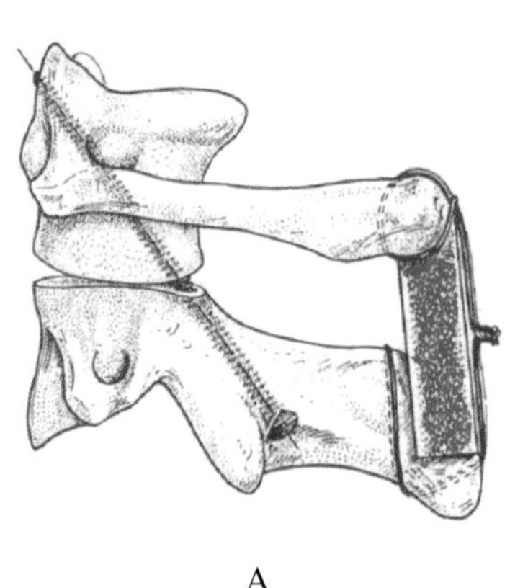

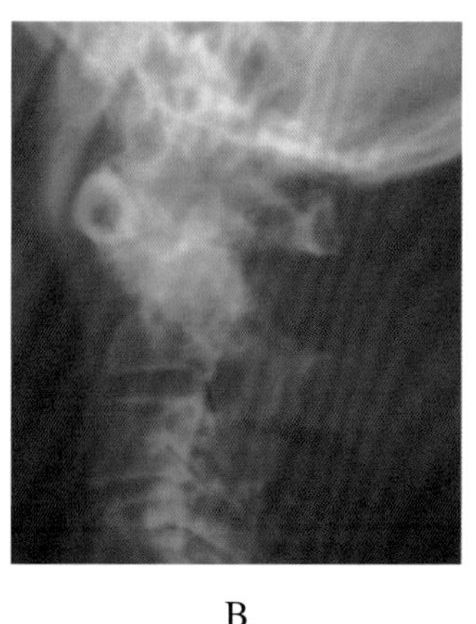

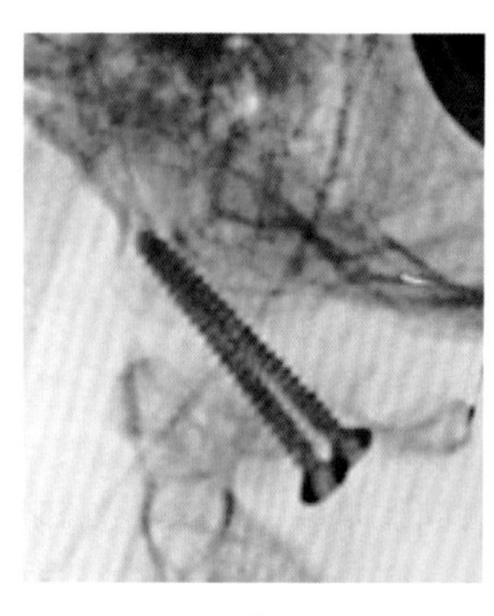

A B C

图 2-1-3-1-21 临床举例 $C_{1\sim2}$ 经关节间隙螺钉内固定术 (Magerl 法)

A. 示意图；B. 临床病例术前 X 线侧位片，显示 $C_{1\sim2}$ 脱位；C. 术后侧位片，复位及固定满意

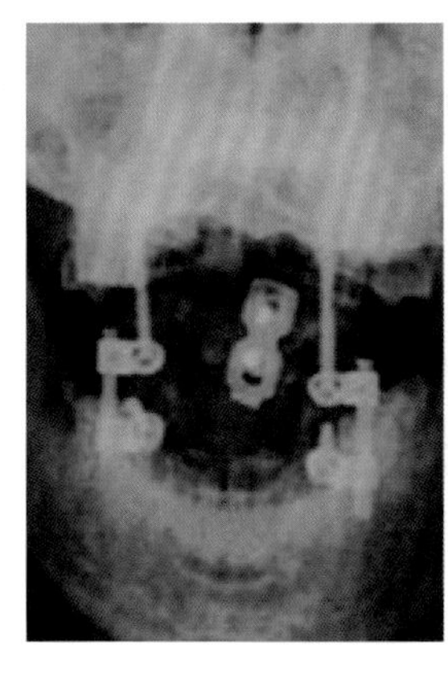

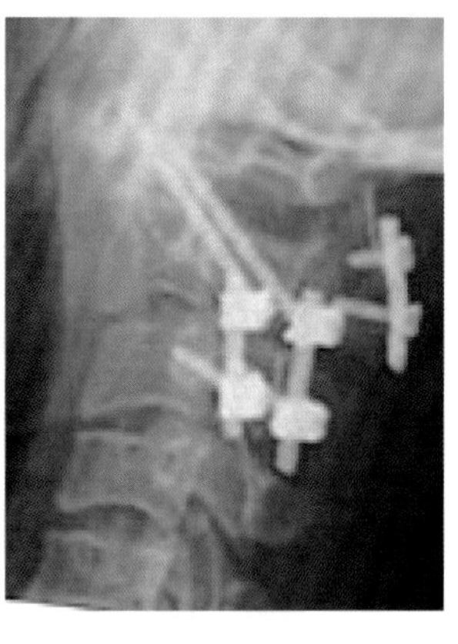

A B

图 2-1-3-1-22 临床举例 C_1、C_2 椎体间螺钉 + 棘突植骨及钛板螺钉 + C_3 侧块钛板螺钉固定（A、B）

A. 术后 X 线正位片；B. 侧位 X 线片

7. 前路融合术 从前路显露，侧方入路达 $C_{1\sim2}$ 椎间关节侧方，以开槽植骨或旋转植骨等方式将其融合之（图 2-1-3-1-23）。此种入路手术难度较大，初学者不宜选用。

8. 其他术式 包括前述用于枕颈不稳诸术式亦可酌情用于此类损伤病例。此外，2004 年 Wright 等提出了枢椎椎板螺钉技术（图 2-1-3-1-24），它是通过两螺钉交叉拧入枢椎椎板，然后与寰椎侧块螺钉连接固定。因为枢椎椎板螺钉远离椎动脉，所以不用 X 线监视器和外科导航也能安全置钉。

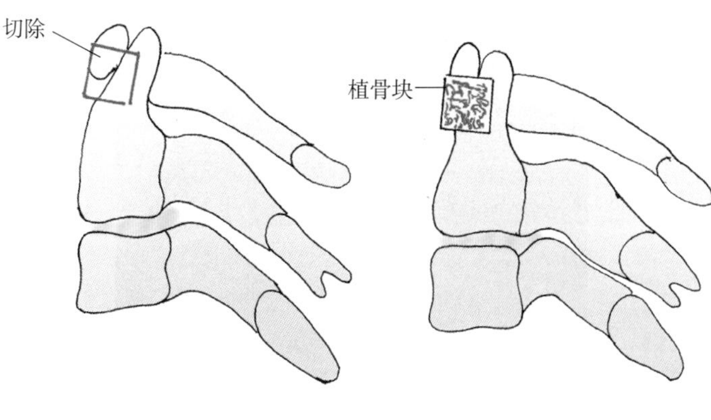

A B

图 2-1-3-1-23 寰枢椎前路植骨融合术示意图侧方观（A、B）

A. 切骨范围；B. 植骨融合

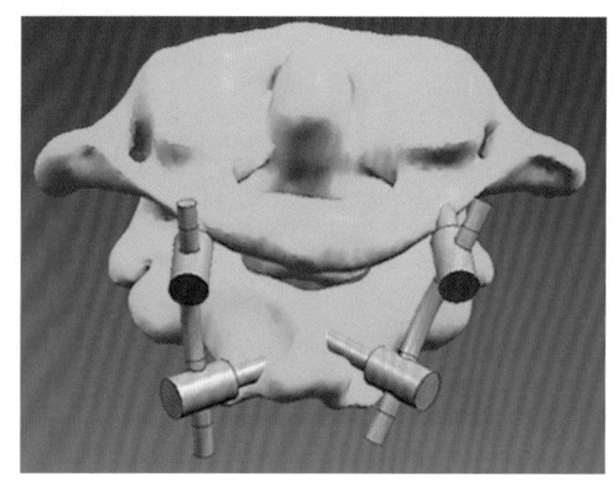

图 2-1-3-1-24 枢椎椎板螺钉设计模型图

【临床举例】

女，47 岁，二年前无明显诱因出现颈后部疼痛，双侧手指洗衣后麻木感，休息后缓解，因不影响生活未引起重视。二个月前患者双侧手指麻木感加重，握力减退，走路无踩棉感。于外院检查发现寰椎前脱位，脊髓受压。

查体：脊柱发育正常，无畸形，颈椎棘突和棘间隙叩击痛，压头试验阴性，臂丛牵拉试验阳性，颈腰椎活动度正常。双手指均麻木感，握力减退，双上肢各关节活动度正常，末梢血运良好，右侧霍夫曼氏征阳性，肱二头肌和肱三头肌反射亢进。双下肢各关节活动度正常，末梢血运良好，左足底、小腿外侧及大腿感觉减退，左侧足趾背屈伸肌力下降，双侧膝和跟腱反射正常，双侧巴宾斯基征均未引出。

诊断为：寰椎前脱位伴脊髓变性。

全麻下行：颈后路寰椎后弓减压 + 枕颈取髂骨植骨融合内固定术，术中寰椎后弓减压 + “H”形植骨。

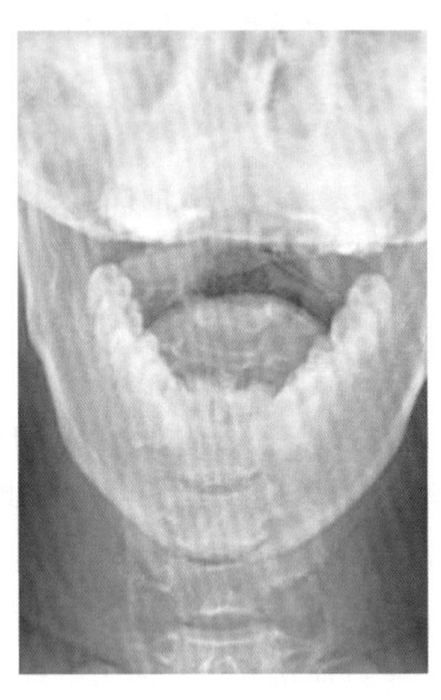

A

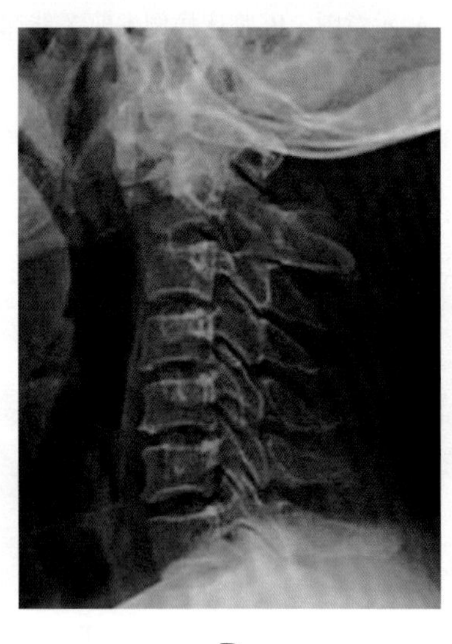

B

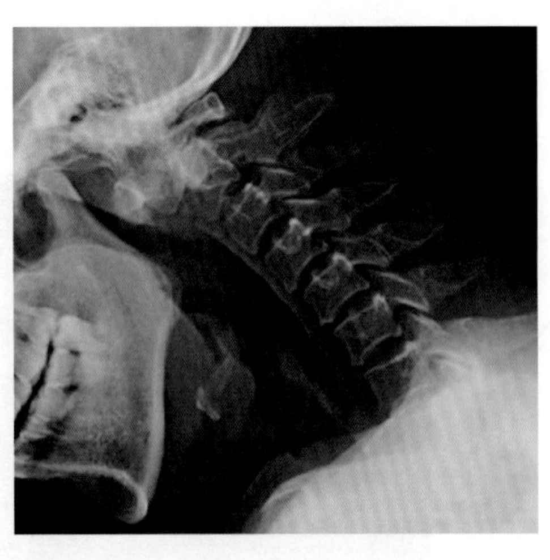

C

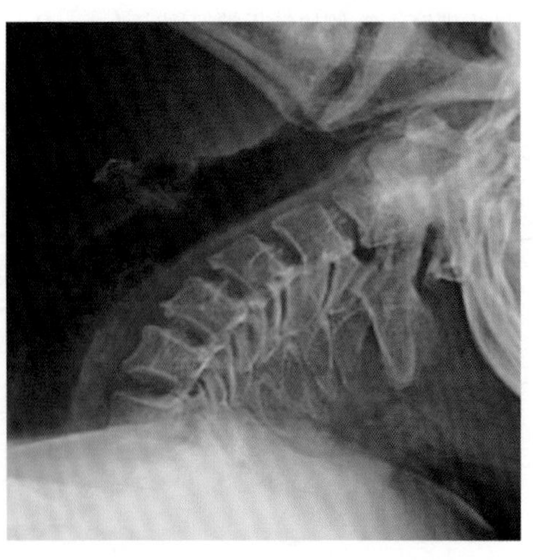

D

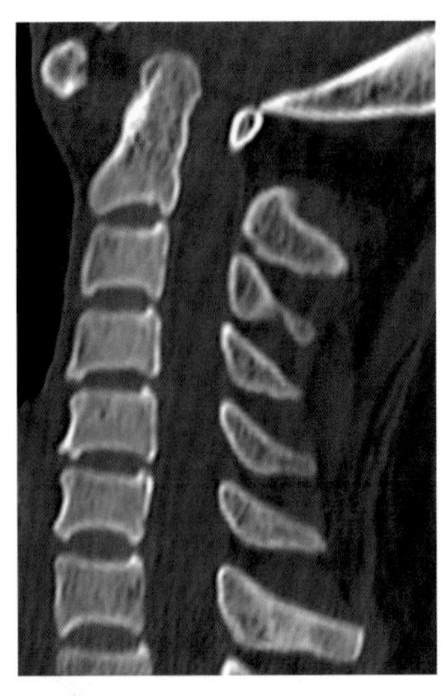

E

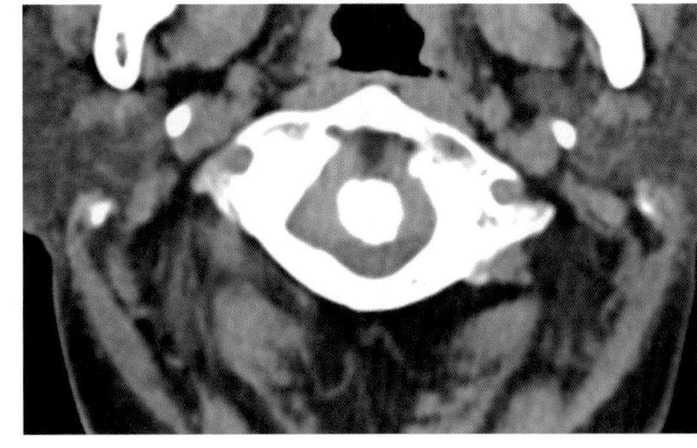

F

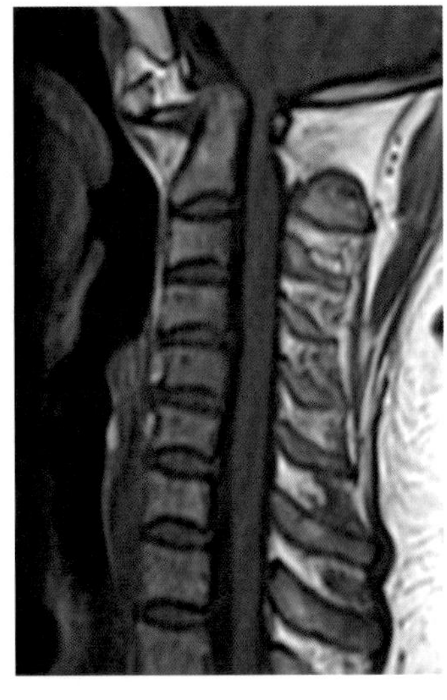

G

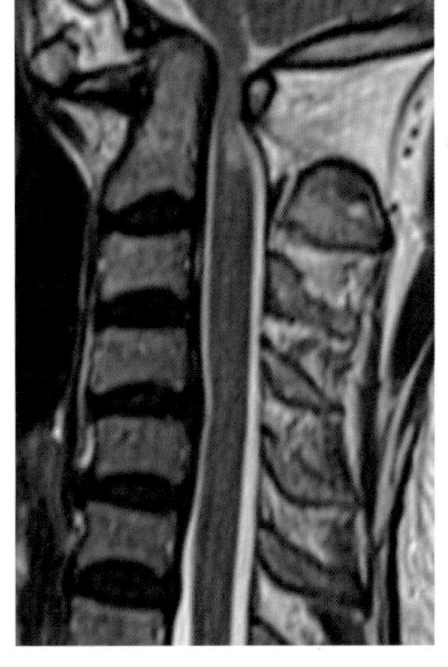

H

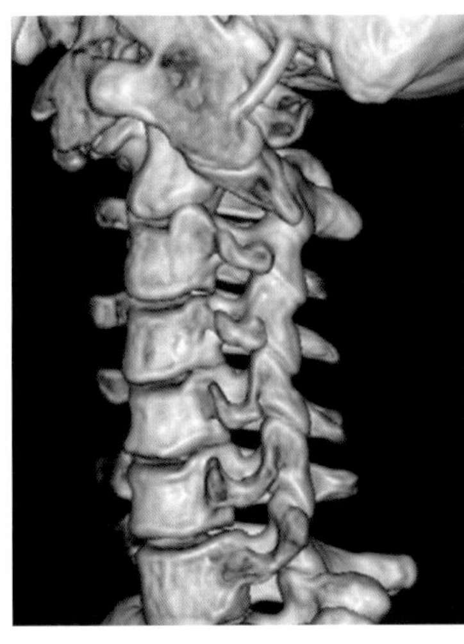

I

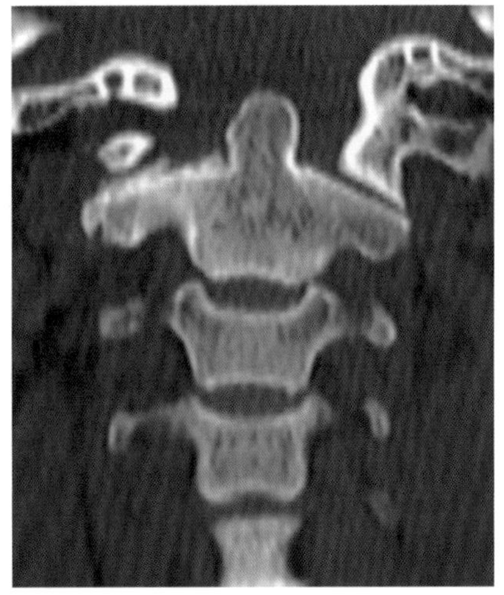

J

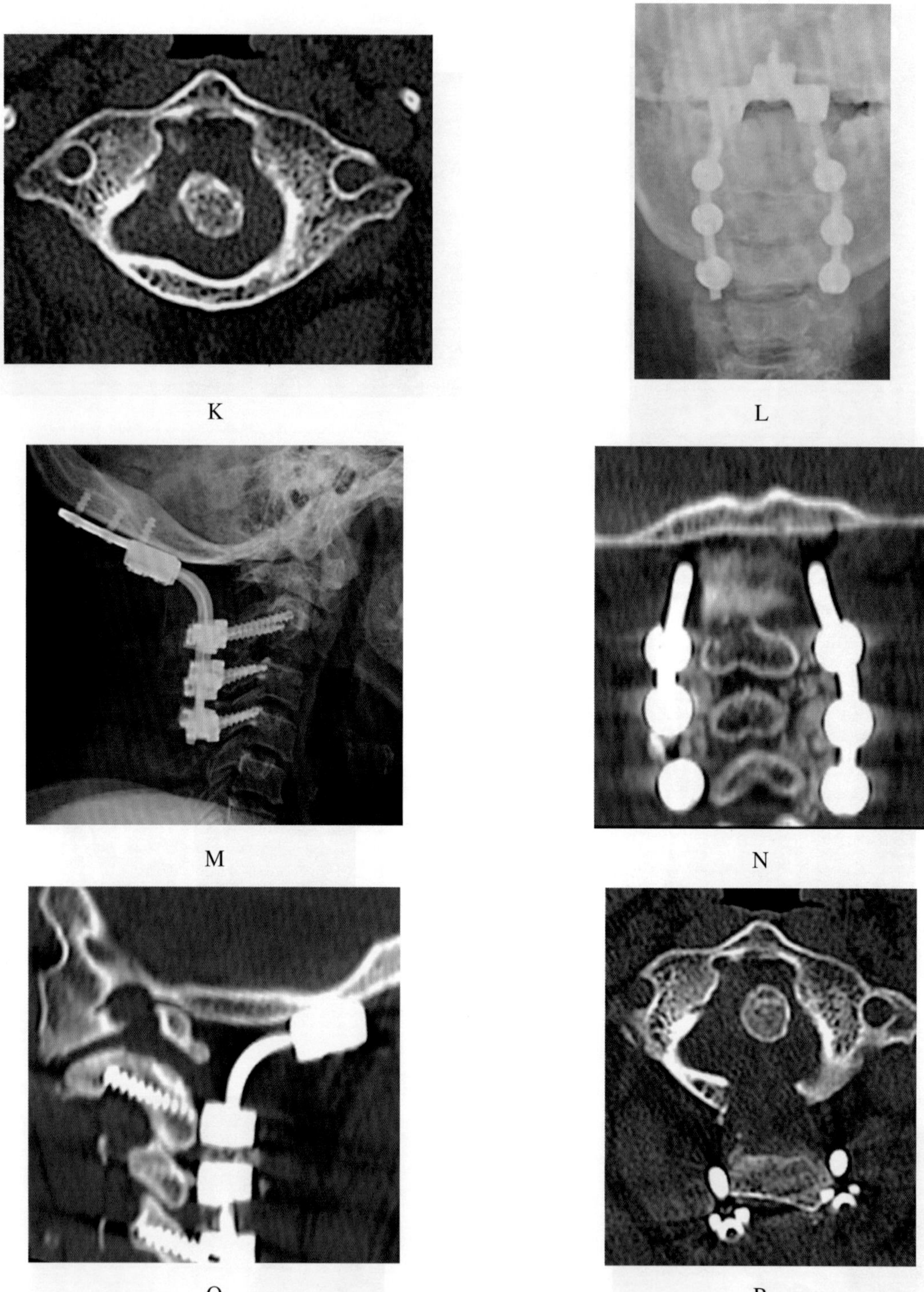

K L M N O P

图 2-1-3-1-25　临床举例（A~P）

A、B. 术前正、侧位 X 线片；C、D. 术前颈椎过伸过屈片；E、F. CT 矢状位及水平位扫描；G、H. 术前 MR、T_1、T_2 加权矢状位观；I~K. 术前 CT 三维重建图；L、M. 术后正侧位片；N、O. 术后 CT 正位及侧位观；P. CT 水平面显示寰椎后弓已切除或减压

第二节 伴齿状突骨折的寰枢椎前脱位

一、伴齿状突骨折致伤机制

齿状突上方附有至枕骨大粗隆前缘的齿突尖韧带，两侧有附向枕骨髁内侧缘的翼状韧带；其与寰椎横韧带协调、维持枕颈及寰枢关节间的稳定与活动。但如果头颈向前极度曲屈、或向后极度仰伸、或向左右剧烈旋转时，由于此组韧带处于高度紧张状态而可引起齿状突骨折；并随着暴力的惯性作用，以致继发寰枢关节脱位。其中以头颈向前屈曲所致的前脱位为多见；后脱位则相对为少，但随着高速公路的发展、车速的提高和行驶车辆的日益剧增，这种损伤将越来越多。

齿状突骨折后，由于其与寰椎同时向前移位（图 2-1-3-2-1），使齿状突上端后缘至寰椎后弓前缘的距离仍保持原状，但下端则减少，因此与后脱位相比，其对颈髓致压的机会相对为少，加之寰椎内径较宽大，使脊髓有退让余地（图 2-1-3-2-2）。

合并脱位的齿状突骨折大多见于齿状突基底部，少有在上方发生骨折者。如齿状突发育不全，包括齿状突缺损、愈合不良及假关节形成等，则更易发生损伤。齿状突骨骺闭合时间一般是在 7~8 岁之间，在此之前亦易引起此种损伤，即齿状突骨骺分离。

二、伴齿状突骨折临床表现

与单纯性寰枢关节脱位基本相似，唯其脊髓神经受压发生率相对为低，且程度较轻。但如暴力过猛，仍可造成颈髓完全性损伤而出现后果严重的四肢瘫痪，甚至引起呼吸肌麻痹而招致死亡。

三、伴齿状突骨折诊断

主要依据：临床表现与检查。

（一）外伤史与临床表现

【外伤史】

多为促使头颈突然前屈的暴力，包括来自头

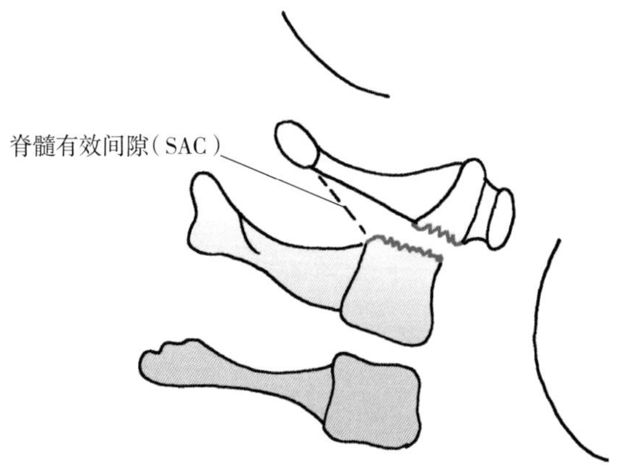

图 2-1-3-2-1 伴齿状突骨折的寰枢椎前脱位示意图

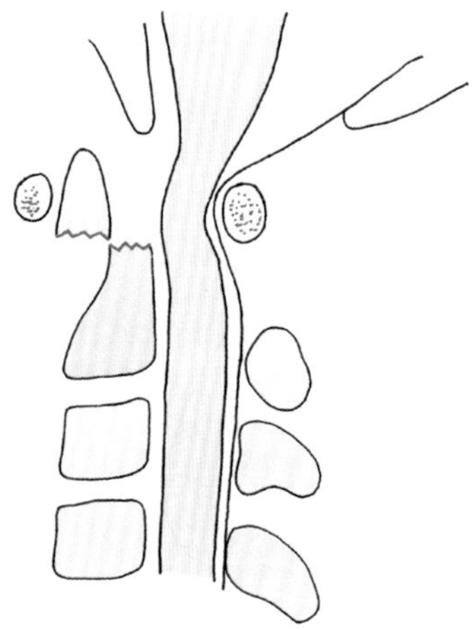

图 2-1-3-2-2 齿突骨折近侧端后方的脊髓有效间隙（SAC）虽减少，脊髓可能损伤，但较后脱位时为轻示意图

颈后方的打击、屈颈位自高处跌下及撞车时头颈部的突然前屈等。

【临床表现】

如前所述，以颈椎局部及神经症状为主，应注意检查。

（二）影像学检查

主要依据 X 线平片所见，包括正位、侧位及开口位；但在急诊骨折情况下摄片，难以获得理想的开口位片。CT、CTM 及 MR 等亦可选用，主要用来对骨折类型、齿状突先天发育状态及脊髓受压情况的判定。

四、伴齿状突骨折治疗

其基本原则、要求及具体实施与前者相似，亦应注意早期的急救措施，包括维持呼吸道通畅等。此外，尚应注意以下几点：

（一）复位要求

以使齿状突骨折及早解剖复位为原则，如此方可获得良好的功能及脊髓症状的缓解与恢复。尽量选用颅骨牵引（小儿用 Glisson 氏带）复位；除非有把握，一般不宜选用徒手复位，以防意外。

（二）固定方式

对轻度移位、复位后对位稳定、或无移位的齿状突骨折者可采用颅骨牵引的方式，待局部纤维愈合后（4~6 周），再以头 - 颈 - 胸石膏固定 6~8 周。对移位明显、复位后仍不稳定及陈旧性者，多需采用开放复位及内固定术。除传统的后路融合术外，当前多主张自颈前路暴露 C_{1-2} 椎节、行

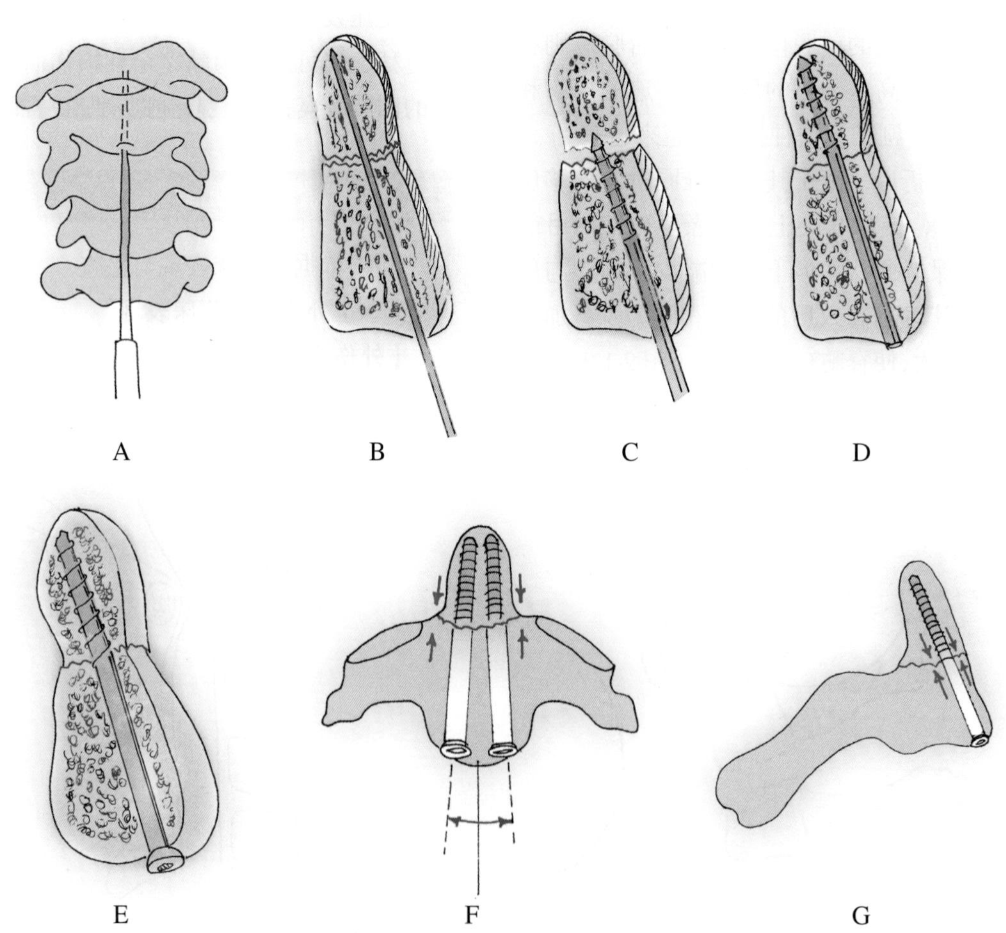

图 2-1-3-2-3 齿突螺钉内固定示意图（A~G）

A. 沿枢椎前下方钻孔（正位观）；B. 同前，侧位观；C. 丝锥攻至骨折线处；D. 攻丝螺纹越过骨折线达齿突尖；E. 旋紧加压（张力）螺钉，完成固定；F. 双侧螺钉正面观；G. 同前，侧方观

齿状突骨折复位加螺丝钉内固定术，单枚螺钉操作较易；选用双枚螺钉虽较稳妥，固定后无旋转变位之虑，但操作上难度较大，宜选用稍细之螺钉（图 2-1-3-2-3、4）。

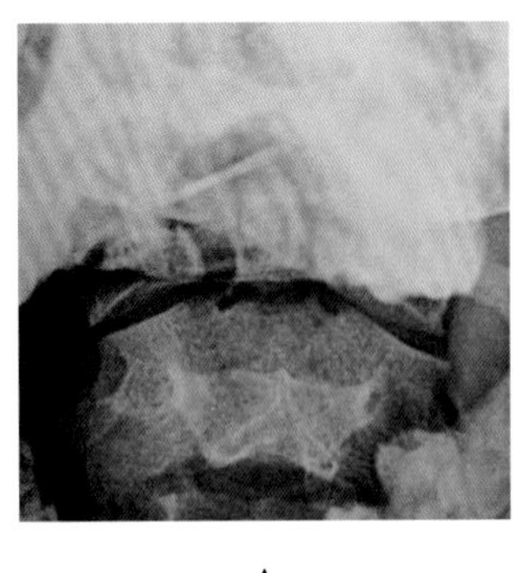
A

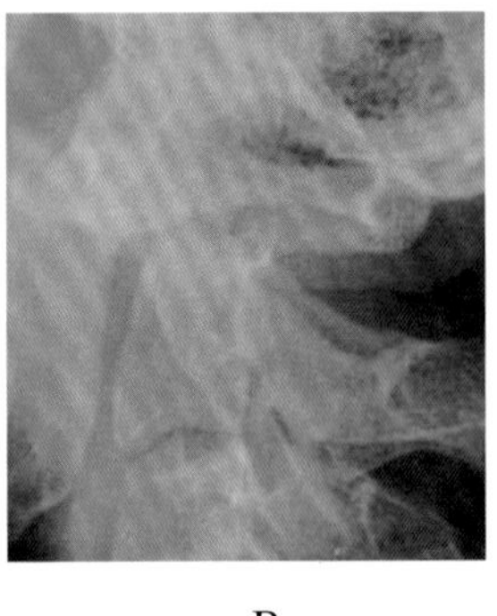
B

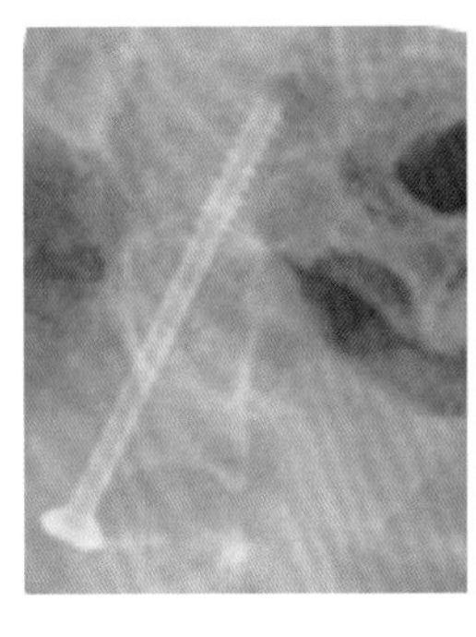
C

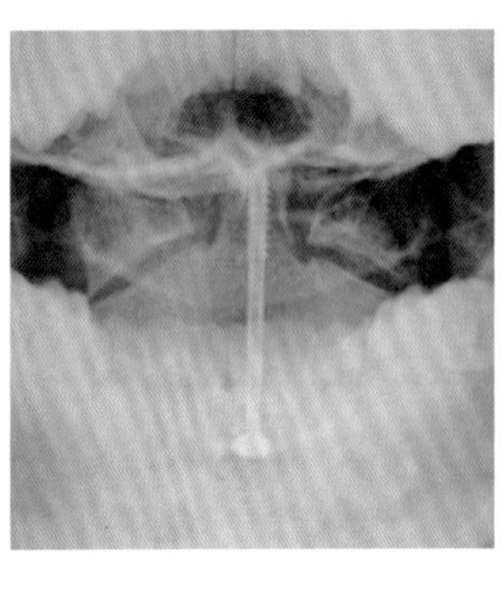
D

图 2-1-3-2-4 临床举例 齿突基底部骨折及寰枢椎前脱位施术前后 X 线片（A~D）
A、B. 术前正侧位片；C、D. 牵引复位后以单枚齿突螺钉固定后正侧位 X 线片

临床上某些学者更喜欢选用双侧寰枢椎间关节植骨融合术（图 2-1-3-2-5），但齿状突螺钉内固定时，由于齿状突较细小，如操作不当，或是术后遇有头顶部外伤、或平地跌倒等，易引起齿状突粉碎骨折或螺钉断裂，以致导致手术失败，应注意避免（图 2-1-3-2-6）。

近年来已逐渐开展从颈后路施术的寰枢椎椎弓根内固定技术亦获得良好疗效（图 2-1-3-2-7）。当然，传统的颈后路 Gallie 手术技术仍可选用（图 2-1-3-2-8），且钛缆较之钢丝更具优点。

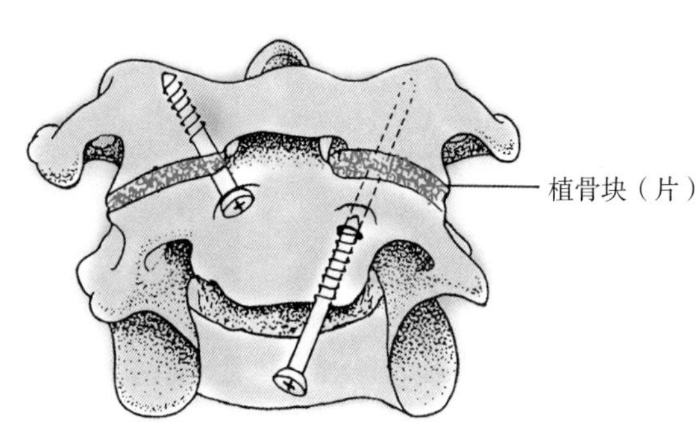

图 2-1-3-2-5 双侧椎间关节植骨融合及螺钉内固定示意图

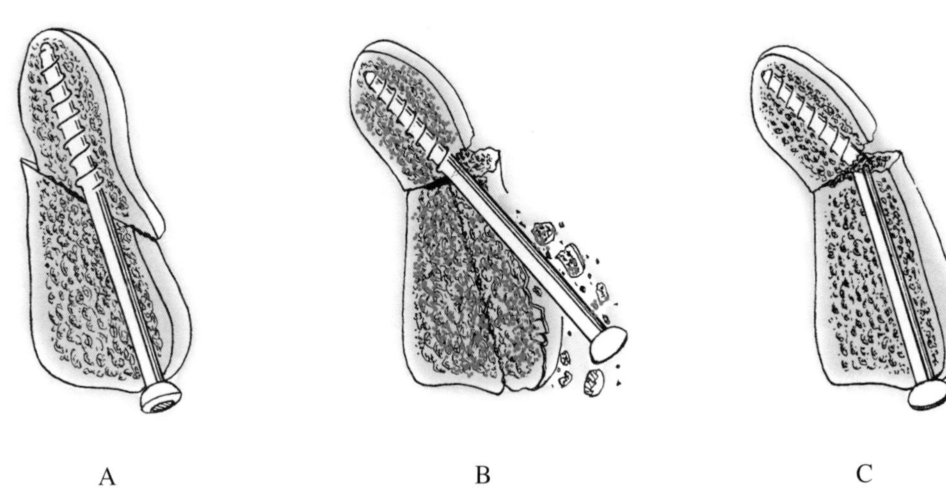

图 2-1-3-2-6 操作不当或受到外力时，可因齿突内螺钉折断而致失败示意图（A~C）
A. 骨折线呈斜形时，加压会使骨折移位加剧；B. 螺钉角度不合适时，有可能使齿突再骨折；C. 螺钉的螺纹未完全穿越骨折线易引起螺钉断裂

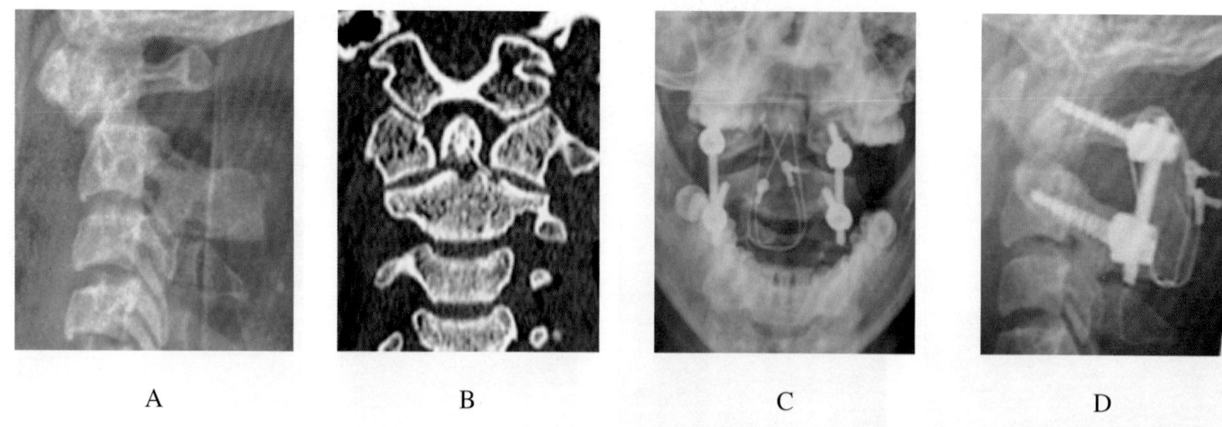

A B C D

图 2-1-3-2-7 临床举例 寰枢椎椎弓根钉棒固定系统手术治疗病例（A~D）

A. 术前 X 线侧位片；B. 术前 CT 重建；C. 术后 X 线正位片；D. 术后 X 线侧位片（自卢旭华）

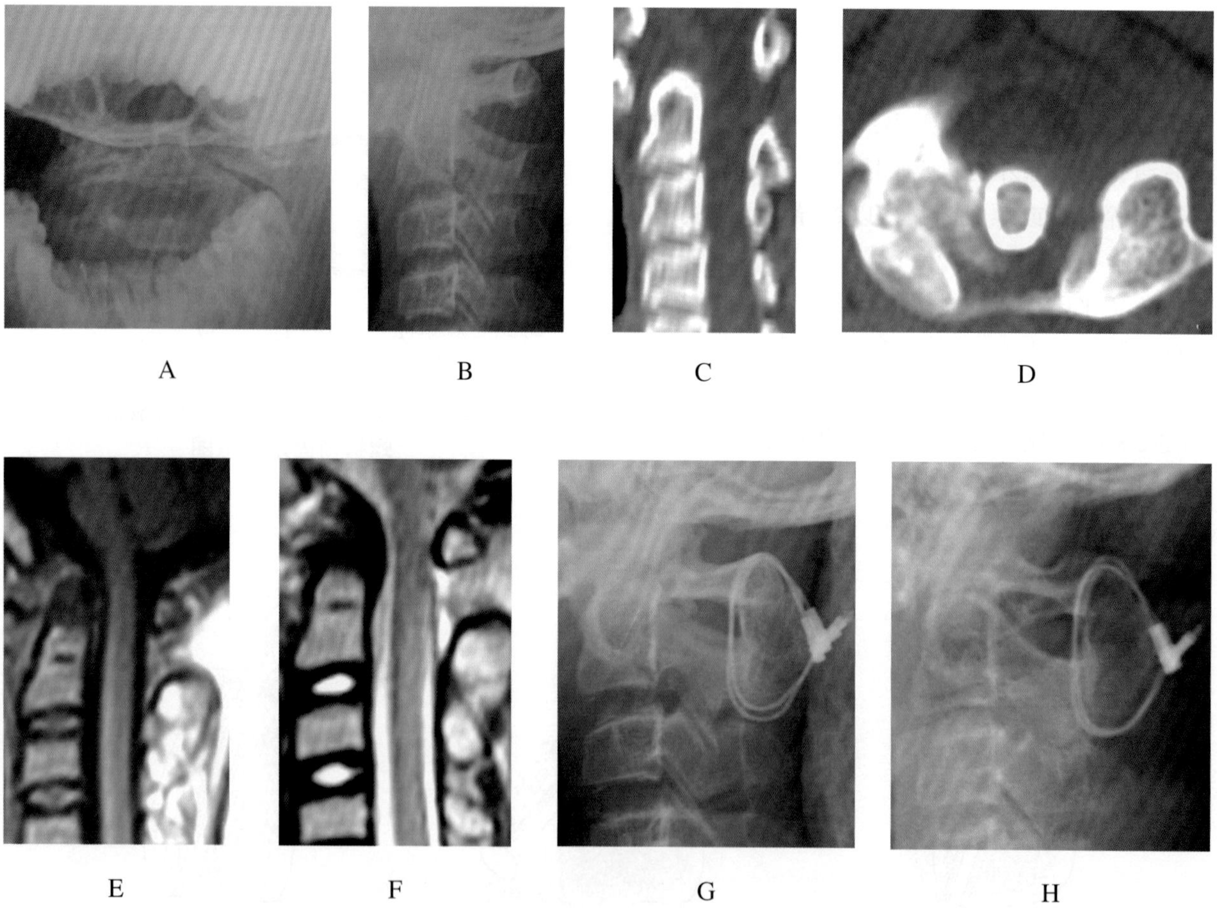

A B C D

E F G H

图 2-1-3-2-8 临床举例 齿状突骨折伴寰枢前脱位施术前后（A~H）

A、B. 术前正侧位 X 线片；C、D. CT 矢状位及水平位扫描；E、F. 术前 MR 矢状位观，T_1、T_2 加权；G. 侧位 X 线片，显示复位及钛缆固定满意；H. 三月后已骨性融合

对于经济条件欠佳的地区或患者，环绕的髂骨块植骨融合固定术仍可选用，唯手术较大（图 2-1-3-2-9）。

当强直性脊柱炎患者因外伤发生齿状突骨折伴寰枢椎脱位时，由于此类患者颈椎其他节段失去活动度，加之伴有一定程度的骨质疏松，为避免内固定失败也可考虑扩大固定范围行枕颈融合术（见图 2-1-3-3-3）。

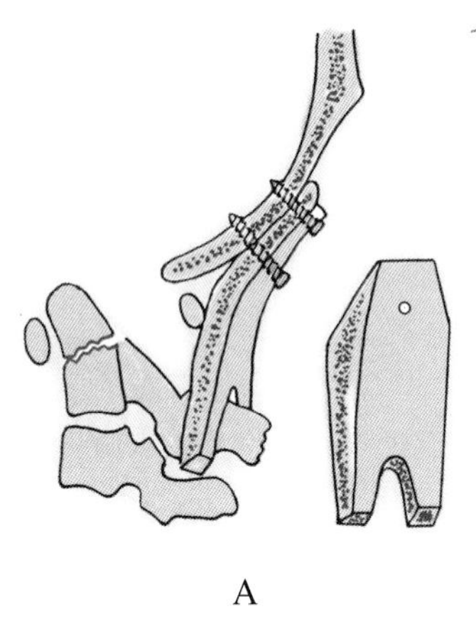

A

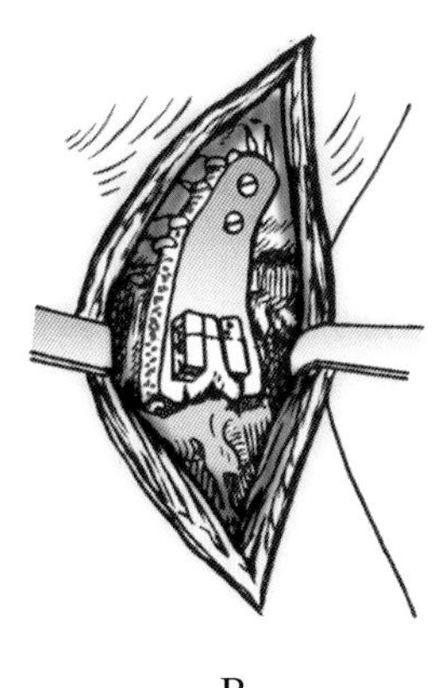

B

图 2-1-3-2-9 颈后路髂骨块嵌入植骨术示意图（A、B）

A. 髂骨块嵌入术毕侧方观；B. 术毕后方观

五、齿状突愈合时间

由于齿状突的血供特殊，其愈合时间较长，除小儿骨骺分离可在 6~8 周内愈合外，一般病例多需 3~4 月左右。因此，对其制动时间不宜过短，以防不愈合。如一旦出现此种后果，可行前路或后路植骨融合术。

陈旧性寰枢脱位及稳定性欠佳之病例，亦可采取钛缆分别穿过枕骨钻孔、寰椎及棘突根部将髂骨块结扎固定之术式（图 2-1-3-2-10），虽较复杂，但复位及固定确实，融合率高。

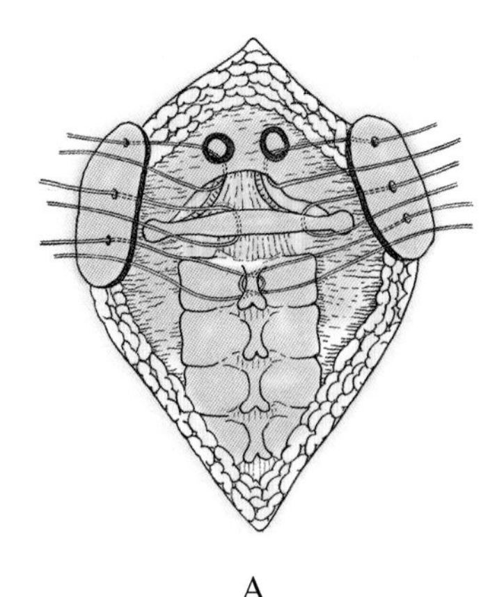

A

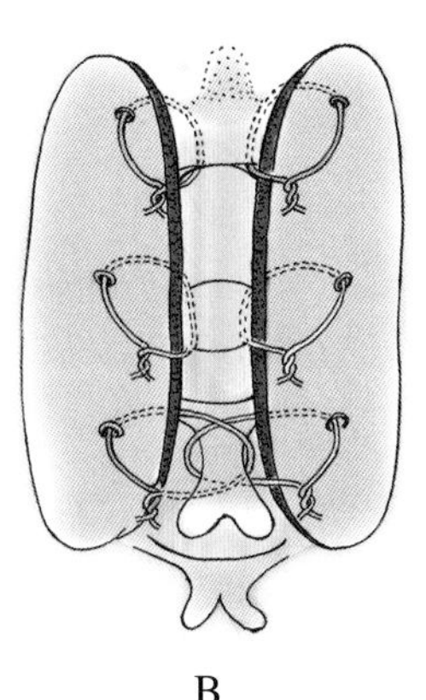

B

图 2-1-3-2-10 钛缆（或钢丝）同时穿过枕骨、寰椎和枢椎棘突 + 髂骨块植骨融合固定术示意图（A、B）

A. 穿过钛缆；B. 将髂骨块结扎固定

第三节 伴齿状突骨折的寰枢椎后脱位

一、伴齿状突骨折致伤机制

其发生机制与前者相反，是属于颈椎过伸性损伤的一种。将随着交通工具的高速化、以至因猛刹车或撞车所造成者日渐增多；但与前者相比，其发生率仍明显为少。

由于齿状突骨折后多向后移位，以致脊髓后方的有效间隙明显减少而使位于其中的颈髓神经易遭受挤压损伤，因此死亡率及四肢瘫痪率远较前者高（图 2-1-3-3-1、2）。

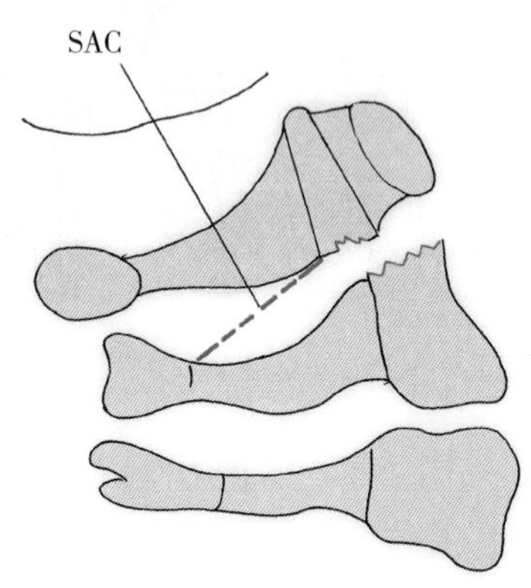

图 2-1-3-3-1 伴齿突骨折的寰枢椎后脱位示意图，此时，脊髓有效间隙（SAC）明显缩小

二、伴齿状突骨折临床表现

与前者颈部症状及体征基本相似，但患者头颈部体位与前者方向相反，呈仰面状外观。

三、伴齿状突骨折诊断

主要依据：

1. 外伤史 除从病史中追问外，亦可从额、面及颊部皮肤损伤情况推断之；

2. 临床表现 与前者基本相似；

3. 影像学检查 X 线正位、侧位及开口位片均可显示齿状突骨折及其移位情况，CT 及 MR 检查亦有助于诊断及对脊髓损伤的判定。

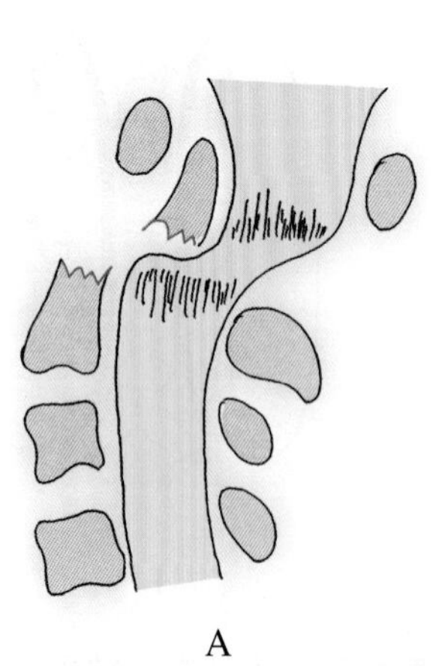

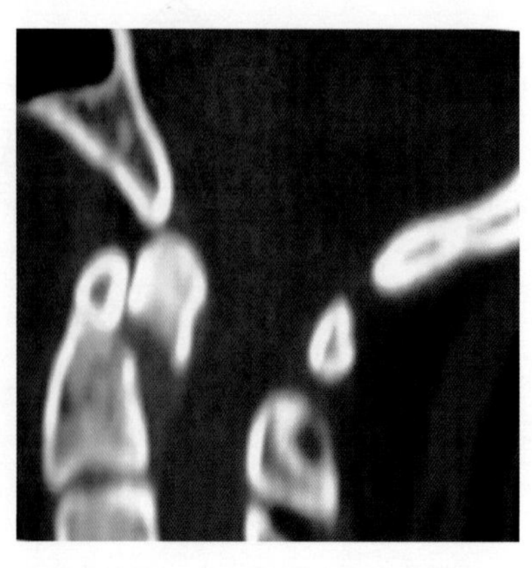

图 2-1-3-3-2 临床举例 齿状突骨折致寰枢后脱位，脊髓被嵌压于齿状突与枢椎后弓之间（A、B）
A. 示意图；B. CT 矢状位重建图

四、伴齿状突骨折治疗

（一）非手术疗法

与单纯性寰椎脱位之治疗要求一致。对骨折脱位应先试以非手术疗法，即将颅骨前屈位牵引下先使齿状突复位，而后在略向前屈状态下轻重量持续牵引 3~5 周，再改用头 - 颈 - 胸石膏（前屈位）固定 2~3 月。

（二）手术疗法

少数闭合复位失败者，可行开放复位及寰枢椎内固定术，但在技术操作上较为困难，必要时可行枕颈融合术（图 2-1-3-3-3）。

（三）陈旧性病例处理

对陈旧性病例如果因齿状突骨折移位已造成颈髓受压时，可自前方、经口腔将齿状突复位，植骨融合（图 2-1-3-3-4）。如将致压的齿状突切除手术难度较大，亦可采取刮匙切除致压骨；或是采取经口切除寰枢椎前弓及齿突，用“I”形钛板螺钉固定（图 2-1-3-3-5）。

另外对椎节稳定之陈旧性损伤者，亦可选择经上颈椎侧前方入路切口进行减压及植骨融合术；手术难度同样较大，且血管神经密集，在操作时应注意（图 2-1-3-3-6）。

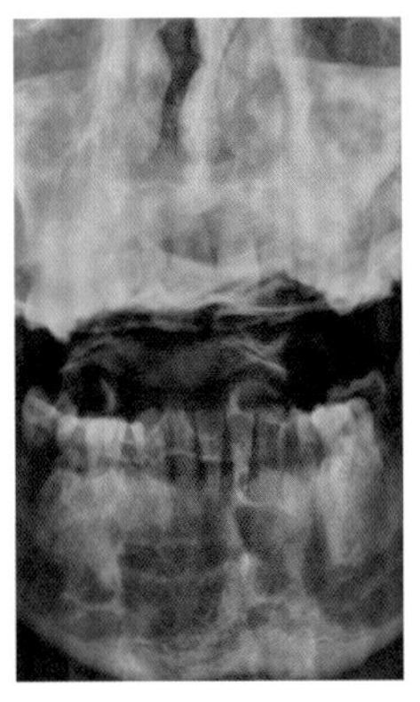

A

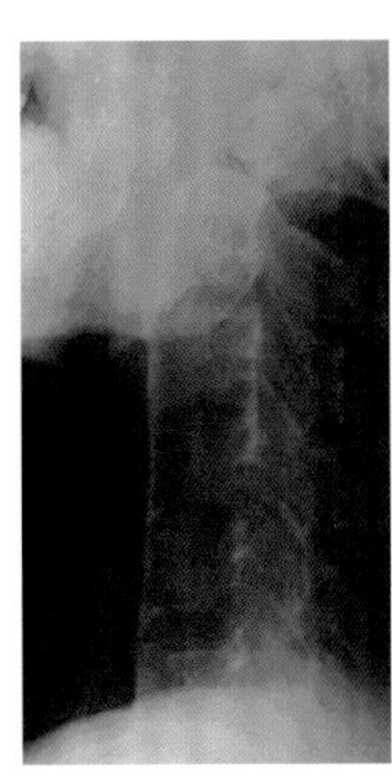

B

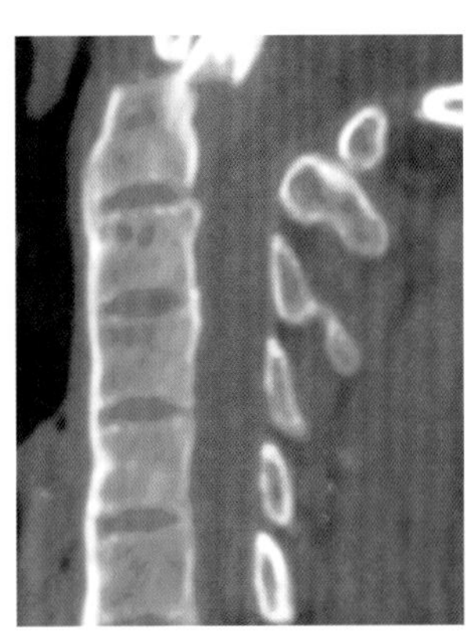

C

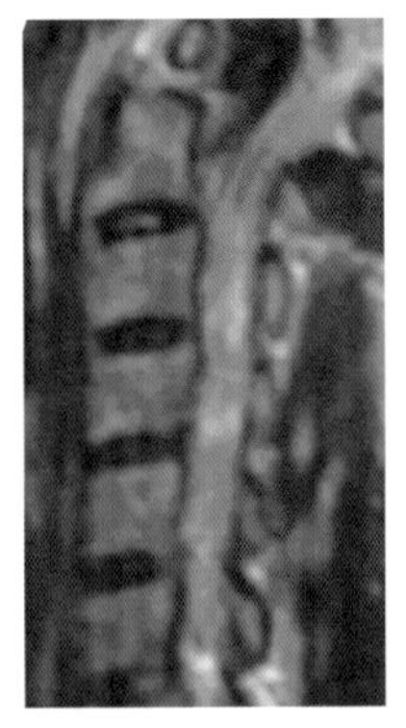

D

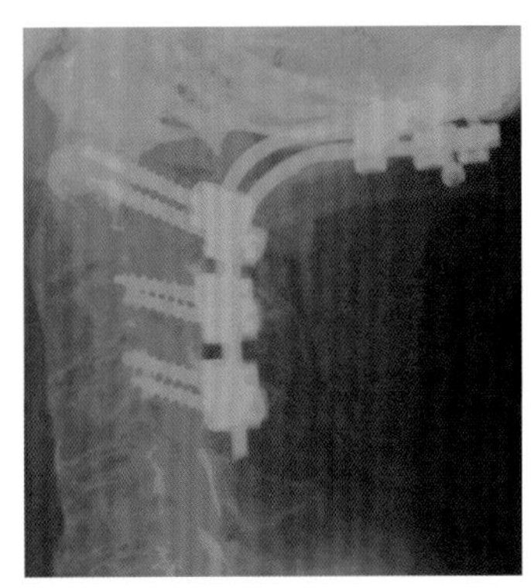

E

图 2-1-3-3-3 临床举例 强直性脊柱炎患者齿状突骨折致寰枢后脱位，脊髓被嵌压于齿状突与枢椎后弓之间，牵引复位后行枕颈融合术（A~E）

A. 术前 X 线开口位片；B. 术前 X 线侧位片；C. 术前 CT 矢状位重建图；D. 术前 MR；E. 术后 X 线侧位片

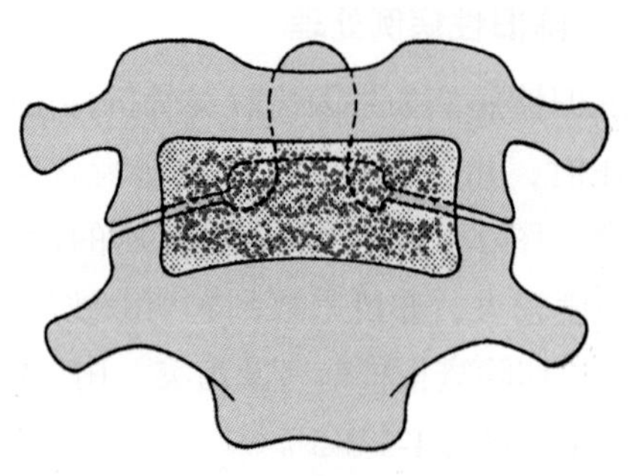

图 2-1-3-3-4 经口腔入路寰枢关节前方复位、植骨融合示意图

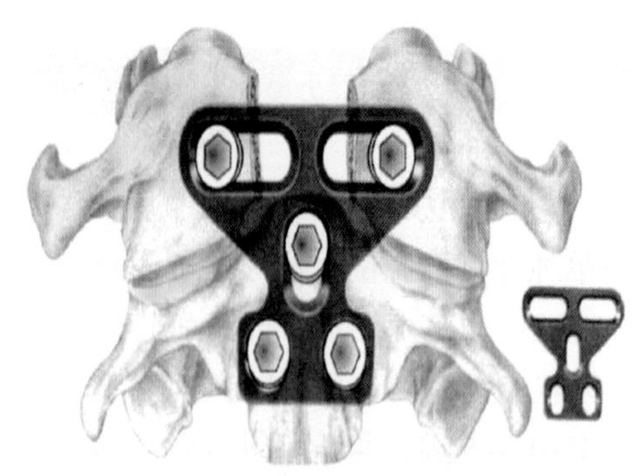

图 2-1-3-3-5 寰枢前弓及齿突切除钛板内固定术模型图

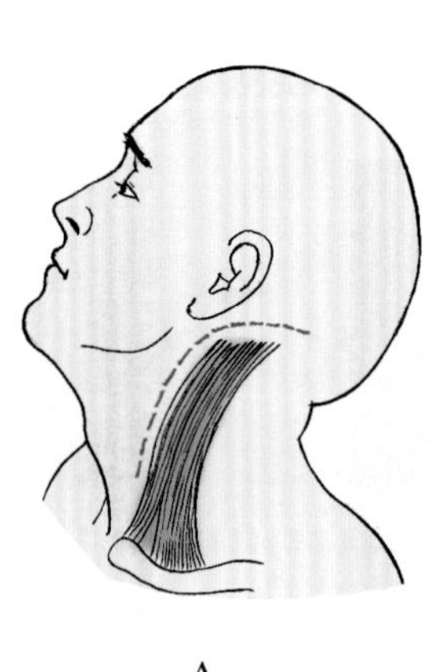

A

寰椎关节

椎动脉

腮腺

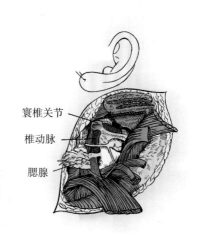

B

图 2-1-3-3-6 上颈椎侧前方入路示意图（A、B）

A. 寰枢椎侧前方入路切口；B. 将颈动脉牵向前内侧，切断胸锁乳突肌上端并牵向外侧，牵开内侧组织，即显露寰枢关节

（倪 斌 袁 文 陈德玉 赵 杰 赵定麟）

第四节 CT监测下经皮穿刺寰枢椎侧块关节植骨融合术

一、寰枢椎不稳定手术概述

寰枢椎不稳定的手术治疗文献报告多数采用后方入路植骨融合术，通过在寰枢椎椎板或枕颈之间植入骨块，并辅以钢丝、关节突螺钉或椎板夹等内固定或Halo-Vest支架外固定来维持稳定，达到植骨融合。本手术为笔者所在科室创新设计，在使脱位的寰枢椎关节尽可能复位及固定后，采用CT监测下经皮穿刺的方法将寰枢椎侧块关节后外侧的关节囊、关节软骨去除，并植入自体髂骨

松质骨骨柱，使寰枢椎侧块关节间形成骨性融合。目前国内外尚未见报告，此微创手术，对患者损伤小，出血少，缩短了融合时间，提高了融合率。

二、局部解剖学复习与观测

（一）材料与方法

56具成人寰枢椎干燥骨标本，无缺损及畸形，采用精度为0.02mm的游标卡尺进行测量。分别测量其侧块后外侧自椎动脉至椎管侧壁的距离，即穿刺套管走行路径的最宽径线。测量寰枢椎侧块后外侧至前内侧的最长径线，此径线值提供了穿刺器械允许进入侧块的进针深度。

（二）结果

寰椎侧块后外侧最宽径线为11.74±1.80mm，范围10.21~14.00mm。枢椎侧块后外侧最宽径线为9.45±2.21mm，范围8.48~11.98mm。以上径线允许外径8.00mm的穿刺套管通过。寰椎侧块后外侧至前内侧的最长径线为18.85±2.42mm，范围17.10~22.56mm。枢椎侧块后外侧至前内侧的最长径线为18.18±2.26mm，范围16.10~22.34mm。此径线值提供了穿刺器械进入侧块的进针深度。

三、寰枢椎不稳定手术疗法

（一）施术病例选择

1. 先天性齿突不连，可同时伴有Chiari畸形、寰枕融合、颅底凹陷及脊髓空洞症；

2. 陈旧性齿突骨折；

3. 寰枢椎侧块关节发育异常致寰枢椎旋转固定性脱位。

上述病例大多伴有寰椎前脱位及颈脊髓病，呈现为上运动神经元损害，亦可有延髓损害等。

（二）术前准备

【Halo-环颅骨牵引】

经牵引后拍片示寰枢椎复位，包括寰枢椎旋转固定性脱位，之后行Halo-Vest支架外固定；

【先行颈前路寰枢椎侧块螺钉内固定术】

对寰枢椎脱位需极度过伸位方可复位者，因后路手术内固定加植骨融合难以维持对位而应先行前路融合术。

（三）经皮穿刺寰枢椎侧块关节植骨融合术手术方法

【体位及CT扫描定位】

患者于CT室进行手术，侧卧位，首先做寰枢椎的薄层常规扫描，层厚2mm，层距2mm，通过扫描找到固定后的寰枢椎侧块关节的平面，了解侧块的对应关系，并在CT监视屏上定好穿刺的皮肤进针点，进针方向及深度。选择的进针点在后外侧，位于椎动脉后方，方向指向前内侧，重点要辨清椎动脉，防止误伤。

【穿刺】

在体表定点后，常规消毒，铺单，以1%利多卡因从皮肤至侧块关节表面做局部浸润麻醉，在穿刺点用小刀将皮肤及深筋膜做长1.0cm切口。用cooke骨穿刺针，按预定方向，沿侧块关节后外至前内轴向将穿刺针插入寰枢椎侧块关节间隙中，经CT复扫证实。

【插入套管扩张（大）穿刺孔】

将一直径0.5mm克氏针沿骨穿刺针插入作为导针，将自制的穿刺套管依次插入扩张，最后插入的内径6.0mm的套管为工作套管，此时工作套管被固定于寰枢椎侧块关节间的后外侧。

【钻取骨质】

先将其他套管取出，但保留工作套管；并通过工作套管将外径6.0mm内径5.0mm的T状环形手锯插入开始钻取，进锯深度1.2cm，将侧块关节后外侧的关节囊、关节软骨及部分骨质钻取出。略改变方向，再次用手锯钻取，尽可能将关节软骨取出，必要时辅以微型刮匙和间盘钳使植骨床面粗糙。通过CT证实植骨床面积约1.0cm^2。

【切取髂骨植入】

在髂嵴处用手锯钻取直径0.5cm、长2.0cm髂骨松质骨柱6~8块，将其中一半在CT监视下通过套管植于侧块关节面的植骨床处，复扫CT

A B C

D E F

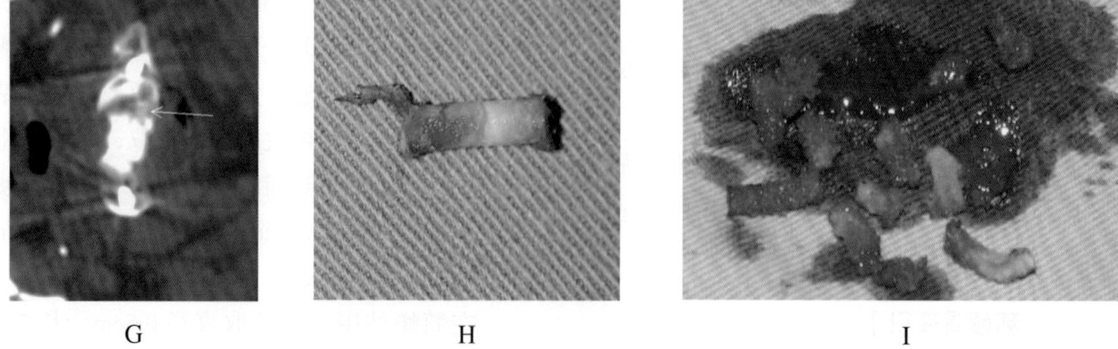

G H I

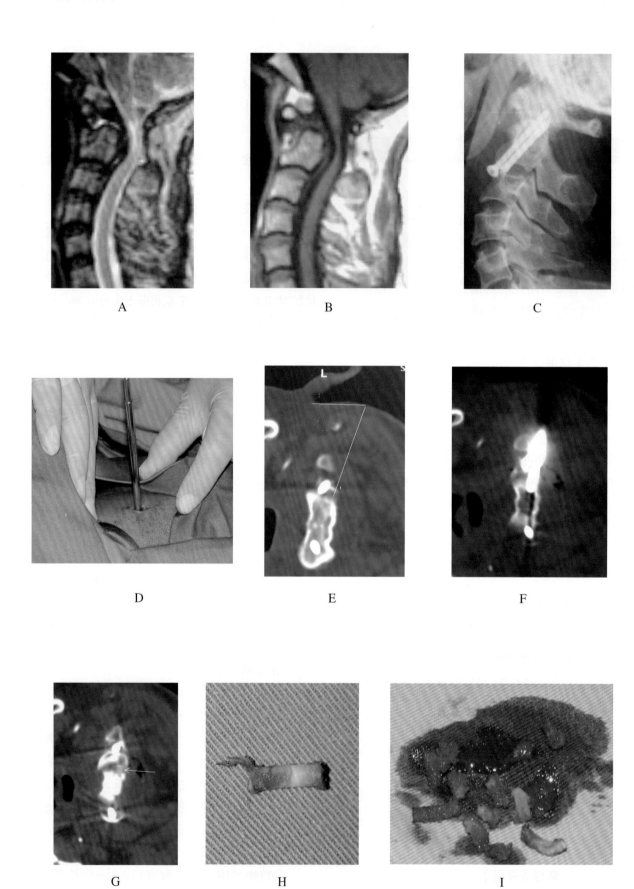

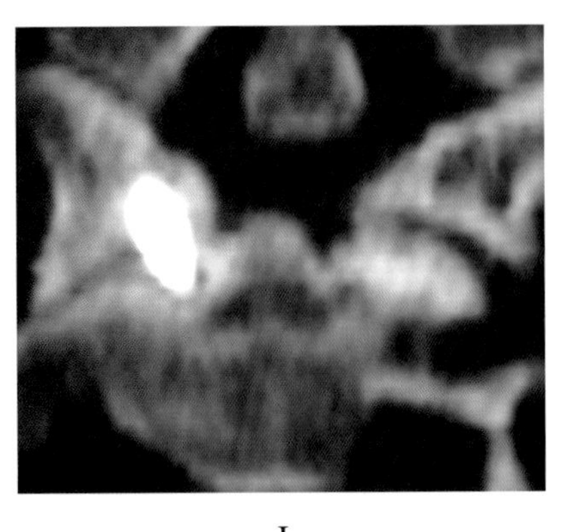
J

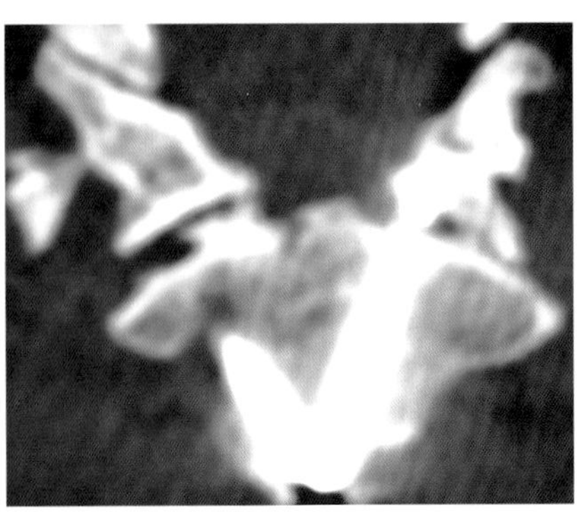
K

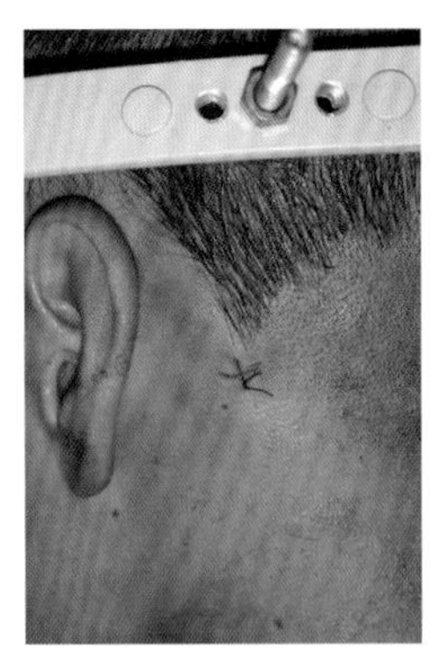
L

图 2-1-3-4-1 临床举例 经皮穿刺寰枢椎侧块关节植骨融合术（A~I）

A、B. 术前 MR 矢状面 T_2、T_1 加权像；C. 术前 X 线侧位片，已行 $C_{1、2}$ 内固定术；D. 术中插入导管及扩张管；E~G. 术中操作 CT 扫描（横断面观）；H、I. 切取髂骨条；J、K. 术中操作 CT 扫描观（冠状位）；L. 闭合伤口

证实植骨柱嵌满关节间隙。

【闭合切口】

确定植骨满意，无活动性出血后，取出工作套管，皮肤缝合 1 针即可。

【同法处理对侧】

依同样方法再做另一侧的寰枢椎侧块关节植骨融合（图 2-1-3-4-1）。

（四）手术结果

本组患者手术均顺利完成，术中未见脊髓，神经根及椎动脉损伤。术中出血为 35ml。手术时间 80~140min，术后当天患者卧床观察，未见血肿形成，四肢感觉及运动同术前一致。术后病人感觉颈项部有轻微疼痛，勿需处理，术后次日患者即恢复术前的所有活动，术后 7~10d 拆线出院。

（五）随访概况

经六个月以上随访复查，X 光片及 CT 扫描均证实植骨融合，三个月后拆除 Halo-Vest 架并摄过伸过屈位 X 线侧位片，未发现有再脱位者。

四、临床举例

（一）病例概况

男性，56 岁。因进行性四肢麻木 14 年，伴大小便失禁一年入院。入院查体躯干胸骨柄以下、四肢针刺觉减退，四肢肌张力高，折刀征阳性，提肩胛肌以下肌力Ⅲ级，四肢病理征阳性。

（二）影像学检查

X 线片示 C_2 齿突不连，C_{1-2} 脱位，MR 示齿突从前方对脊髓构成压迫。

（三）诊断

先天性齿突不连，寰枢椎不稳，高位颈脊髓病。

（四）治疗

原拟从前方经口腔行齿突切除术，但经行 Halo- 环颅骨牵引，复查过伸过屈侧位 X 光片，发现极度过伸位时寰枢椎能复位，为减少前方经口腔行齿突切除的风险和并发症，即于全麻下行经枢椎体寰椎侧块螺钉固定术。术中拍片见寰枢椎复位良好，术后四肢肌力有恢复。但于术后第二天患者出现四肢肌力下降，呼吸困难，经复查 MR 见齿突后方有一软组织团块与枢椎椎板一同构成了脊髓的“钳式”压迫。即急诊行气管切开，枢椎椎板切除，解除了脊髓压迫，术后四肢肌力恢复。因 C_2 椎板已切除，再行后方植骨要在寰椎后弓和 C_3 椎板之间，植骨跨度大，操作困难，不易融合。故行 CT 监测下经皮穿刺寰枢椎侧块关节植骨融合术。术后 3 个月随访时，伸屈侧位 X 光片示 C_{1-2} 位置正常。

五、本术式特点

（一）寰枢椎伤患治疗概况

寰枢椎脱位或不稳定常常由于寰、枢椎骨与关节的先天性畸形、创伤、肿瘤、结核、类风湿关节炎等病变所造成。由于寰枢椎的解剖结构复杂，部位深在，周围毗邻脊髓、椎动静脉、颈内动静脉等重要结构所以其外科治疗一直是脊柱外科的难题。但是寰枢椎脱位可以造成患者严重的脊髓损害，出现四肢瘫痪，甚至累及延髓，影响呼吸功能。一般均采用手术治疗，故其临床治疗成为脊柱外科的重点攻关课题。

复位、固定、减压和植骨融合是治疗寰枢椎脱位的基本方法，自 1910 年 Mixter 用丝线完成世界上第一例寰枢椎固定术后，出现了 Gaillie、Brooks 和 McGraw 术式以及后来应用的椎板夹（Halifax Clamp）固定融合术等多种后侧复位和固定及寰枢椎融合术式、以及 Cone、Robinson 等枕颈融合术，其融合率在 74.0%~93.3%。80 年代来又采用 Halo-Vest 架外固定，我科采用 Halo-Vest 架外固定加颗粒状植骨，融合率达到 93.5%。另外有些患者在过伸位时才能复位，使后方的植骨固定术操作困难，故我科报告了前路经枢椎体寰椎侧块关节螺钉内固定术，效果较好，并采用后方颗粒状松质骨植骨融合术。与此同时一些学者曾尝试从前路经口腔做寰枢椎侧块关节植骨融合术，但手术过大，需气管切开，且感染率高，故例数少，报告不多。

（二）既往术式不足之处

尽管有如此多的术式，但是因为畸形和脱位复杂多样，已有的术式存在着各种不足：

1. 手术暴露复杂，创伤大，出血多；

2. 椎板下穿钢丝风险大，有可能伤及脊髓，钢丝断裂，植骨块易松动；

3. 寰椎后弓切除、寰枕融合或需行枕大孔开大者，植骨块跨度大，融合时间延长，不融合率高；

4. 枕颈融合术丧失颈椎运动节段多，不符合生物力学要求；

5. 操作复杂，技术要求高，费用大。

（三）对植骨技术的改进

不论何种内固定还是外固定术，其目的均是为植骨融合创造条件，在有限的固定期间内尽快使植骨融合，这取决于植骨的类型，植骨块的大小，植骨所在的位置及植骨块的稳定性。以往的病例报告中可见后方植骨融合中，钢丝断裂，植骨块松动造成植骨不融合。采用 Halo-Vest 架固定及经枢椎体寰枢椎侧块螺钉固定后的患者，前者外固定时间不能太长，一旦松动将影响融合。后者尚需再次手术，而且无论何种后路融合方式，若因减压需要，做了枢椎椎板切除，或后颅窝减压范围要足够大时，都将使植骨跨度加大，新生骨“爬行替代”时间延长，融合难度大，甚至不融合。因此，寰枢椎融合的最终目的是使寰枢椎的侧块关节之间获得稳定。这样，合理的融合应在关节面上，从而解除后路融合时植骨块承受的张力，而且关节间隙处做好植骨床时，间距也在 1cm 以内，植入松质骨即可满足需要，还可以充分发挥松质骨的优点。而采用手术切开暴露寰枢椎侧块关节由于解剖因素，十分困难，故而我们设计了这种 CT 监测下的经皮穿刺方法。

（四）本术式的解剖学基础

本手术方法基于对 56 具成人寰枢椎干燥骨标本解剖学研究基础之上，分别测量寰椎侧块后外侧最宽径线（侧块后外侧自椎动脉至椎管侧壁的距离）为 11.74 ± 1.80mm，范围 10.21~14.00mm。枢椎侧块后外侧最宽径线为 9.45 ± 2.21mm，范围 8.48~11.98mm，即穿刺套管走行路径的最宽径线，以上径线值允许外径 8.00mm 的穿刺套管通过。测量寰椎侧块后外侧至前内侧的最长径线为 18.85 ± 2.42mm，范围 17.10~22.56mm。枢椎侧块后外侧至前内侧的最长径线为 18.18 ± 2.26mm，范围 16.10~22.34mm。以上径线值提供了穿刺器械进入侧块的进针深度。

（五）本术式之优点

本手术方法经文献查新，国内外尚未见报告，属微创手术。局麻下操作，费用少，操作及植骨均在 CT 监测下进行，安全、精确。每例出血平均仅 35ml，手术切口长 1.0cm，术后仅缝合一针。进针的途径为枕项部后外侧肌肉，对其他组织损伤极小。术中用 CT 监测随时避开椎动脉，安全性高。术后第二天患者即恢复术前的各项活动，因而有明显的优点，属创新设计，在寰枢椎的植骨融合手术上是一种突破。本组的 9 例患者，均属采用后方植骨融合较难的病例。本术式对于一般的病例也能适用。

（六）操作时注意要点

在操作时应注意一下两点：

其一，必须保证寰枢椎侧块关节已恢复正常或基本正常的位置，并有良好的稳定性；

其二，术者必须熟悉寰枢椎的解剖及 CT 断层的解剖，避免发生意外。

有关此术式的融合率我们将随着病例数的增加做进一步的报告。

（刘晓光　党耕町）

第四章　枢椎椎弓（Hangman）骨折

第一节　枢椎椎弓根骨折致伤机制、分型与临床表现

一、Hangman骨折致伤机制

枢椎椎弓根骨折系指发生于第二颈椎椎弓峡部之骨折，既往多见于被施绞刑者，故又名绞刑架骨折（Hangman 骨折）。此种损伤在临床上并非少见，在民间被视为不祥之兆，因此患者常有精神方面之压力。此型骨折之暴力方向多来自下颌部，以致引起颈椎仰伸、颅骨可因直接撞击第一颈椎后弓，并传递至第二颈椎后弓而在第二颈椎椎弓根部形成强大的剪应力，当其超过局部骨质承载负荷时，则引起该处骨折（图 2-1-4-1-1）。此时如果仰伸暴力继续作用下去，将会相继造成 $C_{2\sim3}$ 椎节前纵韧带断裂、椎间隙前方分离、以致寰椎压应力增加并可出现骨折，并可引起高位颈髓损伤、波及生命中枢而迅速死亡；此乃绞刑所引起的全过程。当然，套于颈部的绳索造成的窒息及颈动脉窦反射，是其死亡的另一主要原因。目前，此种骨折主要见于高速公路上的交通事故（急刹车时的颈部过伸）及高台跳水意外（图 2-1-4-1-2）。其发生机制与绞刑者所不同的是：前者在致伤过程中除头颈部的仰伸暴力外，尚伴有椎节后方的压缩暴力，而后者则为分离暴力。

二、Hangman骨折分型

本型骨折仍沿用 Levine & Edwards（1985）所提出分为以下三型（图 2-1-4-1-3）：

（一）Ⅰ型（度）

系双侧椎弓根骨折，骨折线位于关节突关节之前方，主要引起第 2 颈椎椎体与后方的关节突、椎板与棘突之间的分离；二者间距约 2mm 左右（1~3 mm）。此对椎管内的脊髓组织一般不形成压力，因而少有同时伴发脊髓损伤者。

（二）Ⅱ型（度）

为在前者基础上暴力进一步加大，不仅骨折呈分离状，且多伴有成角畸形；前纵韧带或后纵韧带、或是二者同时断裂；C_2 椎体后下缘可被后纵韧带撕脱出现撕脱性骨折。且骨折端分离程度较前者为大，一般超过 3mm，或成角大于 11°。

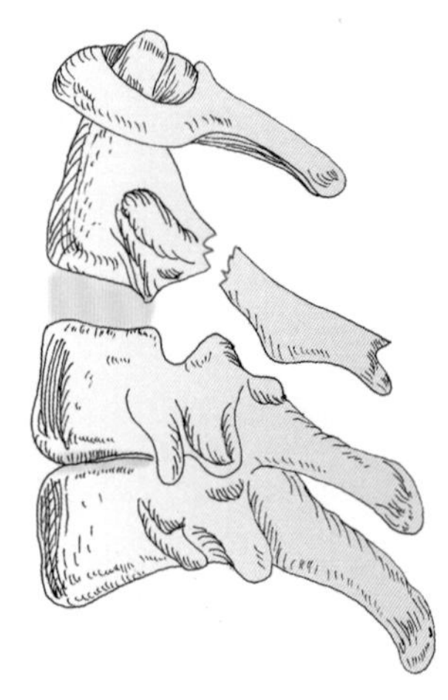

图 2-1-4-1-1　Hangman 骨折示意图

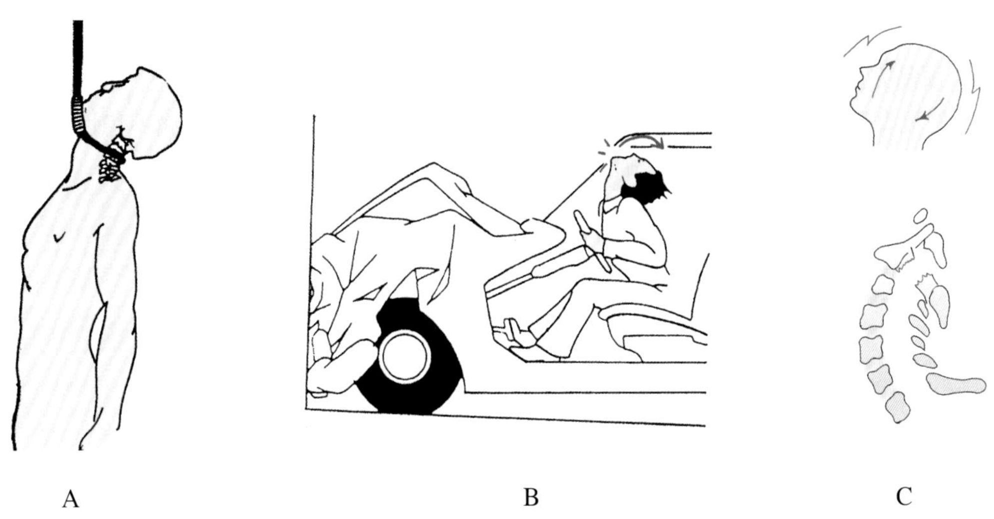

图 2-1-4-1-2 Hangman 骨折常见之发生机制示意图（A~C）

A. 悬吊致伤；B. 汽车追尾致伤；C. 致伤时头颈部受力机制

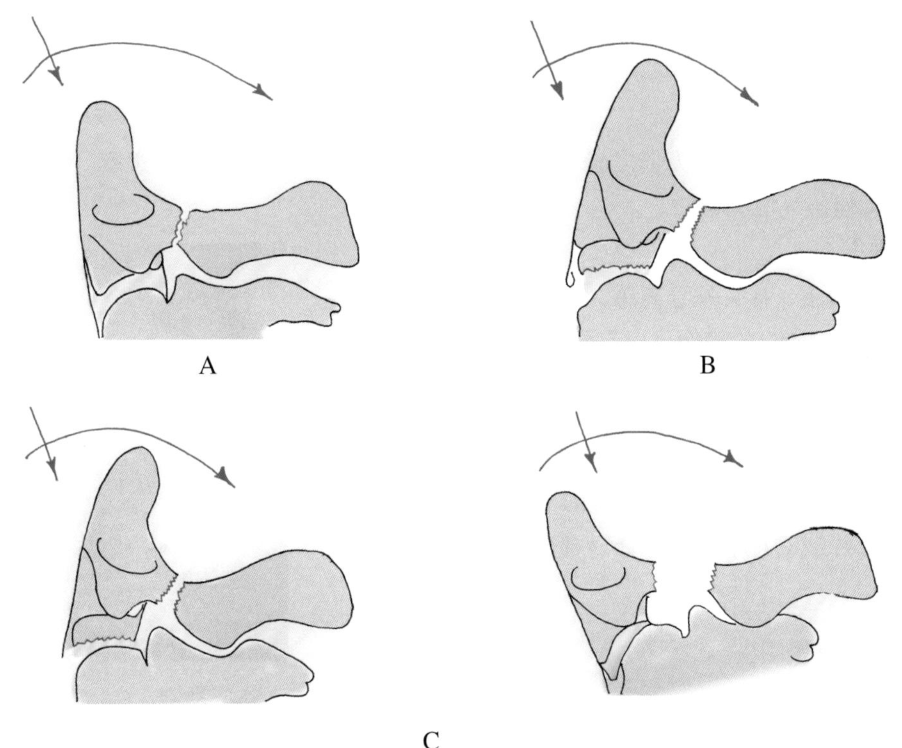

图 2-1-4-1-3 Hangman 骨折分型示意图（A~C）

A. Ⅰ型；B. Ⅱ型；C. Ⅲ型

（三）Ⅲ型（度）

较Ⅱ型损伤为重，不仅前纵韧带和后纵韧带可同时断裂，且双侧关节突前方骨折的错位程度更为明显，甚至呈现椎节脱位状。此时，一般伴有椎间盘及纤维环断裂，并在 C_2 有三个部位受损，即椎弓根或椎板骨折；双侧关节突半脱位或脱位及前纵韧带及后纵韧带断裂，致使 C_2 椎体半脱位或脱位。

三、Hangman骨折临床表现

与一般颈椎骨折脱位的临床表现基本相似，包括颈部疼痛、压痛、活动受限、吞咽不便、头颈不稳需用双手托扶、以及颈肌痉挛等。除约有15% 的病例伴颈髓完全性（多见）或不全性损伤外，大多数病例无脊髓刺激或受压症状。

从临床的角度来看，一般是根据椎节的稳定与否将其分为稳定型及不稳定型。前述之Ⅰ型属于稳定型，Ⅲ型为不稳定型，Ⅱ型中除少数韧带损伤较轻者外，一般亦多属不稳性型一组。

第二节　枢椎椎弓骨折的诊断与治疗

一、Hangman骨折诊断依据

（一）外伤史与临床表现

【外伤史】

多为是来自下颌部朝后上方向之暴力，并可从局部皮肤擦、挫伤等情况推断之。

【临床表现】

以颈部症状为主，有头颈分离感，患者喜用手托头；并注意约有 15% 的病例可以有脊髓症状。

（二）影像学检查

X 线侧位及斜位片上可获得清晰的影像，如图 2-1-4-2-1 所示。对骨折线显示不清的无移位者，可加摄体层片或 CT 片。伴有脊髓神经症状者之病例，则应行 MR 检查。影像上显示骨折线在 3mm 以内且无成角变形者，多属稳定型；超过 3mm 且伴有向前或向后成角变形者，则为不稳定型。严重者，此时亦可出现成角畸形。

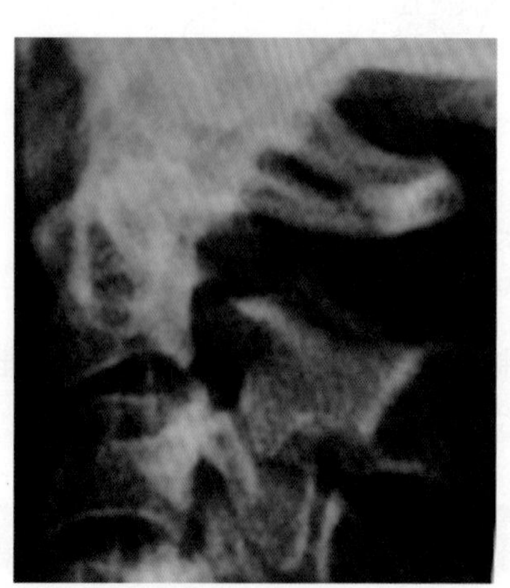

图 2-1-4-2-1　临床举例　Hangman 骨折侧位 X 线平片观显示骨折线的走行及半脱位状态

临床上 C_2 及 C_3 椎弓双折亦不少见（图 2-1-4-2-2），读片时应注意观察。

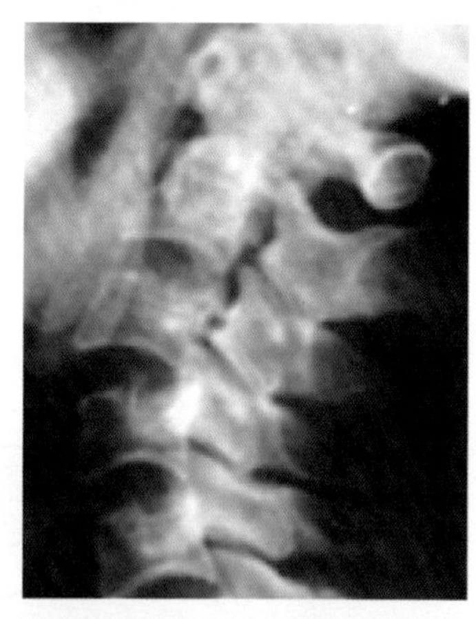

图 2-1-4-2-2　临床举例　$C_{2、3}$ 椎弓双折侧位 X 线片

二、Hangman骨折治疗

（一）一般病例

指骨折无明显移位或易于复位者（多属稳定的Ⅰ型），可卧床牵引 2~3 周后行头 - 颈 - 胸石膏固定 6~10 周。

牵引时应按颈椎受损之生物力学特点，上颈椎损伤时头颈应取前屈位（图 2-1-4-2-3），视复位情况可酌情略加前屈（而下颈椎损伤多采取仰伸位）；但对已形成前屈成角者，则应先行水平位牵引，而后略加仰伸。亦可选用头环支具固定。

（二）骨折移位明显者

一般先行颅骨骨牵引（图 2-1-4-2-4）使其复位，而后多取后路直视下开放复位，并行后路椎弓根钉内固定术，适用于明显移位者（图 2-1-4-2-5、6），如骨折端呈分离状不宜选用。亦可先行颈前路开放复位及 C_{2-3} 椎体间融合术，其术式包括：CHTF 固定术，颈椎钛板螺钉固定术及髂骨块植骨融合术等（图 2-1-4-2-7~9）。术后视内固定物制动效果不同而采取 C_2 椎弓根螺钉内固定术（图 2-1-4-2-10、11）或其他相应的保护措施；但植骨术者，仍需颌 - 胸石膏保护 6~8 周。

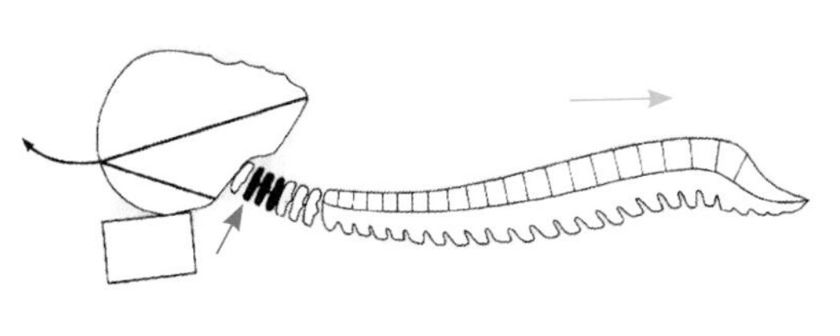
A

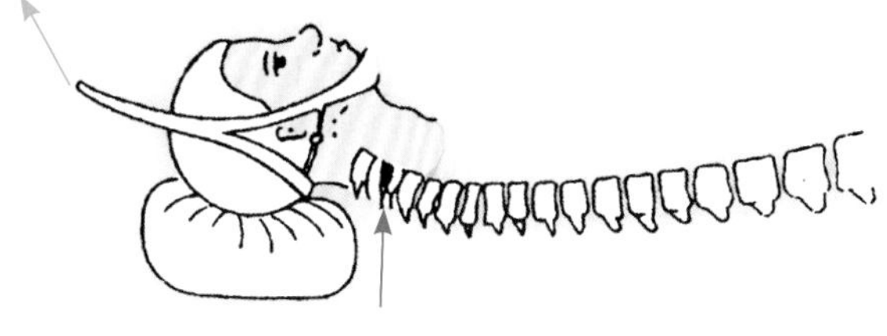
B

图 2-1-4-2-3 上颈椎损伤时多取前屈位示意图（A、B）
A. 一般牵引体位；B. 或略加前屈牵引

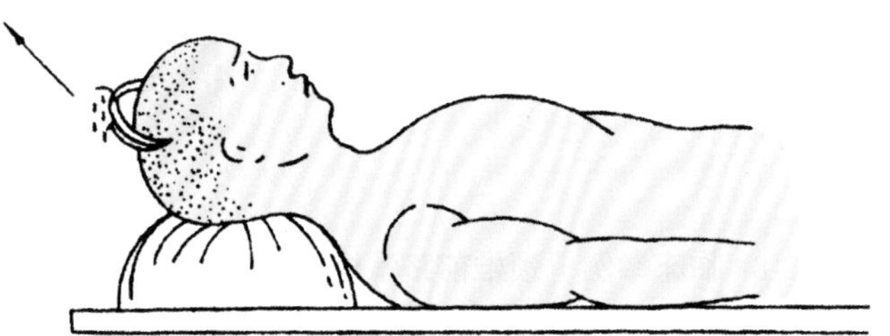

图 2-1-4-2-4 重型病例则需颅骨牵引示意图

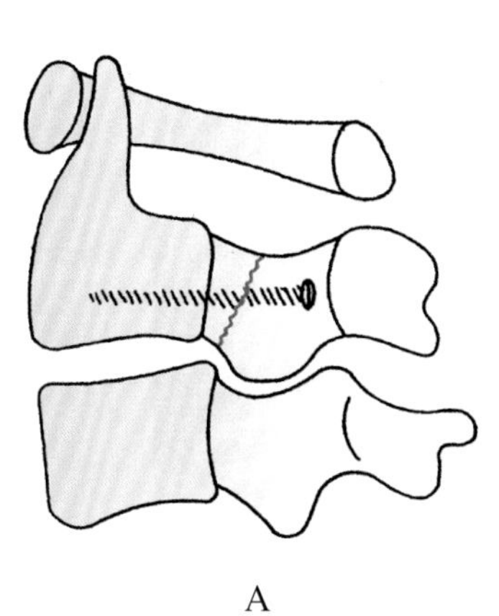
A

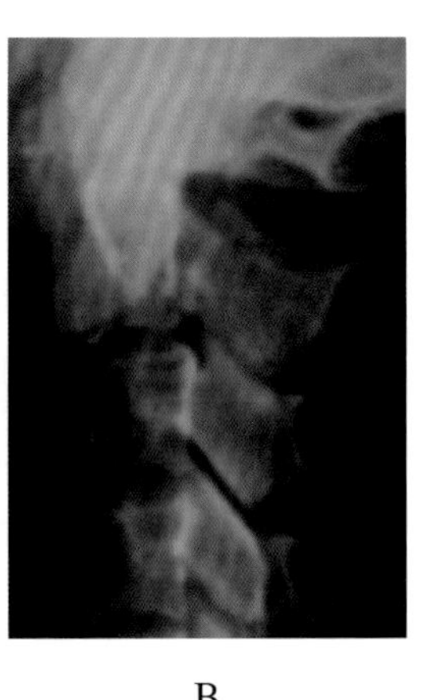
B

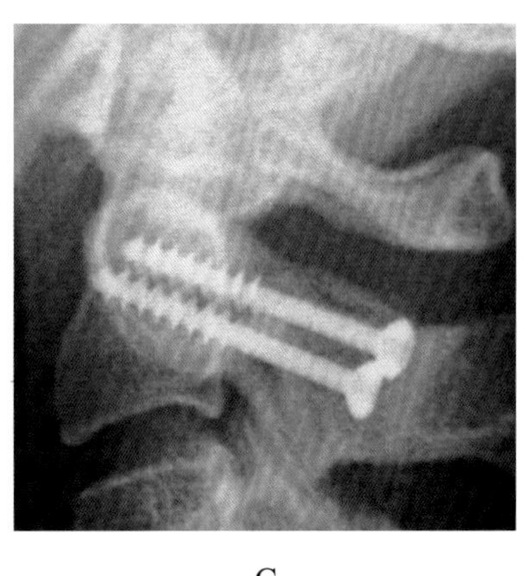
C

图 2-1-4-2-5 临床举例 C_2 椎弓根骨折后路拉力螺钉内固定术（A~C）
A. 示意图；B. 术前 X 线侧位片；C. 术后 X 线侧位片

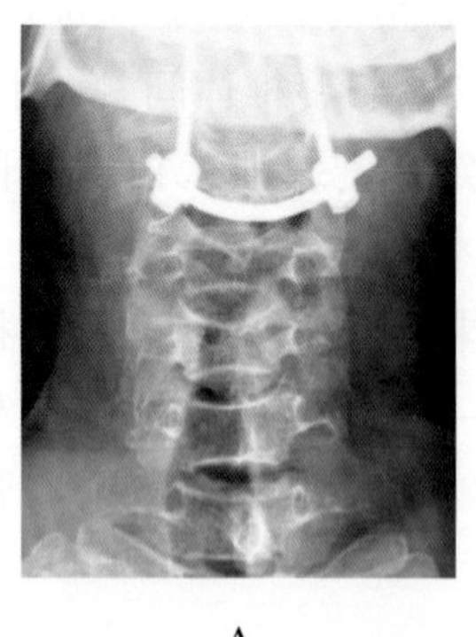

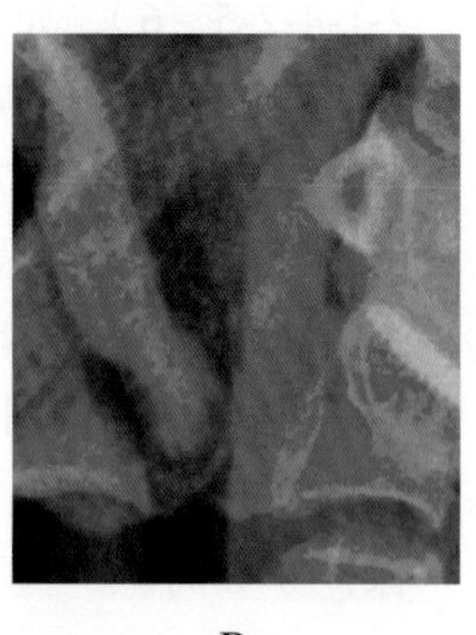

A　　B

图 2-1-4-2-6　临床举例　C_2 椎弓根骨折后路椎弓根螺钉内固定术后 X 线片（A、B）

A. 正位片；B. 侧位片

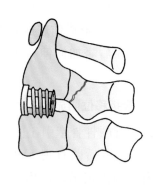

图 2-1-4-2-7　CHTF（颈椎前路鸟笼式植骨融合器）固定术治疗 C_2 椎弓根骨折示意图

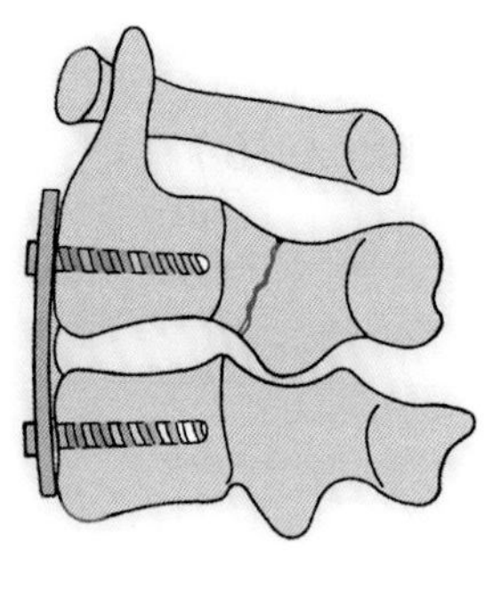

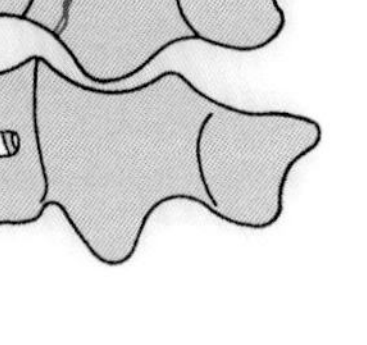

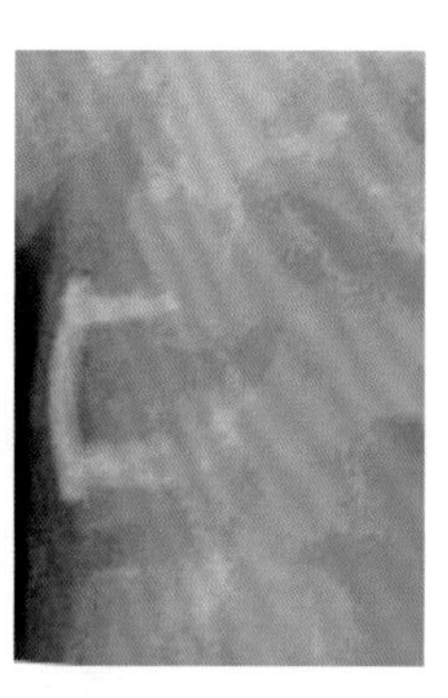

A　　B

图 2-1-4-2-8　临床举例　颈椎前路钛板螺钉内固定术（A、B）

A. 示意图；B. 侧位 X 片

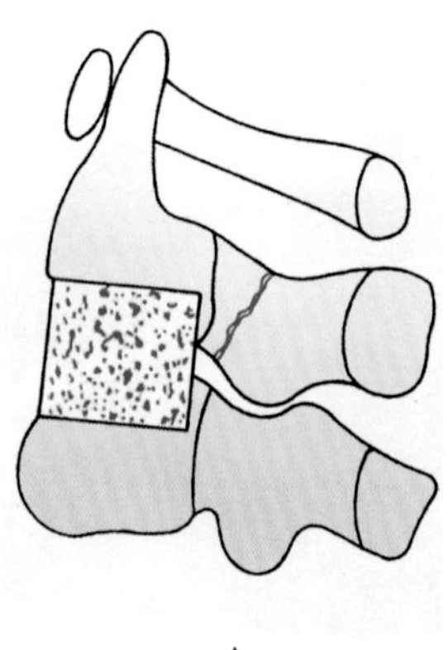

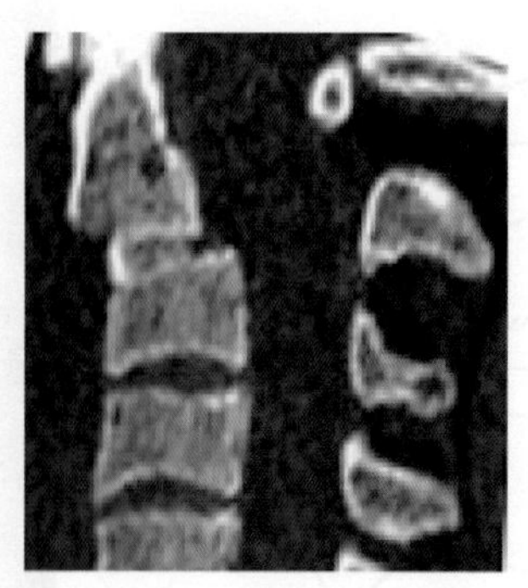

A　　B

图 2-1-4-2-9　临床举例　髂骨块植骨融合术（A、B）

A. 示意图；B. 陈旧性病例术后 CT 矢状位扫描

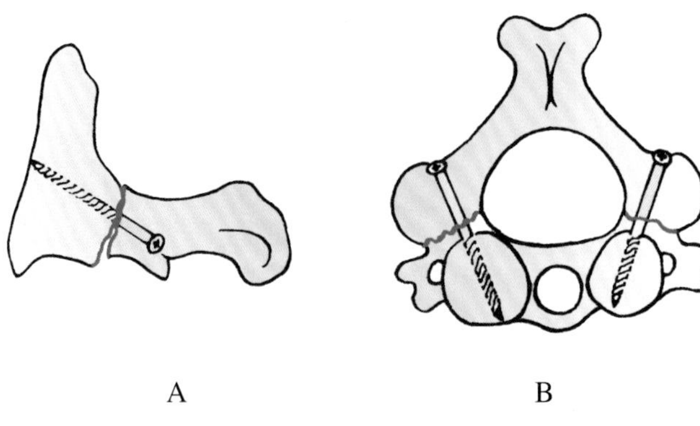

图 2-1-4-2-10 C_2 椎弓根螺钉固定示意图（A、B）

A. 侧方观；B. 水平位观

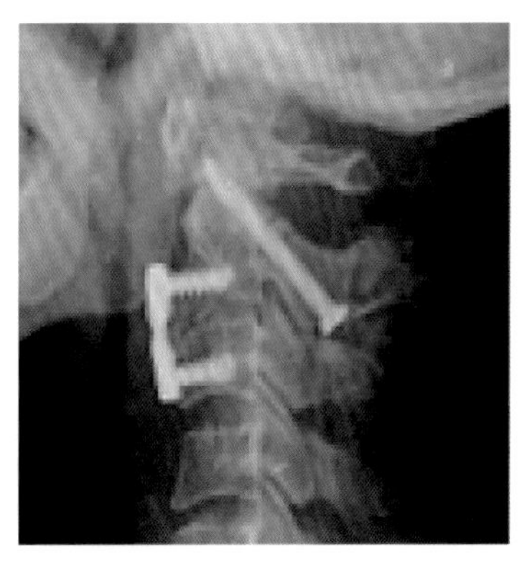

图 2-1-4-2-11 临床举例 C_{2-3} 前路椎间植骨融合术 + 后路 C_2 椎弓根螺钉固定术

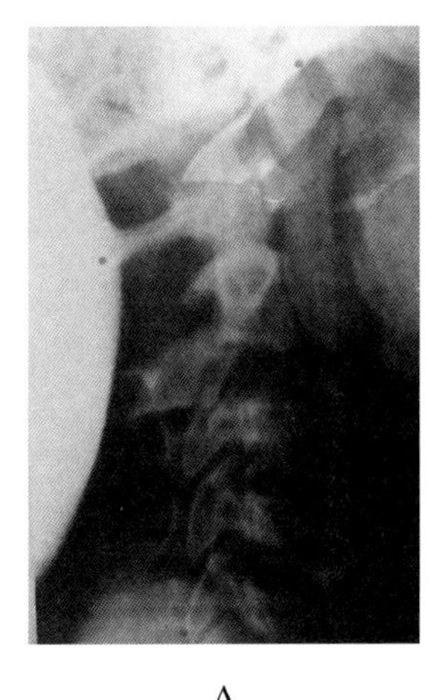

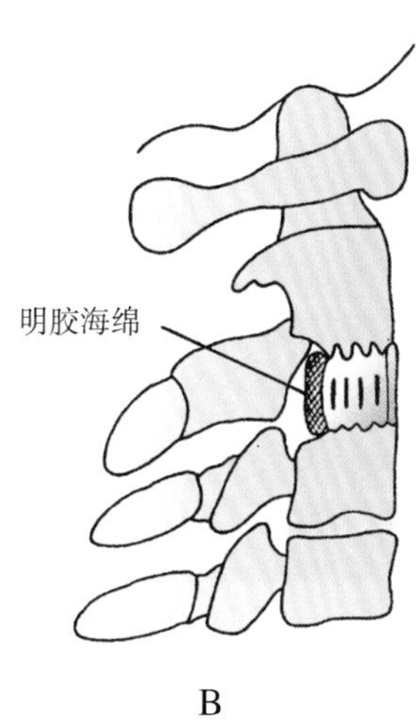

A　　B

图 2-1-4-2-12 临床举例 Hangman 骨折用大重量牵引后出现 C_{2-3} 椎体间关节纵向脱位，患者伴脊髓神经刺激症状；立即放松牵引，在颈椎稳定情况下行前路减压 + 复位或原位界面内固定术（A、B）

A. X 线侧位片；B. 治疗示意图

（三）过度牵引者

此种病例临床上少见，但亦可遇到，实属治疗不当所致（图 2-1-4-2-12A），实质上，从影像学上所见此是脊髓牵拉性断裂前临界状态。在治疗上，早期病例可放松牵引使其恢复原位，超过3 月以上者，应采取减压 + 原位固定融合术（图 2-1-4-2-12B）。

（四）伴有脊髓损伤者

多系合并脊髓中央症候群之病例，并按此种损伤处理；详见后面章节。

三、枢椎其他部位损伤

枢椎除齿状突及椎弓根骨折外，其他损伤较为少见。临床上偶可发现椎体骨折、侧块骨折及后弓骨折（图 2-1-4-2-13），在治疗上大多勿需手术，以非手术疗法为主，尤其是无脊髓神经症状者；个别病例如需早日下地活动者，亦可予以内固定术（图 2-1-4-2-14）。

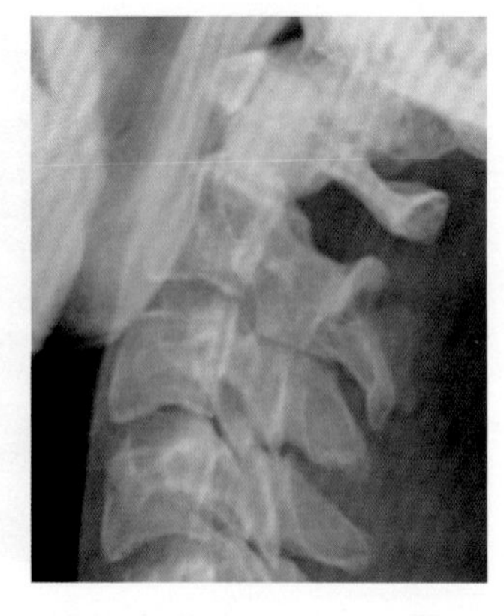

A

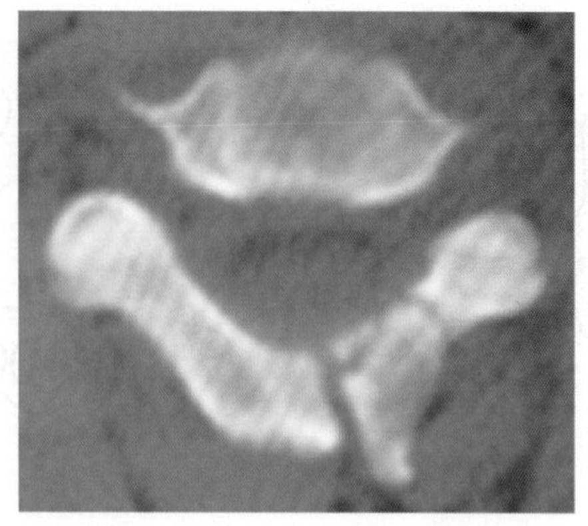

B

图 2-1-4-2-13 临床举例 枢椎后弓骨折（A、B）

A. 侧位 X 线片；B. CT 水平位扫描

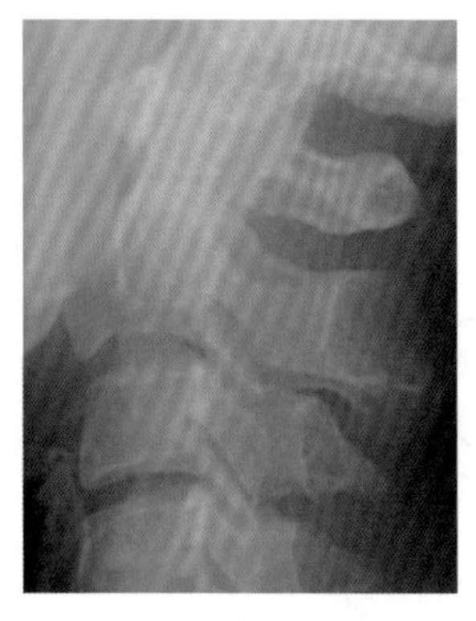

A

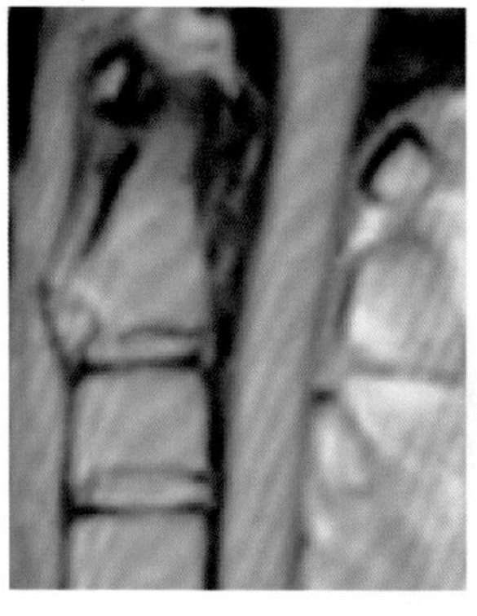

B

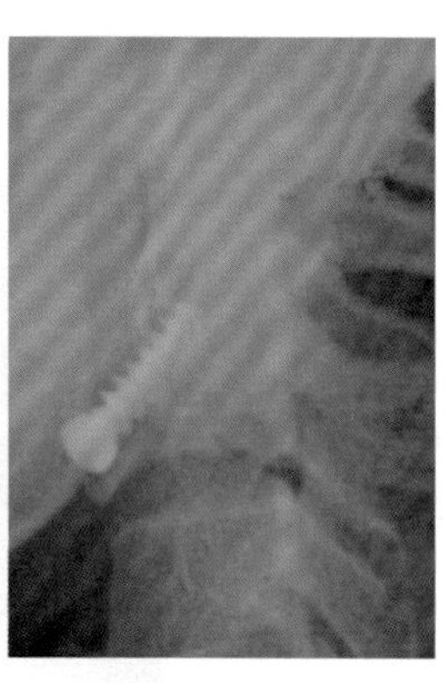

C

图 2-1-4-2-14 临床举例 枢椎椎体前下缘骨折 (A~C)

A. 侧位 X 线片；B. MR 所见；C. 螺钉内固定术后侧位 X 线片

（罗旭耀　钮心刚　严力生　赵定麟）

第五章　上颈椎手术并发症及翻修术

第一节　上颈椎手术术中并发症

一、上颈椎手术概述

由于上颈椎区域的解剖特点，手术之危险性较高，所以使枕颈区伤患的手术治疗开展受到一定的限制。近卅年来我们对上颈椎病变，包括各种伤患引起的枕颈脱位、寰枢椎骨折脱位、齿状突Ⅱ型骨折、枕颈部畸形等施以各种外科治疗，手术的方式根据患者的具体病情而定。术中及术后虽可出现各种并发症，但其发生率约在4%以内，下颈椎手术之并发症发生率为3.6%，二者基本相似；可能与对上颈椎施术时更为重视和慎重相关。本节将较为常见的术中并发症分述于后。

二、上颈椎手术术中神经损伤

神经损伤是上颈椎手术治疗较为常见的并发症。脊髓损伤的后果较严重，尤其是高位、邻近延髓处误伤；由于此处为呼吸、血压及心跳中枢，如损伤部位愈高，危及生命的危险愈大。

（一）发生原因

其发生原因，除术中由于手术器械直接误伤外，尚应注意在全麻下，由于后颈部肌肉松弛，当摆放体位时较之一般病例更有可能引起寰枢间的位移而致使脊髓损伤；器械损伤以磨钻及椎板咬骨钳为多见，次为吸引器误伤；另外在对患者搬运途中亦有可能不慎从推床摔下所致高位颈髓损伤者。

（二）损伤部位

脊髓损伤轻重不一，后果差别甚大，除现场死亡、全瘫、不全瘫均有可能；大多见于颈椎后路手术。在前路手术时除误伤脊髓外，亦可能引发喉上神经、舌下神经及脊神经根损伤，此在文献上均有所报道。

（三）处理

重点在于预防，要求在术中仔细操作，对任何环节均应高度重视。减少上颈椎手术中的神经损伤并发症的关键在于对应用解剖的熟练掌握，同时还需要对患者的病情及手术局部的病理解剖有充分的了解。

上颈椎手术，由于其解剖结构的特点，手术的危险性较大，特别是需要内固定的手术。加之上颈部疾患常常伴有解剖结构的变异，更增加了上颈椎手术的风险性与难度；因此每位术者在术前均应制定多套施术方案，以防术中一旦出现意外而有所准备。

开展上颈椎手术必须具备一定的医疗设备，除C-臂X光机是最起码的条件外，术中诱发电位监护，利用CT、CTM图像及计算机辅助定位技术，上颈椎手术中的导航亦可酌情应用，均可使手术的安全性大大提高。

对于经口入路者应注意预防感染，充分的术

前准备及妥善的术后处理甚为重要。

三、上颈椎手术术中血管损伤

（一）上颈椎手术术中椎动脉损伤

【概况】

此是上颈部手术的另一较易发生的并发症；在颈部血管损伤中，以椎动脉损伤最为严重，大多发生于 V- Ⅱ段上方及 V- Ⅲ段。据美国神经外科医师协会所进行的一项调查，1318 例患者进行了 2492 枚 $C_{1\sim2}$ 螺钉内固定术，其中 31 例（2.4%）出现明确的椎动脉损伤，23 例（1.7%）怀疑椎动脉损伤。此 54 例中只有二例出现神经损伤症状；另有一例由于双侧椎动脉遭受损伤而引起死亡。我们曾处理一例因陈旧性齿状突骨折伴寰枢椎陈旧性脱位及脊髓受压 18 年，而行同期后路寰椎后弓切除、枕颈内固定植骨融合及经口前路寰椎前弓、枢椎齿状突切除减压术。术中在对 C_2 椎弓根螺钉操作中，因感左侧的螺钉位置欠佳而将螺钉旋出时，螺钉孔中大量血液涌出；随即将螺钉原孔旋入并拧紧，观察患者无生命体征变化，而继续进行手术。术后螺旋 CT 复查，见左侧螺钉进入 C_2 的椎动脉孔，并触及椎动脉，但无损伤及明显挤压征（图 2-1-5-1-1）。目前已随访两年半，病情较术前明显缓解。

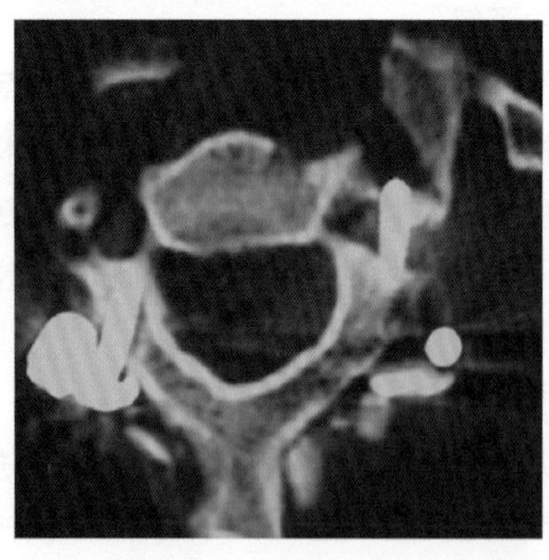

图 2-1-5-1-1 临床举例 男性，陈旧性寰枢椎脱位，行经口前路寰椎前弓及齿突切除 + 后路枕颈 Cervifix 内固定植骨融合术

此图示 C_2 椎弓根螺钉固定平面术后 CT 扫描见左侧螺钉方向偏外进入椎动脉孔

【处理要求】

主要是术中发生，因此手术中一旦出现椎动脉或其他动脉损伤时，需根据具体原因紧急处理：

1. 压迫止血 立即予以压迫止血，并用骨蜡封闭骨孔试行止血，无效时可以明胶海绵或止血纱布压迫止血。如仍不能有效止血，则应在纠正休克的情况下通过 DSA 予以血管栓塞，这是目前公认较为可行有效的方法。

2. 中止内固定 如对侧还未行螺钉固定，则应停止继续行内固定，或改变手术方案及进钉方向等。

3. 旋紧螺孔 如为螺钉孔内出血，先将螺钉拧入，并在病情稳定情况下用 C- 臂 X 线机观察内固定情况，再决定下一步操作。

4. 结扎止血 虽有对损伤的椎动脉予以修补的报道，但由于椎动脉的解剖特点，操作起来相当困难。非不得已的单侧椎动脉结扎，也是处理椎动脉损伤的方法之一。

（二）其他血管损伤

上颈部血管丰富，细小血管均有损伤之可能，尤以内固定时误伤居多。例如一例患者在行后路枕颈 CD 内固定植骨融合术及经口前路枢椎椎体上半切除减压术时，可伤及咽升动脉，此处临近心脏，出血大多凶猛，需立即压迫止血。此时常误认为是椎动脉，多需行 DSA 检查并行血管栓塞，如果来不及或条件不具备可先行明胶海绵填塞、局部双层缝合，观察患者生命体征平稳，伤口局部无出血，再作进一步检查，如患者脊髓受压症状减轻，全身情况平稳，如切口仍有出血，可予以 DSA 检查，确定出血部位，立即予以栓塞，包括咽升动脉等处损伤（图 2-1-5-1-2）。此处血管损伤均应及时处理，切勿拖延，以防由于缺血较久，引起脑及脊髓功能受损。

四、上颈椎手术术中硬膜撕裂

（一）概况

临床上亦较多见，可因多种原因所致，包括：

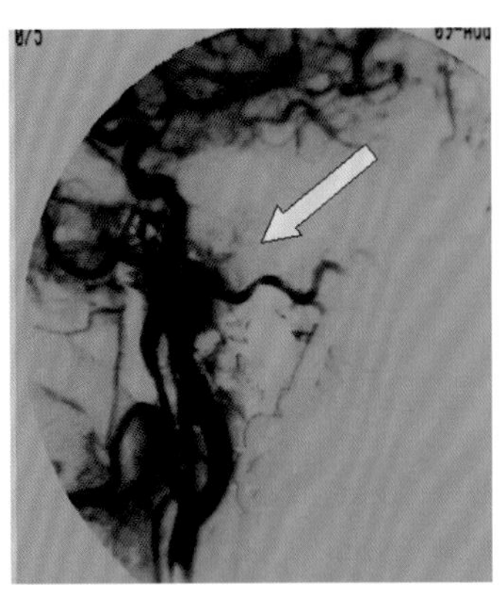

A

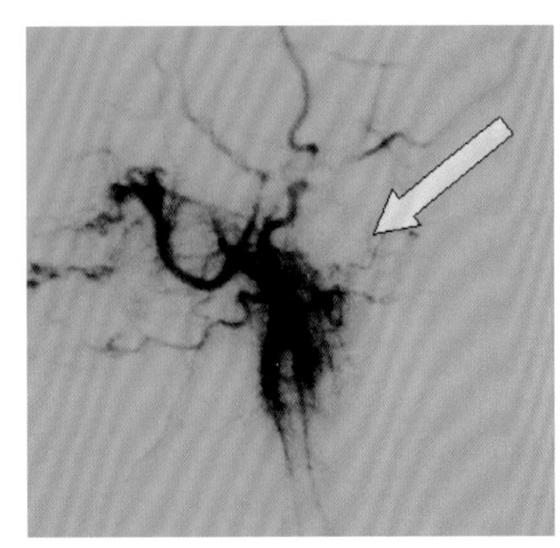

B

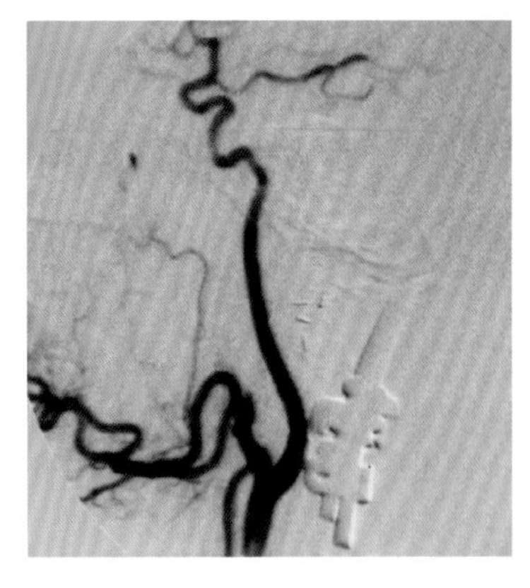

C

图 2-1-5-1-2 临床举例 男性，陈旧性寰枢椎脱位，第二次行后路枕颈 CD 内固定 + 经口前路寰椎前弓切除术；术中咽升动脉损伤，予以 DSA 栓塞（A~C）

A. 左侧颈总动脉造影侧位相，箭头所示为出血处，有造影剂渗出；B. 左侧颈外动脉造影，箭头处可见咽升动脉供血区有造影剂渗出；C. 左颈外动脉栓塞后，左侧颈总动脉造影显示出血区造影剂渗出停止

颈前路螺丝钉内固定术误伤，齿状突Ⅱ型骨折导针过深，曾有旋入空心螺钉后从螺钉内流出脑脊液的报导。后路螺钉内固定术，如方向与深度掌握不当，亦可发生。

（二）处理

对上颈部手术引起脑脊液漏仍强调预防为主的原则，其处理原则包括：

【对症处理】

一旦发生，应予以螺钉末端骨蜡封堵，并在病情稳定情况下 C- 臂 X 线机透视判定，并作相应处理。

【腹侧手术出现之脑脊液漏】

为防止此种意外，亦可在术中采用皮下筋膜和明胶海绵封堵填塞、缝合封闭。术后嘱患者于仰卧位休息，可用 250g 重沙袋压在切口处。

【后路手术出现脑脊液漏】

患者亦可仰卧，并在枕后放置沙袋，嘱其少讲话、少咳嗽，一般 3~5 天即可愈合。

【注意预防感染】

选择合适的抗菌素，并加大剂量，以防蛛网膜下腔的感染。

五、上颈椎手术术中食管损伤

颈前路手术较常见的并发症之一，其原因主要是由于上颈椎前路手术时常因显露困难而助手拉钩用力过猛、或拉钩边角处较锐、或因手术中操作粗糙等所致，亦可见内固定物刺伤。只要术中仔细操作，大多可以避免。如一旦出现食管漏，则应予以充分引流，经胃管给予营养，同时予以有效的抗菌素治疗，待局部炎症控制后再予以食管修补。

六、上颈椎手术术中其他损伤

术中尚可发生其他多种损伤，处理与下颈椎手术大致相似，请参阅本章第三、四节。

第二节 上颈椎手术术后并发症

上颈椎术后并发症以前路手术为多见，后路手术相对较为少见，除严重的神经损伤外，主要是局部感染、植骨融合失败、内固定滑落断裂及畸形形成等，尽管发生率日益降低，但仍强调预防为主。

一、脑脊液漏

（一）发生原因

前路和后路手术均可发生脑脊液漏，主要由于减压术涉及硬膜囊壁时，既便术中未发生硬膜撕裂，术后亦有可能发生，笔者曾遇到多例。主要是由于病程较久者，其硬膜囊常有缺损和粘连，以致术后遇有胸、腹腔高压（剧烈咳嗽和便秘多见）时，即可从薄弱处引发脑脊液漏。

（二）处理

在处理上主要是局部加压，使开口处闭合，具体操作如下：

【沙袋加压】

主用于前方术后发生者，可用 250g 重之沙袋在切口外方持续加压，一般不少于 6h，无效者则继续加压，直至脑脊液停止流出为止。

【卧位加压】

用于后路术后发生者，可嘱患者采取仰卧位，切口下方垫稍厚之消毒棉垫，平卧 6~8h 即可。

二、高位脊髓神经损伤

（一）发生原因

较为少见，但对 $C_{1\sim2}$ 处减压、局部无有效内固定者，则有可能发生，尤其是在十五年前之手术病例。作者三十年前曾遇一例 C_1 后弓切除行枕颈融合术，术后恢复满意；第十天左右其妻在洗足时两人发生口角，突然将患者小腿用力向头侧一推，病人当即呼吸停止，抢救无效而死亡。估计伤及延髓，因未尸解，难以肯定。此外，在搬动时如对患者头部未行确实制动措施，亦易引起此种意外，大多为不全性脊髓损伤。

（二）预防为主

避免的方法主要是确实有效的内固定；如内固定不确实，则需附加有效的外固定，包括头 - 颈 - 胸石膏、Halo- 支具及绝对卧床休息等，持续轻重量牵引亦有防治作用。

三、切口感染

（一）发生原因

前路手术少见，而后路手术由于枕部毛发较多，尤其是术前有毛囊炎者感染的概率较高；其中以浅部感染为多见，仅个别患者可出现深部感染。

对浅部感染，经局部换药、引流及局部碘剂消毒等处理大多可以消退；而深部感染多需拆除缝线，予以引流。如波及内固定时，则酌情决定需否除去内固定物，一旦有深部脓肿形成，则后果严重，不仅影响疗效，甚至使病情恶化。

但经口上颈椎手术术后感染发生率仍较高，可达 30% 左右，术时如不切开软腭，感染率可降低一半。

（二）处理要求

对其感染主要是预防，包括如下。

【术前进行口咽部净化处理】

积极检查治疗口咽部炎症，以含漱液清洗口腔，抗菌素雾化呼吸道，给手术提供一个无炎病灶的安全、洁净环境。

【术前气管切开】

主要用于颈椎高位伤病患者（瘫痪病例居多），其目的是建立口咽外气道，使气道与切口避开，并可减少死腔；术野严密消毒，术中细致规范操作，减少局部创伤。

【术后注意呼吸道护理】

主要是术后24h内应有专人负责吸痰及拍打背部，使肺泡扩张。

【其他】

1. 术后鼻饲管营养5~7d；

2. 注意全身营养及能量支持，维持水电解质平衡；

3. 适当应用抗菌素。

四、植入骨融合术失败引起枕颈、或C_1、C_2融合术失败致骨不融合及假关节形成

（一）发生原因

发生概率从10%~40%不等，与手术种类、术者操作经验等相关，加之由于此处骨质血供欠佳，活动度难以完全控制，因此植骨后延迟愈合、不愈合及假关节形成者的概率明显高于下方诸椎节。其中后方施术高于前方施主者，枕颈段高于寰枢段。

（二）处理要求

此组并发症应从手术前即开始预防，选择有利于骨性融合的术式与植骨材料（当然以自身髂骨最佳），充足的植骨量、椎节的确实固定和补足失血量等均至关重要；内固定不确实者术后三月~半年内应附加相应的外固定。

五、其他

（一）睡眠性窒息

主见于后路手术，发生机制不详，凡波及C_4以上的手术均应注意，表现为体位性低血压与呼吸功能不全，予以安静、减少药物等刺激因素大多可获得恢复。

（二）颈椎成角畸形

大多因骨折不愈合所致，关键是预防。

（三）颈深部血肿

偶可遇到，与术中止血欠佳、体质差及诸多因素相关；一旦发生则应及早消除之，以免形成感染源而逐渐发展并加重，后期则可出现脊髓神经受压或刺激症状。

（四）内固定失效

亦与诸多因素相关，除内固定本身设计及材料相关外，与术者操作经验和患者体质等因素相关。

（倪　斌　袁　文　陈德玉　赵　杰　赵定麟）

第三节　上颈椎翻修术的基本概念、原因、手术确认及一般原则

一、上颈椎翻修术基本概念

上颈椎是指枕骨（椎）大孔区下方至第2颈椎（C_0~C_2）的解剖段，是颅骨与颈椎连接的枢纽，其解剖形态和功能均具特殊性，该区域所包容的脊髓结构与延髓相邻，因此，手术风险远远大于脊柱其他节段。上颈椎手术开始于19世纪，此后随着对枕颈部疾患认识的提高，手术入路的不断拓展，内固定器材的设计和应用，近二十年

来上颈椎手术数量逐渐增加。在各种术式应用和改进的过程中人们逐渐观察到以往手术存在的不足，部分手术残留的不足和出现的新问题需要再次手术来解决，从而提出了上颈椎翻修手术的概念，希望通过翻修手术改善患者的生存质量和工作能力。

二、上颈椎翻修术原因

（一）疾病认识的不足

人类对疾病的认识和治疗是一个不断进步的过程，随着时间的推移，人们会发现以往对疾病的诊断和治疗是不足的，有时甚至可能是错误的，以致原手术未能解决问题，从而导致此后再次手术翻修。

（二）当时或当地的医疗水平和医疗条件

主要表现在对疾病的复杂性和严重性认识不足、治疗方案的设计不全面、内固定器材的应用不当、手术方法的局限性等。

（三）手术并发症或效果不理想

【概况】

诸多因素可以导致手术并发症发生或手术效果不满意，上颈椎及枕颈部手术较为常见的是畸形无改善并继续加重、枕颈部持续性疼痛、脊髓损害程度加重，术后很多原因可导致枕颈部出现新的疼痛、畸形或脊髓损害等，为改善患者的生存质量和工作能力，需要对上颈椎和颈椎枕颈部再次手术以纠正或弥补存在的不足或处理新出现的病变，解除脊髓压迫、重建上颈椎和枕颈部的稳定结构和生物力学功能。

【常见原因】

临床上经常遇到的手术失败或疗效不满意的原因有以下几面：

1. 手术病例选择不当；
2. 疾病诊断错误；
3. 手术适应证选择不当；
4. 术式选择错误、手术技巧问题等引起；
5. 原先手术不可避免的并发症；
6. 疾病本身的继续发展；
7. 同一部位出现新的病变。

三、上颈椎翻修术原因的判定

（一）注意患者术后症状与手术的关系

Kostuik 强调注意手术后患者的主诉与手术的关系，如果手术后患者症状没有立即改善，应该考虑是否诊断有误或手术操作失误；如果手术后患者症状缓解，几周或数月后症状再次出现，应该考虑有新的病理变化或为手术并发症；如果患者症状缓解数月至数年后再次出现症状，应该考虑假关节形成、新的病变，或手术邻近部位退行性过程产生的症状。

（二）注意是否为手术失败

上颈椎翻修手术并不一定意味以往手术是失败和错误的，上颈椎手术是一种极其复杂和危险的手术，由于不同时期受不同医疗条件限制，因此，对上颈椎手术的评价应以当时的历史条件下医学对疾病的认识程度、内固定器械的发展状况、手术操作的技术水准为基础。当时一例成功的上颈椎手术，现在看来可能是错误的或不完善的，这反映了上颈椎外科的迅猛发展，尤其当前内固定器材改进速度的加快丰富了上颈椎稳定所需的固定方式，大大拓宽了上颈椎的手术领域，使原先不能手术或手术后不能固定的上颈椎部位可以进行手术并固定，很多以往无法按预想方案实施而不得不进行的临时性手术，现在均有条件通过翻修手术加以完善。一般认为，患者在以往手术后出现残留颈椎畸形、疼痛、神经症状加重或无改善以及内固定植入物位置选择或安放错误等情况，均需考虑再次手术治疗以改善症状。

四、上颈椎翻修术的确认

（一）概述

翻修手术的确认是依据对原先手术未达到最佳结果或原症状再现的原因进行全面、理性的分析与评估；如果原先手术结果欠佳是由于最初手术方案错误或手术技术缺陷所致，则翻修手术有可能使其改善症状的机会较多；如果手术的失败是由于当初诊断或病例选择的错误，则翻修手术有可能使其改善；如果是伤患本身问题，再次手术则可能使现状进一步变坏。因此翻修术的指征掌握应非常严格。全面的病史分析、系统的体格检查和详尽的影像学资料是重新认识原有疾患并发现原先手术所存在问题的关键。

（二）患者自我评估

如果患者在上次上颈椎手术后，手术疗效不满意，必须对患者的病史进行全面回顾和认真分析。关键在于了解患者手术前疾病的性质、病程持续时间，以及患者在手术后近期和远期手术疗效的自我评价，尤其重要的是手术后一段时间症状是否减轻或消失。患者的术前症状是否仅为根性症状、脊髓症状或影像学异常，还是兼而有之？如果有神经症状，手术后是改善、变坏、还是维持不变？详细的病史资料包括患者对原先手术的反应，手术前后的影像学资料，所有相关资料都要收集完整并重新做全面评价。同时应综合考虑患者的精神状况，患者和家属对治疗效果的期望值，患者当前的工作状态，同样要考虑可能的医疗诉讼和医疗赔偿等社会和法律问题。患者的不良生活嗜好也是影响手术效果的因素，尤其是吸烟可导致植骨融合失败和加速椎间盘进行性退变，因此在任何上颈椎翻修手术前后都必须戒烟。

（三）体格检查

除枕颈部局部外观、活动范围外，更为主要的是全身的神经系统检查，以排除可能伴随的神经系统的其他疾病，如颅内疾患、脊柱其他部位疾患或神经内科疾患（包括脊髓本身病变）等。此外应注意排除某些外周神经卡压症的可能，如腕管综合症，胸腔出口综合症等。神经系统检查的内容一般包括上肢、下肢和躯干的运动、感觉、反射功能以及病理反射，判断其表现是否与上颈椎伤病相符合。特殊部位肌肉的萎缩往往是恢复不好的预兆，如手内在肌萎缩一般难以恢复，手部功能将因此受限。

（四）影像学检查

仔细分析患者先前的影像资料，并与患者临床症状相互对照，了解二者是否相符。

【X 线片检查】

X 线平片可以从宏观上显示患者枕颈区骨性结构的全貌、病变的范围和性质、原手术减压的范围、植骨块部位、内固定器材的安放情况、脊柱畸形变化和原手术邻近部位脊柱的退变情况。过伸—过屈位动力片可以了解上颈椎的稳定程度、脱位的可复性、手术后的稳定程度以及是否有假关节形成，植骨不愈合者可在植骨块与受区间观察到透亮区，动力位摄片时间隙变大。因上颈椎解剖结构拍摄正位 X 线片时容易被下颌骨遮挡，故断层摄片在观察齿突损伤、畸形以及寰枢椎侧块关节的变化时具有重要价值，而侧位断层可以去除很多重叠的伪影，使致病因素的判断更加准确。

【CT 扫描】

上颈椎的 CT 扫描是进一步观察以往手术后局部状况的良好影像学手段，尤其是局部存有内植物不允许行 MR 检查时，CT 检查可以显示手术部位骨和软组织状态、内植物与骨结构和神经组织的关系等，对翻修手术中再次减压、植骨和内固定物选择的决策具有重要的参考价值，CT 重建技术可从不同角度立体地观察上颈椎病变，有条件时应加以利用。

【MR 检查】

MR 仅在前次手术未使用金属内植物或仅采用钛制内植物患者中可以实施，只要没有禁忌症，翻修术前必须行 MR 检查，这是目前显示脊髓病理变化最为直观的影像学手段，可以根据脊髓大小、脊髓信号改变和脊髓相邻骨结构和软组织变化，了解目前的病变并制定相应的对策。脊髓肿瘤、水肿和空洞将导致脊髓增大，而脊髓萎缩、脊髓软化则使脊髓变细。T_2 加权上脊髓信号的增高，意味着脊髓内组织存在某种程度的病损，这种病变往往是症状长期存在而不能缓解的原因，通过翻修手术也很难使其得到恢复，在选择翻修手术前必须有清醒的认识。当然脊髓存在骨纤维结构致压物与临床症状体征相符是再次减压手术实施的最基本要求。

【骨扫描检查】

骨扫描对手术后疗效的评估意义不大，但对诊断感染、假关节、或邻近节段的退变十分有用。

【电生理检查】

包括肌电图、脊髓诱发电位、体感诱发电位和 F 波等，用于鉴别运动障碍是肌源性或神经源性，是周围神经损害或中枢神经损害，在临床鉴别有困难时可采用。

五、上颈椎翻修术的基本原则与要求

（一）基本原则

上颈椎翻修手术实施前必须遵循以下基本原则：

1. 确认以往诊断无误；
2. 核实前次手术存在的问题或出现的新问题；
3. 制定翻修术的术式，充分考虑翻修术中可能遇到的困难和特殊情况；
4. 明确手术的目的和手术适应证；并确认自身水平与补救措施。

（二）上颈椎翻修术的要求

【充分而有效的减压】

既要解除原手术未能去除的神经致压物又要免除再手术后可能出现新的脊髓和神经根的压迫等新问题。

【椎节稳定】

亦为脊柱手术基本要求，尤其是前次手术由于融合术失败导致持续性疼痛、畸形加重和因椎节不稳所致的神经功能障碍者。

【尽可能利用尖端技术，减少椎节制动范围】

近十年来上颈椎手术技术和内固定方法不断改进，精良的器械和合理的内固定器材不断涌现，使以往大范围固定得到局限化，也可对以往手术的不足之处加以补充和纠正，从而增加了翻修手术新的技术手段。

六、上颈椎翻修手术的要点

上颈椎翻修手术术前、术中及术后应遵循的一般原则与要点包含以下内容：

（一）术前准备，决定术式

【充分的术前准备】

包括详细的病史采集及手术计划的制订，以及充分的手术器械准备等，另外翻修手术的创伤要较之首次手术大，术前应准备充足的血源。

【选择有效的手术方式】

在目的明确前提下，选择最佳入路、确定减压范围和有效的融合固定方式，手术器械的准备应尽可能充分，宁多勿缺。

（二）对神经减压要彻底

无论是原先手术残留的或新出现的，只要有脊髓受压的表现就应该实施彻底而有效的减压，并在减压后确保椎节稳定，以求保持手术效果。

（三）最大限度、合理的骨融合

改善患者局部及全身的情况，采取有效方法，在合理范围内使融合获得最佳效果；为改善患者手术部位的血供，多选用高质量植骨块（自体骨最好），同时应予以内固定术，以确保植骨块的稳定性。

（四）外固定与康复

【合理的外固定】

凡内固定欠稳定者，可采取外固定措施，包括头颈胸石膏，Halo - 支具等。

【功能康复】

翻修手术的术后功能康复是一个漫长而又关键的过程，对患者神经功能的改善有着重要意义，应注意加强手术后的功能康复训练。

总之，全面的术前准备，最佳术式的选择，内固定器材的合理选用，认真的手术操作，合理的术后管理和康复治疗对于减少手术并发症，获得满意疗效均有重要意义。

第四节 上颈椎翻修术常选用的术式

一、枕颈融合（减压）术

（一）手术病例选择

枕颈融合术是在枕骨和颈椎间植骨使其达到融合稳定的一种手术方法，大多用于各种上颈椎手术后失效而需将枕颈段融合固定之病例。

【一般病例选择】

1. 各种上颈部手术后引起针对枕颈关节失稳、并产生各种症状者；

2. 创伤性上颈椎脱位或不稳引起枕颈部症状者；

3. 上颈椎肿瘤及先天畸形和枕颈不稳非手术疗法无效者；

4. 类风湿性关节炎继发的颈椎畸形使枕颈功能丧失者。

【需同时行枕颈段减压术者】

临床报道枕颈融合术的融合率在90%左右。在翻修复杂性枕颈畸形及不稳且同时伴脊髓压迫症和颈 C_1、C_2 假关节形成及伴脊髓压迫病例时，枕颈部减压与融合术也是一种可供选择的翻修术式。即使是枕颈部已愈合，但如寰椎后弓减压不充分，脊髓压迫症状逐渐加重，则可先去除原有植骨，行寰椎后弓充分减压后再恢复原有枕颈融合（见临床举例例1，图2-1-5-4-3）。

（二）翻修融合术的一般要求

【基本要领】

枕颈部融合术最基本的要领是在枕骨和颈椎间行植骨术，为维持植骨块与植骨床之间的稳定性，应选择合适、可靠的内固定方式及器材。

【应考虑诸多因素】

坚强的内固定并不代表植骨愈合，内固定只是用于植骨愈合前的临时支撑，如果植骨因某些原因发生不愈合，内固定最终必然发生松动和移位。因此，枕颈翻修融合术的最佳术式必须因人而异，其选择取决于多种因素，如疾病本身的性质、骨质量、原先手术对手术部位的破坏程度、内固定器材选用的合理性、患者本人对手术后颈椎活动度的期望值高低以及患者对术后外固定忍受程度的评估等。对原枕颈融合失败者翻修手术时选用坚强的内固定术式可能对植骨愈合更为有利，如系寰枢椎融合失败出现脊髓压迫需行寰椎后弓切除减压枕颈植骨融合时，内固定使用与否可根据不同情况而定。

（三）融合术内固定方式的选择

【枕颈翻修融合术内固定的术式】

固定方式多种多样。主要有以下几种：

1. 单纯植骨融合＋坚强外固定；
2. 钛缆（钢丝）固定＋辅助性外固定；
3. 棒－钛缆固定＋外固定；
4. 斯氏钉框和Luque棒框固定；
5. 钛板螺钉固定系统（图2-1-5-4-1、2）。

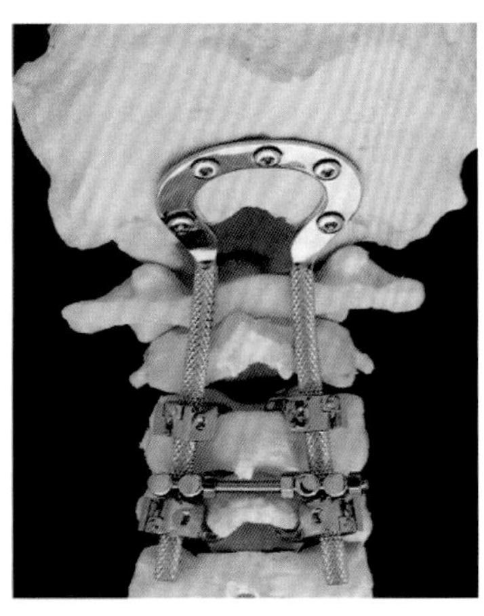

图2-1-5-4-1 枕颈CD内固定系统模型图

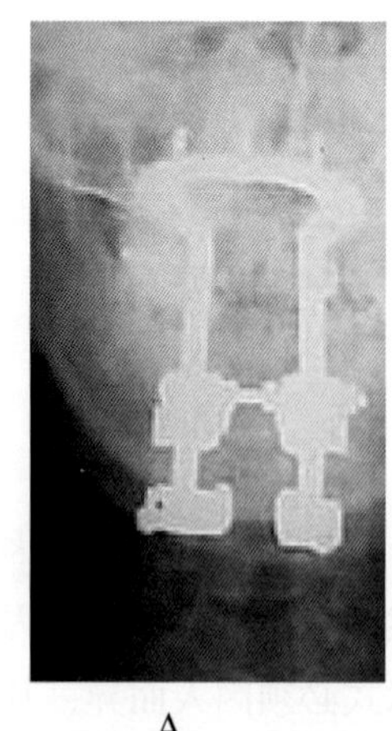
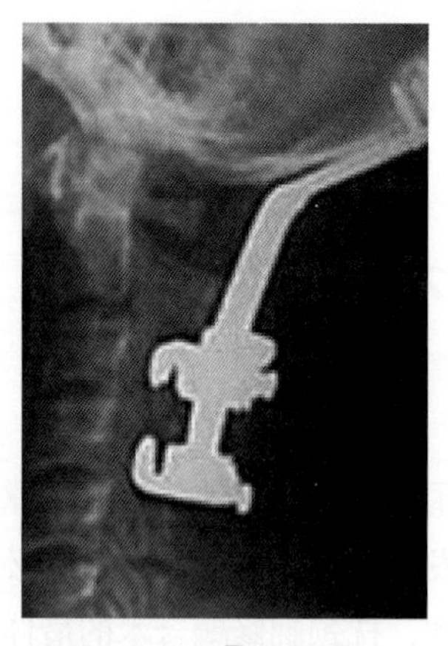

A　　B

图 2-1-5-4-2　临床举例　陈旧性横韧带损伤伴寰椎前脱位用 CD 内固定系统行枕颈融合术后（A、B）

A. 术后 X 线正位片；B. 侧位片

【不同内固定方式的固定强度】

生物力学研究表明：钛板螺钉固定，除在屈曲稳定性方面与棒 - 钛缆（钢丝）固定相当外，其他方面稳定性均强于棒 - 钛缆（钢丝）固定。单纯植骨 + 长时间外固定枕颈融合术临床应用成功率并不低（包括儿童病例），其优点是并发症较少见，避免了内植物对正常骨结构的损害。如果患者能够耐受外固定或颈椎后部有足够的骨质用于钛缆固定，则钛缆和植骨结合同样能够完成枕颈融合。棒 - 钛缆结构是为了手术后即可获得颈椎稳定性而临时性设计的术式，长期固定则有可能出现松动。钉板结构是为了克服棒 - 钛缆结构的局限性而设计的，其用于颈椎后部结构缺如或骨折、复杂性颈椎不稳或存在畸形、骨质疏松或需要轴性支持固定的病例。其优点是固定后不需要外固定，强度是钛缆（钢丝）固定的数倍。

（四）临床举例

【例 1】（图 2-1-5-4-3）。

【例 2】（图 2-1-5-4-4）。

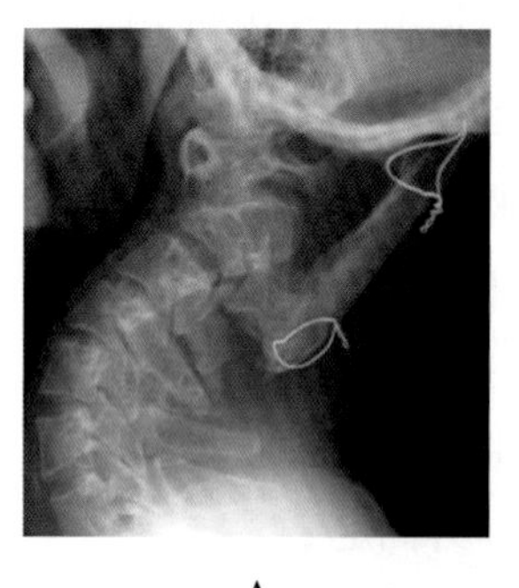
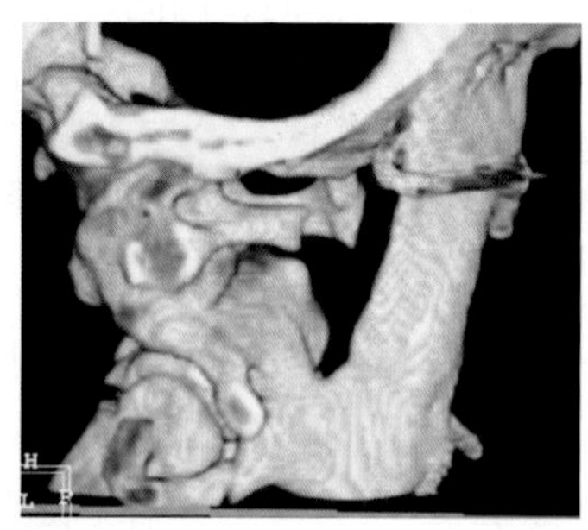
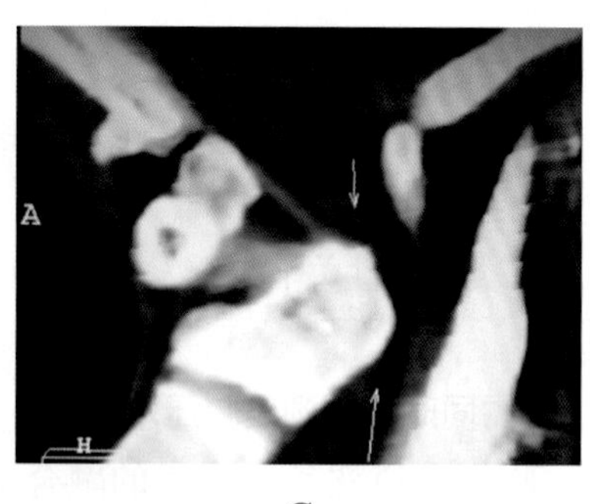

A　　B　　C

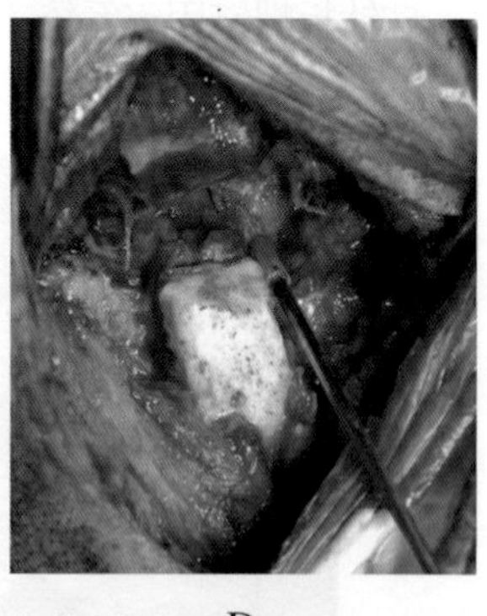
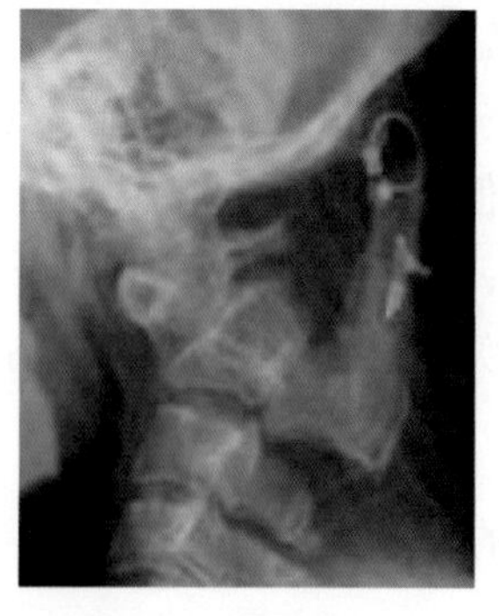

D　　E

图 2-1-5-4-3　临床举例　男性，26 岁，游离齿突畸形伴寰枢椎脱位，后路寰椎后弓切除减压，枕颈植骨钢丝固定融合术后六年，植骨牢固愈合，近三个月来脊髓压迫症状逐渐加重，出现行走困难来院行翻修术（A~E）

A. 翻修术前侧位 X 线片；B. CT 三维重建发现右侧寰椎后弓残留；C. CT 重建图像见残留的寰椎后弓与枢椎齿突及底部间构成对脊髓压迫的狭窄带（箭头所指处），由于原先的枕颈融合术使颈椎后仰受限，前路齿突及基底部切除困难，翻修手术选择后弓残留部分的切除；D. 手术取出钢丝后，采用线锯切下部分原有植骨块，显露寰椎后弓，切除寰椎后弓右侧残留部分；E. 完成减压后将切下的骨块放回原处，采用钛缆固定植骨块，术后患者神经症状明显改善

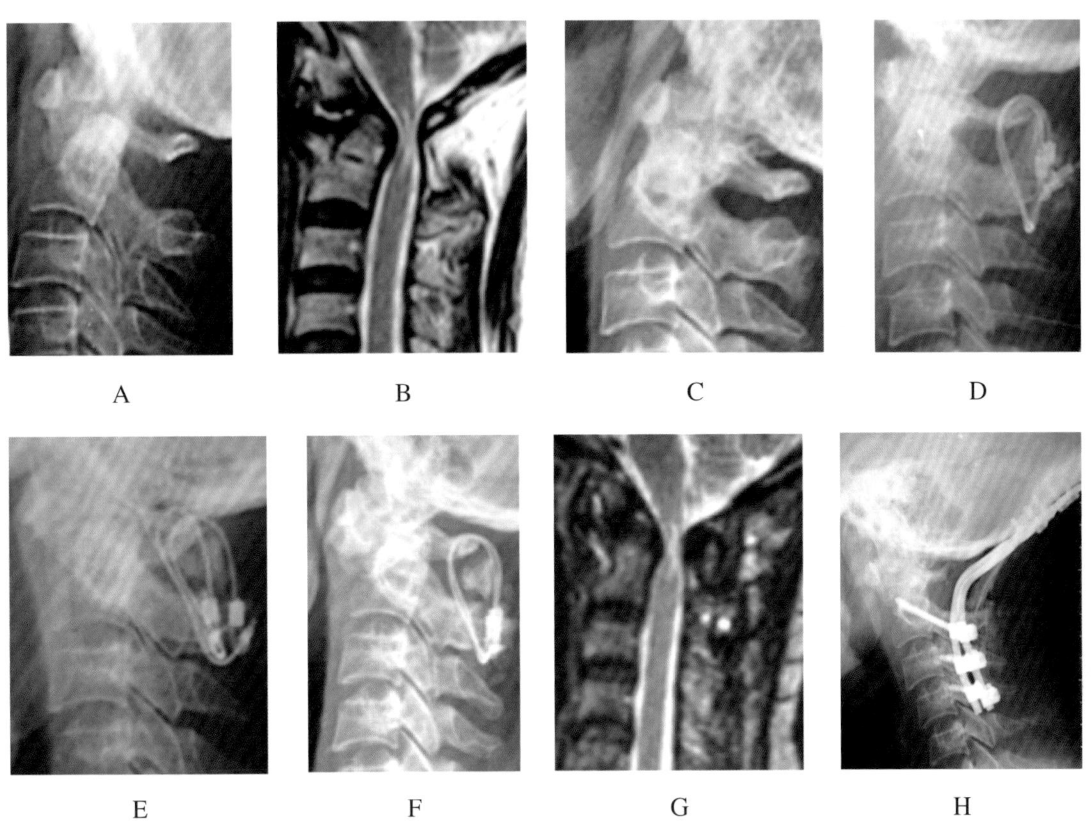

图 2-1-5-4-4 女性，60 岁，术后寰枢椎不融合行翻修术（A~H）

A. 颈椎侧位 X 线片清晰显示游离齿突畸形和寰枢椎脱位，表现为枕颈部疼痛和脊髓压迫症；B. MR 检查显示脊髓受压，脊髓信号增强；C. 经颅骨牵引术后寰枢椎脱位复位，脊髓受压症状改善；D. 行后路寰枢椎植骨 Gallie 融合术，复位情况良好；E. 术后颌－胸石膏固定三个月后发现植骨块未愈合，两端均有吸收，寰枢椎再度表现脱位，脊髓压迫症状和枕颈部疼痛逐渐加重；F. 继续外固定七个月后，植骨块周围吸收更为明显，假关节形成，诊断为植骨不愈合；G. 术后七个月 MR 检查显示脊髓压迫明显，脊髓信号明显增强；H. 再次行颅骨牵引，虽可使寰枢椎部分复位，但神经症状仍无改善，因此翻修术时采取寰椎后弓切除及枕颈融合术，并辅以 Cervifix 固定，术后脊髓压迫症状和枕颈疼痛消失

二、寰枢椎翻修融合术

（一）寰枢椎融合术融合失败的原因

【寰枢椎融合失败的发生率】

与枕颈融合术的高融合率相反，寰枢椎后路融合术的假关节形成率在 20%~40% 之间，创伤性寰枢椎融合术的融合率相对较高，而类风湿性关节炎、Down 综合征的寰枢椎融合率比较低。假关节常发生在 C_1 后弓的植骨面上，很少单独发生在 C_2 椎板的植骨面上。内固定失败包括钛缆、钢丝断裂，钢丝对植骨块的嵌蚀及松动。

非手术疗法及晚期来诊患者亦属此组病例范围，因其治疗与新鲜骨折脱位差别甚大，难度也高。

【寰枢关节融合失败的原因】

寰枢关节融合失败的原因主要由于以下诸因素：

1. 代谢性因素　包括营养不良、维生素缺乏、骨质疏松等，值得注意的是：在骨质疏松时，使用钛缆固定 C_1~C_2 时要十分注意，因为钢缆会加大对植骨块的嵌蚀，此种情况下建议使用钛缆或保留植骨块的皮质，或者钢丝张力低于 9kg；

2. 病理性因素　主要包括类风湿性关节炎、肿瘤等；

3. 药源性因素　如类固醇、抗生素、细胞毒性药物等；

4. 机械性因素　主要由于在寰枢融合过程中没

有有效控制寰枢椎的活动以及由于手术技术因素等，后者包括没有使用自体骨移植、没有植骨、没有将骨块加压固定在寰枢椎后弓之间、植骨床准备不充分尤其是没有将 C_1 后弓去皮质；在内固定不坚强或骨质疏松者，没有使用外固定等。

（二）寰枢椎翻修手术的术前评价

对原先寰枢椎手术后有持续性症状的患者进行翻修手术前，必须进行全面的物理检查和影像学检查，影像学检查包括 X 线平片（应该包括过伸过屈位）、CT 扫描和 MR 等。术前影像学评价应明确四个重要问题：即寰椎 - 枢椎的屈度；寰椎后弓的状况；骨结构情况以及枕颈关节状况。

【寰枢椎活动度】

最重要的是评价寰椎—枢椎的关系，寰枢椎位置是良好，还是半脱位？如果有半脱位表现，那么脱位是位置性脱位，还是经牵引后可复位性脱位，还是固定性半脱位？固定性寰枢椎半脱位是使用椎板下钢丝或钛缆固定手术的禁忌证，其通常需要行寰椎后弓切除术和枕颈融合术。

【明确寰椎后弓的状况】

如果寰椎后弓缺如，那么行经关节突螺钉内固定，或行枕骨 - 枢椎融合术 + 内固定。

【寰枢椎后部骨性结构状况】

寰枢椎后部骨性结构状况必须明确，原先的后路手术会导致寰枢椎后部骨性结构瘢痕化和骨萎缩，如果寰椎后弓只残留下薄而硬化的骨质，则钢丝固定寰枢椎很难达到融合的目的。如果考虑行经关节突螺钉固定术，手术前 CT 检查明确螺钉钉道状况，明确螺钉是否能安全置入而不损伤椎动脉，是否有足够的骨质使螺钉牢固固定，这对防止螺钉拔出是必要的准备。

【明确枕骨 – 寰椎解剖状况】

是否有颅底凹陷和少见的枕骨 - 寰椎不稳，这些症状都需要将融合范围扩大到枕骨。

（三）寰枢椎后路融合翻修术式

【再次钛缆或钢丝固定融合术】

适用于寰椎后弓完整，患者无脊髓受压症状、不需要行寰椎后弓切除术者。可复性寰枢椎半脱位可安全的进行椎板下穿钢丝操作者；椎动脉走行异常，无法行经关节突螺钉固定者。

【经关节突间隙侧块螺钉固定】

是需要行寰椎后弓切除术者寰枢椎翻修融合的首选术式。但对寰枢关节明显脱位者，该法的应用受到明显限制。

【枕骨 – 枢椎融合术 + 寰椎后弓切除术】

适用于颅底扁平、颅底凹陷;寰椎后弓不完整；多次后路手术失败；枕骨 - 寰椎间不稳；寰枢椎脱位无法复位或复位不完全仍有寰椎后弓部所致的脊髓压迫者。

（四）齿突骨折前路齿突螺钉固定失败的翻修手术

【翻修手术的适应证】

1. 概况　齿突螺钉固定多用于治疗Ⅰ型和Ⅲ型齿突骨折，其复位和固定系采用拉力螺钉的原理，但由于骨折移位程度不同、骨质疏松、骨折块成角、复位不完善以及制动时间太短均可导致固定失败，从而需要手术翻修。齿状突螺钉固定失败需翻修的指证包括：

（1）骨折不愈合有假关节形成者；

（2）螺钉前方 C_2 椎体薄弱致使螺钉滑出者；

（3）螺钉在骨折线部位承受太大的应力致使螺钉折断者；

（4）螺钉移位或断裂后伤及相邻组织者。

2. 处理方式

（1）首先行后路寰枢椎 Brooks 或 Gallie 融合术使椎节稳定、再处理前方；

（2）争取通过颈前路切口行 $C_{1\text{-}2}$ 经关节间隙显露螺钉固定处将致伤螺钉取出；

（3）对于单纯骨折不愈而无内植物并发症者可直接采取后路寰枢椎融合术；

（4）当前有学者认为最为有效的方式是行前路经 $C_{1\text{-}2}$ 关节间隙植骨融合术（加侧块螺钉固定）。

【齿突螺钉固定失败翻修方式的选择】

主要是 C_1 和 C_2 关节融合术术式，有多种。

1. 植骨 + Halo- 环外固定；

2. 植骨 + 钢丝（或钛缆）内固定以 Gallie 术式

（图 2-1-5-4-5）和 Brooks 术式（图 2-1-5-4-6）为多用，必要时可加以辅助性外固定；

3. 植骨 + 椎板夹固定（图 2-1-5-4-7、8）；

4. 植骨 + 经关节间隙侧块螺钉内固定等等。

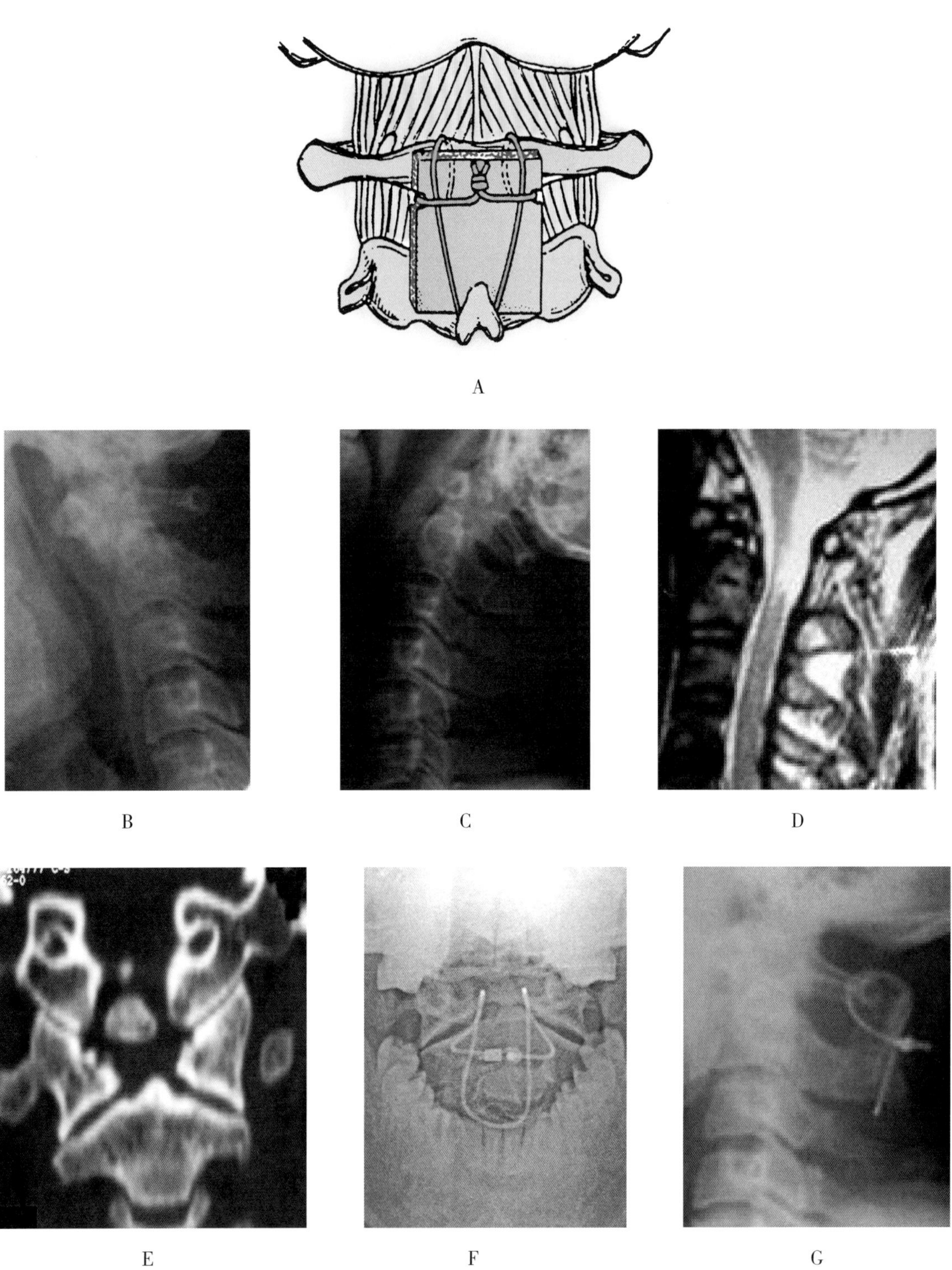

A B C D E F G

图 2-1-5-4-5 临床举例 寰枢椎 Gallie 融合法固定术施术前后（A~G）

A. 示意图；B、C. 术前 X 线正侧位 X 线片显示寰枢椎不稳伴寰椎前脱位；D. MR 矢状位显示局部高位颈髓神经组织变性；E. CT 冠状面重建显示齿突游离小骨畸形；F、G. 术后正侧位 X 线片显示寰枢椎已植骨融合固定

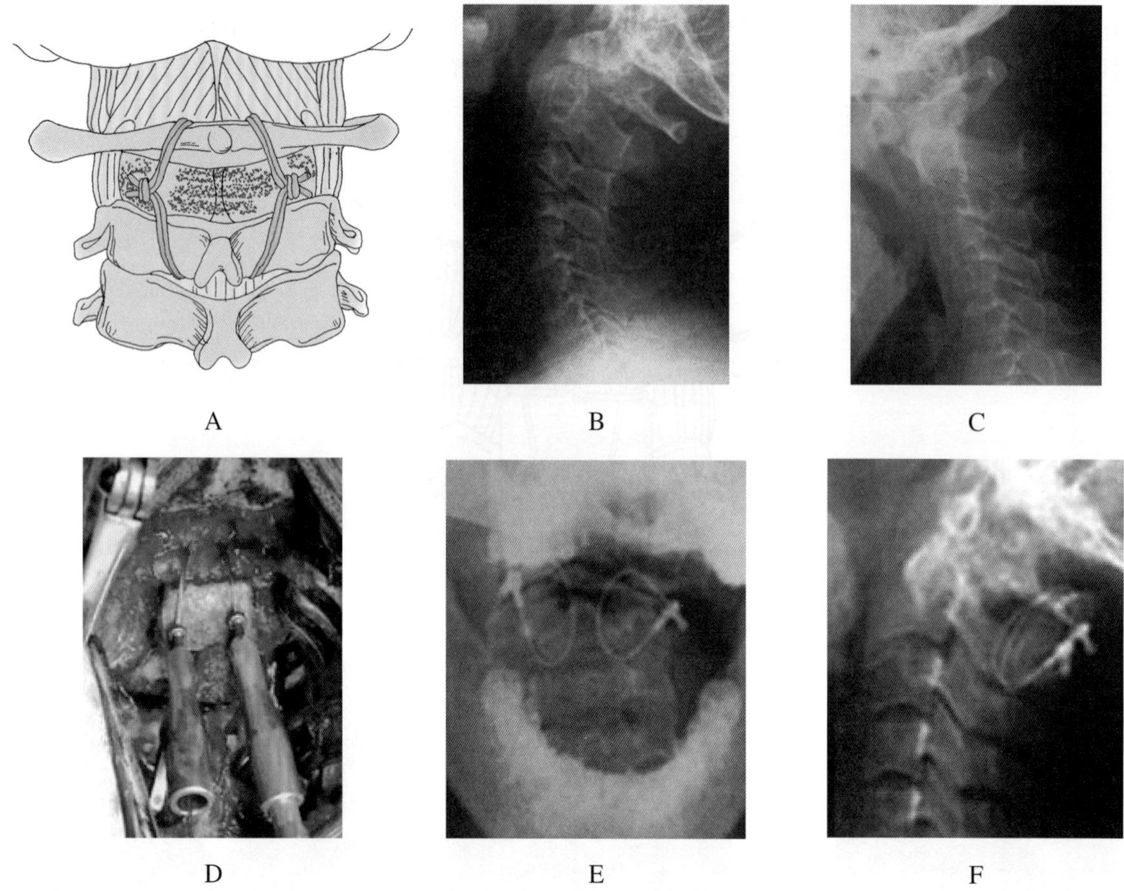

图 2-1-5-4-6 临床举例 寰枢椎 Brooks 法融合固定施术前后（A~F）

A. 示意图；B、C. 术前颈椎 X 线正侧位片显示寰枢椎不稳伴寰椎脱位；D. 术中照片显示在寰椎后弓与枢椎椎板间植骨，对钛缆进行加压缠紧打结情景；E、F. 术后正侧位 X 线片，显示寰枢椎已植骨融合固定

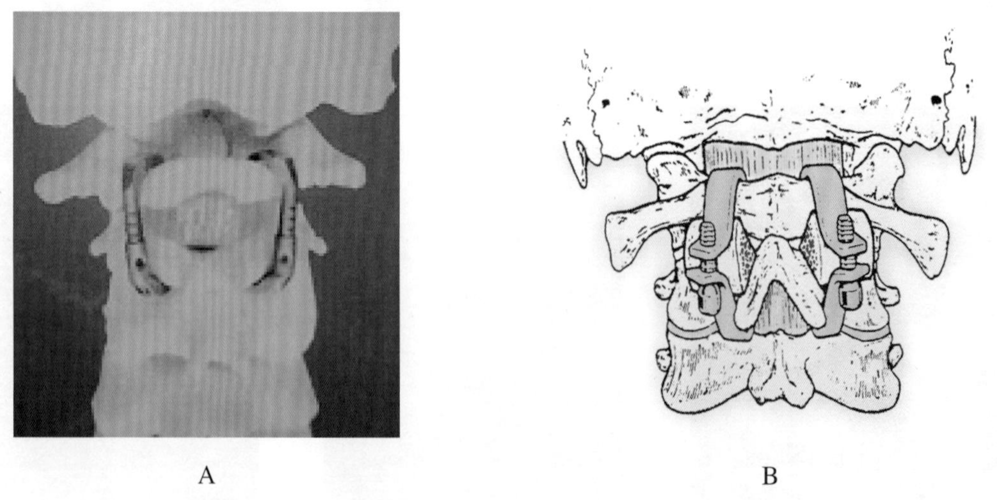

图 2-1-5-4-7 Apofix 及 Halifix 椎板夹示意图（A、B）

【寰枢椎内固定方式的选择方法】

在寰枢关节融合翻修术中，首选经关节突间隙侧块螺钉固定术，如果残留的骨性结构能够满足固定需要，不需要进行寰椎后弓切除术，患者能够忍受长期的外固定；Brooks 钢丝或钛缆固定术也是可选的术式。然而如果缺乏寰枢椎后部结

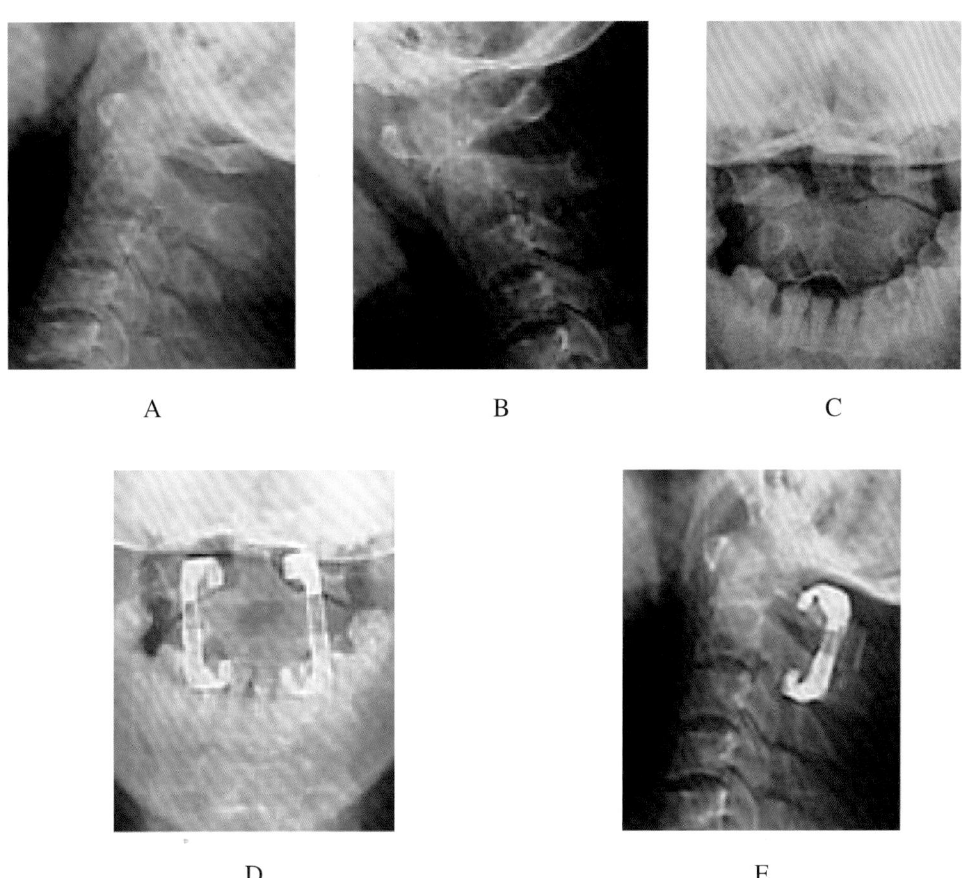

图 2-1-5-4-8 临床举例（A~E）

A~C. 术前过伸、过屈侧位及开口位 X 线片显示齿突陈旧性骨折伴寰枢椎不稳；D、E. 术后 X 线片显示寰枢椎已植骨融合固定

构，严重的骨质疏松，或者患者不能忍受长期的外固定，经关节间隙侧块螺钉固定术仍为最佳选择。如果术前显示螺钉无法安全置入，那么应该将融合范围扩大，行枕骨 - 枢椎融合术；必要时，可加行 C_2 和 C_3 融合术。

第五节　上颈椎翻修手术并发症

一、脑脊液漏

任何翻修手术均应从正常硬膜囊处向有瘢痕组织的硬膜囊分离，否则易损伤硬脊膜而误入蛛网膜下腔。如果出现硬膜囊破裂，应扩大手术视野，修补硬膜囊。

二、神经功能恶化

任何翻修手术都有使神经功能继续恶化的可能，手术中应该小心操作，减少对脊髓的人为骚扰和器械所致的损伤，尤其是因为吸引器误吸致伤者。

三、内置物和植骨块断裂、移位

选择合适的手术术式和内固定器材，仔细准备植骨床，牢固内固定，如无法实现牢固的内固定，可使用外固定限制颈部的活动，直至完全融合。

四、植骨不愈合或延迟愈合

为减少不愈合率，应认真准备植骨床，注意去皮质处理。植骨块以自体骨为首选，植骨块与植骨床之间贴附应尽可能紧密，在连接处可放置质量较好的松质骨颗粒。

五、感染

应该加强术中的无菌操作，增强抗感染措施。

（赵　杰　陈德玉　赵定麟）

第六章　上颈椎微创手术

第一节　上颈椎前路颈动脉三角区的内窥镜微创技术

一、脊柱内窥镜技术概述

脊柱内镜技术已经发展经历了近一个世纪的漫长时间。早在20世纪30年代Burman等(1931)首先介绍了可直接观察椎管的脊髓内镜，随后Pool等报道了脊髓内窥镜检查马尾神经背根。从20世纪70年代开始脊髓内窥镜系统得到不断的发展。Kambin和Hijika等改进经皮髓核摘除术的器械，通过套管系统插入针、光源、手动椎间盘切削器，这种配套器械不但创伤小，能直接观察病变组织，且便于微创手术操作，此为内镜技术的重大进步。至80年代，Schreiben和Leu等推出了经皮椎间盘内镜，采用双通道后外侧入路在直视观察下椎间盘切除。随后Onik等（1985）又改进了经皮椎间盘切除的器械，采用有吸引孔的电动刨削器，从而使手术切削器变为电动切削器，大大提高手术效率。之后Mathews等（1991）报道了脊柱内镜下使用激光行椎间盘减压术，从而使手术更加微创化。此外随着脊柱内镜系统的发展，柔软的纤维光导技术在脊柱微创技术领域也得到充分发展。至1993年，Mathews和Stoll等完善了柔软可调脊柱内镜技术并不断改进，可对极外侧或游走的椎间盘突出以椎间孔入路的内镜技术取得良好的效果。2003年吕国华运用内镜辅助经颈动脉三角前路松解后路内固定融合治疗难复性寰枢椎关节脱位12例。一年后池永龙采用经皮穿刺内镜辅助下咽后颈前松解、复位，经皮侧块关节螺钉固定植骨治疗难复性寰枢关节脱位14例。两位学者均取得较满意的治疗效果，认为上颈椎内镜微创技术方法可行，且组织创伤小、出血少、入路安全、术野清楚、精确度高、效果显著。

本章节主要讨论内镜在上颈椎手术中的应用。众所周知，因外伤、炎症或先天畸形等因素造成的难复性寰枢关节脱位，在外科治疗上是当前临床骨科难题之一。经口腔入路松解、结合后路内固定融合或前路Harms钢板内固定融合均取得良好临床效果，但手术入路的相关问题也同样引人关注。例如经口咽手术感染率高达31.6%，容易合并颅内感染、脓毒血症、神经损伤，甚至出现瘫痪或呼吸衰竭。常规经颈动脉三角入路，难以达到寰枢椎的广泛暴露及彻底手术，而内镜下经颈动脉前路手术，可避免经口入路的诸多并发症，不必广泛组织分离或切断，镜下操作视野广阔、清晰、精确度高、安全性强、操作有的放矢。

二、病例选择及术前准备

（一）手术适应证

1. 上颈椎骨折、脱位不稳；
2. 颅底凹陷症及其他先天性畸形者；
3. 上颈椎类风湿性关节炎、肿瘤及结核伴脊髓受压症等。

（二）手术禁忌证

1. 明显后部结构所致的脊髓压迫症；
2. 术区有活动性感染性病灶存在；
3. 硬膜内病变及不能耐受手术者。

三、术前一般准备

（一）术前呼吸功能的检测和训练

术前必须做肺功能测定，检测肺功能对于手术安全性的评估价值尚有争议，但对于患者肺功能状态的筛选性检查是简单、实用的。多数学者认为第一秒用力呼气量（FEV1）应超过 1500ml，最大通气量（MVV）应超过 35%，才有手术指征。颈前路手术均需对气管有牵拉，气管移位可以引起呼吸通气受阻、呛咳，长时期压迫可以引起喉头急性水肿等。所以术前必须做气管推移训练，使患者术后出现最小的反应和损害。

（二）围手术期抗生素应用

术前一天开始应用广谱抗生素。术中带药在麻醉生效后滴注抗生素，严格控制，以保证围手术期用药的安全性和抗耐药性。

（三）诱发电位仪器监测脊髓功能

C_1、C_2 手术操作难度大，术中减压可对脊髓压迫引发神经损伤症状，因此风险大，术中必须做脊髓诱发电位监测，以保证脊髓与脑干处于生理状态，达到手术安全性。

（四）C– 臂 X 线机定位

麻醉生效后，必须做 C- 臂 X 线机定位 C_1、C_2 侧位和张口位投照，并设定 C- 臂 X 线机的投照角度、球管距离和照射剂量，得到良好 C_1、C_2 张口位和侧位像后，术中不得随意改变标准，以避免术中妨碍操作，影响手术质量及其并发症发生。

（五）内镜准备

术前要检查和调试内镜的光亮度、清晰度及各部件匹配情况，认真检查各项器械准备情况，以保证手术操作顺利实施。

四、术前器械准备

见图 2-1-6-1-1。

1. SOFAMOR、DANEK 公司生产的 METRX 镜和专用通道扩张器及连接器；
2. 成像监视系统；
3. 电凝系统；
4. 特制镜下刮匙、髓核钳和枪状咬骨钳；
5. 抽吸灌洗设备，专用高速磨钻。

五、麻醉与体位

（一）麻醉

经鼻或经口腔气管插管麻醉。

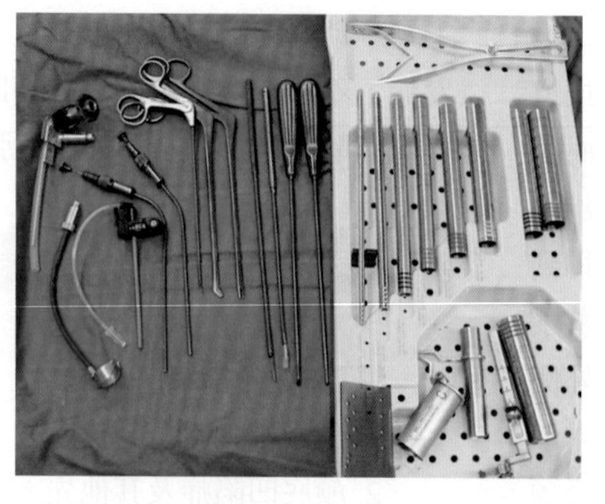

A

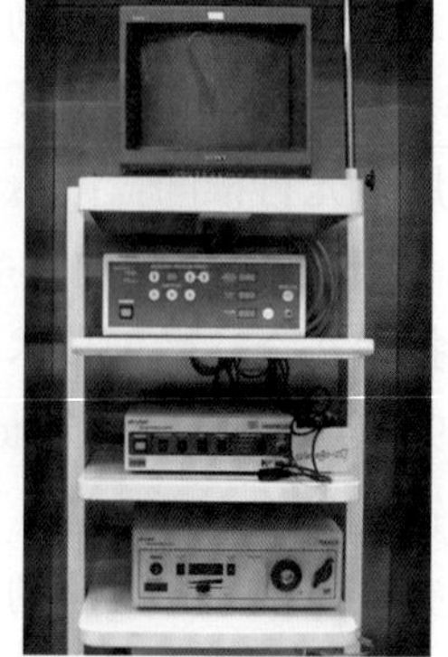

B

图 2-1-6-1-1　MED 器械结构组合（A、B）
A. MED 专用器械；B. MED 主机成像系统

（二）体位

头颅牵引下仰卧位，头部中立，颈部轻度后伸，胶布固定头部，以防术中因活动头部影响手术操作，及引起C-臂X线机定位失误。床头降低10°，利于C_1、C_2的显露和操作（图2-1-6-1-2）。

六、具体操作步骤

（一）切口与显露

【切口】

右侧或左侧甲状软骨上角水平做16~20mm横切口（图2-1-6-1-3）。

【显露椎体前方】

1. 切开皮肤、浅筋膜和颈阔肌；

2. 沿胸锁乳突肌前缘切开颈深筋膜，暴露颈动脉鞘；

3. 在颈动脉鞘内侧与脏筋膜、喉与咽的前外侧分离、解剖，到达椎前筋膜（图2-1-6-1-4）。

（二）引入内镜

通过手术切口将内镜专用通道扩张器导入，逐级扩大后（图2-1-6-1-5），置入内镜工作套管，固定工作套管。在内镜引导下，观察与认定寰椎前弓、枢椎椎体及C_2、C_3椎间盘（图2-1-6-1-6）。

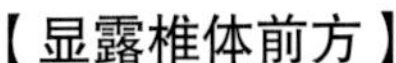

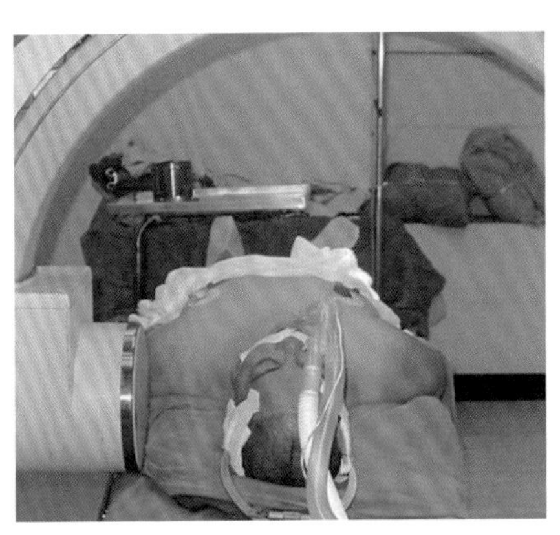

A

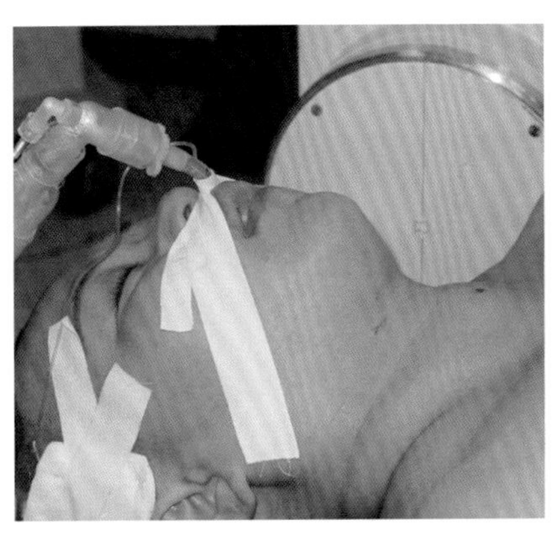

B

图2-1-6-1-2　临床病例　麻醉与体位（A、B）

A. 仰卧位；B. 经鼻气管插管

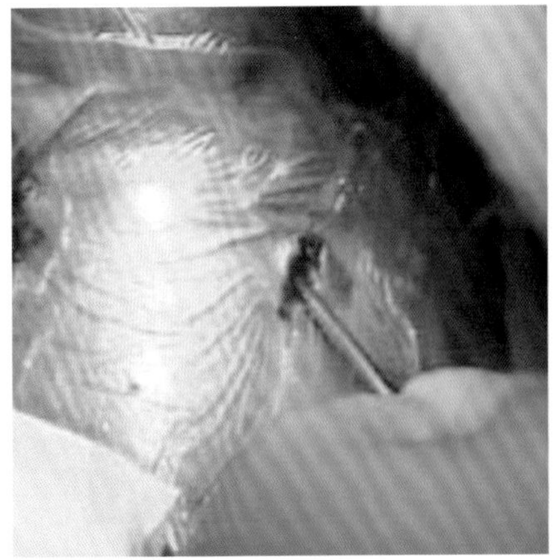

图2-1-6-1-3　临床举例　切口

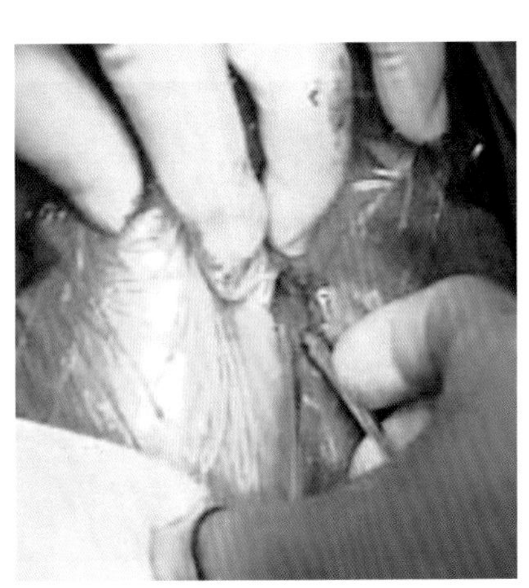

图2-1-6-1-4　临床举例　局部分离

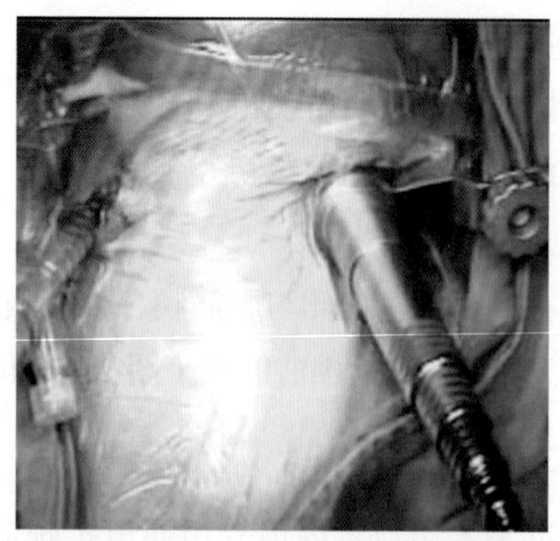

图 2-1-6-1-5　临床举例　逐级扩张

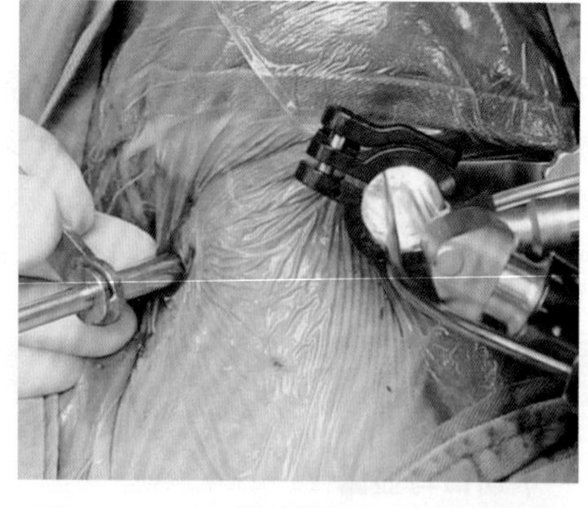

图 2-1-6-1-6　临床举例　连接内窥镜

（三）处理颈前肌

用电凝切断附着在 C_1 前结节的颈长肌并将其剥离，充分暴露寰椎前弓及枢椎椎体（图 2-1-6-1-7）。

（四）切开寰枢关节囊

用电凝钩、角度刮匙、高速磨头彻底地清除寰枢椎间的瘢痕组织、异常骨化组织，显露齿突畸形骨面（图 2-1-6-1-8）。

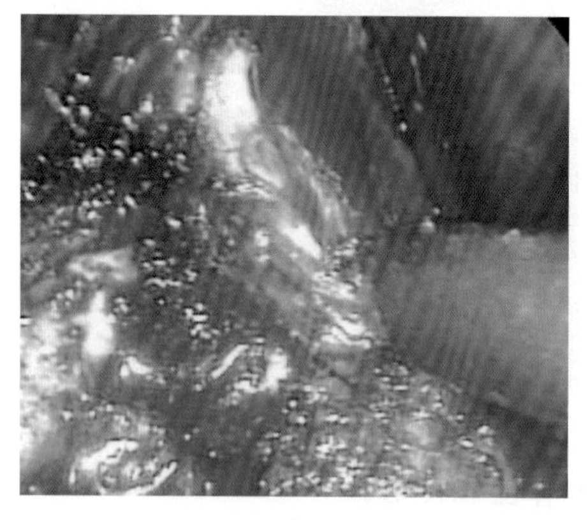

A

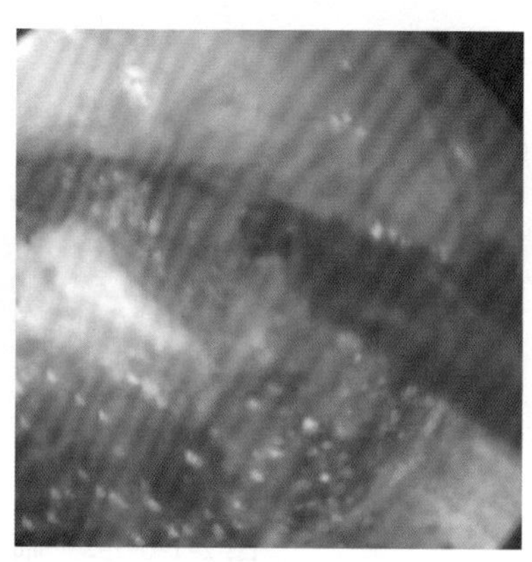

B

图 2-1-6-1-7　临床举例　电灼剥离暴露 C_1、C_2（A、B）

A. 切断 C_1 前结节颈长肌；B. 暴露寰椎前弓与枢椎椎体

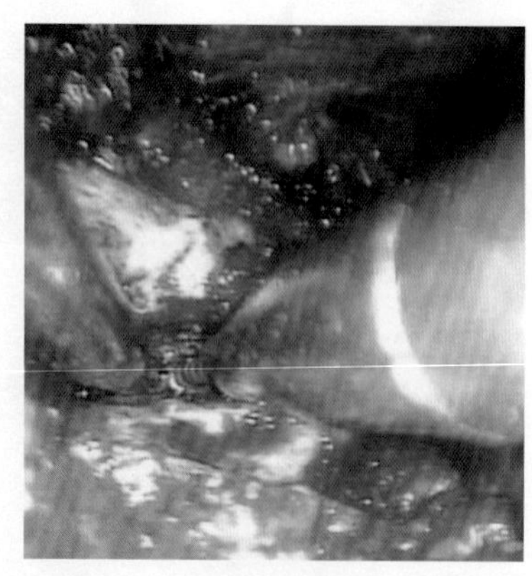

A

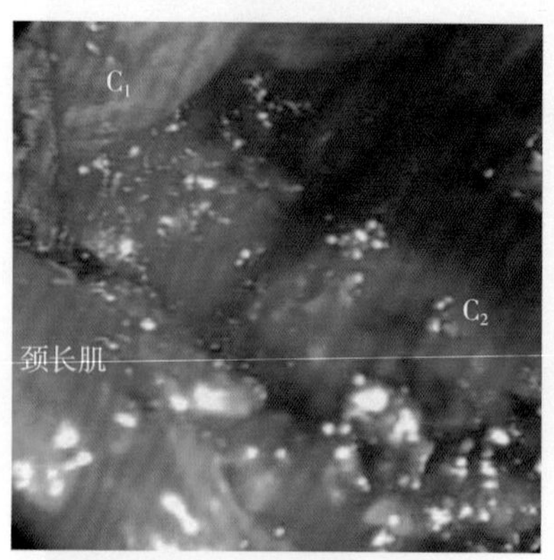

B

图 2-1-6-1-8　临床举例　寰枢关节疤痕切除及暴露（A、B）

A. 切除寰枢关节的瘢痕组织；B. 暴露寰枢椎关节和齿突畸形骨面

（五）用高速磨钻磨除寰椎前弓

注意两侧不得超过 1.5cm，磨除齿突尖部或压向脊髓的枢椎椎体，充分减压脊髓（图 2-1-6-1-9）。

（六）固定及闭合切口

恢复 C_0、C_1、C_2 的生理解剖位置，然后经皮做 C_1、C_2 侧块关节前路螺钉固定或二期做颈后路固定（图 2-1-6-1-10）。根据手术需要，做进一步减压或前路 C_1、C_2 间植骨融合，最后闭合创口（图 2-1-6-1-11）。

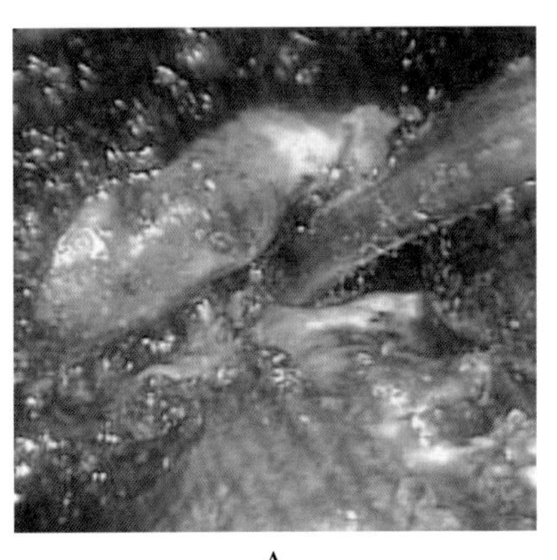

A

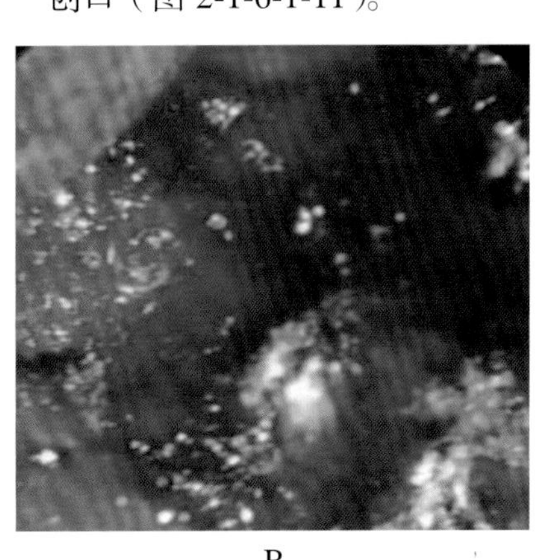

B

图 2-1-6-1-9 临床举例 充分减压脊髓（A、B）

A. 磨出寰枢前弓及齿突尖部；B. 充分减压脊髓

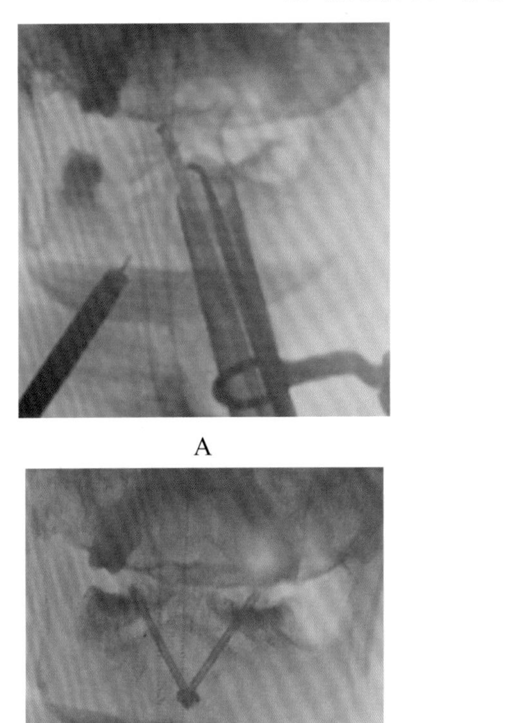

A

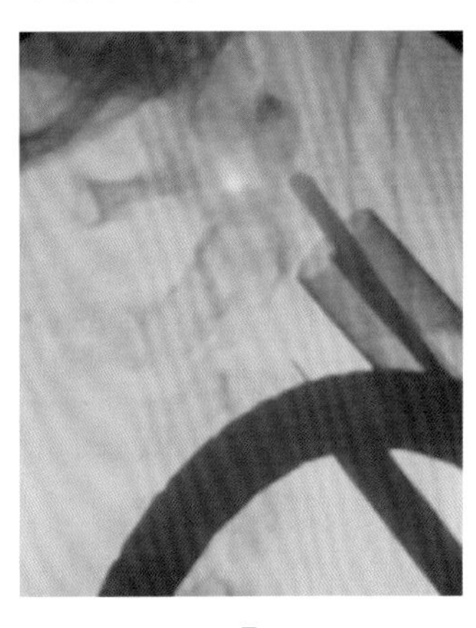

B

C

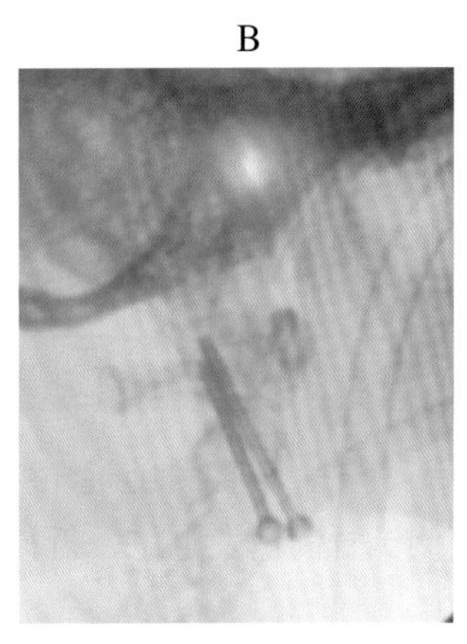

D

图 2-1-6-1-10 临床举例 上颈椎前路经皮侧块固定（A~D）

A. 正位像下侧块固定位置及 C_1~C_2 间隙瘢痕清楚；B. 侧位像侧块固定位置及 C_1~C_2 间隙疤痕清楚；C. 经皮侧块螺钉固定正位观；D. 经皮侧块螺钉固定侧位像

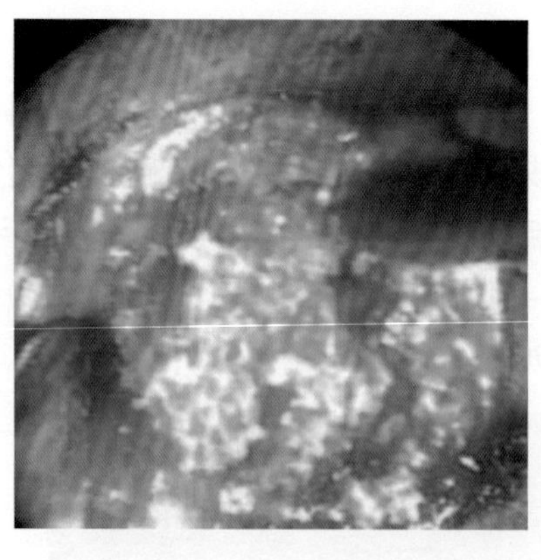

A

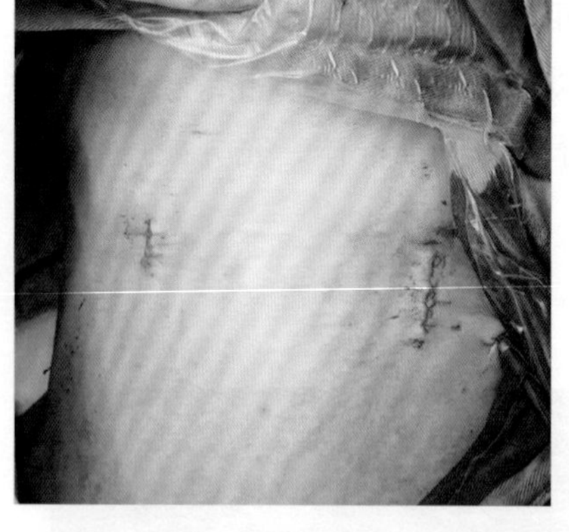

B

图 2-1-6-1-11　临床举例　植骨融合与闭合创口（A、B）

A. 内镜下 C_1~C_2 前路植骨融合；B. 术后创口长度

七、操作注意事项

1. 分离深筋膜后，应仔细保护面神经的下颌支，此支损伤可以导致面瘫，应正规施行逐级扩张操作；

2. 当置入工作套管后，必须在 C- 臂 X 线机监视下，将工作套管口置于 C_1、C_2 关节前方，套管后方与连接杆固定；

3. 内镜下应熟悉镜下解剖和镜下操作技巧。认定两颈长肌会合点为正中线，中线向外剥离不得超过 1.5cm，以避免损伤椎动脉；

4. 高速磨钻切除 C_1 前结节和齿突尖时，切勿下压，以防脊髓和脑干损伤；

5. C_1、C_2 前侧软组织和骨性组织切除松解后，此时对 C_1、C_2 解剖复位应严格操作程序，严密观察脊髓或脑干神经监测之波形，复位应在 C- 臂连续透视下观察施行。一旦解剖复位即刻稳定 C_1、C_2 做前路侧块螺钉固定。

八、术后处理

1. 麻醉清醒后，应持续监测肺通气功能、血氧饱和度。重复测试脊髓诱发电位，行神经学检查；

2. 维持颅骨牵引，佩戴颈围或头颈胸支具或 Halo-Vest 架固定；

3. 气管插管可以根据肺通气情况保留 24~48h，如果 72h 内不能拔管可以做气管切开术；

4. 严密观察引流量、引流液颜色，如有脑脊液漏存在，必需及时处理；

5. 积极选用广谱、敏感的抗生素治疗。

九、并发症防治

（一）颈部血肿

C_1、C_2 解剖位置高而深，颈动脉三角区和 C_1、C_2 周围血管神经密布，暴露切口，常需结扎舌动静脉、面动静脉、舌下动静脉、下颌动静脉及喉上动静脉。由于操作时缝合线不坚固，电凝结痂不坚实，或因电灼面积过广，常因术后强烈咳嗽、局部组织水肿以及血压回升，导致缝扎线滑脱、结痂脱落，造成急性颈部出血、血肿形成，严重者可以导致气管和咽喉部受压窒息，甚至死亡。一旦出现颈部血肿，应急诊施行探查，清除血肿，寻找出血点，重行止血。

（二）神经损伤

颈动脉三角区入路最常见的神经损伤是面神经下颌支受到长时间牵拉或压迫导致面瘫。术后一旦发现面瘫，应尽早应用神经营养药、激素冲击治疗或物理治疗。一般面瘫于 3~6 个月内恢复，也有造成永久性瘫痪者。其次是喉上神经损伤，主要症状是声门感觉迟钝而造成误吸。其他神经损伤较为少见，也偶尔发生舌下神经、交感神经、膈神经和迷走神经损伤。

（三）咽喉壁损伤

咽喉壁是厌氧菌高度污染区域，组织较薄，长时间手术操作牵拉或受压可以产生局部水肿，手术医生操作不慎极易损伤咽喉壁。一旦打开了咽喉壁，应认真探查和修补损伤裂口，由麻醉医师插入一根鼻饲管，术后常规应用抗厌氧菌的抗生素。

（四）急性咽喉水肿

咽喉壁、气管、食管及周围组织围手术时受牵拉、压迫和局部刺激，术后咽喉部水肿剧烈，容易导致通气障碍，甚至窒息。术后应严密观察血氧饱和度及保持呼吸道通畅，尽早应用类固醇类药物以减轻水肿。应尽量减轻和减少咽后壁刺激。一旦出现急性咽喉水肿导致窒息应即刻做气管切开及延长插管留置时间，待水肿消退后再拔管或封闭气管套管。

（五）脊髓神经损伤

手术操作粗暴或解剖不熟悉，可以导致脊髓神经损伤。当高速磨钻磨除 C_1 前弓和 C_2 椎体时，应掌握磨除深度和磨钻速度，齿突尖部或椎体后缘磨除后，菲薄的骨壳不得下压，以免脊髓受压损伤。当 C_1、C_2 关节面瘢痕组织切除后或 C_1 前弓及齿突切除后，C_2 椎体即有明显移动感，过度过多整复可能损伤脊髓。一旦脊髓神经损伤，术中立即应用甲基强的松龙冲击疗法，术后继续应用神经营养药物。

（六）脑脊液漏

未留意之神经根袖或硬膜撕裂伤均可导致脑脊液漏出。术中发现后应给予修复。术后创口有渗出者，应采用局部加密缝合外加沙袋压迫，仍有渗漏者，采用腰部穿刺留置管引流脑脊液，以 10~15ml/h 速度引出，待颈部脑脊液痊愈后一周，将腰椎留置管拔除。如果仍不能控制，需做腰腹膜分流术。

（七）感染

浅表感染较易控制，深部感染较为严重，大多需要切开引流冲洗，波及蛛网膜下隙的炎症，应按化脓性脑膜炎给予处理。

十、临床举例

［例 1］ 患者吴某某，女性，34 岁。两年前因高处坠落伤致颈项部疼痛，当时无明显两上肢和下肢运动及感觉障碍，经保守治疗，症状消失。外伤两个月后，恢复原有工作。四个月前出现颈部酸痛，旋转活动受限，两手指麻木感、握持力减退、两下肢乏力、行走步态正常，但有踏棉花感。症状逐渐加重入院。专科检查有颈椎旋转活动受限，C_2 棘突压痛，两上肢肌力Ⅴ级，Hoffman 征（＋）。两下肢肌力Ⅳ级，膝反射亢进，巴氏征（－）。辅助检查：X 线片提示 C_2 齿状突骨折寰枢椎脱位，动力位 X 线片示 C_1~C_2 不稳定。MR 提示 C_2 齿状突骨折移位，颈髓受压，局部信号改变。入院后行头颅骨钉牵引，择期施行经颈动脉三角入路内镜下切除瘢痕及 C_2 齿状突端和横韧带，减压脊髓。术中做经皮 C_1、C_2 侧块螺钉内固定，C_1~C_2 前方植骨融合。术后一年复查，内固定无松脱，自由步态，两下肢肌力恢复正常（图 2-1-6-1-12）。

［例 2］ 患者冯某某，女性，32 岁。颈部疼痛伴旋转活动障碍，两下肢行走不稳两个月。经当地医院颈椎牵引治疗一个月，两下肢麻木消失，颈部疼痛缓解，但旋转仍障碍。逐渐成斜颈畸形。入院查体有斜颈畸形，颈椎旋转受限，C_2 棘突压痛，纵轴叩击痛阳性。两上肢肌力Ⅳ级，Hoffmann 征（±），感觉正常。两下肢肌力Ⅳ级，腱反射亢进。X 线片示 C_1 左侧侧块破坏，已侵入软组织。CT 二维重建示 C_1 左侧侧块破坏，寰齿关节轻度移位，软组织肿胀不明显。入院后经头颅牵引两周，C_1、C_2 解剖位置良好，C_1 侧块破坏无明显增大。活检诊断 C_1 侧块结核。择期施行经颈动脉三角入路内镜下病灶清除，植骨融合术，经皮做右侧 C_1、C_2 侧块螺钉内固定，术后 Halo-Vest 架固定三个月（2-1-6-1-13）。

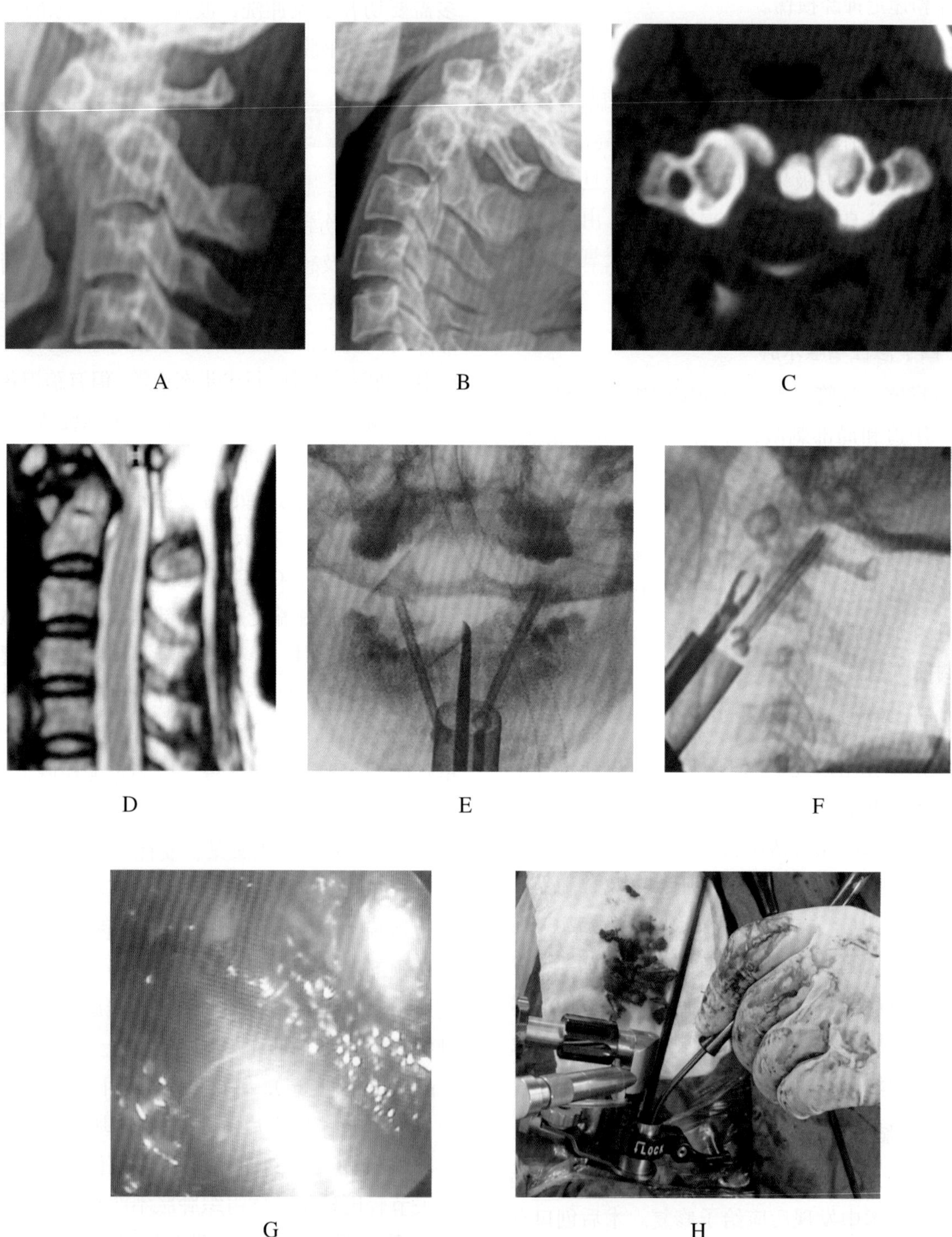
A
B
C
D
E
F
G
H

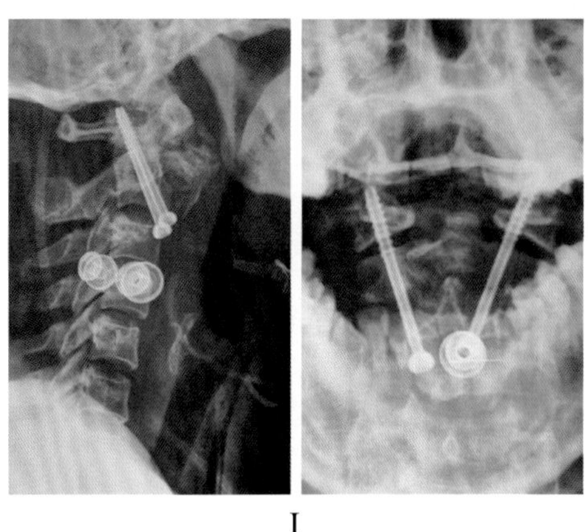

I

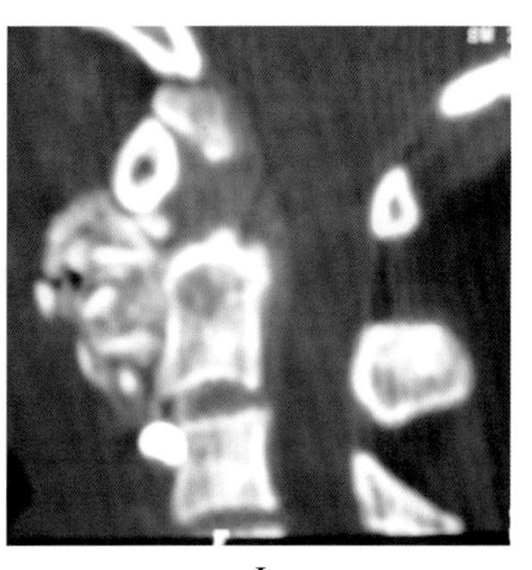

J

图 2-1-6-1-12 临床举例 例 1 C_2 齿突骨折移位经颈动脉三角入路内窥镜下手术（A~J）

A. 过屈位 X 片示 C_1~C_2 前脱位；B. 过伸位 X 片示 C_1~C_2 复位；C. CT 片示 C_1~C_2 侧方移位；D. MR 扫描示 C_1~C_2 脱位，脊髓受压；E. 经皮侧块螺钉固定，MEDC$_1$~C_2 前方疤痕切除；F. MEDC$_1$~C_2 前方疤痕切除侧位像；G. MED 镜下观察 C_1~C_2 前方疤痕切除；H. MED 镜下 C_1~C_2 前方植骨融合；I. 术后 X 片示螺钉位置良好，植骨块充足；J. 术后 CT 扫描示 C_1~C_2 解剖复位，植骨块充足

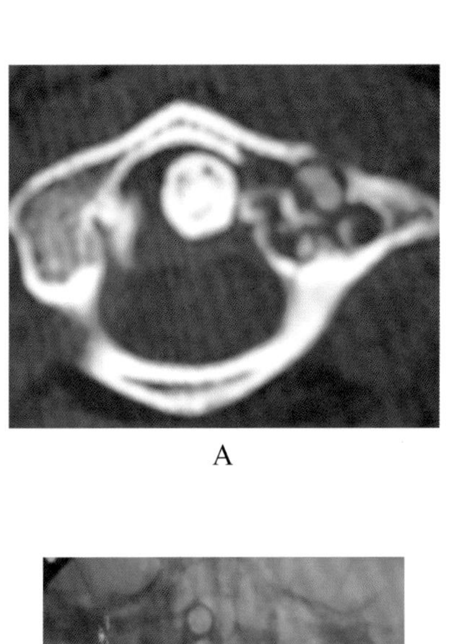

A

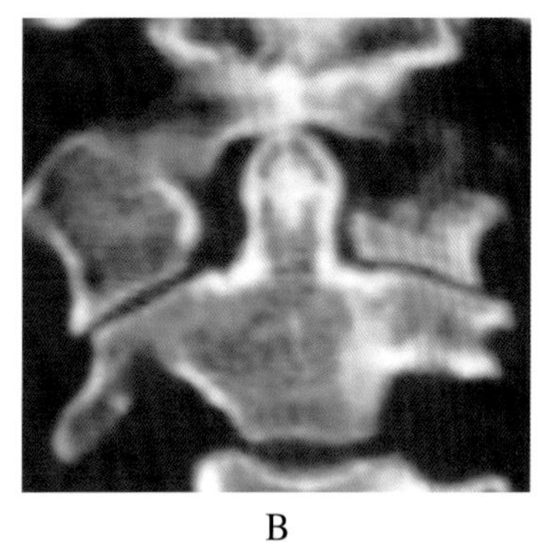

B

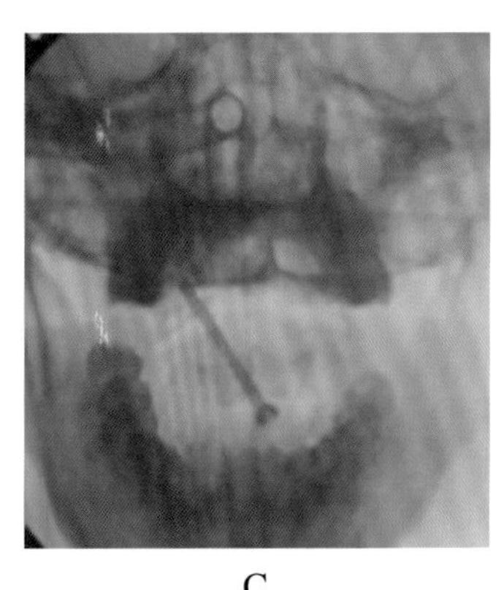

C

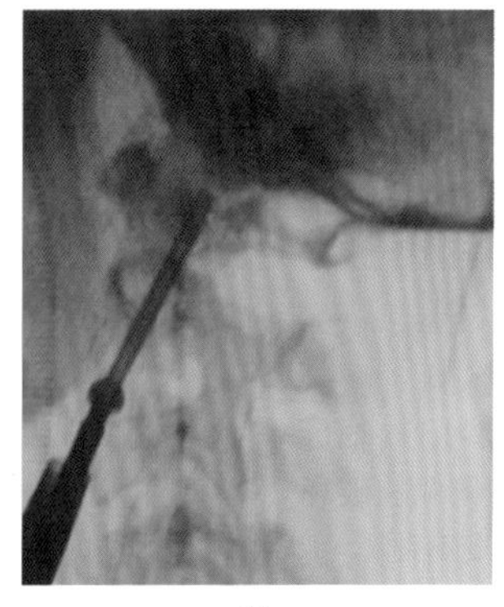

D

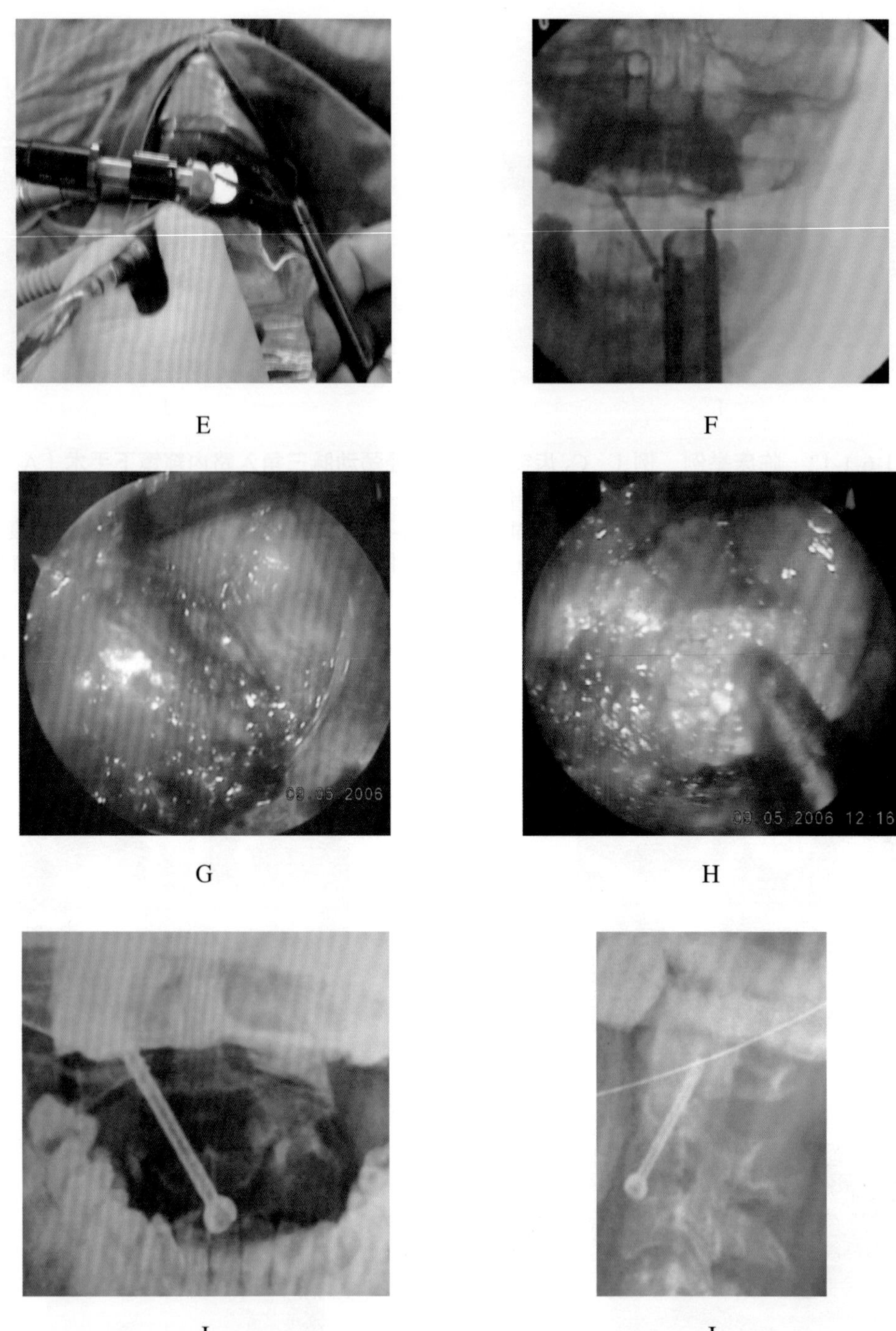

图 2-1-6-1-13　临床举例　例 2　C_1 侧块结核经皮螺钉固定 MED 下病灶清除植骨融合术（A~J）

A. CT 示 C_1 左侧侧块破坏；B. CT 示左侧侧块破坏，寰齿旋转移位；C. 术中经皮右侧 C_1~C_2 侧块螺钉固定正位观；D. 术中经皮右侧 C_1~C_2 侧块螺钉固定侧位观；E. MED 下左侧侧块病灶清除；F. 透视下观察侧块清除情况；G. 镜下视侧块病灶彻底清除情况；H. 取髂骨作 C_1、C_2 侧块融合；I. 术后 Halo-Vest 架固定三个月正位观；J. 术后 Halo-Vest 架固定三个月侧位观

第二节 经枕颈后外侧显微外科技术

一、枕颈后外侧显微外科技术概述

由于后正中入路对脊髓和神经根前侧病变暴露不佳，且有危险性，如果有骨赘、移位骨块、碎块椎间盘向椎管内突出，减压则不充分。后正中入路对项韧带、棘间韧带、椎旁肌肉和小关节突关节的破坏，可以导致长期脊柱不稳定和严重的颈部畸形。1999 年华西医科大学宋跃明根据解剖学研究设计经枕后外侧入路治疗枕颈畸形。2003 年笔者开始做枕颈后外侧入路，在手术显微镜下做 C_1 后弓部分切除，枕骨大孔扩大减压，做齿突远端切除和 C_1、C_2 后外侧植骨融合，经 C_2 椎弓根侧块螺钉内固定术，取得良好临床效果。经枕颈后外侧入路一次手术可以解决枕骨大孔扩大，寰椎后弓切除，使脊髓后方减压，可彻底切除齿突或 C_2 椎体后上缘，达到脊髓前方减压，可一期重建枕颈部稳定性。手术视野开阔，较经口腔入路浅，齿突后外侧显露清楚。后外侧入路手术区内无重要结构，并发切口和颅内感染率低，操作简单、安全，值得推崇。

二、病例选择

（一）手术适应证

1. 陈旧性齿状突骨折移位压迫脊髓者；
2. 侧方椎间盘突出压迫神经根产生相应临床症状者；
3. 骨赘压迫椎间孔处神经根产生相应临床症状者；
4. 颅底凹陷压迫脊髓者。

（二）手术禁忌证

1. 明显脊髓及神经根两侧同时受压者；
2. 有活动性感染病灶存在者；
3. 不能耐受手术者。

三、术前准备

（一）正确颅骨牵引或 Halo-Vest 架固定

由于颈后路手术患者需俯卧位或侧卧位，头颅必须牵引下或安装 Halo-Vest 架固定位置，以避免术中操作导致头部位置改变产生脊髓损伤，同时也便于麻醉管理。

（二）监测与 C- 臂 X 光机定位

【监测】

术前常规安装脑干或脊髓诱发电位监测，同时调整预测诱发电位波型，确保手术安全性。

【C- 臂 X 线机定位】

由于术中需作后路 C_1、C_2 侧块螺钉固定，所以术前必须做 C_1、C_2 张口位和侧位及椎弓根轴心位的透视。术前获得良好投照像，C- 臂 X 线机调整确定距离、高度、角度及各个参数，以免术中改变位置，影响操作。

（三）术前围手术期处理

严格控制使用抗生素，以保证围手术期用药的安全性和抗耐药性。并在术前做卧床排便功能训练。

四、麻醉与体位

（一）麻醉

经口腔或鼻咽气管内插管麻醉或局部神经阻滞麻醉。

（二）体位

【俯卧位】

头颅牵引下固定在可调节的颈椎牵引架上，使颈椎处于轻度屈曲以更充分暴露椎板间隙。同时防止眼睛及其他敏感面部器官的压迫，胸腹部悬空，保持胸部有足够通气量和腹部减低腹压（图 2-1-6-2-1）。

【侧卧位】

病态肥胖或伴有通气量减少的患者采用侧卧位。颈椎保持轻度屈曲，头颅牵引下保持颈椎水平力线，下方上肢腋部垫软枕以防肢体血流受阻。头部用胶带固定（图 2-1-6-2-2）。

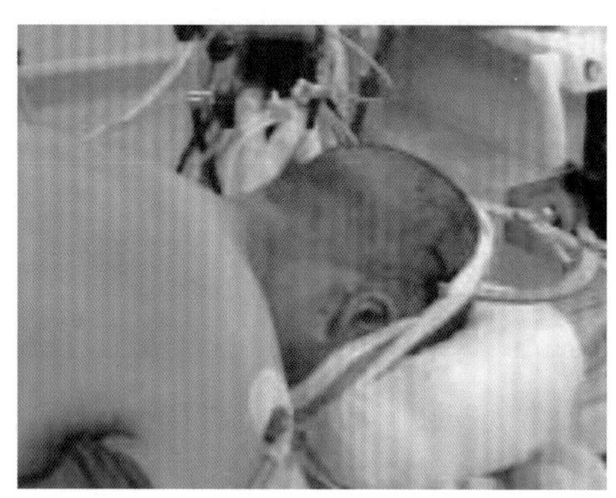

图 2-1-6-2-1　临床举例　颅骨牵引下俯卧位固定

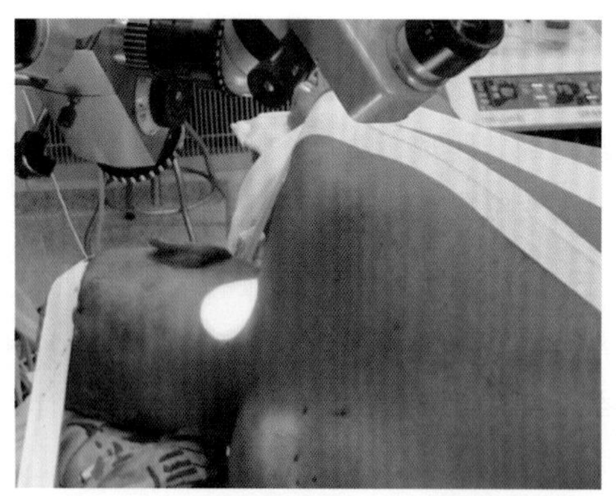

图 2-1-6-2-2　临床举例　头、肩部用胶带固定

五、具体操作步骤

（一）切口与显露

1. 自后乳突至枕外侧粗隆做一水平连线，在此线中点做纵行垂直向下切口 10cm（图 2-1-6-2-3）。

2. 切开皮肤、皮下组织，沿切口纵行切开分离斜方肌、头夹肌、头半棘肌，切断或掀开头下斜肌等颈后侧方肌肉（或沿肌肉于枕骨附着点向远侧掀起）并用双极电凝止血，锐性剥离骨膜即可充分暴露枕外粗隆、枕骨大孔、寰椎后弓、C_2~C_3 棘突及同侧椎板和 C_1~C_2 侧块（图 2-1-6-2-4、5）。

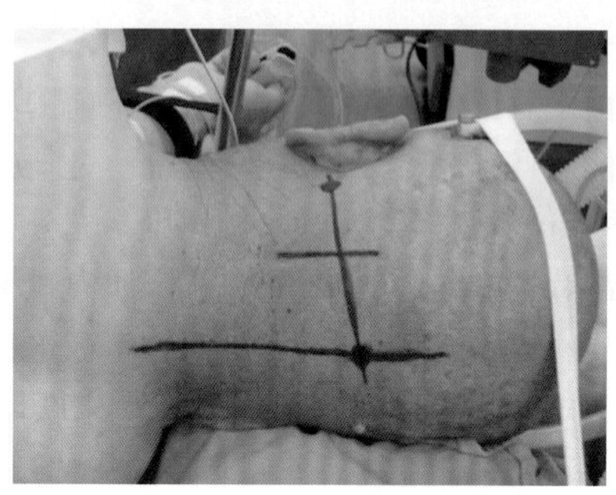

图 2-1-6-2-3　临床举例　体表切口标志

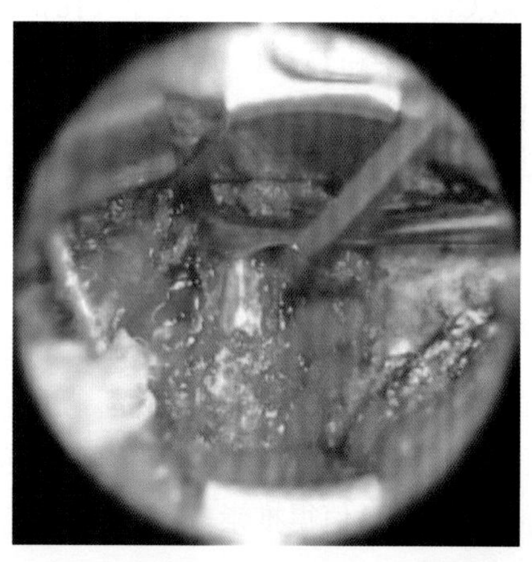

图 2-1-6-2-4　临床举例　显露枕外隆突及寰椎后弓

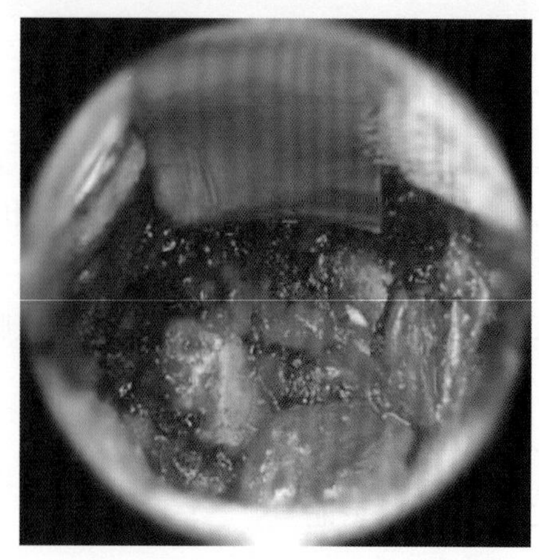

图 2-1-6-2-5　临床举例　暴露寰椎后弓及 C_2、C_3 棘突

（二）解除压迫

1. 对枕骨大孔狭窄、后缘凹陷者，先用开颅钻或高速磨钻在枕骨大孔侧后方开窗，用尖嘴咬骨钳或薄型冲击式咬骨钳咬除枕骨大孔后缘和寰椎后弓以解除后方骨性压迫；

2. 在双人双目手术显微镜下，将增厚的硬脊膜做 Y 形或筛网状切开，使枕寰后区充分减压（图 2-1-6-2-6）；

3. 寰椎后弓向前切除到横突后方，从 C_2 椎板由后向前剥离至横突及术侧寰枢椎关节，此时可见由 C_2 横突孔出来的椎动脉向上走行经枕寰区硬膜侧方；

4. 用神经拉钩轻柔地将硬脊膜向后牵开，将椎动脉和 C_2 神经根向前牵开，若 C_2 神经根无法牵开时，可用锐刀片将其切断，即可显露 C_2 椎体、齿状突后方和颅底斜坡（图 2-1-6-2-7）。

（三）切除齿状突、侧块螺钉固定

在手术显微镜下，用 4mm 直径磨头在无级变速运转下，磨除 C_2 齿状突。如无寰枢椎脱位，可只磨掉突入颅内部分的齿状突，这样仍可保持寰枢椎的稳定性（图 2-1-6-2-8）。对寰枢椎有脱位的，在枕骨大孔扩大的基础上，从后方做侧块螺钉内固定，并做后方植骨融合术（图 2-1-6-2-9），术后 Halo-Vest 架固定。

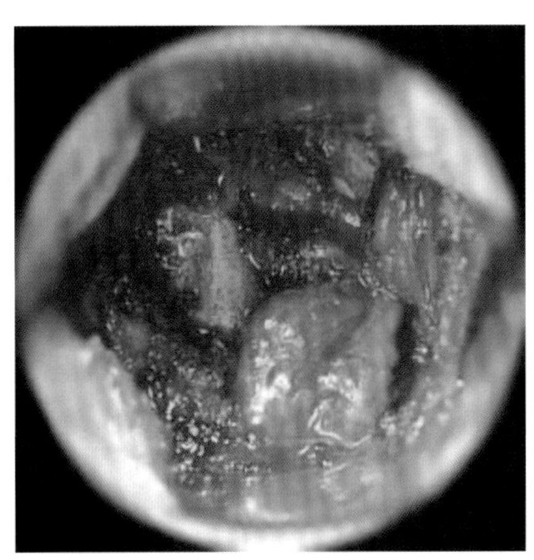

图 2-1-6-2-6　临床举例　充分减压
咬除枕骨大孔后缘和寰椎后弓，解除后方骨性压迫

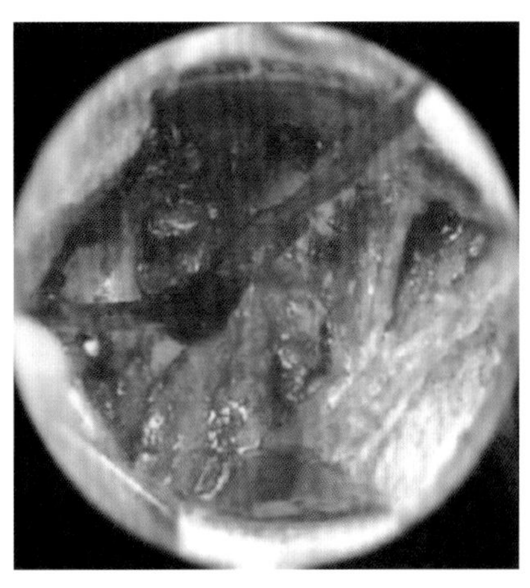

图 2-1-6-2-7　临床举例　显露 C_2 椎体齿突后方和颅底斜坡

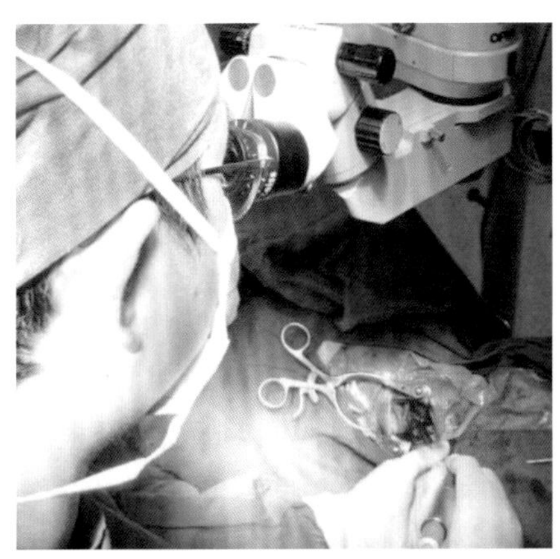

图 2-1-6-2-8　临床举例　显微镜下磨除 C_2 齿状突

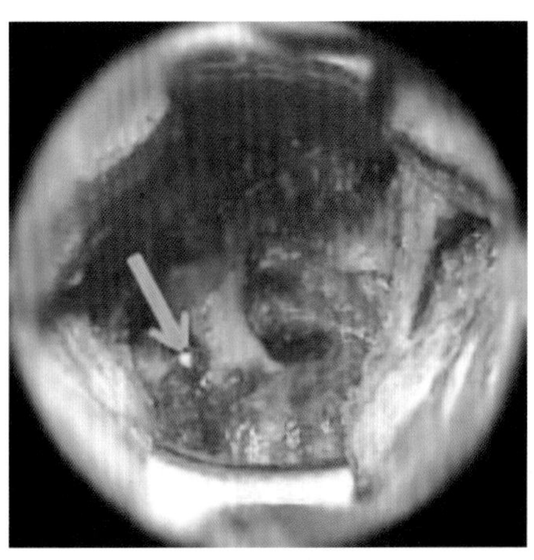

图 2-1-6-2-9　临床举例　经后方 C_1、C_2 侧块螺钉固定（箭头处）

六、操作注意事项

1. 暴露寰枕和寰枢间隙时，切勿误入椎管损伤脊髓；

2. 暴露脊髓和神经根时，对椎间孔周围的神经旁静脉丛或椎管外侧硬膜外静脉丛出血禁用单极电凝止血；

3. 寰椎后弓切除时，应注意椎动脉走行方向和位置，切勿损伤寰椎侧块后方椎动脉横段；

4. 显露 C_2 椎体时，C_2 神经根挡道不能牵开，可切断 C_2 神经根，即可暴露 C_2 椎体、齿状突后方和颅底斜坡；

5. 后路 C_1~C_2 侧块螺钉固定时，进针点应在 C_2 下关节突外下象限，向内夹角 10°~15°，向上夹角 35°~45°；

6. 无级变速磨钻运转以中低速为佳，以克氏针在 C- 臂 X 线机定位准确后，方才磨除凸入颅内的齿状突或 C_2 椎体后缘。

七、术后处理

1. 保证麻醉苏醒后呼吸道通畅及维持血氧饱和度；

2. 重复监测脑干或脊髓诱发电位的波形，以及行神经学检查，确定脊髓神经及神经根是否有损伤可疑；

3. 继续维持头颅牵引或佩戴颈围、支具、Halo-Vest 架 8~12 周；

4. 严密观察创口引流量、引流液颜色，如有脑脊液漏应及时处理；

5. 积极抗炎治疗。

八、并发症防治

（一）椎动脉损伤

当 C_1 后方向外剥离超过中线向外 20 mm 时，容易损伤从 C_1 后方绕过的椎动脉，或当后外入路暴露 C_2 和 C_1 横突孔时损伤椎动脉。一旦发生椎动脉损伤，则应将其暴露修复或结扎，以控制出血。单侧结扎椎动脉，一般不导致功能障碍。但也有报道脑干及大脑梗塞并出现 Wallenberg 综合征，患者表现为吞咽、舌头活动及其他颅神经和小脑的功能障碍，其预后不一。Fang 报道二例椎动脉损伤，一例死于脑脊液漏继发中枢感染。Golfinos 等报道发生率为 0.3%。Keiper 等报道 107 例枕颈结合部手术有五例出现硬膜窦出血。枕颈结合部椎管内有较多静脉丛相互交错成窦，尤其是陈旧性损伤或炎性、肿瘤病灶进行减压时可出现静脉丛或静脉窦撕裂，此时切勿企图缝扎，这不但不能止血，反而增加新的出血点，用明胶海绵填塞止血效果最佳。预防方法是熟悉该部的解剖，特别血管走向与骨的解剖关系。手术暴露不宜过大。术前行椎动脉造影、栓塞或结扎术，术中可以做椎动脉球囊阻塞试验（BTO）评定脑血流储备。手术操作谨慎小心，避免误伤。

（二）脊髓损伤

后路减压必须避免直接损伤脊髓神经，一旦暴露硬膜，就应该十分谨慎手术操作，损伤原因有操作失误、手术器械损伤、解剖知识缺乏、止血时压迫损伤及长时间牵拉压迫损伤。

（三）硬膜外血肿

老年患者动脉硬化、严重椎管狭窄，常遇到难以控制的硬膜外静脉丛出血，寰枕区域常遇到静脉窦出血。当术中止血不充分，术后引流不通畅，易导致硬膜外血肿。术后迟发性神经功能障碍必须排除硬膜外血肿存在，可立即行 MR 或脊髓造影以确诊。一旦诊断明确，需急诊清除血肿。

（四）神经根损伤

切除椎间盘或骨赘时，过度牵拉神经根可以造成损伤。硬膜外静脉丛出血用电凝止血时，热量和电流过大可以灼伤神经根。当神经根或硬膜处有严重粘连，分离时可以撕裂神经根。最为严重的是误切神经根，一旦发生神经根损伤，最佳方法是对损伤的神经根行一期修复。术后应用恢复神经药物及物理辅助治疗，并严密观察神经恢复情况。

（五）后凸畸形

经后路手术，破坏了后部肌肉、韧带附着部，或过多切除椎板破坏小关节突关节，或术后未能修复肌肉、韧带的附着点，或术中减压后未能做植骨融合，术后长期出现脊髓神经继发损伤。所以颈椎手术的复位、减压、融合、固定四项基本原则不能违背。

九、临床举例

［例 1］ 患者陈某某，男性，61 岁。颈部外伤三年，四肢乏力一年，行走困难一个月入院。三年前因车祸致伤颈部，当即颈项疼痛，四肢稍有麻木，经保守治疗症状消失，恢复原工作。一年前两上肢出现麻木，两下肢乏力，上下楼梯时乏力，平地行走步态正常，有轻飘感。近一个月症状加重，尤其表现为下肢乏力，易跌倒，需扶拐行走。影像学检查 CT、MR 及 X 线，提示 C_2 齿突陈旧性骨折伴移位，颈髓受压。专科检查颈椎无畸形，C_2 棘突稍后凸，压痛、叩击痛。两上肢肌力Ⅴ级，痛温感觉正常。两下肢肌力Ⅳ级，髌、踝阵挛（+）。择期施行颈后外侧入路手术显微镜下切除 C_2 后弓，经后外侧磨除 C_2 齿突，脊髓减压。经皮后路 C_1~C_2 侧块螺钉内固定，后方植骨融合术。术后佩带 Halo-Vest 架八周。术后 12 个月复查，颈部伸屈旋转活动受限，两上肢肌力正常，两下肢步态稳定，肌力Ⅳ ~ Ⅴ级（图 2-1-6-2-10）。

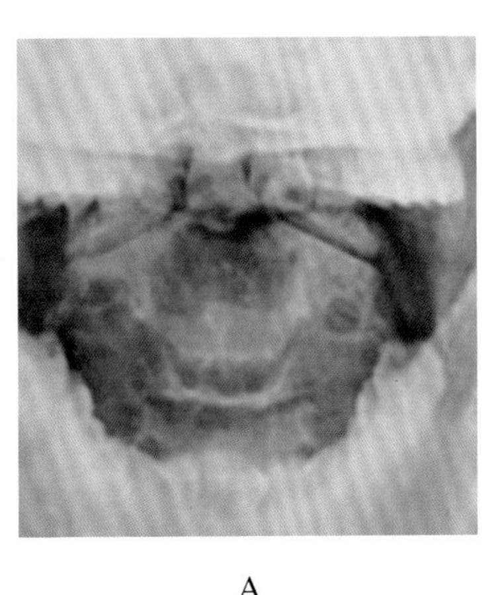

A

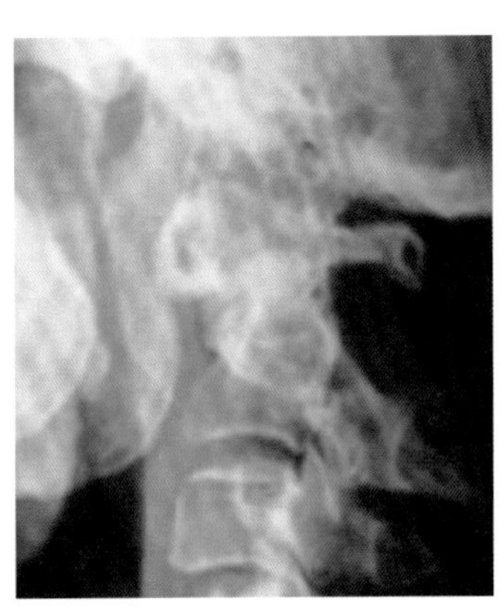

B

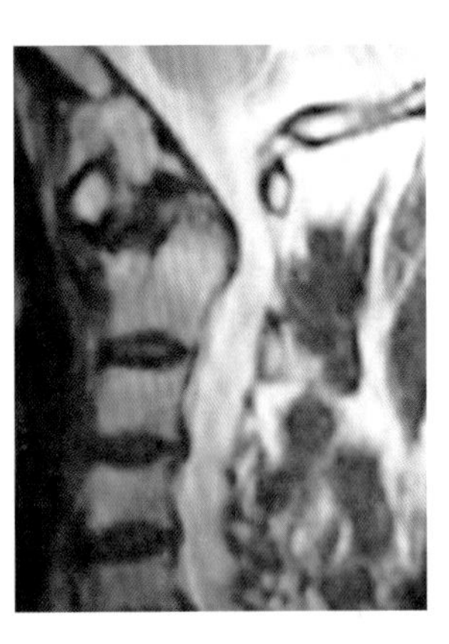

C

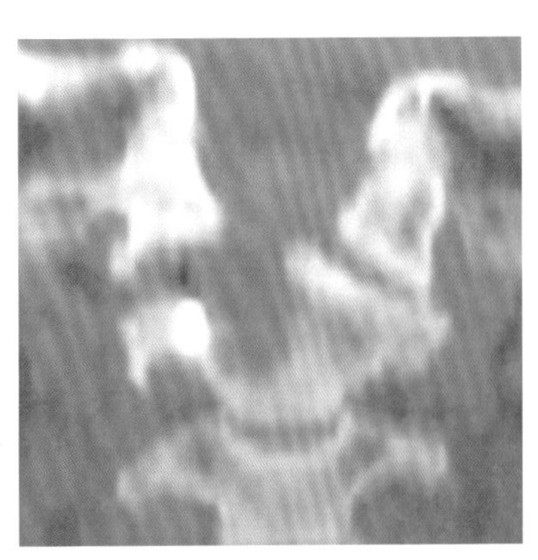

D

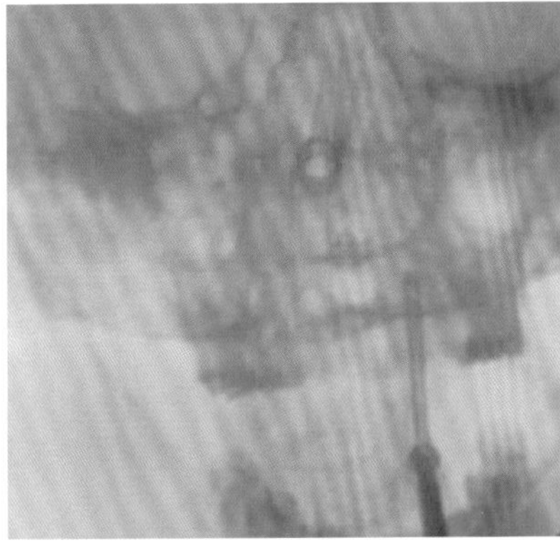

E

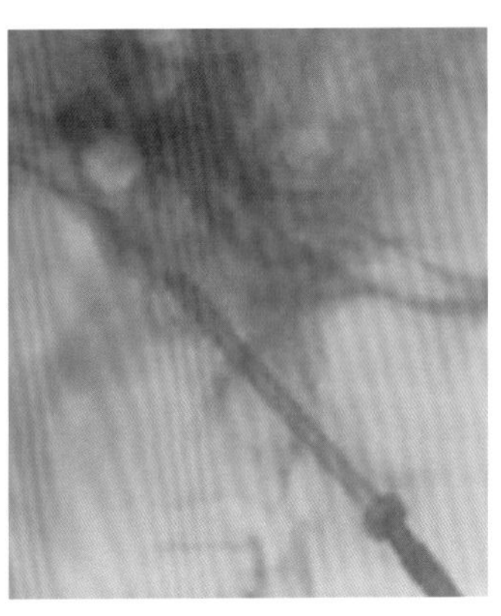

F

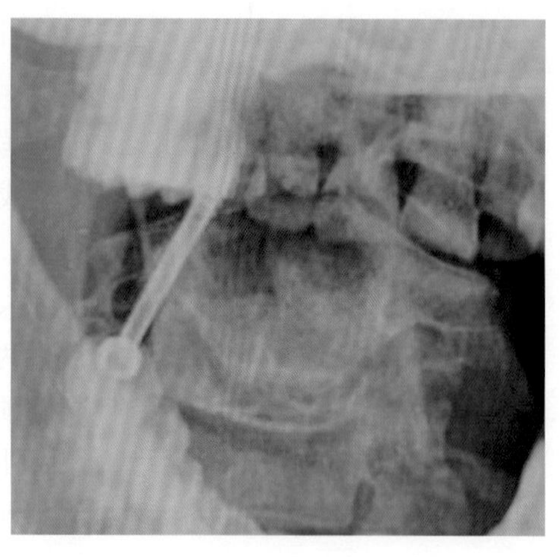
G

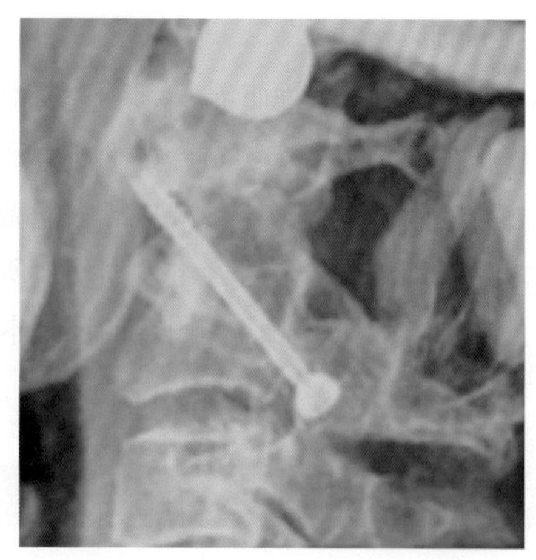
H

图 2-1-6-2-10 临床举例 例 1 陈旧性齿突骨折伴寰椎脱位颈后外侧显微手术（A~H）

A. 陈旧性齿突骨折；B. 齿突陈旧性骨折寰椎前脱位；C. MR 示 C_2 椎体后缘压迫脊髓；D. 颈后外侧磨除 C_2 椎体后缘 CT 扫描；E. 术中后路侧块螺钉固定正位像；F. 术中后路侧块螺钉固定侧位像；G. 术后三个月复查螺钉固定正位像；H. 术后三个月复查后路侧块螺钉固定侧位像

［例 2］ 患者黄某某，女性，36 岁。双上肢乏力伴麻木，行走不稳五年。影像学诊断为陈旧性 C_2 齿突骨折移位。曾做过颈后路 C_1 后弓切除枕骨大孔减压，钢板螺钉做枕颈融合术。术后两下肢恢复行走，步态稳定。一年来，出现两下肢乏力，逐渐不能行走，以轮椅代步。专科检查两上肢肌力Ⅴ级，两下肢Ⅲ ~ Ⅳ级，髌阵挛、踝阵挛（+），痛温觉良好。择期施行颈后外侧入路，齿突磨除脊髓减压术。术后头颈胸支具佩带两个月。一年半复查，两上肢肌力Ⅴ级，两下肢扶拐行走，步态稳定（图 2-1-6-2-11）。

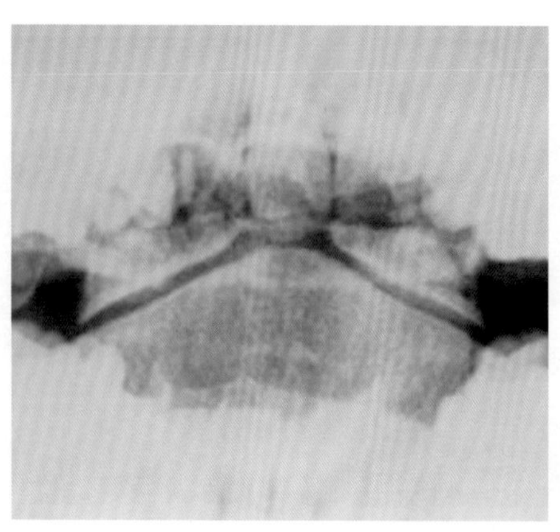
A

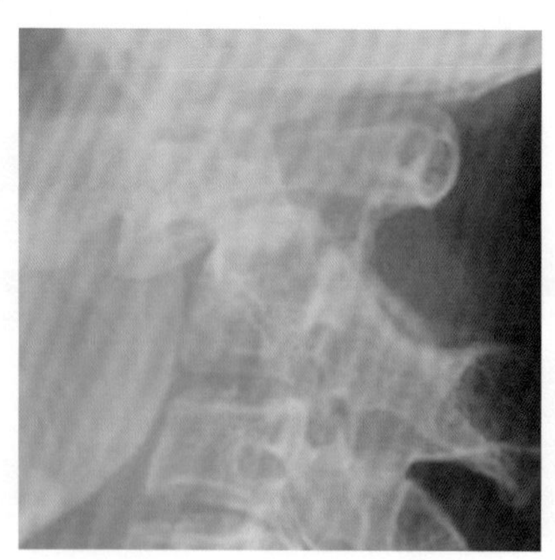
B

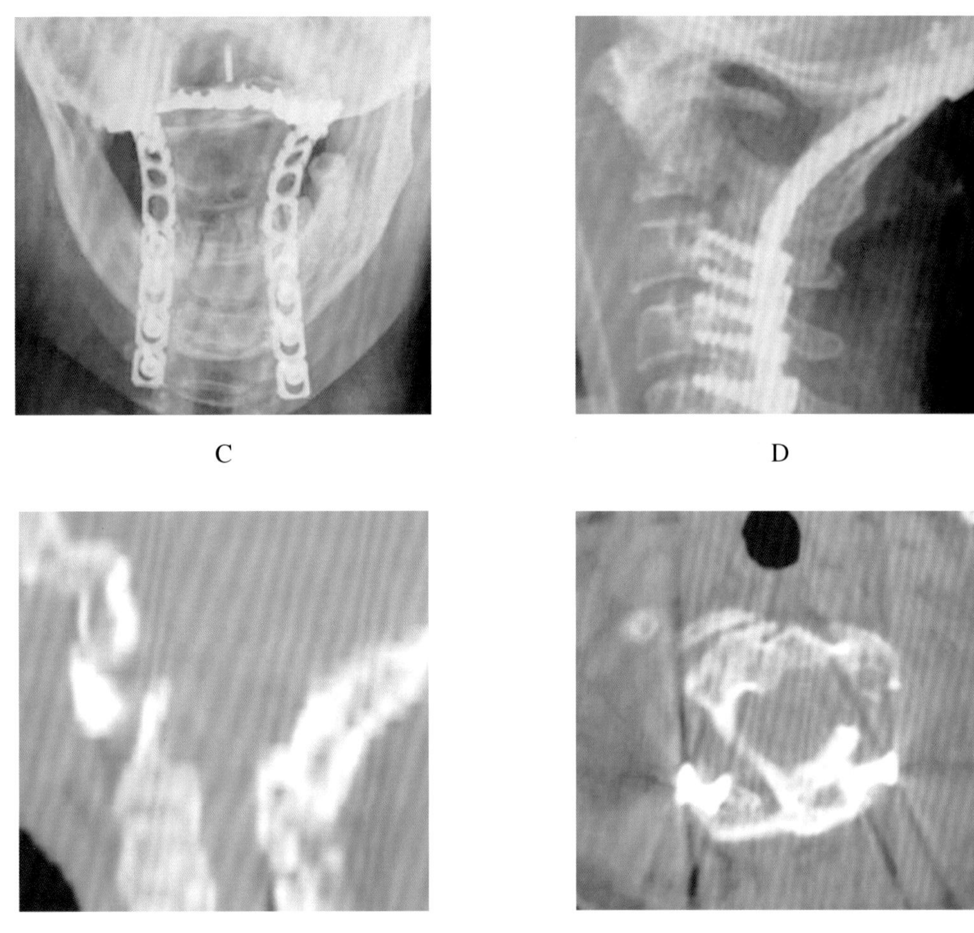

图 2-1-6-2-11　临床举例　例 2　陈旧齿突骨折伴脱位颈后外侧入路显微手术（A~F）

A. 陈旧性齿突骨折；B. 齿突陈旧性骨折寰椎前脱位；C. 后枕颈融合三年；D. 枕颈融合，内固定良好；E. 颈后外侧入路磨除齿突 CT 矢状位扫描像；F. 颈后外侧入路磨除齿突 CT 水平位扫描像

（池永龙）

参 考 文 献

1. 池永龙，徐华梓，林焱等．经皮显微脊柱内窥镜下松解复位植骨内固定治疗难复性寰枢关节脱位［J］．中华外科杂志，2007, 45（6）
2. 何海龙，叶晓健，谭俊铭等．前路撑开复位治疗双侧颈椎关节突关节脱位［J］．中华医学杂志，2007, 87（24）
3. 黄师，侯铁胜．C1 侧块 C2 椎板螺钉固定与 C1~2 关节螺钉固定的生物力学性能比较［J］．中华实验外科杂志，2008, 25（12）
4. 李松凯，倪斌，王明飞等．寰椎椎板钩联合枢椎椎弓根螺钉内固定的力学稳定性评价［J］．中华创伤骨科杂志，2010, 12（1）
5. 李忠海，赵杰，竺伟等．前路减压植骨融合及钛板固定治疗 Hangman 骨折［J］．中华创伤骨科杂志，2010, 12（1）
6. 林焱，倪文飞，池永龙等．微创内固定手术治疗齿状突骨折伴脱位［J］．中华创伤杂志，2006, 22（2）
7. 卢旭华，陈德玉，袁文等．钉棒系统在寰枢椎骨折脱位中的应用［J］．中华创伤骨科杂志，2006, 8（2）
8. 罗亚平，沈强，王勤业等．Zephir 锁定型钢板在颈椎前路融合术的应用［J］．中国骨与关节损伤杂志，2006, 21（4）

9. 倪文飞，池永龙，徐华梓等．经皮前路螺钉内固定治疗齿状突骨折的疗效与并发症分析［J］．中华医学杂志，2006, 86（43）
10. 任中武，倪斌，宋海涛等．双侧经寰枢关节螺钉及寰椎椎板钩内固定系统的三维有限元研究［J］．中华外科杂志，2008, 46（9）
11. 任中武，倪斌，陶春生．寰枢椎后路经关节螺钉固定术［J］．中华创伤骨科杂志，2007, 9（3）
12. 邵增务，杨述华，杜靖远等．Cervifix 内固定系统在寰椎骨折合并 Hangman 骨折中的应用［J］．中华创伤骨科杂志，2006, 8（10）
13. 王雷，刘诚祎，田纪伟等．复杂性枢椎骨折合并相邻节段不稳的外科治疗［J］．中华创伤杂志，2010, 26（6）
14. 王新伟，袁文，陈德玉等．Gallie 植骨联合钛缆固定与 Harms C1~2 侧块 / 椎弓根螺钉固定植骨融合治疗齿状突骨折的比较［J］．中华创伤杂志，2009, 25（5）
15. 王新伟，袁文，陈德玉等．严重颈椎脱位手术治疗策略探讨［J］．中华外科杂志，2007, 45（6）
16. 翁益民，XU Hua-zi, 水小龙等．经皮 C2 椎弓根拉力螺钉微创治疗 Hangman 骨折［J］．中华创伤杂志，2008, 24（8）
17. 谢宁，倪斌，陈德玉等．第 2、3 颈椎前路融合联合第 2 颈椎椎弓根固定治疗不稳定 Hangman 骨折［J］．中华外科杂志，2008, 46（4）
18. 谢宁，倪斌，袁文等．前路 C2~3 复位融合治疗 Hangman 骨折［J］．中华骨科杂志，2008, 28（8）
19. 俞杨，邱勇，王斌等．上颈椎不稳的内固定术式选择［J］．中华创伤杂志，2007, 23（6）
20. 赵必增，倪斌．Hangman 骨折伤情特点及前路手术方式的选择［J］．中华创伤杂志，2008, 24（7）
21. 赵定麟，李增春，刘大雄，王新伟．骨科临床诊疗手册．上海，北京：世界图书出版公司，2008
22. 赵定麟，赵杰，王义生．骨与关节损伤．北京：科学出版社，2007
23. 赵定麟．现代脊柱外科学，上海：上海世界图书出版社公司，2006
24. Bin Ni, Zhuangchen Zhu, Bilateral C1 laminar hooks combined with C2 pedicle screws fixation for treatment of C1-C2 instability not suitable for placement of transarticular screws. Eur Spine J. 2010 Aug; 19（8）: 1378-82.
25. Blondel B, Metellus P, Fuentes S, . Single anterior procedure for stabilization of a three-part fracture of the axis（odontoid dens and hangman fracture）: case report. Spine（Phila Pa 1976）. 2009 Apr 1; 34（7）: E255-7.
26. Chang BG, Xu CJ, Song JF. Operative strategy of atlantoaxial instability. Zhongguo Gu Shang. 2008 Jan; 21（1）: 25-7.
27. Guo-Hua Lv, Bing Wang, Ze-Min Ma, etal. Clinical primary research of video-assisted anterior release and reduction through anterior upper cervical procedure. SICOT Shanghai Congress 2007.
28. Hu Y, Ma WH, Xu RM, Ruan YP. Pedicle lag screw for the treatment of indicated Hangman fractures. Zhongguo Gu Shang. 2008 Sep; 21（9）: 678-80.
29. Hua Q, Ma WH, Zhao LJ, Fang Y. Clinical application of multi-spiral CT thinner scanning and reconstruction in the diagnosis of atlantoaxial fracture and dislocation. Zhongguo Gu Shang. 2009 May; 22（5）: 349-52.
30. Jian Wang, Yue Zhou, et al. Report for two cases of microendoscopically assisted anterior screw fixation for the type ii odontoid fracture. SICOT Shanghai Congress 2007.
31. Jun Tan, Lian-Shun Jia, Tie-Sheng Hou, etal. Direct transpedicle osteosynthesis with lag screws in the treatment of indicated hangman' s fractures. SICOT Shanghai Congress 2007.
32. Nakanishi K, Tanaka M, Sugimoto Y, Ozaki T. Posterior cervical spine arthrodesis with laminar screws: a report of two cases. Acta Med Okayama. 2007 Apr; 61（2）: 115-9.
33. Ning Xie, Bin Ni, Combined Anterior C2-C3 Fusion and C2 Pedicle Screw Fixation for the Treatment of Unstable Hangman' s Fracture. Spine. 2010 March; 35（6）: 613-619.
34. Rajasekaran S, Vidyadhara S, Shetty AP. Iso-C3D fluoroscopy-based navigation in direct pedicle screw fixation of Hangman fracture: a case report. J Spinal Disord Tech. 2007 Dec; 20（8）: 616-9.
35. Wen-Fei Ni, Yong-Long Chi, Hua-Zi Xu, etal. The therapeutic effect and complications of percutaneous anterior screw fixation for odontoid fractures. SICOT Shanghai Congress 2007.

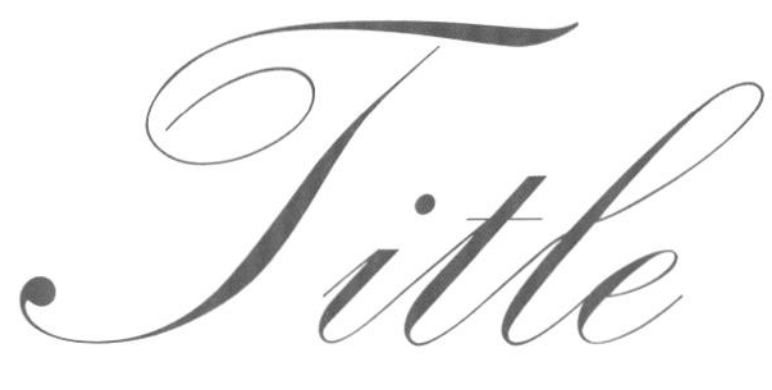

第二篇

下颈椎损伤

第一章　下颈椎损伤概述、分型及诊断要点

第一节　下颈椎损伤概述及分型（类）概述

一、下颈椎损伤概述

由于下颈段节段较多而更易遭受外伤引起骨折，骨折脱位之类型亦多，几乎每节均易出现损伤（图 2-2-1-1-1）；其中约有 70% 之病例合并有脊髓及脊神经根等受压或刺激症状。其发生率高低除与伤情相关外，亦与初期处理是否正确、及时相关。

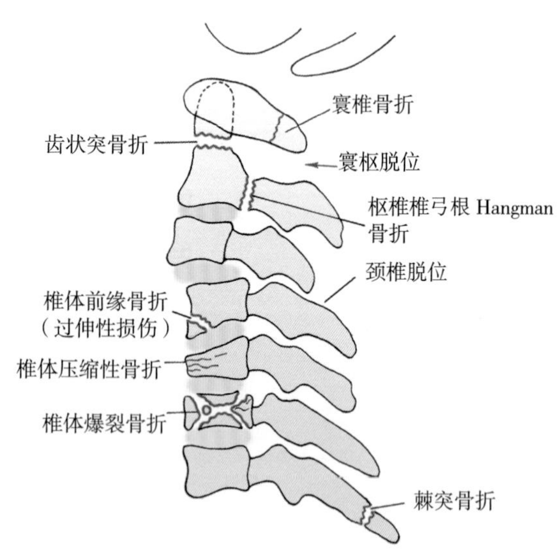

图 2-2-1-1-1　颈椎损伤类型与部位示意图

二、下颈椎损伤分型（类）概述

下颈椎（C_3~C_7）诸节之解剖状态基本相似，与 $C_{1\sim2}$ 椎节之形状明显不同，除 C_7 棘突较粗大，$C_{3\sim6}$ 诸节椎骨形态基本相似（图 2-2-1-1-2）。

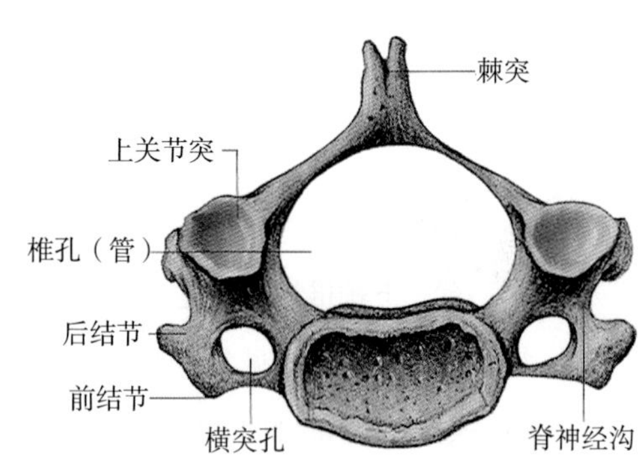

图 2-2-1-1-2　下颈椎之形态上面观标本图

视颈部损伤的具体情况不同、机转不同及受伤场合不同等差异，下颈椎损伤伤情差别也较大，与上颈椎受损机制大致相似，临床上大多见的高处坠落，重物砸下及潜水损伤，近年来已被交通意外所取代，尤以撞车、急刹车及追尾等。

作用于颈椎椎节的暴力方式主要为纵向暴力、横向暴力、角状暴力和旋转暴力（图 2-2-1-1-3），但在临床上以两种以上的复合暴力更为多见，并引发各种损伤，呈现不同类型的骨折、脱位及脊髓损伤（图 2-2-1-1-4）。

当前对颈椎损伤的分型各家主张不一（表 2-2-1-1-1），有的学者强调应依据伤后椎节是否稳定分为稳定型与非稳定型骨折；有的学者视致伤机制不同可分为屈曲型、伸展型、垂直压缩型和

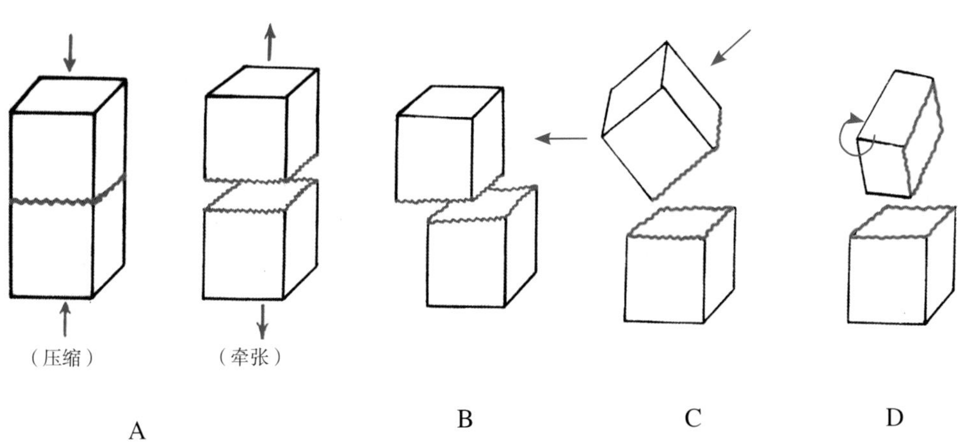

图 2-2-1-1-3 作用于脊柱上暴力方式示意图（A~D）

A. 纵向暴力；B. 横向暴力；C. 角状暴力；D. 旋转暴力

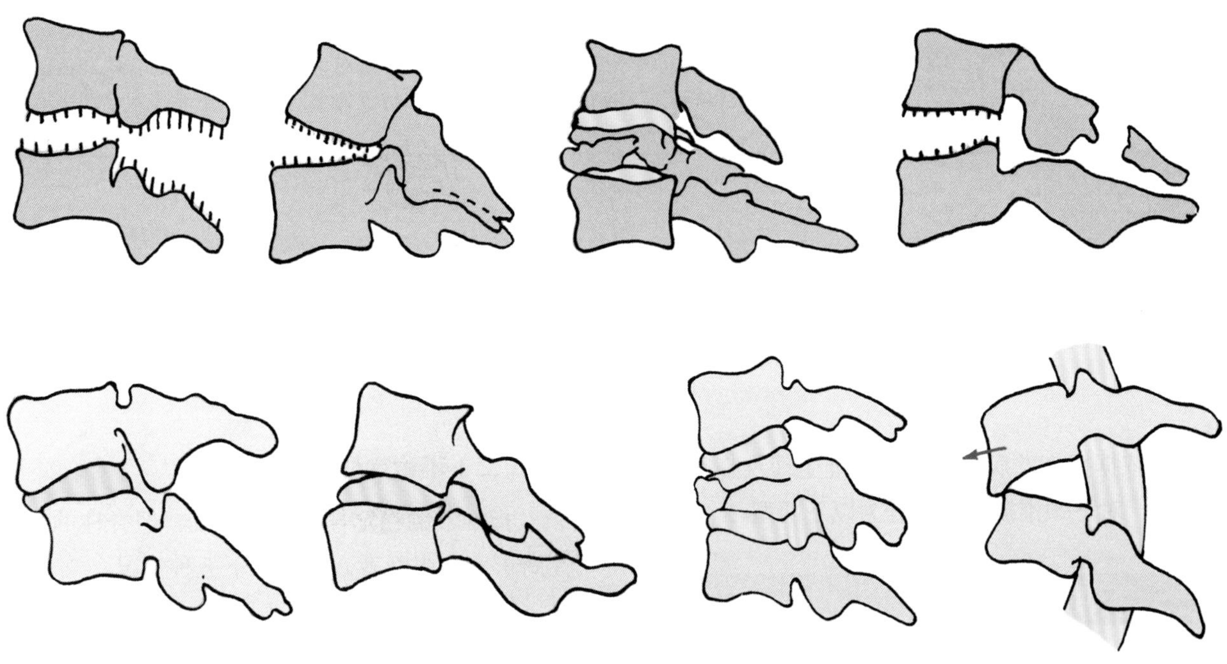

图 2-2-1-1-4 外伤后颈椎骨折脱位常见的类型示意图

直接暴力型等骨折；当然根据有无脊髓损伤又可分为单纯性颈椎损伤和合并有脊髓伤之颈椎骨折脱位等。上述分型虽各有特点，但与脊柱损伤时的病理解剖特点结合并不密切。因此，我们建议依据外伤后脊柱的病理解剖状态不同而进行分型更为切合临床实际。

表 2-2-1-1-1 下颈椎损伤分类系统简表

分类名称	年份	简要说明
Holdsworth	1970	将损伤分为单纯楔形骨折、爆裂骨折、过伸损伤、单纯脱位、旋转骨折脱位和剪切骨折。提出了爆裂骨折和脊柱后方韧带复合体 (Posterior Ligamentous Complex PLC) 的概念。
Aellen-Ferguson	1982	回顾研究 165 例下颈椎损伤患者病史和影像学资料推断损伤机制并根据受伤时颈部所处位置将损伤分为：压缩 (CF)、垂直压缩 (VC)、屈曲牵张 (DF)、压缩伸展 (CE)、牵张伸展 (DE) 和侧方屈曲 (LF) 六型，每一型由轻到重分为几级，级数越大表示损伤重越。该分型力求从生物力学角度提供骨与韧带损伤的信息。
Harris	1986	将颈椎损伤分为：① 屈曲损伤，② 屈曲旋转损伤，③ 伸展旋转损伤，④ 垂直压缩损伤，⑤ 过伸损伤，⑥ 侧屈损伤，⑦ 不确定的损伤机制造成的寰枕关节分离和齿状突骨折七型。
AO	1994	根据损伤机制结合损伤病理形态，Magerl 等提出了脊柱损伤的 AO 分型，根据骨损伤病理形态将脊柱骨折分三大主要类型 :A 型为压缩，B 型为分离，C 型为旋转 / 平移，53 个亚型。
Moore	2006	将颈椎分为前柱、后柱和左、右侧柱四个部分，每个部分又分为单一损伤和多发损伤两种。该分类系统包含了对韧带等软组织损伤的评估，且引入了量化概念进行稳定性的评估，该分类方法仍然仅从影像学方面对损伤进行评估，未进行神经功能的评估。
Vaccaro 评分系统（SLIC）	2007	该评分系统包括损伤形态、椎间盘韧带复合体、神经功能状态三部分进行评分，若总评分 ≤ 3，建议保守治疗；若总评分 ≥ 5，建议手术治疗；若总评分 = 4，可结合患者具体情况采取保守或手术治疗。该分型系统对下颈椎损伤直接而客观评估，结合了影像学资料和患者的临床表现，对损伤评估较为全面，能够指导临床诊疗决策和预后的判断。

第二节 下颈椎损伤的分型

依据损伤的病理解剖，病理生理及临床处理要求，对下颈椎损伤主要分为以下两型：

一、下颈椎部分损伤

指下颈椎本身的连续性尚未遭受完全破坏者，临床上视脊柱的稳定与否又可分为：

（一）稳定型

指脊柱的稳定性完整者。其骨折的类型与部位包括：横突骨折、棘突骨折、椎体边缘骨折及椎体轻度、单纯性压缩骨折（椎体前缘压缩小于 1/3 者）（图 2-2-1-2-1）。

（二）不稳定型

指椎节的稳定性虽已受波及，但脊柱的连续性尚未完全中断者，包括以下五种情况。

【椎体压缩性骨折】

多见于下颈椎，主要因为颈椎前屈时遭受传导暴力所致，除椎体压缩（楔形）变外，椎间盘亦多有受累；表现为髓核的突出、脱出或整个纤维环破裂。其中部分病例可伴有脊髓硬膜囊受压性改变而出现瘫痪，多为不全性者。由于椎体前方压缩，后方的小关节则势必出现程度不一的咬合变异而形成半脱位状，以致破坏了椎节的稳定性；此时当椎体前缘压缩 1/2 时，颈椎有 18° 之成角；压缩 2/3 时则有 25°；如完全压缩，其所形成之成角畸形可

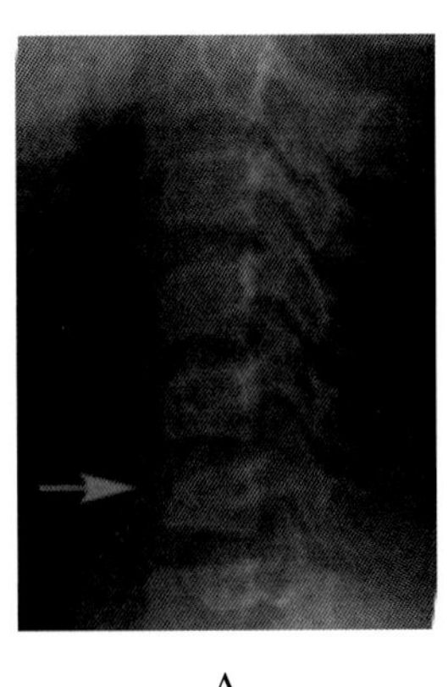

A

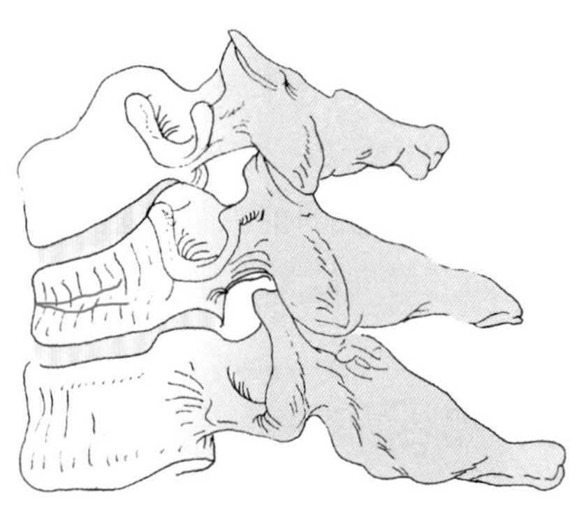

B

图 2-2-1-2-1 临床举例 颈椎椎体压缩性骨折（A、B）

A. 侧位 X 线片；B. 示意图

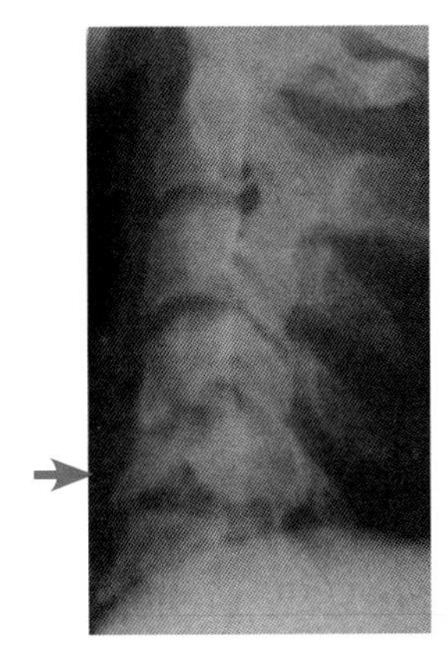

A

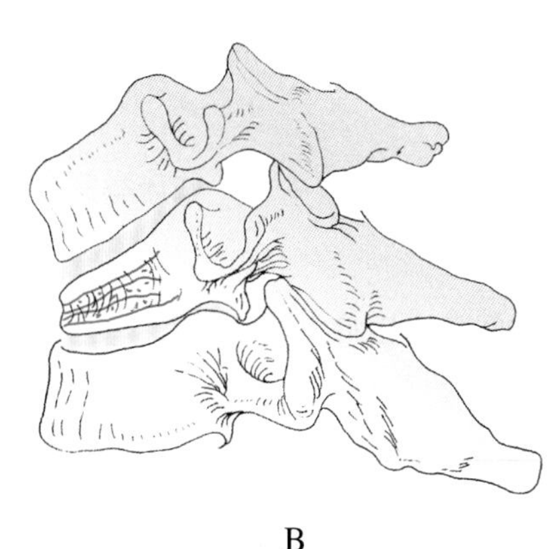

B

图 2-2-1-2-2 临床举例 颈椎椎体严重（不稳定型）压缩性骨折（A、B）

A. 侧位 X 线片；B. 示意图

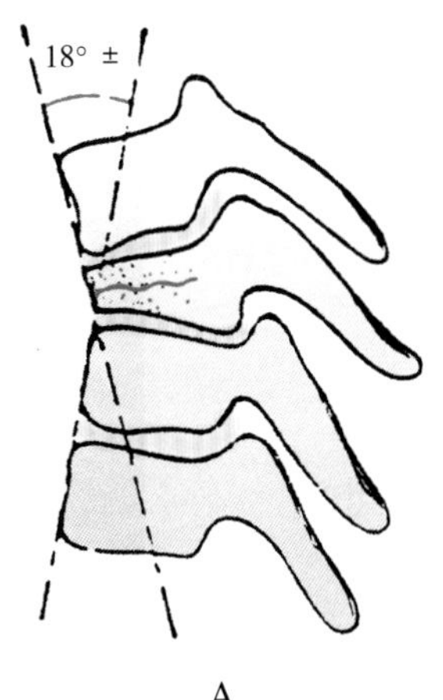

A

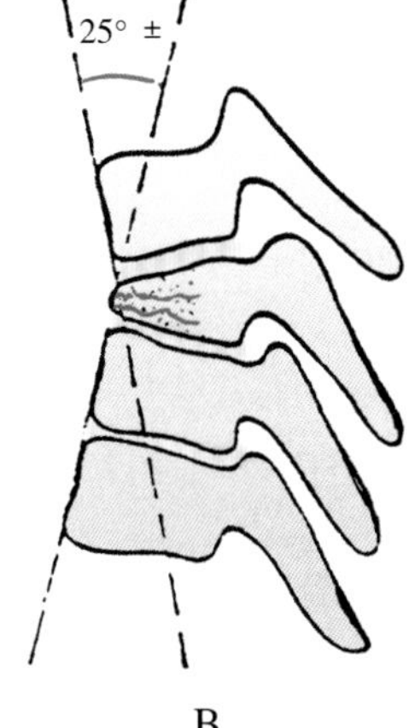

B

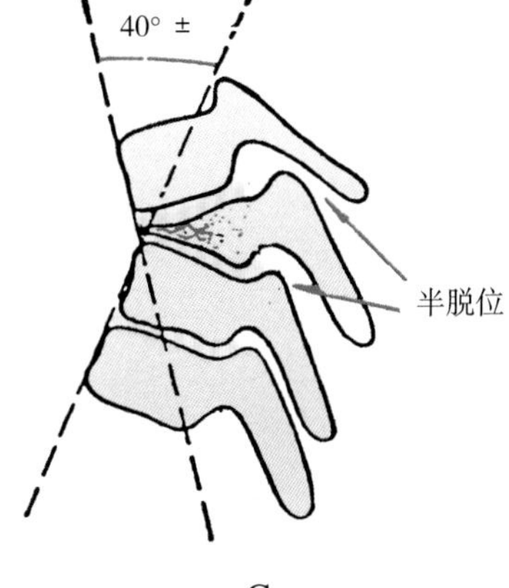

C

图 2-2-1-2-3 椎体楔形压缩愈严重颈椎成角愈大，对脊柱的稳定性影响也愈大，并引发小关节半脱位示意图（A~C）

A. 椎体前缘压缩 1/2 时，成角 18°；B. 压缩 2/3 时，则为 25°；C. 完全压缩时可达 40°

达 40°左右（图 2-2-1-2-2、3）。

【椎体爆裂性（粉碎性）骨折】

系垂直纵向暴力所致。当椎体爆裂时，由于前方及侧前方均有坚强的前纵韧带阻挡，因此，碎裂的椎体骨折片易向较为空虚的椎管方向发生位移，以致易引起脊髓损伤；其发生率明显高于前者。在椎体碎裂的同时，由于椎体的高度迅速缩小，以致上下椎节立即出现松动及位移，从而加剧了椎节的不稳。如暴力持续下去，则出现脊柱完全性损伤（图 2-2-1-2-4）。

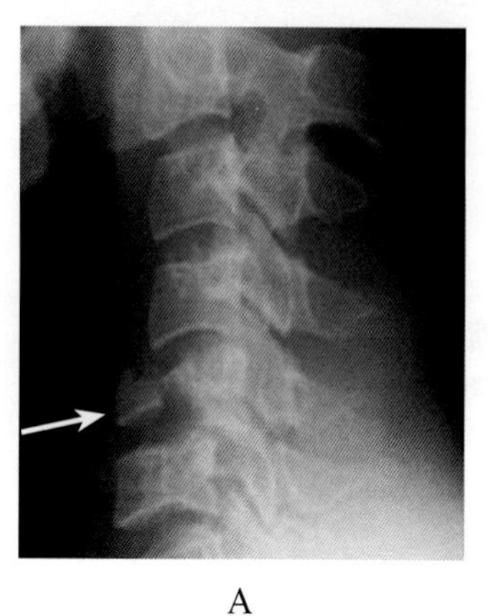

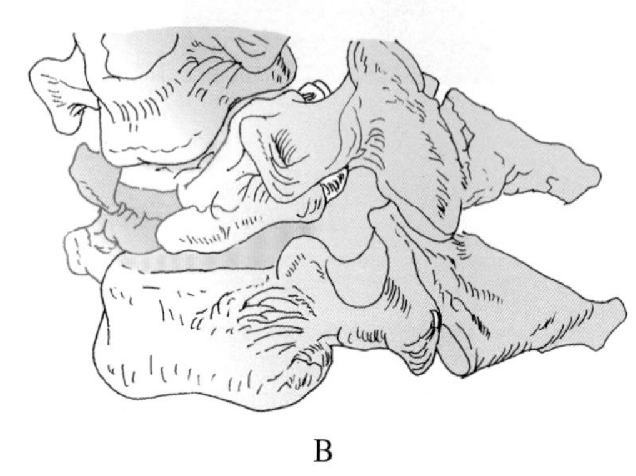

A　　B

图 2-2-1-2-4　临床举例 第五颈椎爆裂性骨折及 $C_{5\sim6}$ 半脱位（A、B）

A.X 线平片侧位观；B. 示意图

【急性椎间盘突出症】

亦为较严重之颈椎损伤，尤其髓核脱向椎管方向者，大多伴有脊髓、脊髓前中央动脉或（及）脊神经根受压症状者，如屈曲暴力继续作用于头颈部则由于椎节的完整性已遭受破坏而易发生椎节脱位或半脱位（图 2-2-1-2-5）。需及早手术，恢复椎节的形态与高度，并同时施以椎节融合或椎间关节置换术。视病变的病理解剖特点酌情选择前路（多用）或后路手术、或前后联合施术（图 2-2-1-2-6）。

【小关节突骨折】

以下颈椎为多见，大多在头颈处于前屈状时突然遭受伴有水平向或斜向暴力所致。如暴力持续下去，则引起关节脱位（交锁），此属脊柱完全性损伤，多合并脊髓受压或刺激症状（图 2-2-1-2-7）。

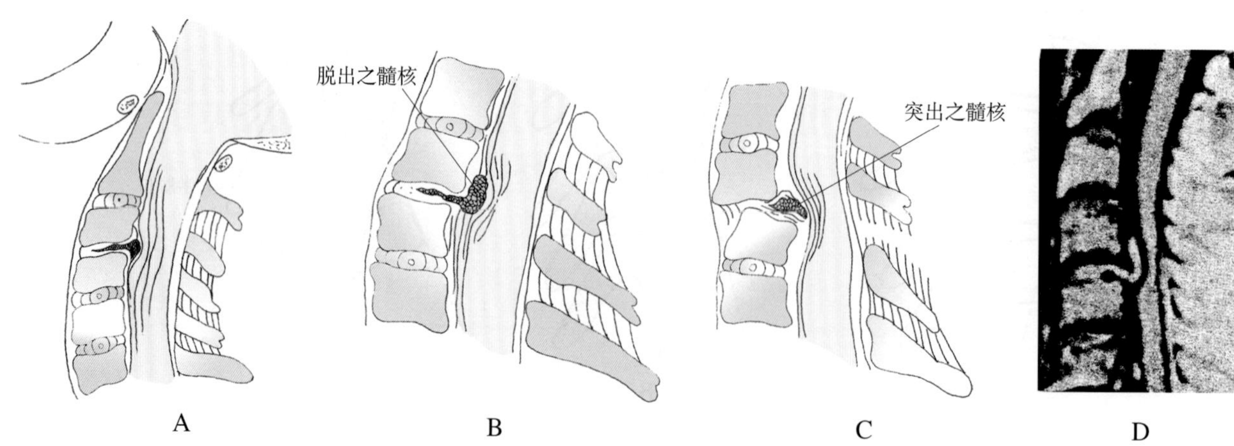

图 2-2-1-2-5　临床举例　急性、外伤性椎间盘突（脱）出症及示意图（A~D）

A. 轻型髓核后突；B. 严重型髓核脱出；C. 前屈暴力继续，髓核突出之同时可引发椎节脱位；D. 临床举例

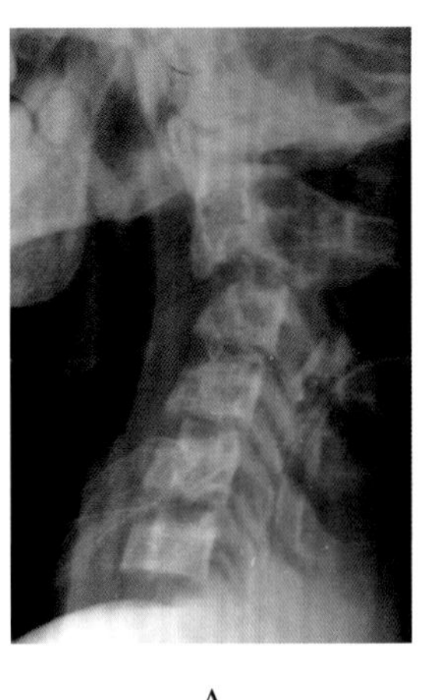
A

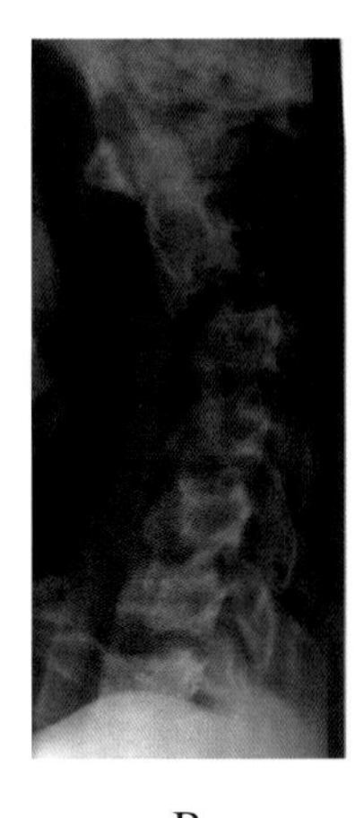
B

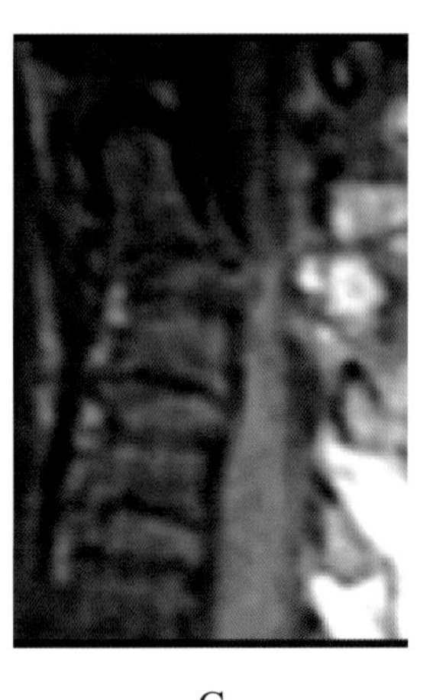
C

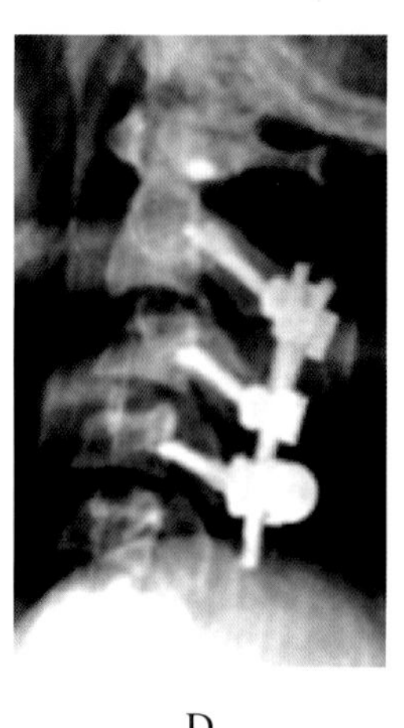
D

图 2-2-1-2-6　临床举例　$C_{2\sim3}$ 急性椎间盘突出症，行颈前路髓核摘除 + 后路固定术（A~D）

A、B. 术前侧位 X 线片；C. 术前 MR 矢状位，T_1 加权所见；D. 术后 X 线侧位片

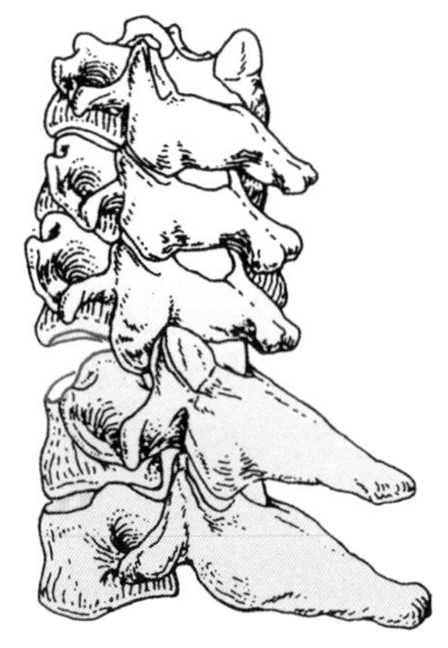
图 2-2-1-2-7　单侧小关节损伤致旋转性脱位示意图

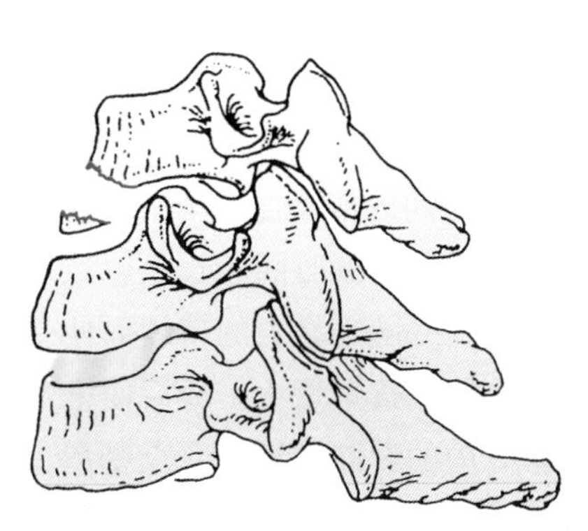
图 2-2-1-2-8　伸展型骨折脱位示意图

【轻型过伸性损伤】

指作用力较轻，仅仅引起前纵韧带撕裂、部分椎节分离松弛者。此时椎节虽不稳定，但未造成颈椎椎节的连续性中断者；一般多伴有较轻之脊髓刺激症状（图 2-2-1-2-8）。但伴有椎节不稳者可加重颈髓受伤程度（图 2-2-1-2-9），尤其是高龄患者，可因椎节增生及韧带钙化而加重伤情（图 2-2-1-2-10）。

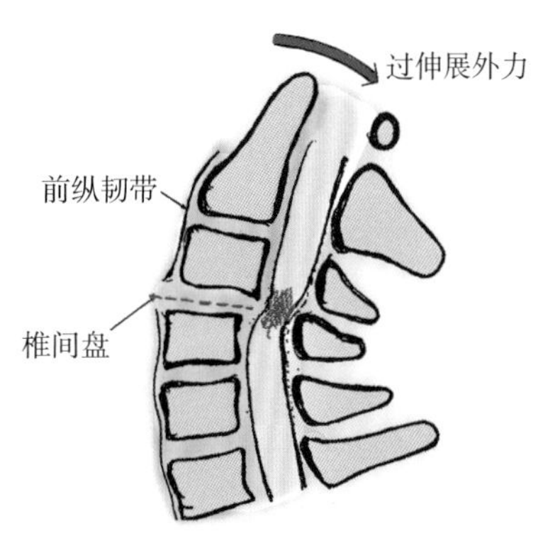

A

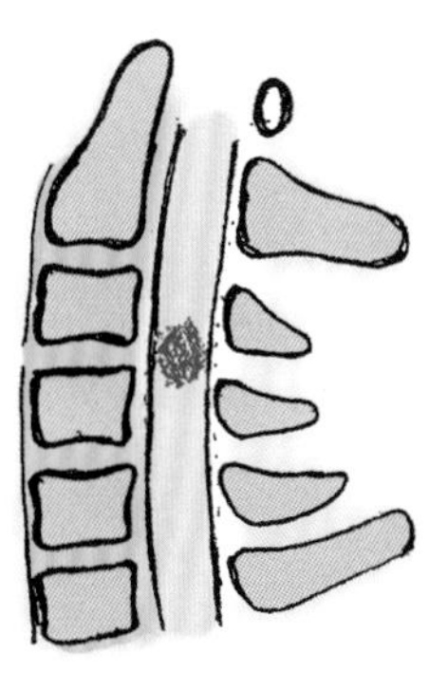
B

图 2-2-1-2-9　在椎节不稳定情况下，过度仰伸亦易引发颈髓损伤示意图（A、B）

A. 外伤瞬间；B. 外伤后

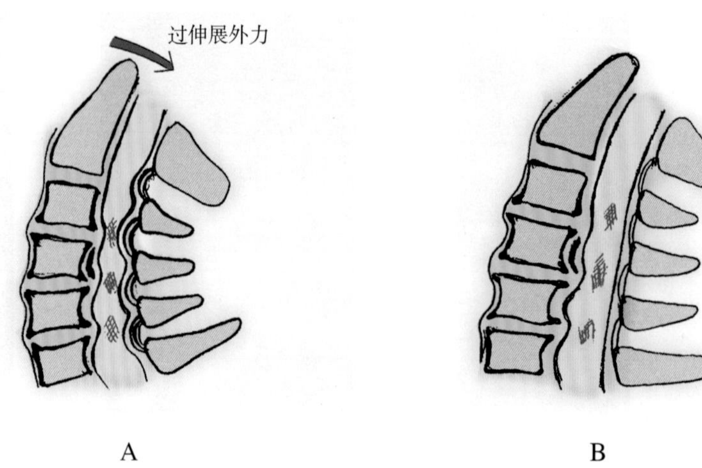

图 2-2-1-2-10 高龄颈椎病患者过伸损伤时，可因局部骨刺形成、后纵韧带骨化及黄韧带肥厚而加重脊髓损伤程度示意图（A、B）

A. 外伤瞬间；B. 外伤后

二、下颈椎完全损伤

指颈椎椎节之间的连续性完全中断者。多因强暴力所致，或暴力持续时间较长，以致发生脊柱不完全性损伤，并随着暴力的持续而使受损椎节的位移及破裂范围逐渐增大，最后使椎节的骨骼、韧带及椎管内的脊髓组织等完全受累，此时表现为：小关节松动、位移或呈交锁状，以致颈椎的连续性中断（图 2-2-1-2-11）。此种损伤的病理改变视受累时椎节的体位、损伤机制的差异、以及暴力的持续时间等不同而轻重不一。轻者，仅表现为椎节的半脱位（多伴有脊髓损伤，个别不伴有脊髓损伤者称之为“幸运损伤”，罕见）；重者不仅椎节局部呈现毁灭性破坏，且易合并其他损伤，以致患者全身情况危笃。此类损伤包括：颈椎椎节骨折脱位，重型过伸性损伤，椎体粉碎性、爆裂性骨折以及幸运性骨折脱位等。

在屈曲暴力作用之同时，如再加上垂直暴力，则可在引发屈曲型损伤同时，椎体出现爆裂性骨折（图 2-2-1-2-12），从而增加了治疗上的难度；

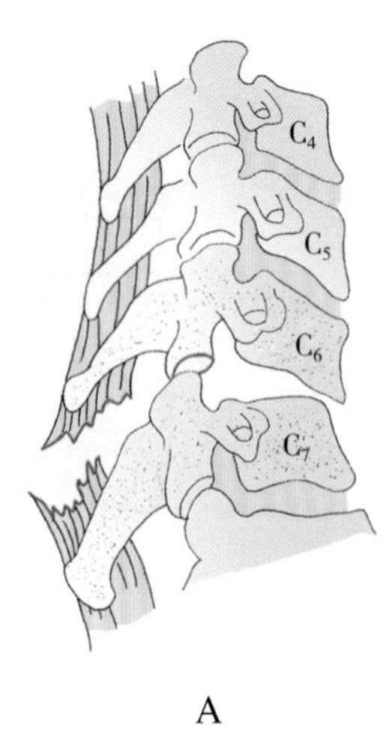

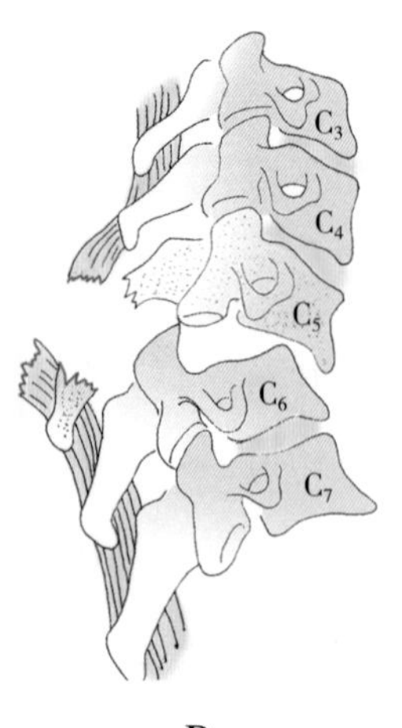

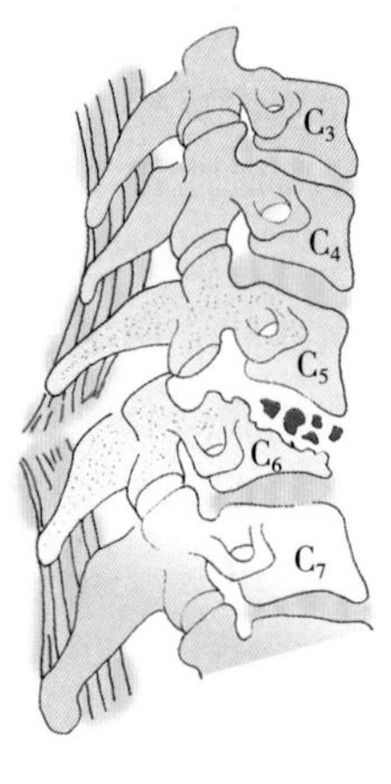

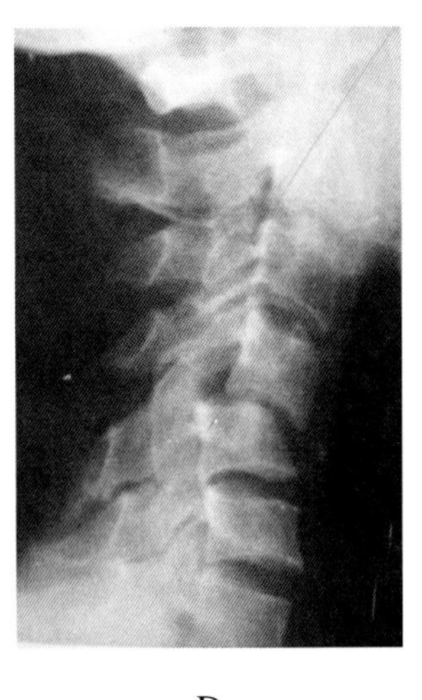
D

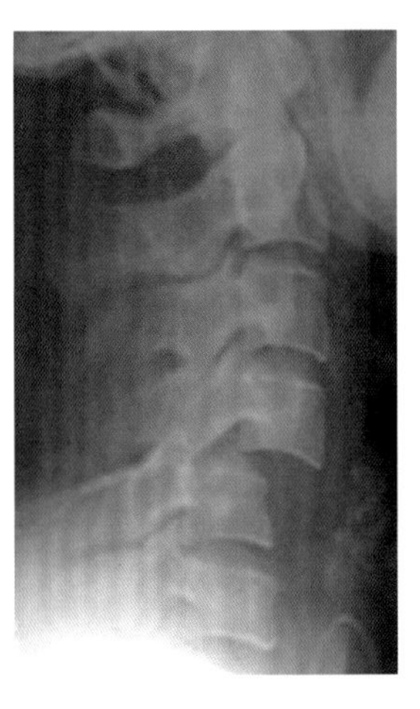
E

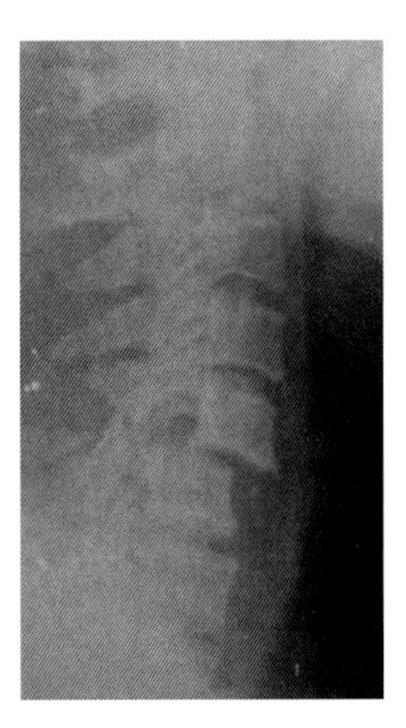
F

图 2-2-1-2-11 临床举例 临床上常见之完全性屈曲型损伤（A~F）

A~C 示意图 A. 椎节韧带及关节囊完全撕裂，椎节半脱位；B. 棘突平面骨折及椎节脱位，小关节交锁；C. 椎节粉碎性压缩骨折伴椎节脱位及小关节交锁；D~F. 临床病例 侧位 X 线片观；D. 例 1：$C_{4\sim5}$ 小关节半脱位状；E. 例 2：$C_{4\sim5}$ 椎节完全性脱位伴小关节交锁；F. 例 3：$C_{5\sim6}$ 小关节完全交锁

在屈曲型损伤过程中，如附加水平位暴力（多来自后方）则易引发一过性脱位（或半脱位）而伤及脊髓（图 2-2-1-2-13）。此两种类型颈椎完全性损伤临床上并非少见，应注意。此外，临床上偶尔可遇到屈曲暴力，加上垂直暴力，再加上水平位暴力，三者作用下可致使颈椎严重的骨折脱位及脊髓损伤（图 2-2-1-2-14），此多见于恶性交通事故中，伤亡概率较高。

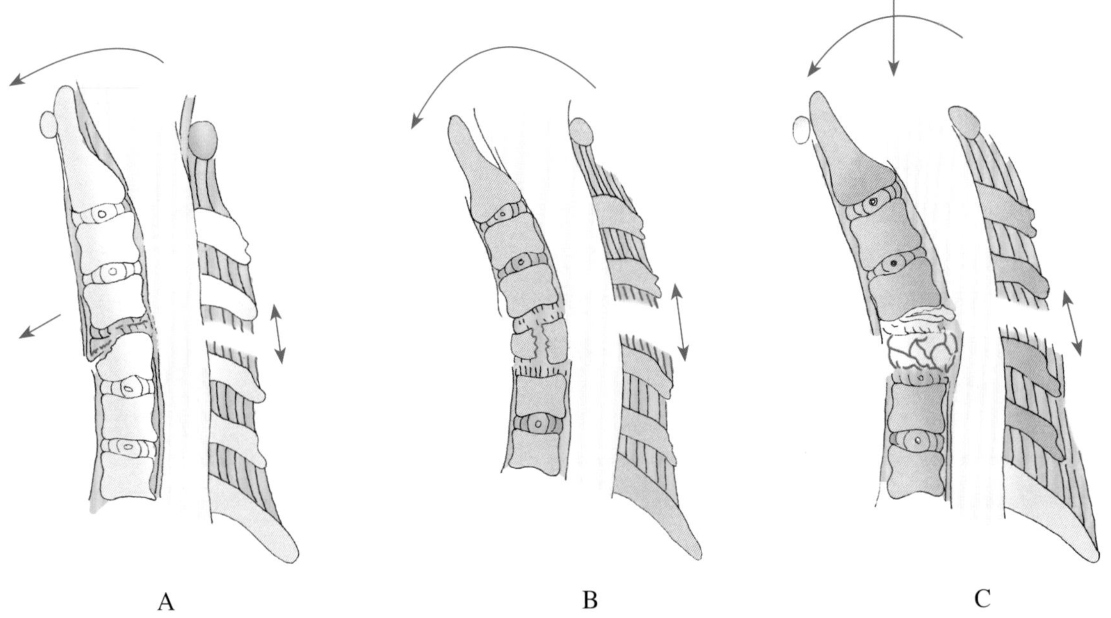

图 2-2-1-2-12 颈椎屈曲 + 垂直暴力损伤示意图（A~C）

A. 颈椎突然遭受屈曲性暴力，可伤及椎骨及后方韧带；B. 暴力加剧，则伤情更重；C. 如附加垂直暴力，则椎体可同时出现爆裂骨折

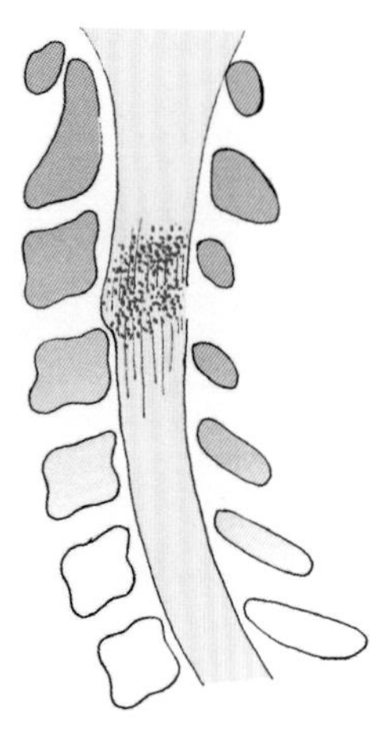

图 2-2-1-2-13 屈曲加水平暴力易引发椎节半脱位、或全脱位而伤及脊髓，示意图

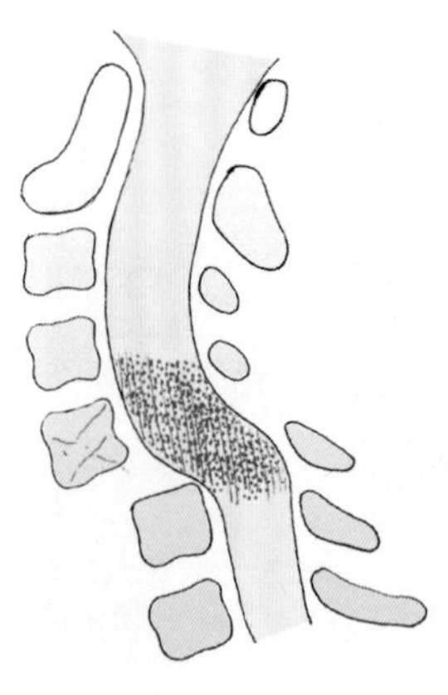

图 2-2-1-2-14 屈曲、垂直及水平暴力三者同时发力则颈椎及颈髓损伤严重，死亡概率高，示意图

第三节 下颈椎损伤的诊断要点

一、重视临床

颈椎外伤机制可能比较简单，但每个具体病例可能十分复杂，尤其是涉及交通意外、高处坠落和运动伤等，对其病史必须详细了解，并从其复合伤、头颈部状态、面额部皮肤擦伤等加以综合判定；对伴有昏迷之病例，应对其同伴及现场人员尽多地了解其致伤机制。同时应按神经科病例进行全身性体检，以防遗漏。凡患者诉说屈颈时全身自上而下有电击感者务必注意（图 2-2-1-3-1），此为颈髓受压或受刺激的首发症状，作者曾发现多例，应全面做影像学检查。

二、有目的的选用影像学技术

常规的颈椎正侧位片是必不可少的，除可立即判定骨折脱位等明显损伤外，椎前阴影的厚度及椎节前缘撕脱骨折等则为颈椎过伸性损伤的诊断提供有力的证据。对患者主诉强烈而普通 X 线平片上无特殊发现者，则需行 CT 或 MR 检查（图 2-2-1-3-2）；当然，对有条件之病例及单位，CT 和 CTM 不妨作为颈椎外伤者的常规检查项目，以确保诊断的可靠性和对今后治疗措施的选择。在影像学检查时，凡发现颈椎中柱受损的病例应高度重视（图 2-2-1-3-3），此处骨折脱位甚易同时伤及脊髓、脊神经根及椎动脉，且破坏椎节的稳定性。

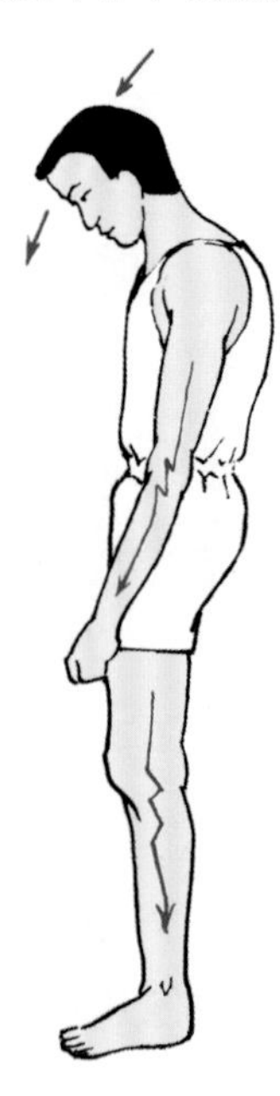

图 2-2-1-3-1 颈部外伤后有自上而下的电击感（手、足），尤其在屈颈时，表明颈髓已受波及示意图

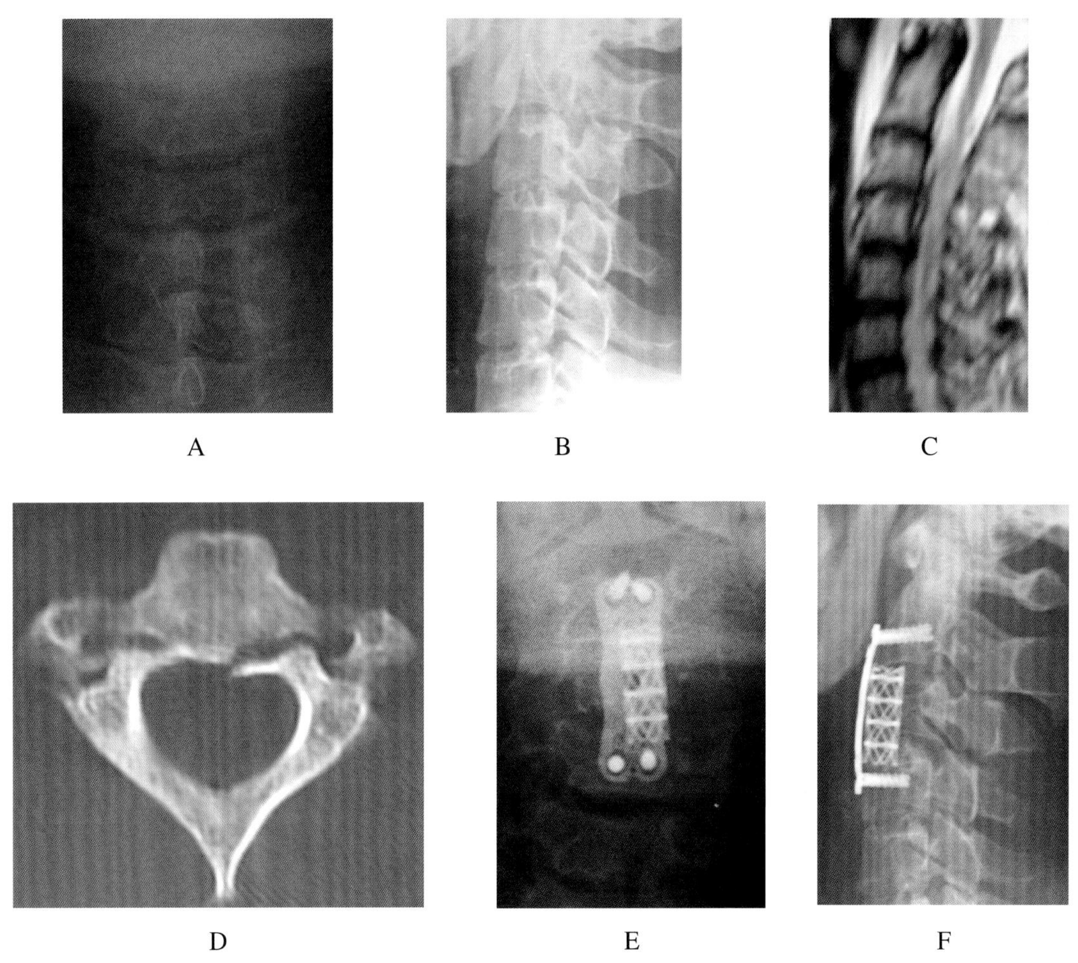

图 2-2-1-3-2 临床举例 男性，31 岁，C_3 椎体后缘横形骨折（A~F）

A、B. 伤后 X 线正侧位片无明显发现；C. MR 矢状位无明显改变；
D. CT 扫描在 C_3 水平位显示椎体后缘横形骨折；E、F. 行 C_3 椎体次全切除 + 钛网 + 钛板内固定术 X 线正侧位片

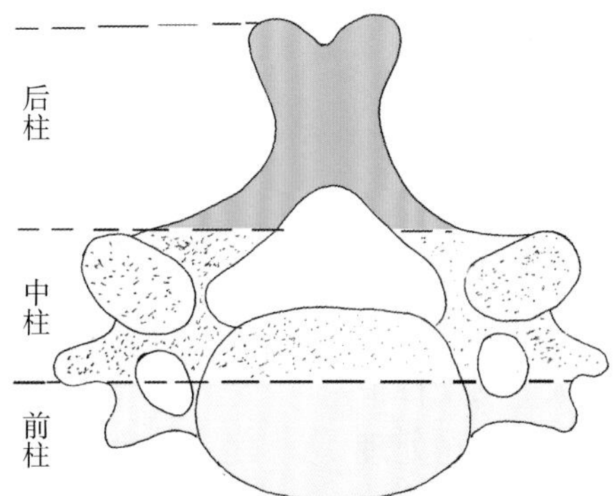

图 2-2-1-3-3 颈椎三柱中的中柱不仅是椎节稳定性的主要解剖部位，且是颈髓、颈神经根和椎动脉的骨性保护伞，外伤时应认真检查此区是否波及示意图

（罗旭耀 钮心刚 严力生 赵定麟）

第二章　下颈椎常见各型骨折脱位的诊断与治疗

第一节　颈椎椎体楔形、压缩性骨折

一、颈椎椎体楔形、压缩性骨折概述

颈椎椎体楔形、压缩性骨折临床上多见，症状轻，暴力主要波及椎节前柱（图 2-2-2-1-1），因此其大多属稳定型。

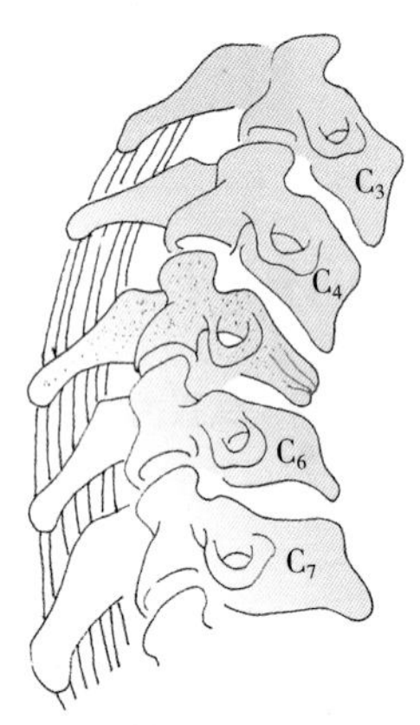

图 2-2-2-1-1　颈椎椎体压缩性骨折示意图

但如果椎体压缩过多，伤椎上下椎体前缘延长线所形成之夹角达 40°左右、或超过 40°时，后方小关节咬合变异、甚至呈半脱位状，则使椎节不稳，易引发脊髓损伤（图 2-2-2-1-2），在处理上应注意。

本型致伤机制主要由纵向前屈压缩暴力所致，视椎体前缘压缩程度不同，所引起的局部病理解剖改变亦不一样。60%~70% 之病例属于轻型，少有继发性改变，少数椎体严重压缩者，由于棘突间隙呈楔形增宽及椎体的楔形压缩可引起明显

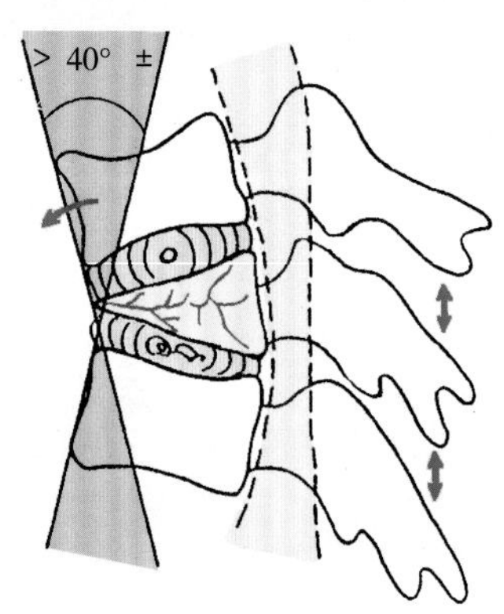

图 2-2-2-1-2　颈椎椎体严重楔形压缩，可致椎节后方小关节咬合变异，甚至半脱位，并易伤及脊髓

的椎节不稳定征，包括椎管延长、椎管矢状径减少及椎间盘后突，甚至继发椎节后方小关节咬合变异（半脱位）及脊髓受牵拉，并可出现脊髓前中央动脉症候群；此时已从单纯之前柱而波及中柱及后柱，属三柱损伤。多见于 $C_{5、6}$ 椎节，其次是 C_4 及 C_7 节段。

二、下颈椎椎体压缩性骨折临床表现与诊断

此种损伤的临床表现除颈椎损伤一般症状外，主要为屈颈被迫体位，抬头困难；并于后方小关节处伴有压痛。如压缩严重、或椎管狭窄、或颈椎椎节已有明显退行性变时，则可出现严重脊髓或脊神经根受累症状。其诊断主要依据：外伤史、临床表现及 X 线正位及侧位片，MR、CT 及 CTM 等检查有助于进一步确诊。

三、下颈椎椎体压缩性骨折治疗

视损伤程度不同而有所区别。对大多数属于前柱受累之轻型病例治疗较为简单。但少数严重型者，由于为三柱同时受累，在决定治疗方法选择，包括手术疗法等均需全面考虑。

（一）单纯稳定型

一般稳定型压缩性骨折是指椎体前缘纵向压缩小于 1/3 者（25%~30%），位移小于 3mm 及成角小于 10°者。此种损伤少有累及中柱及后柱者，因此归属稳定型。

对早期急诊病例，可先试以仰伸位复位，即利用头颅自重改善骨折错位状态（图 2-2-2-1-3）；或是采用卧床持续牵引 2~3 周后再行头 – 颈 – 胸石膏固定 4~6 周。牵引重量一般为 1.5~2kg；牵引力线早期呈平行状，1~2d 后改为略向后方仰伸，以有利于压缩性骨折的复位；牵引 1~3 周后，视病情不同可上头 - 颈 - 胸石膏下床活动（图 2-2-2-1-4），个别轻型病例，或恢复期者亦可选用充气式颈围（图 3-2-3-3-5）。

（二）合并椎节不稳及脊髓损伤者

【概述】

先行颅骨牵引，如神经症状恢复，按前法处理。如症状加剧，或部分改善后脊髓受压症状不

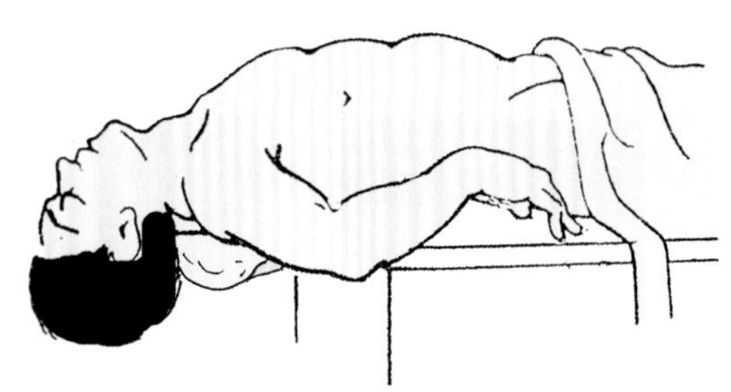

图 2-2-2-1-3 颈椎屈曲性损伤早期病例可在密切观察下先试以仰颈（头颅）自重复位，持续 3~5min 后拍颈椎侧位片观察复位情况；复位后改为平卧位，不宜多次重复进行示意图

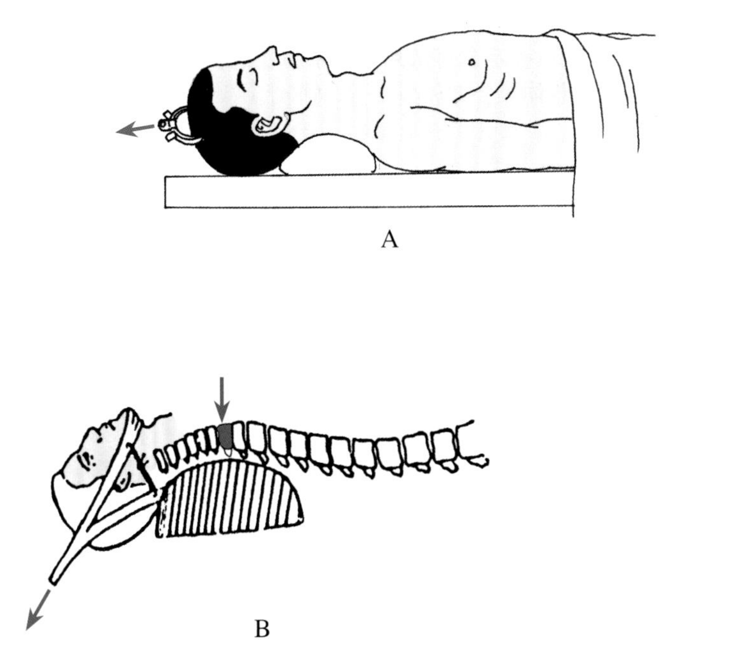

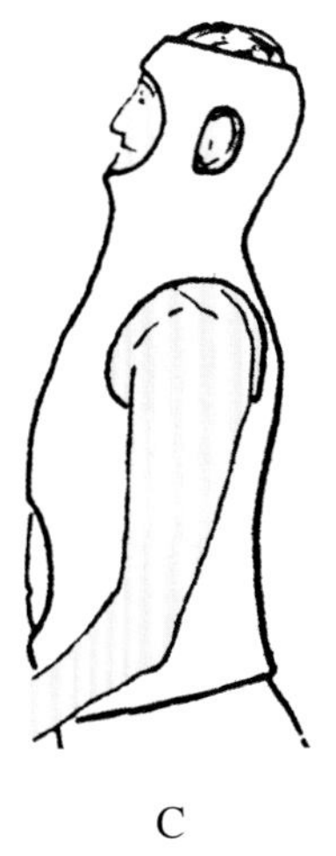

图 2-2-2-1-4 下颈椎压缩性骨折时的牵引体位及头颈胸石膏示意图（A~C）
A. 水平位牵引；B. 仰伸位牵引；C. 头颈胸石膏

再恢复、且于椎体后缘显示有骨性致压物者，可从前路施术切除骨性致压物（多为椎体后缘之一部或大部），并行植骨融合或内固定术。大多数骨科医师都选用颈椎前路钛网 + 锁定钛板或界面固定术。对致压物来自前方者，则需从前方减压 + 钛板内固定术，亦可酌情选用钛网，髂骨块或人工椎体等，在恢复椎节高度的同时，恢复椎管矢径及椎节稳定性（图 2-2-2-1-5），术中切勿伤及血管及迷走神经等重要组织。

对需同时后路减压或椎管探查者，亦可选择后路术式，包括椎板切除减压术、或扩大性（根治性）椎板切除减压术（图 2-2-2-1-6），颈椎后路 H 型（形）植骨块撑开植骨术及钛缆固定术，椎板扩大切除减压 + 根管减压术，术后均可辅以侧块螺钉或椎弓根螺钉技术等，使施术椎节获得稳定与撑开效果。对于仅仅需要行融合术者，不妨采用 Dewar 技术（或改良的 Dewar 技术），或采用侧块钛板螺钉技术等，其术式分述

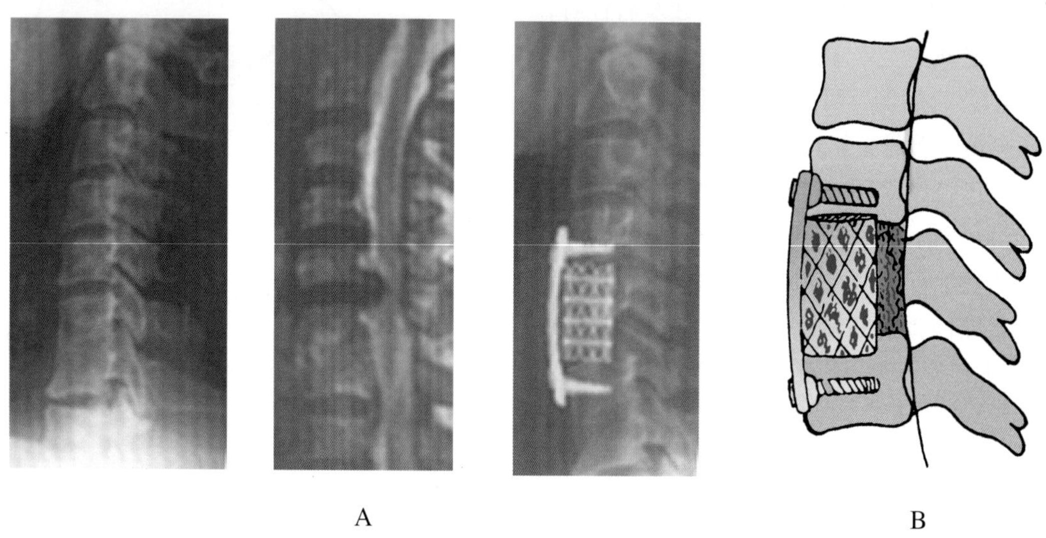

图 2-2-2-1-5 临床举例 对颈椎椎节不稳定者可选用钛网加钛板螺钉固定（A、B）
A. 外伤性椎间盘突出合并颈椎不稳，行 C_5 椎体次全切除减压 + 钛网植骨 + 钛板固定术；B. 示意图

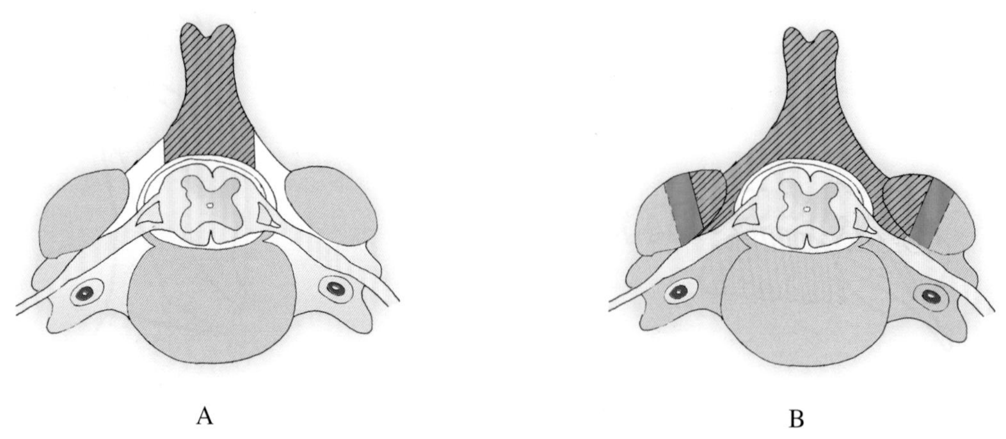

图 2-2-2-1-6 椎板切除减压术示意图（A、B）
A. 常规椎板切除减压术；B. 扩大性椎板切除减压术

于后。

【Dewar 技术】

1. 暴露术节　按常规暴露棘突、椎板及关节突之后，并用 C- 臂 X 线定位。

2. 切取髂骨　自髂嵴取骨，修剪成相应大小，并将骨块的松质骨面修整为脊椎两侧各放置一块大小与脊椎相同形状、相符合的骨块。

3. 棘突基底部钻孔、钛缆（钢丝）固定　在融合节段通过骨块与棘突基底部钻孔。与改良的 Gallie 手术相似，也可用带螺纹克氏针经皮穿刺通过植骨块钻入棘突。剪短克氏针，使其在棘突两侧各外露 1cm。然后用 18 号钢丝绕过克氏针，于中线处拧紧。经这种方式，植骨块被固定到位。棘突间得到稳定。

【改良的 Dewar 技术】

即采用垫纽结构代替带螺纹克氏针，此种用于脊柱侧弯节段固定之垫扭为直径 8mm 的不锈钢圆盘，与其配套的 18 号不锈钢丝。

【侧块钛板螺钉技术】

目前有各种设计，其原理是通过颈椎侧块螺钉将钛板（或棒）固定至颈椎侧后方，以达到伤椎稳定，并酌情辅以撑开（或压缩）作用而获得复位效果。

【对于损伤严重，椎节极度不稳者】

根据我们的经验应同时施以前后路减压融合固定术。

【合并钩椎关节损伤者】

主要见于侧方压缩楔形变之病例，绝大多数患者可通过牵引疗法获得矫正，并缓解对脊神经根或椎动脉的压迫；仅个别病例需行侧前方切骨减压术。

【紧急状态处置】

在战争或灾害情况下，对颈椎不稳，又需后送转他地处理，加之手术材料缺乏情况下，亦可在对颈椎复位前提下，用医用钢丝作颈椎棘突结扎固定术。上椎节处钢丝需穿过棘突根部骨质，以防滑脱。

第二节　下颈椎椎体爆裂性骨折

一、下颈椎椎体爆裂性骨折概述

椎体爆裂性骨折又称之垂直型压缩性骨折，其较前者少见，多属不稳定型。因骨折片易侵入椎管，故截瘫发生率高，应重视（图 2-2-2-2-1）。其致伤机制是因纵向垂直压缩暴力所致，因此多发生于施工现场及坑道作业时。以 $C_{5,6}$ 椎体多见，其次为 $C_{4\sim7}$ 椎体。此时后纵韧带易同时受损致骨折片常突至椎管而伤及脊髓或脊神经根。同时伴有严重前屈者，其损伤更为严重（图 2-2-2-2-2）。部分病例椎弓可同时受累并表现粉碎骨折状，由于前、中、后三柱连续性丧失而显示椎节不稳定。

二、下颈椎椎体爆裂性骨折临床表现与诊断

临床表现除一般颈椎外伤症状外，其主要特征是：伤情较重、瘫痪发生率高及颈部和上肢症状明显。依据外伤史、临床表现及影像学检查可以明确诊断。

在读片时应注意，如果后纵韧带连续性中断，而骨折片又与断裂之后纵韧带相连者，牵引疗法则无法使骨折碎片还纳，多需手术处理（图 2-2-2-2-3）。

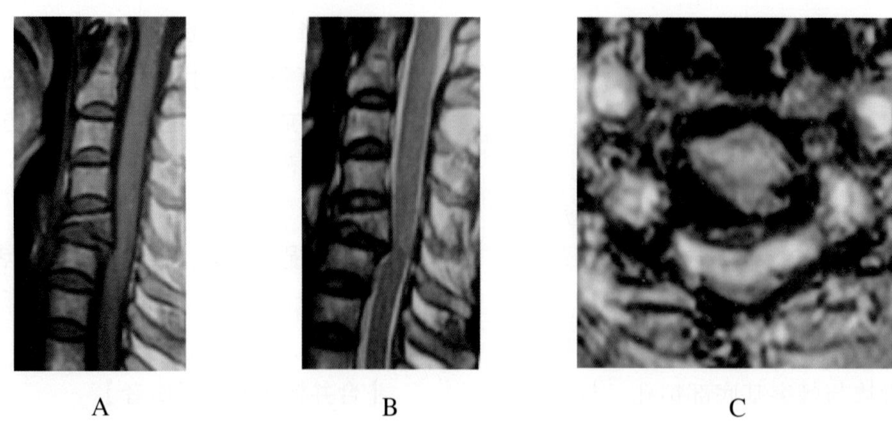

图 2-2-2-2-1 临床举例 椎体爆裂性骨折引起脊髓损伤及椎节不稳（A~C）

A、B. MR 矢状位 T_1、T_2 加权像显示 C_5 椎体屈曲 + 爆裂骨折征，椎体后方碎骨块已侵入椎管；C. MR 横切面，见碎骨块侵及椎管

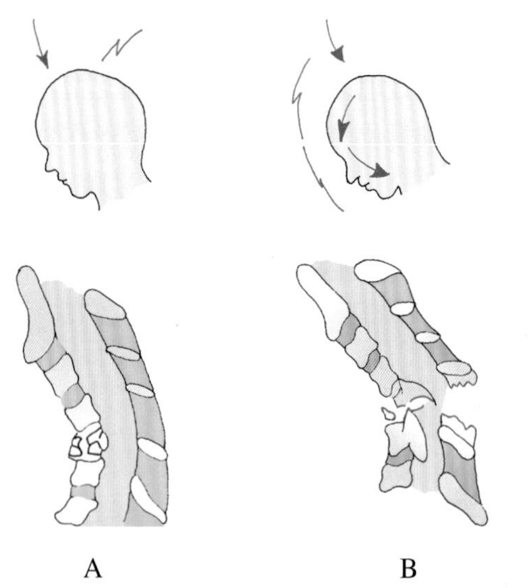

图 2-2-2-2-2 椎体爆裂性骨折致伤机制示意图（A、B）

A. 以垂直暴力为主者伤情相对较轻；B. 垂直 + 前屈暴力所致损伤较前者严重

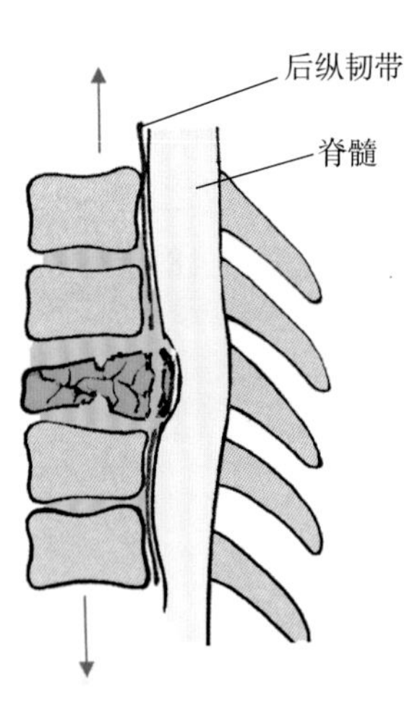

图 2-2-2-2-3 爆裂骨折后方碎骨片如与断裂之后纵韧带相连，牵引时由于力的传导中断而无法使该骨折片还纳示意图

三、下颈椎椎体爆裂性骨折治疗

（一）一般原则

除一般性急救及治疗措施外，应依据具体伤情进行处理。既往认为后路固定融合的认识已受到挑战。因为后路手术并不易获得有效的减压和固定而使治疗失败，多需附加另外的手术。因此，目前多主张采取前路减压、融合及钛板螺钉固定术。对损伤严重者可同时行颈后路减压及后方固定术，但不应选用单纯的钢丝（或钛缆）结扎固定术，因其强度不足以对抗颈部肌肉，以致引起钢丝断裂而失效（图 2-2-2-2-4）。

（二）各型病例的治疗

【无脊髓损伤者】

宜选用颅骨持续牵引 3~5 周，而后更换头 – 颈 – 胸石膏固定 4~6 周。亦可采用 Halo- 支具进行牵引与固定；为早日重返社会，也可选择手术疗法。

【伴不全性脊髓损伤者】

在综合疗法（脱水、保持呼吸道通畅等）实施下，予以牵引；如神经症状明显减退或消失，按前法处理；如加重、无改善、或恢复到一定程度即停滞不前时，应采取前路手术切骨减压术，并辅以植骨融合或内固定术（图 2-2-2-2-5~7）。在手术操作时务必小心，切勿使骨片进一步向椎管方向位移，以防由不全性瘫痪转变成完全性瘫痪。对椎体（椎节）压（短）缩明显或椎节后柱

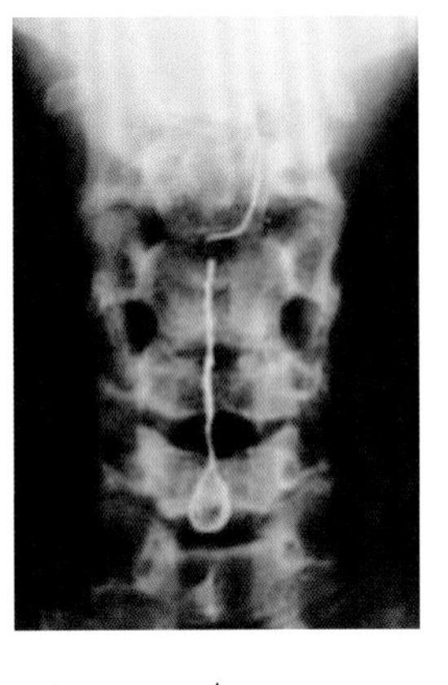

A

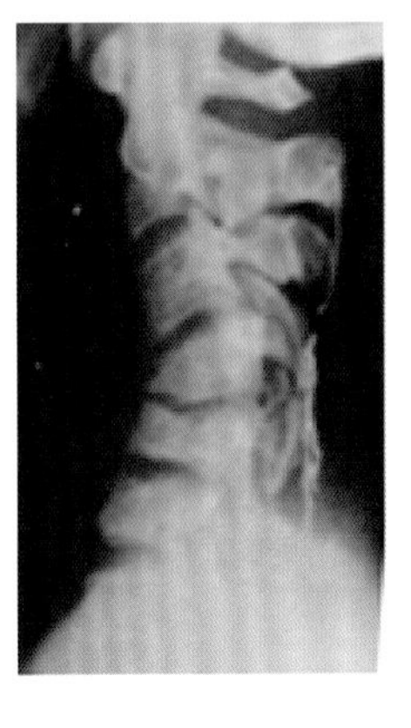

B

图 2-2-2-2-4　临床举例　颈椎后路钢丝内固定易引起断裂而使椎节固定失败 (A、B)

A. X 线正位片；B. X 线侧位片

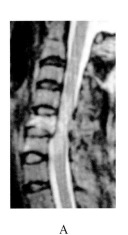

A

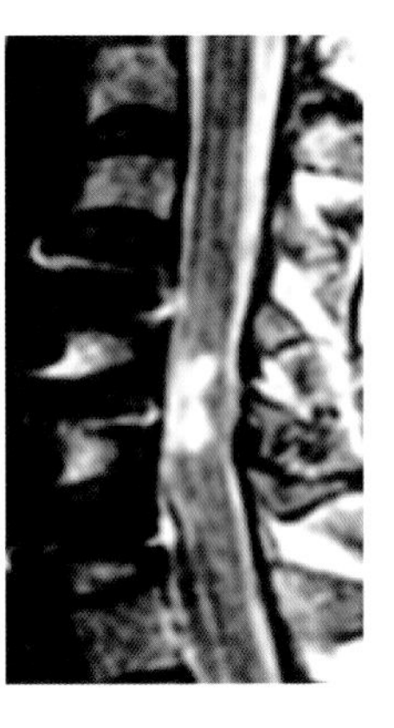

B

图 2-2-2-2-5　临床举例（A、B）

A. 车祸致 C_5 椎体爆裂及压缩性骨折 MR 矢状位所见；B. 行 C_5 椎体次全切除减压 + 髂骨块植骨 + 钛板内固定术后半年 MR 检查所见，显示椎管形态已恢复

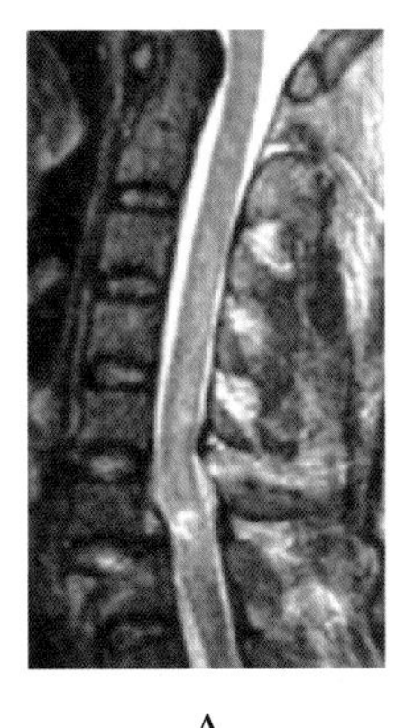

A

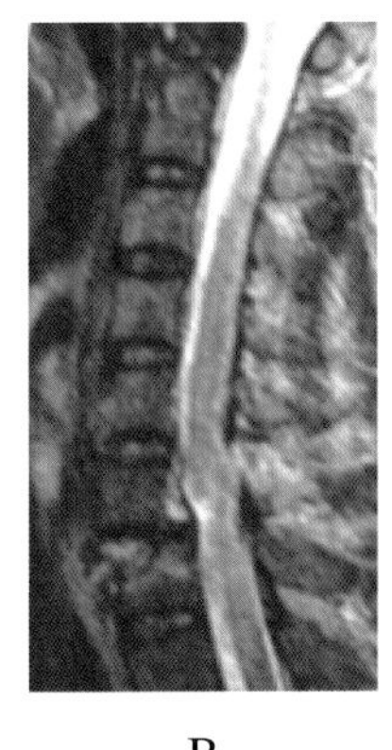

B

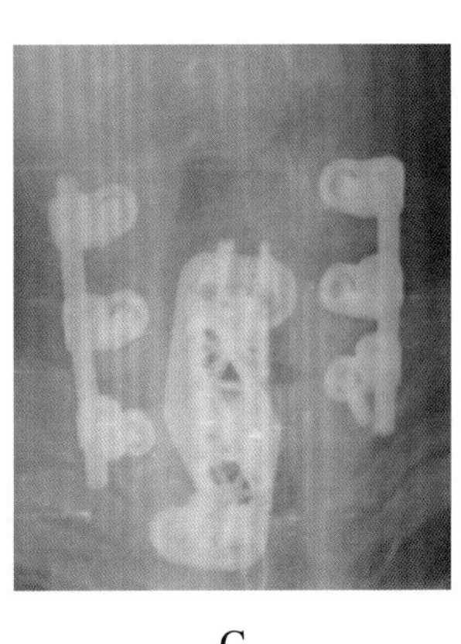

C

图 2-2-2-2-6　临床举例　C_7 椎体爆裂骨折（A~C）

A、B. 术前 MR 所见，显示 C_7 椎体爆裂性骨折、$C_{6\sim7}$ 半脱位及脊髓内液化灶；C. 前后路减压术后正位 X 线片

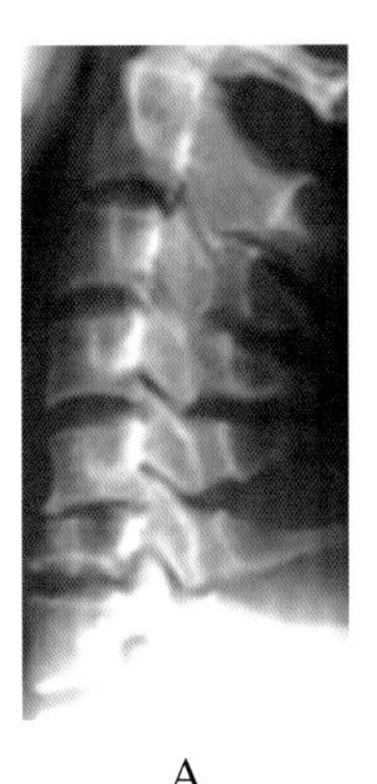

A

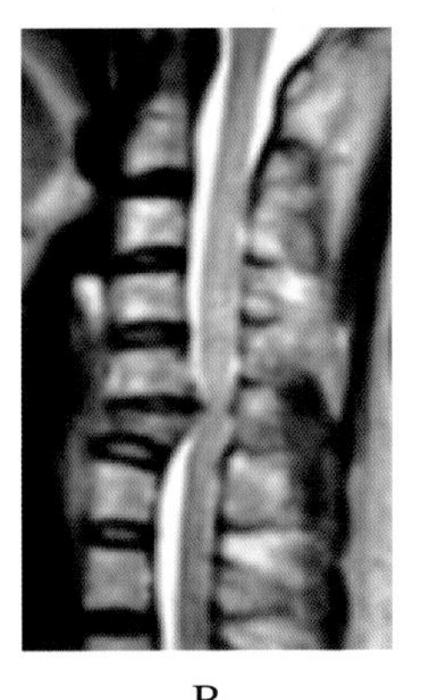

B

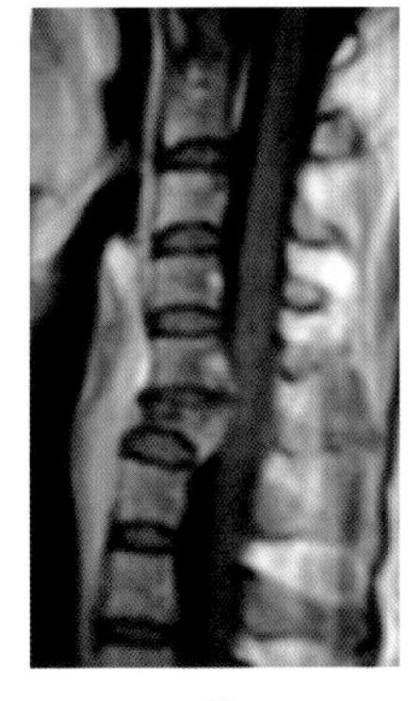

C

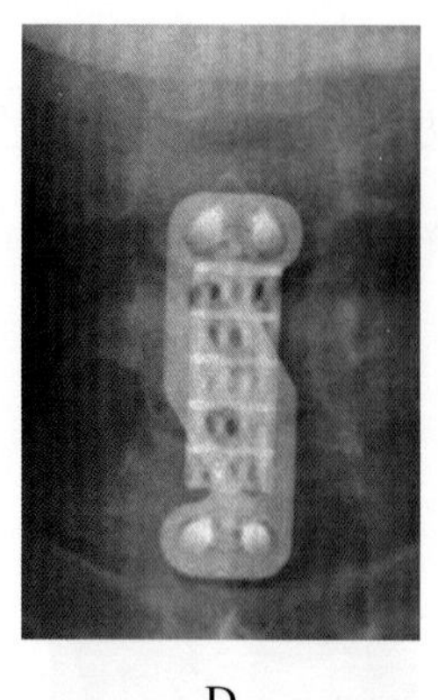

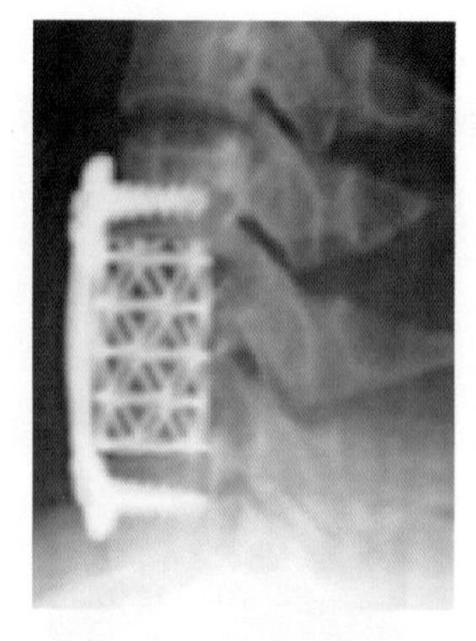

D　　　　E

图 2-2-2-2-7　临床举例 C_6 椎体爆裂性骨折致不全瘫（A~E）

A. 术前 X 线侧位片；B、C. 术前 MR 所见；D、E. 前路椎体次全切除 + 钛网植骨 + 钛板固定术后正侧位 X 线片

不稳者，亦可在切骨减压基础上选用颈后路椎弓根钉技术（图 2-2-2-2-8）。亦可颈前路彻底减压后植入人工椎体（图 2-2-2-2-9）。

【伴完全性脊髓损伤者】

其多属颈椎完全性损伤，若无更为严重的并发伤，应待病情稳定后及早施术（前路为佳），切除碎骨片、减压及固定术，并恢复颈椎的稳定有利于患者的根性恢复（改善上肢及手部功能）、早期活动、护理及康复。

【晚期病例】

对椎节失稳者，宜行椎节融合术；其中伴有不全性脊髓伤的患者，多需行前路切骨减压及撑开植骨融合术（图 2-2-2-2-10、11）。对完全性瘫痪病例，主要是通过根性减压及上肢手术重建手腕部功能。此类病例操作时手术难度较大，尤其病程久者，因此操作时务必细心、耐心，切不可伤及邻近的神经和血管，并熟悉局部解剖，包括喉返神经和迷走神经等（图 2-2-2-2-12）。

应注意防治各种并发症，主要是肺部坠积性肺炎、深静脉栓塞及褥疮等。

四、下颈椎椎体爆裂性骨折预后

其预后较前者明显为差，尤以颈椎椎管狭窄合并严重脊髓损伤之病例，多难以获得完全恢复。脊髓横断性损伤者，主要是预防并发症、重建上肢功能及康复疗法。

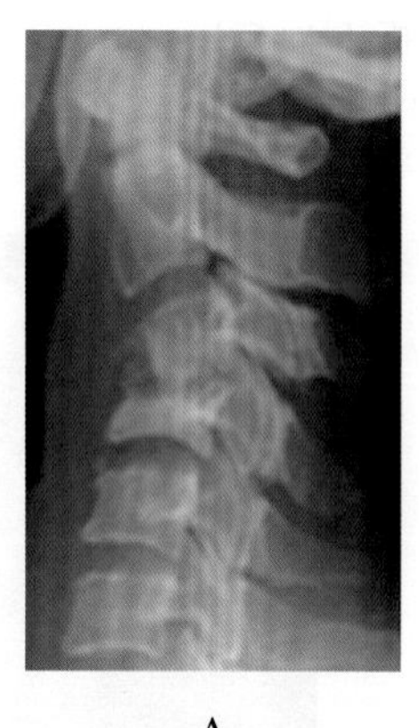

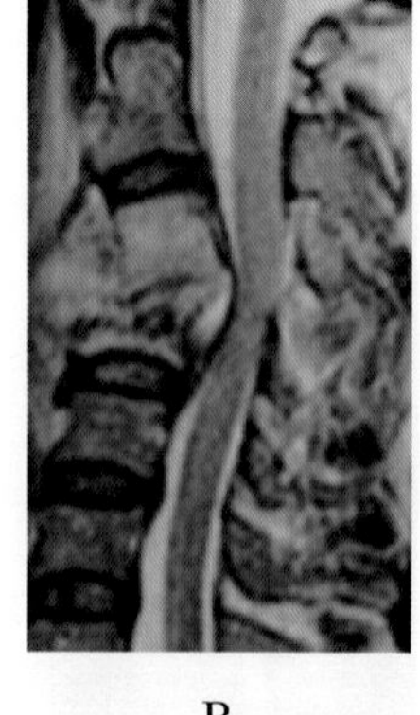

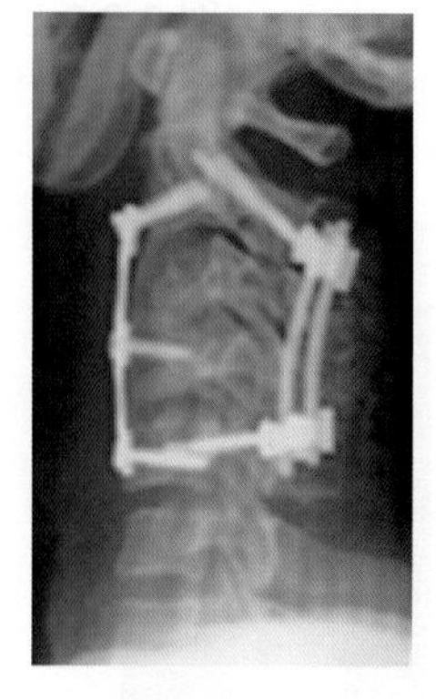

A　　　　B　　　　C

图 2-2-2-2-8　临床举例　C_4 椎体爆裂性骨折伴 $C_{3\sim4}$ 脱位（A~C）

A. 术前 X 线侧位片；B. 术前 MR 侧位观；C. 开放复位、减压及前后路内固定术后 X 线侧位片

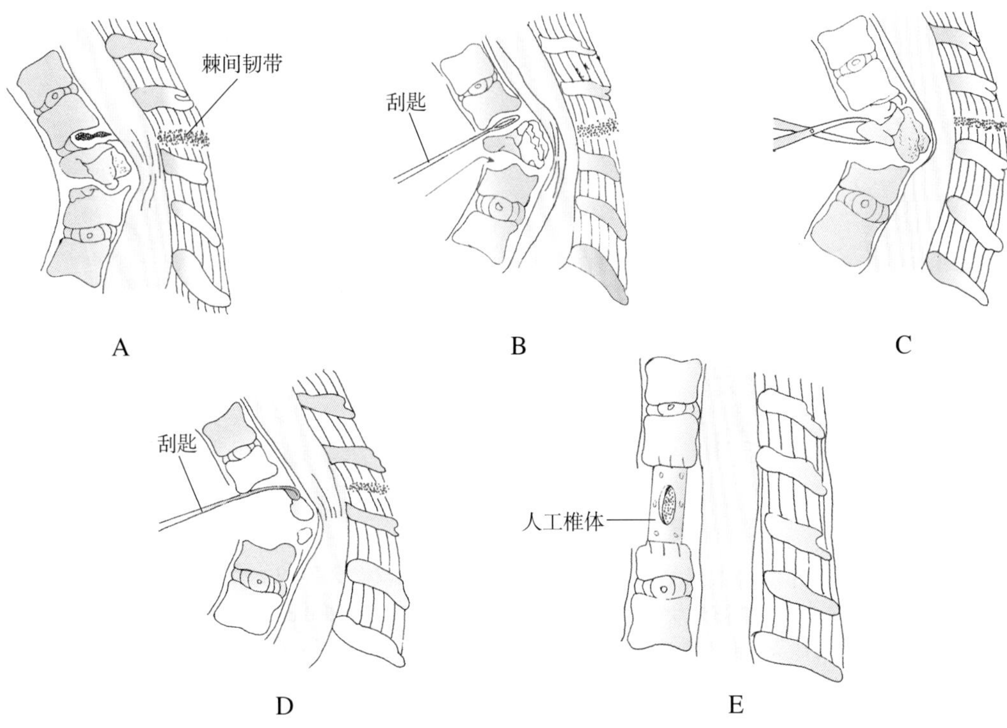

图 2-2-2-2-9 颈椎压缩 + 垂直暴力所致骨折手术示意图（A~E）

A. 致伤状态；B. 切开上下椎间隙，刮除髓核；C. 摘除碎骨块；D. 刮除椎管前方骨块；E. 放置人工椎体，撑开、恢复椎节高度和曲度

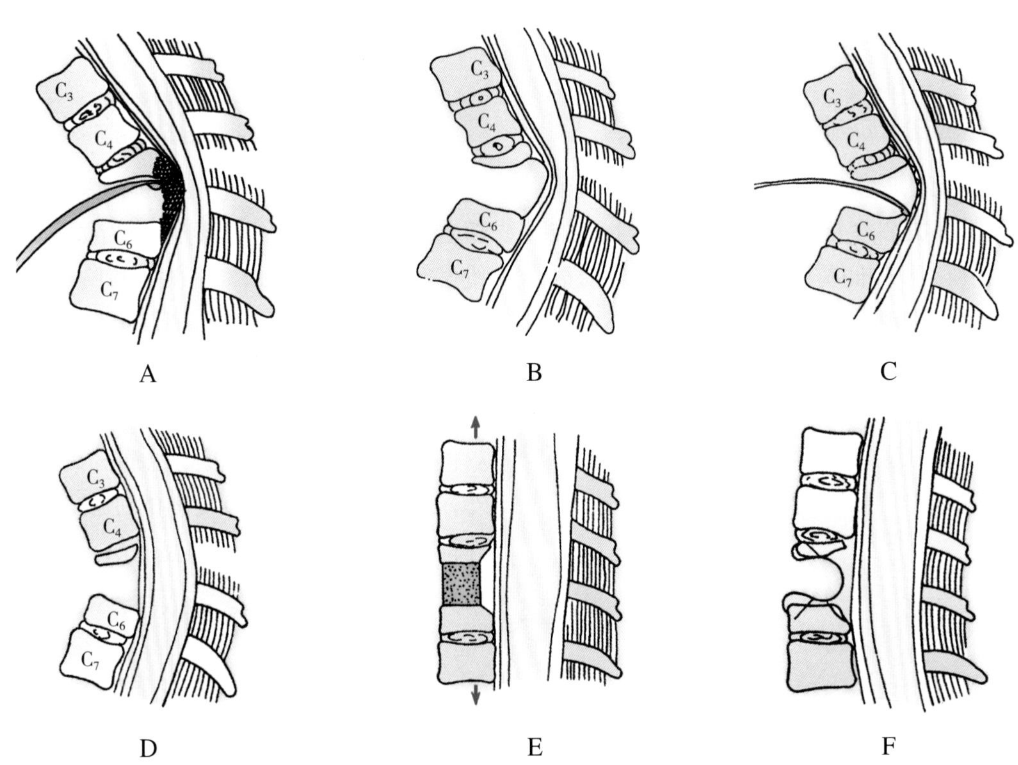

图 2-2-2-2-10 下颈椎椎体爆裂骨折晚期病例前路减压术示意图（A~G）

A. 凿骨开窗并切除骨性致压物前方的骨质与椎间盘；B. 已将前方的致压骨与椎间盘切除；C. 在骨性致压物薄壁上开窗后再分段切除；D. 彻底减压后，后纵韧带立即向前方膨出；E. 在牵引下将骨块（或钛网 + 钛板）植入，矫正成角畸形；F. 对椎节压缩明显者也可选用颈椎椎体间人工关节

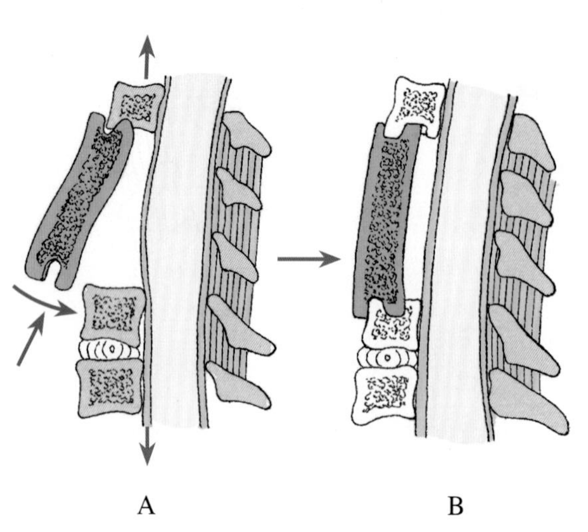

图 2-2-2-2-11 髂骨条撑开植骨术示意图（A、B）

A. 对双节段椎体切除者，在牵引下取髂骨块修成上下槽状嵌入椎节；B. 髂骨条已嵌入椎节

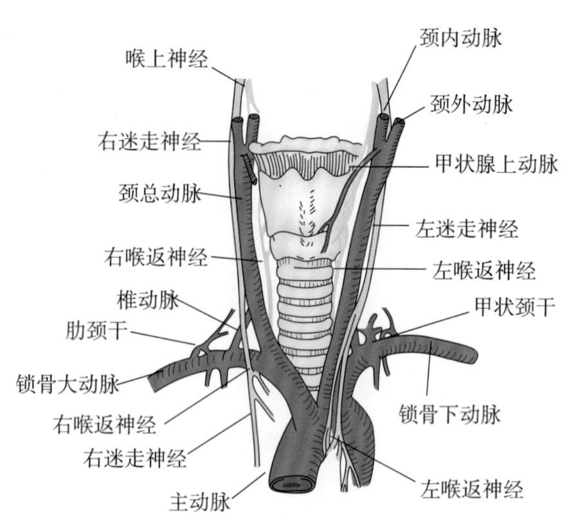

图 2-2-2-2-12 颈部局部解剖示意图，术中操作时务必注意血管、喉返神经及迷走神经走行，切勿损伤

第三节 下颈椎前方半脱位

一、下颈椎前方半脱位概述

此种不稳定性损伤实质上是在头颈过屈情况下，引起双侧小关节囊及棘间韧带断裂，上一椎体下方小关节在下一椎体上方小关节面上向前活动，但又未完全交锁，故称之为半脱位，亦可称之为颈椎前方半脱位，以便与后面所述的后脱位相区别。其多见于头屈位高台跳水及作用于后枕部的其他暴力等。

二、下颈椎前方半脱位临床特点

此种损伤临床上不易诊断，因其不稳定，可随着头颈的仰伸而立即复位，以致被误诊为颈部扭伤等。事实上，颈椎小关节与胸椎、腰椎小关节的解剖状态不同，其角度仅 45°（胸椎 60°，腰椎 90°），从而构成其容易脱位和前后滑动的解剖学基础（图 2-2-2-3-1）。此时除可根据外伤史、双侧小关节及棘间韧带处压痛和颈椎前屈受限外，MR 可显示小关节受损的肿胀、出血及渗出等特征。图 2-2-2-3-2 为典型的 X 线所见。

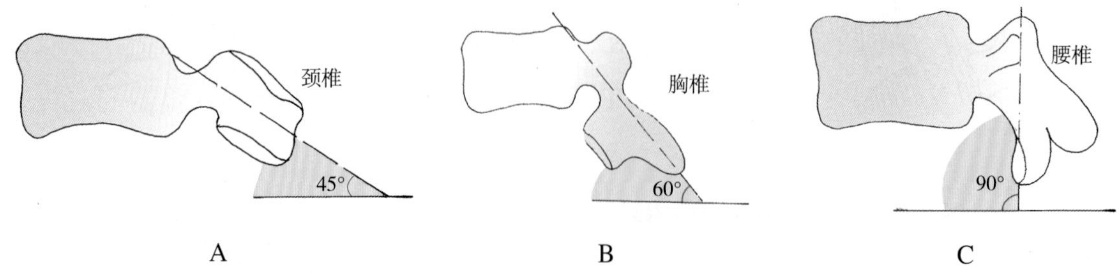

图 2-2-2-3-1 颈椎后方小关节呈 45°，小于胸、腰椎，故容易脱位示意图

三、视伤情采取相应治疗措施

此种损伤的临床症状及预后差别甚大，可以从颈后部局限性疼痛到完全瘫痪（后者多见于椎管严重狭窄病例），因此在治疗上应酌情采取相应的措施。对无神经症状者，采用仰颈位颌－胸石膏即可，个别病例亦可选择手术方式将受累椎节

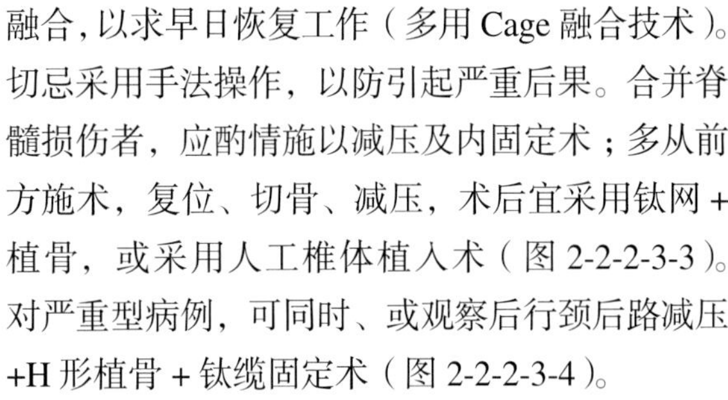

融合，以求早日恢复工作（多用 Cage 融合技术）。切忌采用手法操作，以防引起严重后果。合并脊髓损伤者，应酌情施以减压及内固定术；多从前方施术，复位、切骨、减压，术后宜采用钛网＋植骨，或采用人工椎体植入术（图 2-2-2-3-3）。对严重型病例，可同时、或观察后行颈后路减压 +H 形植骨＋钛缆固定术（图 2-2-2-3-4）。

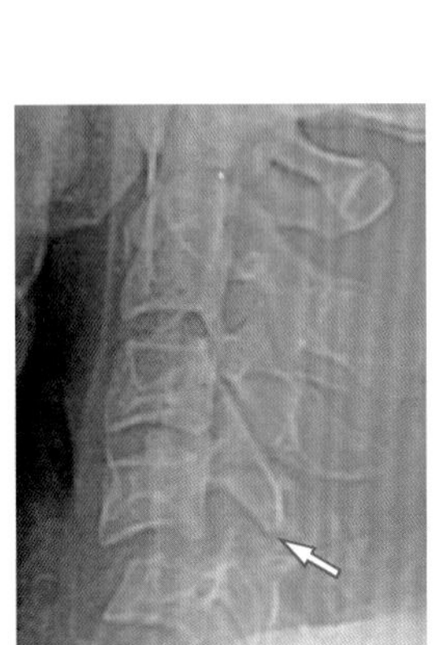

图 2-2-2-3-2 临床举例 X 线侧位片显示颈 $C_{4\sim5}$ 椎节半脱位（箭头所指处）伴椎体楔形变，其后方小关节已分离、移位，尚未完全绞锁

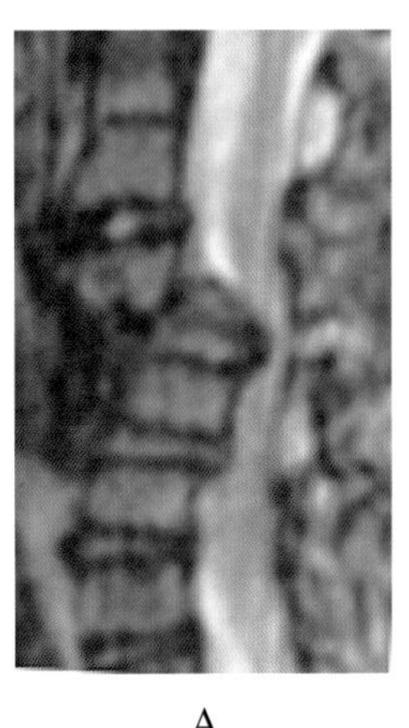

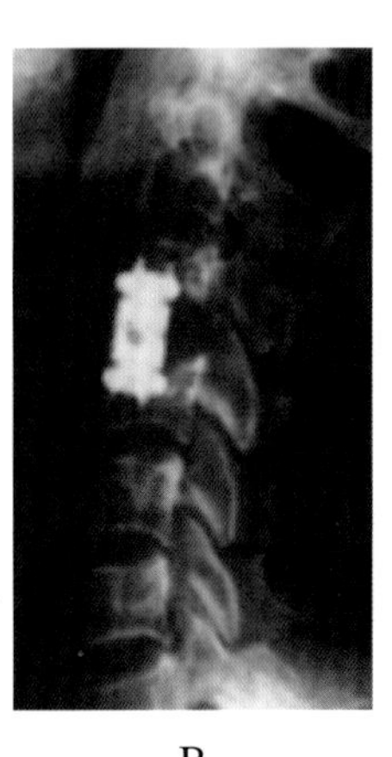

A　　B

图 2-2-2-3-3 临床举例 $C_{4\sim5}$ 骨折脱位开放复位后以钛合金中空可调式人工椎体撑开，恢复椎节高度（A、B）

A. 术前 MR 检查所见；B. 同一病例，开放复位、减压及人工椎体植入术后 X 线侧位平片所见

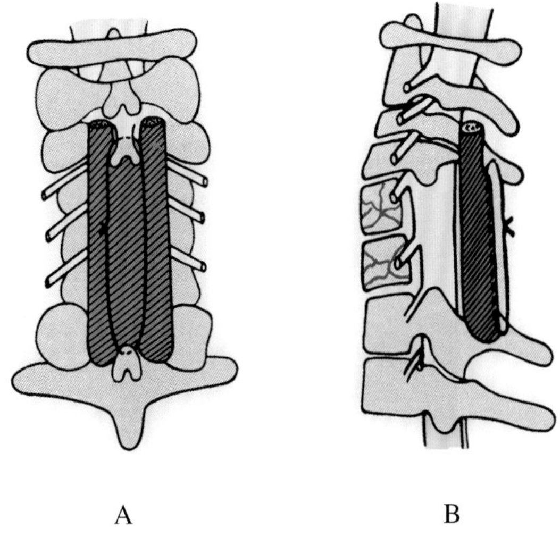

A　　B

图 2-2-2-3-4 H 形植骨块撑开植骨＋钛丝固定术示意图（A、B）

A. 后方观；B. 侧方观

对后期不伴有脊髓症状之病例，可按颈椎不稳症处理；实际上其属于外伤性不稳症之一类。必要时可行颈后路棘突钛缆结扎术（图 2-2-2-3-5）。

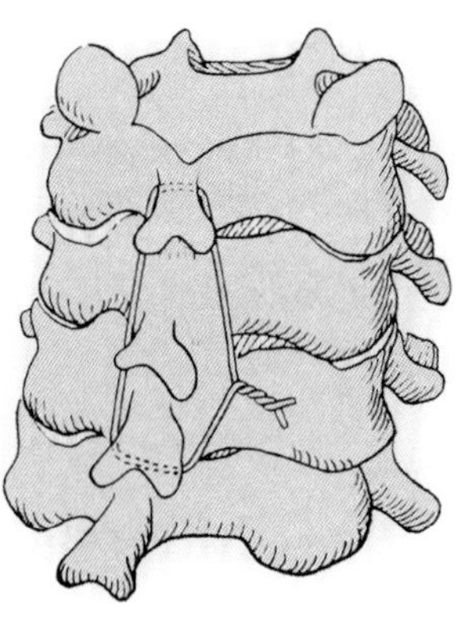

图 2-2-2-3-5 棘突钢丝（钛缆）结扎技术示意图

第四节　颈椎单侧及双侧小关节脱位

一、颈椎单侧及双侧小关节脱位概述

无论有或无骨折之关节突脱位均属严重损伤，由于其引起椎管骨纤维管道变形，势必构成对其中神经组织的压迫。脊髓受累引起瘫痪的发生率均超过 70% 以上，亦有 90% 之报告，尤以双侧关节同时脱位之病例；因此，对此组病例必须高度重视。其致伤机制是当颈椎微屈情况下遭受来自后方的暴力引起双侧颈椎小关节交锁（跳跃），属于完全性损伤；而屈曲加旋转时则多引起一侧性小关节脱位，此在临床上相对少见，亦属不稳定性损伤。视关节脱位后暴力是否继续而对脊髓神经产生程度不同的损伤，椎管宽大者可能不受累，此即所谓的“幸运关节脱位”。关节脱位好发于 $C_{4\sim5}$ 及 $C_{5\sim6}$ 椎节。其病理解剖所见除关节脱位（交锁）外，关节周围的韧带及其他软组织亦同时受累。其中尤以关节囊韧带损伤最重，大部或全部断裂，而前纵韧带及后纵韧带次之，棘间及棘上韧带等亦可有程度不同之损伤。脊髓受损之发生率约在 80% 左右，双侧脱位发生率比单侧者高八个百分点。前者 55% 为完全性颈髓损伤，后者为 40% 的病例。

二、颈椎单侧及双侧小关节脱位临床表现

其临床表现主要如下。

（一）颈部症状

【被迫体位】

由于小关节交锁，患者自感头颈被“折断”而呈被迫前屈位，需双手托头，并有弹力性固定征。一侧交锁者则头颈转向对侧伴前屈状体位。

【颈部剧痛】

由于关节处于脱位状态，局部拉应力及张应力骤升，以致引起难以忍受的疼痛。单侧者患侧为重，另一侧亦因关节咬合变异而有症状。

【颈肌痉挛】

多较明显，除因关节脱位所致外，与其本身在外伤时肌纤维同时遭受撕裂亦有直接关系。单侧者多为患侧颈旁肌痉挛。

（二）其他症状

包括颈部损伤的一般症状与体征，合并脊髓或（和）脊髓神经根损伤者，应注意定位及程度判定，并应保持颈部之稳定。

三、颈椎单侧及双侧小关节脱位诊断

此类损伤的诊断主要依据外伤史、临床表现及影像学所见，包括 X 线平片（正位、侧位及斜位）（图 2-2-2-4-1）、CT 及 CTM 扫描更为清晰。伴有脊髓损伤者需作 MR 检查明确脊髓受损情况（图 2-2-2-4-2）。

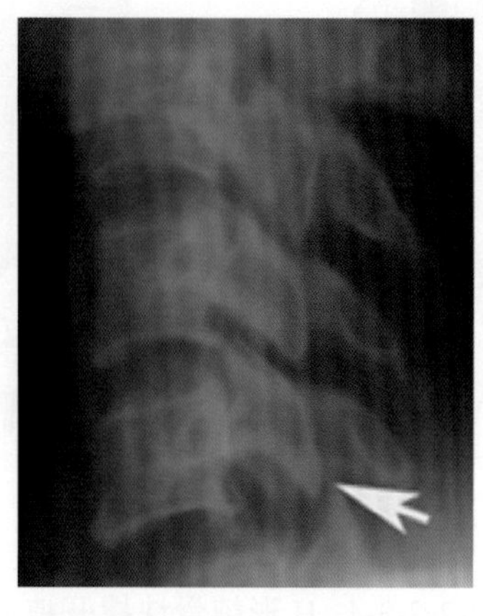

图 2-2-2-4-1　临床举例　X 线侧位片显示颈椎 $C_{5\sim6}$ 椎节脱位，双侧小关节已绞锁，椎节呈完全分离状

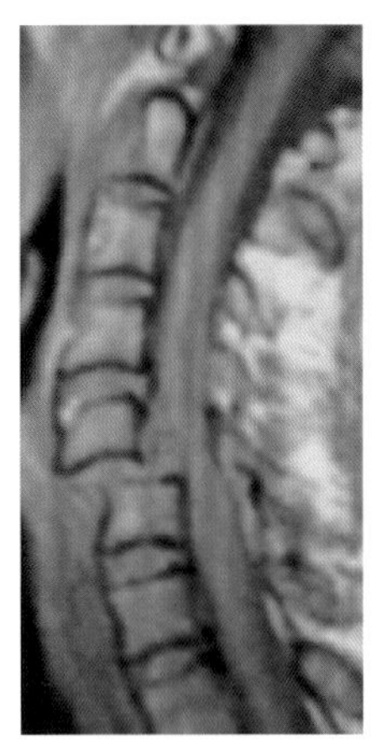
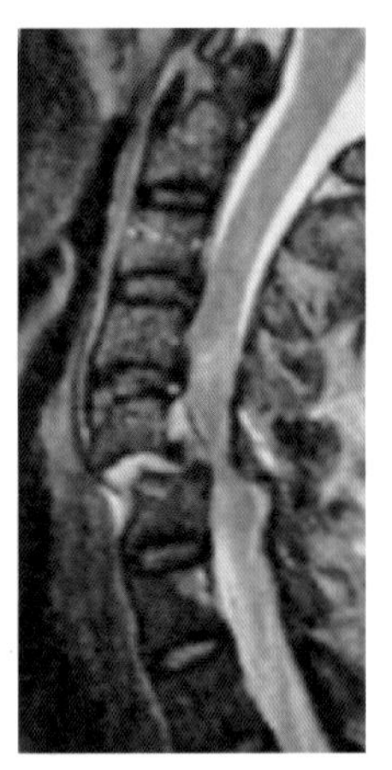

A　　　　B

图 2-2-2-4-2　临床举例　急性外伤性 $C_{5\sim6}$ 脱位 + $C_{5\sim6}$ 椎间盘突出 + 小关节交锁等致颈椎完全性损伤，伴脊髓损伤，MR 侧位观（A、B）

A. MR T_1 加权像；B. MR T_2 加权像

四、颈椎单侧及双侧小关节脱位治疗

（一）单纯性双侧脱位

除损伤早期可在急诊室内进行复位外，尤其是在 5h 以内来诊者。伤后超过 8h，因局部肿胀、肌肉痉挛及关节囊水肿等难以复位，因此多需在 ICU 病房内进行。复位前应先行颅骨牵引，按脱位机制在略微前屈状态下持续牵引，并通过床边透视或摄片确定交锁的小关节是否已解除。如已经还纳则应将牵引改为仰伸位，以维持重量（1.5~2kg）持续牵引 3~4 周；而后更换头－颈－胸石膏再固定 3~4 周，或是采取手术内固定方式。

【牵引复位】

麻醉下先行颅骨牵引（小儿用 Glisson 氏带），呈前屈位（或呈中立位，再逐渐前屈）持续牵引，重量 1.5kg，每半个小时加 0.5kg，并透视观察复位情况，总重量不超过 10kg，持续牵引 5~8h，切勿操之过急。按上述处理多可自行还纳复位；经透视证实后再用维持牵引重量 1~1.5kg 即可。

【手术疗法】

少数未能复位者（多为陈旧性病例）应行开放复位。术中复位仍困难时，可将上关节突切除而后行植骨融合或侧块内固定术。酌情选择后路或前后路分别施术。

（二）单侧脱位

一般复位较易，多先采用牵引复位，当牵引无效时，亦可辅以手法复位，此时脱位的上、下关节突尖部多处于“对顶”状态。全麻下更易操作，并选择前路施以减压 + 内固定术（图 2-2-2-4-3）。

（三）其他伤情者

1. 伴随脊髓损伤　原则上行后路切开复位、减压、椎管探查及内固定术。

2. 伴有小关节明显骨折者　手法复位多较困难，原则上以手术疗法为首选，对严重错位者，可行后路椎板扩大切除减压 + 根管减压术（图 2-2-2-4-4）。此术式技术难度大，非一般医师所能掌握。

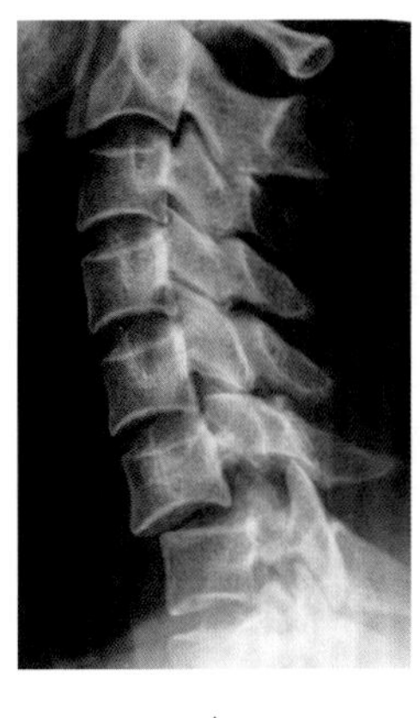
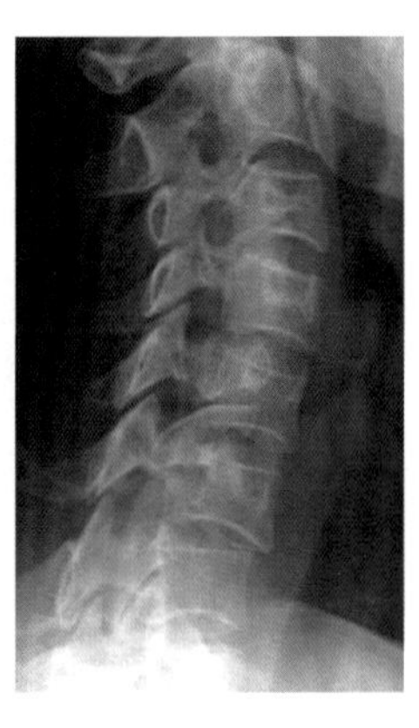
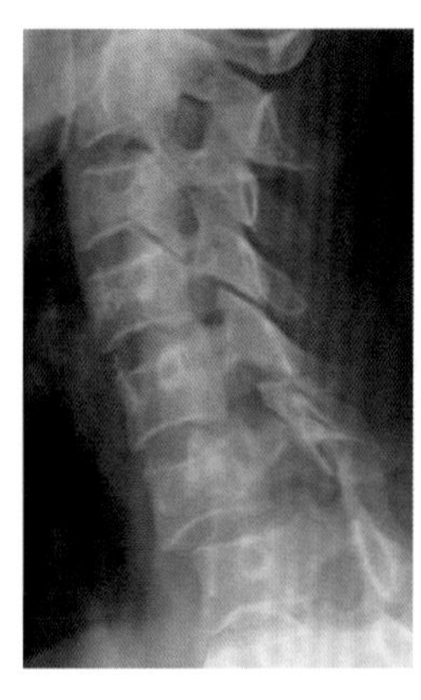
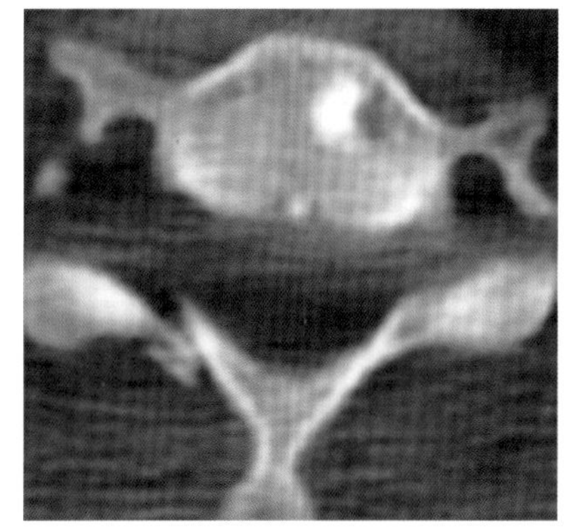

A　　　　B　　　　C　　　　D

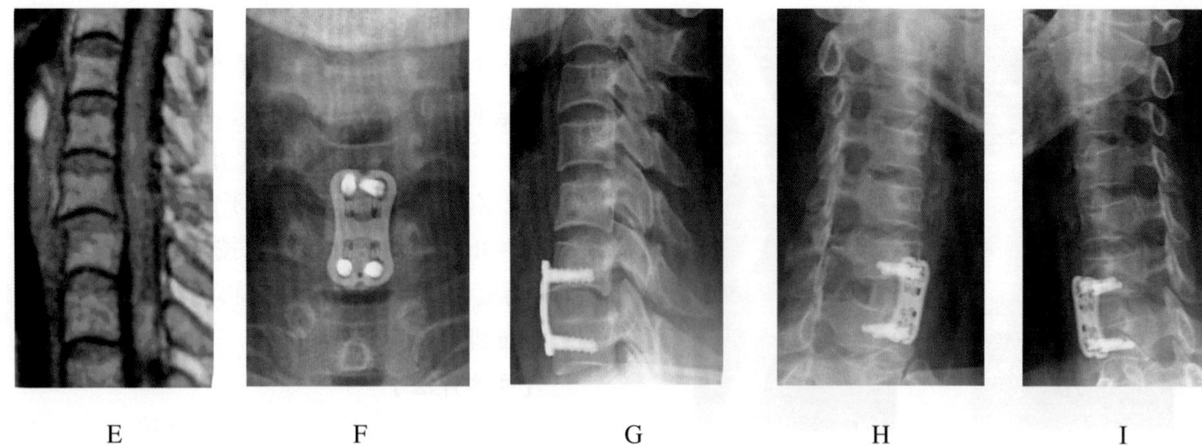

图 2-2-2-4-3 临床举例 男性，37 岁，外伤后双手麻木、过敏，右侧为重，影像学显示 $C_{6\sim7}$ 脱位，伴右侧小关节交锁，予以前路减压 + 撑开复位 + 内固定（A~I）

A~C. 术前 X 线侧位及左右斜位；D. CT 水平位扫描所见；E. 术前 MR T_1 矢状位，显示 $C_{6\sim7}$ 半脱位、椎间盘突出及硬膜囊受压征；F~I. 颈前路开放复位 + 内固定术后正、侧及斜位 X 线片，显示复位满意

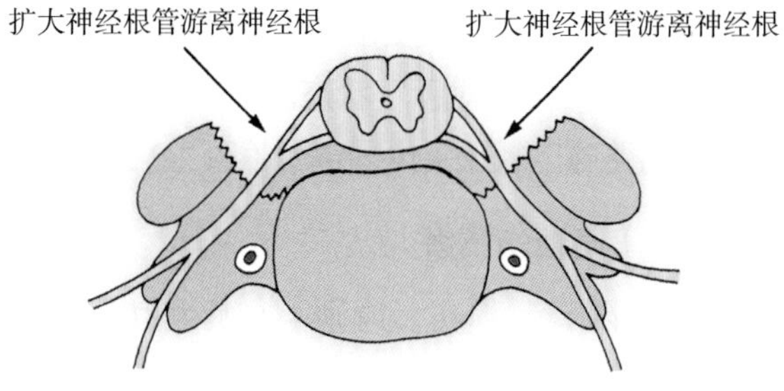

图 2-2-2-4-4 椎板扩大减压 + 根管减压术示意图

3. 晚期病例　伤后三周以上者，基本上以开放复位为主；勉强行牵引复位有加重损伤之虑，徒手复位更易发生意外。术式选择视病情而定，可后路，亦可前路，或前后路同时施术（图 2-2-2-4-5）。

（四）注意要点

【安全第一】

无论是手法或手术复位，均不可加重损伤，以防意外。

【手法轻柔】

在手法复位全程中各种动作一定要轻柔，切忌暴力。

【伴有呼吸功能不全者】

应密切观察，并忌用具有呼吸抑制作用的西地黄等药物作为肌肉松弛剂。

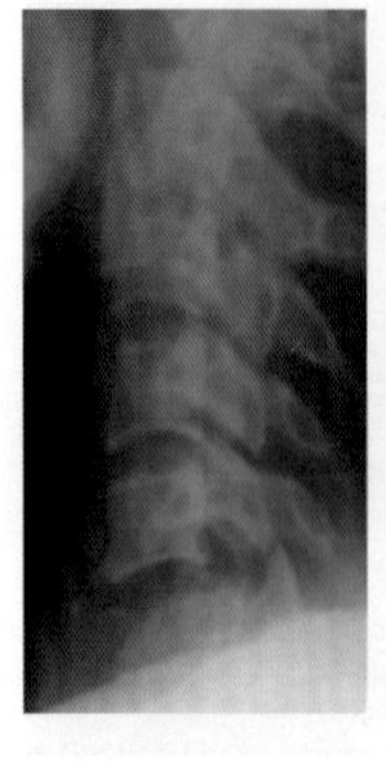
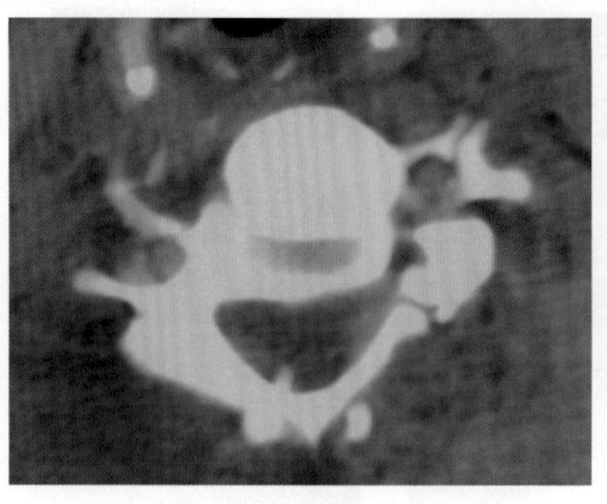
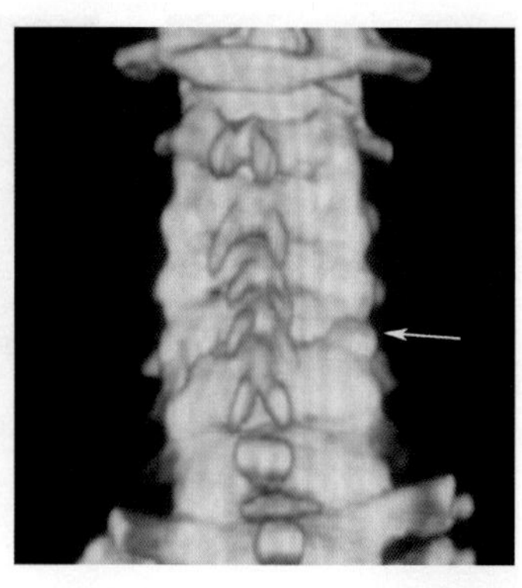

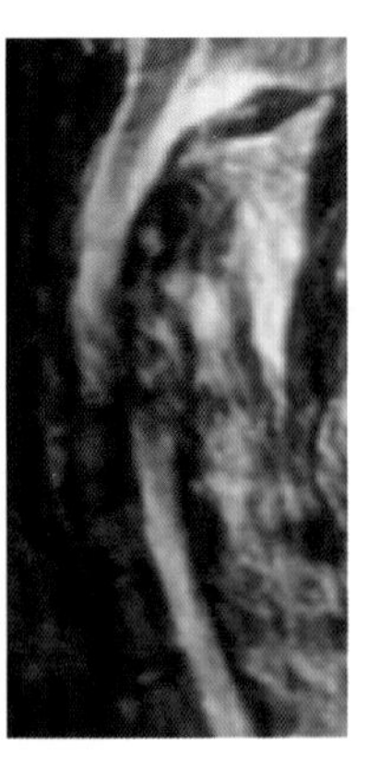
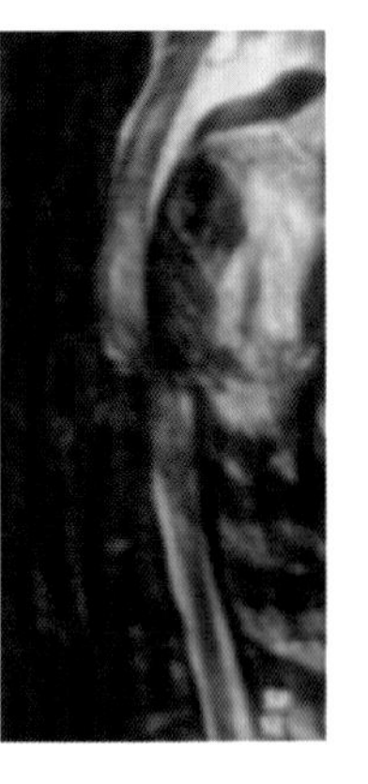

E

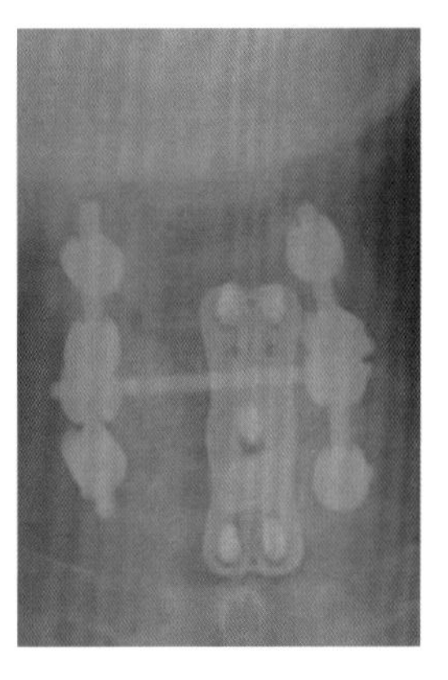
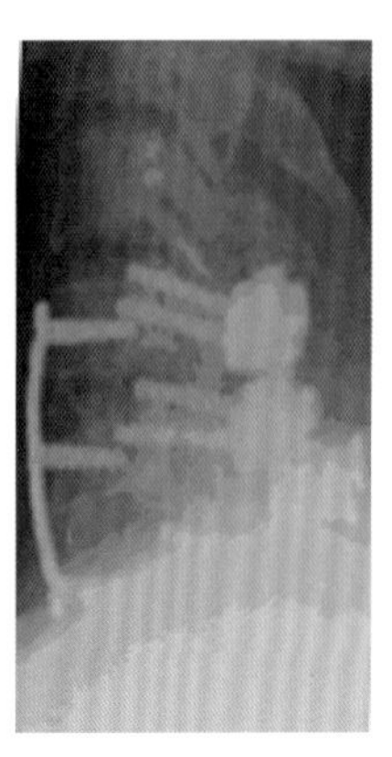

F

图 2-2-2-4-5　临床举例　车祸致 $C_{5\sim6}$ 脱位（A~F）

A. X 线片侧位观；B~D. 同前，CT 扫描及重建；E. 同前，MR 影像所见；
F. 同一病例，行前路复位 + 钛板固定 + 颈后路椎弓根钉固定术后正侧位 X 线平片

第五节　下颈椎后脱位

一、下颈椎后脱位概述

在临床上典型的颈椎后脱位十分少见，为严重过伸性损伤类型之一，属完全损伤；其多伴有脊髓受损及软组织的广泛性损伤，故预后欠佳（图 2-2-2-5-1）。其致伤机制多来自作用于面、额及颏部之暴力，如引起头颈部过度仰伸、当其强度超过前纵韧带之张应力时，则该韧带首先断裂。随着暴力的持续，可引起椎间隙破裂、后方小关节仰伸、关节囊撕裂，以致上节椎体下缘在下节椎体上缘向后滑动而出现典型的颈椎后脱位。临床表现主要为额面部或颏部损伤、颈部损伤一般症状及脊髓损伤症状等。约 80% 以上病例伴有脊髓中央管症候群或脊髓前中央动脉受压症候群等临床症状，前者表现为上肢重于下肢的四肢瘫痪、感觉分离及反射异常；而后者则表现四肢痉挛性瘫痪等。

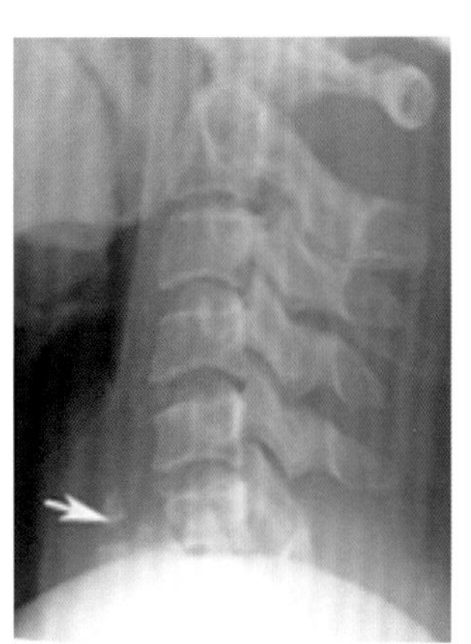

图 2-2-2-5-1　临床举例　颈椎后脱位合并截瘫患者 X 线侧位片所见

二、下颈椎后脱位诊断

后脱位的诊断主要根据外伤史、临床表现及影像学检查等（图 2-2-2-5-1）。

三、下颈椎后脱位治疗

【伴有中央管症候群者】

先以非手术疗法为主，2~3 周后视恢复情况及影像学检查结果再决定需否手术。

【对有明确致压物者】

应视病情而定，有脊髓受压症状者应酌情及

早施行手术切除致压物，或通过恢复椎管列线达到减压目的。对无脊髓受损症状者，可先行非手术疗法，俟病情稳定后再决定手术切除致压物及椎节融合。

【椎节严重不稳伴有发作性神经症状者】

应先行牵引疗法，待病情稳定后，可酌情行前路或后路植骨融合术或后路开放复位＋椎弓根钛板螺钉固定术（图 2-2-2-5-2）；侧块钉棒技术（图 2-2-2-5-3）；或 Dewar 固定技术（图 2-2-2-5-4）。

【不伴有神经症状者】

应卧床，略前屈位牵引 2~3 周，然后再以头－颈－胸石膏固定 3~4 周；亦可选择手术疗法。

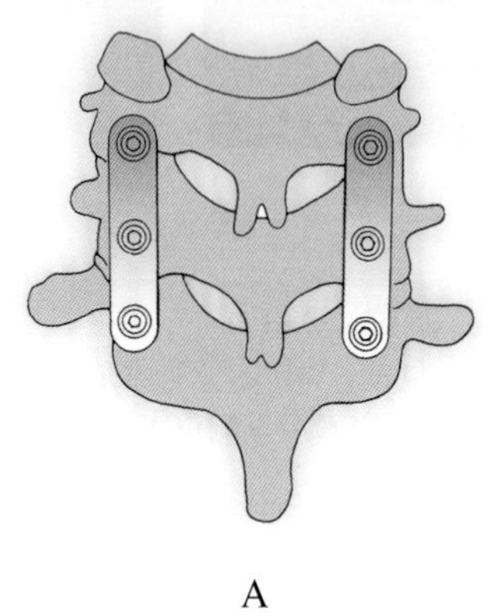

A

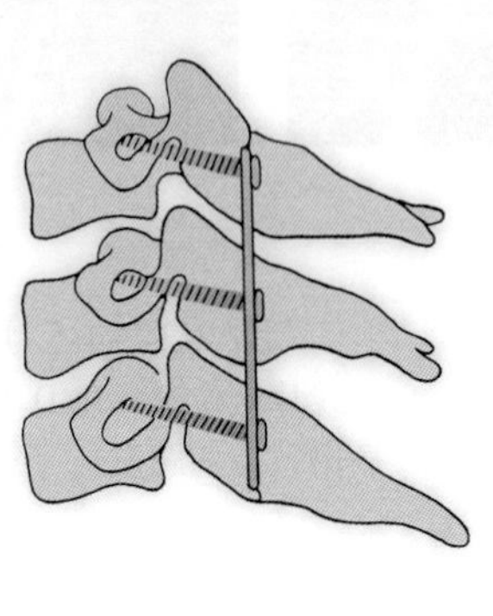

B

图 2-2-2-5-2 颈后路椎弓根钛板加螺钉内固定术示意图（A、B）

A. 后面观；B. 侧面观

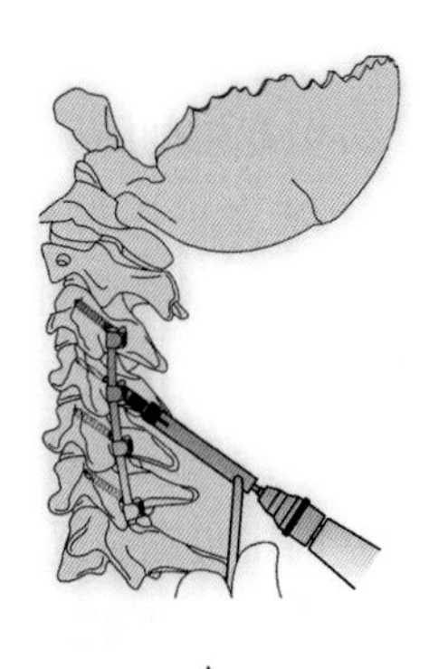

A

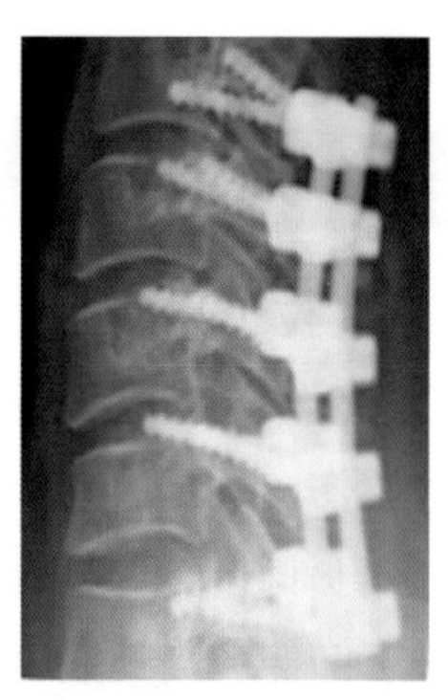

B

图 2-2-2-5-3 临床举例 侧块钉棒技术（A、B）

A. 示意图；B. X 线片侧位观

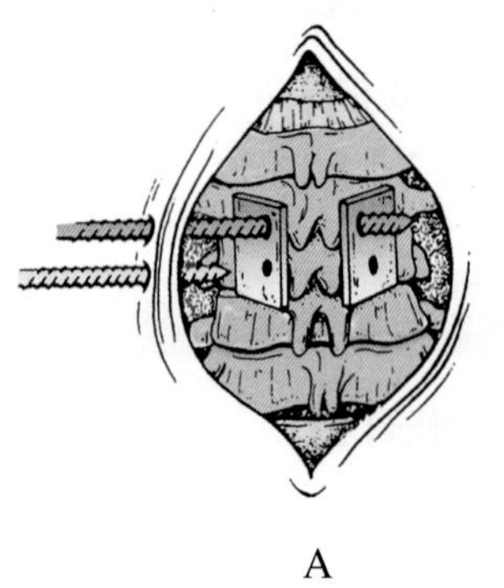

A

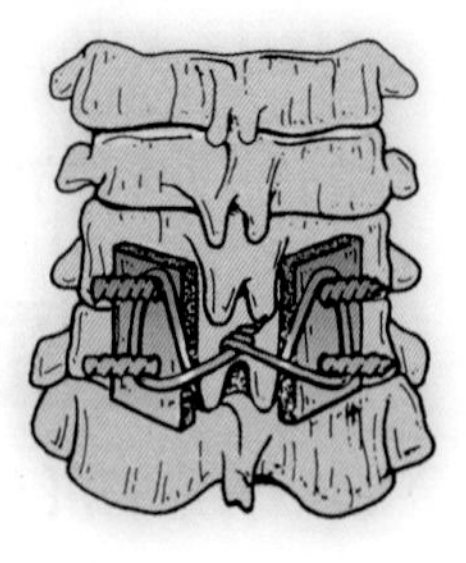

B

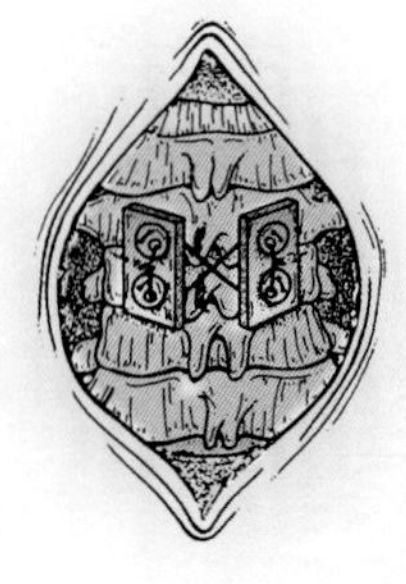

C

图 2-2-2-5-4 Dewar 技术示意图

A. 钻孔；B. 固定；C. 完成

（钮心刚 罗旭耀 严力生 赵定麟）

第三章　下颈椎过伸性损伤

第一节　下颈椎过伸伤概述、发生机制与临床表现

一、下颈椎过伸伤概述

颈椎过伸性损伤又称之为“挥鞭性损伤”，随着高速公路的扩延及车速的提高，近年来此类损伤日渐增多，临床经验不足的临床医师易将其漏诊、误诊，应引起重视。伤情较重者大多残留后遗症，尤其是对手部功能的影响较大。因此，早期诊断、及时处理是降低残废率及死亡率唯一有效手段。

二、下颈椎过伸伤致伤机制

其发生机制大多见于高速行驶之车辆急刹车或撞车时（以车辆追尾事故为多见）。此时，由于惯性力的作用，面、颌、额等部遭受来自正前方的撞击（多为挡风玻璃或前方座椅的靠背），而使头颈向后过度仰伸（图 2-2-3-1-1）；其次是运动意外和生活中高处跌下（面朝下）所致。当外力作用于额部或下颌时均可引起前纵韧带及椎间隙撕裂伤（图 2-2-3-1-2）；其主要病理解剖改变位于脊髓中央管处（图 2-2-3-1-3），故又名“脊髓中央管症候群”。

在受伤瞬间，如仰伸力量不大，头颈则可向前屈曲，因此，亦可出现屈曲压缩性损伤（图 2-2-3-1-4）。此外，由于来自前方的其他暴力在仰颈位自高处跌下，以及颈部被向上向后方向的暴力牵拉等均可产生同样后果。

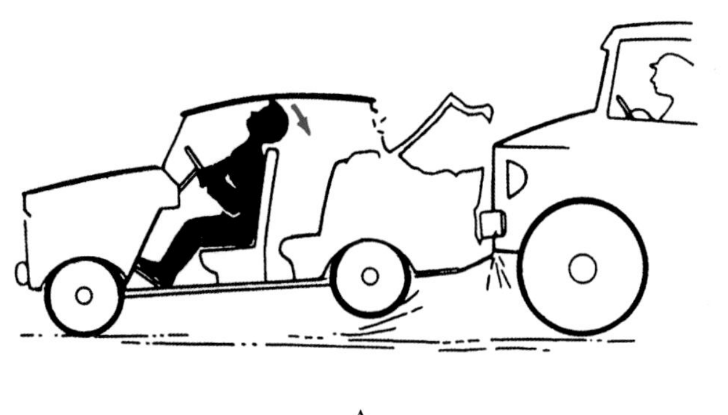

A

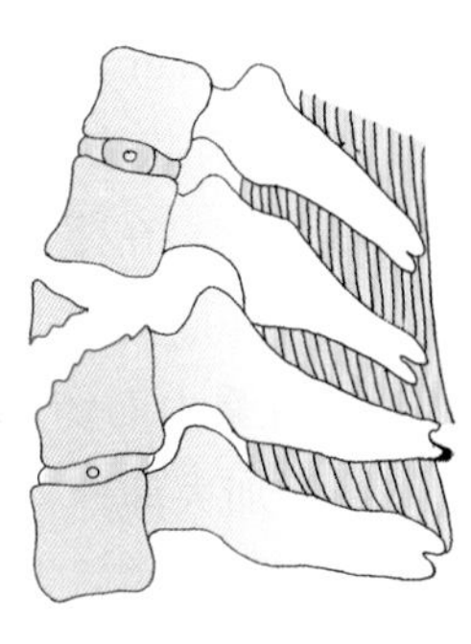

B

图 2-2-3-1-1　颈部过伸性损伤发生机制示意图（A、B）

A. 常见的致伤机制之一；B. X 线侧位片所见

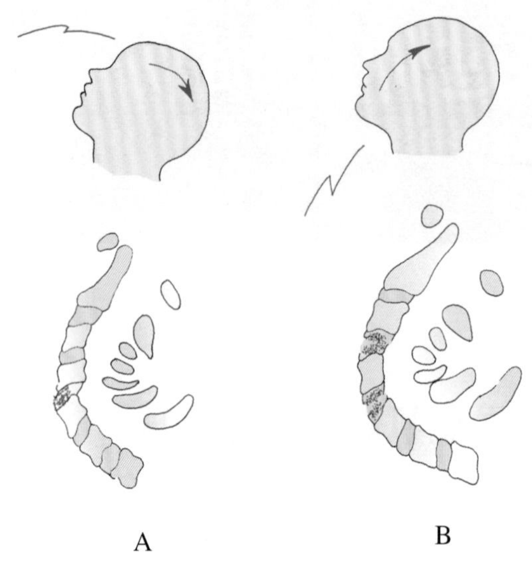
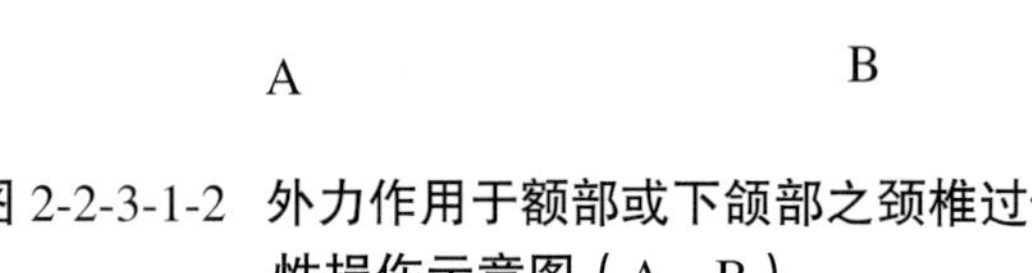

A　　B

图 2-2-3-1-2　外力作用于额部或下颌部之颈椎过伸性损伤示意图（A、B）

A. 前纵韧带断裂；B. 可伴有椎间隙撕裂伤

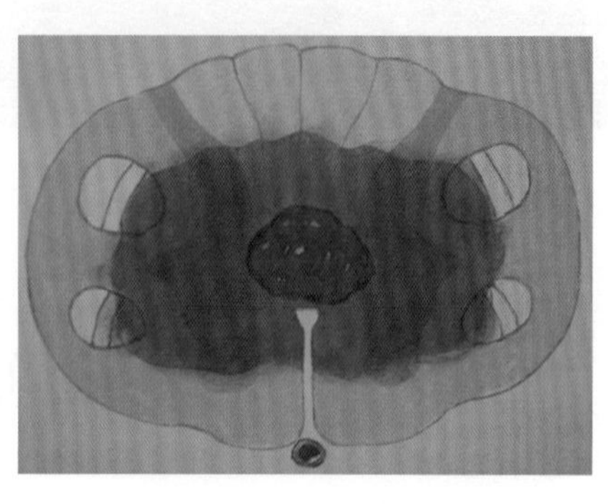

图 2-2-3-1-3　脊髓中央管症候群示意图

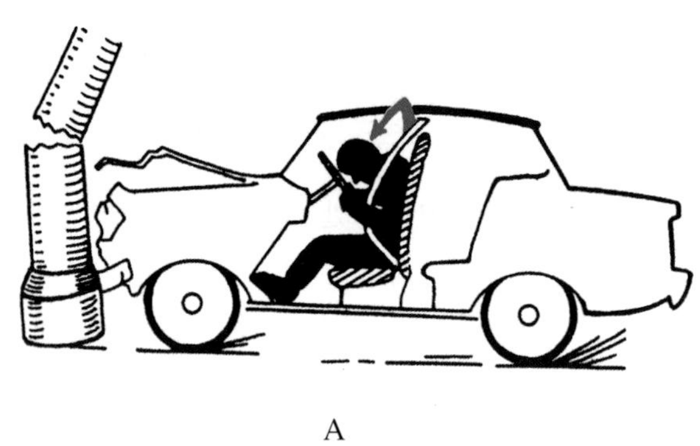
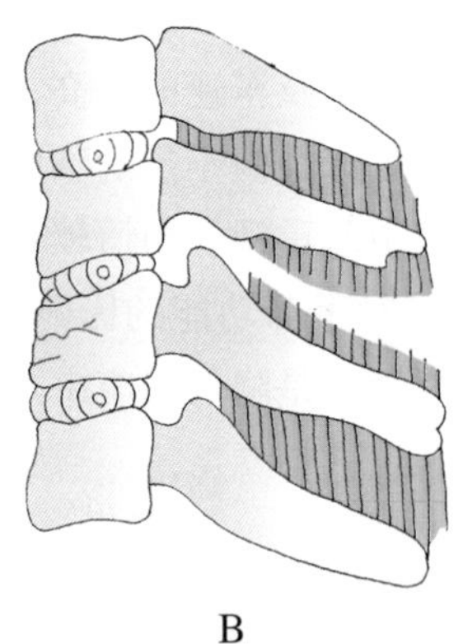

A　　B

图 2-2-3-1-4　当颈部稍许仰伸后随之屈曲，则易引发屈曲压缩性损伤示意图（A、B）

A. 致伤机制；B. X 线侧位片观

此种暴力视其着力点不同，除可造成前节所提及的颈椎后脱位，Hangman 骨折、下颈椎椎弓根骨折（图 2-2-3-1-5）、齿状突骨折伴寰枢后脱位等。如图 2-2-3-1-6 所示，在撞车的瞬间，头颈部突然仰伸，如伤者原有骨赘增生（颈椎病）或椎管狭窄，则可因对冲性暴力而伤及脊髓（挤压），也可因暴力持续作用而加大仰伸，加剧颈椎前柱撕裂而使脊髓拉伤。最严重的后果是暴力再持续作用或反复出现（多见于连续多个车辆追尾事故时），不仅直接伤及脊髓，而且可引起椎板及棘突等颈椎后柱骨折，患者大多呈现全瘫或严重之不全瘫（图 2-2-3-1-7）。

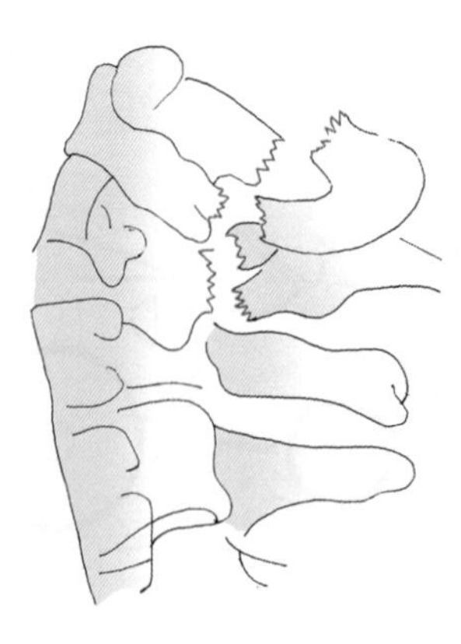
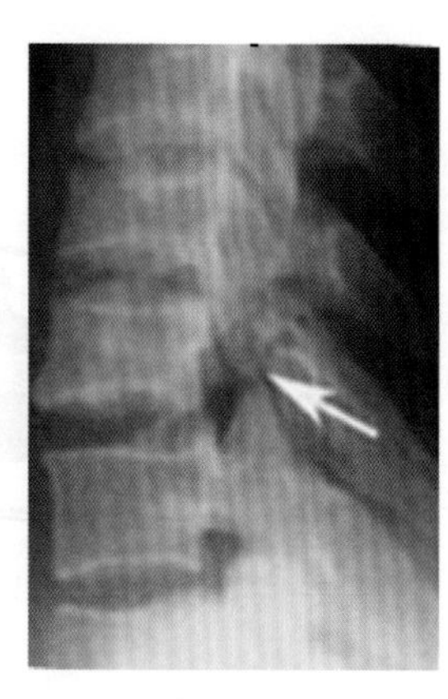

A　　B

图 2-2-3-1-5　临床举例　过度仰伸性损伤亦易引发颈椎椎弓根骨折（A、B）

A. 示意图；B. C_6 椎弓根骨折斜位片

三、下颈椎过伸伤临床表现

（一）颈部症状

除颈后部疼痛外，因前纵韧带的受累，亦多伴有颈前部的疼痛及吞咽困难，颈部活动明显受限，尤以仰伸（切勿重复检查），于颈部周围有明显之压痛。

（二）脊髓受损症状

因病理改变位于中央管周围，愈靠近中央管处病变愈严重，因此锥体束深部最先受累。临床上表现为上肢瘫痪症状重于下肢，手部功能障碍重于肩肘部。在感觉功能受累方面，临床上表现为温觉与痛觉消失，而位置觉及深感觉存在，此种现象称之为感觉分离。严重者可伴有大便失禁及小便潴留等。

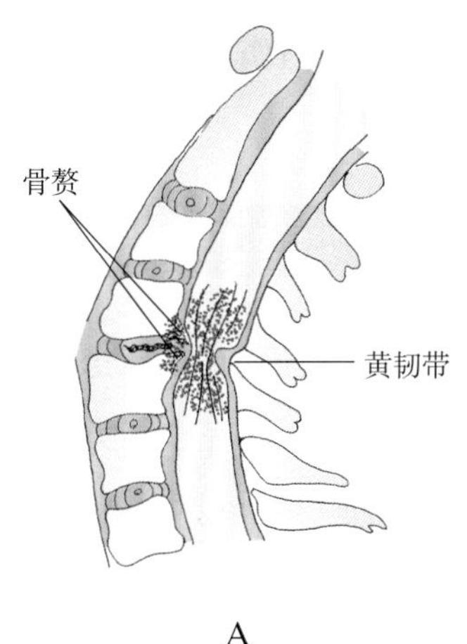

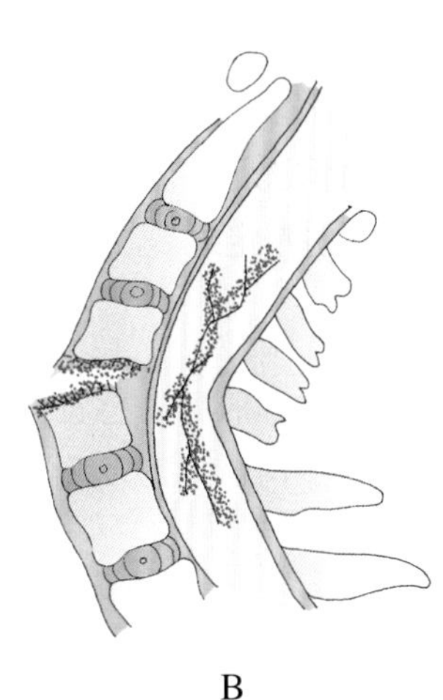

图 2-2-3-1-6 猛刹车时视瞬间暴力变化和伤椎状态不同而出现不同损伤示意图（A、B）

A. 颈椎原有病变（骨赘、黄韧带内陷等）易引发脊髓受损；B. 过度仰伸亦可引起脊髓牵拉伤

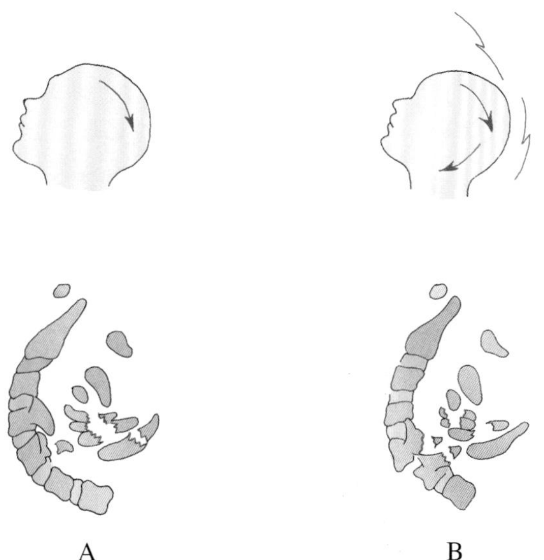

图 2-2-3-1-7 持续、反复加强的过伸性损伤最后可致椎板及棘突骨折而成颈椎全离断伤示意图（A、B）

A. 单纯棘突及小关节骨折；B. 合并整个椎节损伤的后结构骨折

第二节　下颈椎过伸伤诊断、鉴别诊断与治疗原则

一、下颈椎过伸伤诊断

主要依据以下三点：

（一）外伤史

其发生情况如前所述，多系来自面颌方向之暴力。如患者对事故当时情况记不清，可从患者面颌部有无表皮及皮下损伤判定之。

（二）临床表现

主要是上肢重于下肢的四肢瘫、感觉分离及颈部症状，额、面部可有擦伤、裂伤及皮下血肿等表现。

（三）影像学特点

外伤初期 X 线侧位片对临床诊断的意义最大，应争取获得一张清晰的平片。典型病例在 X 线片上主要显示：椎前阴影增宽（图 2-2-3-2-1）；椎间隙增宽及在受损椎节前上缘有小骨片撕下（约占 15%~20%）等。此外，MR、CT 及 CTM 检查对骨骼损伤及髓核脱出的判定亦有作用，可酌情选用。

二、下颈椎过伸伤鉴别诊断

（一）脊髓前中央动脉症候群

因两者可在完全相类似的外伤情况下，例如在急刹车时发生，也均出现瘫痪，因而易混淆。对其鉴别见表 2-2-3-2-1。

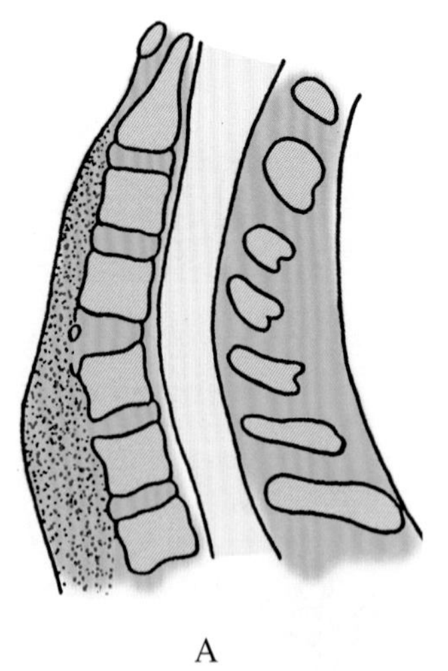

A

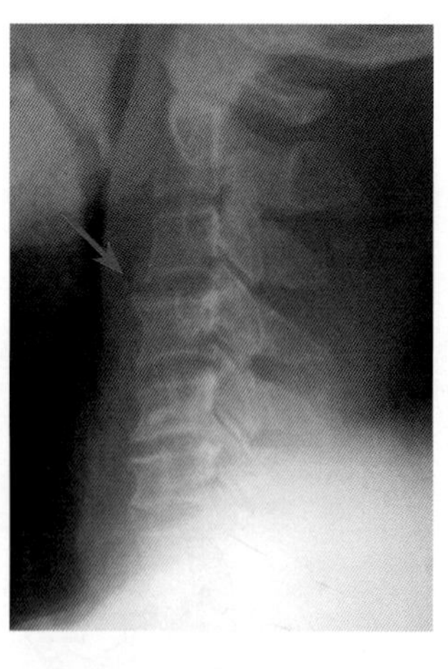

B

图 2-2-3-2-1　临床举例　下颈椎过伸性损伤所致椎前软组织阴影增宽（A、B）

A. 示意图；B. X 线侧位片示 C_3 椎体前下缘骨折（箭头所指处）及椎前软组织阴影增宽

表 2-2-3-2-1 颈椎过伸性损伤与脊髓前中央动脉症候群鉴别诊断表

项　目	颈椎过伸性损伤	脊髓前中央动脉症候群
外伤机制	脊髓中央管周围损伤	脊髓前中央动脉受阻
瘫痪特点	上肢瘫痪重于下肢	下肢瘫痪重于上肢
感觉障碍	感觉分离	较轻、一般无感觉分离
椎前阴影	明显增宽	一般正常
骨刺形成	可有、一般较轻	均较明显

（二）脊髓空洞症

两者病理解剖相似，症状类同，易混淆。但本病一般无外伤史，且 X 线平片上椎体前阴影无增宽征，MR 检查显示脊髓中央有空洞形成。

（三）急性椎间盘脱出症

多突然发生于外伤后，且伴有脊髓症状，故需鉴别。但本病外伤并不一定严重，脊髓受累以锥体束为主，少有感觉分离现象，MR 检查可确诊。

三、下颈椎过伸伤治疗原则

对本病的治疗，在早年（约 20 年前）都不主张手术，强调以非手术治疗为主；数年后则认为：当脊髓神经功能恢复到一定程度停滞不前时可考虑施术；但目前则主张及早手术减压，恢复椎节的稳定、高度和椎管形态，从而获得良好疗效。

第三节　下颈椎过伸伤治疗

一、下颈椎过伸伤急性期治疗

（一）颈部的制动、牵引与固定

应及早采用颅骨或 Glisson 氏带行持续牵引；牵引力线略向前屈，一般为 5°~10°，切勿仰伸。牵引重量不宜过重，1.0~1.5kg 即可。对伴有小关节脱位者，亦可予以颅骨屈颈牵引复位，在密切观察下，牵引重量以 5kg 左右为宜（图 2-2-3-3-1），并随时 C- 臂 X 线机透视观察；一旦复位满意即减轻重量，在水平位上牵引 2~3 周后换头 - 颈 - 胸石膏固定。

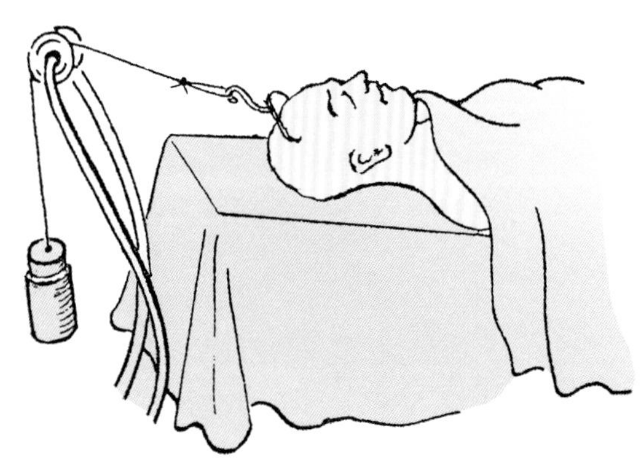

图 2-2-3-3-1　伴小关节脱位之过伸性损伤可先试以屈颈位牵引复位示意图

（二）脱水疗法等

【脊髓脱水疗法】

临床上多以地塞米松及高渗葡萄糖液为主；

【保持呼吸道通畅】

尤其是对损伤平面较高者，应酌情吸入氧气或气管切开。

（三）预防并发症及肢体功能锻炼

应注意预防坠积性肺炎、尿路结石及褥疮等并发症，加强以手部为主的双上肢功能锻炼与康复。

二、下颈椎过伸伤手术疗法

（一）手术适应证

主要是以下两种病情者，可在病情稳定情况下及早手术。

【椎管内有致压物者】

如X平片、CT、MR证实有骨片或髓核已陷入椎管、或伴有黄韧带肥厚、内陷并对脊髓形成压迫时，则需行手术切除。

【伴椎管狭窄者】

如椎管明显狭窄，则需及早减压，以免影响脊髓功能恢复。

（二）术式选择

可分为前路及后路两种减压术式。对椎管内有骨性致压物者，应视致压骨所在位置而决定前路或后路切除之。伴有椎节不稳及椎体后缘骨刺形成者，多选择前路术式；在切除致压骨、恢复椎节高度与椎管列线之同时，可选用颈椎前路锁定钛板或Cage内固定而使椎节恢复稳定。椎管狭窄及黄韧带病变者应行颈椎后路减压、扩大椎管矢径、并酌情选用椎板固定夹、颈后路侧块螺钉及钛板或椎弓根钉固定。

（三）手术注意事项

【术中切勿仰伸】

一般颈椎手术均不宜过度仰伸，尤其是此种因过伸所引发的损伤更不可仰伸，包括麻醉及施术过程中均不可使颈椎过伸，否则，不仅易加重病情，甚至引发呼吸障碍而发生意外。

【避免牵拉硬膜囊】

在后路施术时，对硬膜囊切勿牵拉以防脊髓再次损伤。

【冰水降温保护脊髓】

术中，包括颈椎前路及后路减压术时，可用5℃~10℃冰冷的等渗氯化钠注射液冲洗术野，以达到局部降温保护脊髓的作用。

三、下颈椎过伸伤后期及晚期病例

后期病例系指伤后3周~3个月时来诊者，此时主要是对伤椎的保护、制动及一般疗法，有手术适应证者需施术切除致压物及扩大椎管矢状径。伤后3个月以上者为晚期病例，除有致压物或椎管明显狭窄需行手术疗法外，一般以肢体（尤以手部）功能重建及康复为主。

第四节 下颈椎过伸伤临床举例

一、下颈椎过伸伤临床举例（一）

图 2-2-3-4-1。

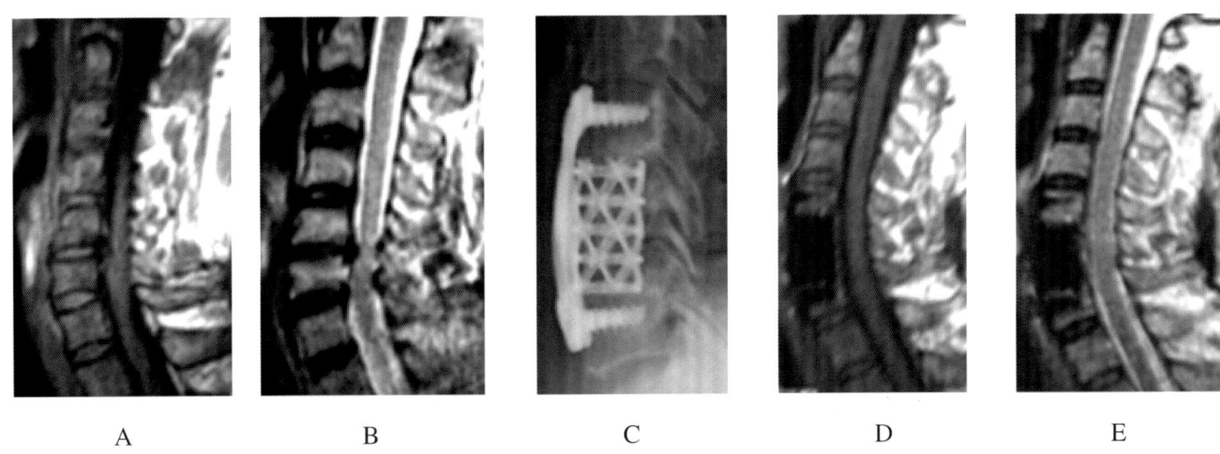

A B C D E

图 2-2-3-4-1 临床举例 男性，53 岁，颈椎过伸性损伤伴不全性瘫痪（A~E）
A、B. 术前 MR 矢状位，T_1、T_2 加权像显示脊髓变性改变；C. 行 C_6 椎体次全切除 + 钛网 + 钛板固定术，术后侧位 X 线片；D、E. 术后 MR 显示局部减压彻底，瘫痪症状恢复

二、下颈椎过伸伤临床举例（二）

图 2-2-3-4-2。

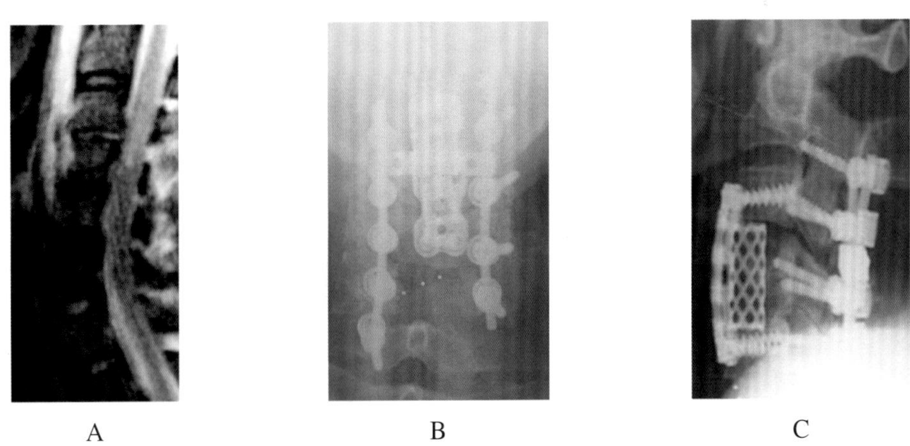

A B C

图 2-2-3-4-2 临床举例 男性，56 岁，颈椎过伸性损伤（A~C）
A. 术前 MR 显示颈椎前后方均有压迫，椎前软组织阴影增厚；B. 对患者行前路 C_4 椎体次全切除 + 钛网植骨 +Cage 融合 + 钛板内固定术，同时行后路减压及侧块钉棒内固定术，X 线正位平片所见；C. 同前，侧位 X 线平片所见

三、下颈椎过伸伤临床举例（三）

图 2-2-3-4-3。

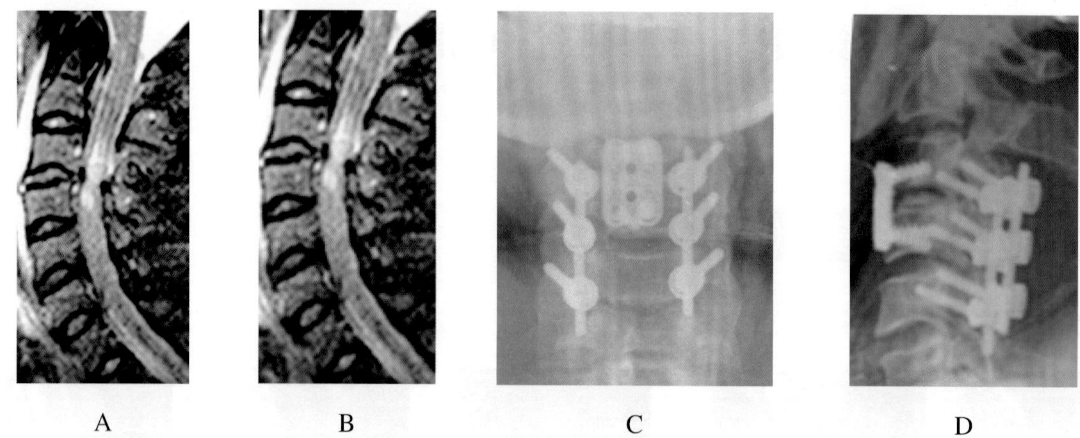

图 2-2-3-4-3 临床举例 颈椎过伸性损伤致 $C_{3\sim4}$ 颈髓挤压伤（A~D）

A、B. 术前 MR 所见，椎前阴影增厚，$C_{3\sim4}$ 椎间盘突出，$C_{3\sim4}$ 段硬膜囊明显狭窄，呈嵌挟状，且中央区有液化灶；C、D. 前后路减压、植骨及内固定后 X 线片

四、下颈椎过伸伤临床举例（四）

图 2-2-3-4-4。

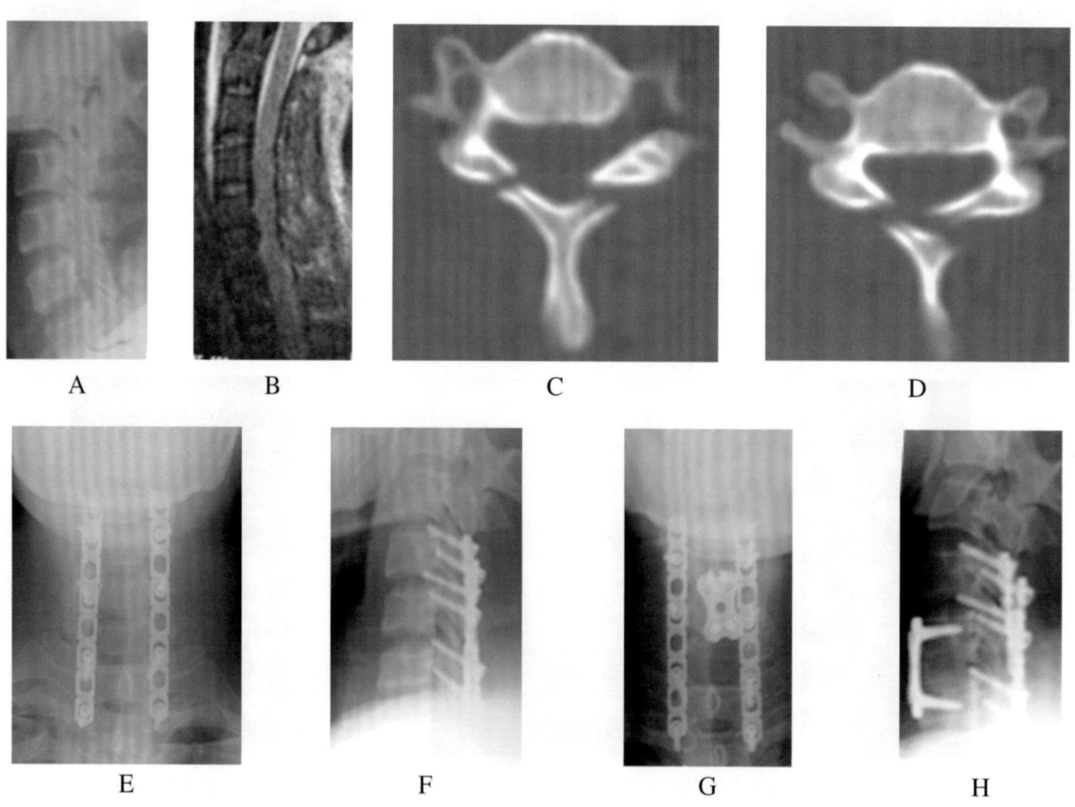

图 2-2-3-4-4 临床举例 男性，53 岁，$C_{5\sim6}$ 过伸性损伤（A~H）

A. 术前 X 线侧位片，显示椎前阴影增厚，$C_{5\sim6}$ 前方椎间隙增宽及椎板骨折；B. MR 矢状位观；C、D. CT 扫描显示 C_6 椎板骨折；E、F. 先行颈后路减压 + 侧块螺钉钛板固定；G、H. 再行颈前路减压 + 髂骨块植入 $C_{5\sim6}$ 椎间隙 + 钛板螺钉固定

五、下颈椎过伸伤临床举例（五）

图 2-2-3-4-5。

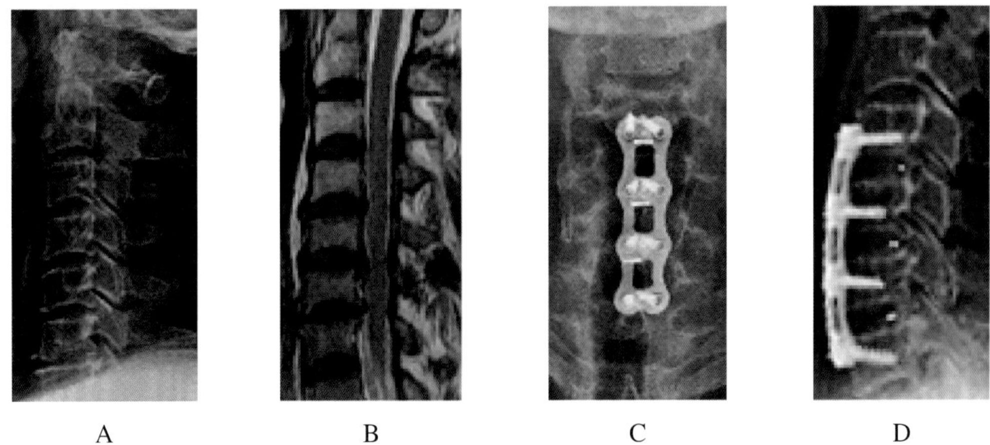

A　　B　　C　　D

图 2-2-3-4-5　临床举例　男性，56 岁，高处坠落伤手术前后（A~D）

A、B. 示 $C_{4\sim5}$、$C_{5\sim6}$、$C_{6\sim7}$ 椎间盘外伤性后突伴韧带损伤；C、D. X 线正侧位片示颈前路椎间盘切除植骨融合钛板内固定

（倪　斌　钮心刚　严力生　赵定麟）

第四章 钩椎关节病或外伤性钩椎关节病（创伤性颈脑综合征）

第一节 钩椎关节病概述、病因、诊断与鉴别诊断

一、钩椎关节病概述

所谓钩椎关节病包括退变性与外伤性（创伤后颈脑综合征），是指钩椎退变和在头颈部外伤后，由于钩椎关节增生、退变或是伤后受损及/或创伤反应造成椎动脉痉挛、狭窄或折曲而引起颅脑症状（椎－基底动脉供血不全症状）者。由于表现为头颅症状，包括头痛、头晕、视力和听力障碍等颈部以上症状，故又称之谓："上行性颈椎病"。另一方面，由于某些病例发生于头颈部外伤后，以往多将此种情况误以为是脑外伤所致而归之到脑外伤后遗症之列，并按此治疗，以致延误病情；实质上其各种症状主要系因椎动脉和窦椎神经等受累所致，因此本病亦称之谓外伤性椎动脉型颈椎病。

二、钩椎关节病致病因素

钩椎关节是颈椎最早出现退行性变的部位，因而成为薄弱环节，以致骨质增生、关节不稳或是在外伤发生时更易引发本病，包括平时头颈部突然撞击、运动意外，尤其是好发于交通事故时，因此在颅脑外伤之同时颈椎既可发生骨折、脱位而与脑外伤同时处理；也可单独引起钩椎关节受累而出现各种创伤性反应（即后期形成的创伤性关节炎）。但在受伤早期常规检查时（包括X线片），却难以发现阳性所见而漏诊。在此情况下，可因各种机械性因素（早期的水肿、渗出及充血，后期结缔组织增生、钙化与骨化）与动力性因素（钩椎关节的松动与移位），而使椎动脉受压、变细或折曲，并引起椎-基底动脉供血不全症状。

椎动脉分为四段，即V-Ⅰ、V-Ⅱ、V-Ⅲ和V-Ⅳ，钩椎关节病变及外伤主要波及第二段椎动脉，并可引发一系列症状（图2-2-4-1-1）。从病理解剖学观察，椎动脉与钩椎关节密切接触（图2-2-4-1-2），因此当钩椎骨折、增生及钩椎关节水肿、位移等均可影响椎动脉血供和刺激椎动脉周壁上的交感神经节后纤维而产生一系列症状。

三、钩椎关节病临床表现

在临床上主要表现为椎动脉受压或刺激所致各种症状；颈椎病变或受伤椎节处可有压痛、间接叩痛及活动受限等局部症状；外伤性者在受伤当时也可能伴有短暂的昏迷、逆行性健忘、恶心、呕吐及头痛等轻度脑外伤症状。

四、钩椎关节病影像学表现

常规的X线片上可显示颈椎生理曲线消失及椎节不稳征，应注意观察钩突有无骨折；急性期椎前阴影有可能增宽。CT及MR检查均有助于对局部损伤状态的判定，并可酌情行MRA（椎动脉磁共振）检查。

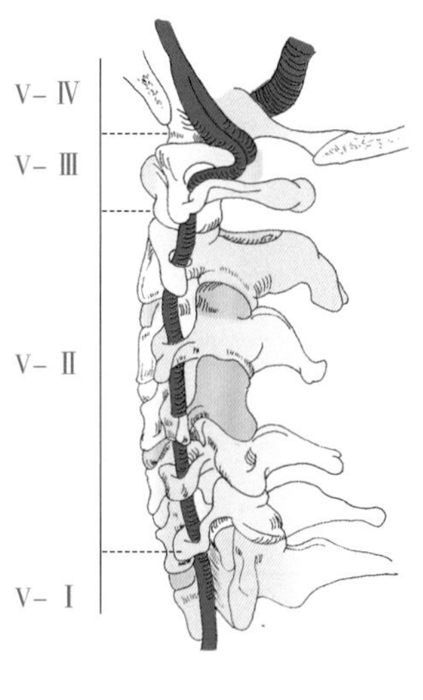

A

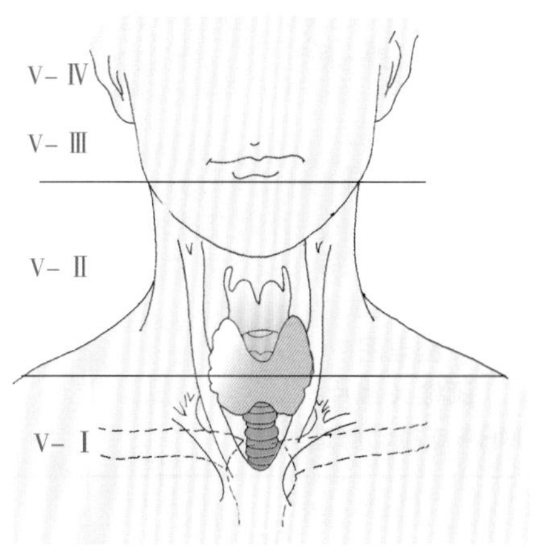

B

图 2-2-4-1-1　椎动脉分段示意图，钩椎关节伤患主要波及 V－Ⅱ段椎动脉（A、B）

A. 侧方观；B. 正面观

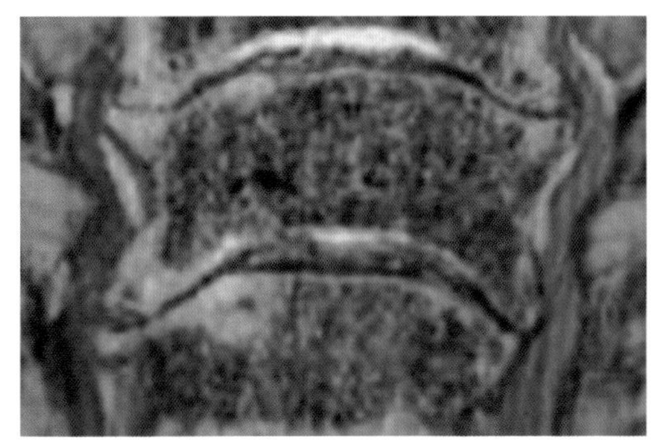

图 2-2-4-1-2　椎动脉与钩椎关节之关系，颈椎冠状面标本剖示图

五、钩椎关节病诊断

早期诊断较为困难，尤其是缺乏临床经验的年轻医师；根据作者经验，主要依据以下两点进行诊断：

（一）基底动脉供血不全症状

此组症状出现于头颈部外伤后，间隔期甚短。

（二）除外脑外伤后遗症

因两者甚易伴存，应加以区别。主要根据：

1. 旋颈试验　多为阳性，单纯脑外伤者阴性；

2. 一侧性偏头痛　最为多见，而脑外伤者多呈放射状、弥漫性；

3. 颈痛　多伴有，脑外伤者则无；

4. 颈源性眼球震颤试验　多为阳性，脑外伤者则阴性；

5. 高渗（或低渗）液静脉内注射试验　均为阴性，脑外伤者则为阳性（诱发头痛）；

6. 脑电图　无特殊所见，脑外伤者则有相应之改变；

7. 其他检查　必要时可行椎动脉造影、MRA或采用数字减影技术确诊。

六、钩椎关节病鉴别诊断

非外伤性者需与各型颈椎病鉴别，见本书第三卷相关内容。而外伤性者除一般性颅脑疾患外，主要与脑外伤后遗症相鉴别，其鉴别要点见表 2-2-4-1-1。

表 2-2-4-1-1 创伤后颈脑综合征与脑外伤后遗症鉴别

鉴别要点	创伤后颈脑综合征	脑外伤后遗症
旋颈试验	阳性	阴性
头痛特点	偏头痛，多为一侧	放射状，弥漫性
颈痛	多存在	无
眼球震颤试验	颈源性阳性	阴性
不等渗液试验	阴性	阳性
脑电图	阴性	可有阳性所见
颈椎 X 线片	可有阳性发现	多阴性
MRA 或椎动脉造影	阳性所见	阴性

第二节 钩椎关节病治疗及预后

一、钩椎关节病非手术疗法

以保守疗法为主，多可好转或痊愈；经保守疗法无效，并经 MRA、或数字减影技术、或椎动脉造影证实者，可根据病情不同选择相应的手术，对合并有脑外伤后遗症者应一并处理，现分述于后。

（一）病例选择

主要为早期、轻型病例。

【轻型病例】

疗效最为明显，尤以外伤后即获确诊者，大多可治愈。

【合并严重颅脑损伤者】

需要优先处理颅脑损伤，而对颈部损伤可先行非手术疗法。

【诊断不明确者】

对头、颈损伤判定不清时，可先试以非手术疗法。

（二）具体实施

【颈部制动】

视病情不同可选用一般颈围、颌 - 胸石膏、颈部支具或其他可以限制颈部活动范围的用具；

【牵引疗法】

用于头颈部症状较为明显、并影响生活工作者，以格氏带轻重量持续牵引为简便有效；

【药物】

可选用对血管有扩张作用的药物，作者发现丹参片（或注射液）及凯时静脉注射疗效较佳；

【其他】

根据其并发伤情况及病情的轻重和病程的长短而选择相应的疗法，包括理疗、针灸、中草药外用或口服等均可。

二、钩椎关节病手术疗法

（一）手术病例选择

主要有以下几类情况可选择手术疗法：

【诊断明确非手术疗法无效者】

约占 30% 左右的病例属此种情况，应及早选择手术治疗；

【伴有外伤性颈椎病者】

指同时伴有椎节髓核脱出及颈椎不稳且出现脊髓或脊神经根症状者；

【其他】

视具体情况而定，包括病情虽轻，但影响正常工作及生活质量者，职业要求颈部活动较多者及常年外勤工作者等均可酌情决定施术。

（二）术式选择

【椎节撑开融合术】

最为多用，对诊断明确，以椎节松动、不稳及症状时好时坏为主者，可用 Cage 将椎节撑开融合之。此时不仅扩大了椎管及根管的矢状径，且可使折曲的椎动脉恢复原有曲度及张力，作者发现其有效率可达 95% 以上。

【椎动脉侧前方减压术】

对单纯性椎动脉受压或刺激并经影像学证实者，可从前路行横突孔扩大术，即在颈长肌后方将横突孔前壁切除即可。

【复合手术】

指对同时伴有椎节骨刺增生、钩椎关节变形及椎动脉病变者，可根据病变的特点，同时施以椎节减压、撑开及融合术或颈椎侧前方减压术，其术式及操作步骤请参阅本书第三卷、第二篇相关内容。

三、钩椎关节病预后

单纯型、早期治疗及时者，预后大多较好；伴有脑外伤或其他并发伤以及治疗延误者，则影响预后。

（倪　斌　罗旭耀　严力生　赵定麟）

第五章　下颈椎其他损伤

除前述各种损伤外，由于颈椎诸椎节均有相应之解剖特点，加之不同年龄致伤特点和机体状态等差异，临床上亦可遇到其他各种损伤，现分述于后。

第一节　下颈椎棘突、横突及关节突骨折

一、下颈椎棘突骨折

在临床上单纯之颈椎棘突骨折十分少见，主要因为颈椎棘突较小，深在，且纵向肌群相对为弱，因此除非暴力集中于此，一般少有骨折发生者。但颈7棘突长而浅在，可因直接暴力发生骨折，易伴有椎板损伤，应注意检查（图 2-2-5-1-1）。

棘突骨折之诊断，除依据临床检查时发现骨折局部疼痛及活动受限等颈部损伤共性症状外，主要依据颈椎侧位 X 线平片或 CT 扫描检查。

此种损伤的治疗主要是颈部固定与制动，一般选用颌－胸石膏，除非伴有脊髓症状的椎板骨折需行减压术外，一般无需开放复位及内固定。

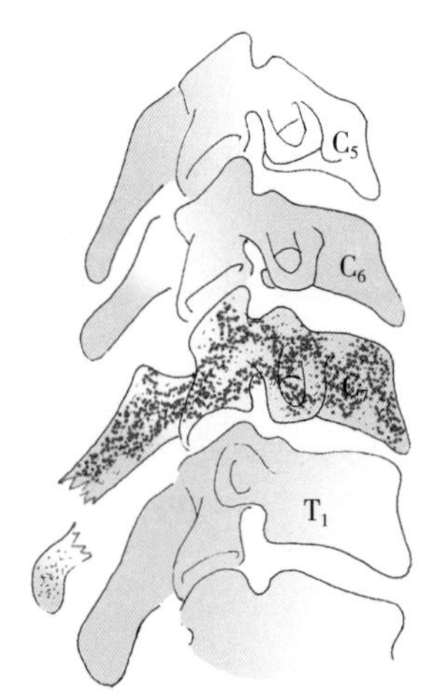

图 2-2-5-1-1　第 7 颈椎棘突骨折示意图

二、下颈椎横突骨折

较前者更为罕见，主要因为颈部侧方之暴力所致，一般多与颈丛神经损伤伴发。

此种损伤易漏诊，常于行颈丛手术探查或 CT 扫描检查时发现（图 2-2-5-1-2）。

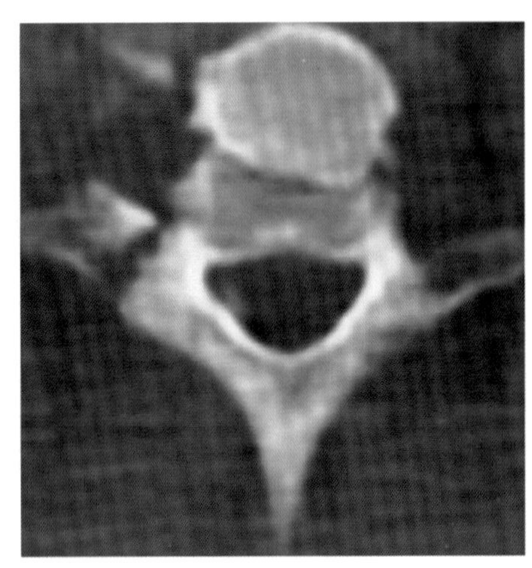

图 2-2-5-1-2 临床举例 第 7 颈椎横突骨折 CT 横断面扫描所见

三、下颈椎关节突骨折

单发者较少见（图 2-2-5-1-3），大多与颈椎脱位、半脱位或一过性脱位时发生，且伴有脊髓或脊神经根症状。对此种病例务必小心，其椎节大多欠稳定，易发生意外，应嘱其卧床休息数日后再做进一步检查。

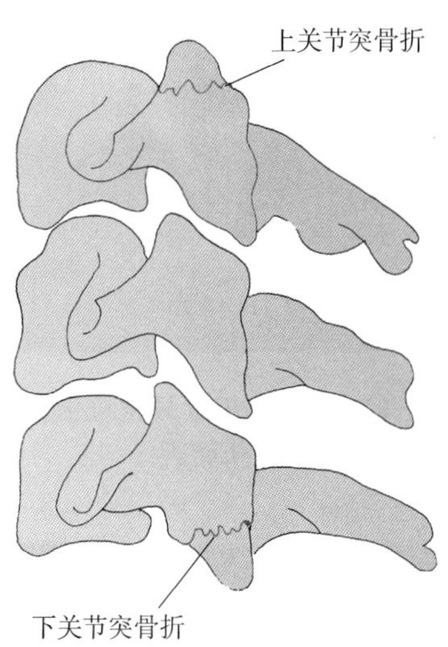

图 2-2-5-1-3 关节突骨折示意图

第二节 下颈椎椎板骨折、幸运骨折及无明显损伤的脊髓损伤

一、下颈椎椎板骨折

多为颈椎过伸性损伤或垂直暴力状态下的伴发伤，罕有单独发生者。需根据 X 线平片及 CT 扫描确诊（图 2-2-5-2-1~3）。其中椎板内陷压迫颈髓者，需及早施术减压。不伴有脊髓损伤者，仅采取一般卧床及 Glisson 氏带牵引，以 1~1.5kg 重量维持 1~3 周后行颌 - 胸石膏固定 3~6 周即可。

二、幸运性下颈椎损伤

指颈椎骨折和（或）脱位较为严重、但却无脊髓受累症状或症状十分轻微者（图 2-2-5-2-4）。此除与致伤机制有关（外力中途停止、未再持续下去）外，最多见的原因是患者的椎管较宽（矢

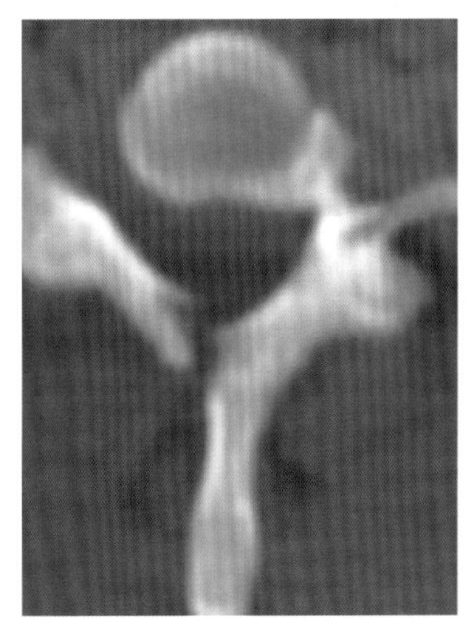

图 2-2-5-2-1 临床举例 第 7 颈椎椎板骨折 CT 扫描横断面观

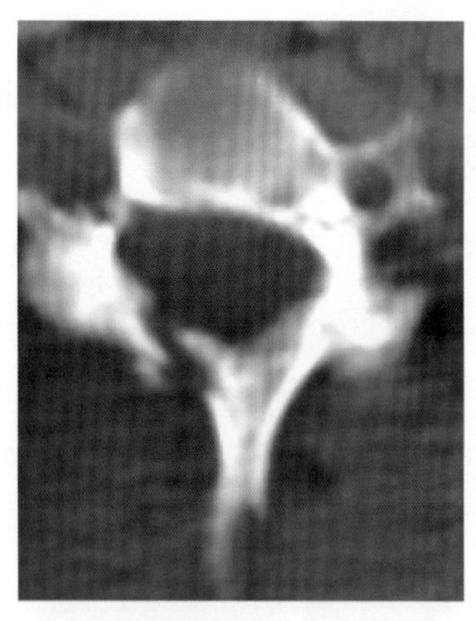

图 2-2-5-2-2　临床举例　第 6 颈椎椎板骨折 CT 扫描横断面观

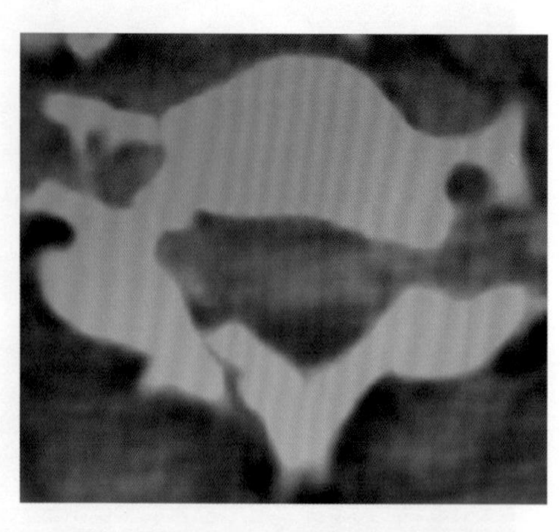

图 2-2-5-2-3　临床举例　第 5 颈椎椎板骨折 CT 扫描横断面观

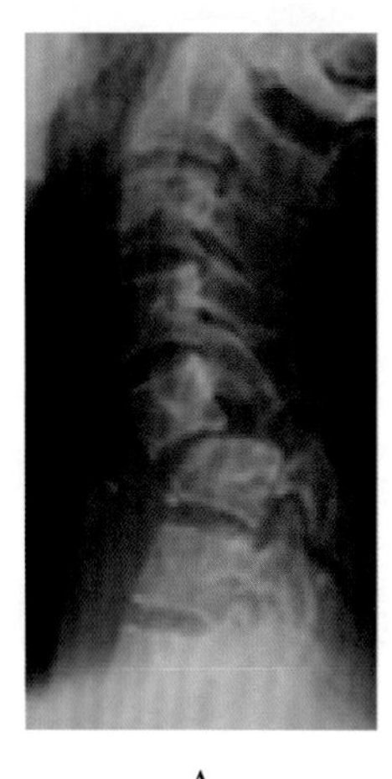

A

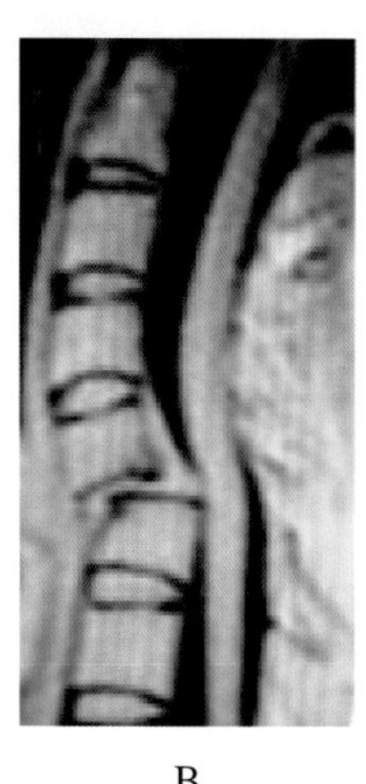

B

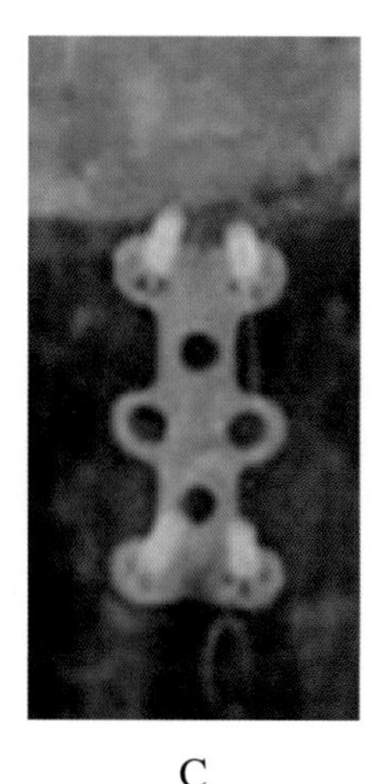

C

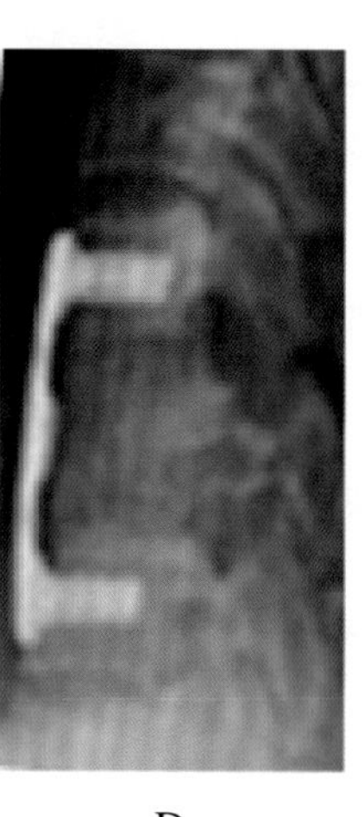

D

图 2-2-5-2-4　临床举例　颈椎幸运骨折脱位病例，该例仅有轻度感觉障碍（A~D）
A. 术前侧位 X 线片；B. 术前 MR 所见；C、D. 术后正侧位 X 线片

状径多超过 14mm，个别病例可达 20mm 以上），使椎管内的脊髓有更宽的活动余地。此外尚与患者全身情况、机体所处的状态及伤后运送过程中的方式方法等均有着直接关系。

对此类损伤的治疗应小心谨慎，由于其易诱发脊髓症状；因此，每采取一种操作或手法都应绝对正确、轻柔、合乎要领，否则易引起意外。

三、下颈椎无明显骨折脱位的脊髓损伤

众所周知，脊柱的骨性结构除支撑与活动作用外，主要是对脊髓的保护作用。除了锐器损伤外，无论何种暴力，不引起骨质或关节损伤而仅仅引起脊髓损伤，这在理论上是难以解释的。实际上主要由于颈椎椎节的一过性脱位或半脱位后立即还纳，而难以从一般的 X 线平片上找到依据之故。此种情况更多见于椎管狭窄之病例。对这种损伤仍应采取有效的检查手段加以确诊，MR 的出现及其显像清晰度的不断提高，有望确定部分或大部分病例的病因。一旦明确原因后，当然应按其病理解剖特点进行积极治疗。根据作者的经验，绝大多数病例都伴有椎节不稳及髓核变性（或同时有突出）；因此几乎 80% 以上病例需要手术疗法。

第三节 下颈椎病理性损伤、迟发性颈髓损伤及幼儿颈髓损伤

一、下颈椎病理性骨折的诊治特点

颈椎病理性骨折较之胸腰椎为少见，在临床上相对少见的强直性脊柱炎偶可遇到，主要引起上颈损伤。因患者行动不便，在低头行走时，当头颈部外伤时，常因四肢不灵活及反应迟钝而增加外力的强度，以致易引起颈椎骨折、并多伴有脊髓损伤。其致伤机转多见于平地跌倒，此时大多面部朝地以致易出现过伸性损伤；以下颈段和颈胸交界区多发，轻者前纵韧带及纤维环断裂；重者则出现髓核破裂及后纵韧带断裂，以致引起脊髓受损。其中以颈髓挥鞭性损伤及前脊髓综合征最多见，占 70% 以上。全瘫发生率亦较高，且易伴有较严重的硬膜外出血，以致增加死亡率。

本病的诊断容易，在治疗上需依据颈椎及脊柱其他部位畸形的程度而酌情选择牵引疗法或手术治疗。牵引时务必按照畸形原来的角度进行，切不可按正常人进行，否则将加剧脊髓受损程度、甚至引起死亡。对于无法平卧者，可行坐位牵引或 Halo- 牵引。

对手术疗法持慎重态度，不仅手术难度较大，术中出血多，且由于颈椎处于强直状态而使手术操作复杂化。因此每位术者不仅需要细心、小心、冷静，更应该有足够的耐心处理每一步操作。

本专题涉及强直性脊柱炎内容请参阅本书第六卷第五篇第二章内容。

二、迟发性颈髓损伤

指颈椎损伤当时无脊髓症状，于数日、数周或数月后出现脊髓受损症状。早期主因血管因素及骨折片或椎节位移，后期则多因骨痂增生或其他继发性病理改变（如蛛网膜粘连及囊性变等）所致。

诊断除依据临床表现外，尚需参考 MR、CT 扫描或脊髓造影，必要时可行选择性脊髓动脉造影。本病的治疗与前述原则基本一致。

三、幼儿颈髓损伤的特点

由于幼儿脊柱处于发育阶段，椎体多呈楔形，椎节的弹性大，沿脊柱纵轴可延伸 3~5cm，但脊髓仅可延伸 0.3~0.5cm，加之椎节韧带松弛，因此当遇到可引起脊柱牵张性损伤（可同时伴有前屈或仰伸），则易引起脊髓牵拉性损伤，其中好发于下颈椎节段（图 2-2-5-3-1）。年龄愈幼，受累椎节愈高，甚至可引起延髓 – 脊髓损伤而引起死亡。

幼儿脊髓损伤受损椎节定位主要依据临床病理学检查，常规 X 线平片有助于诊断，但 MR 可以从软组织改变中发现或推断受损椎节。

本病之治疗以非手术疗法为主，疗效一般较成年人为佳，但对部分患者在条件允许的情况下也可以考虑手术治疗（图 2-2-5-3-2）。

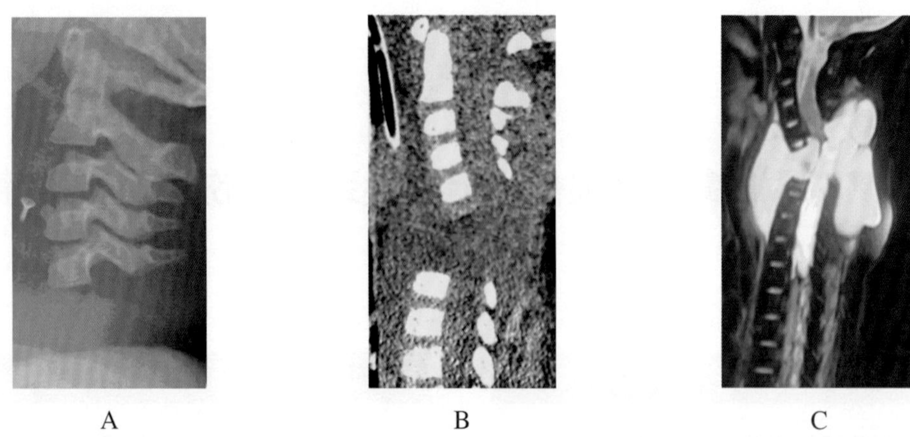

A　　B　　C

图 2-2-5-3-1　临床举例　3 岁幼儿颈椎过度牵引致使牵张分离型损伤（A~C）

A. 颈椎 X 线侧位片；B. 颈椎 CT 矢状位重建；C. 颈椎 MR T_2 加权

A　　B　　C　　D

E　　F　　G　　H

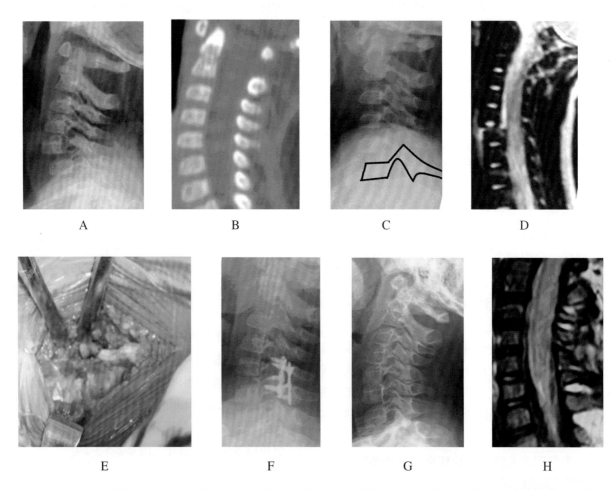

图 2-2-5-3-2　临床举例　22 个月婴幼儿 $C_{5\sim6}$ 半脱位伴单侧小关节绞索，右侧肢体感觉、运动功能不完全性损伤，经后路手术治疗后症状改善（A~H）

A. 术前 X 线侧位片显示 $C_{5\sim6}$ 半脱位伴单侧小关节交锁；B. 手法牵引复位后颈椎 CT 矢状位重建显示颈椎序列正常；C. 一周后再次复查 X 线侧位片显示 $C_{5\sim6}$ 半脱位伴单侧小关节交锁仍然存在；D. 术前 MR 显示 $C_{5\sim6}$ 半脱位伴 C_6 椎体上终板损伤；E. 术中显示右侧 $C_{5\sim6}$ 小关节交锁；F. 术后 X 线侧位片；G. 术后 1 年手术取出内固定钛板；H. 术后二年颈椎 MR 复查

（罗旭耀　钮心刚　严力生　赵定麟）

第六章　下颈椎损伤的手术疗法

第一节　术前准备、病例选择及手术入路

一、下颈椎损伤术前准备

（一）概述

颈椎手术是骨科手术中难度最高、风险最大和变化莫测之尖端手术，因此在术前均应对每个病例、当然包括颈椎外伤者均应加以全面评估，包括伤情、目前状态及后果等，需要采取何种疗法、何种手术入路、何种术式等，以求提高手术之安全程度及有效性。

（二）全面掌握病情

从外科干预的角度来看，对每例伤者均应了解与掌握以下问题：

【颈椎损伤所致之骨折是否稳定】

如果不稳，如何才能使其稳定，是前路手术？后路？或前后路并用？何者更为有效。

【术前、术中安全措施】

由于椎节不稳，搬运时及术中体位存在哪些潜在危险！是否引发或加重脊髓损伤？由于体位不当而出现并发症者，文献中已有多篇报告，必须细心地监视与防范。尤其易发生在损伤后，及伴有广泛退变的颈椎病、或已有椎间盘突出而尚未被发现的病例。不完全脊髓损伤者，在手术台上头颈置于过度仰伸时，脊髓前部及脊髓前中央动脉易遭受硬膜外压迫而加重脊髓损伤。此外，椎体后缘骨刺可与椎板之间钙化的黄韧带等夹挤脊髓。为防止此类损伤，术中需要脊髓功能监视，如脊髓诱发电位仪等，或是采用唤醒试验。

【确认需要减压及融合多少节段】

如果选用内固定，拟选择何种材料，哪种设计等；这些都需要依据患者伤（病）情、医生习惯及患者经济条件等而定。如选用植骨，材料来自何处，自体髂骨最佳。

【手术有何难度】

除患者损伤严重、伤情复杂及稳定性不佳等自身因素外，尚需全面考虑手术组及相关学科之水平及应变能力，以备一旦发生意外时可迅速化险为夷。

二、下颈椎损伤病例及手术入路选择

（一）手术适应证

【绝对手术适应证】

凡伤后诊断明确、全身状态较好、伴有明显致压物致脊髓或脊神经受压者。

【相对手术适应证】

诊断明确，但全身状态欠佳，或有伴发伤需先行或同时处理者，则需短期观察及术前准备的病例。

【暂缓手术病例】

对诊断不明，尤其伴发伤主次难分，全身状态欠佳的老年患者，应与相关学科会诊，经过进一步检查，俟诊断明确及全身情况改善后方

可施术。

（二）手术入路选择

手术入路分为颈前路、颈后路及侧路，以前二者为多用；由于颈椎损伤所出现的致压物大多位于椎管前方，因此多选择颈前入路。对仰伸类损伤，或是伴有椎管狭窄之病例，或致压物大多位于椎管后方，则需考虑后路施术。

三、颈椎前方入路及术野消毒铺单

（一）解剖复习

在颈前路手术时，多选用右路入口，因为从解剖上来看，右侧喉返神经于颈部的基底水平；在右侧锁骨下动脉前方走出迷走神经，绕过该动脉之下后方经颈总动脉后面斜向上升、达气管侧方时位于气管与食管之间，伴甲状腺下动脉分支；其末梢神经纤维分布于气管、食管和咽部，并支配喉部的声带肌、环杓肌、甲杓肌等。在左侧，喉返神经在主动脉弓前方由迷走神经分出、绕过动脉弓之下后方，在动脉韧带外侧及颈旁动脉根后方斜行向上进入气管与食管之间，其末梢神经纤维与右侧喉返神经相一致。由于左侧喉返神经行程较长，且较右侧分支低，尽管它与周围结构并没有固定，但仍易于牵拉损伤。同样，右侧喉返神经位于颈外动脉后方也容易损伤。大多数外科医生喜欢右侧途径，其原因在于他们多为右利手，操作方便。术中首先应注意主要血管支，包括甲状腺上动脉、下动脉及伴行静脉，以及甲状腺中静脉等（图 2-2-6-1-1、2）。许多学者认为左、右两侧有所不同，主要是考虑喉返神经的安全性。但作者认为二者基本相似，只要不去特意解剖、分离和牵拉，只要不在气管与食管之间进行操作，一般不会出现受损症状，作者数千例均告平安。至于迷走神经及从该神经下节下方分出喉上神经，在颈内、外动脉之后走向喉部（见图 2-2-6-1-2），并在入喉前分出内侧支达甲状软骨上缘（与喉上动脉伴行），与外侧支至甲状软骨下缘，终于环甲肌，其内、外支末梢主要分布于喉部的粘膜。

在手术操作中左右侧基本相似，采用在神经血管鞘与内脏鞘之间进入椎节前方一般不易发生误伤。

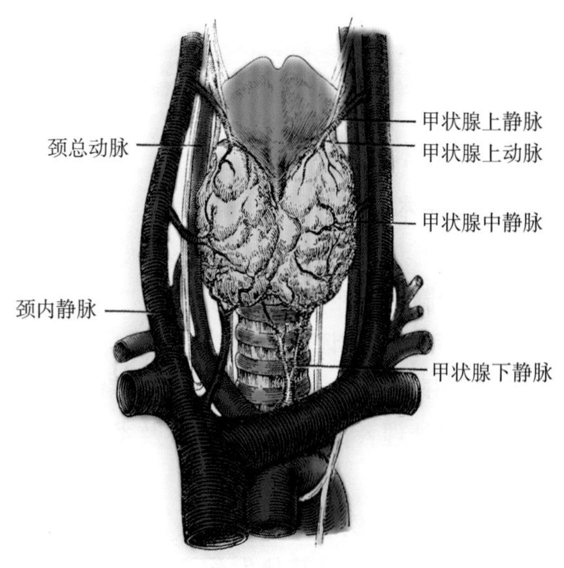

图 2-2-6-1-1 颈深部血管分支及走行示意图

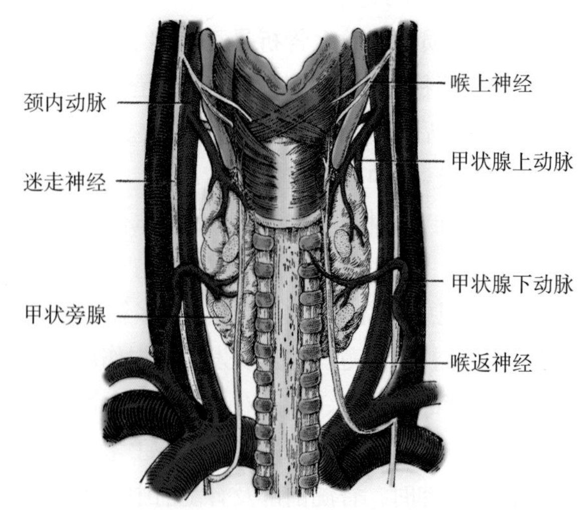

图 2-2-6-1-2 颈深部迷走神经与喉返神经走行示意图

（二）确定致压物厚度

侵及椎管之致压物大多为骨性（骨块）及软骨性（髓核）或后纵韧带等，术前需反复阅读影像学材料，尤其是矢状位 CT 扫描，并予以测量，判定其厚度及范围，以便术中切取时有所依据，其测量方法见图 2-2-6-1-3。

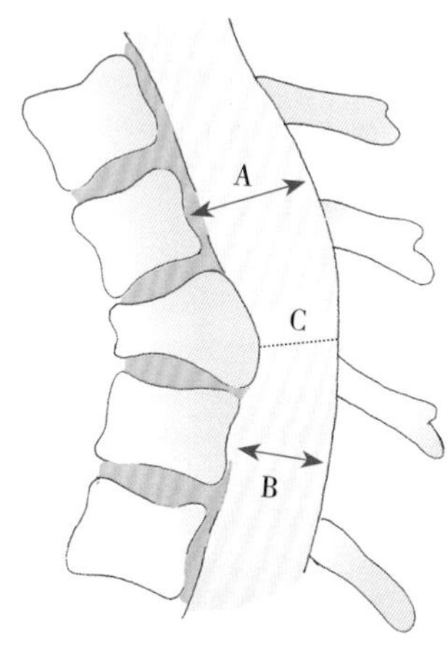

图 2-2-6-1-3 椎管前方骨性致压物厚度测量示意图
（A+B）/2=X X−C= 厚度

（三）体位及麻醉

【体位】

取自然平卧位，上胸背部垫以 5~6cm 厚之中单或软垫，其上方、即颈后部垫以沙袋使颈部自然仰伸；切勿让头颈向侧方倾斜，以防减压及固定时偏向一侧而引发意外或减压方向失偏影响疗效；双侧颞下至后颈部左右各放置小沙袋一个（图 2-2-6-1-4），在麻醉及术中操作时切勿使颈椎过度仰伸以防意外。

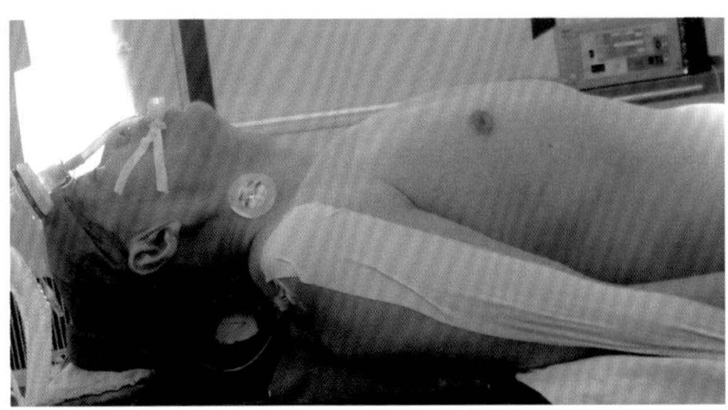
图 2-2-6-1-4 临床举例 颞部放置沙袋保持术中颈部位置

【麻醉】

全麻或颈丛麻醉，目前以前者多用，安全性好；对全身状态欠佳者则选择高位颈丛封闭 + 局部浸润麻醉。

（四）牵引双肩、消毒铺单

为使下颈椎显露清晰，消毒前先用宽胶布从双侧肩部后方起向下、并斜向对侧骨盆处进行牵引；之后再依序消毒及铺单（图 2-2-6-1-5、6）。

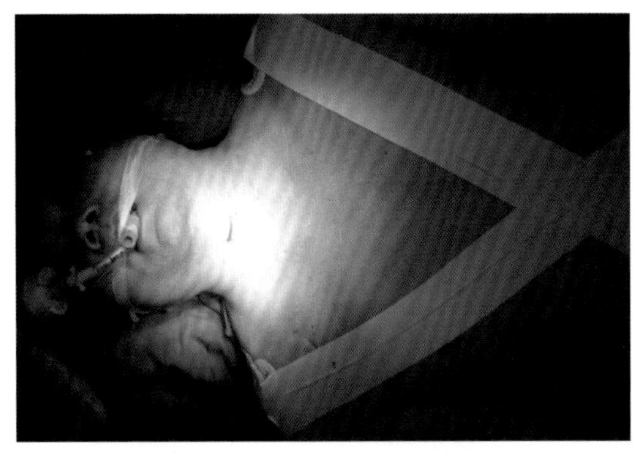
图 2-2-6-1-5 临床举例 胶布牵拉双肩
对颈部短、粗之病例，可用两条宽胶布从双肩斜向对侧髂部牵拉

（五）切口及显露椎节前方

【切口】

一般多取颈前偏右横切口，长度视伤情而定，从 2cm 到 4cm（图 2-2-6-1-7），经验丰富者切口愈短愈好，属微创概念。病变节段多而又缺乏经验者，可适度延长，或选择斜形切口。切口高度取决于手术椎节的高低，胸骨柄上方二横指多为 $C_{5\text{~}6}$ 椎节；短颈者则可能为 $C_{4\text{~}5}$ 椎节，或是用手指在颈部触摸受损椎节特点决定切口高低；当然、最佳方法是摄取 C- 臂 X 光机透视判定（图 2-2-6-1-8）；

【显露椎节前方】

切开皮肤、皮下组织及颈阔肌，即见颈深筋膜覆盖下方组织；对颈部前方之静脉等可电凝、或缝扎切断。于胸锁乳突肌内侧，自疏松的内脏鞘（即甲状腺、气管、食道）及血管鞘间隙用术

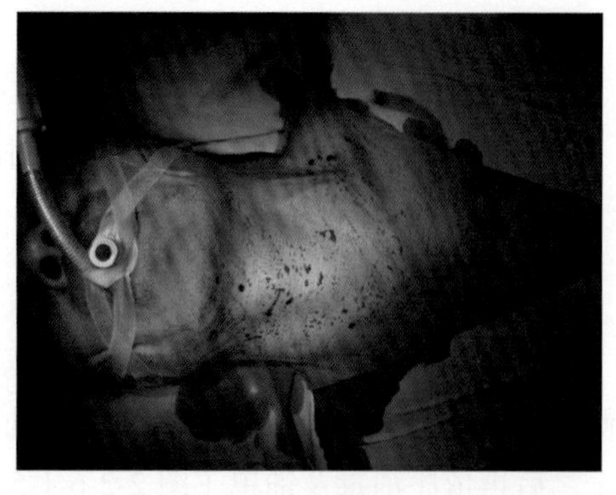

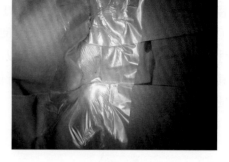

A　　B

图 2-2-6-1-6　临床举例 颈前路手术消毒及铺单（A、B）

A. 颈前路手术消毒范围；B. 铺单

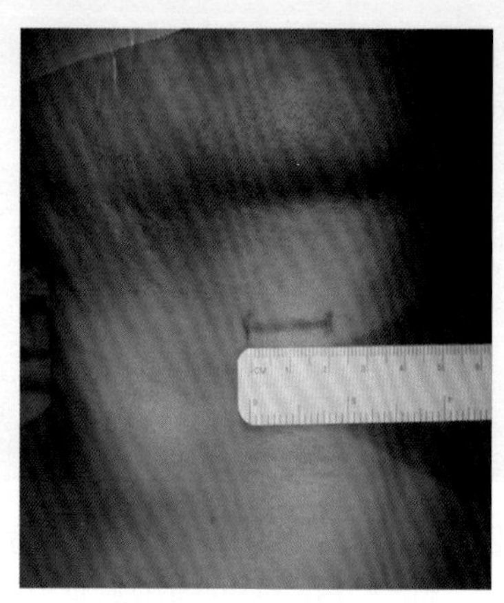

图 2-2-6-1-7　临床举例　颈前路切口 多为右侧横切口，2~4cm

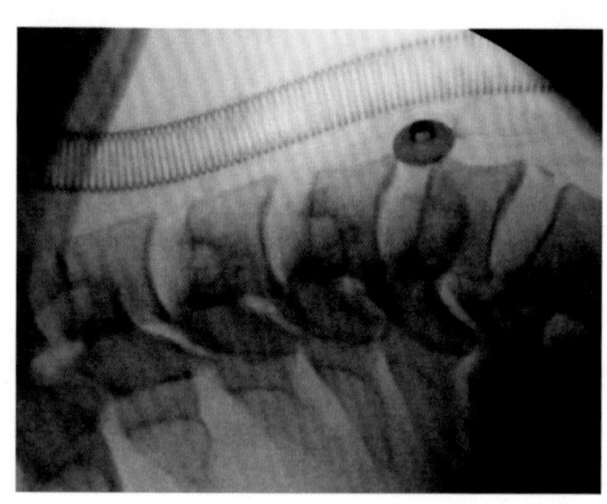

图 2-2-6-1-8　临床举例　C- 臂机术前定位切口

者手指钝性分离、直达椎体前方，显示两侧的颈长肌及中央的前纵韧带。在向深部分离时，如遇甲状腺中静脉、或甲状腺下动脉妨碍操作时，可将其结扎剪断。之后用 S 形拉钩牵开，充分显露施术椎节；操作时切勿用力，以免损伤食管、气管等重要结构。

（六）定位

一般可以依据受损椎节局部血肿、畸形和前纵韧带撕裂等加以判定，但如果可视性特征不明确时，则需予以术中定位；其定位方式常用的有以下三种。

【C– 臂 X 线机透视】

即通过 C- 臂 X 线透视判定椎节部位，此为目前最为通用之方式，简便准确(图 2-2-6-1-9)。C-臂透视后点片应存档，以备术中复查及术后核查。

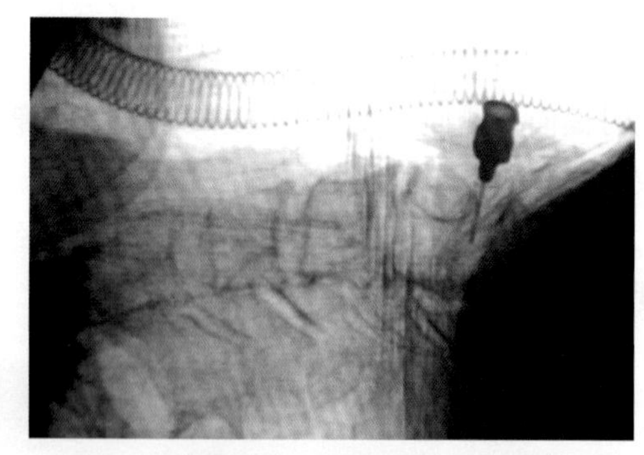

图 2-2-6-1-9　临床举例　C- 臂 X 线机术中椎节插针定位所见

【X 线术中拍片定位】

在无 C- 臂 X 线透视机时可选用此种方式，亦精确，唯需等待洗片，且放射线量较大，不宜多次拍摄。

【根据伤患节椎体及颈胸角等解剖状态进行定位】

仅具参考意义，绝对不可依此决定施术椎节，以免发生错误；此在临床上时可遇到。

（七）确定受损椎节

定位后确认施术椎节，第一助手用颈椎 S 拉钩将术野下方内脏鞘组织牵向左侧，术者用左手（右力者）持钝性软组织剥离器将血管鞘及胸锁乳突肌等组织牵向外（右）侧；依据肉眼所见及 X 线定位确认受损及施术椎节，并用尖刀在椎间隙处十形切开做出标记；颈椎自动牵开器虽有节省人力的优点，除非在战争及群发性灾难等特殊情况下，一般不宜选用，以免增加气管、食道损伤的概率。

四、颈椎后方入路及术野消毒铺单

（一）概述

颈椎后方与头颅相延续之项部血管十分丰富，从切皮开始即可大量鲜血涌出，因此应采取有效措施减少失血量；另一方面，发际处毛囊密集，易有污物、毛囊炎及细菌存留，因此感染的概率远较颈椎前路手术为高。颈后路手术本身的并发症及风险性并不比颈前路手术为低，因此手术医师和患者均应有所思想准备。

（二）体位

临床上多取后方中线入路，常用的体位主要是俯卧位，亦有人习惯侧卧位者；而坐位施术绝对不适合颈椎外伤病例，因此无人采用。视患者伤情不同可选择以下两种方式之一。

【俯卧位】

为最常用之体位，多用于以下两类伤者。

1. 一般颈椎外伤者　可让其直接俯卧于手术床上。于手术床之头侧另加一向外延伸的头圈固定头颈部（图 2-2-6-1-10）。该头圈用钢元制成，或是制式产品，外方包以海绵及棉垫等；不用时可以取下，使用时将其直接插于手术床的头板处，患者前额及面部置于头圈上，患者双眼、鼻、口及面部处于暴露状态以便于麻醉师从台下观察（可在下方置一面镜子更为方便），并保持呼吸道通畅及氧气供给。该头圈下部有 1~2 个可控制的杵臼状关节，可使其上下升降、旋转及向侧方倾斜。在术中使用时，将其放置略低于手术台平面位置，以使头颈部略向前屈，如此则有利于手术操作和椎板之暴露；但手术床整体呈上高下低、约 10°~15°倾斜状态。在缺乏特制头架时，亦可选用石膏床取代，即术前预制石膏床以便术中使用，其有上下两面。实际上此种方式最为安全、实用。术中注意对双眼的保护，以防长时间受压致盲！

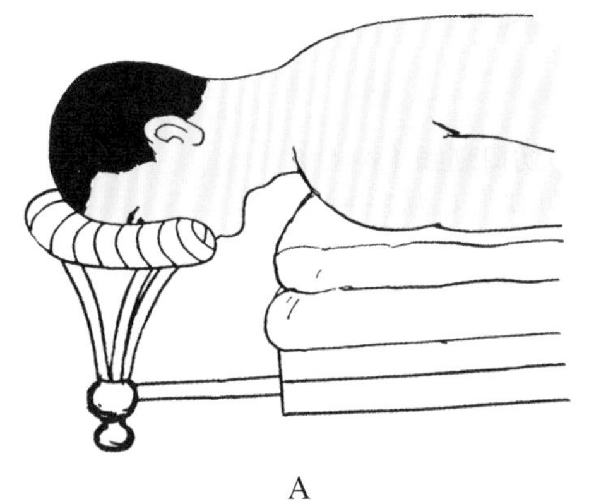

A

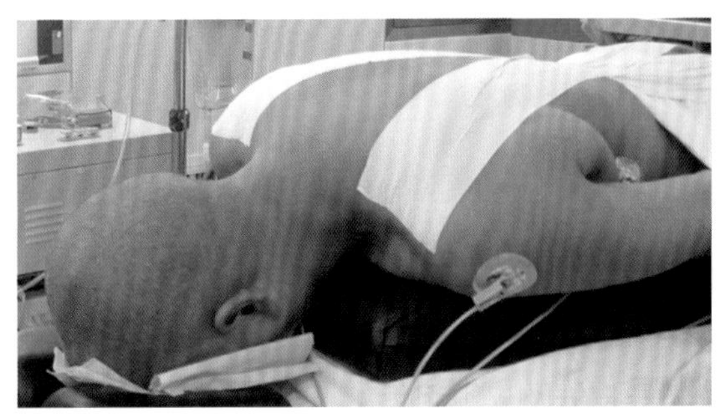

B

图 2-2-6-1-10　颈椎后路手术常用之体位及固定头架示意图及临床举例（A、B）

A. 示意图；B. 临床病例侧方观

2. 涉及高位颈椎损伤或颈椎椎节不稳者　为防止术中意外，应在颅骨牵引下搬运及翻身置于手术床上，或是让患者卧于预制的石膏床上上下两壳之中搬动，至手术台上再取掉前壳；该石膏床颜面部呈敞开状，以便于观察及必要时采用气管插管及供氧，颈部亦应略向前屈。对颈椎严重不稳定及完全脱位者，再加颅骨牵引。

【侧卧位】

即让患者侧卧于手术床上；多为伤情较稳定、手术亦较简便之病例，术式多以半侧椎板切除减压术、单纯根性减压开孔（钥匙孔 -Keyhole）及融合术等为主。

（二）消毒、铺单及切口

常规消毒、铺单（图 2-2-6-1-11、12），并用合格、有效之薄膜保护皮肤，一般多取后路正中切口，长度视减压范围而定。上方起自枕骨粗隆部，或略高于粗隆部，下端止于 C_7~T_1 棘突，长约 10~14cm；少数病例如病情需要亦可采有正中旁切口，或 S 形纵行切口、L 形切口或横切口等（见图 2-2-6-1-13）。

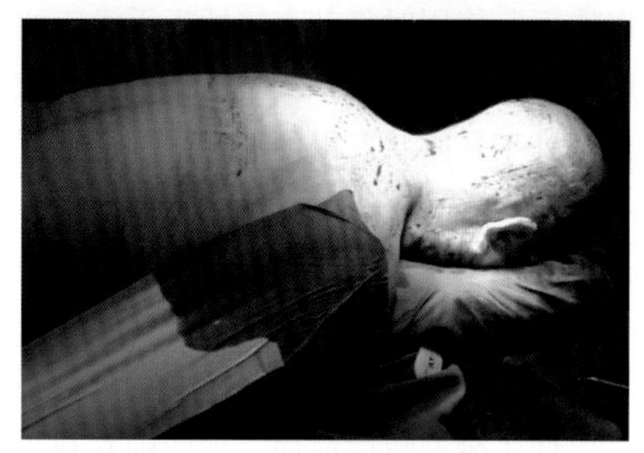

图 2-2-6-1-11　临床举例　消毒范围

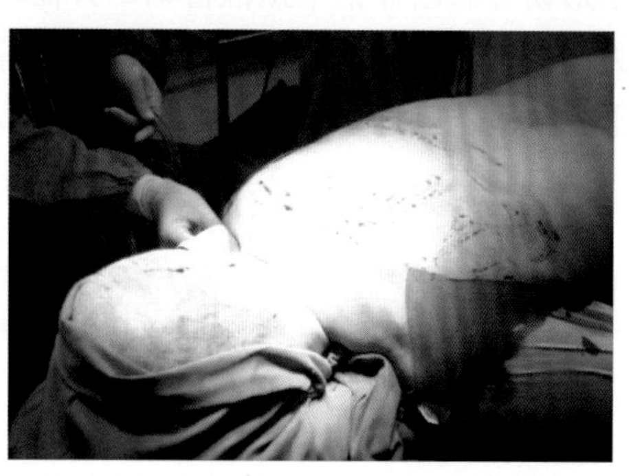

图 2-2-6-1-12　临床举例　逐渐铺单，贴保护皮肤薄膜

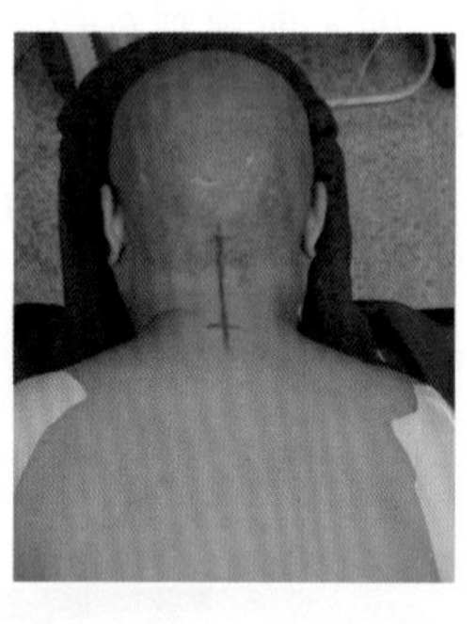

A

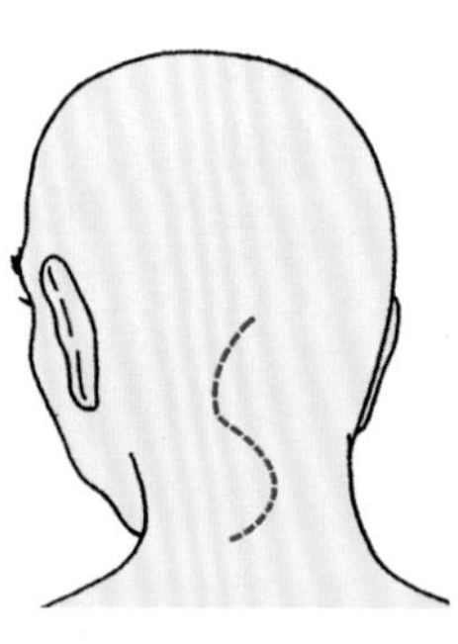

B

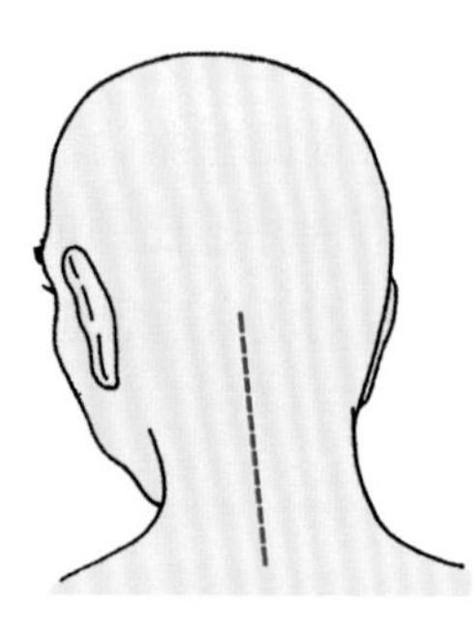

C

图 2-2-6-1-13　临床举例　颈后路正中切口划线（A~C）

A. 已完成划线；B、C 示意图，B. 为"S"形切口；C 为正中旁切口

（三）暴露棘突、椎板及术野

【切开皮肤及皮下组织】

麻醉生效后选用锐刀（片）快速全层切开皮肤及皮下组织，在切开过程中，术者和助手用手掌尺侧压住切口两侧以减少出血量。或对深层组织可选用电刀切开减少出血，并配用电凝止血（以双极电凝为佳）但操作时切勿深及椎板下方及外侧脊神经根部。

【快速撑开】

当确认皮肤及皮下全层切开后，用锐性梳式自动拉钩迅速将切口撑开，因拉钩本身对局部皮缘有一定压力而起止血作用（图 2-2-6-1-14）。对明显之出血点可钳夹结扎、或用（双极）电凝止血。

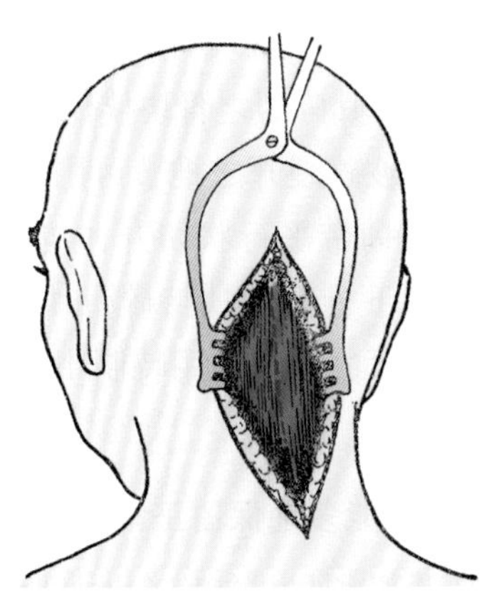

图 2-2-6-1-14　后正中切开皮肤、皮下深部组织后用锐刺梳式拉钩迅速撑开示意图

【切开椎旁筋膜、分离椎旁肌】

根据手术需要可切开及分离一侧或双侧椎旁肌。操作时先用锐刀片在切口中部自棘突向两侧，按棘突形态先切开一侧椎旁筋膜（一节一节地进行操作以减少出血）；之后术者用锐性骨膜剥离器将同侧椎旁肌自棘突的侧壁上剥下；助手则用钝性骨膜剥离器将止血纱条塞至深部起止血作用（纱布条尾部留于切口外方）。按此法依序向上、向下进行，其范围视减压固定手术需要而定，一般手术自 $C_{2\sim7}$ 段，仅行枕颈及寰枢椎手术者为枕骨粗隆至 $C_{3\sim4}$ 椎节处。完成一侧后再按同样步骤切开剥离对侧椎旁肌，并按同法纱条充填止血。

【暴露椎板】

将先填塞的纱条分两条一组向外抽出，与此同时用深部拉钩牵开椎旁肌群、并继续用尖刀或锐性骨膜剥离器将残留的椎旁肌向侧方剥离，以充分显示椎板（必要时可达小关节外侧）。一侧完毕后再用止血纱条充填另一侧，并根据需要将对侧按同法操作之。双侧完成后即可迅速拔出止血纱条，并用深部椎板自动拉钩将双侧椎旁肌牵开以显露椎板及棘突。如仅需暴露一侧椎板时，则可用单椎板拉钩牵开之；如仅需显露枕颈段则多止于 C_3 下缘。操作中如局部出血较多，除可采用纱条充填及自动拉钩牵拉外，尚可用冰盐水冲洗，或以双极电凝止血。

（四）定位

主要有以下两种方式：

【根据棘突特点定位】

颈椎各节棘突多不相同，寰椎仅有后弓而无明显的棘突可见；第二颈椎棘突呈分叉状，既大又宽，可以此定位。$C_{3\sim5}$ 棘突亦均呈分叉状，但较 C_2 明显为小，尤以 C_3；C_6 棘突大多无分叉，为单棘突状。第 7 颈椎之所以称为隆椎，主要因其棘突既大又长，亦作为体表及术中定位的标志之一。

【X 线定位】

一般无需选用此种方式，唯对发育畸形或第二次以后施术者则需通过术中 X 线定位拍片或 C-臂放射线机透视加以确认，以防判断失误（临床上此种错误并非罕见）。

第二节　颈椎前路手术实施及各种术式

一、颈前路手术病例的选择

（一）手术适应证

在临床上一般将下列情况视为颈椎前路减压及 / 或内固定的最佳选择。

【颈椎爆裂性骨折】

由于碎裂之骨折片（块）从前方侵及椎管，并对脊髓、脊神经根或（与）椎动脉形成压迫；

【颈椎骨折伴椎体间脱位】

不伴小关节交锁者，均需从前方减压复位。伴有小关节交锁者，在后路手术复位后，如前方仍有致压物者，则再行前路手术；

【颈椎急性椎间盘突（脱）出者】

均应从前路摘除椎间盘，并予以固定；

【椎体压缩性骨折】

对椎体前缘直径缺失 1/3 以上之压缩性骨折，由于楔形变可影响颈椎力线，需从前方恢复椎节高度，以防引发颈椎继发性改变。

（二）不宜前路施术病例

【前方有创口感染者】

应避开前路，或俟皮肤状态恢复正常状态后再行手术；

【前路已施术者】

尤其是已多次手术病例，其解剖状态多有变异，深部多有粘连等；再手术时易误伤；

【致压病变以后方为主者】

尤其致压物位于椎管后方者，前路施术难以获得有效减压及固定，除非有后路施术特殊不宜原因者。

二、颈椎前路减压术实施中的要点

颈椎外伤不同于颈椎病，因此对颈椎椎体骨折脱位病例在操作中应注意以下要点：

（一）小心搬动，宜在牵引下施术

因急症病例制作用于伤者搬动之石膏床不易操作，为保证患者安全，除在搬动时要十分小心外，术中应保持颅骨持续牵引状态，以 1.5~2.0kg 维持重量即可。

（二）避免向椎管方向加压

由于椎体骨折大多呈粉碎状，加之椎节松动不稳，骨块易向较为空虚的椎管方向移位，尤其是在减压术中所使用之工具选择不当，或操作不慎失误，则可反而加重伤情。因此，对于伤后二个月以内之骨折，尤其是急诊病例切忌使用骨凿向后方凿骨，切忌环锯向下锯骨，切忌刮匙向深部加压刮骨等等，一切有向后方加压之工具及操作均应避免。

（三）提升骨块减压

对椎管前方致压骨块可通过采用不同规格之髓核钳等器械将其碎裂之骨块挟住、并向外提出。对椎体前缘无破碎裂开之椎节可用尖刀将其上缘或下缘之前纵韧带平行状切开，使椎间隙畅开，便于通过上、下椎间隙挟持碎骨块（片）、摘除髓核等。亦可通过椎间隙用特制小号刮匙由深向浅部刮除碎骨。

（四）尽可能多地保留正常骨质

对致压骨必须尽可能完全地切除。为刮除致压骨对经过路上的骨质亦需切除；其范围视每位术者技术水平而定；在不妨碍减压彻底的前提下，切除范围越少越好，此对其后内固定的选择及术后椎节的稳定提供了基础；因此每位手术医师均应提高手上功夫（Hand Work）的水平，必要时在业余时间不妨多做些雕刻手艺。作者发现国外有不少骨科医师的业余活动是干木工活；家中地下室有木工车间，这与提高手术工艺水平不无关系。

（五）保持椎节韧带的完整

应该提醒每位外科医师，操作中切断前纵韧带,或已因创伤而断裂,都会引起椎节的不稳。此外，术中颅骨牵引使颈椎过度分离、在术中又未处理及内固定者，均易引发椎节不稳，因此在处理上应全面加以考虑，包括术后辅加颈围制动措施等。

（六）对后纵韧带的处理

对已破碎、并构成致压物者应将其小心切除，注意与硬膜囊壁之间有无粘连及需否松解。对完整之后纵韧带应加以保护，切勿随意切除，因其对硬膜囊具有保护带作用。对后纵韧带状态判定困难者,除术中观察外,应仔细阅读MR影像资料。

三、颈椎前路髓核切除术

（一）病例选择、麻醉及体位

【病例选择】

主用于急性椎间盘突出或脱出、已引起脊髓

或脊神经根压迫症状，经非手术疗法无效者；

【麻醉与体位】

目前大多选用全麻或高位颈丛 + 局麻；取平卧位，颈部自然仰伸。

（二）摘除髓核

与颈椎病时的髓核切除术基本相似，口字形、十字形或Z形切开前纵韧带和纤维环、将其翻开后，用特制薄形髓核钳将碎裂之髓核摘除，之后再用其他较大规格之髓核钳由浅及深分次、逐块摘除余下之髓核及纤维环组织；在操作时切忌向椎管方向加压，以免加重脊髓损伤。选用刮匙切骨时，尽量取水平位、或提升状刮除碎骨；接近椎管前壁时，可选用钝角、薄型椎板咬骨钳切除椎体后缘骨片。平角及锐角咬骨钳仅用于直视下不会触及硬膜囊（或后纵韧带）时，以确保施术安全。

（三）手术椎节处理

主为融合和非融合技术，前者包括自体髂骨植骨，Cage 植入等，后者则为人工椎间盘植入；具体操作是在减压术毕，切取自体髂骨植入，或是选用扁形 Cage 植入，目前多选择 Peek 材料制成带倒刺的防滑出产品，将切下之骨块（片）填于中空处；对单节段、椎间稳定及经济条件允许者，也可植入人工椎间盘。

四、颈椎前路开放复位椎节融合术

（一）病例选择

主用于颈椎骨折脱位者，尤以椎节严重楔形变、椎节前后向脱位、颈椎过伸性损伤所致前纵韧带撕裂伴椎体前方边缘骨折者等。

（二）复位及椎节融合

【显露施术椎节】

按前法显露受损椎节，除根据血肿、骨折等外观判定外，主要依据 C- 臂 X 线透视确认致伤部位、程度及特点；

【切开受损椎间隙、予以复位】

口字形、Z 形或十字形切开受损节段前纵韧带、用髓核钳全部切除伤节椎间盘组织，并将错位之椎节予以复位（前后）、或用撑开器恢复椎节前方高度，并使后方半脱位之小关节复位（图 2-2-6-2-1）；

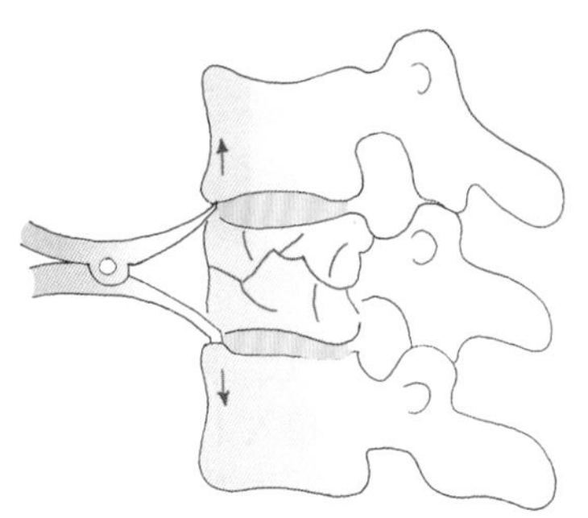

图 2-2-6-2-1　单节段椎节撑开器示意图

【切除椎管前方致压骨】

对椎节后方致压性骨块（片）或椎间盘应将其彻底摘除；操作时切忌向后方加压，并注意保持后纵韧带的完整；已破裂者可酌情切除，以不形成致压物为原则。

（三）椎节固定

视减压复位术之方式不同，可酌情选用自体髂骨块 + 钛板、钛网 + 钛板、圆形 Cage、人工椎体及异体骨块 + 钛板等予以固定，并恢复椎节原有高度，撑开长度不超过原有椎节高度的 1/10，否则术后易出现轴向痛。亦可选用人工椎间盘 +Cage 动静结合的术式（图 2-2-6-2-2、3）。

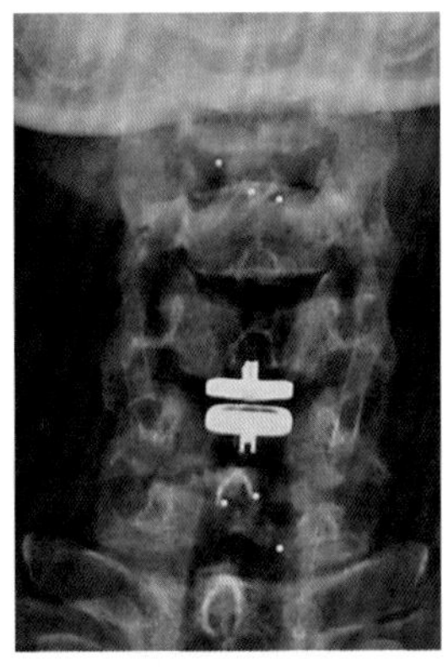

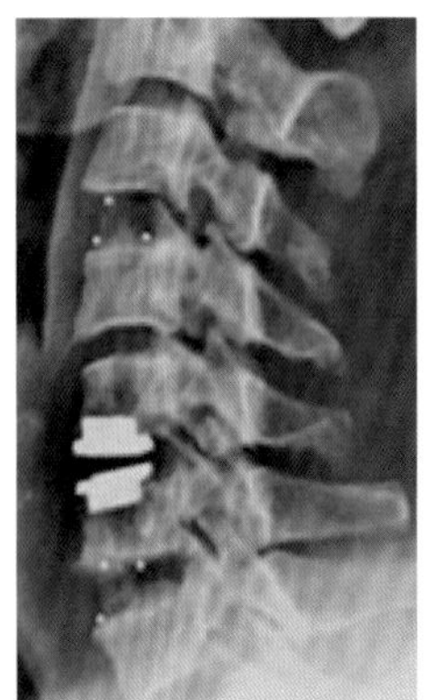

A　　B

图 2-2-6-2-2　临床举例　$C_{5\sim6}$ 间隙人工椎间盘植入 +$C_{3\sim4}$、C_7~T_1 Cage 植入（A、B）

A、术后正位 X 线片；B、术后侧位 X 线片

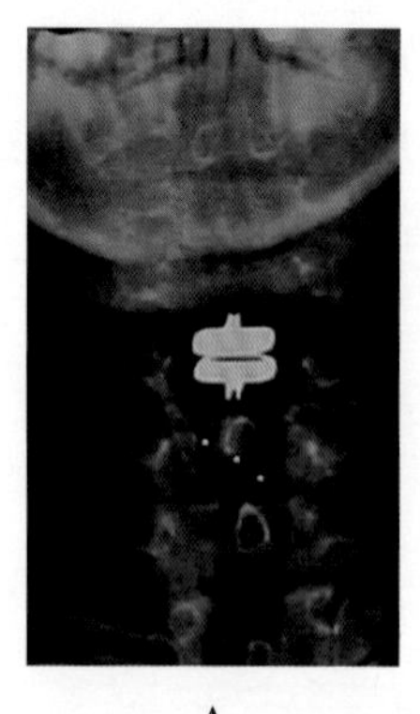

A

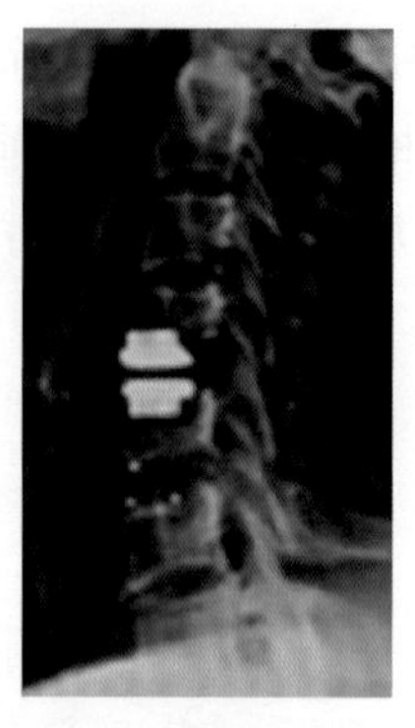

B

图 2-2-6-2-3 临床举例 C_{4-5} 间隙人工椎间盘植入 +C_{5-6} Cage 植入（A、B）

A. 术后正位 X 线片；B. 术后侧位 X 线片

五、颈椎前路椎体次全切除术

（一）病例选择

当椎体因爆裂性骨折引起粉碎骨折块（片）向后方或四周突出并引发脊髓、脊神经根及椎动脉等受压时，一般需将该碎裂的椎体切除，以求获得彻底减压之目的。

（二）切除椎体

【显露损伤椎节】

确定受损椎节后，在牵引下先将椎节上方及下方椎间隙横形切开，达椎节中部；椎节侧方切勿超过椎体边缘以防伤及横突孔内的椎动脉；之后用髓核钳摘除受损的髓核及纤维环等组织。

【切除椎体前部】

如椎体已碎裂，可用髓核钳直接取出，或用钝角薄型椎板咬骨钳（＞90°）或尖头咬骨钳咬除椎体前方及中部骨质；其要领是持钳要稳，深度每次进入 3~4mm，以椎体中央部分为主，直达椎体后缘骨皮层前方，并用冰冷之生理盐水反复冲洗及明胶海绵止血。

【切除椎体后缘致压骨】

在对椎体前、中部切除的基础上，再对后方碎裂的致压性骨块逐块地切除，且要充分减压，包括突向硬膜囊的椎体后缘及压向根管和压迫椎动脉之侧后方及侧方骨块（片）。此时应注意保持颈椎处于牵引状态，必要时可辅以椎节撑开器维持椎节高度（图 2-2-6-2-1）。

（三）撑开植骨

先将施术节段的上、下椎体前缘骨刺清除，修成平面；并切除上下椎骨软骨板达骨面为止。之后用两脚规测量切除区上下椎体间的距离，依据测量数据修正植骨块的长度。在牵引下，将修整后的植骨块（其上下长度可以不同，但深度均为 8~10mm，切勿超过 11mm，以防误伤深部脊髓神经）插入椎间隙，其深度比颈椎表面骨皮质略低 1~2mm。在置入骨块时可适度加大颅骨牵引重量，使椎间隙增宽，以便使植骨块嵌入。

由于植骨块嵌入椎节过深风险太大，作者建议选用骨块嵌入器轻轻敲打使植骨块嵌入椎节；如此既可达到满意的位置，也不会过深。当植骨完成后，多附加颈椎钛板螺钉固定（图 2-2-6-2-4），并去除牵引。

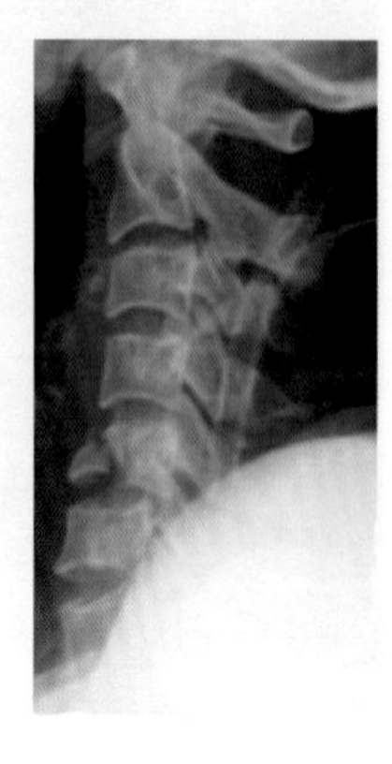

A

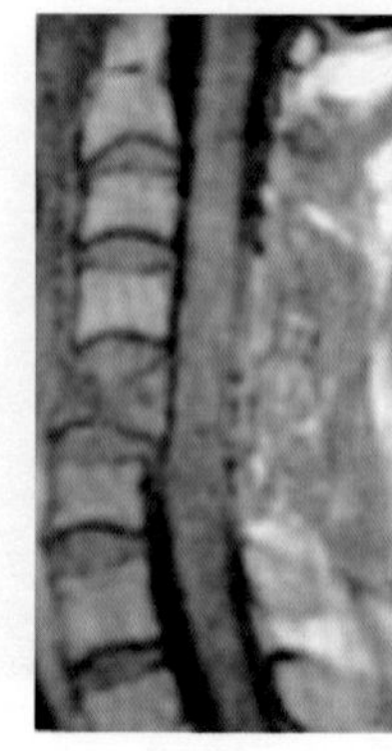

B

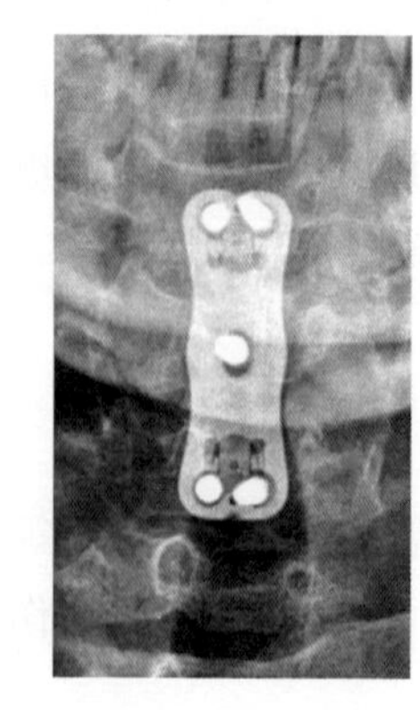

C

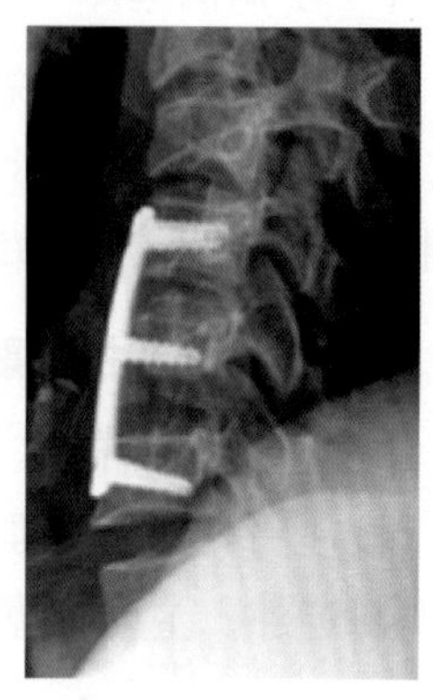

D

图 2-2-6-2-4 临床举例 男性，31 岁，车祸致 C_5 爆裂骨折，行颈椎前路减压及内固定术（A~D）

A. 术前 X 线侧位片；B. 术前 MR 矢状位，T_1 加权所见；

C、D. 颈椎前路第 5 颈椎椎体次全切除减压 + 自体髂骨块植入 + 钛板内固定术后正位 X 线片

亦可利用切下之碎骨块（片）放入相应型号之钛网中，在牵引及撑开下植入椎间隙（图 2-2-6-2-5），当然，颈椎人工椎体疗效更佳，椎节高度易于恢复及维持（图 2-2-6-2-6）。

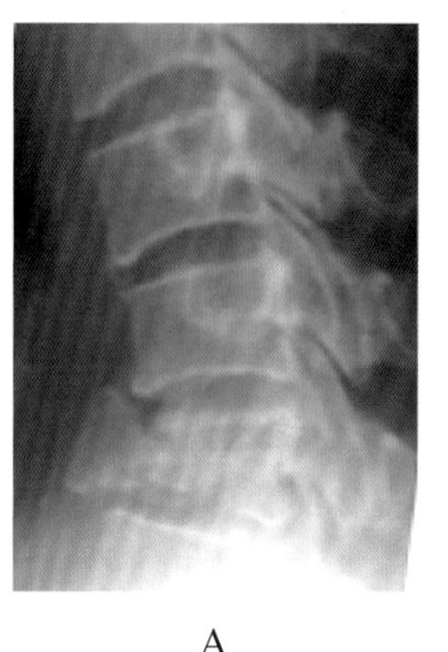

A

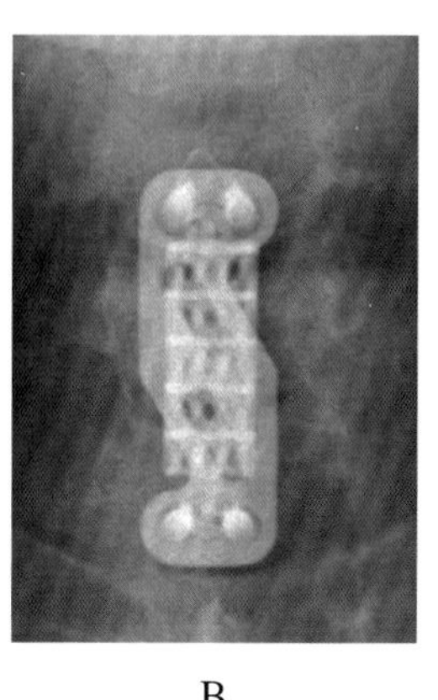

B

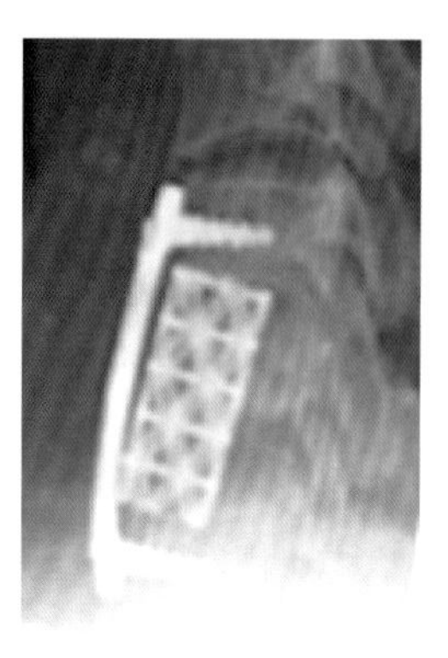

C

图 2-2-6-2-5 临床举例 男性，外伤后致 C_6 椎体屈曲爆裂性骨折及 $C_{6\sim7}$ 半脱位 + 脊髓不全性损伤（A~C）

A. 术前 X 线侧位片，显示第 6 颈椎椎体爆裂状骨折及 $C_{6\sim7}$ 半脱位，行颈前路第 6 颈椎椎体次全切除 + 钛网植骨及撑开 + 钛板固定；B、C. 术后正侧位 X 线片，功能恢复满意

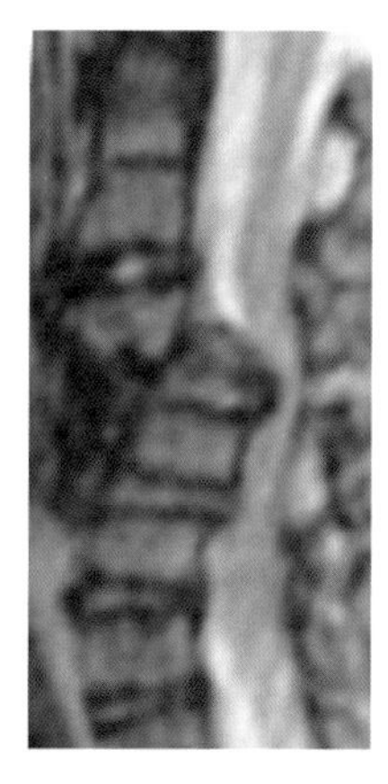

A

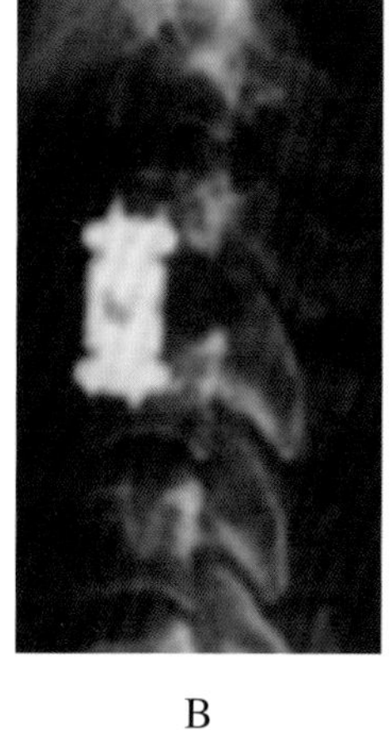

B

图 2-2-6-2-6 临床举例 $C_{4\sim5}$ 骨折脱位伴严重不全性瘫痪（A、B）

A. 术前 MR 所见，显示椎节脱位、骨折，高度不稳及脊髓重度受压征；B. 同一病例，行开放复位、第 4 颈椎切除减压及钛合金中空可调式人工椎体植入术后 X 线侧位片，功能恢复理想

六、颈椎椎体全切术

对于颈椎骨折脱位病例，采取开放复位、减压及椎体次全切除术即已足矣。但对于颈椎椎体肿瘤等患者，尤其是恶性肿瘤则需行更为彻底的椎体全切术，甚至包括椎骨附件及软组织等。详见相关章节，本处不赘述。

七、颈椎椎节融合固定术

颈椎开放复位及减压术毕均需辅以内固定；如无内固定则需外固定，包括绝对卧床，头颈胸石膏，头 - 胸支具等。但患者与临床医师大多乐于采取内固定技术。

（一）颈椎内固定之种类

视切骨范围大小不同选择相应之内固定物，临床上常用的有以下三类：

【钛网 + 钛板】

为颈椎外伤病例选用最多之内固定方式，不同规格及长短之钛网取材与剪接容易，局部切下之骨块（片）可被同时利用，因此手术者乐于选择长度及周径相当的钛网 + 锁定钛板结束手术。

【人工椎体】

精巧的颈椎人工椎体更适用于椎节切除范围较大、而又需要椎节撑开之病例。一般用于单节段椎体次全切除或多节段减压术者。

【界面固定】

可用单枚鸟笼式 Cage 充填碎骨块后植入，亦可用双枚或多枚扁平 Cage 叠加式植入。

（二）注意事项

【术中需透视或拍片】

减压术毕应常规以 C- 臂透视或拍片观察与判定施术椎节状态，特别是内固定物植入后应判定其位置与深度等有无不当之处，并及时加以修正。有记忆功能或拍片功能的 C- 臂机应及时打印摄片，或将术中资料输入数据库内存，以便今后查阅。

【内固定应以安全稳定为主】

在选择内固定物时，除注意长度、厚度及工艺精细外，其设计是否合理更为重要，包括螺钉的旋入与旋出，钛板的形状、厚度和曲度与颈椎是否匹配，螺孔间距与椎节高度是否一致；合理的设计是保证植入物安全与稳定的基本前提。

【重视辅加外固定】

术后早期，特别是 70 岁以上高龄患者，因骨质疏松，钛板螺钉容易滑出，尤其螺纹较浅及螺钉长度较短者；如果术后未正确及时使用颌 - 胸石膏（或颈围）、或不能合作的患者，术后则甚易滑出。

第三节　颈椎后路手术的实施及各种术式

一、颈椎后路手术概述

颈椎后路手术为骨科传统性手术，各大医院及市地等中等医院均能开展，包括神经外科医师亦习惯这一手术途径。但近年来发现颈后路手术之风险性与并发症并不比颈前路手术少见，且易引发截瘫或四肢瘫后果，尤其是颈椎椎管前方有致压物时（包括急性椎间盘突出、骨折块、后纵韧带骨化症等伤患），其发生概率更高。因此在颈椎外伤手术病例选择时更应持慎重态度。

二、颈椎后路手术病例选择

目前主要用于以下病例：

（一）后方骨性致压物累及神经复位困难者

【椎弓骨折伴有陷入性神经受压者】

指后方暴力致颈椎后柱损伤，例如椎板塌陷性骨折及椎弓断裂者等，大多伴神经症状且非手术复位困难或失效者，大多需后路开放性复位、减压及融合者（图 2-2-6-3-1）。

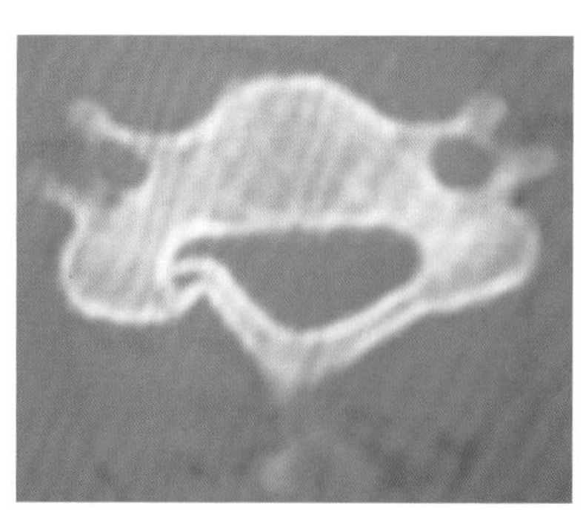
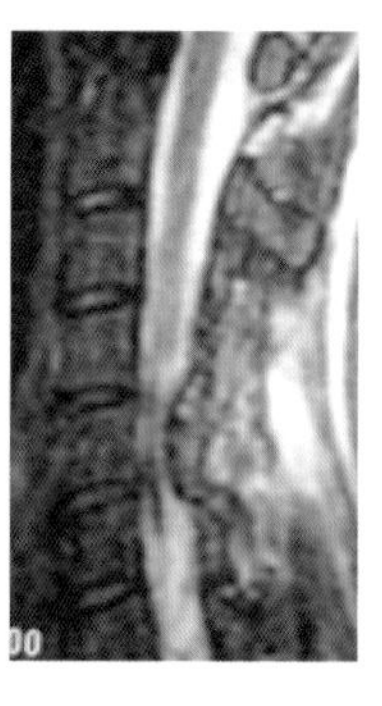
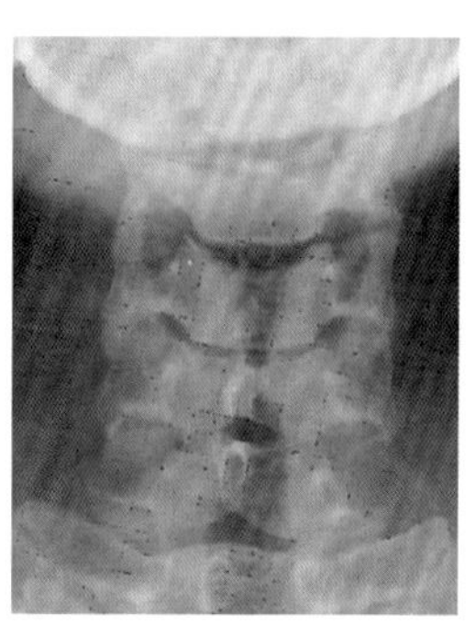
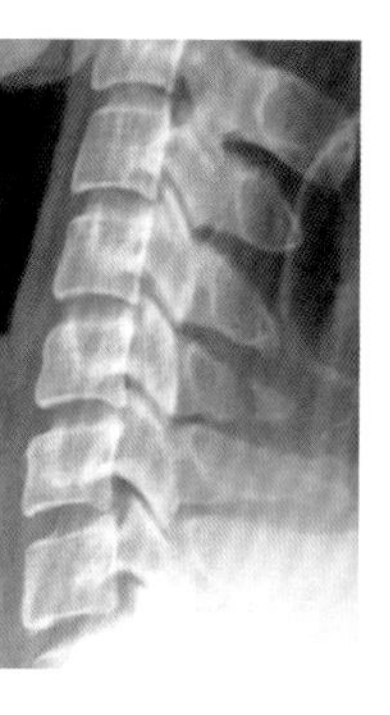

A B C D

图 2-2-6-3-1 临床举例 第 5 颈椎椎板骨折 CT 扫描、MR 及平片所见（A~D）

A. CT 扫描显示左侧椎板外端骨折；B. MR 见 C_5 段硬膜囊明显受压；C、D. 正侧位 X 线片无明确所见

【小关节单侧或双侧交锁需行开放复位或关节突切除者】

主要是下颈椎骨折脱位致使后方小关节交锁、手法复位未成功之病例，无论有无神经损伤，均应开放复位，以求消除椎节不稳因素。

（二）椎节严重不稳需后路探查者

【椎节（管）严重不稳定者】

当颈椎椎节三柱均受累，仅行前路减压及内固定尚不足以恢复椎节稳定者，亦可同时行颈后路内固定术，大多选择椎弓根钉技术以确保椎节的复位及稳定。

【脊髓损伤需行后路椎管探查及减压术者】

因骨折片（块）、血肿等对硬膜囊内形成致压性改变时，大多需从后路切开椎管对硬膜囊外、或蛛网膜下腔进行探查及异物摘（清）除术。

（三）其他病例

【计划性前后路联合手术】

即颈椎前后方均需减压及内固定者，当前方已施术完毕则需对后路施术；或先行后路手术再行前路手术。

【其他】

此外，对疑有外伤后继发性蛛网膜炎、伴有黄韧带钙（骨）化症构成致压因素之一、且有减压指征者、以及其他因素引发颈椎后方致压性伤患均需考虑后路探查及减压之病例。

（四）下列情况应视为非手术适应证

【不可俯卧位者】

主因心肺机能不全等因素患者不能俯卧、又不可全麻及气管插管之病例。

【致压物位于椎管前方或以前方为主者】

此时应先行前路加压，切勿因为不熟悉前方入路而随意按个人习惯反过来后路操作，此不仅无效，且会引发严重后果。

【局部皮肤状态不佳者】

包括局部有疖、痈及开放性创口等，均应先行处理局部，俟无感染风险时方可从后路施术。

三、颈椎后路手术各种术式

（一）常规颈后路开放复位、椎管探查术

此种传统之颈椎后路减压术主要是在直视下对交锁的小关节以复位，或小关节切除（陈旧性关节交锁复位困难者），并视病情需要将椎板及棘突常规切除或是扩大椎板切除两种减压术式；主要用于一般颈椎外伤病例，操作简便，疗效稳定，一般中年骨科医师均可操作。术后内固定大多选择侧块钛板螺钉内固定术及后路植骨融合术等。均有一定疗效，适用于一般病例。

（二）椎板扩大减压 + 根管减压术

为前者基础上更进一步扩大至根管的减压术，主要用于兼具脊髓及根性受压明显之病例。

多用于颈椎骨折脱位之病例，因损伤广泛而需同时对椎管和根管进行减压。对于后方结构完整者，亦可选择椎管成形术（图 2-2-6-3-2）。

（三）蛛网膜下腔探查术

凡疑蛛网膜下腔内有血肿、异物及粘连等病变者均应先切开硬膜，通过蛛网膜观察下方有无异常及受累的部位和范围，之后再切开蛛网膜进行直接观察及操作，包括粘连松解，血块或异物摘除等。主要用于脊髓完全性损伤者，尤其是火器性损伤，几乎 100% 需要对蛛网膜下腔进行探查及清创处理。

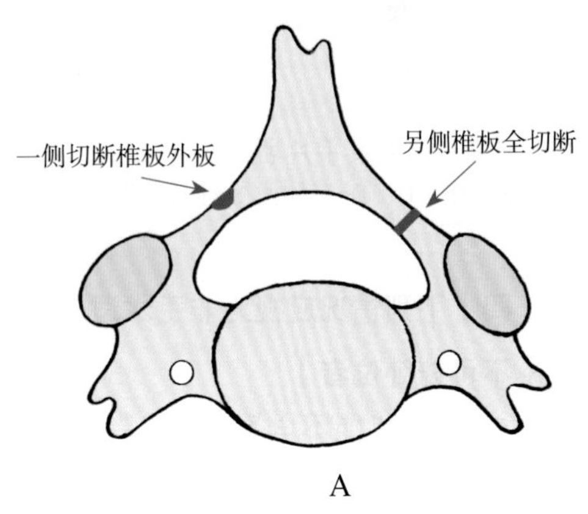

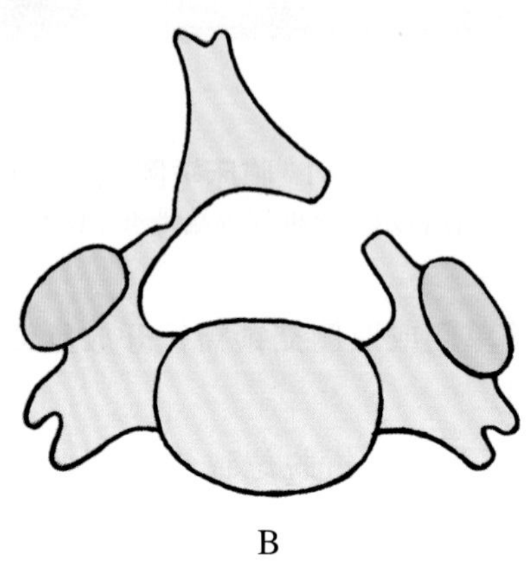

图 2-2-6-3-2　椎管成形术示意图（A、B）

A. 术前设计；B. 术毕椎管矢径增宽示意图

（四）其他术式

用于颈后路术式甚多，视病情不同而加以选择，包括 Key 孔手术，单开门术、双开门术、椎管成形术、短节段 Luque 固定术、棘突根部结扎 + 棒固定术等，均可对不同病情需要而具体掌握；其大多用于颈椎病及颈椎椎管狭窄病时，详情参阅相关章节。

四、颈椎后路常用术式实施与选择

（一）颈椎侧块及椎弓根技术

【概述】

为近年来新开展之技术，即通过颈椎椎板两侧之侧块骨质，或将椎节的后柱用螺钉通过椎弓根同时将后柱、中柱及前柱三者进行复位与固定，疗效较为理想；前者适用于一般性损伤病例，后者多用于骨折脱位之严重损伤者。但由于局部解剖上的特点，在操作上其风险性与技术复杂性方面明显高于腰椎，因此应严格手术适应证；并在施术前应作充分的准备，选择最佳的固定器材与植入物，术中应在 C- 臂 X 线机透视及诱发电位监视下进行，以防意外。

【进钉点及角度方向】

1. 椎弓根钉　椎弓根的进钉点及方向与角度至关重要，正确的操作方可获得理想的固定；各个椎节方向与角度有所差异，深度以 2cm 为宜，透视后再酌情调整（角度与深度），现将各常用椎节进钉点及角度介绍如下：

（1）C_3 椎节　进钉点偏外，在椎板横突外后方，即：横突后结节前方 1~2mm（椎间孔后方）呈 46°角度斜向前内方（图 2-2-6-3-3）；操作时避开从椎间孔向外走行的脊神经根与血管；

（2）C_4 椎节　进钉点较前者稍后，位于后结节后方、与椎板交角处（图 2-2-6-3-4），呈 48°角斜向前内方。$C_{5、6}$ 椎节进钉点及角度与前者相似，唯角度稍小；

（3）C_7 椎节　进钉点偏向椎板中部隆突，进钉角度为 36°，呈平行状、斜向前内方（图 2-2-6-3-5）。

2. 颈椎侧块螺钉　颈椎侧块螺钉临床使用较

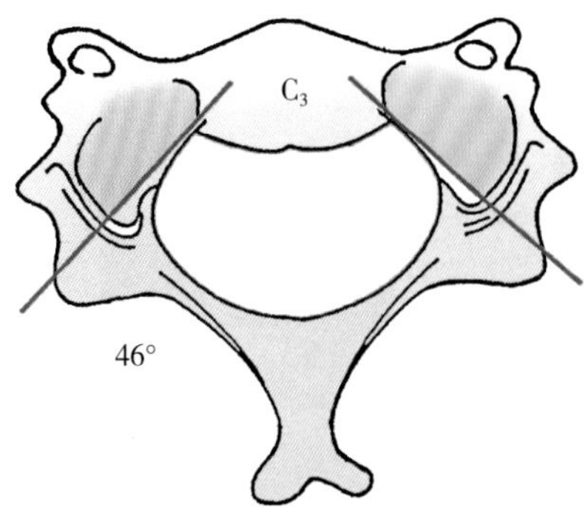

图 2-2-6-3-3　第 3 颈椎椎弓根进钉点位于椎板外后方，呈 46°角度斜向前内方示意图

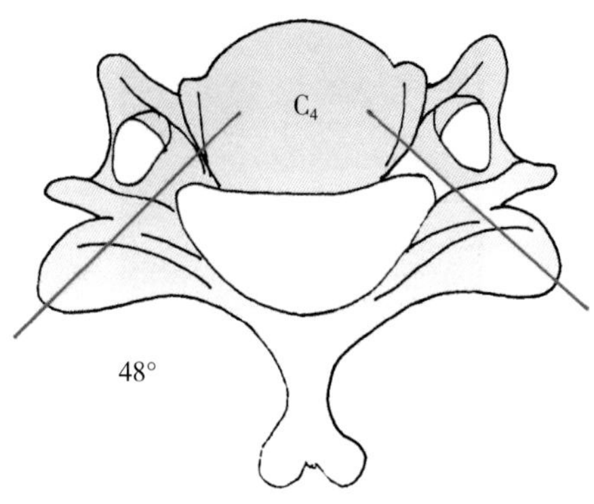

图 2-2-6-3-4　第 4 颈椎椎弓根钉进钉点与 C_3 相似，稍偏内（椎板角中点），呈 48°角斜向椎体前内方示意图

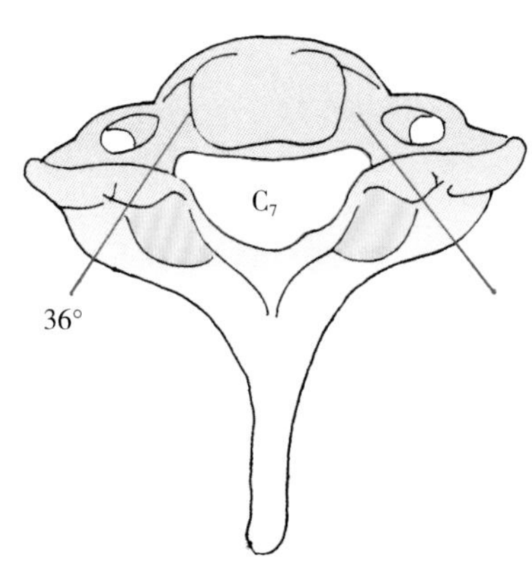

图 2-2-6-3-5　第 7 颈椎进钉点位于椎板中部隆突处，呈 36°角斜向前内方示意图

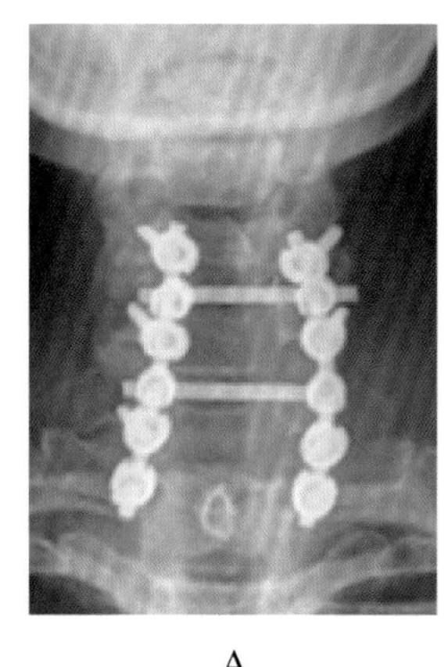
A

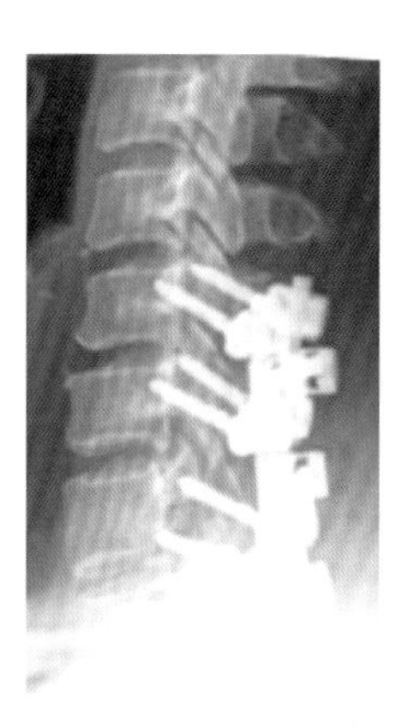
B

图 2-2-6-3-6　临床举例　颈椎后路侧块螺钉正侧位 X 线片观（A、B）

A. 正位片；B. 侧位片

多，由于其进钉位置在椎板外侧小关节处，并向上向外旋入，因此较为安全；一般不会进入椎管，且具有使椎节制动、固定和撑开之作用，因此多用于外伤性颈椎椎节不稳、骨折脱位复位后及椎管狭窄症等（图 2-2-6-3-6）。

（二）椎管成形术联合短节段侧块螺钉固定技术

对于一些合并颈椎管狭窄的颈椎外伤患者，为避免全椎板切除所带来的并发症风险，同时减少固定融合节段，可以考虑采用椎管成形术联合短节段侧块螺钉固定技术，结合两种术式的优势，减少并发症的发生（图 2-2-6-3-7）。

（三）椎板夹技术

临床实践表明，对单节段颈椎椎节脱位及滑脱之病例，椎板夹具有良好的复位与固定作用。在操作上应注意切勿对椎管内组织形成压迫；对椎管狭窄者，为防止增加椎管内压力，可用刮匙或椎板咬骨钳将椎板内层作部分切除，或更换其他固定物。

（四）其他内固定技术

传统用于颈椎后路的技术甚多，包括一般钛（钢）板螺钉棘突固定术，H 型骨块撑开植骨术（多取自自体髂骨），椎板、小关节植骨融合术及钛缆棘突结扎术等，视伤情不同而灵活选择。由于各种新型固定术的设计与材料更新，目前对传统性颈椎后路固定术已少有问津者。单纯钢丝结扎术虽较方便，但疗效多欠满意，易折断，我们曾收治多例此类患者。

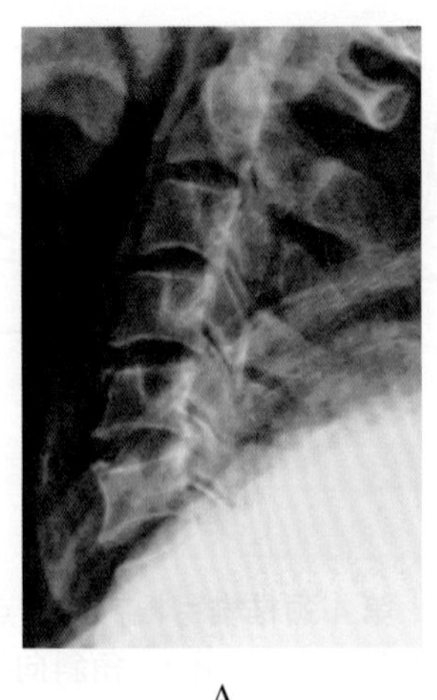
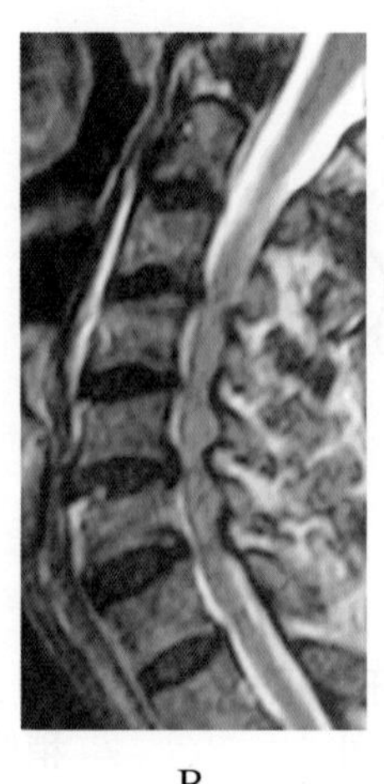
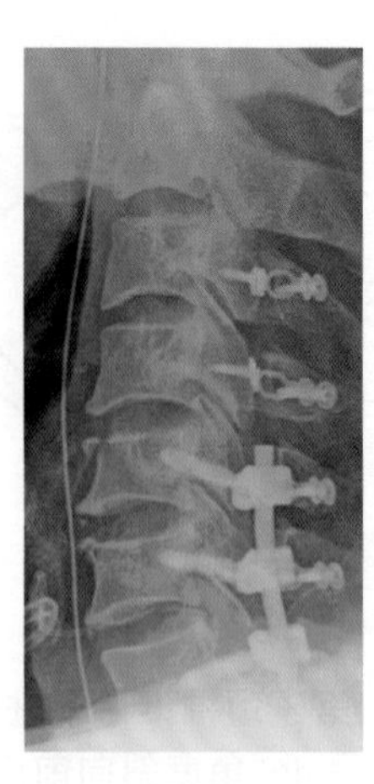

A　　B　　C

图 2-2-6-3-7　临床举例　颈椎椎管狭窄合并颈椎过伸性损伤行后路椎管成形术及短节段侧块螺钉固定（A~C）

A. 术前颈椎 X 线侧位片；B. 术前 MR 矢状位 T_2 加权；C. 术后颈椎 X 线侧位片

第四节　颈椎前后路同时（期）施术及临床举例

一、颈椎前后路同期施术概述

此为目前逐年增多之术式，尤其是对于前、中、后三柱同时受累的颈椎骨折脱位病例，在患者全身情况和施术条件允许的前提下亦可一次性前、后路施术。

二、颈椎前后路同期施术病例选择

（一）手术适应证

【颈椎前、中、后三柱同时受累者】

随着高速公路的发展，此类病例日益增多，大多为交通事故和急刹车等因素所致。对一般病例，选择主要受损、致压处施术即可，但三柱均有变位致压及构成不稳定因素者，则多需前后同时手术。

【椎管前后方均有致压物者】

如从一侧可以切除或复位后消除致压物时，则无需行另路手术；否则，则应从另侧切除致压物，以求达到彻底减压之目的。

【椎节损伤严重，单侧固定不牢固者】

大多为伤情严重的椎节骨折脱位，仅从一侧减压固定，其稳定性及牢固程度大多欠佳，因此，此种损伤多需前后同时、或分期施术。

（二）不宜同时施术病例

【全身情况欠佳者】

主指心肺功能欠佳的老年病例，当一次性前后施术时易在术中发生意外，大多出现在翻身、体位变动时血压巨降，因其代偿力较差，在纠正时十分困难。

【伤情较重者】

除颈部外伤外，如伴有颅脑、胸腹等实质性脏器损伤，对其应尽量减少搬动及翻身频率。病情确实需进一步处理者，需俟病情稳定后再行手术为宜。

【施术条件欠完善者】

包括技术条件、设备条件和拟选用复位及固定用材不齐全者，切勿勉强施术，尤其注意血源的供应，颈椎手术失血量较大，且止血困难，因此，对血供问题切不可忽视。

三、颈椎前后路同期施术手术实施

（一）前后路施术先后顺序的选择

【依据病情】

一般选择病理改变最重的一侧先施术，可从影像学材料及临床检查加以判定。手术前，术者务必详细阅读相关材料及全身体检。

【依据伤情】

视损伤机制不同，与手术入路亦有直接关系；过伸性损伤多选择前路，主因前方首先受暴力作用而最先断裂，伤情亦多较为严重，需及早减压、修复和重建；而强屈暴力所致的小关节脱位骨折等损伤，则应先从后路施术。

【依据术者技术优势】

习惯前路手术者，由于在操作经验上较为丰富，尤其是伤节高度与形态重建的经验较多，分寸亦易于掌控，则可在病情允许情况下，优先选择前路。反之对颈后路经验较多者，亦可以后路手术为优先选择。

（二）手术步骤

按前二节所述手术操作步骤进行即可。

四、颈椎前后路同期施术临床举例

（一）例 1（图 2-2-6-4-1）

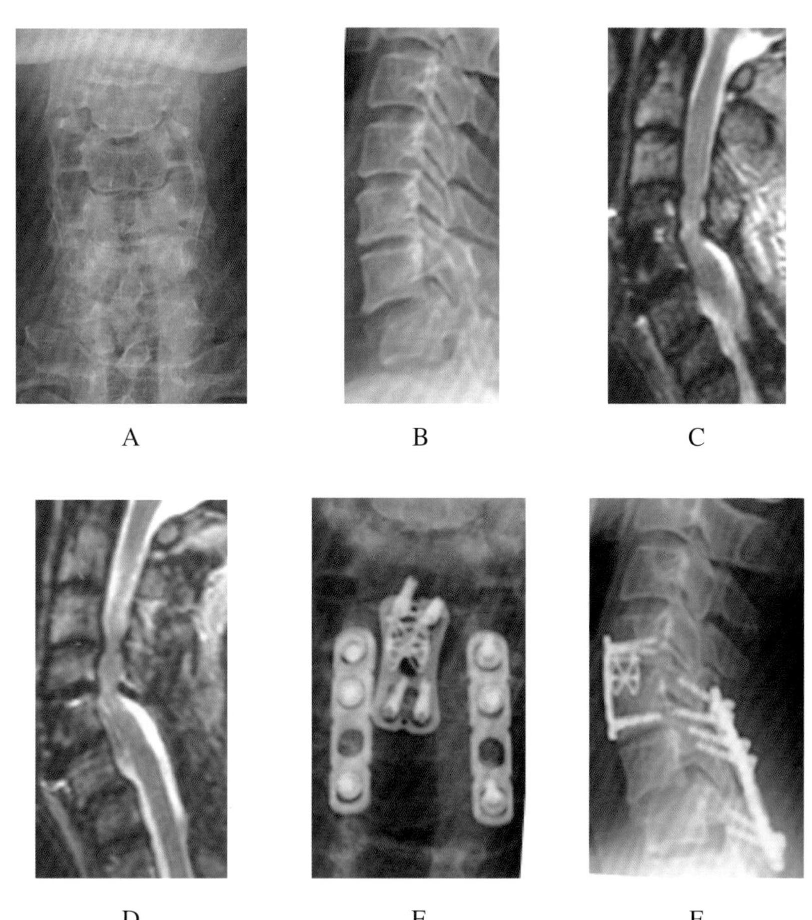

图 2-2-6-4-1 临床举例 例 1 C_7 椎体压缩及棘突骨折伴 $C_{6\sim7}$ 脱位（A~F）

A、B. 术前正侧位 X 线片；C、D. 术前 MR 所见（T_1、T_2 加权），显示硬膜囊前后受压，颈髓受累及 $C_{6\sim7}$ 半脱位状态；E、F. 已行前后路减压及内固定术（前路 $C_{5\sim6}$ 切骨减压 + 钛网 + 钛板螺钉，后路为 $C_{5\sim7}$ 颈椎侧块螺钉固定）术后正侧位 X 线片

（二）例 2（图 2-2-6-4-2）

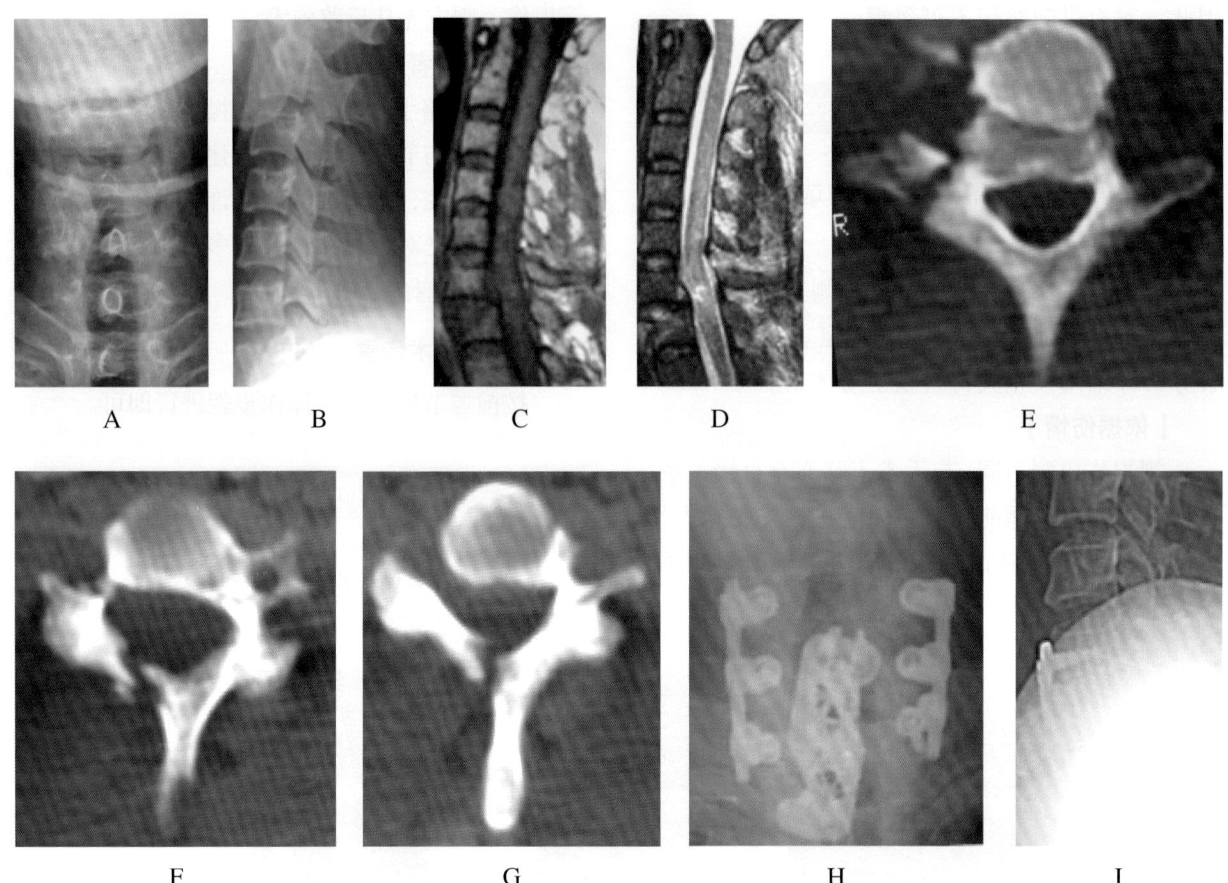

A B C D E F G H I

图 2-2-6-4-2 临床举例 例 2 男性，40 岁，C_7 骨折伴 $C_{6\sim7}$ 脱位及严重脊髓损伤（A~H）

A、B. 术前正侧位 X 线片；C、D. MR 矢状位，T_1、T_2 加权；E~G. $C_{6\sim7}$CT 扫描水平位所见骨折脱位概况；
H、I. 先行颈前路 C_7 椎体次全切除减压 + 钛网 + 钛板固定；再行颈后路减压及侧块螺钉固定术；
术后正侧位 X 光片所见（因人较胖，颈短粗，侧位观欠理想）

（三）例 3（图 2-2-6-4-3）

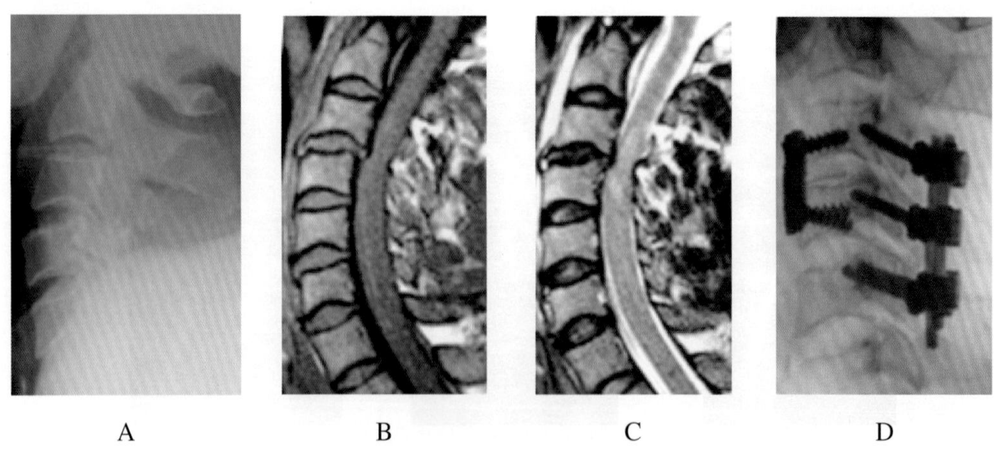

A B C D

图 2-2-6-4-3 临床举例 例 3 男性，36 岁，$C_{3\sim4}$ 一过性半脱位伴 $C_{3\sim4}$ 椎间盘突出、$C_{3\sim4}$ 嵌压及严重型不全性四肢瘫（A~D）

A. 术前 X 线侧位片，显示椎前阴影增厚，$C_{3\sim4}$ 椎间隙增宽及滑移；B、C. MR 矢状位观，T_1、T_2 加权，见 $C_{3\sim4}$ 硬膜囊及颈髓呈嵌压状；D. 先行颈椎前路 $C_{3\sim4}$ 髓核摘除 + 植骨 + 钛板固定术；
再行颈后路 $C_{3\sim5}$ 减压及椎弓根钉固定，术后 X 线侧位片显示对位满意，临床症状改善

（四）例 4（图 2-2-6-4-4）

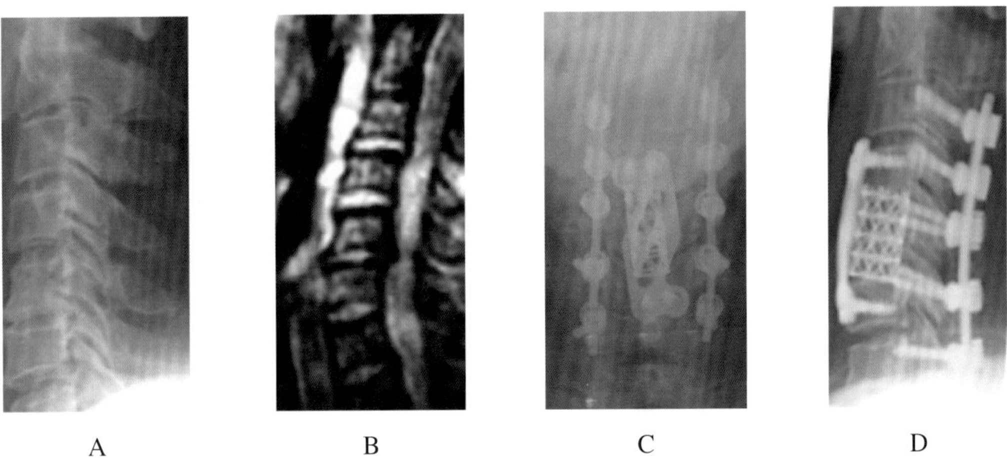

图 2-2-6-4-4 临床举例 例 4 男性，60 岁，急性外伤性 $C_{5\sim6}$ 髓核突出伴颈髓受累（A~D）

A. 术前 X 线侧位观；B. MR 矢状位观，显示多发性髓核突出，以 $C_{5\sim6}$ 为明显，且 $C_{4\sim5}$ 段脊髓有液化灶；C、D. 先行颈前路 C_5 椎体切除 + 钛网 + 钛板固定，再行颈椎后路 $C_{3\sim7}$ 椎板切除减压及侧块螺钉固定术

（五）例 5（图 2-2-6-4-5）

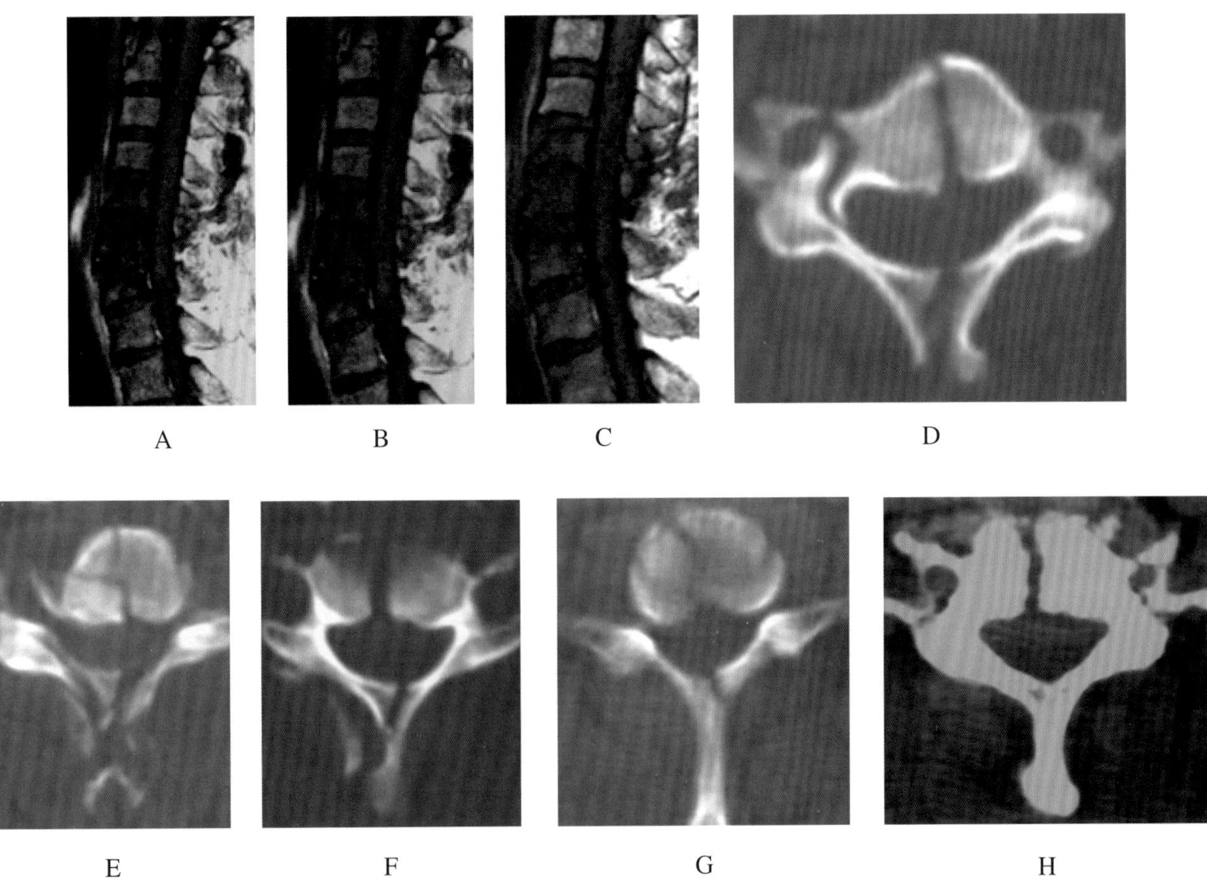

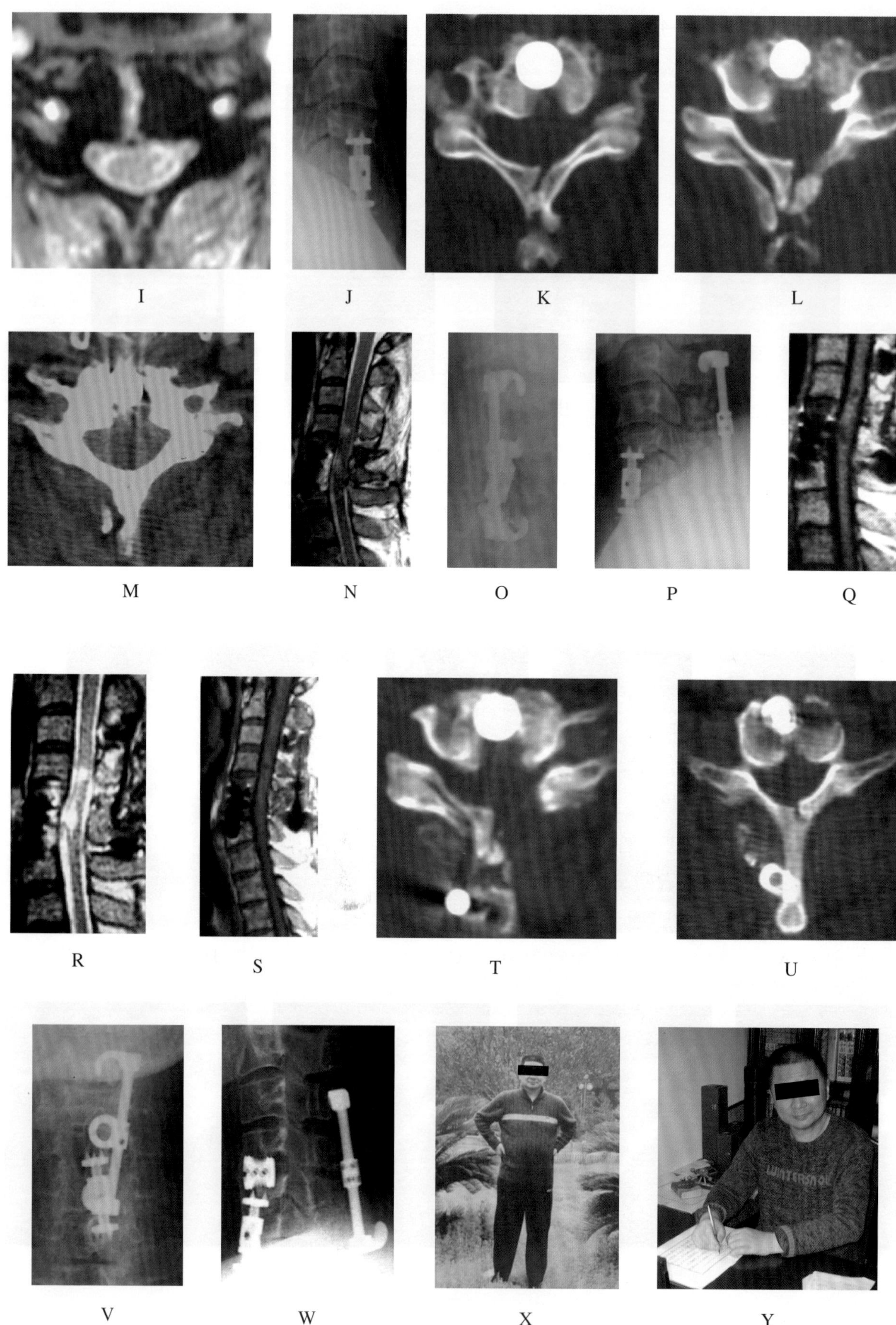
I
J
K
L
M
N
O
P
Q
R
S
T
U
V
W
X
Y

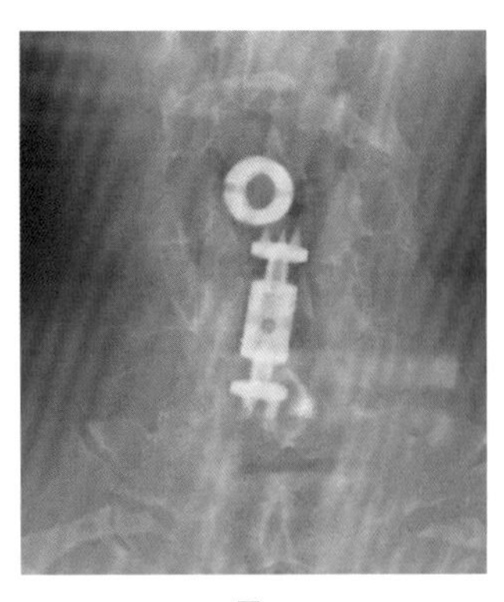

Z_1

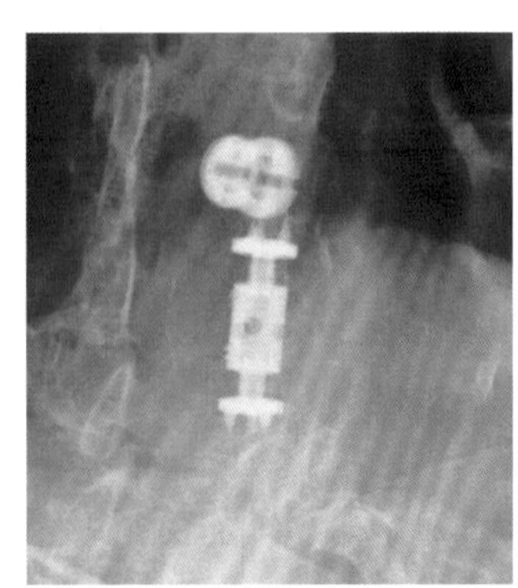

Z_2

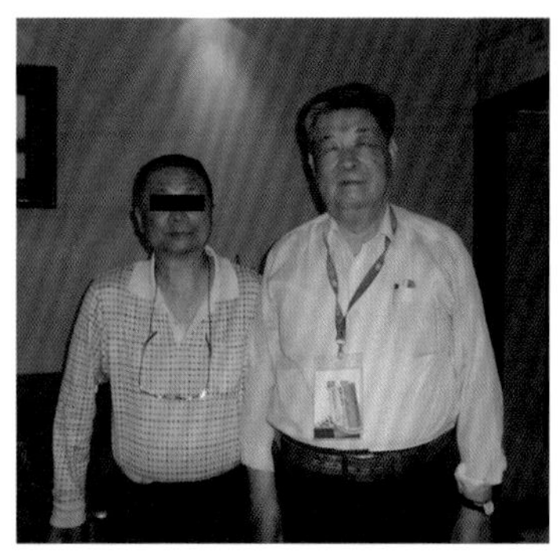

Z_3

图 2-2-6-4-5 临床举例 例 5 男性，44 岁，高速公路上翻车致颈椎、颈髓损伤，四肢软瘫，仅残留位置觉，伴脑外伤（A~Z）

A~C. 术前 MR 矢状位，显示 $C_{5\sim6}$ 椎体爆裂骨折，$C_{4\sim5}$ 髓核后突；D~G. CT 扫描，水平位见椎体、椎弓及椎板多处骨折；H、I. MR T_1、T_2 加权水平位显示椎体纵裂；J. 病情稳定后（伤后 6 周，即 2000 年 6 月 17 日）先行颈前路减压，C_6 椎体次全切除，置入人工椎体，撑开后椎节达原有高度；K~M. CT 水平位扫描及 MR 横切位显示椎体减压范围及人工椎体位置良好；N. MR 矢状位显示伤节前方减压满意，椎节稳定，唯椎管后方致压物仍存；O、P. 6 周后又行颈后路减压 + 椎板夹撑开固定术，正侧位 X 线片显示前方人工椎体与后方椎板夹位置满意；Q~S. 二次术后 MR 矢状位显示减压满意及植入物位置；T、U. CT 水平位扫描显示植入物位置及减压范围；V、W. 一年后 X 线侧位片显示 $C_{4\sim5}$ 椎体退变，遂行 $C_{4\sim5}$ 环锯减压 +Cage 置入；X. 随访 8 年，恢复满意，已可工作及正常行走；Y. 手部功能恢复满意，书写规范；Z. 术后 15 年颈椎正侧位 X 线片（$Z_{1、2}$）及随访时与作者合影（Z_3）

第五节 下颈椎创伤术后病例翻修术

一、概述

外科手术干预是治疗颈椎创伤的最有效和最重要的手段之一，前路、或后路减压、植骨及 / 或内固定已成为手术治疗颈椎创伤的最基本内容。在取得良好疗效的同时，一些并发症的出现诸如骨不连、假关节形成、内植物松动、滑脱甚至断裂以及减压不彻底、复位不佳或后凸畸形等又影响了神经功能的恢复，其中有些病例需要再次手术翻修。

二、下颈椎翻修术适应证

（一）基本原则

现代颈椎创伤治疗的基本原则是彻底减压（去除致压物）；恢复颈椎正常的生理曲度和椎间高度、坚强的固定或设计合理的人工关节等均能使损伤节段获得即刻稳定、或正常活动，促使患者早期活动。在采用了外科干预手段之后未达到上述目的并出现疗效不佳、甚至恶化者，可考虑行翻修手术。

（二）具体手术指征

其具体手术指征包括：

1. 减压不彻底，神经根或脊髓压迫症状持续存在或加重者；

2. 颈椎排列未获满意纠正或存在颈椎不稳定有进展趋势者；

3. 植骨不融合、假关节形成或后凸畸形者；

4. 内植物有松脱或断裂等并发症出现者。

三、下颈椎翻修术前对病情需进行综合评价

(一)病史及体检

颈椎外伤前路手术后翻修患者病史十分重要，手术者应全面掌握患者上次术前情况、术后效果，重点了解术后脊髓损伤的功能恢复情况。全面仔细的神经系统检查，注意排除有无合并性损伤如臂丛神经损伤或单一神经损伤的可能，对脊髓伤比较严重，仅有上肢功能部分保留者，要注意手功能的评价，以明确再次手术减压对根性损害的恢复作用。在有些情况下，减压对完全性脊髓损伤无效，但根性减压后，可改善手部功能，对提高患者生存质量亦有重要意义。因此，强调全面收集病史和细致的神经系统检查，以明确损伤的程度、残留功能及原损伤与目前神经功能障碍的关系。

(二)影像学检查

【概述】

在做翻修决定时，影像学检查对方案的确定至关重要。手术者不但要认真研究目前的影像学检查结果，还要结合患者现在的临床症状重新阅读以前的各种影像学资料，了解上次手术的范围、节段及类型，诸如椎体、椎板切除范围、融合程度、内固定类型、有无畸形、手术邻近节段的退变程度等情况。

【X线片检查】

颈椎的过伸过屈位片对于判断术后颈椎不稳或假关节形成有诊断意义(图 2-2-6-5-1)。可测量需要融合节段的棘突间距离来判断融合是否完全，未完全融合节段在过伸过屈位棘突间距的增减变化大于 2mm。当怀疑颈前路植骨块滑出、钢板脱出造成食管损伤以及术中操作直接损伤食管时可行食管 X 线钡餐检查。

【MR 检查】

MR 对于显示脊髓信号的变化具有优越性，也可显示相关的骨和软组织变化。尤其是脊髓组织，不但可显示脊髓的形态，如增粗或变细，或信号强度变化，还可观察到脊髓损伤后液化和囊性变(图 2-2-6-5-2)。MR 检查的不足之处在于：原手术部位的金属内植物会影响图像质量，造成伪影；内植物如为非钛金属则不能行 MR 检查。

【CT 检查】

CT 检查对颈椎骨性结构和内植物的了解优于 MR，可作为补充的检查手段，除可判定植入物的位置，是否滑动及滑出(图 2-2-6-5-3)外，对术后椎管之状态，尤其是 CT 三维重建图像对判定椎管内径大小更具指导意义(图 2-2-6-5-4)。

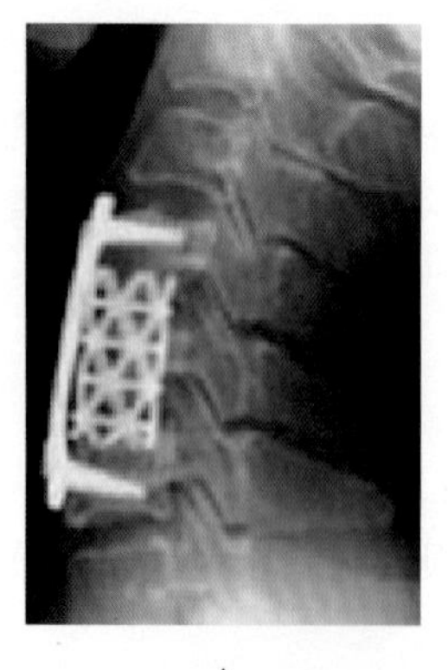

A

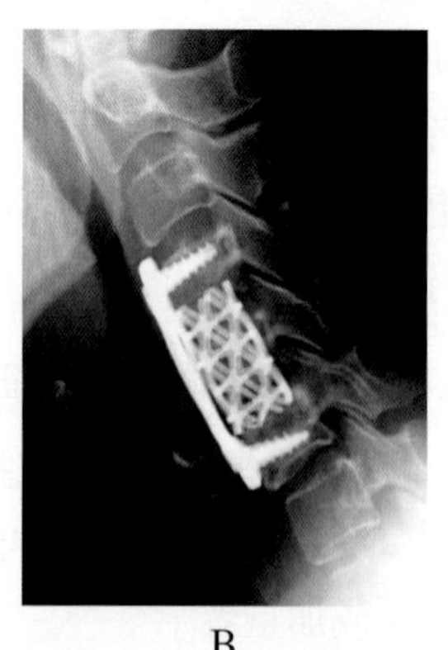

B

图 2-2-6-5-1 临床举例 男性，36 岁，车祸致 C_5 椎体粉碎性骨折，行颈前路 C_5 椎体次全切除、钛网植骨 + 钛板固定、术后一年半；颈椎伸、屈位示棘突间距无变化，椎间融合好(A、B)

A. 仰伸位 X 线片；B. 前屈位 X 线片

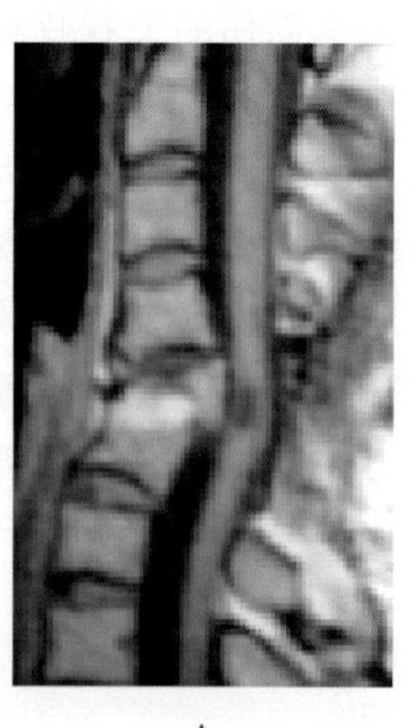

A

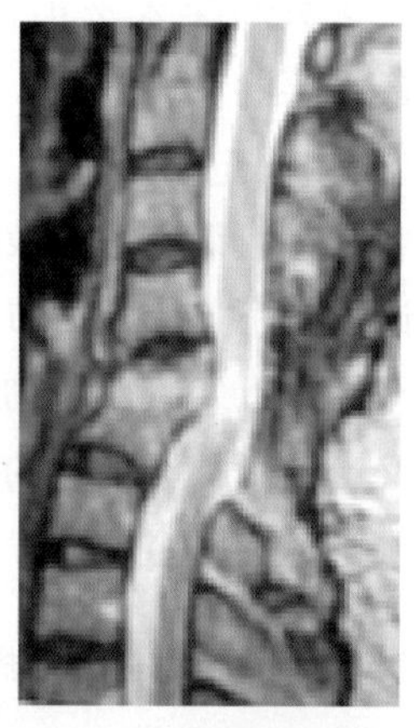

B

图 2-2-6-5-2 临床举例 脊髓损伤后囊性变 MR 表现(A、B)

A. 矢状位 T_1 加权像；B. 矢状位 T_2 加权像

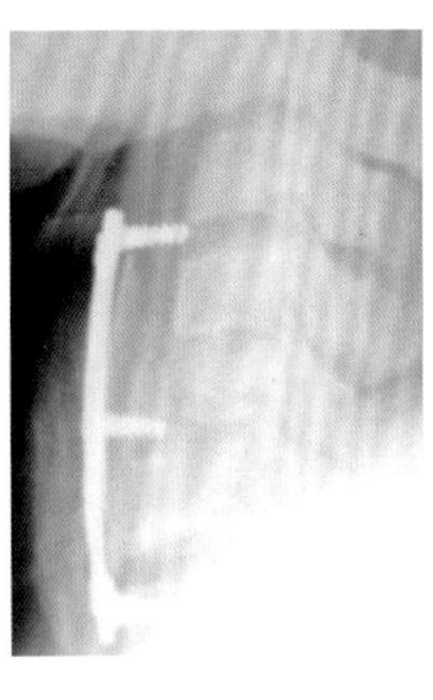

A

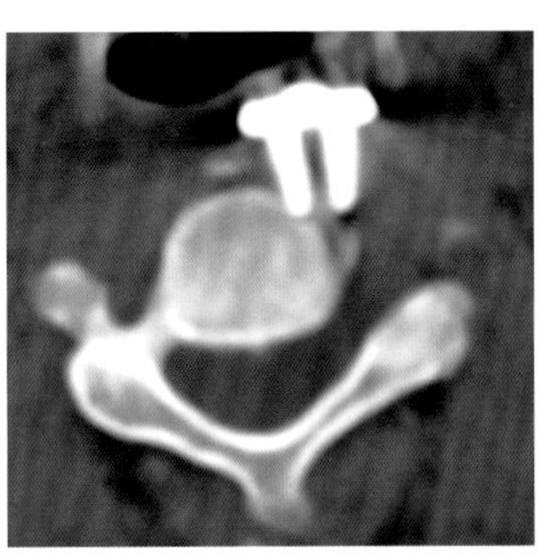

B

图 2-2-6-5-3 临床举例 颈前路减压 + 内固定，术后钛板滑出（A、B）

A. 颈椎侧位 X 线片；B. CT 水平位扫描

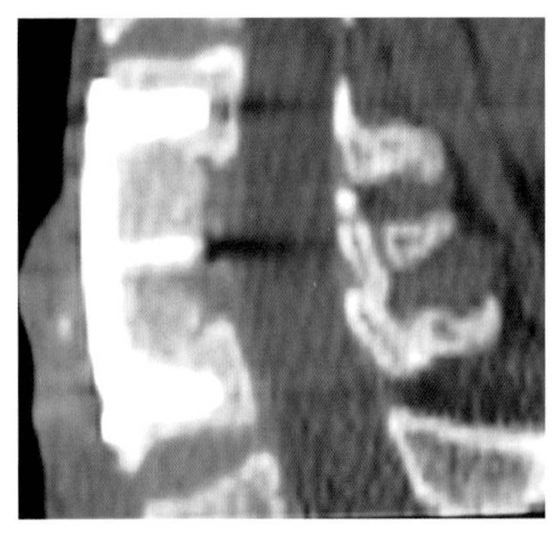

图 2-2-6-5-4 临床举例 颈前路术后 CT 三维重建图像，显示椎管减压彻底、内固定确实、椎管矢径已恢复正常

四、下颈椎外伤翻修术之基本原则

需翻修病例之病情常常比较复杂，手术难度大、而再手术效果受很多因素影响，根据我们临床经验，遵循以下原则常可获较好的疗效：

（一）直接、彻底地去除颈脊髓致压物，恢复有效的椎管容积

减压手术能够促进神经功能的恢复已是共识，导致减压不充分的一个常见原因是没有准确判断椎体中线位置，致使减压呈偏心性，从而残留一部分致压物。这种情况多发生在解剖标志不清楚时，例如肥大性脊柱炎、强直性脊柱炎等。减压术中拍摄颈椎 X 线前后位片或透视定位，术后水溶性造影剂造影以了解减压范围，确保减压彻底。为达此目的，术前手术医师应该通过 MR、CT 检查结果判断减压部位和范围。在严重的颈椎外伤后神经压迫情况未被发现或未经治疗，或者神经压迫症状因颈椎骨折术后继发的持续性不稳、假关节形成、颈椎畸形等的出现而加重，遇到这些情况，手术医师应具体情况具体分析，并采取相应措施。对于颈椎骨折伴脊髓完全损伤的患者，前路减压不能恢复脊髓受伤节段以远的神经功能，但减压可能恢复受损节段脊髓的运动神经元功能，或某单一颈神经的功能，也将有助于患者进一步康复。

颈椎外伤术后可能会出现各种畸形，导致有效椎管容积减小，脊髓受压。出现的原因可能为术前检查忽略，或由不恰当的治疗措施引起。椎板切除减压、椎体爆裂骨折伴后部韧带结构损伤、或者是前路植骨后未行内固定均可能出现颈椎畸形，这种情况需要前路椎体次全切除，钢板内固定，或前后路联合手术治疗，纠正畸形，重建颈椎生理前凸，最大限度恢复椎管有效容积，为神经功能的康复创造条件。

（二）采用自体骨充分有效植骨，促进骨性融合

最容易引起前路融合失败的原因是植骨块的塌陷和脱出，这些情况在应用前路钢板后虽已明显改善，但钢板固定并不能代替正确的植骨融合技术。植骨块的质量、形状对整个固定节段的稳定性有重要影响，故通常选用自体三面皮质骨的髂骨块，除具良好支撑作用外，尚含较多松质骨，融合能力强而塌陷相对较少。Tribus 报告了在颈前路单间隙融合失败的患者中应用前路翻修、自体骨植骨、钢板固定，术后 93% 的患者获得了满意的融合效果。有些病例也可用钛网加自体髂骨植骨或加切除椎体的松质骨植骨。钛网的优点在于能够灵活切取，更好地适应椎体切除后所需的植骨长度，减少供骨区的并发症，比髂骨或腓骨植骨的强度更好。此外，钛网提高了整个植骨

体的抗扭转强度，上下缘锐利的齿增强了抗剪力作用。钛网的缺点在于昂贵价格，有向上下椎体沉陷现象，需要翻修时会遇到取出困难等情况。

植骨移位、骨折，植骨块大小不合适，植骨部位准备不充分，术后外固定时间不够等均易造成早期植骨塌陷。如果仅仅是前路植骨块的轻度移位，补救的办法为立即行有效的外固定。如果植骨块移位、骨折明显，要尽早手术取出植骨块，重新植骨，并行颈前路钢板固定。翻修时注意避免植骨块的高度过高，否则会造成椎间过牵，易致植骨再脱出和骨折。植骨融合失败病人并伴有后凸畸形者可采取前路邻近椎体的半椎体切除、纠正畸形、充分减压，自体髂骨移植、钢板固定。如果伴有明显的后凸、脊髓压迫、或相邻节段的假关节形成则需要行椎体次全切除，充分减压。在 1~2 个椎体被切除后应用髂骨块植骨，而当切除 2 个以上椎体时，可用腓骨植骨融合。但如果翻修手术时减压、融合的节段多于 2 个，建议最好行前后路联合手术，而后路融合加侧块钢板螺钉固定的方法较为可靠。

（三）合理选用钛（钢）板内固定，重建即刻稳定

我院骨科在严格遵循手术适应证的基础上应用颈前路内固定系统治疗颈椎伤病多年，认为其不但具有良好的即刻复位、稳定效应，经长期随访亦疗效确实。术后随访 X 线片提示，颈椎生理曲度及椎间高度丢失少见。前路固定的目的是提供翻修术后的即刻稳定性，恢复颈椎的生理曲度，防止植骨块脱出，承载应力以防止植骨塌陷。最初设计的螺钉为双皮质螺钉，要求术者经验丰富，且并发症较高，需在 X 线透视监视下进行，以防螺钉损伤脊髓。目前应用的自锁螺钉则无需贯穿椎体后缘骨皮质，大大减低了进钉时神经损伤的可能性。

在后路椎板切除术后畸形再手术时，前路植骨后一定要采用前路钢板固定，以避免植骨块脱出，维持畸形的矫正，提高融合率。前路钢板系统的应用可减少对术后外固定的依赖，有时可免除外固定，大大方便了术后护理。

（四）维持颈椎生理前凸和椎间高度的意义

Breig 对颈椎生理前凸的重要性进行了研究，发现颈椎前凸消失，尤其转变为后凸时，随着颈椎后凸成角的增加，脊髓内张力也相应增加。颈椎后凸节段的脊髓受到来自前方的压迫导致功能障碍。Zdeblick 等的研究发现，在出现颈椎成角后凸时，后路椎板减压对于缓解脊髓压迫、张力以及缺血并无作用。而纠正后凸、恢复颈椎前柱高度对扩大椎管有效容积具有重要作用。因此，维持或重建颈椎生理前凸以及恢复颈椎前柱高度至关重要，在手术方式的选择及手术操作中都必须高度重视。术中可借助于颈椎撑开器，结合椎体深部撑开器重建颈椎前柱高度的生理前凸，采用可靠的植骨和内固定来维持之。

第六节　颈椎外伤前路及前后路翻修手术技术要求

一、前路手术入路

可根据个人习惯选择颈前左侧或右侧入路。对于翻修手术，考虑到美观，应尽量从原切口入路。但仍以彻底减压及便于植骨融合及内固定等操作为优先考虑，为此可适当延长切口或另选入路。

笔者本人多选择颈前右侧横行切口，如减压范围较大，亦可选用胸锁乳突肌前斜行切口。切开皮肤、皮下组织及颈阔肌，松解颈深筋膜，分

离内脏鞘与颈动脉鞘间隙。内脏鞘指甲状腺、气管与食管三者外方的纤维包膜，其与外方的颈动脉鞘（其内为颈内静脉、颈总动脉、迷走神经）之间有一层疏松结缔组织。当颈深筋膜被充分松解后，将胸锁乳突肌与肩胛舌骨肌牵向外侧，沿颈动脉鞘内缘用手指朝椎体前缘方向钝性分离即达椎体前方。但是，颈前路术后翻修患者因瘢痕增生或与周围组织粘连严重，解剖层次往往不清楚，则该界线不易寻找。此时更应耐心细致地寻找突破口，切不可动作粗暴，鲁莽行事，以免误伤重要血管、神经及食管等结构。

二、取出前次手术内植物

将内脏鞘牵向内侧，颈动脉鞘牵向外侧，暴露椎体前方，通常即可见前次手术内固定物，如钢板等多位于椎体前方，但要注意其位置是否居中，钢板、植骨块有无移位，螺钉有无松动、脱出。钢板前方可能覆盖一层坚韧的假膜，显露钢板时，应在假膜下操作。分离颈长肌不应过宽，以免减压范围过大造成副损伤。务必事先与前次内植物生产厂家联系，备好特殊内固定取出工具，逐个拧出螺钉，完整取出钢板等内植物。如前次手术未应用内固定，则可直接到达待翻修部位。

观察植骨块与上下椎体是否已融合，有无假关节形成。如为钛网植骨融合，应注意钛网有无外露，钛网内是否有骨长入。根据术前评价并结合术中观察，决定是否需要取出植骨块或钛网，在某些翻修情况下，如植骨块或钛网已获牢固融合而临床症状确由相邻节段的继发性退变引起者，则无需取出。未获骨性融合的植骨块较易取出，但应注意轻柔操作，切忌向椎管方向推挤，以防损伤脊髓。钛网的取出则十分困难，即使未获牢固骨性融合，其增生的纤维、瘢痕组织仍然坚韧。应充分松解钛网周围组织后方能将其完整取出。这需要术者经验丰富，术野暴露充分，操作视野清晰，同时要备有精巧而耐用的手术器械。

三、前路减压操作

根据术前影像学检查及术中所见决定减压节段，定位无误后，分别于待减压节段上下椎体中央放置撑开器螺钉，安放撑开器并适当撑开。病变椎间隙往往变窄，操作难度较大，除要备有精细工具外，术野要有足够照明，保证在直视下操作，以防误伤。减压过程中不但要注意骨性致压因素，还应注意有无椎间盘突出，尤其是有无髓核脱出到后纵韧带下，对硬膜囊和脊髓及神经根形成压迫。切除椎间盘后，用髓核钳摘除残余髓核，再以刮匙及冲击式咬骨钳切除椎体后缘骨赘。务必完整切除骨性和非骨性致压物，此为手术成败之关键。有时要切除后纵韧带，此项操作应保持在硬膜囊表面及后纵韧带之间，切勿伤及硬膜囊。切除后纵韧带后如出血较多，可用明胶海绵止血。再以薄型冲击式咬骨钳彻底咬除椎体后缘残留骨赘，见到硬膜囊恢复正常搏动。椎体切除要有足够宽度，以使脊髓获得充分减压，但也不应过宽，以免损伤椎动脉。

四、植骨融合及内固定

目前广泛采用 Smith-Robinson 椎体间融合术，因其与其他方法相比更符合生物力学原则并具较高的临床融合率。通常沿左侧髂嵴做斜行切口，切开皮肤、皮下组织，沿髂嵴切开骨膜，剥离髂骨内外板后，凿取合适大小全厚三面皮质髂骨骨块，修剪后留用。适当牵开椎体间隙，将所取髂骨精心修剪后嵌入骨槽内，椎体前方重新放置钢板，逐个拧入固定螺钉，临时固定。透视钢板位置理想后，方可锁定螺钉。冲洗见无活动性出血，放置明胶海绵及负压引流管，逐层缝合伤口。

五、重建颈椎生理曲度

在植骨固定融合过程中，要注意重建颈椎生

理曲度，为达到此目的，以下关键步骤不容忽视：

（一）应用椎体撑开器

通过应用椎体撑开器，可以在完成减压的前提下，调节牵开器张力，使得骨折脱位之节段的椎间高度恢复，重建生理曲度。对于部分单侧关节突关节绞锁病例还可直接复位。另外，由于操作视野的扩大，便于彻底减压和植骨块或钛质网等内植物的放置。在拆除牵开器后植入物便可紧密嵌合于上下终板间，安放钢板可获即刻稳定。

（二）应用椎体后缘撑开器

为避免单独应用 Caspar 牵开器可能造成的在撑开椎体前缘的同时，椎体后缘椎间隙反而变窄的情况，可同时应用椎体后缘撑开器，使得椎体后缘的椎间隙同时扩大，以便于复位及减压等操作。

（三）精确修整植骨块

宜选用自体三面皮质髂骨植骨融合，因其具有较强的支撑能力。植骨块的修整也很重要，最好根据颈椎生理曲度修整为前方略高的近长方形的植骨块。

（四）预弯钛（钢）板

钛（钢）板可根据需要预弯成合适角度，以适应并维持颈椎生理曲度，减少应力遮挡。带锁钢板固定确实，具有支撑作用，可有效防止植骨块的塌陷。

六、术后处理

（一）一般处理

除按一般颈椎前路手术的术后处理外，翻修病例因瘢痕增生、解剖不清而渗血较一般颈椎前路为多，最好采用负压球引流。术后 24h 内嘱患者卧床休息，不戴围领，以便观察切口渗血、引流情况，特别要注意患者呼吸是否困难，发现异常要及时处理。根据引流量，于术后 24~48h 拔除负压引流管。

（二）必要的外固定

牢固的内固定可有效地限制病变节段活动，促进骨融合，恢复及维持颈椎生理曲度。故术后 24h，患者可仅在颈托保护下行日常活动，6~8 周后逐步去除颈托。应尽量减少不必要的外固定，如 Halo 一环等。

使用颈椎支具的目的是维持颈椎翻修术后的稳定和制动。软性颈围仅可限制下颈部屈曲活动的 25%，但不能控制旋转，故仅具有限稳定作用。颈托支具可限制颈椎大部分的屈伸和旋转活动，尤其是单个取模后制作的垫塑颈托支具效果更为可靠，佩戴也较为舒适。

（三）系统的康复治疗

事实上，颈椎创伤患者往往合并四肢的不全瘫，甚至高位截瘫。术后系统康复治疗在很大程度上影响着患者的功能恢复及健康状况。系统康复治疗包括评估、计划、实施和评价等阶段，是一个有的放矢、循环往复的过程。康复治疗方法有物理治疗、运动疗法、作业疗法、支具和辅助用具的训练等，需根据患者个体情况加以选择。

七、下颈椎损伤病例后路或前后路同时翻修术

颈椎创伤病例术后需翻修术者大多取前路施术，但个别严重病例尚需后路施术，或前后路同时施术。早期大多先行前路翻修术，或在前路手术完成后，椎节仍有压迫，可在椎节较为稳定状态下再翻身行颈后路手术（多需要利用上、下石膏床翻身处理），仅少数病例先行后路减压固定后再行前路手术，或是已行前后路手术仍存在致压物时，需再次手术。总之，一切操作顺序需依据伤情而定，对此组病例再手术时务必小心、认真、全面考虑，并向患者及其家属反复说明可能出现的各种情况和意外（图 2-2-6-6-1~3）。

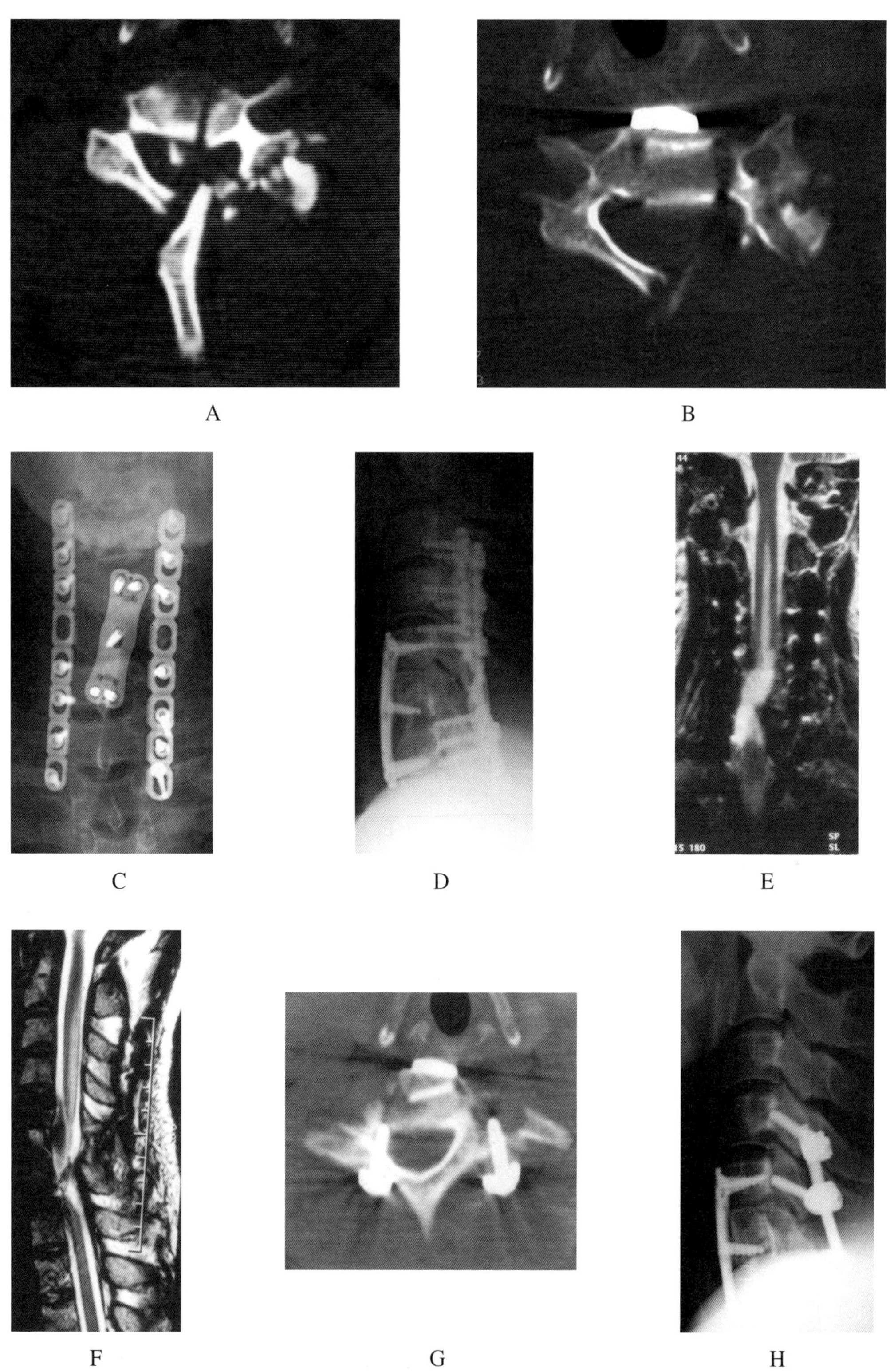

图 2-2-6-6-1 临床举例 男性，29 岁，车祸致椎体爆裂骨折，先行前路减压植骨固定术后症状无改善，又行后路减压固定，但因螺钉进入椎管及症状恢复不理想，再次行后路翻修手术（A~H）

A. 术前 CT 扫描显示椎体爆裂骨折，椎管内有占位之骨折片；B. 第一次术后 CT 扫描示植骨块过深；C、D. 再行后路减压，侧块螺钉及钛板固定术后颈椎 X 线正侧位片；E. 第二次术后冠状 MR T_2 加权像；F. 第二次术后矢状位 MR T_2 加权像；G. 第二次术后 CT 扫描见螺钉进入椎管；H. 再次行后路翻修术依序去除原固定钛板、改用螺钉及 Cervifix 固定

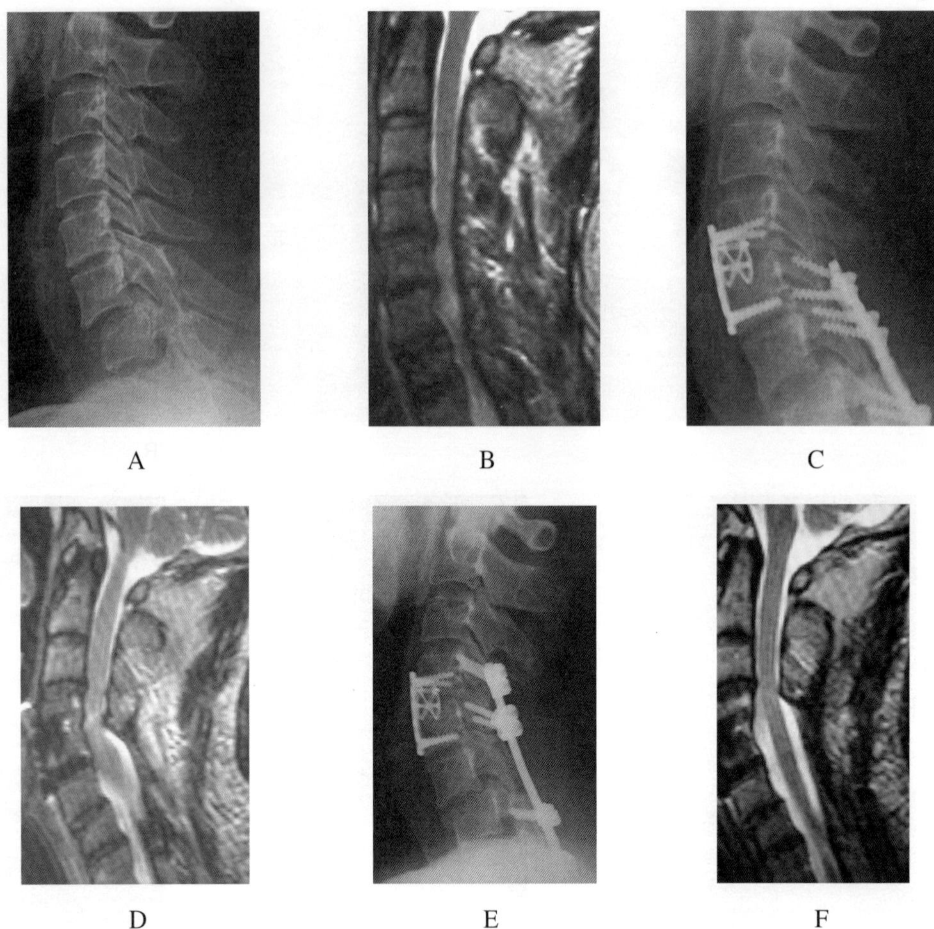

A B C

D E F

图 2-2-6-6-2 临床举例 颈椎病伴 $C_{6\sim7}$ 骨折脱位前后路减压术后，椎板切除范围上方不够而再次手术翻修（A~F）

A. 术前 X 线片示 C_6~C_7 骨折脱位；B. 术前 MR 矢状位检查示 C_6~C_7 骨折脱位并 C_4~C_5 及 C_5~C_6 椎间盘突出；C. 颈椎前后路联合手术减压固定术后 X 线侧位片；D. 术后 MR 矢状位、T_2 加权像显示后路椎板切除上极处理不佳（够），仍形成致压状；E. 再次后路翻修切骨减压 + 内固定术后 X 线侧位片；F. 再次术后 MR 检查显示脊髓受压有所改善

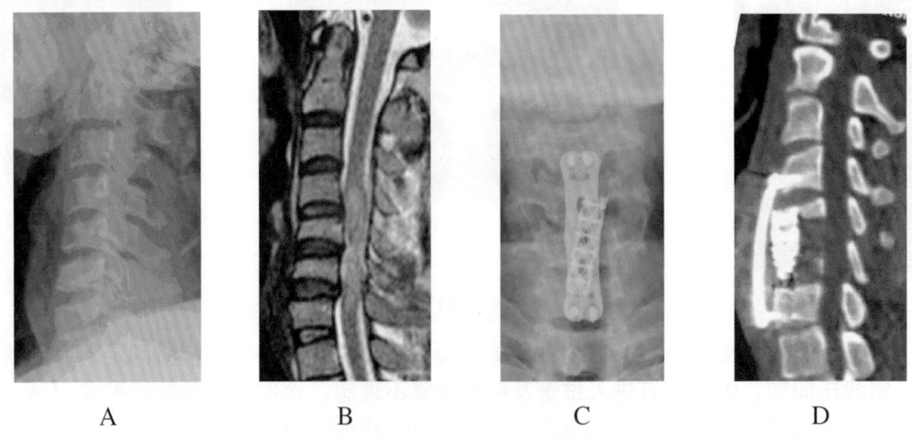

A B C D

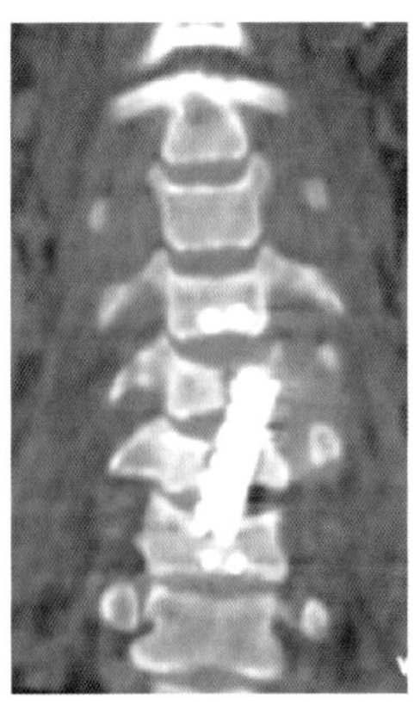

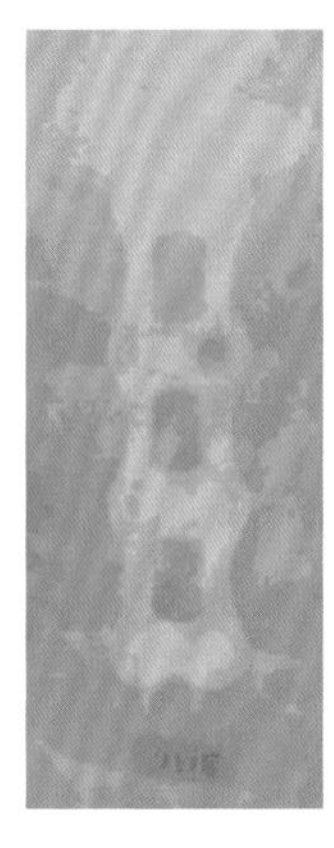

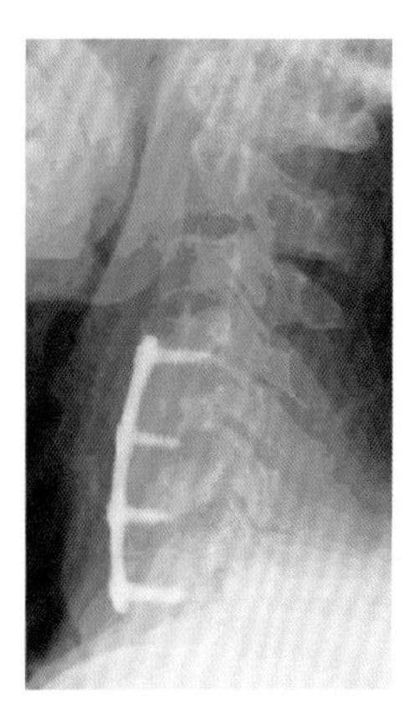

E F G

图 2-2-6-6-3 临床举例 患者，男性，34 岁，因外伤致 $C_{5\sim6}$ 椎体骨折合并颈脊髓损伤，外院行颈前路减压、C_5、C_6 椎体次全切除、钛网植骨、钛板固定。术中未切除 $C_{4\sim5}$ 椎间盘及 C_5 上终板，钛网位置歪斜、不稳定；患者术后神经症状无明显改善。术后 2 月行再手术，取出内固定，切除 $C_{4\sim5}$ 椎间盘及 C_5 上终板，彻底减压，取自体髂骨植骨、钛板重新内固定。再手术后患者脊髓损伤症状改善（A~G）

A. 第一次术前 X 线侧位；B. 第一次术前 MR T_2 加权像；C. 第一次术后 X 线颈椎正位片；
D. 第一次术后 CT 三维重建示 $C_{4\sim5}$ 椎间盘及 C_5 上终板未切除；E. 第一次术后 CT 三维重建示钛网位置欠佳；
F. 再手术后 X 线颈椎正位片；G. 再手术后 X 线颈椎侧位片

（赵定麟 赵 杰 陈德玉 林 研 赵卫东）

参考文献

1. 陈德玉．颈椎伤病诊治新技术，北京：科学技术文献出版社，2003
2. 李新锋，刘祖德，戴力扬等．不同载荷条件下颈脊髓过伸损伤的应力分布特征［J］．中华创伤骨科杂志，2010, 12（5）
3. 倪斌．钛网在脊柱外科的应用及钛网下陷的诊治，脊柱外科杂志 2008 年 6 卷 6 期
4. 王新伟，袁文，陈德玉等．复杂性下颈椎损伤的手术方案选择［J］．中国骨与关节损伤杂志，2005, 20（9）
5. 袁文，刘洋，陈德玉等．重度颈椎后凸畸形的手术治疗［J］．中华骨科杂志，2007, 27（9）
6. 赵定麟，李增春，刘大雄，王新伟．骨科临床诊疗手册．上海，北京：世界图书出版公司，2008
7. 赵定麟，王义生．疑难骨科学．北京：科学技术文献出版社，2008
8. 赵定麟，赵杰，王义生．骨与关节损伤．北京：科学出版社，2007
9. 赵定麟．现代骨科学，北京：科学出版社，2004
10. 赵定麟．现代脊柱外科学，上海：上海世界图书出版社公司，2006
11. Daffner SD, Wang JC. Anterior cervical fusion: the role of anterior plating. Instr Course Lect. 2009; 58: 689-98.
12. Gok B, Sciubba DM, McLoughlin GS, McGirt M, Ayhan S, Wolinsky JP, Bydon A, Gokaslan ZL, Witham TF. Revision surgery for cervical spondylotic myelopathy: surgical results and outcome. Neurosurgery. 2008 Aug; 63（2）: 292-8;
13. Lambiris E, Kasimatis GB, Tyllianakis M, Zouboulis P, Panagiotopoulos E. Treatment of unstable lower cervical spine injuries by anterior instrumented fusion alone. J Spinal Disord Tech. 2008 Oct; 21（7）: 500-7.
14. Ning X, Wen Y, Xiao-Jian Y, Bin N, De-Yu C, Jian-Ru X, Lian-Shun J. Anterior cervical locking plate-related complications; prevention and treatment recommendations. Int Orthop. 2008 Oct; 32（5）: 649-55.
15. Thongtrangan I, Balabhadra RS, Kim DH. Management of strut graft failure in anterior cervical spine surgery. Neurosurg Focus. 2003 Sep 15; 15（3）: E4.

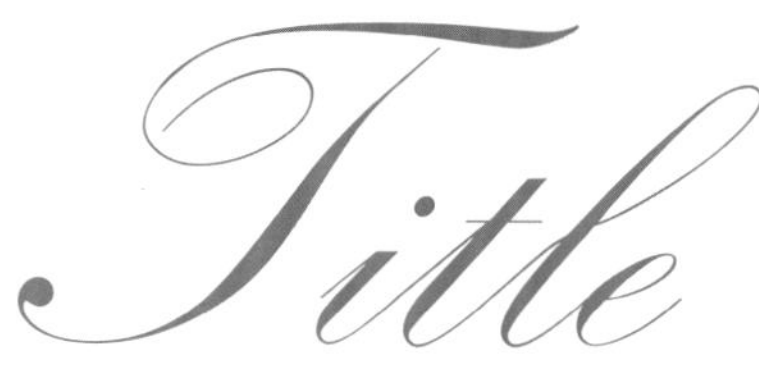

第三篇

胸腰椎损伤

第一章 胸、腰段脊柱脊髓伤的致伤机制、分型分类及功能判定

第一节 胸腰椎损伤机制及暴力分型

一、胸腰椎致伤机制

大多数脊柱骨折脱位容易发生在脊柱活动度大、或活动度大与活动度小的交界部位。因此，上颈椎、颈胸交界段、胸腰段、和下腰椎等部位所发生的脊柱骨折脱位占总数的90%。暴力的能量和机转也可影响脊柱受损的部位。患者由高处坠下或滑倒向后坐地，其冲击力主要由下向上传递到脊柱，故骨折脱位多发生在腰椎上部或胸椎下部。重物由高处落下，砸在患者头部、肩部或背部，其暴力传递由上向下，故骨折、脱位多发生在颈椎或上胸椎，质量愈大，损伤愈重。暴力的作用方向及其与脊柱所形成的角度可影响脊柱骨折、脱位的病理改变。根据力学原理，作用的外力均可分解为两个分力，一为由上向下或由下向上的垂直分力，其作用可使脊柱屈曲，对椎体有压缩作用；另为由前向后或由后向前的水平分力，其作用可使脊柱前后脱位。如作用的外力与脊柱形成的角度越小，其垂直分力则越大，所致的脊柱损伤以椎体压缩为主。反之，暴力与脊柱形成的角度越大，其垂直分力越小，而其水平分力越大所致的脊柱损伤可能以脱位为明显（图2-3-1-1-1）。但在实际致伤过程中作用外力比较复杂，往往非单一外力，而是两个或多种损伤机制所致，如跌落着地时，地面倾斜度，患者脊柱所处的扭转或倾斜程度等不同，以致形成了脊柱骨折、脱位的多样性。

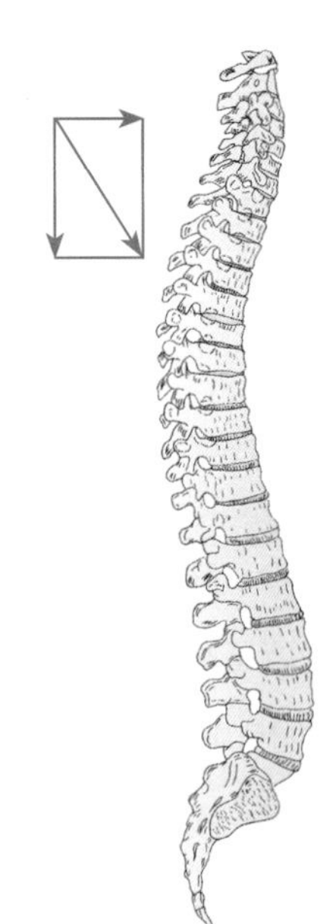

图 2-3-1-1-1 脊柱损伤力学原理示意图
（分力与合力的关系）

由于脊柱解剖结构及受伤机制的复杂性，使脊柱损伤的分类目前尚无统一的方法。1929年Böhler第一次提出胸腰椎骨折分型；1938年Watson-Jones首次提出胸腰椎不稳概念；1949年Nicoll首次提出不同类型骨折在解剖上的差异；1963年Holdsworth首次提出“爆裂骨折”的概念；1968年Kelly和Whitesides首次建立了双柱理论；1983年Denis等三柱结构学说被广泛接受与应用；1994年McCormack首次提出载荷

分享评分系统，建议超过 6 分使用胸腰椎前路手术；接着 AO 组织建议根据损伤机制分为三大类；2005 年 Vaccaro 等首次提出 TLICS 与评分系统，并根据评分建议手术治疗方法。

二、胸腰椎损伤暴力分型

依据暴力对脊柱作用主要方向和损伤机制，将暴力分为以下类型：

（一）压缩暴力

又称垂直暴力，最为多发，即暴力使脊柱产生轴向压缩应力的作用下，椎体发生爆裂样骨折，骨折块可向前后左右散裂，纵向嵌压及分离状；若骨折块向后突出进入椎管，可造成不同程度的脊髓神经损伤（图 2-3-1-1-2）。

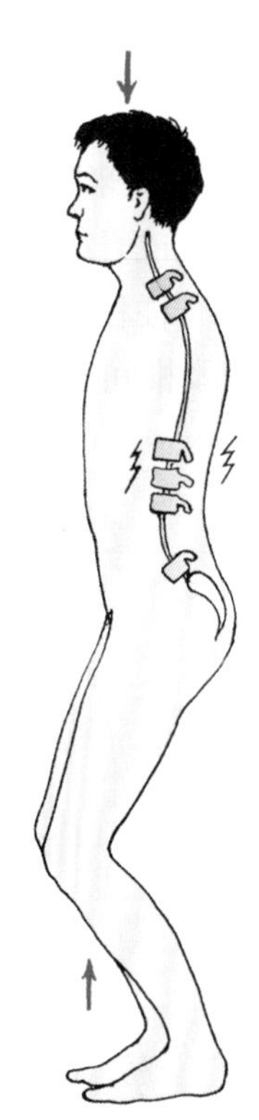

图 2-3-1-1-2 垂直压缩暴力易引起胸椎爆裂骨折示意图

（二）屈曲暴力

亦较多发，属人体高处落下时防御性反应，致使暴力对脊柱产生极度屈曲，脊柱前部承受压应力，而脊柱后部承受张应力，在暴力作用的瞬间，椎体前缘承受的压应力远大于后部韧带复合结构所承受的张应力，故主要产生椎体前缘压缩骨折（图 2-3-1-1-3）。

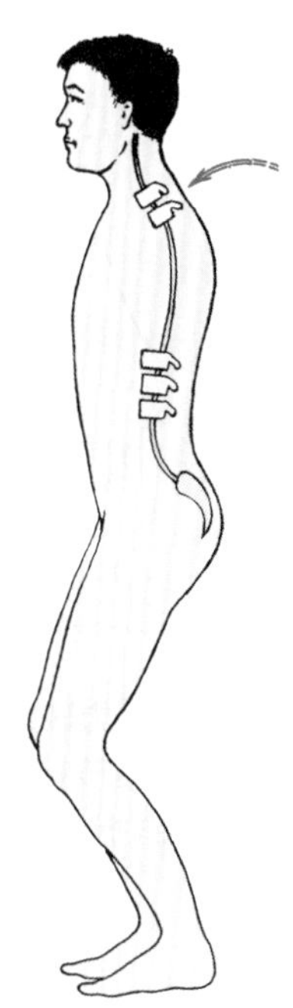

图 2-3-1-1-3 前屈暴力主要引起椎体压缩性骨折，如外力持续，则可引起后纵韧带断裂示意图

（三）旋转暴力

多与前两种暴力（压缩及分离）伴发，在身体左右平衡失调状态下，可使损伤脊柱发生旋转，并产生骨折脱位，大多同时伴有压缩、粉碎或分离性损伤，如此则构成脊椎骨折的多样性改变（图 2-3-1-1-4）。

（四）侧屈暴力

该暴力对脊柱损伤的机制与屈曲暴力相似，只是当人体向侧方倾斜时所致；由于作用力的方向不同而引发，椎体侧方压缩或破碎（图 2-3-1-1-5）。

（五）分离暴力

一般分为屈曲分离暴力和伸展分离暴力两种，前者造成脊柱后部结构承受过大的张力而撕裂，后者则造成脊柱前部张力性损伤（图 2-3-1-1-6）。

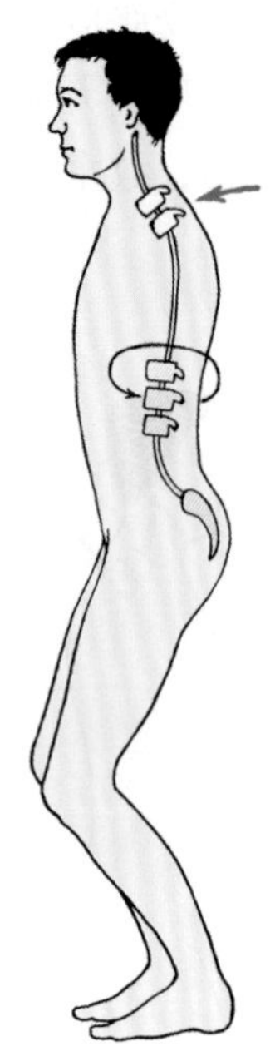

图 2-3-1-1-4 屈曲＋旋转暴力较之单纯屈曲暴力更易引起脊髓伤，且多伴有椎节韧带、关节囊、椎间盘及椎体斜折示意图

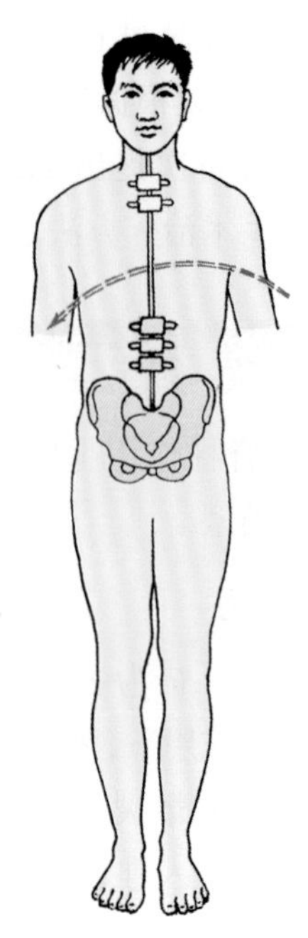

图 2-3-1-1-5 侧向弯曲暴力引起椎体侧方损伤，易伴后纵韧带损伤示意图

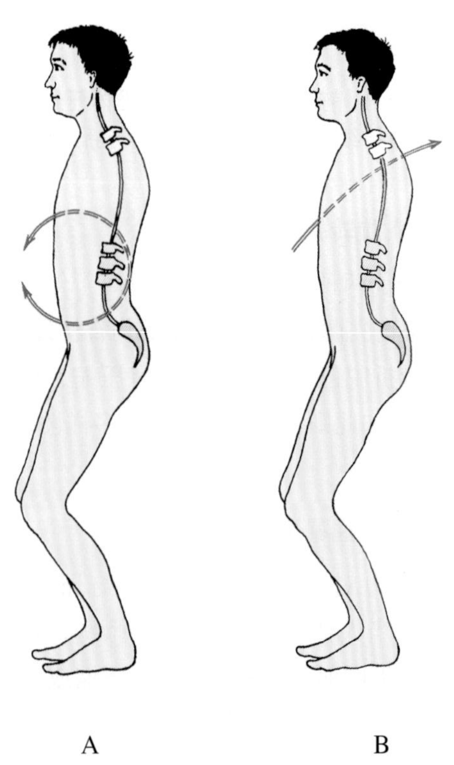

图 2-3-1-1-6 分离暴力示意图（A、B）

A. 屈曲－分离暴力可引起典型之安全带损伤（压缩暴力通过前柱，分离暴力通过中后柱）；B. 仰伸性暴力损伤，则呈现前方紧张、后方压缩，多属于稳定型，除非上位椎体在下位椎体上有反向滑移

（六）平行暴力

又称水平暴力，即来自椎节水平位之外力。此时如暴力大，可造成脊柱骨折脱位，并伴有严重脊髓神经受损及脊柱稳定结构破坏；而轻度外力则引起椎节韧带及椎间盘损伤（图 2-3-1-1-7）。

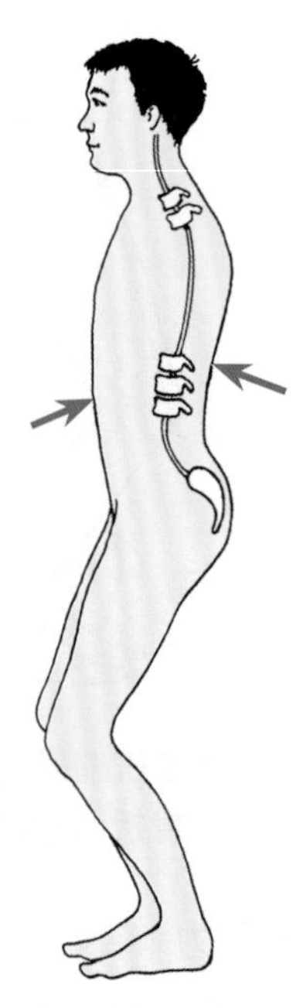

图 2-3-1-1-7 不同平面的对冲性暴力示意图

以上是人为的分类，但在临床上真正典型之病例十分少见，因此有的学者将其分之又分，以求尽善尽全，但临床上并不实用，尤其是一线工作的骨科医师难得有时间去按图对照。现将 AO 学者们所提出之分类介绍于后，供参考（表 2-3-1-1-1）。

表 2-3-1-1-1 脊柱损伤分类

类 型	亚 型 群	次 亚 型
压缩暴力（A）	嵌压（A1）	1. 终板 2. 椎体（上、下缘及侧方） 3. 椎体塌陷
	分离（A2）	1. 矢状 2. 冠状 3. 钳夹状（Pincer）
	爆裂 (A3)	1. 不全爆裂 2. 分离爆裂 3. 完全分离
分离暴力（B）	屈曲 – 分离和经骨 (B1)	1. 后方韧带损伤 2. 后方骨质损伤 3. 经椎间盘损伤
	牵张损伤（B2） （后方骨性结构伤）	1. 两柱横贯骨折 2. 伴椎间盘伤，通过椎间盘及峡部 3. 伴有 A 型椎体骨折 ① 通过椎间盘及椎弓根；② 通过椎间盘及峡部
	经椎间盘前方伤（B3） （过伸剪力伤）	1. 过伸半脱位 ①不伴后柱；②伴有后柱 2. 过伸 - 峡部伤 3. 后脱位
旋转暴力（C）	伴压缩（C1） （A 伴旋转）	1. 楔形旋转 2. 分离旋转
	伴分离（C2） （B 伴旋转）	1. 分离（B1）+ 旋转 2. 分离（B2）+ 旋转 3. 剪切 + 旋转
	特殊类型（C3） 剪切伴旋转	1. 切片样骨折 (Holdsworth) 2. 斜形骨折

从表 2-3-1-1-1 可以看出，根据损伤机制可将胸腰椎骨折分为压缩、分离和旋转三大类型；在此基础上分成群（分型）和亚群（Ⅱ分型）。但即便是按此分类也难以将所有临床病例纳入其中。因此作为一位临床医生必须认真观察患者，以求从本质上了解和掌握伤者之病理解剖及病理生理状态而选择最佳疗法。

第二节　胸腰椎损伤伤情分类及临床常用之诊断

一、Denis的三柱分类及损伤机制

（一）Denis 三柱伤情分类

目前常用的分类有多种，包括 Denis 分类，按伤情分类及 Wolten 三级四等分类，现将 Denis 三柱分类分述于后：

1. 前柱　包括脊柱前纵韧带、椎体及椎间盘的前 1/2 部分；

2. 中柱　由椎体及椎间盘后 1/2 和后纵韧带组成；

3. 后柱　由椎弓根、椎板、附件及黄韧带、棘间、棘上韧带组成。根据损伤累及的范围分为前、中、后柱损伤（图 2-3-1-2-1）。

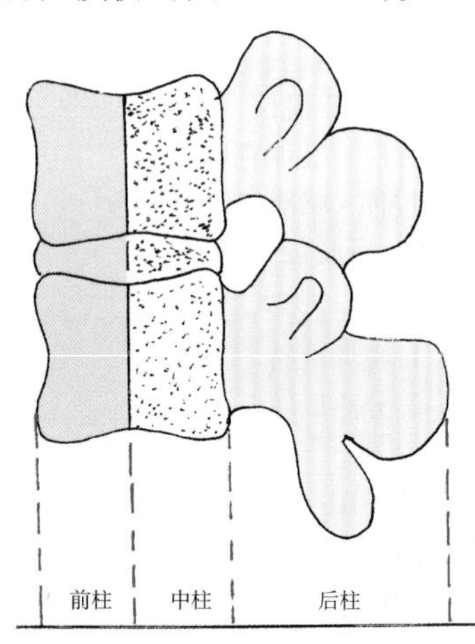

图 2-3-1-2-1　Denis 三柱概念示意图

Denis 分类与 Ferguson 的三柱概念略有差别（图 2-3-1-2-2）。

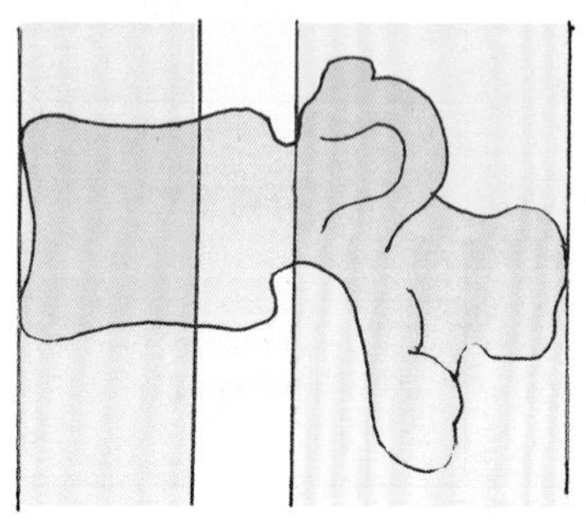

图 2-3-1-2-2　Ferguson 三柱概念示意图

（二）Denis 损伤机制分类

依据 Denis 三柱理论按其致伤机制概括以下四型。

【屈曲压缩型骨折】

此型损伤主要是屈曲压缩暴力所致，根据压缩的方向可分为屈曲压缩和侧向压缩，前者多见，表现为脊柱的前柱承受压应力，致椎体前部高度压缩，若压缩小于原椎体高度的 50%，前纵韧带大多完整，X 线像显示椎体后侧皮质完整，其高度不变，椎弓根间距正常，棘突无分离；后柱承受张应力，后柱的棘上、棘间韧带在张力较大时可断裂，棘突分离（图 2-3-1-2-3）。中柱作为支点或枢纽，而未受累或少受累。此型骨折常见于胸椎，多属稳定型，很少有神经或脊髓损伤，除非屈曲暴力持续，亦有可能将碎裂的骨块压向椎管（见图 2-3-1-2-3C、D）。如果此型骨折波及相邻之椎间盘而引发髓核后突，亦可伤及脊髓，尤其在胸段；因此处椎管较细；而腰椎椎管矢径较大，且为马尾神经所在，损伤概率较低（图 2-3-1-2-4）。在极少数情况下，亦可伴发椎体后缘骨折，多在一过性前屈状态下，引发与 chance 骨折相似的损伤（图 2-3-1-2-5）。Denis 将该类骨折分为：上下终板破坏、上终板破坏、下终板破坏及终板完整等四型（图 2-3-1-2-6）。

【爆裂型骨折】

既往常将此型骨折归属于压缩型骨折。该型损伤的特点是脊柱中柱受累，在轴向应力或压缩

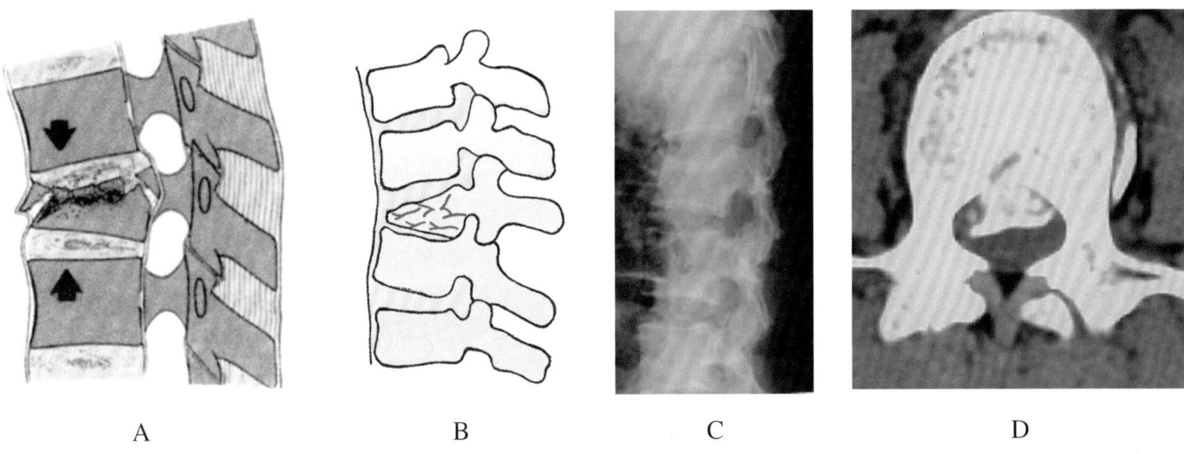

图 2-3-1-2-3 临床举例 屈曲压缩性骨折（A~D）

A、B 示意图：A. 此种损伤以前柱受压为主，亦可涉及后柱；B. 如压缩严重则可伴棘上韧带断裂；C. 如 X 线片所见欠清晰可做进一步检查；D. CT 检查常有阳性发现

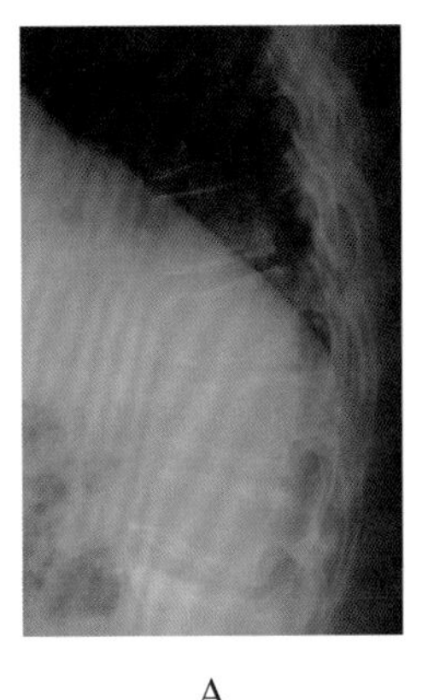

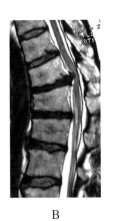

图 2-3-1-2-4 临床举例 $T_{11、12}$ 椎体压缩骨折伴 $T_{11\sim12}$ 髓核后突压迫腰髓而引发神经症状，需及早手术减压（A、B）

A. X 线侧位片观；B. MR T_2 加权矢状位观

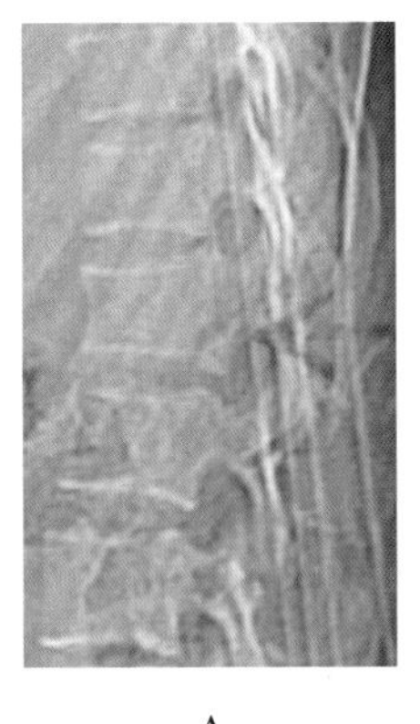

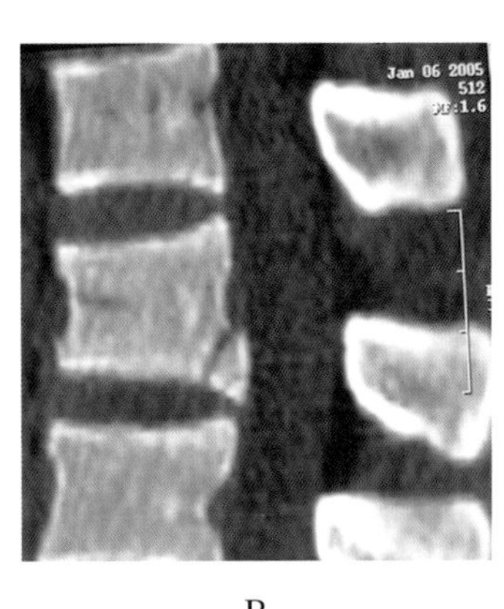

图 2-3-1-2-5 临床举例 屈曲暴力引发 L_1 椎体后缘骨折（A、B）

A. X 线侧位片显示 L_1 后下缘撕脱骨折；
B. 同前，CT 二维重建图像

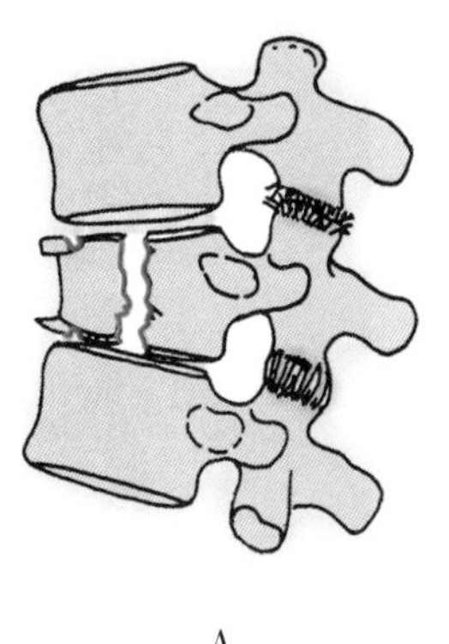

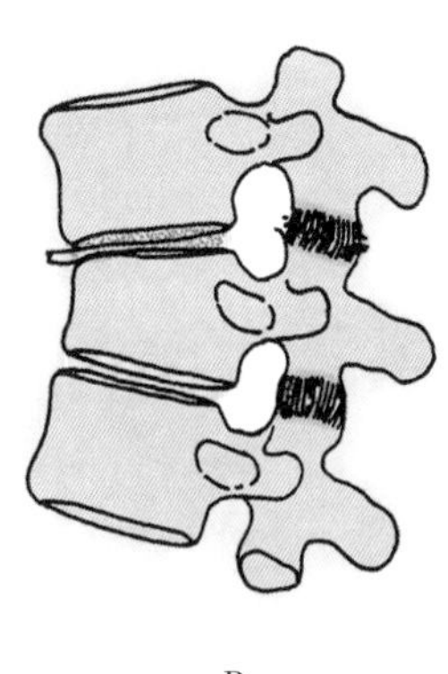

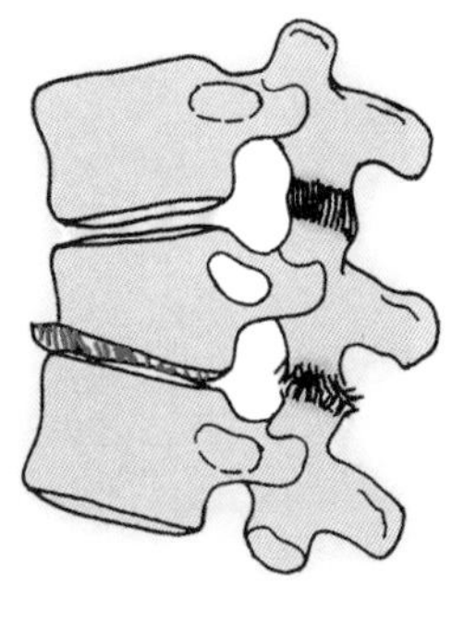

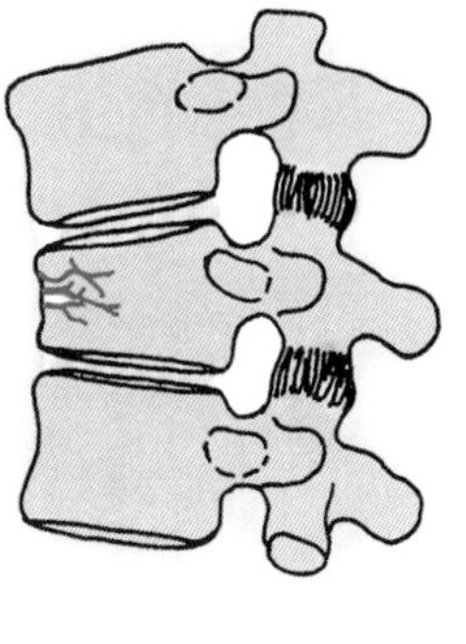

图 2-3-1-2-6 Denis 屈曲压缩性骨折分类示意图（A~D）

A. 上、下终板破坏；B. 上终板破坏；C. 下终板破坏；D. 上、下终板均完整

暴力伴屈曲力的作用下，使椎体呈爆裂样裂开，椎体后侧骨折片常连同其椎间盘组织突入椎管，引起椎管狭窄，致脊髓或马尾神经损伤。该型骨折在普通正、侧位 X 光片，可见椎体前、后及侧方高度均有不同程度的减少，椎间盘高度可能减小或不变，两椎弓根间距增宽，CT 扫描出现后不仅准确观察到上述病理解剖特点，而且对此类损伤诊断价值最大。且此型多需手术治疗。Denis 依据暴力垂直程度及损伤部位不同，将其分为五个亚型（2-3-1-2-7）：

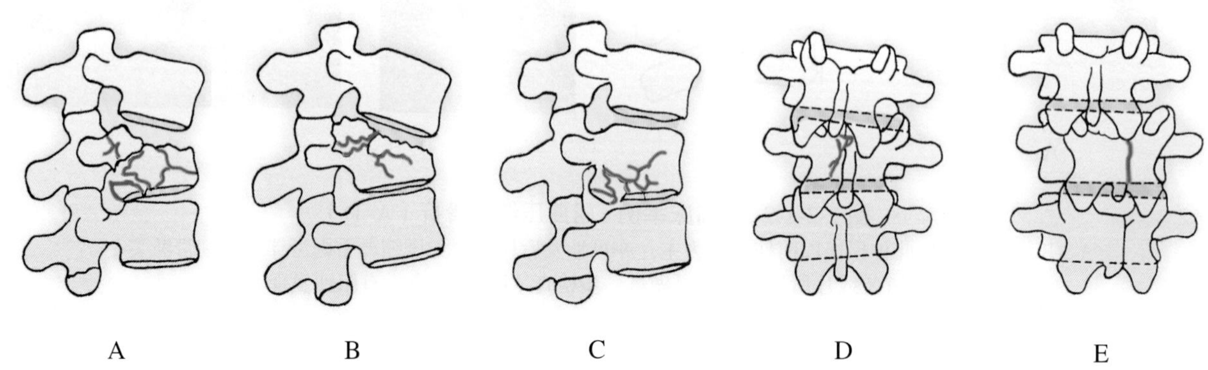

图 2-3-1-2-7 爆裂性骨折 Denis 分型示意图（A~E）

A. A 型：上下终板均破坏；B. B 型：上终板破坏；C. C 型：下终板破坏；D. D 型：粉碎性骨折椎弓根间距增宽；E. E 型：粉碎性骨折椎弓根间距增宽，同时压缩侧有骨块突入椎管

A 型 是指在严重的完全纵向垂直暴力下所致上、下终板均呈破裂样的骨折；该型骨折一般不引起后凸成角，以下腰椎多见。

B 型 为不全性纵向垂直（或略带前屈）暴力所致的上终板损伤；该型损伤可导致脊柱急性或后期向后成角，其是胸腰椎爆裂骨折中最常见的一型。

C 型 作用机制与前者相似，但此型引起下终板损伤，比前型少见。

D 型 为轴向暴力，并伴有旋转暴力所致，常见于腰椎；该型可造成骨折脱位，但与屈曲旋转型骨折脱位不同，椎体多为粉碎骨折，极不稳定；椎弓根间距大多增宽，椎体后壁可突入椎管，椎板常显示纵向骨折。

E 型 为轴向暴力伴有侧向屈曲暴力所致，该型除椎弓根间距增宽外，压缩侧可有骨块挤入椎管（图 2-3-1-2-8）。

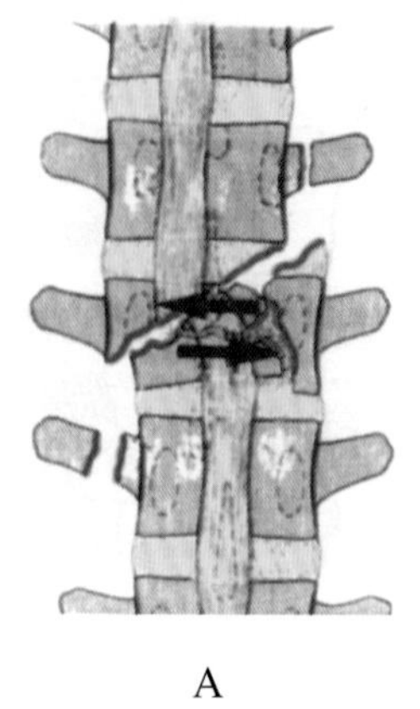

A

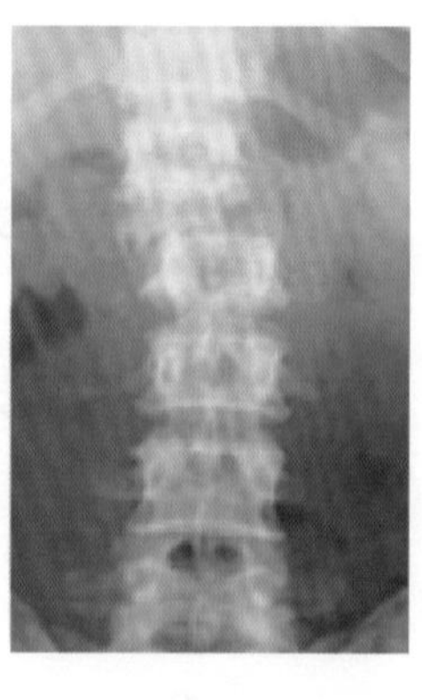

B

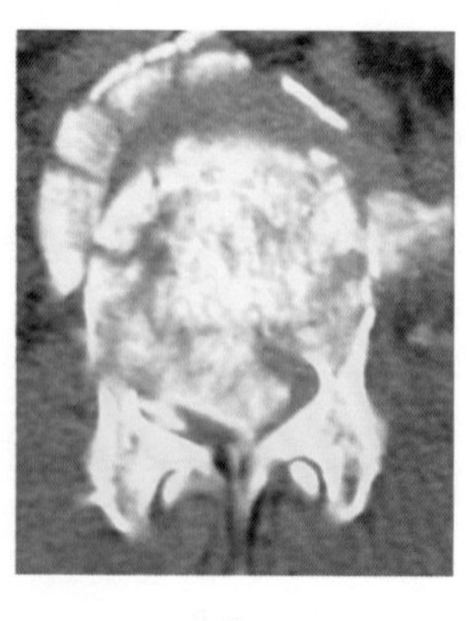

C

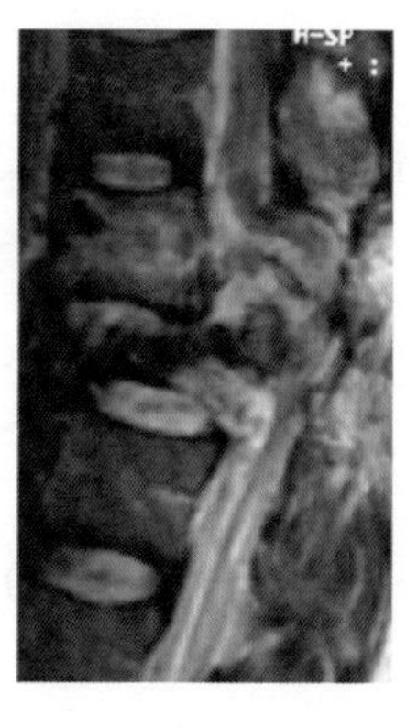

D

图 2-3-1-2-8 临床举例 伴有侧向暴力所致骨折脱位型（A~D）

A. 示意图；B. X 线片；C. CT 水平位扫描；D. MR 矢状位所见

【骨折脱位型】

骨折脱位型损伤亦非少见，大多为多种外力同时作用所致，且暴力往往较为严重，损伤机制比较复杂，可由屈曲、剪力、牵张或旋转等复合暴力造成；故过去依据暴力不同将骨折脱位分为屈曲旋转型、剪力型及牵张型等。该型损伤均累及三柱，在引起椎节不稳之同时，大多伴有程度不同的脊髓或神经根损伤，尤以椎体间关节滑移脱位明显者（图 2-3-1-2-9）。

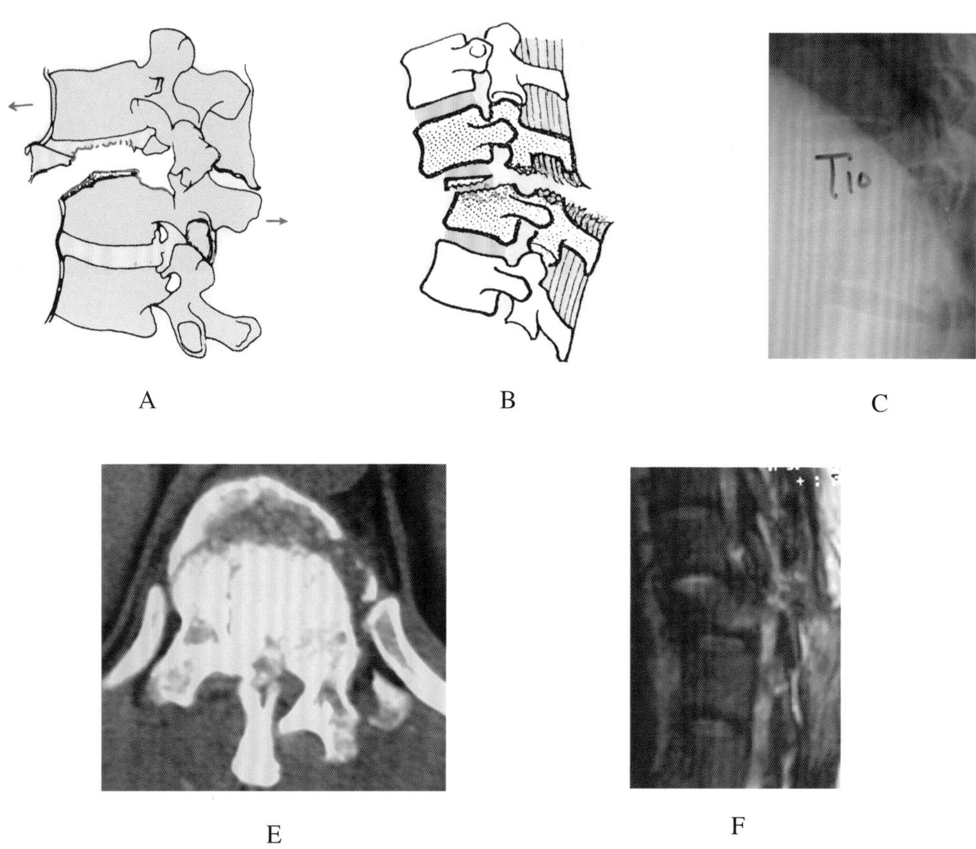

图 2-3-1-2-9 临床举例 胸腰椎骨折脱位时，如椎间关节移位严重则更易引起脊髓损伤（A~E）

A、B. 示意图；C~E. 临床病例 C. X 线侧位片；D. CT 水平位扫描；E. MR T_1 矢状位所见

【伸展型骨折】

随着高空作业的增多，此型骨折亦非罕见，多系高空坠落时中途遇障碍物阻挡所致，损伤部位好发于椎体后柱，即椎板损伤多见，因此局部体征比较明显；由于骨片可向椎管方向侵入，易引发以感觉障碍为主的脊髓神经症状。在过伸状态，如力点集中下腰或腰骶部，则易引起峡部骨折，此种过伸剪力骨折尤多见于体操类运动伤（图 2-3-1-2-10）。

【安全带型损伤】

又称之为 Chance 骨折，随着高速公路的快速发展，此类损伤日益增多。其发生机制主为屈曲分离暴力所致；即后柱和中柱承受牵张性剪力，而前柱承受轴向前屈暴力。该型损伤常见于车祸，即在高速行驶的机动车发生撞车时，由于安全带的作用，下肢和躯干下部保持不动，而车辆高速行驶的惯性作用致使安全带以上的躯干上部仍高速前移以致造成脊椎后部承受过大的张力，使棘上韧带、棘间韧带及黄韧带、甚至后纵韧带引起断裂，再向前经椎间盘或经椎体产生横向切片样裂开；由于脊柱前柱呈轴向前屈，可发生压缩，也可呈绞链作用而不受损伤。此种屈曲牵张型损伤轻度者属稳定型，严重者椎体可呈切片样裂开，椎弓根断裂，加之伴有平移暴力可同时产生水平移位；骨折属不稳定型，脊髓损伤也较严重，临床上常见的屈曲牵张型损伤如图 2-3-1-2-11 所示。Denis 分类法与前者基本相似（图 2-3-1-2-12）。

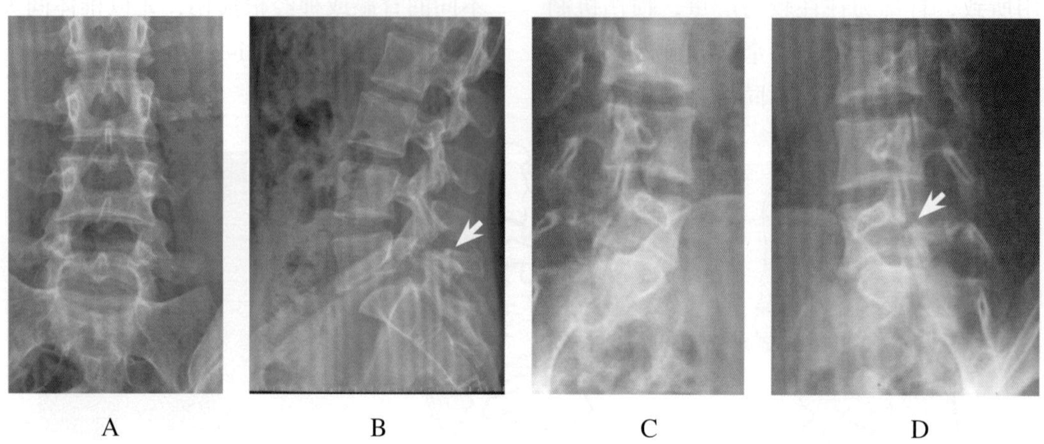

图 2-3-1-2-10 临床举例 女性，21 岁，外伤后致 L_5 峡部骨折，伴滑脱（A~D）

A、B. 腰骶部正侧位片；C、D. 左右斜位片，箭头所指处为骨折线及椎体滑脱

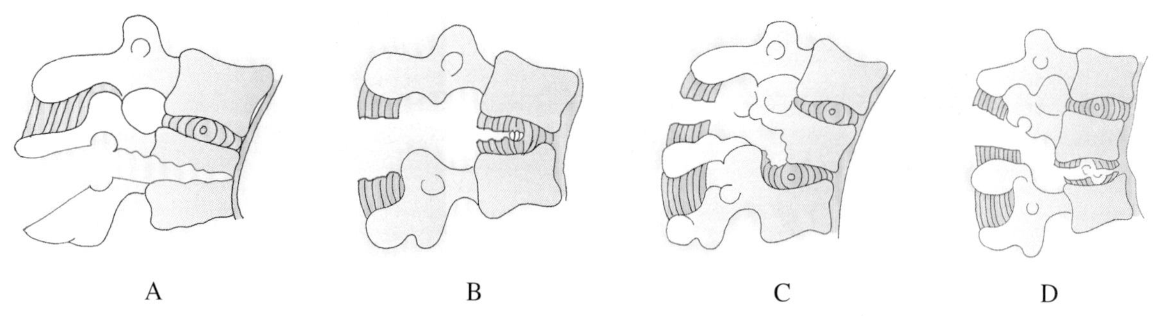

图 2-3-1-2-11 屈曲牵张型损伤示意图 (A~D)

A. 经骨型 Chance 骨折；B. 韧带断裂型；C. 骨折韧带共伤型；D . 同前，伴椎节脱位

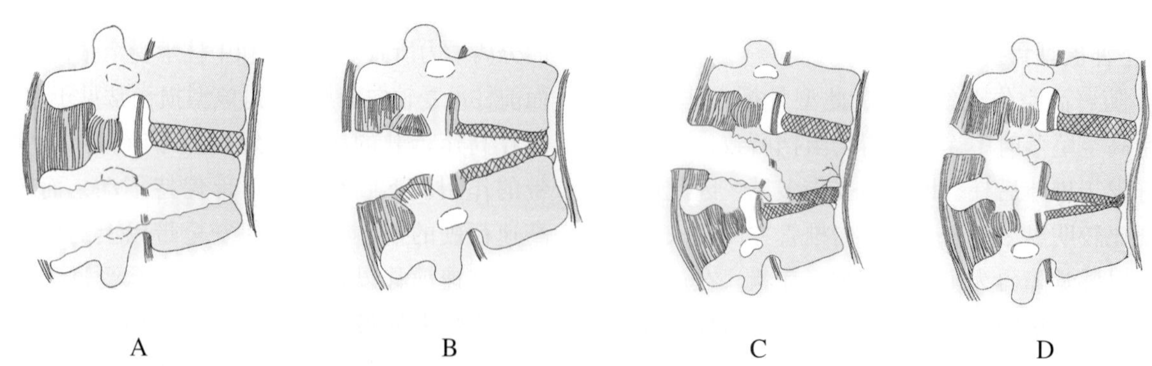

图 2-3-1-2-12 Denis 屈曲 - 牵张损伤分类示意图（A~D）

A. A 型：单平面损伤穿越骨折；B. B 型：单平面损伤穿越韧带及椎间盘；
C. C 型：双平面损伤，骨折线穿越中柱；D. D 型：双平面损伤，骨折线穿越韧带及椎间盘

二、Wolter三级四等份分类法

Wolter 将椎管经 CT 扫描的横断面分成三等分，并用 0，1，2，3 表示其狭窄及受堵的指数（图 2-3-1-2-13）。此法对外科治疗的选择具有参考意义，指数在 2 以上者，多需手术减压。

1. 椎管无狭窄或无受堵者指数为 0；

2. 椎管受压或狭窄占椎管横断面 1/3 者，指数为 1；

3. 椎管受压或狭窄占横断面 2/3 者，指数为 2；

4. 椎管完全受压或完全受堵者为 3。

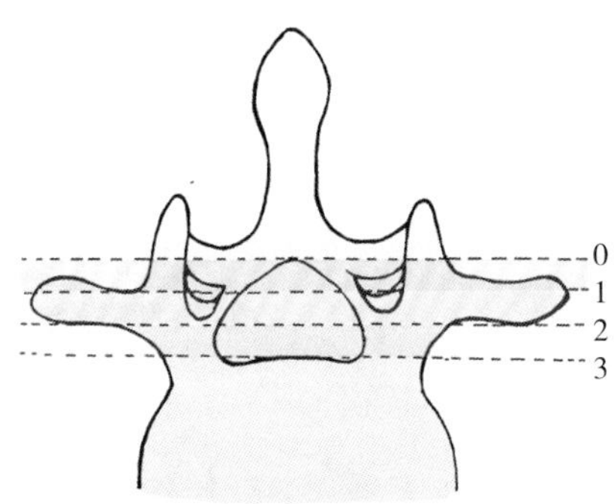

图 2-3-1-2-13 Wloter 椎管横断面 CT 扫描分度指数示意图

三、依据骨折稳定程度之分类

根据脊柱骨折后脊柱的稳定性可分为稳定性骨折与不稳定性骨折，此对治疗方式和方法的选择具有重要意义。

（一）稳定型骨折

此型骨折较为单纯，脊柱排列无明显改变，一般不合并附件骨折或韧带撕裂，如单纯压缩型骨折，轻度的安全带型骨折或无移位之爆裂骨折等。对此型骨折在搬运或稍许活动一般无移位趋向，因此大多可采用保守治疗或单纯之内固定术，如椎弓根钉技术等，此有利患者早日下床活动。

（二）不稳定型骨折

指脊柱遭受严重暴力后，除椎体本身骨折外，常伴有附件骨折和韧带断裂等复合损伤。由于脊柱的诸稳定要素大部被破坏，如骨折脱位、爆裂骨折等均属此种类型。因此，在搬运中或脊柱活动时，此类损伤甚易发生骨折再移位或加重脊髓神经损伤。对其治疗时常需予以复位及内固定，以求获得脊柱稳定性重建。

四、涉及脊柱骨折稳定性之分类

（一）脊柱骨折后的稳定与否主要因素

1. 骨折后椎体完整与否！

2. 后部结构是否受损！

3. 脊椎列线排列是否有改变！

（二）结果判定

以上三个因素中有两个因素受累被视为不稳定骨折。Denis 认为含有椎体后壁的中柱骨折对脊椎骨折的不稳定及脊髓损伤有较大的意义。一般认为三柱结构中有两柱或两柱以上的结构受累，应判定为不稳定性损伤，需手术固定之。

五、对不稳定型脊柱骨折的分度

对于脊椎骨折不稳定性损伤，又可进一步分为如下三度。

（一）Ⅰ度

属机械性不稳定，包括前柱与后柱受累，若处理不当脊柱可逐渐发生后凸畸形。

（二）Ⅱ度

属神经性不稳定，主指前、中柱受累的爆裂骨折，因波及椎管内神经组织，如若处理不当，椎体可进一步塌陷而加剧椎管狭窄，可使原无神经症状者发生神经损害，亦可使原来的轻症变为重症。

（三）Ⅲ度

系机械性及神经性不稳定两者并存之病例，

一般多为三柱同时受累，如骨折脱位等。

到目前为止有关脊柱骨折脱位分类各家意见仍不一致，虽然 Denis 的骨折合并脱位的分类较为合理、实用和简便（图 2-3-1-2-14）。但临床医师大多选用更为简单的四型分类：即压缩型、爆裂型、骨折脱位型和 Chance 骨折（图 2-3-1-2-15）。

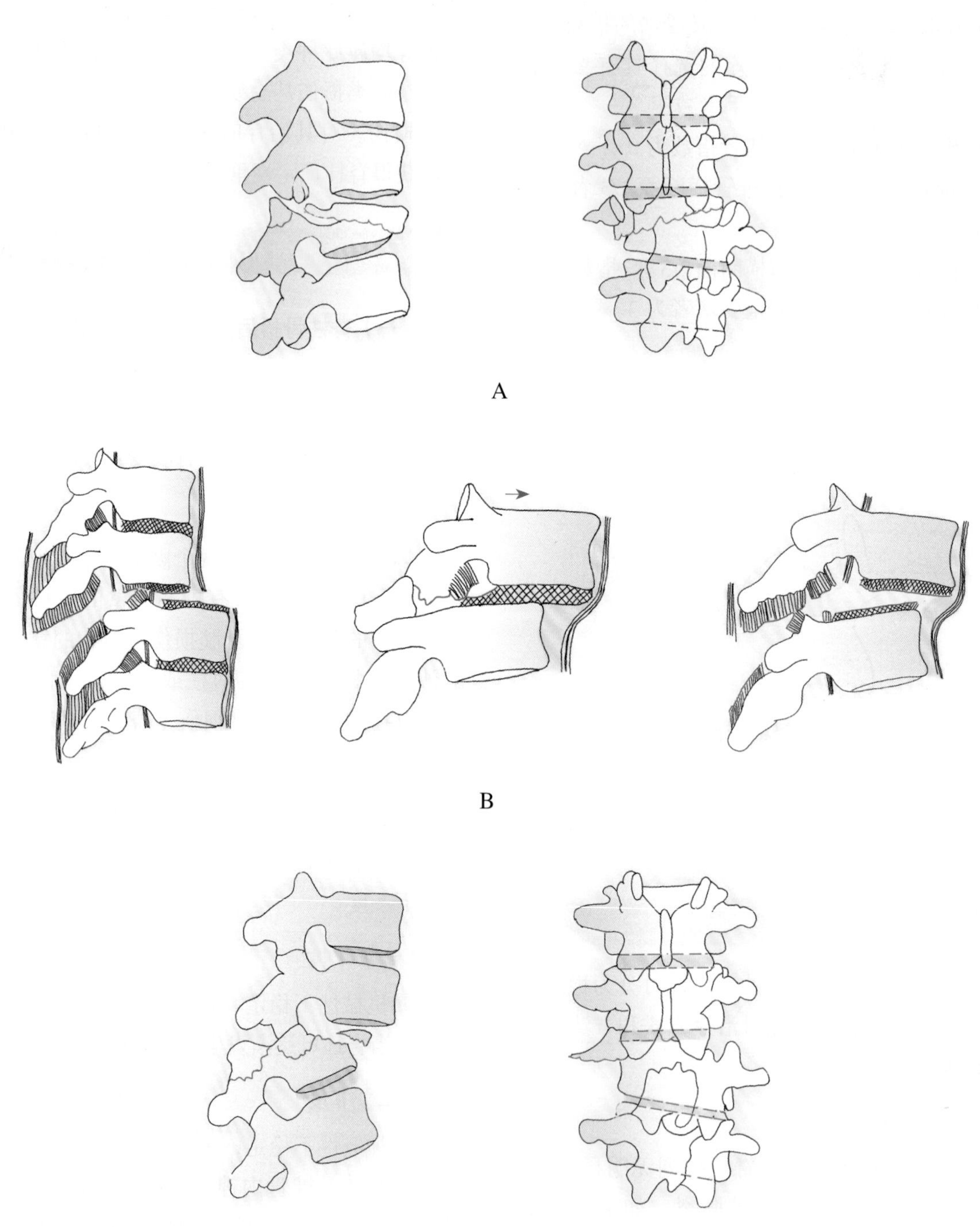

图 2-3-1-2-14　Denis 脊柱骨折合并脱位的分类示意图（A~C）

A. A 型：屈曲旋转损伤，暴力可穿越骨和椎间盘；B. B 型：剪切损伤，上一椎体向后滑脱时上位椎体小关节常无损伤；向前滑脱时，常伴有上位椎板的骨折，三柱均有损伤；C. C 型：双侧小关节脱位型屈曲牵张型损伤，同时伴有前柱的撕脱骨折

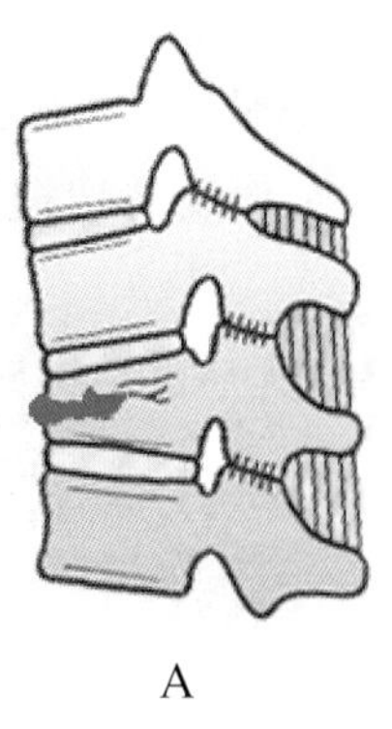
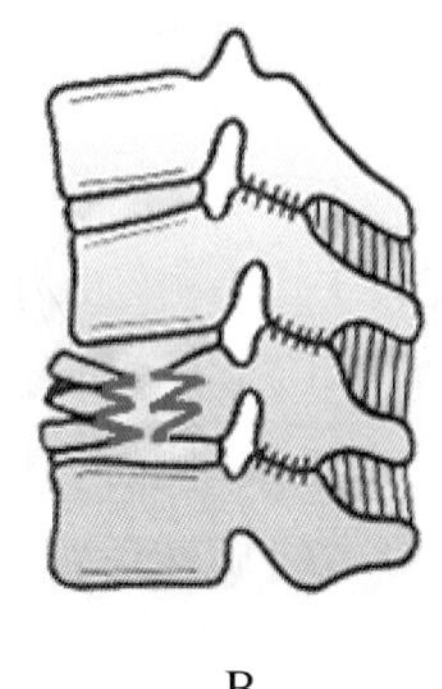
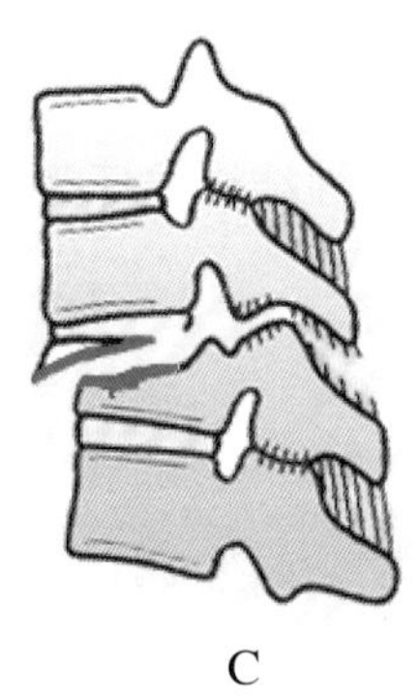
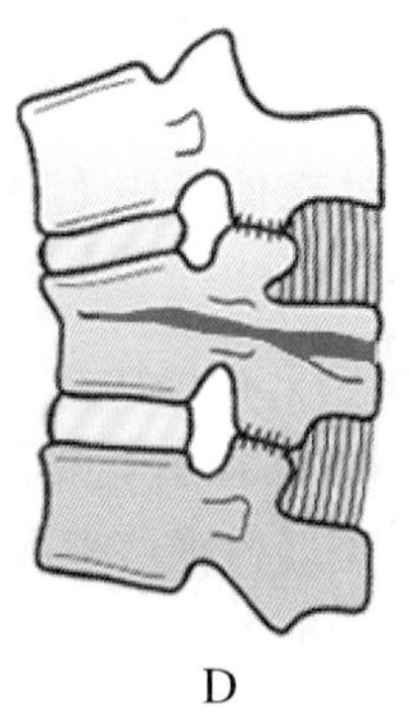

图 2-3-1-2-15 脊柱骨折临床简易实用分型示意图（A~D）

A. 压缩型；B. 爆裂型；C. 骨折脱位型；D. Chance 骨折

六、临床上常选用的诊断名称

由于临床病例的个性化特点，常常难以对具体病例进行分类及分型，尤其是处于多发伤员集中抵达时，大多依据治疗角度选用以下诊断名称之一予以诊断，并便于急救处理。

临床上多选用之名称如下：

1. 稳定性胸腰椎骨折；
2. 不稳定性胸腰椎骨折；
3. 椎体爆裂性骨折；
4. 严重楔形改变（压缩性）骨折；
5. 伴脱位之胸腰椎骨折；
6. Chance 骨折；
7. 伸展型胸腰椎骨折；
8. 椎弓根型胸腰椎骨折；
9. 有伴发症（如骨质疏松症等）之胸腰椎骨折。

附 1 AO 的综合分类法

AO 学者将胸、腰椎骨折依据抗压、抗拉及抗旋转能力的丧失程度，按表 2-3-1-1-1 的模式具体分类，因过于繁琐，难以为忙于临床工作之外科医师所熟记，谨列表于后供参考：

一、类型 A- 椎体压缩骨折

【A1 型椎体压缩性骨折】

1. 椎体终板骨折

2. 椎体楔形压缩骨折

（1）椎体上部楔形骨折

（2）椎体侧方楔形骨折

（3）椎体下部楔形骨折

【A2 椎体劈裂性骨折】

1. 椎体矢状面劈裂骨折

2. 椎体冠状面劈裂骨折

3. 椎体钳形劈裂骨折

【A3 椎体爆裂性骨折】

1. 不完全性爆裂骨折

（1）椎体上部爆裂骨折

（2）椎体侧方爆裂骨折

（3）椎体下部爆裂骨折

2. 椎体爆劈裂性骨折

（1）椎体上部爆裂劈裂性

（2）椎体侧方爆裂劈裂性骨折

（3）椎体下部爆裂劈裂骨折

3. 完全爆裂性骨折

（1）椎体钳形爆裂骨折

（2）完全屈曲爆裂骨折

（3）完全轴向爆裂骨折

二、类型 B- 前后结构牵伸损伤

【屈曲性牵伸损伤（以后部韧带损坏为主）】

1. 合并有椎间盘水平撕裂

（1）屈曲不稳

（2）前脱位

（3）合并关节突骨折屈曲不稳或前脱位

2. 合并 A 类椎体骨折

（1）屈曲不稳 + A 类椎体骨折

（2）前脱位 + A 类椎体骨折

（3）合并关节突骨折屈曲不稳或前脱位 + A 类椎体骨折

【屈曲性牵伸损伤（以后部骨性结构损坏为主）】

1. 水平的二柱损伤

2. 合并椎间盘水平撕裂

（1）撕裂通过椎弓根和椎间盘

（2）撕裂通过椎弓峡部和椎间盘

3. 合并 A 类椎体骨折

（1）骨折通过椎弓根 + A 类椎体骨折

（2）骨折通过椎弓峡部 + A 类椎体骨折

【伸展性剪切损伤（通过椎间盘的前部结构）】

1. 伸展性不稳

（1）不合并后部结构损伤

（2）合并后部结构损伤

2. 后向过伸性滑脱

3. 后脱位

三、类型 C- 旋转暴力所致的前后结构损伤

【A 类骨折合并旋转暴力（屈曲旋转损伤）】

1. 旋转楔形骨折

2. 旋转劈裂性骨折

（1）旋转矢状面劈裂骨折

（2）旋转冠状面劈裂骨折

（3）旋转钳形劈裂骨折

（4）椎体分离

【B 类骨折合并旋转暴力损伤】

1. B1 类损伤合并旋转暴力（屈曲分离损伤合并旋转）

（1）旋转屈曲不稳

（2）旋转屈曲不稳合并单侧关节突骨折

（3）单侧关节突脱位

（4）旋转前脱位合并或不合并关节突骨折

（5）旋转屈曲不稳合并或不合并关节突骨折 + A 类骨折

（6）单侧关节突脱位 + A 类骨折

（7）旋转前脱位有 / 无关节突骨折 + A 类骨折

2. B2 类损伤合并旋转

（1）旋转水平暴力所致的二柱骨折

（2）单侧屈曲滑脱合并椎间盘撕裂

（3）单侧屈曲滑脱 + A 类骨折

3. B3 类损伤合并旋转（伸展剪切损伤合并旋转）

（1）旋转过伸性不稳有 / 无后部结构损伤

（2）单侧过伸性滑脱

（3）旋转后脱位

【旋转剪切损伤】

1. 片状骨折

2. 斜形骨折

AO 综合分类每过数年修正一次，请注意修改稿。过于微细的分类，因操作不便而难以为临床医师所接受。

附 2 胸腰椎损伤分型及评分系统（TLICS）

美国的脊柱创伤研究会（the Spine Trauma Study Group，STSG）于 2005 年提出了一种新的胸腰椎损伤的分型方法—胸腰椎损伤评分系统（Thoracolumbar Injury Severity Score，TLISS）。

一、TLISS 评分系统主要依据

1. 基于影像学资料了解骨折的受伤机制；

2. 椎体后方韧带复合结构（PLC）的完整；

3. 患者的神经功能状态。

各项分别评分，相加后得到 TLISS 总评分，用以制定治疗策略。后来 STSG 改进了 TLISS，把带有主观色彩的受伤机制改为更为客观的骨折形态描述，并称之为胸腰椎损伤分型及评分系统（Thoracolumbar Injury Classification and Severity Score，TLICS）。

二、TLISS 分型标准

具体标准是：

1. 骨折的形态表现：压缩性骨折 1 分；爆裂性骨折 2 分；旋转型骨折 3 分；牵张性骨折 4 分。若有重复，取最高分；

2. 椎体后方韧带复合结构的完整性：完整者 0 分；完全断裂者 3 分；不完全断裂者或不确定者 2 分；

3. 患者的神经功能状态：无神经损害者 0 分；完全性脊髓损伤者 2 分；不完全损伤者或马尾综

合征者3分。

各项分值相加即为TLICS总评分，该系统建议大于或等于5分者应考虑手术治疗，小于或等于3分者考虑非手术治疗，4分者可选择手术或非手术治疗（表2-3-1-2-1）。

表2-3-1-2-1 TLICS评分标准

评分内容		分值
骨折形态		
	压缩性	1
	爆裂性	2
	平移或旋转性	3
	牵张性	4
后方韧带复合体（PLC）的完整性		
	完好	0
	怀疑断裂或不能确定	2
	完全断裂	3
神经功能		
	完好无损伤	0
	神经根	2
	脊髓、圆锥完全性损伤 不完全性损伤	2 3
	马尾综合征	3

注：后方韧带复合体包括棘上韧带、棘间韧带、黄韧带、关节突关节囊。

三、TLICS评分的病例示范

1. 压缩性骨折　女性、52岁。坠落致腰背部疼痛，双下肢肌张力、感觉、运动、反射均正常，二便正常。X线显示L_4压缩性骨折，MR显示PLC无损伤。最终评分为1分，建议非手术治疗（图2-3-1-2-16）。

压缩性骨折（1分）+PLC完好（0分）+神经功能完好（0分），总分为1分。

2. 爆裂性骨折、PLC断裂　男性，45岁。交通伤致腰背部疼痛，双下肢无神经症状，无马尾神经症状。X线和CT显示L_1爆裂性骨折，CT重建图像显示T_{12}和L_1棘突间距离增大。最终评分为5分，建议手术治疗（图2-3-1-2-17）。

爆裂性骨折（2分）+PLC断裂（3分）+神经功能完好（0分），总分为5分。

3. 爆裂性骨折、PLC断裂、脊髓完全性损伤　男性，48岁。高处坠落致腰背部疼痛伴双下肢感觉运动障碍。X线L_1爆裂性骨折，MR抑脂像显示PLC完全性损伤。最终评分为9分，建议手术治疗（图2-3-1-2-18）。

旋转损伤（3分）+PLC完全性损伤（3分）+脊髓不完全性损伤（3分），总分为9分。

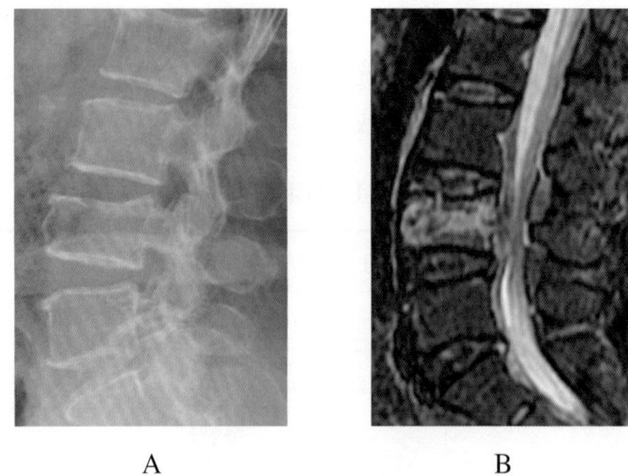

图 2-3-1-2-16 临床举例 骨折形态 1 分，神经功能 0 分，PLC 0 分，总分 1 分（A、B）
A. X 线侧位片；B. MR 矢状位（T_2）

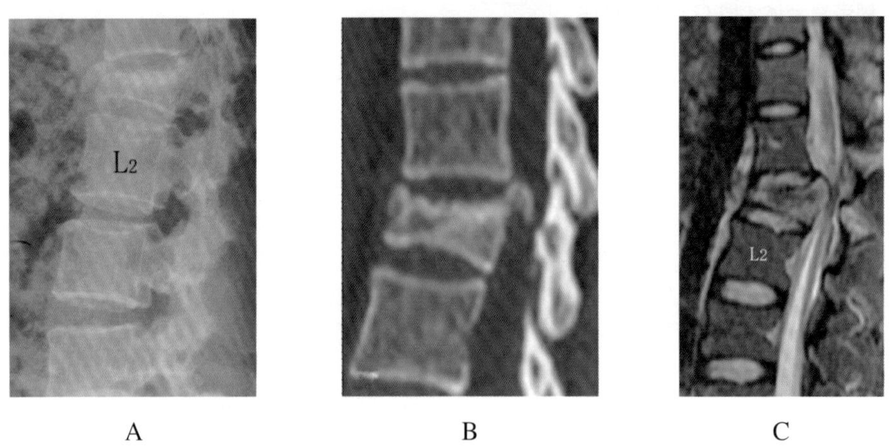

图 2-3-1-2-17 临床举例 骨折形态 2 分，神经功能 0 分，PLC 3 分，总分 5 分（A~C）
A. X 线侧位片；B. CT 矢状位重建；C. 磁共振矢状位（T_2）像

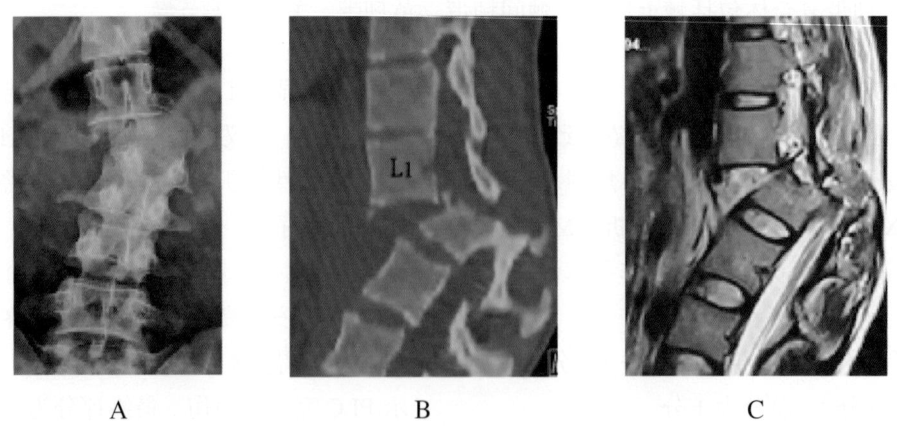

图 2-3-1-2-18 临床举例 骨折形态 3 分，神经功能 3 分，PLC 3 分，总分 9 分（A~C）
A. X 线正位片；B. CT 矢状位重建；C. 磁共振矢状位（T_2）像

第三节 脊柱脊髓神经损伤的分类定位、分级及鉴别

一、脊髓神经损伤的分类

（一）按脊髓受损的程度分类

【脊髓震荡】

临床表现为脊髓休克，是脊髓轻微损伤后出现的暂时性功能障碍，到目前为止，对其具体机制仍不十分明了，伤后早期表现为全瘫或严重的不全瘫，但恢复较快、完全，在病理上无实质性改变（图 2-3-1-3-1）。MR 显示脊髓形态正常，MR 信号多无异常改变。

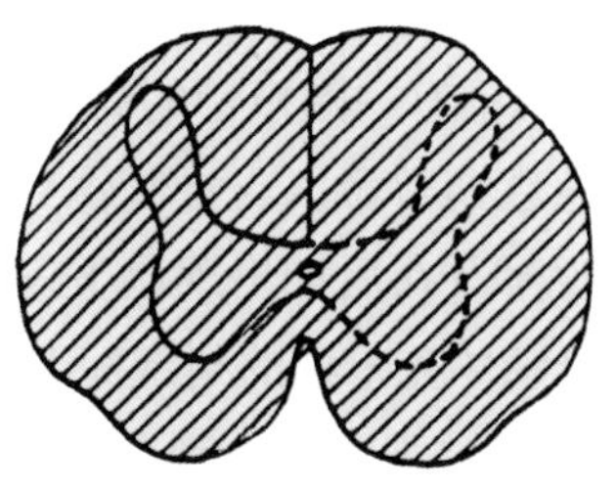

图 2-3-1-3-1 脊髓震荡示意图

【不完全性脊髓损伤】

脊髓连续性基本完好，脊髓损伤平面以下为程度不同的部分功能丧失，呈不完全性截瘫。早期脊髓可出现水肿改变，MR 主要表现为脊髓弥散性增粗，T_1WI（T_1 加权）信号正常或低信号，T_2WI（T_2 加权）为高信号。并可出现以下 4 种不全瘫的类型。

1. 脊髓半侧损伤 (Brown Sequard Syndrome）损伤平面以下表现伤侧肢体本体感觉和运动丧失，对侧肢体痛、温觉丧失（图 2-3-1-3-2）；

2. 前脊髓损伤 (Syndrome of AnteriorSpinal Cord Injury） 损伤后出现程度不同的运动和痛、温觉丧失，而本体觉存在（图 2-3-1-3-3）；

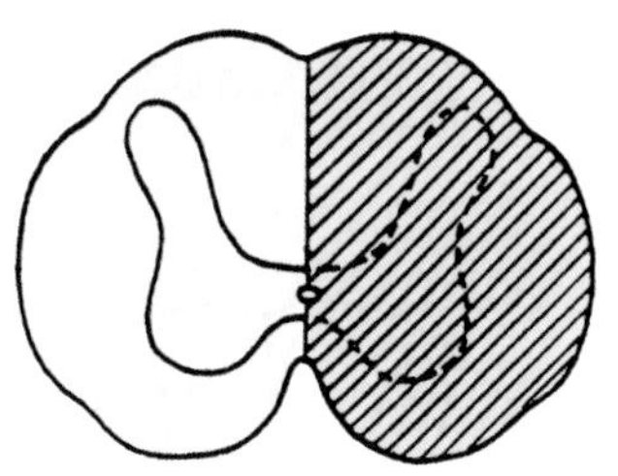

图 2-3-1-3-2 脊髓半切损害示意图

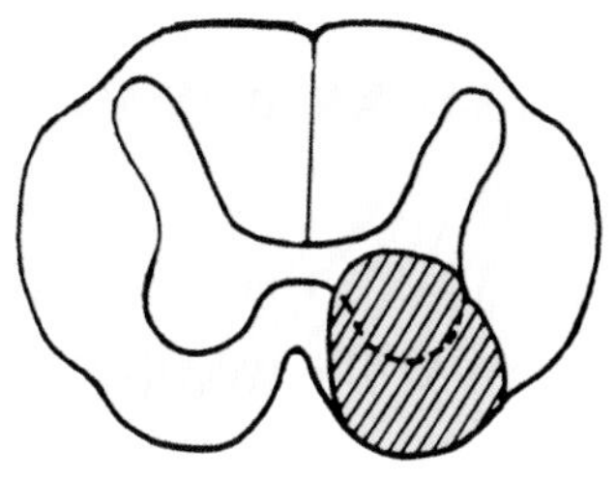

图 2-3-1-3-3 脊髓前角及前根损害示意图

3. 后脊髓损伤 (Syndrome of Postrior Spinal Cord Injury） 损伤平面以下出现深感觉障碍，但很少有锥体束体征（图 2-3-1-3-4、5）；

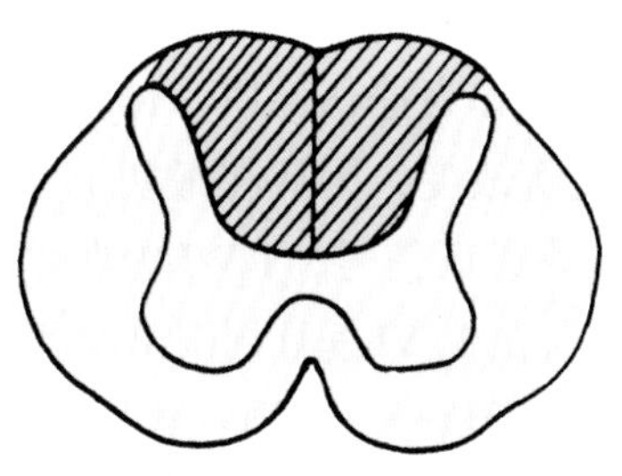

图 2-3-1-3-4 脊髓后索损害示意图

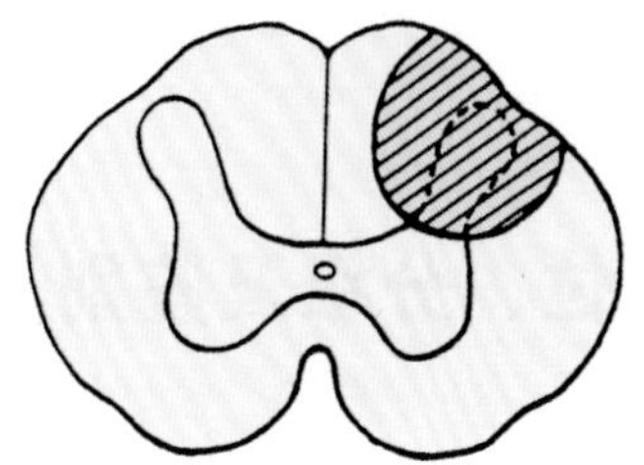

图 2-3-1-3-5 脊髓后根及后角损害示意图

4. 中央型脊髓损伤 (Syndrome of Central Spinal Cord Injury） 该型多见于颈段，上肢运动功能障碍明显重于下肢，感觉障碍重于运动障碍（图 2-3-1-3-6）；

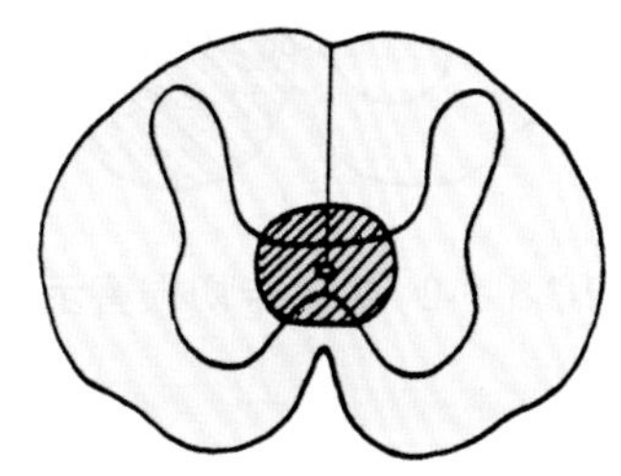

图 2-3-1-3-6 脊髓中央管损害示意图

5. 脊髓侧索损伤 (Syndrome of Lateral Spinal Cord Injury） 主要引起侧索中锥体束受累而出现上神经元性瘫痪（图 2-3-1-3-7）；但临床上常与前角或后角同时受累，因此可伴有下神经元性瘫痪。

【完全性脊髓损伤】

可以是脊髓横断或挫伤，或是脊髓解剖学上保持连续但生理功能完全丧失，表现为损伤平面以下运动、感觉、反射及括约肌功能完全障碍，包括肛门括约肌自主收缩消失。在 MR 检查时显示横断征；但如为挫伤性质，脊髓内可有血肿、坏死、液化等改变，因此在最初 1~3d 内，血肿在 T_1WI 为等或低信号，T_2WI 为典型短 T_2 低信号。4~7d 后，在 T_1WI 病灶周围出现短 T_1 高信号，T_2WI 为短 T_2 低信号；一周 ~ 数月后所有序列均为高信号；数月 ~ 一年后在 T_1WI 和 T_2WI 伤均为低信号。早期合并水肿时，在 T_2WI 上病灶中央为低信号，周围有一圈模糊的高信号阴影环绕。此种挫伤在急性期常难以与脊髓休克相鉴别，临床上可通过观察及在后期出现以下三个原始反射中之一作为脊髓休克末期的判定标准：

1. 肛门反射出现 即针刺肛门周围皮肤与粘膜交界处，肛门括约肌出现收缩（图 2-3-1-3-8）。

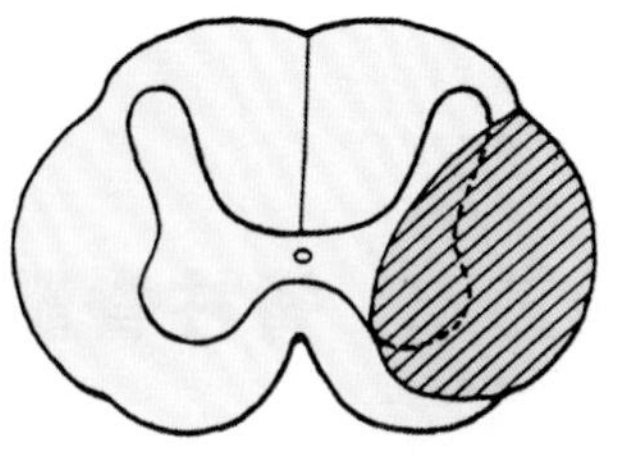

A

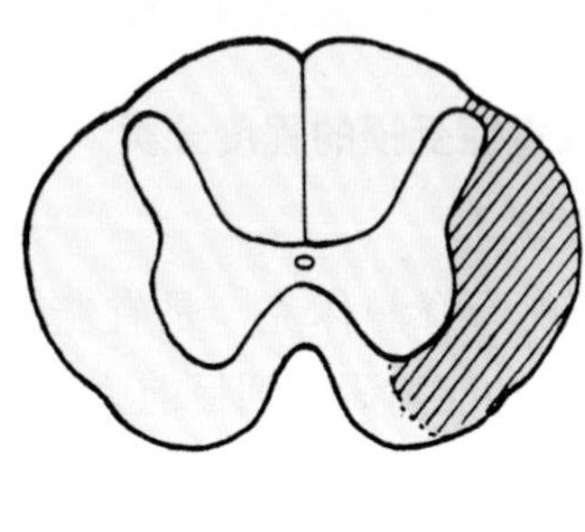

B

图 2-3-1-3-7 脊髓前角及侧索损害示意图（A、B）
A. 前角损害；B. 侧索损害

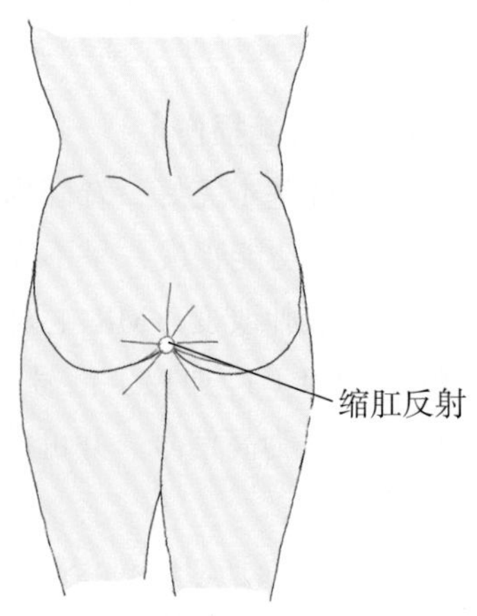

图 2-3-1-3-8 有缩肛反射，多提示为不全性脊髓伤示意图

2. 球海绵体反射出现　即用手指轻捏阴茎或阴蒂时，另一手（戴手套）的食指置于肛门内感到肛门括约肌有收缩（图 2-3-1-3-9）。

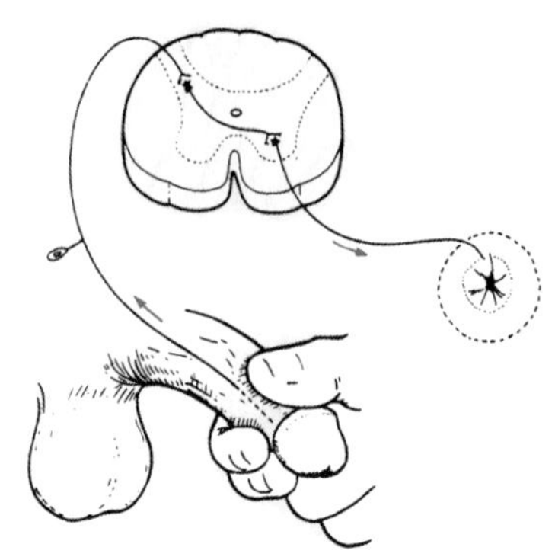

图 2-3-1-3-9　球海绵体反射示意图

3. 足底反射出现　即针刺足底时，𧿹趾伸屈（图 2-3-1-3-10）。

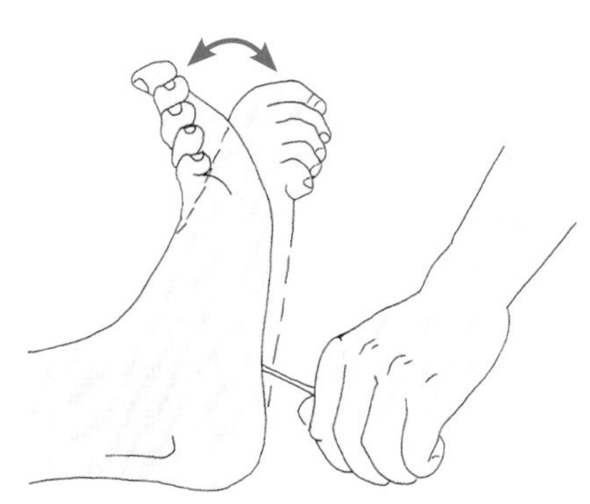

图 2-3-1-3-10　刺激足底，足趾缓慢屈伸，多为不完全性瘫痪，示意图

当然，如果足趾出现微动，或是足趾有残留的位置觉，或是在鞍区有感觉或肛门指诊括约肌有收缩等，有以上任何一项存在，均可认为是不完全性瘫痪。

4. 肛门口感觉残留　具有临床意义，即便是一侧残留亦有恢复之可能，作者曾遇多例（图 2-3-1-3-11）。

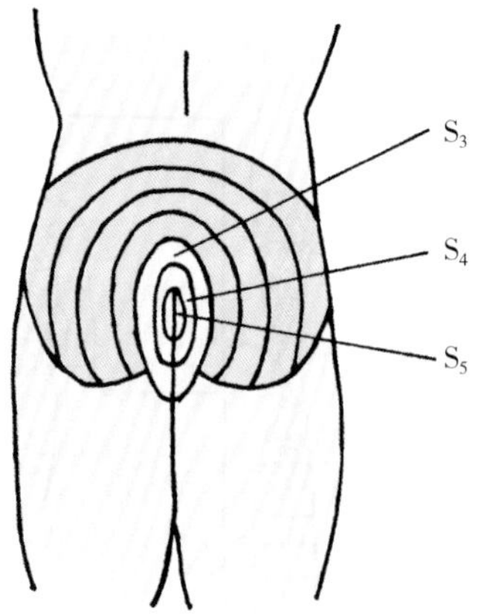

图 2-3-1-3-11　肛门周围感觉（马鞍区）存在者为不全性瘫痪，示意图

（二）按受损脊髓神经的解剖部位分类

【胸腰髓损伤】

此节段较长，一般可分为胸段（T_1 ~T_{10}）、胸腰段（T_{11}~L_2）及腰骶膨大段，此时损伤平面以下的运动、感觉、膀胱和直肠功能障碍，下肢迟缓性瘫痪，反射减弱或消失。由于圆锥未受影响，其原始反射如肛门反射、球海绵体反射可仍然存在（图 2-3-1-3-12~14）。

【圆锥损伤】

单纯圆锥损伤，其损伤区为 $S_{2\sim5}$ 节段，可有骨盆肌的麻痹；鞍区、会阴部感觉障碍；膀胱直肠功能失控；肛门反射及球海绵体反射阴性者，则为完全性圆锥损伤；否则为不完全性圆锥损伤。圆锥损伤者其步态基本正常（图 2-3-1-3-15）。

【马尾神经损伤】

为椎管内的腰骶神经根受损，大腿、小腿足部及会阴部、鞍区皮肤感觉减退或消失，两侧的皮肤感觉对称或不对称。股四头肌以下的肌肉及括约肌减弱或消失，患者行走正常或摇摆步态（图 2-3-1-3-16）。

在临床上所见到的脊髓损伤可为单纯的脊髓、圆锥或马尾损伤，也可为脊髓圆锥损伤或圆锥马尾损伤。各节段损伤对膀胱功能均有影响，并出现排尿障碍；但不同平面损伤，其排尿障碍特点各异，可见图 2-3-1-3-17 及其说明。

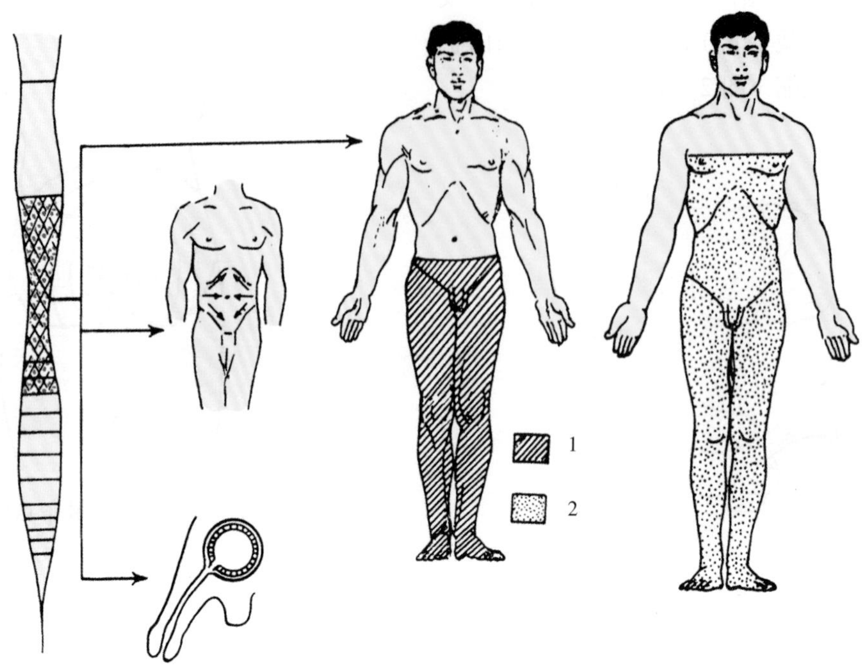

图 2-3-1-3-12　胸髓段受损综合征示意图
1. 中枢性瘫；2. 浅感觉障碍

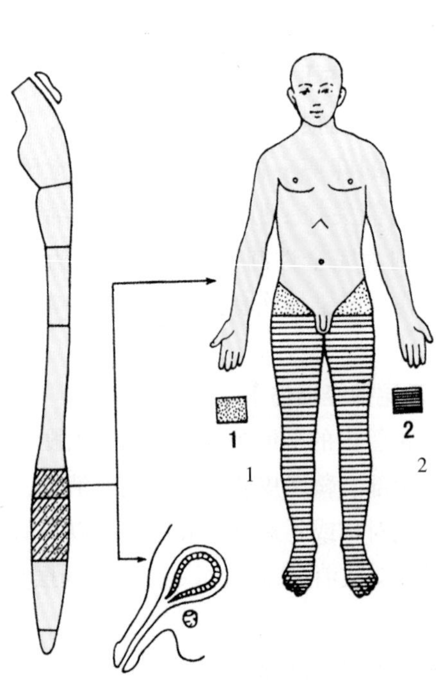

图 2-3-1-3-13　胸腰髓段受损综合征示意图
1. 浅感觉障碍；2. 周围性瘫

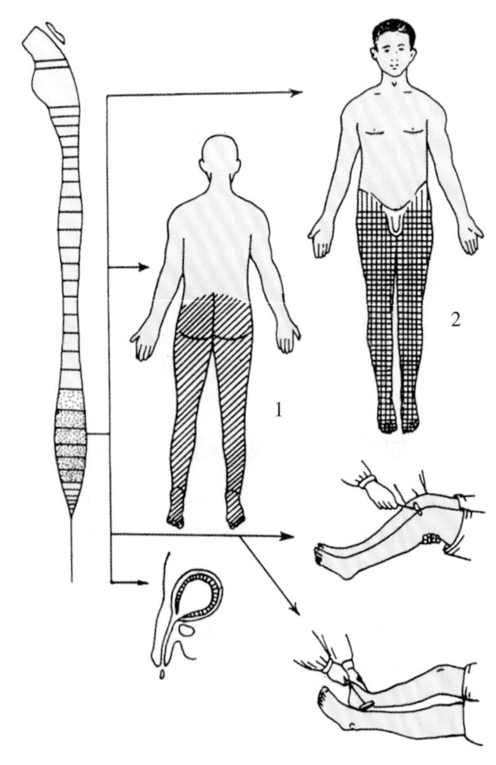

图 2-3-1-3-14　腰骶膨大脊髓段受损综合征示意图
1. 浅感觉障碍；2. 周围性瘫

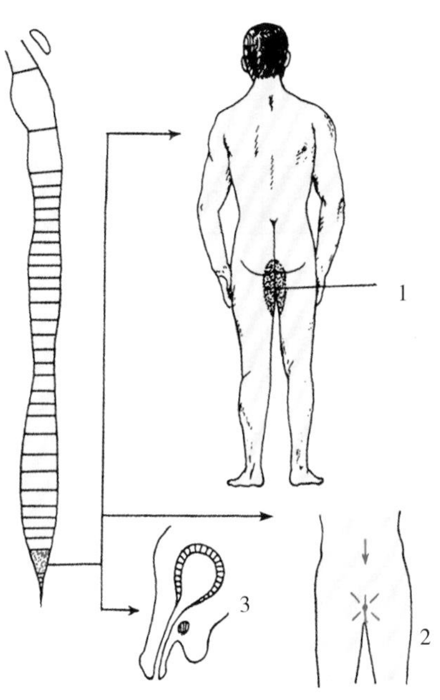
1
2
3

图 2-3-1-3-15　脊髓圆锥病变综合征示意图

1. 感觉障碍；2. 肛门反射消失；3. 周围性排尿障碍

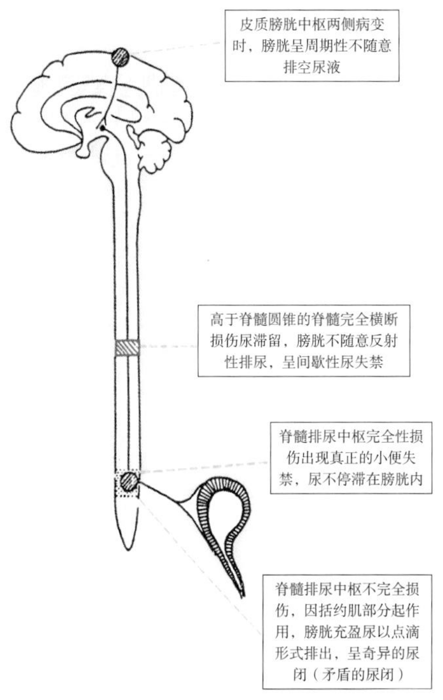
皮质膀胱中枢两侧病变时，膀胱呈周期性不随意排空尿液
高于脊髓圆锥的脊髓完全横断损伤尿滞留，膀胱不随意反射性排尿，呈间歇性尿失禁
脊髓排尿中枢完全性损伤出现真正的小便失禁，尿不停滞在膀胱内
脊髓排尿中枢不完全损伤，因括约肌部分起作用，膀胱充盈尿以点滴形式排出，呈奇异的尿闭（矛盾的尿闭）

图 2-3-1-3-17　不同平面神经损伤时的膀胱功能障碍特点示意图

二、脊髓受损平面的临床判定

（一）椎节与脊髓平面之关系

为判定脊髓受损平面，常先确认受损脊柱

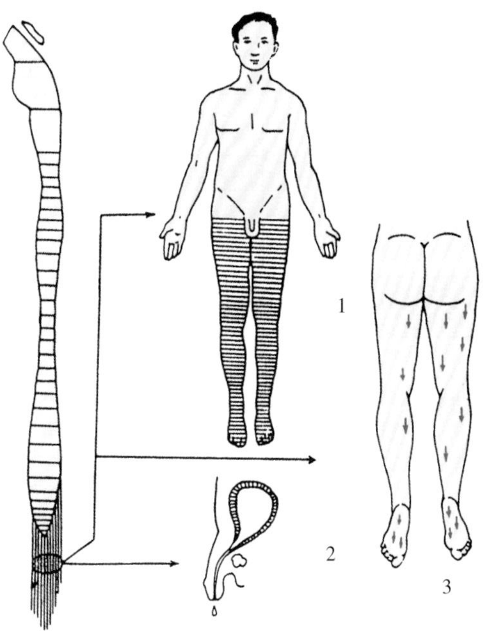
1
2
3

图 2-3-1-3-16　马尾神经损伤综合征示意图

1. 周围性瘫；2. 周围性排尿障碍；3. 疼痛部位

椎节与脊髓平面之关系。因胎生后椎节发育快，而脊髓相对滞后，因此椎节数大于脊髓平面，表 2-3-1-3-1 表明棘突、椎体与脊髓平面之关系；而棘突的标志见表 2-3-1-3-2。

表 2-3-1-3-1　棘突、椎体与脊髓节段之关系

棘　突	椎　体	脊　髓
C_4	C_4	C_5
C_6	C_6	C_8
T_1	T_1	T_2
T_6	T_7	T_8
T_9	T_{10}	T_{12}
T_{12}	L_1	L_4、L_5、S_1
L_1	L_2	$S_{2\sim5}$

表 2-3-1-3-2　棘突的体表标志

体　表　标　志	棘突位置
下颈椎最高之棘突	C_7 棘突
两侧肩胛下角联线	T_7 棘突
脐平线	L_3 椎体
两髂嵴最高点联线	L_4 棘突
两髂后上嵴联线	L_5 棘突

（二）脊髓神经之感觉平面

主要是从脊神经根受累时所辐射的部位判定，现将神经根序数与其放射部位以表 2-3-1-3-3 表示。

表 2-3-1-3-3　脊神经根受累时根性痛的放射部位

神经根序数	根性放射部位	神经根序数	根性放射部位
C_1、C_2	后枕部	T_{10}	脐部带状区
C_3	耳部	L_1	腹股沟部
C_4	肩部及上臂外侧	L_2	大腿前部
C_5	前臂外侧至虎口部	L_3	膝部
C_6	前臂桡侧至拇指	L_4	小腿内下、踝及足踇趾
C_7	前臂掌侧远端及中指	L_5	足背及 1~5 趾
C_8	前臂尺侧远端及小指	S_1	足跟及跖底部
T_1	前臂尺侧	S_2	下肢后侧
T_2	上臂内侧	S_3	大腿内侧
T_5	乳头区	S_4	外生殖器处
T_6	乳头下带状区	S_5	肛门周围

表 2-3-1-3-4　脊髓各脊神经根支配的主要肌肉

脊神经根节段	所支配的主要肌肉	脊神经根节段	所支配的主要肌肉
颈髓 $_5$	三角肌（C_5、C_6）	腰髓 $_2$	髂腰肌（L_2、L_3） 股四头肌（$L_{2\sim4}$）
颈髓 $_6$	肱二头肌（C_6、C_7）	腰髓 $_3$	股四头肌（$L_{2\sim4}$）
颈髓 $_7$	肱三头肌（C_7、C_8）	腰髓 $_4$	胫前肌（L_4~S_1）
颈髓 $_8$	手内在肌及伸屈肌群	腰髓 $_5$	伸踇长肌（L_4~S_1）
胸髓 $_{1\sim12}$	按节段分布躯干诸肌（略）	骶髓 $_1$	腓肠肌（L_4~S_2）
腰髓 $_1$	提睾肌（L_1）	骶髓 $_2$	括约肌及屈趾肌（S_2、S_3）

（三）运动功能障碍

由于感觉障碍定位欠精确，因此临床医师更喜欢根据受累肌肉的部位来推断脊髓神经根受损平面，详见表 2-3-1-3-4 及图 2-3-1-3-18。

三、脊髓损伤的神经功能分级

（一）美国脊髓损伤学会 (ASIA) 分级　根据 Frankel 多次修订的分级标准分为以下五级，即：

A 级　脊髓完全性损害，在损伤平面以下（包括骶段）无任何感觉和运动功能。

B 级　为不完全性损害，在受损平面以下（包括骶段）有感觉功能存在，但无运动功能。

C 级　亦属不完全性损害，在损伤平面以后感觉和运动功能存在，但肌力在 3 级以下。

D 级　不完全性损害，损伤平面以下存在感觉和运动功能，肌力等于或大于 3 级。

E 级　感觉和运动功能正常。

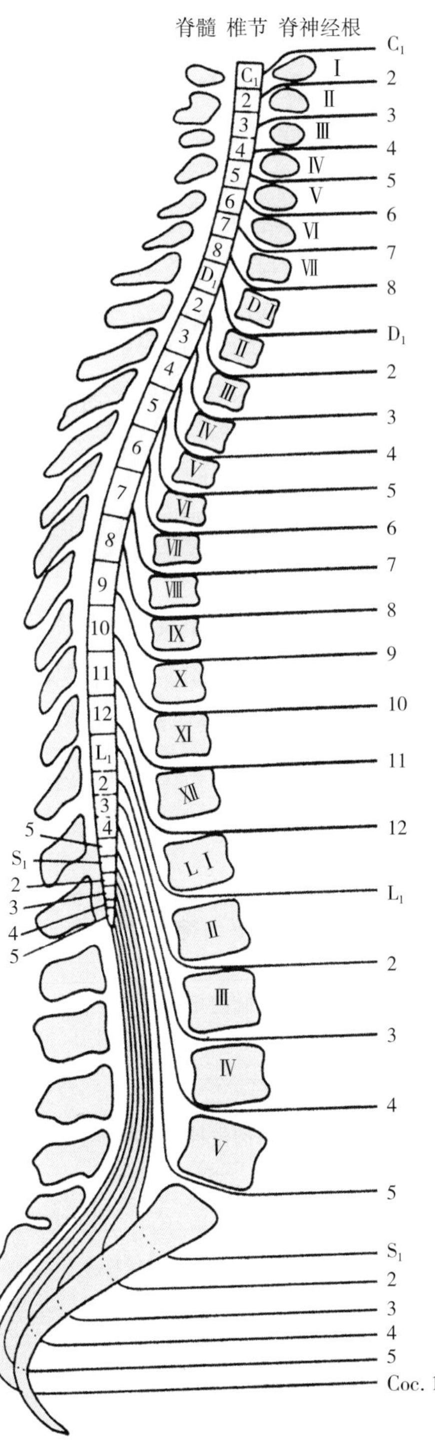

图 2-3-1-3-18 脊柱椎节与脊髓及脊神经根节段之关系对比示意图

（二）根据 2008 年上海“第三届全国颈椎病研讨会”所定之标准为 24 分制：

Ⅰ. 上肢运动功能（左右分别评定，每侧 5 分，共 10 分）

0. 无使用功能；
1. 困难用匙进食；
2. 困难用筷进食，不能持笔；
3. 较困难用筷进食，勉强持笔；
4. 可用匙进食，用筷稍困难，可持笔；
5. 基本正常。

Ⅱ. 躯干与下肢运动功能（左右不分，共 6 分）

0. 不能端坐；
1. 能坐轮椅（车），但不能站立；
2. 能持拐站立，但不能移步；
3. 持拐、搀扶下可平地行走；
4. 可持拐、扶持上下楼；
5. 基本正常，有破行；
6. 行走正常。

Ⅲ. 两便功能（共 4 分）

0. 尿失禁或尿潴留；
1. 排尿严重困难，但可控制；
2. 排尿轻度困难，尿频，无溢尿；
3. 排尿正常，有便秘；
4. 完全正常。

Ⅳ. 四肢及躯干感觉（上下肢分别评定，共 4 分）

0. 双腕以远、躯干、下肢无感觉；
1. 上肢感觉障碍、麻、痛，下肢有位置觉存在；
2. 上下肢感觉轻度障碍，躯干束带感明显；
3. 上下肢感觉基本正常，有束带感或肢体轻度麻痛；
4. 基本正常。

（三）功能独立性评定

目前尚无统一标准，当前大多根据 Barthel 指数所修订的功能独立性测定标准 (Functional Independence Measure，FIM)，此标准已在欧美等地区广泛应用。

【生活能力之分类】

包括六个方面功能。

1. 自我料理 A. 进食 B. 梳洗 C. 洗澡 D. 穿衣 E. 穿裤 F. 上厕所；
2. 大小便控制 G. 膀胱控制 H. 直肠肛门控制；

3. 转移能力 I. 床 / 椅 / 轮椅 J. 上厕所 K. 移动至浴室 (盆浴或淋浴) ;

4. 运动能力 L . 步行 / 轮椅 M. 上下楼梯 ;

5. 交流 N. 理解 O. 表达 ;

6. 社交 P. 社会关系 Q. 问题解决。

【生活能力之分级】

在生活的每个方面要评价两个或两个以上活动，总共 18 项，每项功能按独立能力加以评定，分为 7 级，依序排列于后，数字愈大，生活能力愈佳。

7 级 完全独立 在规定的时间内能够平稳安全、规范的完成活动，且无需矫正，无需借助辅助设备和帮助。

6 级 独立性降低 (减弱) 不能在规定时间内平稳地完成活动，且需要借助辅助设施。

5 级 监护或示范 无需体力帮助，但需要提示或示范。

4 级 最低限度接受帮助 给患者的帮助仅限于辅助性，或在活动中患者主动用力程度大于 75%。

3 级 中等帮助 需要多于前者的辅助，患者在活动中用力程度为 50%~75%。

2 级 最大帮助 患者活动量的 25%~50% 为主动用力。

1 级 完全依赖 患者在活动中主动用力不足 25%。

四、各种神经损伤的鉴别

（一）上神经元与下神经元所致瘫痪的鉴别

为脊髓神经损害部位之基本常识，每位骨科医师均应熟悉，详见表 2-3-1-3-5。

表 2-3-1-3-5 上神经元与下神经元瘫痪之鉴别

鉴别项目	上 神 经 元	下 神 经 元
受累部位	大脑皮质运动区 及锥体束	脊髓前角，脊神经根及 周围神经干（支）
病理生理特点	脊髓呈现失大脑控制， 脊髓节间反射增强， 肌组织本身正常	肌肉失神经支配，呈现 萎缩，脊髓节
临床特点	硬瘫（痉挛性） 肌张力增高 腱反射亢进 肛门反射存在 阴茎反射勃起 肌肉无萎缩 有病理反射 可有剧烈反射 反射性膀胱	软瘫（弛缓性） 肌张力减低 腱反射降低 肛门反射消失 阴茎无勃起 肌肉萎缩 无病理反射 无剧烈反射 无张力性或自主膀胱
肌电图	无变性反应	变性反应

（二）脊髓不同部位损伤运动受累特点

从脑至脊髓圆锥以下，不同断面受损后其运动障碍之表现各异，详见表 2-3-1-3-6。

表 2-3-1-3-6 不同部位损伤的运动受累表现

受损运动区部位	瘫　痪　特　点
大脑皮层	单肢瘫痪，多伴有面瘫
内囊	偏瘫
脑干	交叉性偏瘫
颈髓	四肢瘫痪，平面以下硬瘫
胸髓	截瘫，平面以下硬瘫
胸腰段	大腿软瘫，足踝部硬瘫
圆锥以下	软瘫

（三）完全性与不全性脊髓损伤之鉴别

此亦为脊髓损伤之基本鉴别要点，其对伤者预后判定、治疗原则及手术方式选择均具重要意义，详见表 2-3-1-3-7。

表 2-3-1-3-7 不完全性与完全性脊髓损伤鉴别表

瘫痪类型 / 项目	不完全性	完全性
运动障碍	不完全、不对称	完全、对称
感觉障碍	可保留部分感觉	完全丧失
括约肌障碍	较轻	完全
脊髓休克期	短、不超过一周	多在 3 周以上
反射障碍	不对称、不完全	完全、对称
病理反射	可有可无	多有

（四）腰段下位脊髓、圆锥及马尾神经损伤之临床鉴别

由于在临床上脊柱骨折多发于 T_{12}~L_2 处，而此段神经组织视平面高低及种族差异等不同而有一定差距，其直接影响治疗方法选择及预后。为使临床医师易于判定，现以图表形式表达，详见解剖分段示意图（图 2-3-1-3-19、20）及临床症状鉴别表（表 2-3-1-3-8）。

表 2-3-1-3-8 下腰段脊髓、圆锥和马尾损伤临床鉴别表

节段症状	下腰段脊髓（圆锥上）	圆　　锥	马 尾 神 经 根
运动功能	损伤平面弛缓性瘫痪，平面以下为痉挛瘫痪	神经根、固有肌及会阴部肌肉对称弛缓性瘫痪	神经根性分布区非对称性（或对称性）弛缓性瘫痪
感觉功能	损伤平面以下障碍	S_{3-5} 分布区障碍	鞍区或根性分布区膀胱感觉丧失
两便功能	肛门括约肌收缩 逼尿肌与括约肌协同失调性痉挛	肛门括约肌松弛 弛缓性膀胱及充溢性尿失禁	肛门括约肌松弛 弛缓性膀胱及充溢性尿失禁
性功能	高位损伤，功能正常，低位伤可无心源性勃起、排精及生育	反射性及心源性勃起丧失无射精及性高潮，亦无生育	反射性勃起丧失 心源性勃起存在 可能排精、射精、性高潮及生育
反射改变	球海绵体（+）肛门收缩（+）踝反射（++）	无肛门收缩 无球海绵体反射	受损根区无深反射或生理反射
病理反射	Babinski 征（+）	无	无

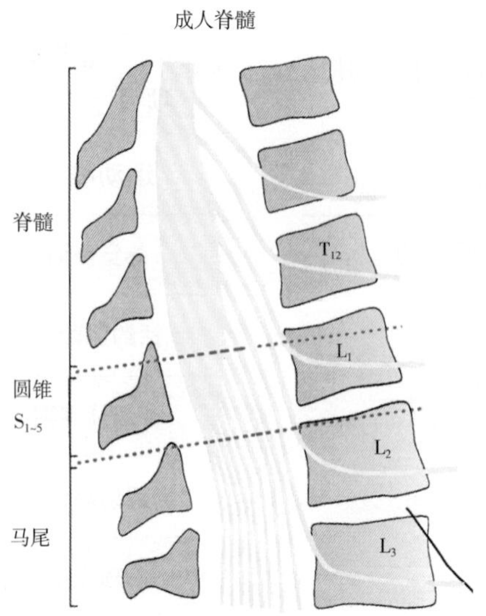

图 2-3-1-3-19　神经解剖图显示脊髓、圆锥、马尾与脊柱骨性解剖的立体关系；圆锥和骶髓同时跨越单一椎体节段（通常是 L_1 椎体节段），胸腰段脊柱损伤可导致上运动神经元损伤、或下运动神经元损伤、或两者同时损伤示意图

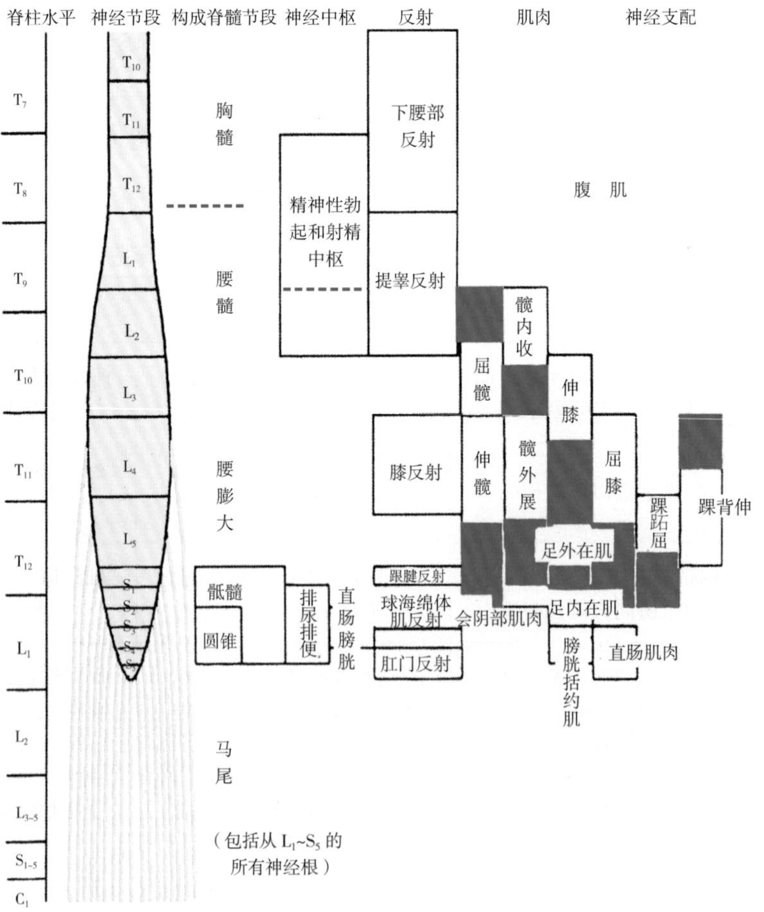

图 2-3-1-3-20　脊柱、脊髓的结构和神经图解，显示不同平面的椎体损伤可能出现的神经症状；图中列出骨折相应水平的神经损伤、反射和运动丧失示意图

五、脊髓反射功能的鉴别

此亦为脊髓神经及脊神经根受损后的定位标志之一，对临床诊断及伤节判定具有重要意义，详见表 2-3-1-3-9。

表 2-3-1-3-9　主要脊髓反射一览表

部位与反射名称		传入及传出神经	效　应　器	脊髓节段
上肢	肱二头肌反射	肌皮神经	肱二头肌	C_5、C_6
	肱三头肌反射	桡神经	肱三头肌	C_6、C_7
	腕桡反射	正中神经	旋前圆肌	$C_{5\sim8}$
		桡神经	旋前方肌	
		肌皮神经	指屈肌	
			肱桡肌	
			肱二头肌	
躯干	上腹壁浅反射	T_7、T_8 神经	腹横肌	T_7、T_8
			腹斜肌	
			腹直肌	
	中腹壁浅反射	T_9、T_{10} 神经	同上	T_9、T_{10}
	下腹壁浅反射	T_{11}、T_{12} 神经	同上	T_{11}、T_{12}
	提睾反射	生殖股神经	提睾肌	L_1、L_2
	跖反射	胫神经	趾屈肌	S_1、S_2
	肛门反射	肛下神经	肛门括约肌	S_4、S_5
	排便反射	传入：含在盆神经、	乙状结肠	腰骶段
		腹下神经的感觉纤维	直肠	
		传出：盆神经	肛门内、外括约肌	
	排尿反射	盆神经	膀胱内括约肌	腰骶段
		腹下神经	膀胱逼尿肌	（L_1、L_2）
		阴部神经	膀胱外括约肌	（$S_{2\sim4}$）
下肢	膝反射	股神经	股四头肌	$L_{2\sim4}$
	跟腱反射	胫神经	腓肠肌	S_1、S_2

（李增春　李　侠　于　彬）

第二章　胸腰椎损伤的治疗原则

第一节　稳定型胸腰椎损伤的治疗原则

由于胸腰椎骨折的类型复杂，因此对其治疗亦难以统一。稳定型胸腰椎骨折较为多见，本节仅就常见的各型稳定型胸腰段骨折的基本治疗原则加以阐述。

胸腰椎稳定型骨折较之不稳定性骨折更为多发，尤其在老龄化社会的今日，因骨质疏松症引起的椎体压缩性骨折日益增多；但脊髓损伤的伴发率相对为低。临床上常见的有以下三种类型，现分述于后。

一、胸腰椎椎体单纯性、楔形压缩性骨折

最为多见，多由高处坠落臀部或足跟部着地所致，故易伴发跟骨或胫腓骨骨折。好发于 T_{11}~L_2 之间，尤多见于 T_{12}~L_1。

（一）致伤机制、临床表现及诊断

【致伤机制】

主因屈曲纵向暴力所致，前柱呈压缩楔形，中柱及后柱多无明显改变。老年人多因一般性交通意外（以猛刹车最为多见）及平地跌倒（滑倒臀部着地）等所致（图 2-3-2-1-1）。

【临床表现】

主要为伤处疼痛、压痛、棘突隆起及叩痛等。因局部出血及防御性反射作用，双侧腰肌多呈痉挛状，且伴有腰部活动受限等症状。

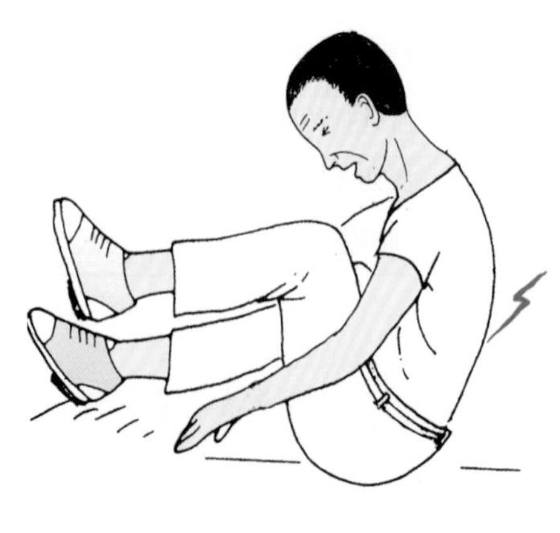

A

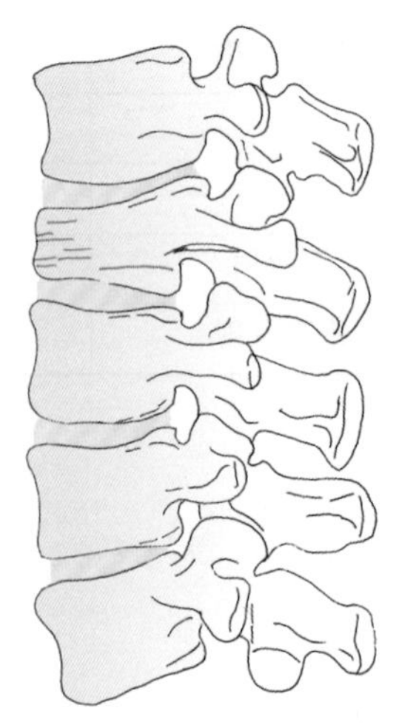

B

图 2-3-2-1-1　胸腰椎致伤机制及 X 线片观示意图（A、B）
A. 老年人平地跌倒更易引起胸腰椎骨折；B. X 线侧位片所见

【胸腰椎骨折诊断】

主要依据以下内容：

1. 外伤史　轻重不一，尤以更年期及老龄女性，轻轻地一坐即可引起。

2. 临床特点　除骨折之共性症状外，在临床检查病人时尤应注意局部的轻轻叩击痛和传导叩痛具有诊断意义，二者相加阳性率在98%以上，此对群发性灾害时具有重要性，作者在邢台地震、唐山地震时通过批量性病例证明其有效性（图2-3-2-1-2、3）。凡此种病例均平卧搬运，否则有发生脊髓损伤之风险。

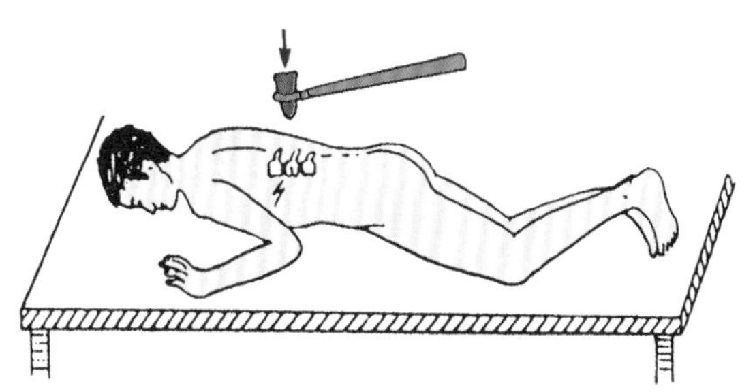

图 2-3-2-1-2　直接叩痛示意图

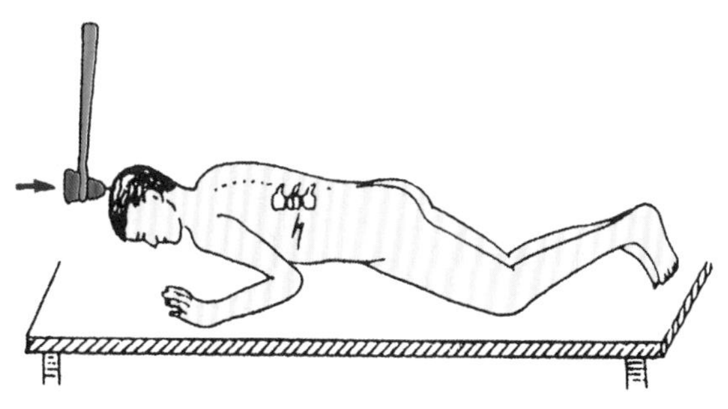

图 2-3-2-1-3　间接（传导）叩痛示意图

3. 影像学检查　于X线平片上可清晰显示椎体压缩性改变及其压缩程度。椎体前缘压缩多为1/4左右，一般不超过1/2，因此，后方之小关节多无明显脱位。如压缩超过椎体的1/2，椎节后方小关节则呈半脱位状，此归属不稳定型中。

（二）胸腰椎骨折急救与治疗

【急诊病例】

首先是安全搬动，如图2-3-2-1-4所示，需3~4人平台式搬动，或用床垫平放拖出再平放至抬架上（2-3-2-1-4），切忌两人或一人抱起状搬运（2-3-2-1-5）。

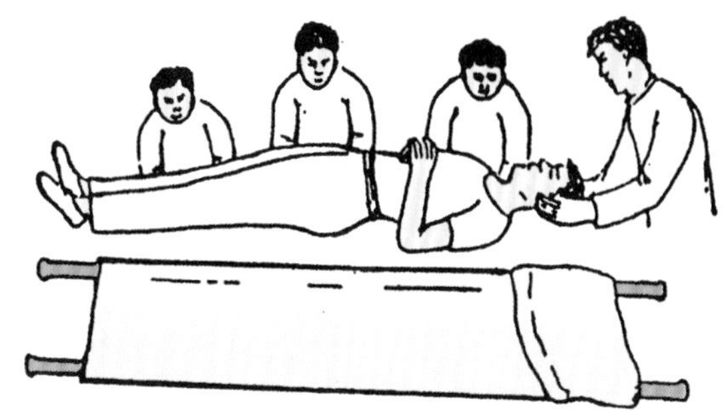

图 2-3-2-1-4　脊柱损伤时的四人搬运法示意图

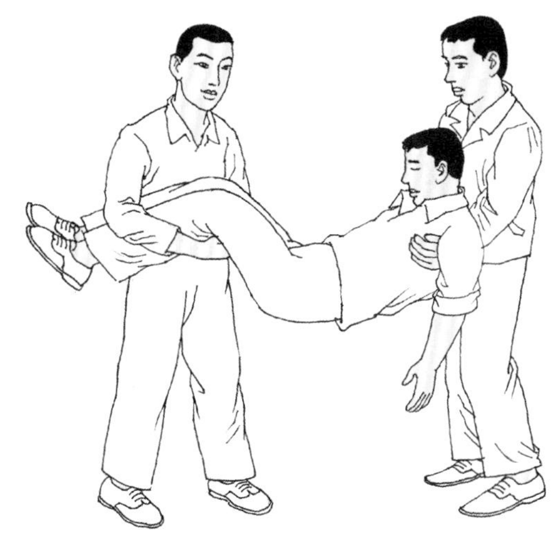

图 2-3-2-1-5　脊柱损伤时的错误搬运法示意图

在治疗方面，如系轻中度压缩性骨折原则上以非手术疗法为主，包括：卧木板床，腰下垫软枕，或悬吊牵引促使骨折复位，并在牵引下行功能疗法等（图2-3-2-1-6）。5~7d后，位于胸腰段骨折者，可在悬吊状态下上石膏背心；即在石膏室于悬吊牵引下行石膏背心固定（图2-3-2-1-7），并要求三点制动之固定原则，之后按常规进行腰背肌锻炼（图2-3-2-1-8）。对下腰段骨折，则用腰围固定8~10周即可，并按常规进行腰背肌锻炼。

Böhler等学者认为，凡属稳定型胸腰段骨折均可在石膏背心下锻炼腰背肌，疗效均较满意（图2-3-2-1-9）。

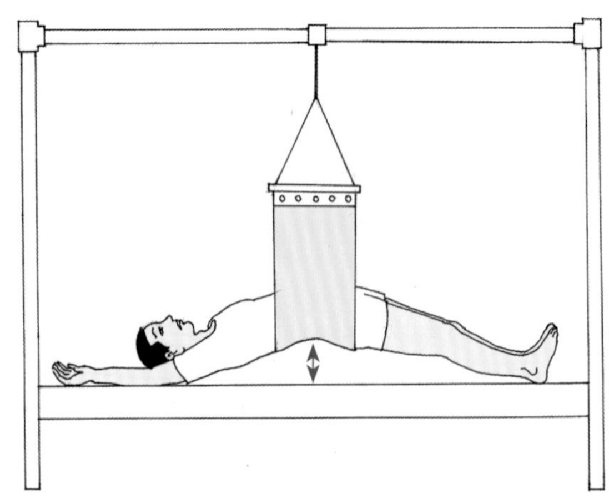

图 2-3-2-1-6 床上吊带牵引下功能锻炼示意图

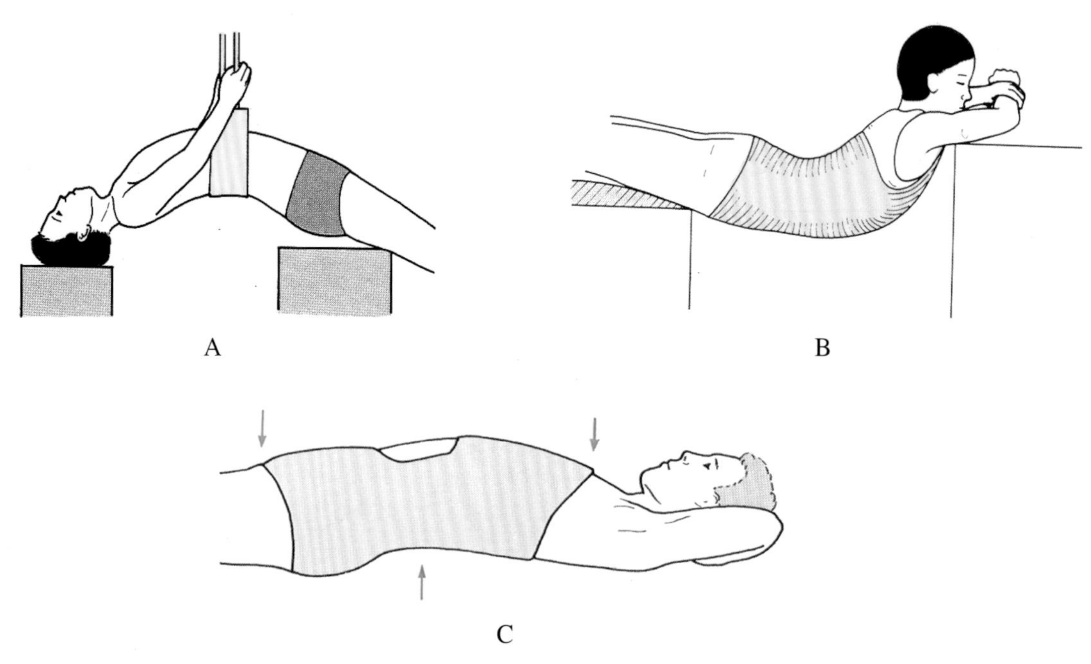

图 2-3-2-1-7 胸腰椎骨折复位与固定示意图（A~C）
A. 悬吊复位；B. 高低台复位；C. 石膏背心固定

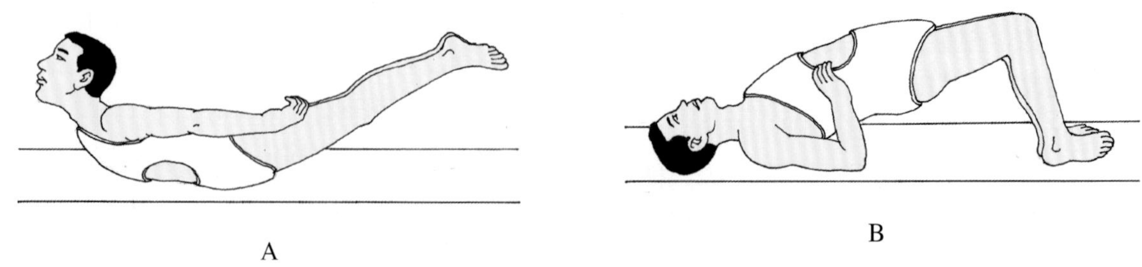

图 2-3-2-1-8 石膏背心固定后行腰背肌锻炼示意图（A、B）
A. 蜻蜓点水式；B. 四点着床式

【年迈者】

超过65岁以上、尤其是伴有肺部功能不全及合并复合伤不适宜于石膏固定者，应在床上进行腰背肌锻炼（图2-3-2-1-10）；并于骨折椎节处垫一软枕，以达到使其慢性复位目的，或选择手术内固定以促使其早日下床活动。亦可选用预制式钢架简易石膏背心代替全石膏背心。

【陈旧性损伤、骨折未行复位者】

以功能锻炼及理疗为主，仅个别病人因后方小关节损伤性关节炎需行小关节融合术治疗。

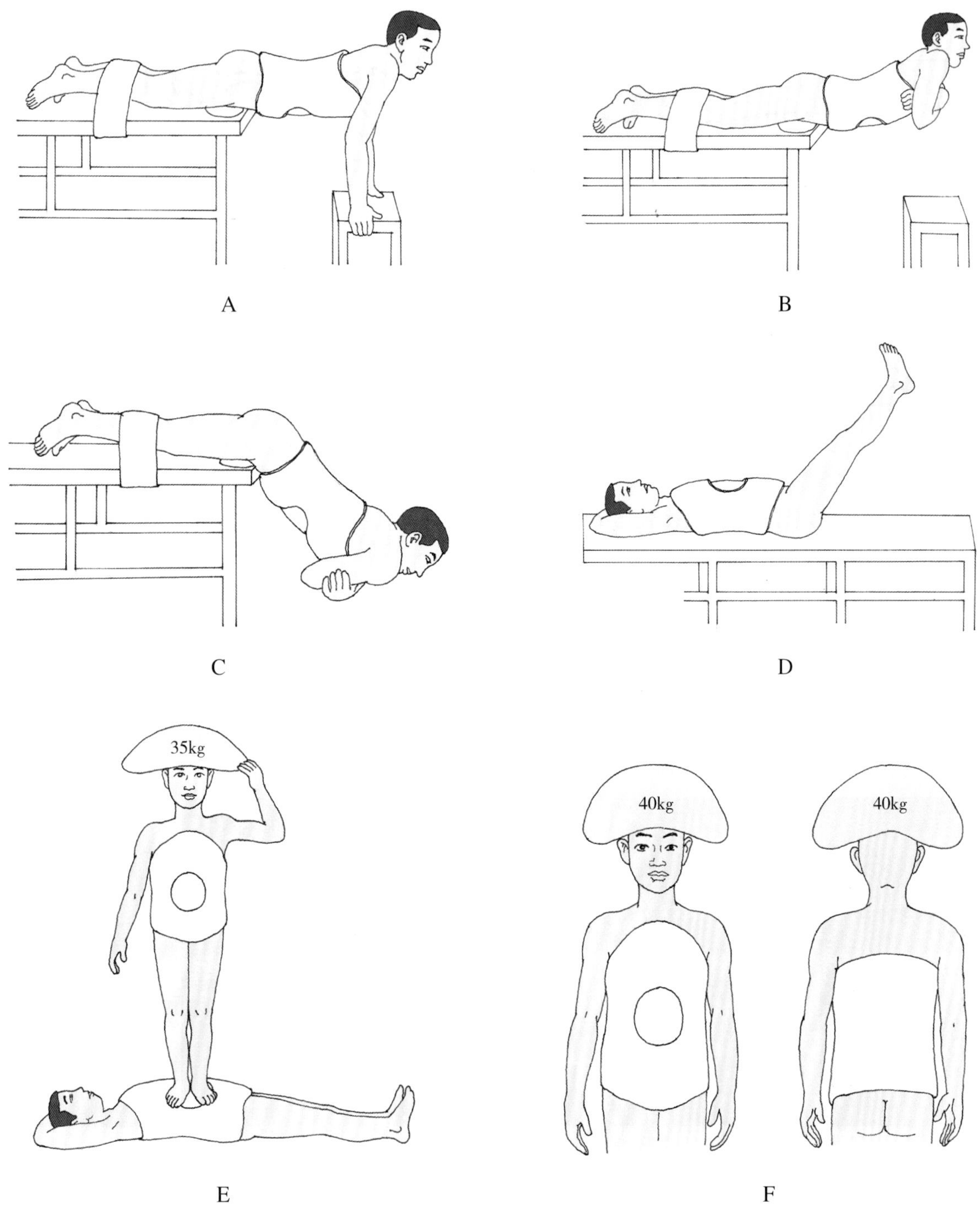

图2-3-2-1-9 稳定型胸腰椎骨折上石膏背心后进行腰背肌锻炼示意图（Böhler体操，A~F）

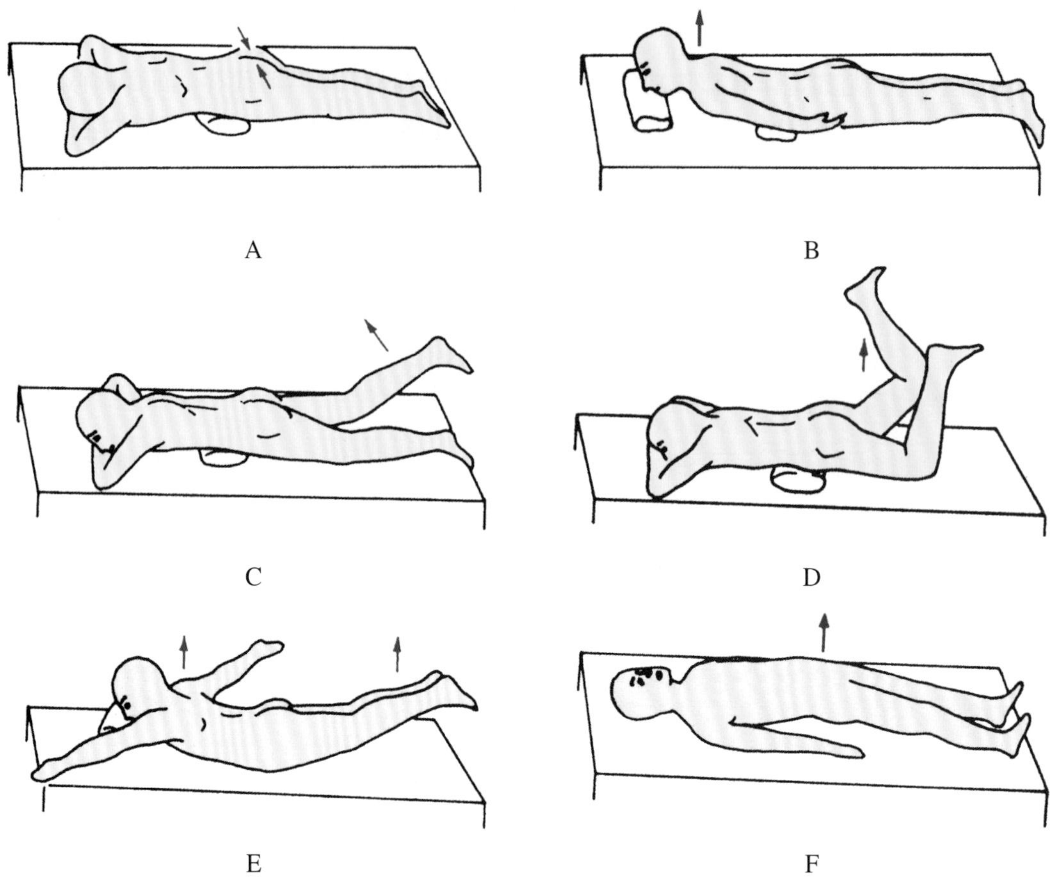

图 2-3-2-1-10 稳定型胸腰椎骨折不上石膏背心时进行腰背肌功能锻炼示意图（Böhler 体操，A~F）
A 俯卧，腹部垫软垫；B 抬头仰颈；C 后伸右下肢；D 双下肢后伸；E 上肢活动；F 仰卧挺腰

【当今治疗理念的转变】

近年来随着人们对生活质量要求的提高和当代治疗技术的进步，外伤后希望及早下床活动，甚至要求继续参与社会生活与工作；或是为了减少长期卧床而引发的家庭与社会问题，以致积极要求手术者日益增多。作者认同这一合理要求，凡具有手术指征及施术条件者，不妨在确保安全的前提下采取开放复位及内固定术，包括高龄患者（图 2-3-2-1-11）。

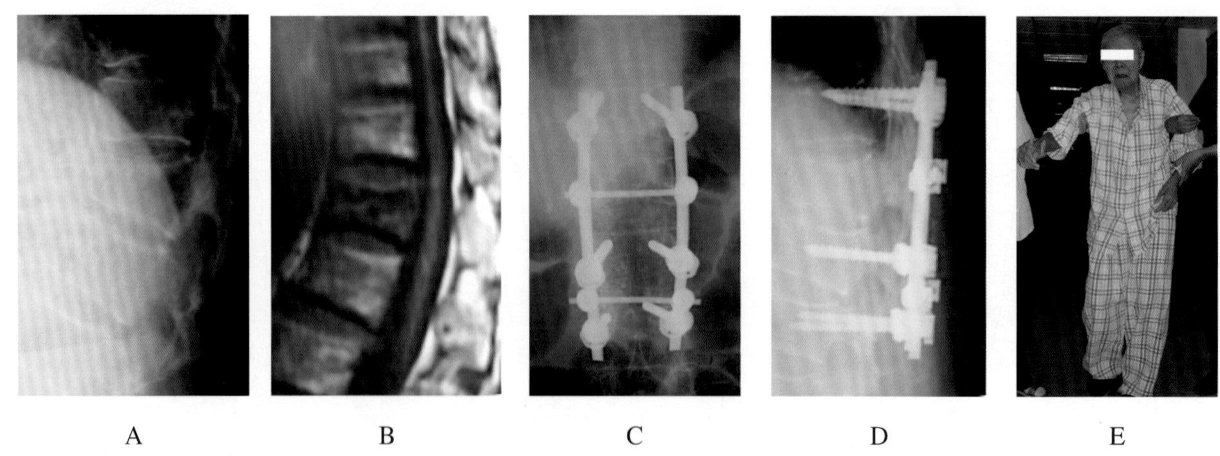

图 2-3-2-1-11 临床举例 74 岁老年患者，L_1 压缩性骨折施术前后（A~E）
A. X 线侧位片；B. MR 所见，脊髓无严重受压征；C、D. 开放复位及内固定后 X 线正侧位平片；E. 术后三日可佩戴腰围、搀扶下活动

二、腰椎横突骨折

多见于腰椎，一般为一侧性，可单发或多发；胸椎由于两侧肋骨所构成的胸廓起固定与制动作用而使其活动度明显减少，因而，除了直接外伤外，少有横突骨折者发生。

（一）致伤机制、临床表现及诊断

【致伤机制】

多因腰部突然侧屈致伤，自楼上滚下或跌下时常见。此时由于附着其上的肌肉强烈收缩而将横突撕裂。一般位移较轻，以第3腰椎横突为多发；因该横突较长，附着肌肉较多，受力面积及强度较大之故。

【临床表现与诊断】

主要为腰椎患侧局部压痛及向健侧弯腰活动受限。肿胀大多轻微，不仔细观察难以发现，且不易与对侧比较。传导叩痛大多阴性或轻度。对其诊断主要依据外伤病史及临床检查所见。清晰的X线正位片可显示骨折之部位及移位情况（图2-3-2-1-12）。

（二）治疗

卧木板床休息3~4周，或带支具或上石膏腰围逐渐下地活动；痛消后加强腰背肌锻炼。移位者多可自动复位，一般无需手术复位及内固定，除非伴有外伤性神经卡压需行松解术者。

三、腰椎棘突骨折

（一）致伤机制、临床表现及诊断

【致伤机制】

多因直接暴力或腰椎过猛前屈或突然仰伸所致，后者大多伴有前纵韧带及椎间隙裂开征，多属强暴力所致。

【临床表现与诊断】

患者多呈直立状体位，拒弯腰；棘突处显示肿胀，压痛明显，却少有传导叩痛。腰部前屈明显受限，但后伸尚可、或轻度受限（仰伸状致伤者不应做此项检查，以防加剧损伤）。对其诊断除病史、临床症状及体征外，于X线侧位片上可显示出骨折线，但很少有移位者（图2-3-2-1-13）；个别病例可选择CT扫描判定。

（二）治疗

有多种选择，可卧木板床休息3~4周后上石膏腰围下床活动，并加强腰背肌锻炼；或配戴支具逐渐下床活动（图2-3-2-1-14）。对骨折块移位明显者，可试以手法复位，或行开放复位及钛缆内固定术；亦可行棘突切除术，但应保留棘上韧带。

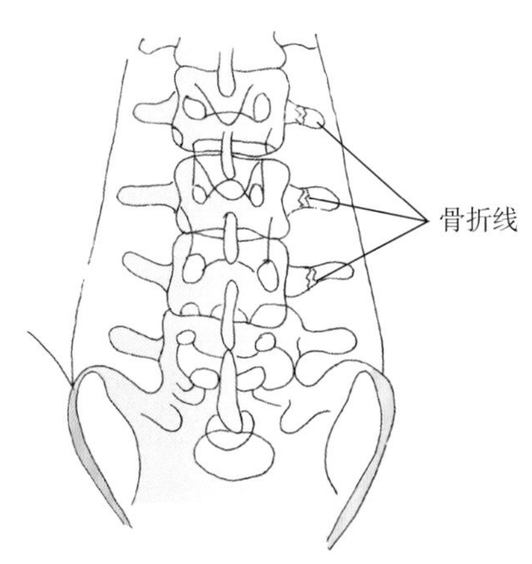

图2-3-2-1-12 脊柱横突骨折示意图

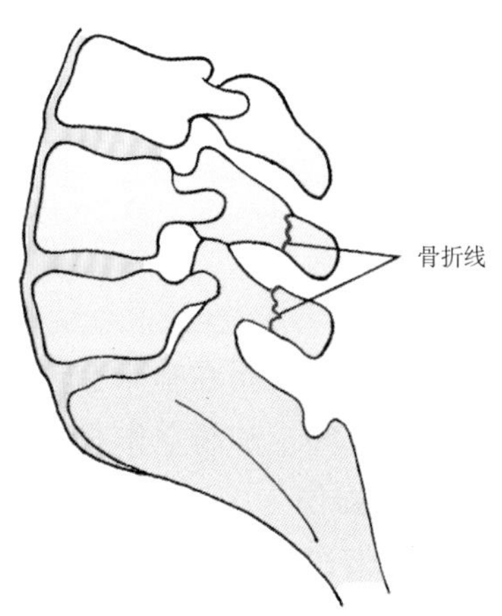

图2-3-2-1-13 $L_{4、5}$棘突骨折示意图

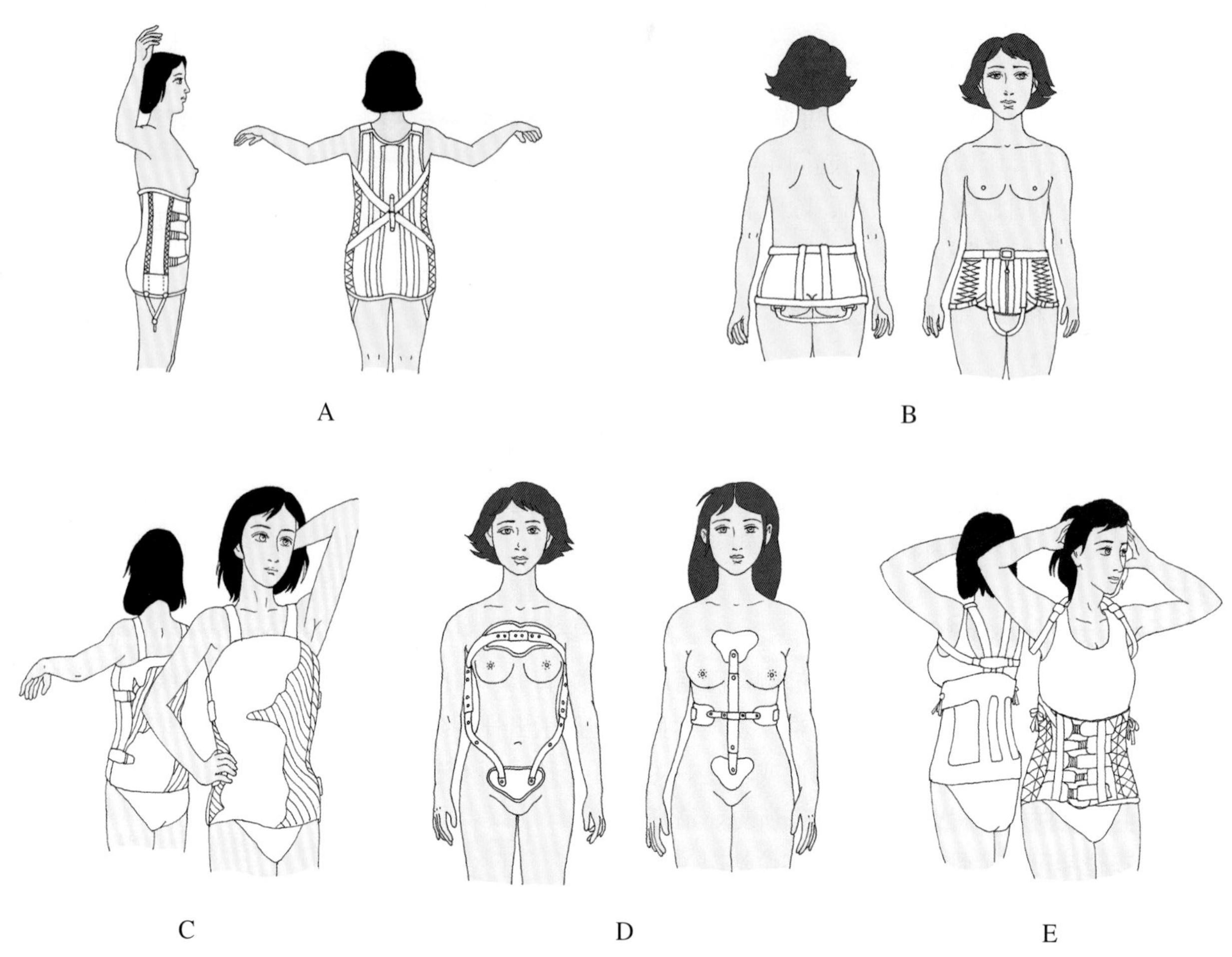

图 2-3-2-1-14 稳定型胸腰椎骨折各种支具固定示意图（A~E）

第二节 不稳定型胸腰椎损伤的治疗原则

既往认为不稳性骨折在临床上较为少见，但随着高速公路意外频发和高空作业增多，其发生率虽不如稳定性损伤为多，但其比例日益增加，由于此类伤者病情严重，治疗复杂，各型之间差异较大，易并发神经损伤，且多需手术治疗而应引起重视。

一、胸腰椎椎体爆（炸）裂性骨折

随着 CT、CTM 及 MR 的广泛应用，此种类型在胸腰椎骨折中的发生率与发现率日益增多，且其后果严重而为大家所重视；本型脊髓损伤伴发率最高，且易为完全性脊髓损伤。因此我们另列专节阐述与讨论，本段从略。

二、胸腰椎椎体严重楔形压缩骨折、伴或不伴小关节半脱位者

（一）致伤机制、临床表现及诊断

【致伤机制】

本型又名屈曲（可伴旋转）型骨折脱位，其发生多因椎体突然遭受压缩暴力，为临床上较严重之类型，易伴有脊髓损伤。此种严重型者在屈曲暴力所致之楔形骨折中约占 7%~9%；按照 Denis 分类标准，此型分为以下四型，见图 2-3-1-2-3。

由于椎节前柱楔形变而使椎节的中部（柱）及后部（柱）受到牵张应力的作用而与上下相邻椎节呈现分离状，可达半脱位状态并可致三柱之平衡遭受破坏。如同时伴有旋转暴力，则椎节同时出现相应之轴向位移；尽管椎体后缘完整，但前纵韧带及后纵韧带多相继断裂，并引起脊髓损伤（图 2-3-2-2-1）。以 T_{11}~L_2 段为多发，尤其是 T_{12} 及 L_1 段发生概率最高。因之圆锥及马尾损伤率特高。一般为前后径压缩，亦可侧向压缩（图 2-3-2-2-2），也可有部分病例遭受过大的垂直暴力而伴有椎体爆裂骨折，以致硬膜囊受累更为严重。

【临床表现】

与稳定型骨折主诉及检查基本相似，局部症状多较明显，且疼痛剧烈常难以忍受。如脊髓、圆锥或马尾损伤，则两便功能障碍，并伴有马鞍区感觉丧失。

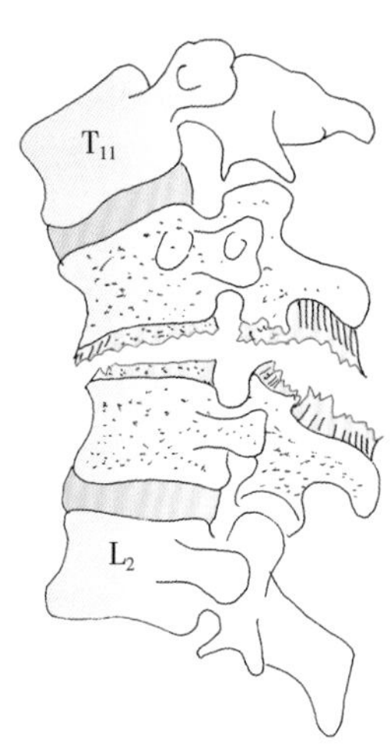

图 2-3-2-2-1　屈曲压缩 + 旋转暴力可引起椎节韧带断裂及脱位 + 脊髓损伤示意图

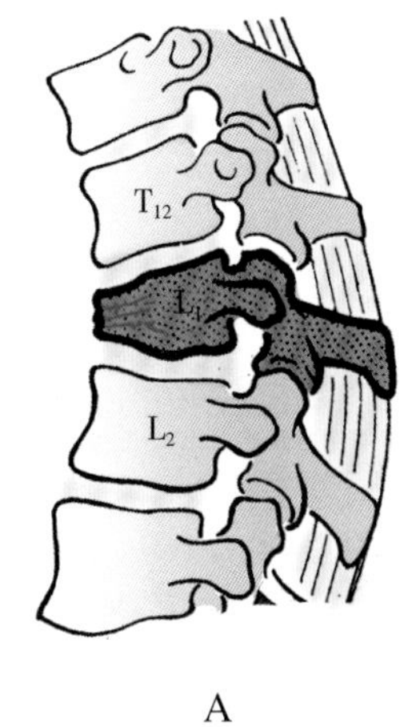

A

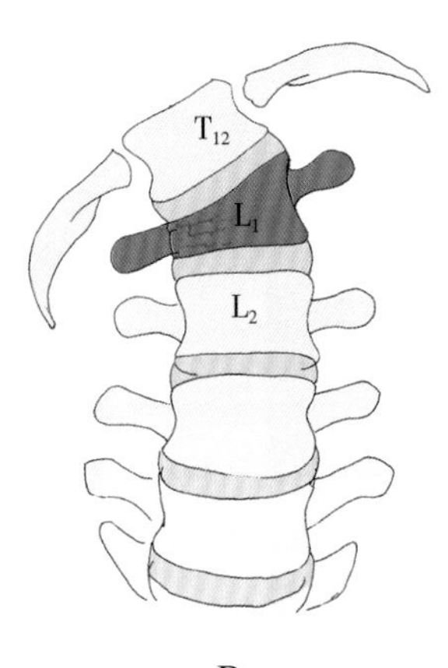

B

图 2-3-2-2-2　胸腰椎压缩性骨折示意图（A、B）
A. 前方压缩则呈楔形变；B. 如为侧向压缩暴力，则呈侧方压缩型

【诊断】

主要依据外伤史，临床所见及影像学检查，包括X线平片及CT扫描，后者主要是判定椎节位移的程度及方向。伴有神经症状者，应同时行MR检查，以确定椎体受累程度，有无伴发爆裂骨折，以及脊髓或脊神经根受累情况。

（二）胸腰椎骨折的治疗

【胸腰椎骨折的非手术疗法】

对不伴有脊髓或根性症状者，应采用非手术疗法，基本原则与稳定型者相似，尽早卧木板床、腰部垫以软垫及功能锻炼，3~5d后局麻下悬吊复位，拍片认为对位满意时，行石膏背心或石膏腰围固定10~12周，并加强腰背肌锻炼。

【胸腰椎骨折的手术疗法】

对椎节明显不稳或伴有神经受压征之病例应及早施术，或在伤后3~5d行开放复位及内固定术。半脱位者以后路手术为主，多选用椎弓根钉固定复位技术；特别是伴有脊髓致压性改变者，术中C-臂X线机观测复位满意否！并酌情判定需否行前路手术；对青壮年体力活动量大及伴有椎体爆裂骨折者，则应前后路同时施术，以确保椎节之稳定性，尤其是伴有椎板或棘突骨折者，由于前后夹攻，脊髓或马尾甚易被嵌压或疝样突出，手术时务必小心（图2-3-2-2-3、4）。

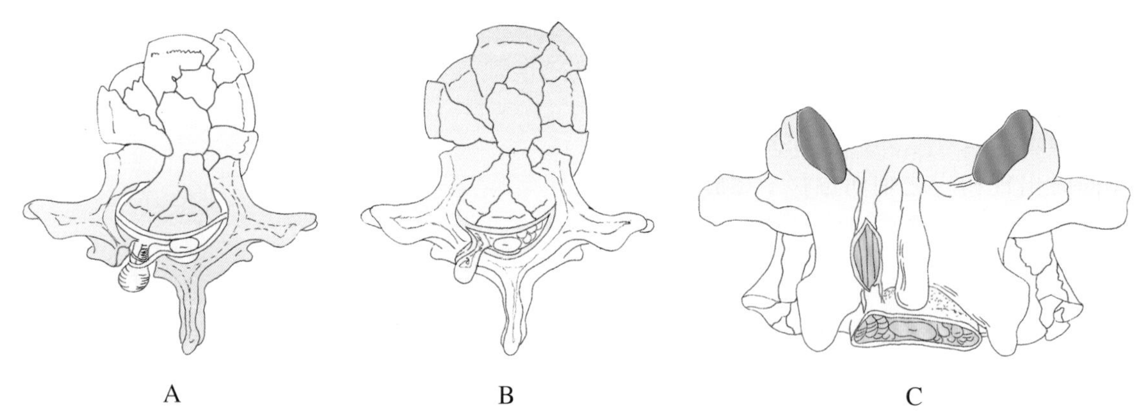

图2-3-2-2-3 伴后路椎板骨折的椎体爆裂性骨折硬膜囊处于前后方嵌夹中，此时多需前后同时施术减压，在操作上务必小心，切勿伤及神经，示意图（A~C）

A. 硬膜囊及神经根疝出；B. 单纯硬膜囊疝出；C. 椎板骨折后方观

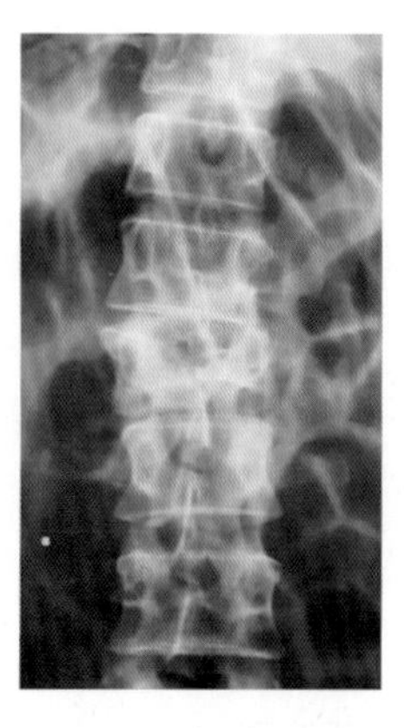

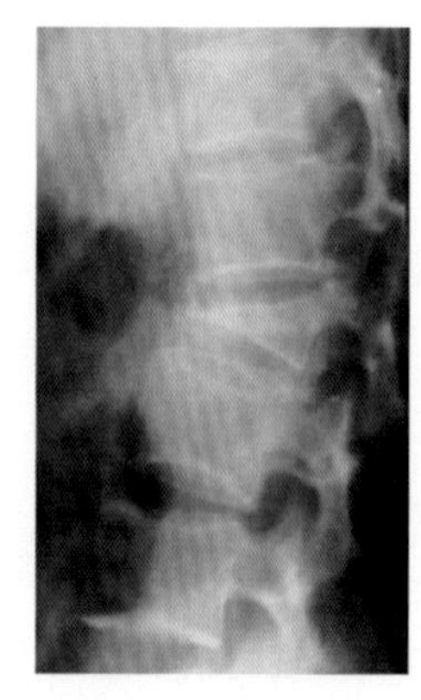
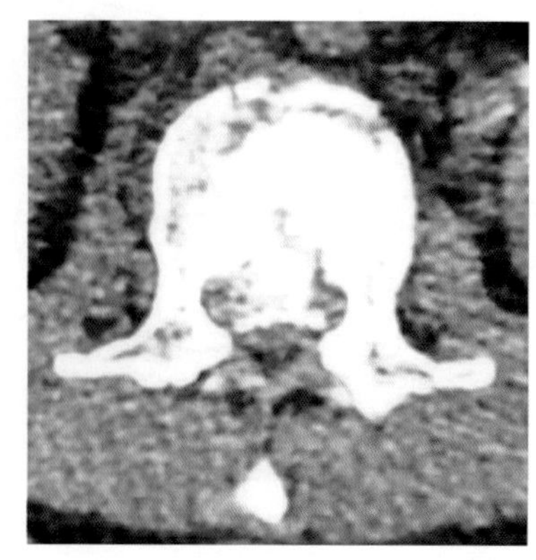

A　　B　　C

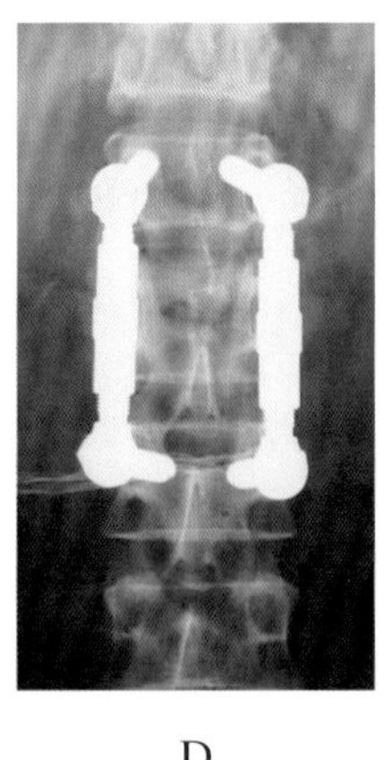
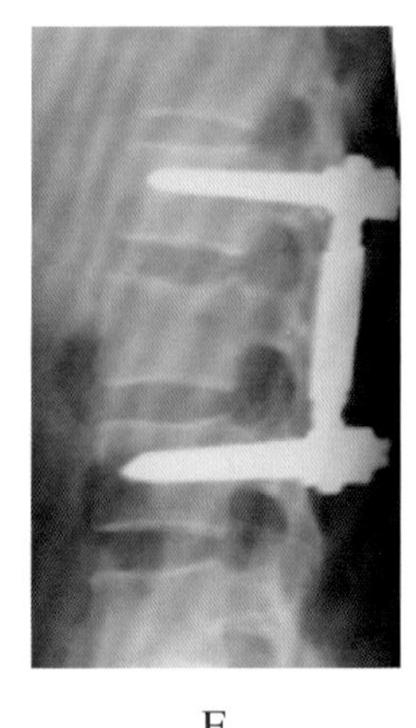
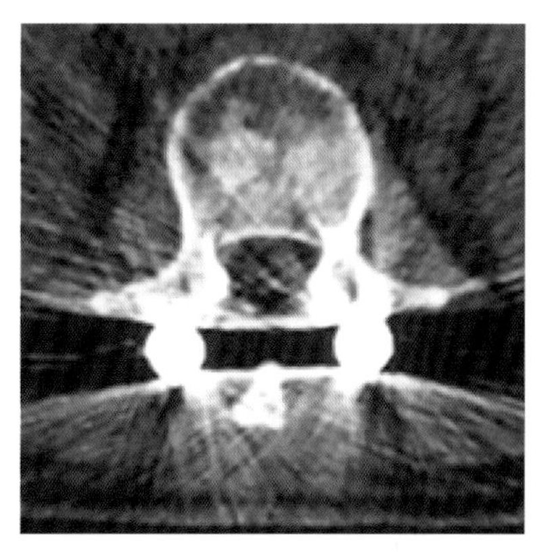

D E F

图 2-3-2-2-4 临床举例 女性，34 岁，高处坠落致双下肢不全瘫（A~F）

A. B. 术前正侧位片，显示 L_2 椎体严重楔形变伴小关节脱位；C. CT 扫描示 L_2 椎体爆裂性骨折，骨折块突入椎管；D. E. L_2 行腰后路减压复位及椎弓根螺钉撑开固定术后正侧位 X 线平片，显示椎体形态已恢复正常；F. 术后 CT 显示原椎管内骨折块已还纳

三、胸腰椎伸展型骨折

（一）致伤机制、临床表现及诊断

【致伤机制】

此型又名后伸骨折，虽较屈曲型明显少见，但因其发生机转特殊，易误诊，早期如处理不当，或误将其作为屈曲型处理，则后果适得其反；除跳水运动意外损伤外，大多系高处跌下时中途遇有障碍物阻挡之故。应详细追问病史，一般均可获得致伤详情。

【临床表现】

椎节局部疼痛及压痛十分明显，且多伴有脊髓刺激或受压症状，尤以感觉障碍为甚。受损椎节局部肿胀清晰可见，有些病例可发现皮下血肿或皮肤擦伤、挫伤等，应注意检查。

【诊断】

主要依据仰伸状受伤机制、临床症状特点及影像学检查等做出判断。X 线拍片除正侧位片外，应加拍左、右斜位片及点片，以判定骨折之特征及类型。对有脊髓神经刺激症状者，应及早行 MR、CT 及 CTM 检查。

（二）治疗

【非手术疗法】

主用于无神经症状者，卧木板床休息 5~7d 后行石膏背心或高位腰围固定 10~12 周。

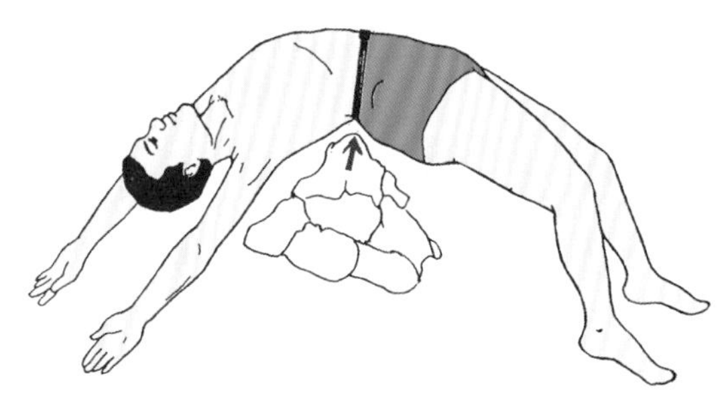

图 2-3-2-2-5 胸腰椎伸展型骨折发生机制示意图

【手术疗法】

椎节不稳或要求早日下床活动、或伴有脊髓或脊神经根受压（或刺激）症状者，可视其具体情况酌情决定需否手术；一般多选择后路减压及椎弓根钉固定术。

四、Chance骨折

（一）致伤机制、临床表现及诊断

【Chance 骨折致伤机制】

又称为屈曲牵张性骨折，多见于高速公路安全带遇急刹车时上身突然前屈所致。随着高速公路的快速发展，此种骨折发生率与日俱增。亦可将此种骨折视为屈曲型骨折的一个特殊类型，大多在撞车的瞬间乘员身体上部急剧向前位移及屈曲。此时以椎节的前方（柱）为枢纽，后柱韧带或棘突受牵张力作用而破裂，并延及中柱，亦可达前柱处。典型的 Chance 骨折时的骨折线是从后向前，由棘突开始、经椎板、椎弓根达椎体。非典型者，其损伤是通过棘上韧带先破裂，而后棘间韧带、黄韧带、后纵韧带乃至椎间隙完全断裂（图 2-3-2-2-6）。在临床上常见的是经棘上、棘间韧带、再波及椎间盘的韧带椎节型（图 2-3-2-2-7），其次是通过棘突骨折再将椎体劈裂的椎体骨裂型（图 2-3-2-2-8）。

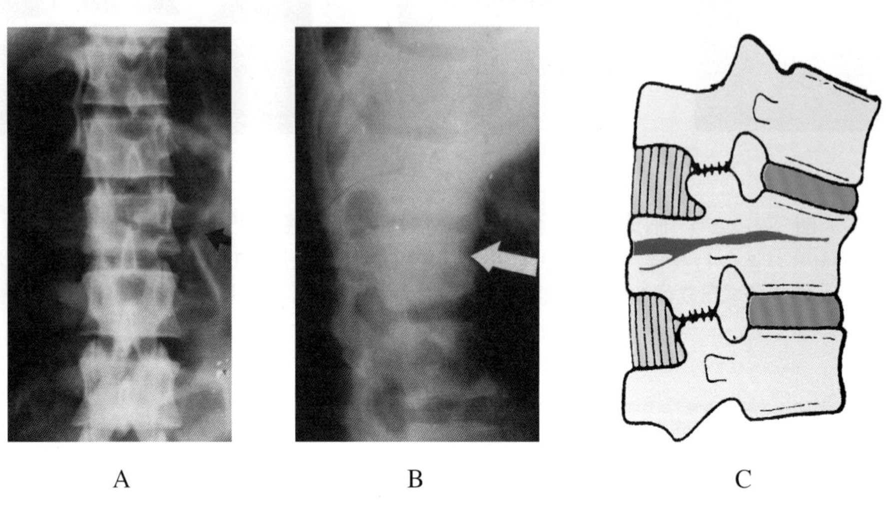

图 2-3-2-2-6 临床举例 第一腰椎 Chance 骨折 X 线表现（A~C）

A. 正位片；B. 侧位片；C. 侧位片素描图

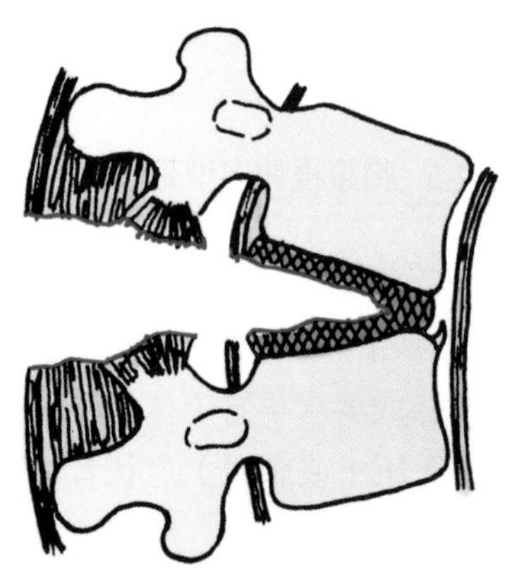

图 2-3-2-2-7 经棘上、棘间韧带及椎间盘损伤示意图

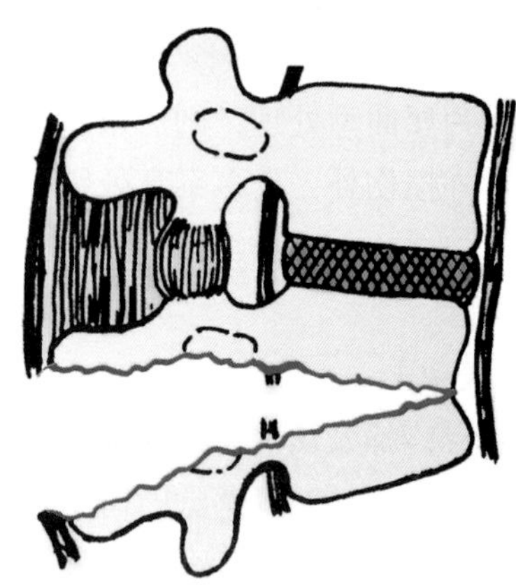

图 2-3-2-2- 8 经椎体横向切片样裂开骨折示意图

【Chance 骨折临床特点】

与一般胸腰椎屈曲型骨折相似，椎节局部症状明显，可伴有脊髓受累症状，但发生率较低，且程度较轻。

【Chance 骨折诊断】

根据致伤场所及机转、临床特点和影像学所见等不难以做出诊断。对大多数病例，一张清晰的 X 线侧位片即可明确受损部位及椎节分裂程度。合并脊髓症状者，应行 CT、CTM 扫描和（或）MR 检查。

（二）Chance 骨折治疗

【Chance 骨折非手术疗法】

原则上凡是椎节失稳者，可按照椎体屈曲压缩性骨折处理，其方法见前节内容。

【Chance 骨折手术疗法】

由于此型骨折之稳定性较差，手术率较一般屈曲性骨折明显为高，大多选择椎弓根内固定术，不仅操作方便、有效，对有神经症状亦可同时予以椎板切除减压及椎管探查术；非伤情需要，一般无需前后双向施术。

五、胸腰椎椎体间关节脱位（或椎节骨折脱位）

（一）致伤机制、临床表现及诊断

【致伤机制】

本型又称剪力型脱位或小关节骨折伴椎节脱位。多为与脊柱纵轴垂直之强烈暴力所致，以矿山施工现场、高空作业、矿难与地震塌方及交通事故（碾压伤）为多见。由于暴力迅猛，以致椎节前后或侧向位移，其程度多在椎体矢状径或横径的 30% 以上；亦有 100%、甚至超过 100% 之错位者；此时脊髓或马尾神经多被撕断，甚至硬膜囊断裂（图 2-3-2-2-9）。但临床上更为多见的是通过椎体间关节受损后发生前后位移，并可伴有小关节骨折及椎体间爆裂脱位骨折（图 2-3-2-2-10）。

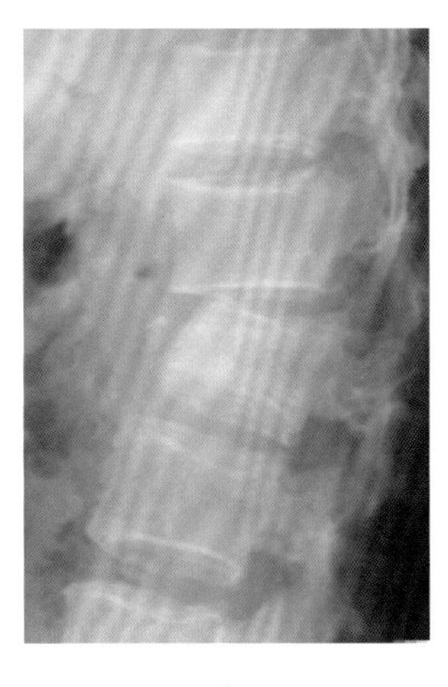

A

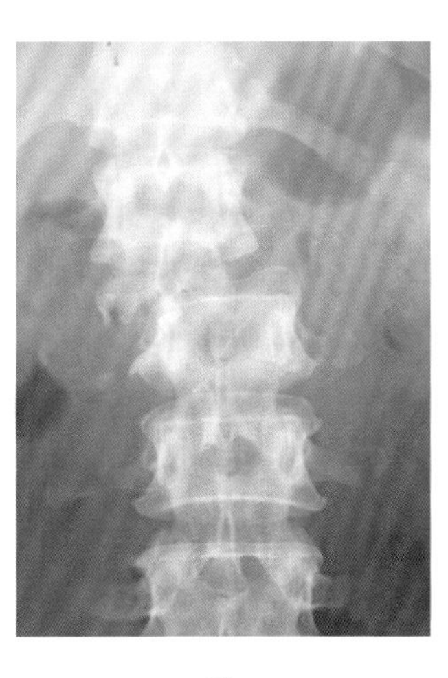

B

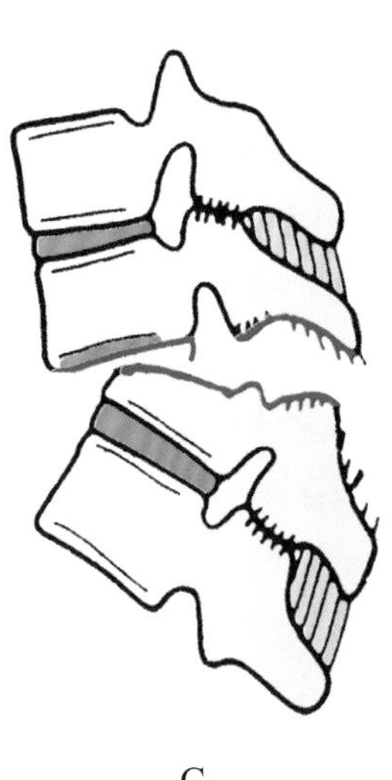

C

图 2-3-2-2-9 临床举例 T_{12}~L_1 骨折脱位（A~C）

A. X 线侧位片；B. X 线正位片；C. 示意图

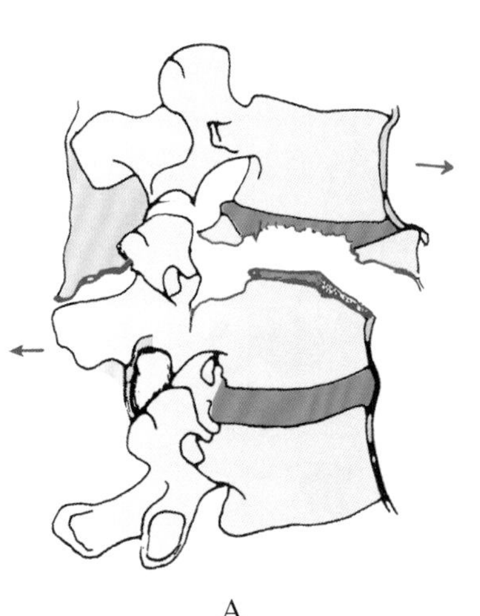

A

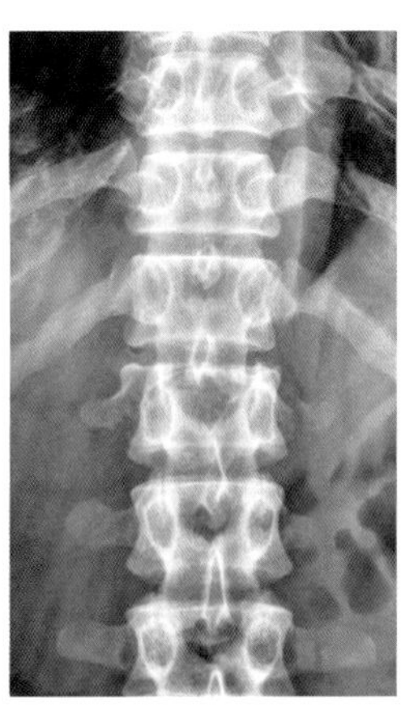

B

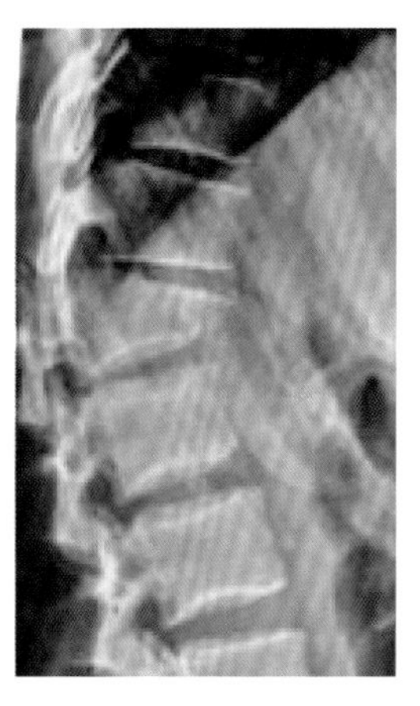

C

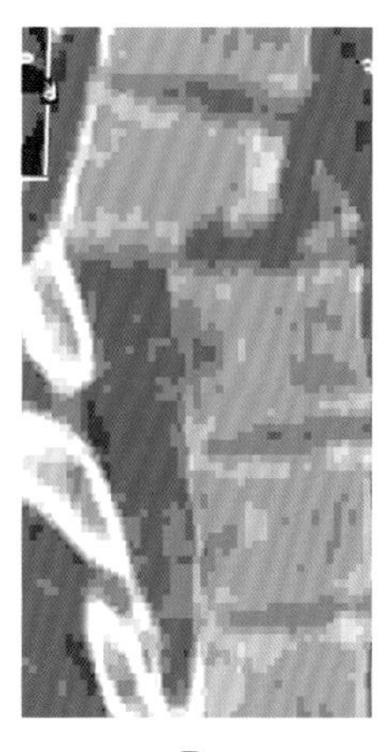

D

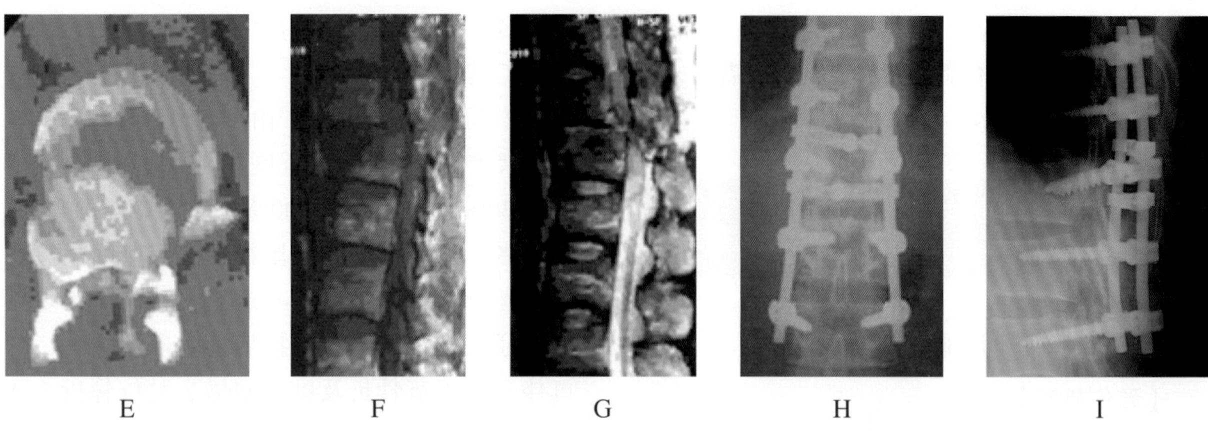

图 2-3-2-2-10 临床举例 男性，39 岁，T_{12}~L_1 骨折脱位（A~I）

A. 示意图；B、C. 伤后正侧位 X 线片；D、E. 伤后 CT 扫描，矢状位及水平位；F、G. MR 矢状位，T_1T_2 加权，显示脊髓横断性损伤；H、I. 后路开放复位、减压及椎弓根钉固定后正侧位 X 线片

【临床特点】

体检时可发现椎节位移，并于皮下可触及向浅部位移之椎节骨性突起，并多伴有较严重的脊髓或马尾损伤症状（图 2-3-2-2-11）。胸腹或盆腔内脏损伤之伴发率高，因此全身情况及创伤反应较重，应注意病情变化，并做急诊手术准备。

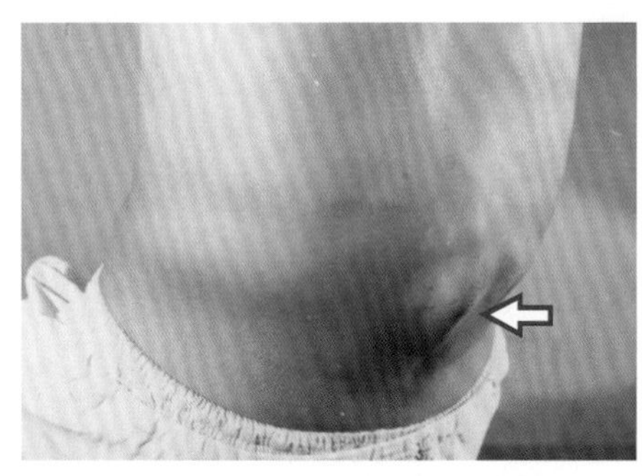

图 2-3-2-2-11 临床举例　严重胸、腰椎骨折脱位外观（陈旧性损伤病例）

【诊断】

一般多无困难，应注意全面检查，对伴发伤要及早发现，并判定受损程度，同时应判定脊髓或马尾损伤的程度与部位。

（二）治疗

一般多需及早开放复位加内固定术，包括完全性脊髓损伤，为便于伤后的护理，亦应及早予以确实的内固定。此外尚应酌情对椎管施以减压术或椎管成形（重建）术。固定方式以椎弓根钉为首选。

六、椎弓根峡部骨折

（一）椎弓根峡部骨折致伤机制、临床表现及诊断

【椎弓根峡部骨折致伤机制】

大多系慢性应力所致，先天性者少见，亦有突发于举重、肩部负荷过重或在突然跳跃情况下。多为双侧性，以负荷最大的下腰椎为多发，尤其是在进行超限活动量之训练和竞赛中更容易发生（图 2-3-2-2-12）。

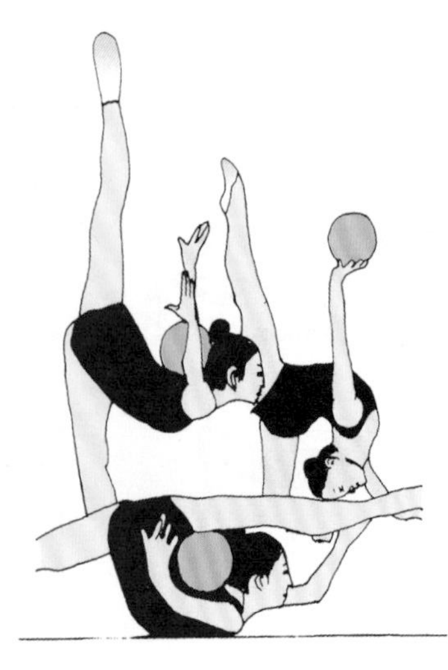

图 2-3-2-2-12 超限活动训练易发生椎弓根峡部骨折示意图

【椎弓根峡部骨折的临床特点】

主要见于下腰椎，以 L_4 及 L_5 为多发。急性期于棘突旁有压痛、叩痛及传导痛，且伴有明显的活动受限。合并有椎体滑脱者，则出现短腰畸形。

【椎弓根峡部骨折的诊断】

除外伤史及临床特点外，主要依据 X 线平片确诊；并注意与非外伤性者鉴别。急性期在侧位片上显示骨折线，斜位片更为明显。后期则于斜位片上显示“狗颈部戴项圈”征。椎体滑脱之程度则需依据侧位片而定（图 2-3-2-2-13）。

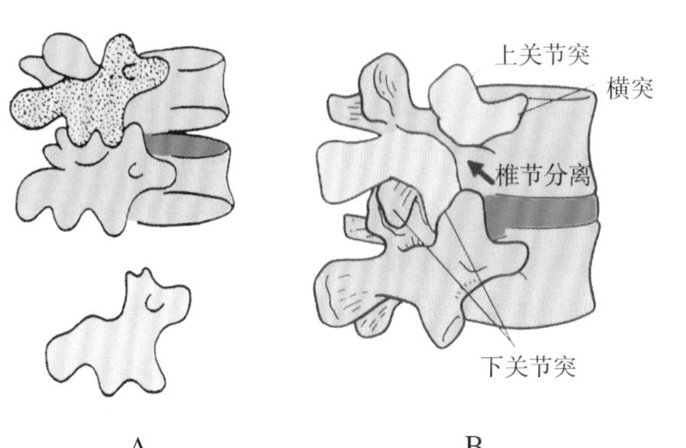

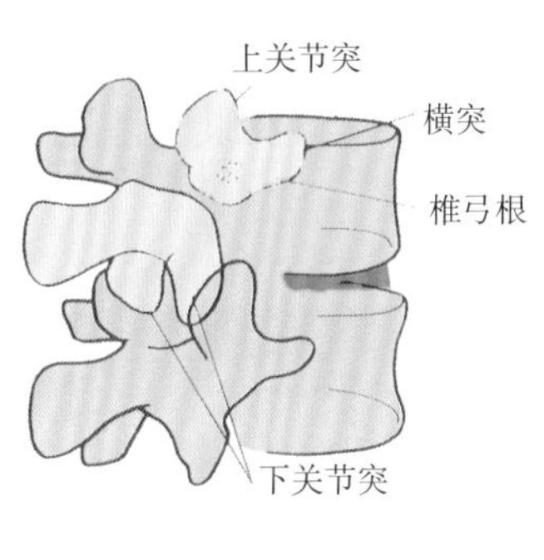

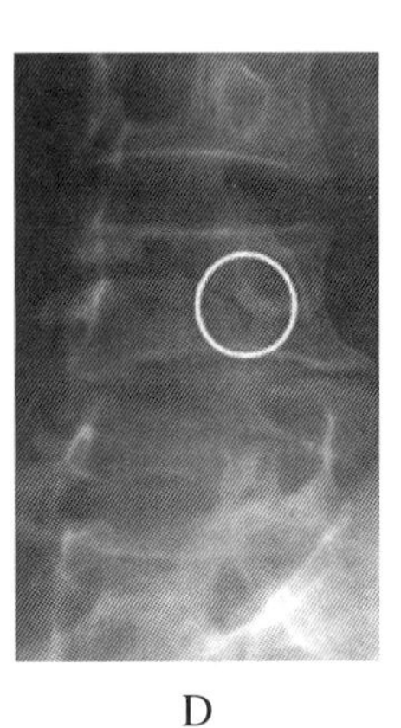

A B C D

图 2-3-2-2-13 临床举例 椎弓根崩裂示意图及 X 线片斜位观（A~D）

A. 正常斜位示意图；B、C. 病变时斜位及解剖定位示意图；D. 斜位 X 线片示狗项圈征

（二）椎弓根峡部骨折的治疗

【椎弓根峡部骨折非手术疗法】

急性期时应卧床休息 2~4 周，而后上石膏裤固定 8~10 周。非急性期来诊者，原则上先采取非手术疗法，包括腰围（或支架）外用，腰背肌锻炼等。

【椎弓根峡部骨折的手术疗法】

有椎体滑脱者，属不稳定型，多需闭合复位（牵引或悬吊）+ 内固定术。当前以界面固定 + 椎弓根钉两者并用最为理想（图 2-3-2-2-14）。

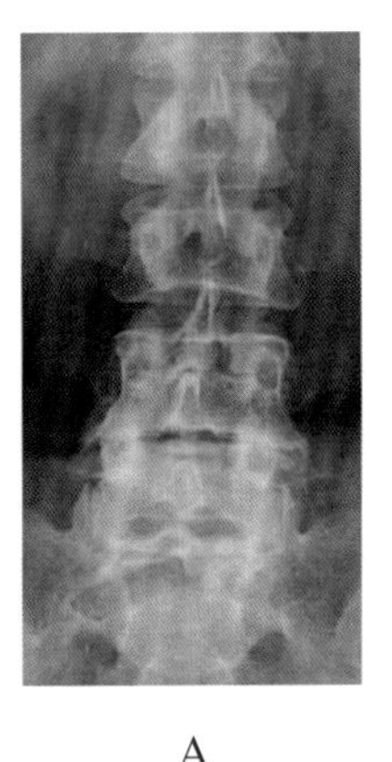

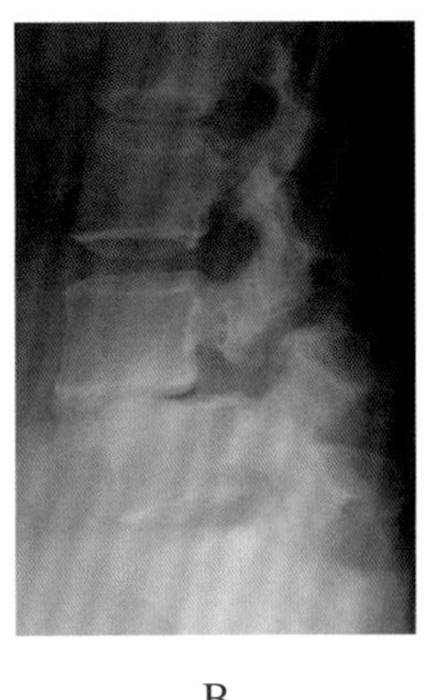

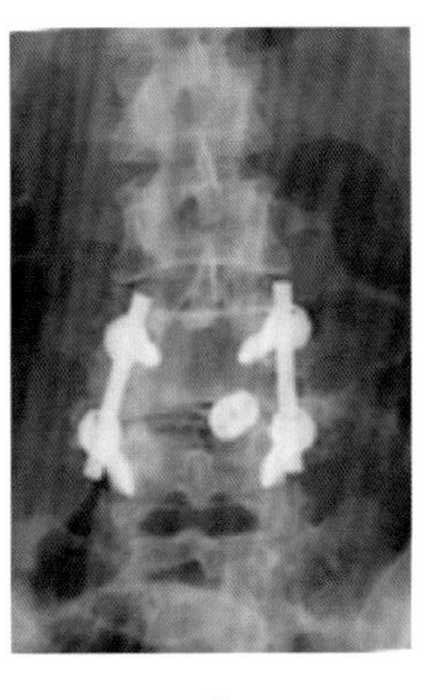

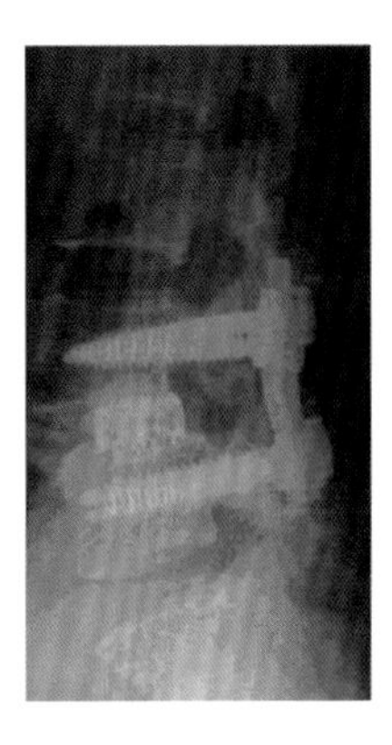

A B C D

图 2-3-2-2-14 临床举例 患者男性，42 岁（A~D）

A. 术前 X 线正位片；B. 同前，侧位 X 线平片显示 L_4 椎弓根崩裂伴椎体滑脱（Ⅱ度）及椎间隙狭窄；C、D. 已行椎弓根螺钉 + 椎间内固定器植入，显示椎间隙已撑开及基本复位

第三节　合并脊髓损伤的胸腰椎骨折的基本概念与治疗原则

合并截瘫损伤之病例全国每年约在 80 万人以上，且每年以 5~7 万人之速度递增。因此，每位矫形外科、神经外科、泌尿外科及康复科等临床医师均应重视这一现实问题。

一、脊髓损伤之基本概念

（一）概述

尽管脊髓损伤是严重的外伤，也是治不好或难治好的外伤；但近年来由于医学、尤其是康复医学的发展，脊髓损伤的康复治疗有了重大进展。和第一次世界大战（1914~1918）美军脊髓损伤者中 20 年后生存者仅一例相比较，第二次世界大战（1939~1945）中生存者达 2000 例以上，其中 80% 伤员经职业训练后恢复了工作。至今则生存率更高，如果排除伤后 3 个月内死亡者，其寿命可与正常人相比，而且可以回归家庭，走向社会，还可以结婚和生育，因此应强调早期治疗和全面康复。

（二）致伤原因

依时代、地区、文化习俗等不同而异，其原因概括起来主要如下。

【急性外伤】

包括：交通事故、坠落、跌倒、火器、运动及地震伤等，医源性脊髓损伤亦非罕见。

【慢性外伤】

主因各种病变所致，如脊椎、脊髓发生的肿瘤、血管畸形、炎症、压迫性病变（韧带骨化、椎间盘突出、退变性脊柱疾患等）及先天畸形、后天畸形、脱髓性变性疾病、代谢性疾病、脊椎结核等均属慢性致伤因素。

（三）致伤场所

随时代和社会的发展而不同，过去以战伤、煤矿事故为多，近年来则以交通事故、灾害事故急剧增加，运动外伤亦引起了人们的注意。据统计，诸多原因中交通事故居于首位。其中，日本西部为 42%，澳大利亚为 50%，美国为 56%，加拿大为 43%，台北为 45%，我国交通伤为 30.1%。体育事故亦呈增长趋势，澳大利亚为 18%，加拿大为 17%，以跳水、游泳为最多。

医源性脊髓损伤近年来在国内不断发生，诸如颈椎推拿、腰椎间盘突出全麻下手法推拿，大重量器械牵引，甚至以全身重量踩于患者腰背上“复位”，脊柱侧弯矫正皆有发生截瘫之可能。

（四）发生率

脊髓损伤的发生率依各国国情和年代以及调查方法的不同而存在着明显的差异，但近十年来呈上升趋势，每万人口从 13 人到 60 人不等。脊髓损伤流行病学调查结果差别较大，每百万人口年发生率从 11 人（瑞士、捷克）到 60 人（我国北京）不等。

（五）年龄与性别

【年龄】

从出生至 96 岁均可发生，新生儿以产伤为主。日本脊髓损伤平均年龄为 48.7 岁，美国和澳大利亚过去以 20 岁年龄组为最多，近年来则以 65 岁以上年龄组为最多，我国胡光宇统计最大者 77 岁，最小者 7 岁，平均年龄为 41.26 岁；逄其南统计平均年龄为 33.9 岁。

【性别】

世界各国均以男性多见，男性为女性的 4 倍；但不同地区、不同年代可有所增减。

二、脊髓损伤部位

钝力所致的脊髓损伤多发于下位颈椎及胸腰椎移行部；交通事故、坠落事故所致的脊髓损伤，多见于颈椎及胸腰段；轻微外伤多见于高龄者，以 T_{10}~L_2 为多见；体育运动所致的脊髓损伤多为青壮年。近年来颈髓损伤有增加的倾向。

由脊髓损伤而产生的瘫痪（麻痹）节段叫做"瘫痪（麻痹）平面"，其以功能正常的最下一个脊髓节段来判定，例如第 1 胸髓的功能正常而其下方瘫痪者，称为第 1 胸髓损伤（即 T_1 水平的脊髓损伤）；并有相关肌肉检查作为标识（图 2-3-2-3-1）。

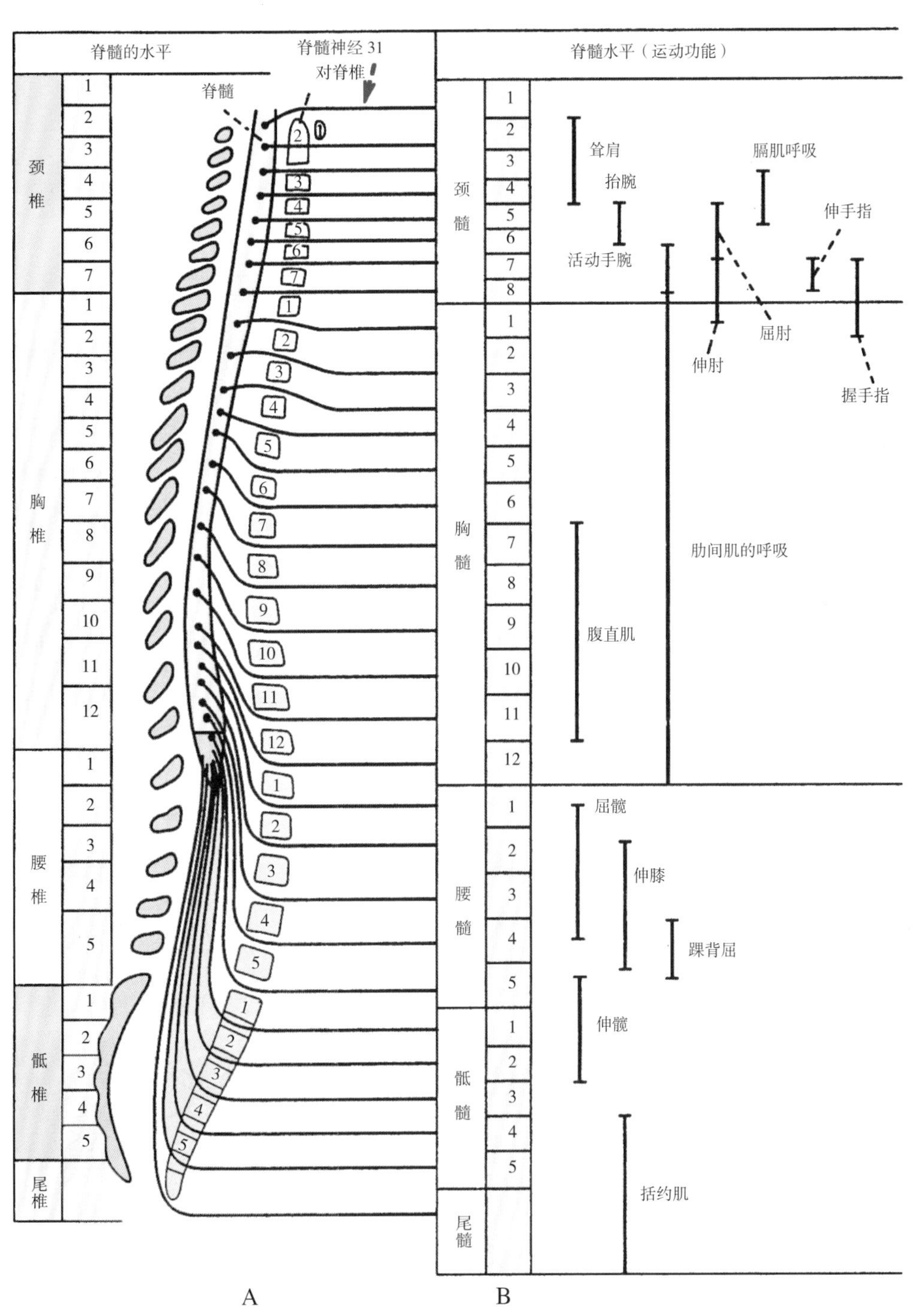

图 2-3-2-3-1　脊椎及脊髓平面的关系与运动功能示意图

对于颈髓、腰髓、骶髓可由肌肉麻痹来判断其水平，也比较明确；但胸髓至腰髓上部的麻痹则因其对应的肌肉麻痹不十分明确，所以要以其感觉的麻痹来判断其水平（图 2-3-2-3-2）。并应明确椎节损伤平面与相对应的脊髓平面两侧之关系（图 2-3-2-3-3）。从临床角度，简易的判定损伤平面方法更易为年轻医师接受，如图 2-3-2-3-4~6 所示。

四肢瘫（Tetraplegia，Quadriplegia）是颈脊髓损伤所导致的上肢和下肢均受累的瘫痪。截瘫（Paraplegia）是指胸以下脊髓损伤所导致的躯干及下肢瘫痪，上肢无瘫痪。

三、脊髓损伤的临床表现

（一）概况

脊髓损伤后，受损伤以下呈瘫痪状态，均在损伤后立即出现，但也有伤后当时并无麻痹，而是逐渐出现，包括运动、感觉、排尿、排便以及自主神经等的功能障碍，此种迟（缓）发性瘫痪

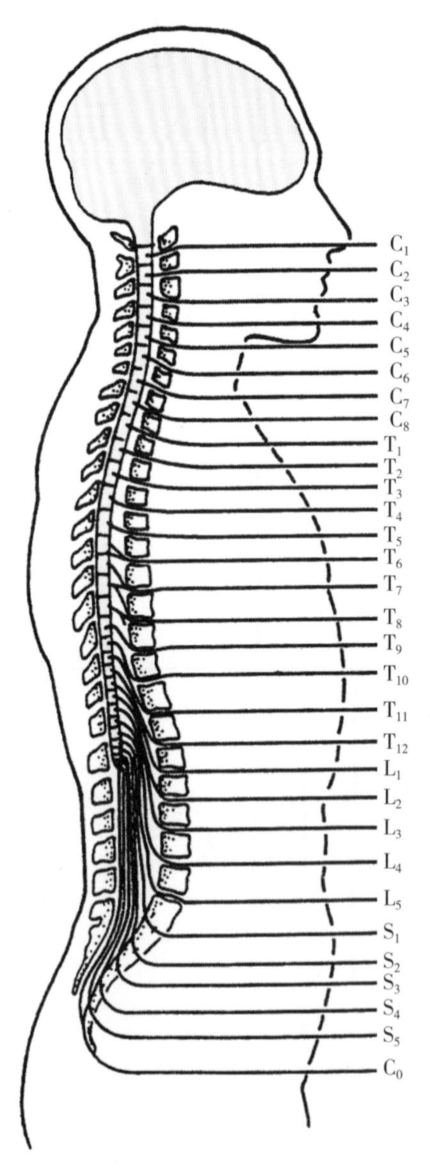

图 2-3-2-3-2　脊髓损伤发生平面及脊柱的体位标志示意图

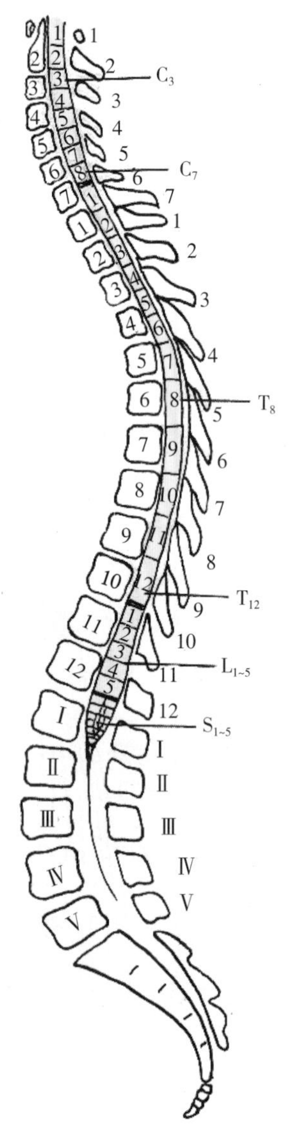

图 2-3-2-3-3　椎骨损伤平面与脊髓受累节段之平面对比示意图

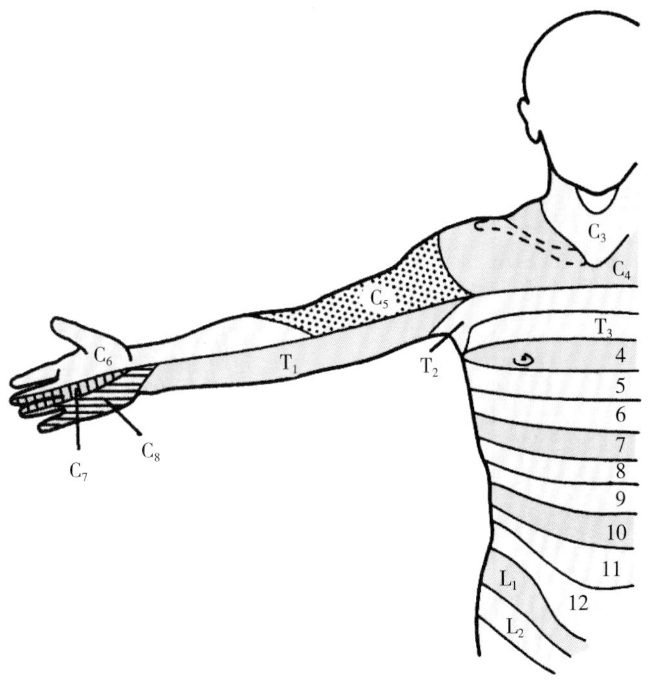

图 2-3-2-3-4 上肢与躯干感觉分布区标志示意图

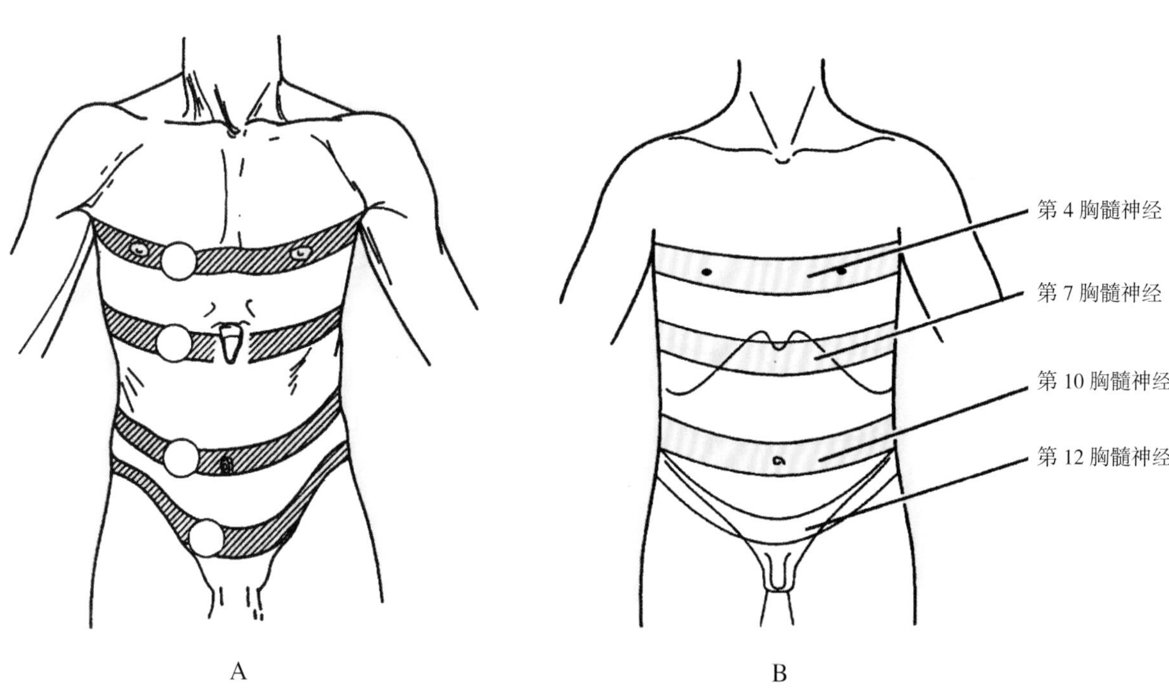

图 2-3-2-3-5 躯干感觉节段性标志示意图 (A、B)

A. 定位标志；B. 胸脊神经分布区

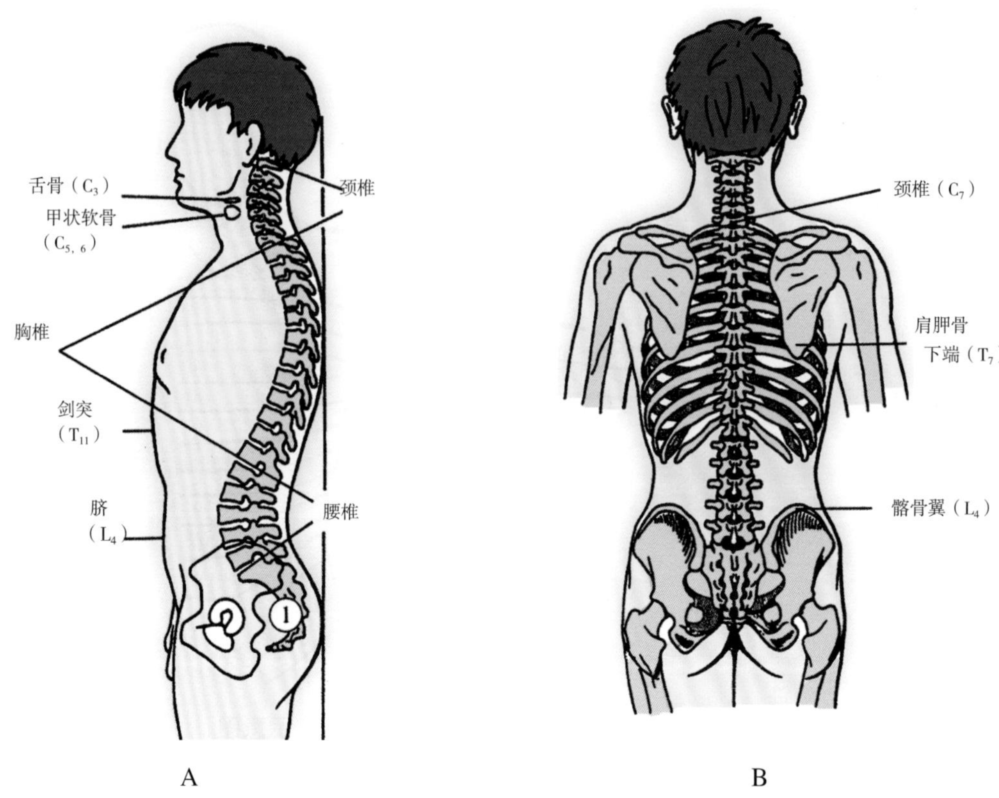

图 2-3-2-3-6 脊柱的体外标志示意图（A、B）
A. 侧方管；B. 后方观

多与大根动脉受累相关。

脊髓损伤分为完全性脊髓损伤和不全性损伤，前者指脊髓全部受到挫伤，使感觉、运动及反射均呈障碍状态。脊髓不完全损伤可出现感觉分离现象及不全性瘫痪征，但刚受伤后脊髓完全损伤多难以与重型不全性损伤鉴别（图 2-3-2-3-7）。

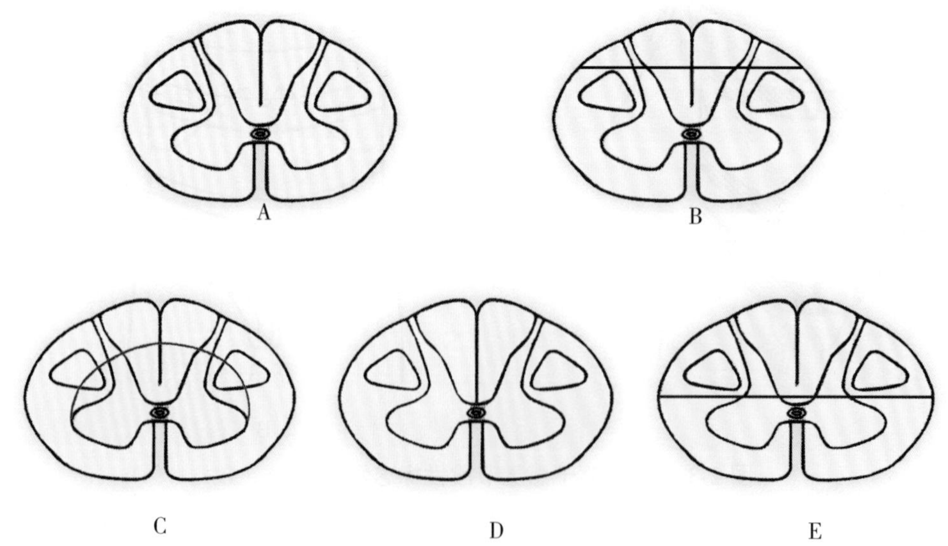

图 2-3-2-3-7 横断面上脊髓损伤部位示意图（A~E）
A. 完全横断性损伤；B. 脊髓前部损伤综合征；C. 脊髓中央损伤综合征；D. 脊髓半侧损伤综合征（Brown-Sequard Sydrome）；E. 脊髓后部损伤综合征

（二）脊髓休克及其预后

【脊髓休克定义】

脊髓重度损伤后出现损伤水平以下脊髓反射、感觉及运动消失、多伴血压明显下降的状态称为脊髓休克。

【预后的预测】

由于其机制尚不清楚，只有度过脊髓休克期、通过脊髓功能的逐渐恢复才能判断，在诸反射中以肛门反射（anal wink）及阴茎海绵体反射（BCK）最早恢复。

关于脊髓损伤的预后与脊髓休克恢复的相关性，以反射恢复的时间至关重要，时期越短，脊髓损伤程度越轻，大多可以恢复，但瘫痪改善程度尚难肯定，与其后的处理等多种因素相关。

四、脊髓损伤的临床经过及神经学特征

（一）脊髓损伤的临床经过

【脊髓完全损伤】

完全性脊髓损伤的经过是：脊髓休克期、痉挛期、总体反射（mass reflex）期。现分述于后：

1. 脊髓休克期　麻痹区域的全部反射均消失或减弱，呈迟缓性瘫（即：软瘫）。膀胱壁（膀胱逼尿肌）亦迟缓，膀胱被尿液充满状态（尿闭）；伤后立即出现，并持续数日到4~6周；

2. 脊髓损伤痉挛期　为逐渐出现痉挛的时期，此时下肢腱反射亢进，出现病理反射，膀胱壁亦出现痉挛（反射性尿失禁）；

3. 脊髓损伤总体反射期　此期表现为因自律神经失调所致的自主神经反射亢进，亦称为自主神经过度紧张期；因膀胱壁、直肠壁的刺激或因麻痹肌的痉挛而出现头痛、出汗、立毛、血压上升等改变；此总体反射对于训练排尿的自我管理非常重要。

【脊髓不全性损伤】

因损伤类型、部位、程度和治疗方式不同差异甚大，难以全面阐述，需视伤情而酌情分析加以认识。

（二）脊髓损伤的神经学特征

【痉挛瘫】

1. 脊髓（中枢神经）的椎体路受损伤后出现运动障碍（图 2-3-2-3-8）；

A

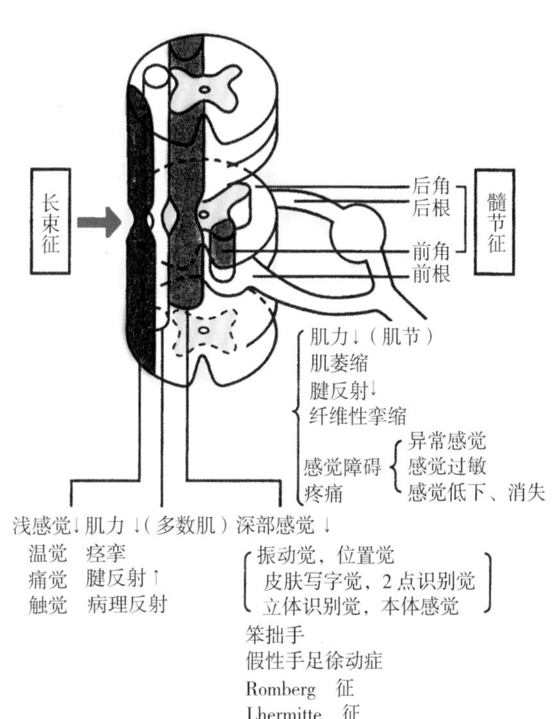

B

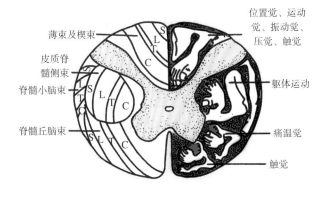

图 2-3-2-3-8　椎体束功能定位（长束征及髓节征）示意图（A、B）

A. 横断面观；B. 立体观

2. 脊髓休克期呈迟缓性瘫；

3. 瘫痪平面腱反射亢进，出现病理反射。

【弛缓性瘫】

1. 马尾神经（末梢神经）损伤时 出现的运动障碍（图 2-3-2-3-9、10）；

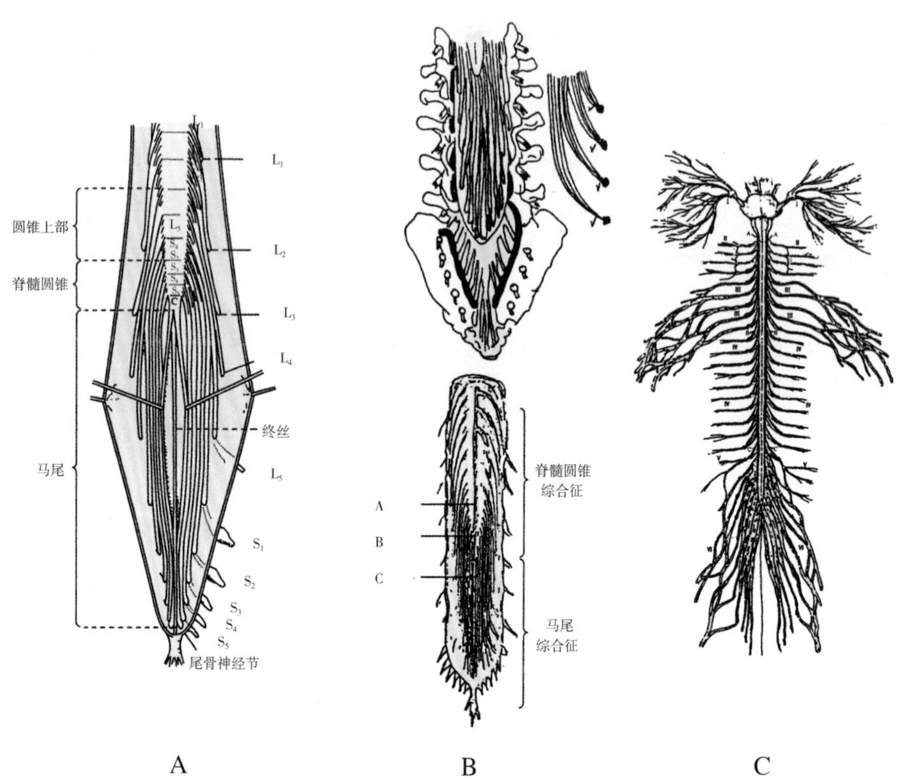

图 2-3-2-3-9 脊髓、圆锥及马尾状态示意图（A~D）

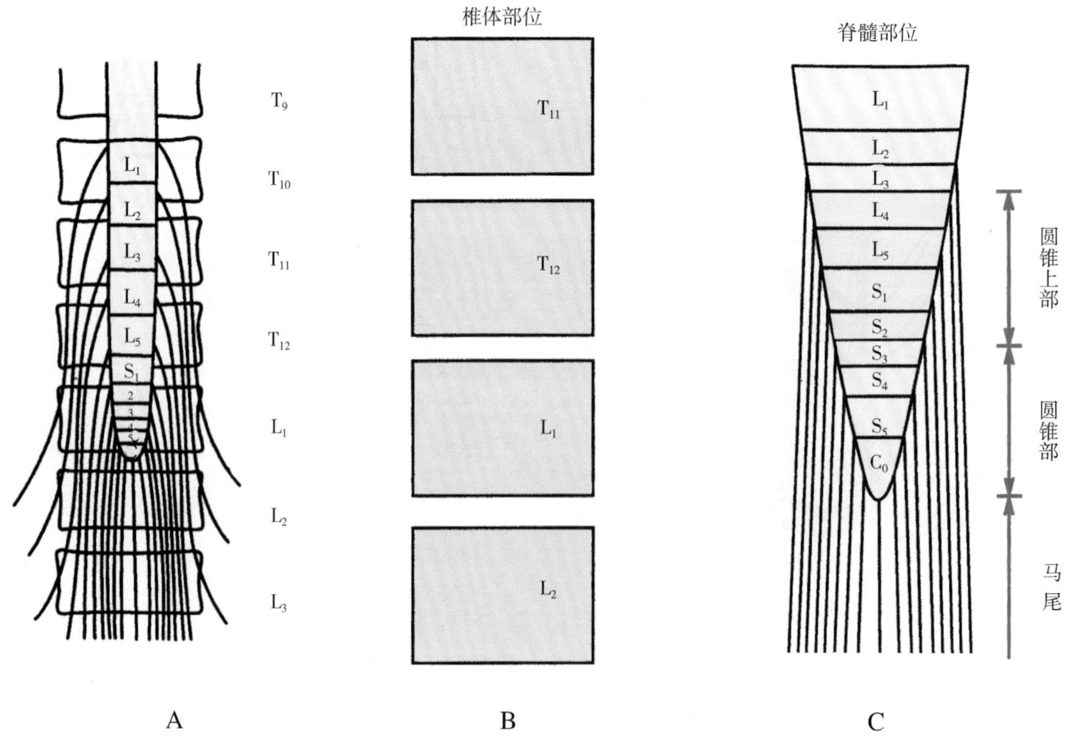

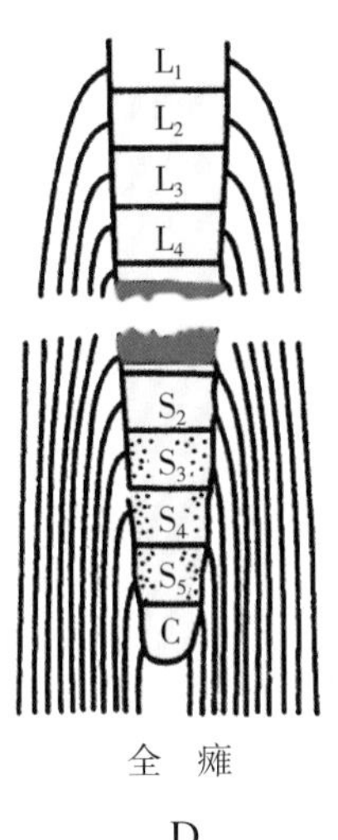

全　瘫

D

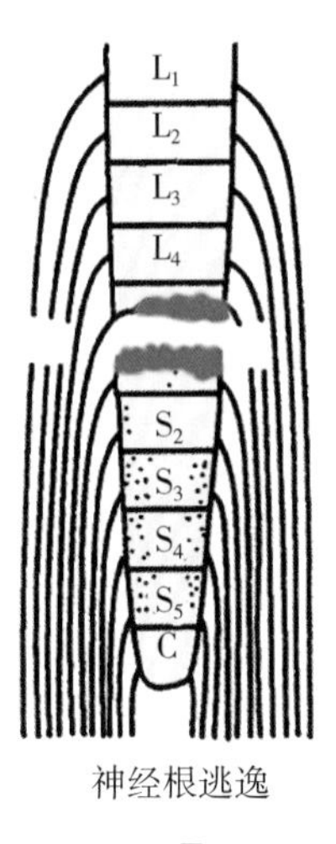

神经根逃逸

E

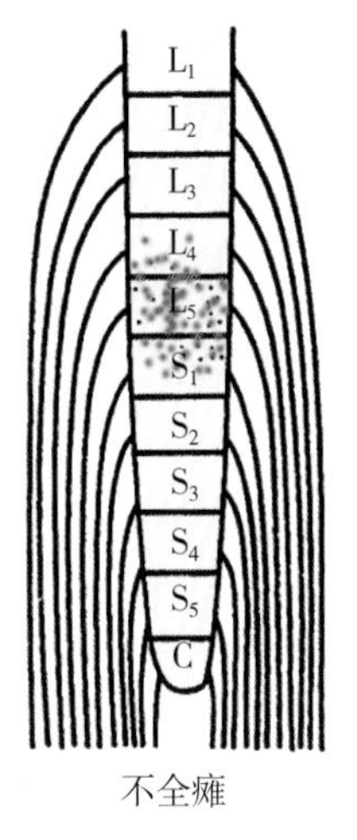

不全瘫

F

图 2-3-2-3-10　圆锥、马尾损伤麻痹的模式示意图（A~F）

A~C. 解剖定位；D~F. 受损状态

2. 脊髓休克期　亦呈弛缓性瘫；

3. 瘫痪区域的腱反射　消失或减弱。

【呼吸功能障碍】

1. 胸腰段以上脊髓损伤时　因肋间肌麻痹而呼吸功能低下；

2. 上位颈髓损伤（第 4 颈髓以上）　因膈肌运动同时麻痹而不能呼吸；

3. 胸髓损伤时　常伴有胸椎损伤所引起的血胸，因而可引发呼吸困难。

【膀胱功能障碍】

1. 排尿障碍　可分为骶髓反射中枢部（第 2、3、4 骶髓）或胸腰椎移行部以下损伤的核型或核下型及骶髓反射中枢以上损伤（颈椎及胸椎损伤）的核上型；

2. 核型或核下型者　无排尿反射而呈尿失禁等，此状态称为自律性膀胱（图 2-3-2-3-11）；

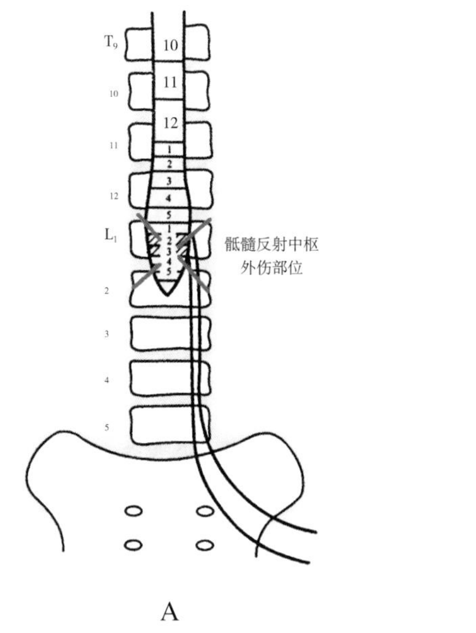

A

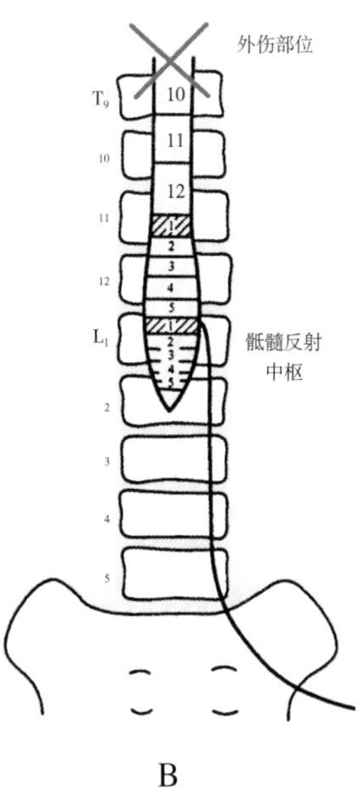

B

图 2-3-2-3-11　临床举例 脊髓损伤部位与腰骶反射中枢示意图（A、B）

A. 核下型；B. 核上型

3. 于急性期（脊髓休克期）脊髓损伤（核上型）时　膀胱逼尿肌弛缓，膀胱充满尿液并呈尿闭，此称为无紧张性膀胱；急性期之后，转为痉挛性，出现排尿反射性尿失禁，此为反射性膀胱。

【附】膀胱功能：

1. 与排尿有关的神经　主要有：骨盆神经（副交感神经）、下腹神经（交感神经）及阴部神经（随意神经）；可参阅图 2-3-2-3-12。

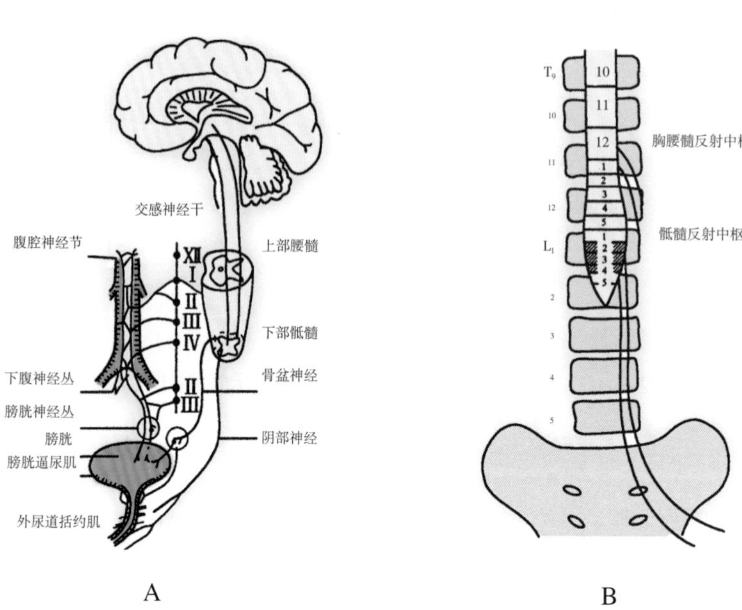

图 2-3-2-3-12　**膀胱神经支配示意图（A、B）**

2. 骨盆神经的离心性纤维　由骶髓中枢（第 2、3、4 骶神经）发出而分布于膀胱、尿道、前列腺、阴茎等处。此神经于排尿时使膀胱逼尿肌（膀胱壁）收缩。

3. 向心性纤维　由膀胱壁感受器发出，进入骶髓中枢，将膀胱充满感及尿意等传入大脑。

4. 下腹神经的离心性纤维　由下位胸髓及上位腰髓发出，分布于膀胱等处，使逼尿肌弛缓。向心性纤维由膀胱壁感受器发出与离心性纤维于同一径路上行，而将感觉传入大脑。

5. 阴部神经为随意神经　其离心性纤维由第 2、3、4 骶髓发出，分布于外尿道括约肌及会阴肌处。其向心性纤维与离心纤维沿同一径路上行。排尿之所以能够按意识调节，即由于此神经的作用。

6. 注意　只要有少许骶神经残存，尤其是支配两便的神经支存留，则两便功能有可能恢复（图 2-3-2-3-13），在临床上应注意检查、并加以判定。

7. 排便障碍（图 2-3-2-3-14）

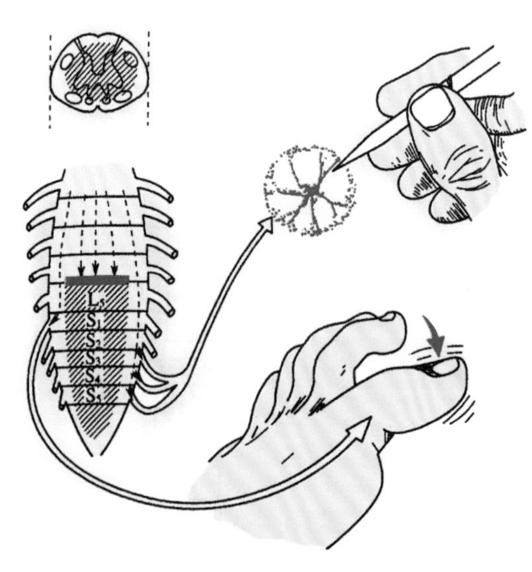

图 2-3-2-3-13　**骶部神经根逃逸的肛门检查示意图**
骶髓的不完全损伤亦可引起不同程度的膀胱直肠障碍，只要踇指能屈曲，肛门周围感觉正常，且肛门括约肌有随意收缩，则表示支配膀胱直肠的全部骶神经可能残存，其膀胱直肠功能可以恢复

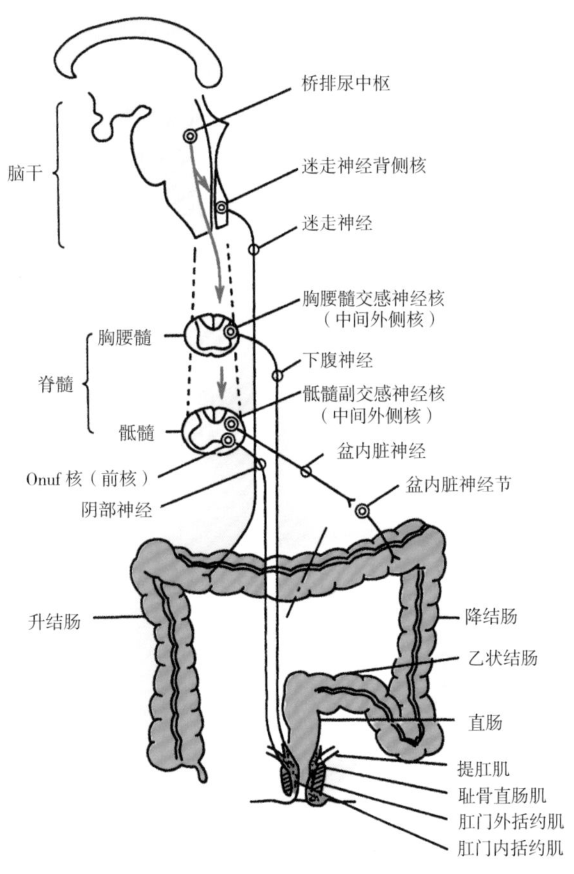

图 2-3-2-3-14 **大肠运动及排便的神经支配示意图**

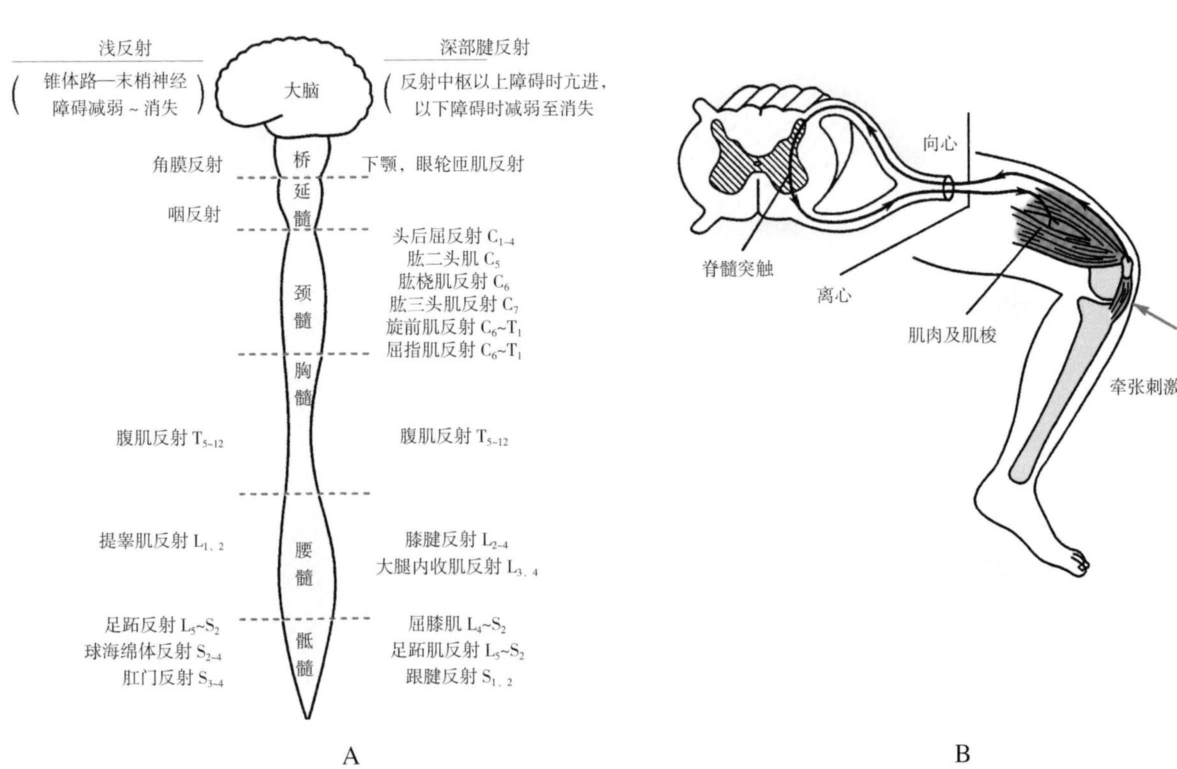

图 2-3-2-3-15 **反射中枢及深部腱反射的牵张反射示意图（A、B）**

A. 反射中枢；B. 牵张反射

（1）与膀胱一样，降结肠、乙状结肠、直肠均受骨盆神经（副交感神经）及下腹神经（交感神经）的支配；

（2）副交感神经增强消化道的蠕动运动，交感神经则抑制蠕动运动；

（3）由于脊髓损伤而阻断了向脑的向心路而便意消失；

（4）因结肠、直肠的蠕动运动麻痹而粪便变硬；

（5）因肛门括约肌麻痹，直肠内的粪便溢出而出现腹泻便及失禁。

8. 反射改变　如图 2-3-2-3-15、16 所示，主要出现以下三方面改变：

（1）深反射　深反射包括：桡骨反射、肱二头肌腱反射、髌腱反射及跟腱反射等。脊髓损伤后深反射可以表现为：消失、低下或亢进；

（2）浅反射　脊髓损伤后，浅反射可以表现为减弱或低下，可检查角膜反射、腹壁反射、提睾反射（图 2-3-2-3-17）及肛门反射（图 2-3-2-3-18）等；

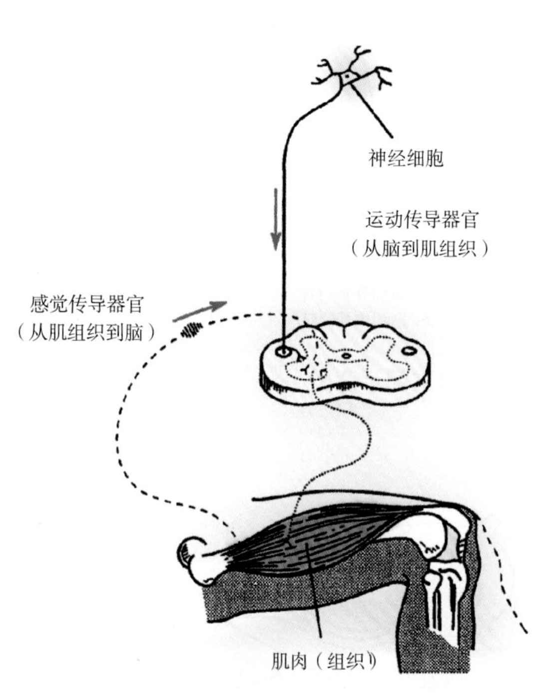

图 2-3-2-3-16　肌肉与脊髓平面及大脑之间正常的信息传递通道示意图

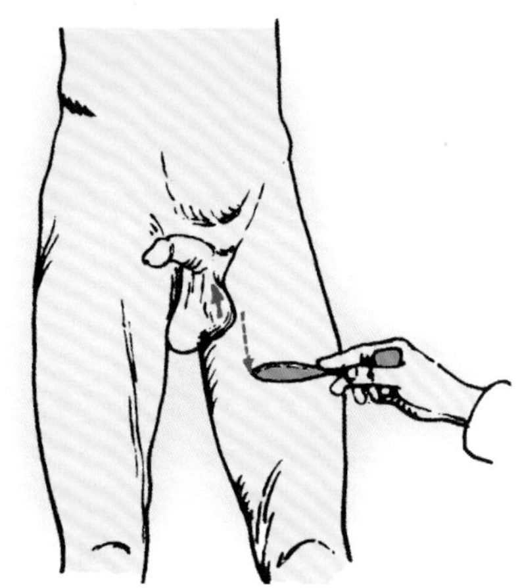

图 2-3-2-3-17　提睾反射示意图

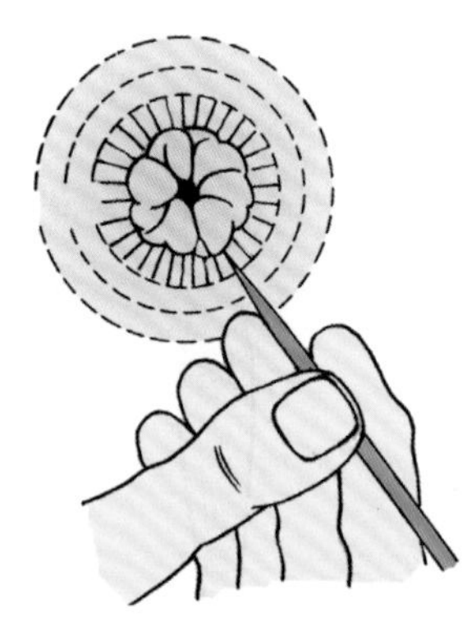

图 2-3-2-3-18　缩肛反射示意图

（3）病理反射　可出现 Hoffmann 反射及 Babinski 征阳性，重型者多伴有膝阵挛及踝阵挛等。

五、脊髓损伤的基本治疗原则

（一）尽早处理

对每例脊髓受损者均应尽早处理，以伤后不超过 3h（钻石时间）或在 6h 以内（黄金时间）施术最为理想；及早处理及清洗脊髓损伤所遗留的残留物，不仅可减轻脊髓的继发性损害，而且有助于神经的康复；但在临床上，此种机遇甚为罕见，大多数病例在 12h 以后方能抵达施术医院；但仍应争取及早施术，愈早愈好，力争不超过 48h。

（二）减压彻底、稳妥固定

对脊髓的任何轻微压迫均可引起严重的后果，应设法消除来自髓外的压力；之后采取有效之内固定术制动。并酌情选用相应之术式，包括前路及后路。近年来，国际上大多主张选用椎弓根钉 +Cage 技术；作者曾施术多例，疗效满意；病情严重者，亦可前后路同时施术。

（三）恢复椎管形态

早期通过闭合复位或手术疗法，晚期则多需以手术方式恢复与重建椎管的形态，如此既达到消除对脊髓压迫的目的，又符合解剖要求。可选择前述之术式一种或多种，一般可以获得这一标准。

（四）采取有效之康复措施预防各种并发症

对并发症应强调预防为主的基本原则。专业的康复措施对全瘫患者至关重要，应在专业病房内有专业医护人员处理是防治各种并发症的首要条件。无论是早期或晚期并发症均有可能引发严重后果，尤其是对于因脊髓受损而容易发生的各种并发症更应设法积极预防，其中多见的有：坠积性肺炎、褥疮、血栓性静脉炎、下腹部、髂部及双下肢深部血栓形成、尿路感染、膀胱结石、骨化性肌炎及关节畸形等。

六、脊髓完全性损伤之治疗

（一）早期病例

至今尚无有效措施使横断之脊髓获得恢复，因预后不佳，在处理上具体要求如下：

【施行减压及固定术】

对早期病例应及早进行，可行后路椎板切除或前路减压术，手术中力求椎管及脊柱获得良好对位；并酌情采用椎弓根钉、钛板、人工椎体、钛网等内固定。

【加强护理】

1. 截瘫常规护理　较之手术更为重要，包括定期翻身，每次间隔不得超过 2h，对骨突出部按摩、保护、关节被动活动及两便处理等；

2. 控制小便　应采取定期插导尿管排尿，并训练自动排尿。目前均反对导尿管持续引流，以求减少尿路感染及膀胱结石的发生率。

（二）后期病例

【迟来病例】

指伤后 2~4 周来诊者，一般无需按急诊施术，可观察一段时间待全身情况及伤情稳定后再酌情处理为宜。并反复检查判定脊髓受损平面、程度及范围。

【晚期病例】

指伤后 3 个月后来诊者，原则上以保守疗法为主。由于脊髓的再生问题至今尚未解决，近二十年来，国内外曾开展过肋间神经－脊髓吻合术、肋间神经－脊神经吻合术、大网膜移植术及胎儿脑组织移植术等均未获得临床有效结果；目前探索的胚胎干细胞、嗅细胞等移植技术等略有进展，远期疗效仍处于观察随访中。因此，除非伴有剧烈的根性痛需松解术外，一般无必要行椎管内手术。但应积极开展康复疗法，预防各种并发症。

七、脊髓不全性损伤之治疗

（一）基本要求

视脊髓损伤的程度不同，在处理上亦差异较大。

【全面的影像学检查】

判定椎管内有无骨性致压物及其部位、大小、与脊髓或脊神经根之关系等。疑有致压物的病例，可选用多种影像学技术进行全方位之检查，包括 X 线平片、CT 扫描及 MR 技术，并酌情辅加 CTM、MRS（脊髓磁共振，即水成像技术）及血管数字减影技术等，以便决定有无手术适应证及手术入路和术式选择等。

【先试以非手术疗法】

尤其是受伤椎节较为稳定、且以脊髓刺激症状为主者。具体操作与无脊髓损伤者相似。但不宜选择悬吊牵引，以防加重损伤及引起意外；对一般病例，仅平卧硬板床即可，给予预防脊髓水肿的药物及脱水剂，并注意预防其他并发症。

【对椎节严重不稳者】

根据病情特点尽早行减压、椎管重建及椎节稳定术，并选用相应之内固定技术。病人在获得确实内固定后绝对卧床休息，切勿随意活动而加重病情或引起意外。

【晚期病例】

由于椎节的骨折脱位已形成骨性愈合连接、患节较为稳定者，此时应以功能锻炼及康复为主。但如果该患者脊髓症状恢复到一定程度停滞不前，不再继续恢复，经 CT 扫描或核磁共振检查证明椎管内有骨性致压物者，则应行减压术。其中致压物 90% 以上病例位于椎管前方椎节处，故多需行“胸腰椎椎管次全环状减压术”或前路减压术。

（二）胸段骨折合并不全性脊髓损伤的处理特点

【易造成脊髓完全性损伤】

由于胸椎椎管狭小，有效空间有限，椎节的稍许位移就会加剧脊髓受损程度，尤其是从严重的不全性脊髓损伤引起完全性瘫痪。因此无论何种疗法，在操作时上均应以维持椎节稳定为先决条件；包括椎弓根钉技术实施时，应先行椎节（轻度撑开）固定再行减压术等。

【胸椎椎间盘后突者并不少见】

在胸椎外伤情况下，椎间盘后突及椎体后上缘骨折是引起脊髓损伤的主要原因；在诊断及手术疗法选择上应注意这一特点，凡疑及此种损伤病例均应常规行 CT 及 MR 检查，以防漏诊。

【不宜单纯选用后路减压术】

由于致压物大多来自椎管前方，因此，传统的椎板切除减压术不仅难以奏效，且有加重脊髓损伤之可能；应从前路施术减压，或是采取通过椎管侧壁入口同时切除椎管侧方、前方及后方之骨性致压物，并注意在减压术前先对椎节固定。

（三）胸腰段骨折伴不全性脊髓损伤的处理特点

【维持椎节稳定为治疗的先决条件】

胸腰段为圆锥所在地，在合并脊髓不全性损伤情况下，椎节稍许位移即可招致脊髓从不全性损伤变成完全损伤后果；因此减压术前首先要保证椎节的稳定。

【注意两便及性功能状态】

该处脊髓损伤，对双下肢的功能影响较之圆锥以上明显为小，易忽视，以致大便及小便及性功能易忽视而漏诊。因此，应常规检查两便、性功能及马鞍区的感觉状态。

【在手术时强调固定与减压并重】

在强调椎节稳定及减压的同时，尤应注意清除椎管前方的碎骨片。并尽可能在术中采用 C 臂 X 线透视或拍片来观察椎管的形态，椎管内不应有任何致压物残留，否则不仅要进行二次手术，且会加重脊髓损伤程度。

（四）腰段骨折合并马尾损伤的处理特点

【重建椎节的稳定】

腰段椎节下方衔接骶椎及骨盆，上端承接胸腰段以上之负载，因此该段的稳定具有重要意义，而且也是马尾功能恢复的基本条件。凡是不稳定型骨折、非手术疗法无效者，应及早予以内固定、及早恢复椎节的稳定。

【酌情修复损伤之马尾神经】

在减压术中发现马尾断裂者，因其介于脊髓神经与周围神经之间，因此可酌情将其缝合，或交叉缝合，以求改善支配区功能。

（李增春　李　侠　于　彬　赵定麟）

第四节 当代脊柱脊髓损伤治疗的进展

一、概述

随着社会的进步与卫生事业的发展，许多疾病在减少或被消灭，然而创伤特别是脊柱脊髓损伤随着交通运输的高速化、体育运动的极限化及暴力伤害的出现，其发生率并未减少。当今脊柱脊髓损伤在全球呈现：高发生率、高致残率、高耗费、低死亡率、患者主要为青壮年等特点，使它已成为全球性的医疗棘手问题。

脊髓损伤（Spine Cord Injury，SCI）是一种以脊髓结构破坏，功能细胞凋亡为主要表现的损伤。脊髓损伤的病理机制主要为神经元的损失、轴突联系的中断，以及渐进性的脱髓鞘病变。早于公元前2500年在古埃及《Edwin Smith外科学手稿》中即有记载，并认为其是一种无法治疗的疾患。到公元前460~377年希波克拉底时代，已明确脊柱损伤与瘫痪之间的解剖关系。

1911年，R.Allen以重量坠落实验开创了脊髓损伤研究的新纪元。在第一次世界大战时，颈部脊髓损伤两周内死亡率高达80%。到二战时，S.L.Guttmann（1943）创办了“Stoke-Mandeville脊柱脊髓中心”，并首创脊髓损伤患者的康复疗法。自Allen提出脊髓损伤的病理机制包括原发性损伤和由其引起的继发性损伤这一理论后，人们对继发性损伤机制进行了广泛研究。目前对引起脊髓继发性损伤的机制研究主要集中在炎症反应学说、自由基学说、兴奋性氨基酸学说、电解质失衡学说、细胞凋亡学说等方面．尽管对脊髓损伤的病理解剖与病理生理学的认识不断提高，目前临床上尚未发现完全治愈脊髓损伤，使其达到结构及功能恢复的治疗方法，至今仍是医学界的难题之一，据报道，脊髓损伤年发病率为20~40/100万。目前因脊髓损伤造成的劳动能力丧失、生活不能自理、并发症等严重问题日益困扰整个社会。

脊髓损伤的致病因素很多，如创伤、缺血以及医源性损伤等，分为二个阶段，第一阶段脊髓损伤早期几天内先有大量轴突细胞和胶质细胞丧失，坏死中心形成液囊；第二阶段刺激性神经递质和炎性因子大量释放，进一步导致脊髓组织损伤。过度反应的星形胶质细胞在脊髓损伤部位大量产生，细胞间紧密结合形成胶质瘢痕，并分泌抑制性因子，阻碍脊髓细胞正常再生。随着人们对脊髓损伤病理生理过程认识的不断深入，各种治疗方法不断取得新进展，本文将概括介绍近年来脊髓损伤的治疗进展。

二、再生治疗策略

（一）概况

脊髓损伤后如何减少神经组织自身破坏是神经保护和预防继发性损伤的首要措施。脊髓损伤的功能受损程度取决于损伤的平面和白质中神经传导通路的损伤范围。轴突与神经元胞体的分离会导致轴突及其髓鞘发生华伦氏变性及神经元母体坏死，尤其是当损伤靠近胞体时。为恢复功能，受损的神经元细胞必须促使轴突再生，并穿越或绕开损伤处形成有效的轴突连接。

尽管19世纪末Ramon Y Cajal即提出受损脊髓轴突不能再生的观点。但20世纪80年代David等实验表明，在微环境（周围神经组织）条件许可情况下中枢神经轴突能够再生，但当与中枢神经组织相遇时即停止再生。随后的二十年里，发现了几种成人中枢神经系统中抑制再生的机制，主要是受损神经细胞生长不足（失功能神经细胞）和神经细胞周围的环境中诸多抑制因素。

目前的再生治疗策略主要是促进神经元自身再生能力和消除受损神经元生长环境中早期及

中后期阻碍轴突生长的抑制因子。

（二）促进神经元自身再生能力

在正常情况下神经元具有并不活跃的自身再生程序，在损伤时将被激活，此时轴突如要恢复神经元再生能力必须先激活再生相关基因（Regeneration Association Gene，RAG），给予恰当的生长因子方具有显著的激活作用。在20世纪60年代第一个确认的生长因子被命名为神经生长因子(Nerve Growth Factor，NGF)，其具有促进和维持神经元生长发育的作用，兼有神经营养因子和促神经突起生长因子的双重作用，对于它在脊髓损伤中的作用机制目前尚了解不多。Courtine 等的动物实验表明，将具有神经生长因子分泌能力、体外培养的猴纤维母细胞（体外平均分泌水平为 15 $\times 10^{-6}$ng/h）移植至急性脊髓损伤的猴体内，可促进损伤脊髓背根节等运动及感觉轴突的再生。后来的研究显示这个家族还包括脑源性神经营养因子（Brain Derived Neurotrophy Factor，BDNF）、神经营养因子-3（Neurotrophy Factor-3，NTF-3）和神经营养因子-4（Neurotrophy Factor-4，NTF-4）。这些有广泛活性的小分子物质在脊髓损伤时能激活受损的神经元存活和调节 RAG 的表达，通过与反应性神经细胞表面的受体结合，刺激多种神经细胞的存活和分化，从而增加受损轴突的再生能力，具有促进胚胎神经细胞发育和成熟、维持成熟神经细胞存活、促进损伤神经细胞再生的作用。研究表明，移植由脑源性神经营养因子基因转染的纤维母细胞，可促进大鼠急性脊髓损伤后的神经细胞再生，对大鼠慢性脊髓损伤也具有刺激轴索再生、恢复肢体功能的作用。

生长因子在应用时仍有许多问题。包括其对神经组织和外周组织如肌肉的影响是否具有特异性等尚不清楚，且许多生长因子刺激受损轴突导致疼痛加剧。不同的生长因子在神经生长过程不同阶段可发挥促进作用，亦会相互拮抗。此外，生长因子不能透过血脑屏障，因此未来的任务就是如何挑选不同神经组织最匹配的生长因子和明确最佳投给时机及有效而又可调控的给药途径。

（三）消除受损神经元生长环境中早期阻碍轴突生长的抑制因子

轴突损伤后再生的早期即受到髓磷脂抑制剂和能加速神经细胞周围瘢痕形成因素的干扰。以下是几种对抗神经细胞周围早期抑制机制的主要策略。

【阻断轴突生长的抑制分子】

健康人的脊髓存在有效阻碍轴突生长的物质，当轴突生长并连接到其他神经或肌肉细胞时，它能及时停止生长。创伤后这些分子则成为延迟或阻止再生的重要障碍。Schwab 等首次确定了一种髓磷脂生长抑制物，即 NOGO-A，这种髓磷脂蛋白由少突胶质细胞产生，通过阻断轴突表面特异性 NOGO-A 受体来发挥抑制作用。抗体 IN-1 可与 NOGO-A 结合或作为 NOGO-A 受体的拮抗剂来阻断这个抑制机制，从而间接促进轴突再生。除了 NOGO-A，其他轴突生长抑制蛋白，诸如髓鞘相关糖蛋白（MAG）和少突胶质细胞髓鞘糖蛋白（Oligodendrocyte Myelin Glycoprotein，OMP）也是通过受体发挥作用，它们有共同的受体——NgR。研究者试图通过不同的方法来中和或破坏髓鞘，清除髓鞘相关抑制分子，从而达到促进脊髓损伤后轴突再生和神经功能恢复的目的。目前，与 Nogo 蛋白相关的药物和基因治疗已成为脊髓损伤后促进轴突再生新的有效手段。除了抗体 IN-1，还包括 Nogo 受体 (NgR) 拮抗剂、Nogo 及其受体基因敲除、髓鞘匀浆和基因疫苗、NgR 与巨噬细胞，另外对髓磷脂抑制分子的被动或主动免疫方法也已进入实验性研究阶段。用此法进行结构再生和功能恢复已有报道，但尚有争论。因为有研究表明被动或主动免疫会加剧脊髓损伤后的组织结构破坏和功能障碍。最新研究显示，提高受损轴突内环磷腺苷（Cyclic Adenosine Monophosphate，cAMP）水平能够解除髓磷脂相关蛋白的生长抑制作用，可促进受损脊髓的轴突生长。

随着 Nogo 蛋白及其受体 NgR 的发现，人们对脊髓损伤机制及修复研究取得了长足进步。通过 Nogo-A 抗体封闭、NgR 拮抗剂 NEP1-40 阻断、Nogo 基因敲除等手段的应用，观察实验动物中枢神经组织已得到了一定程度上的再生。一个理想前景凸现出来：彻底寻找 Nogo 蛋白的受体，并一一制备出相应的阻断剂，以阻断 Nogo 蛋白与其受体的特异性结合，进而封闭 Nogo 蛋白对损伤 CNS 再生的抑制活性，达到促进中枢神经再生的目的，使 CNS 损伤得到痊愈。然而，关于 Nogo 蛋白与其受体目前还有诸多未知，且影响 CNS 再生的因素众多，因此，要全面实现神经再生及应用于具体的临床还需要很长时间的研究和实践。

【以修复轴突细胞膜来恢复冲动传导】

在脊髓损伤中以脊髓挫伤最为常见。完全性脊髓横断很少发生，许多脊髓伤患者会有部分轴突从急性期机械损伤和继发损伤机制中存活下来。在两种情形中，因细胞凋亡所引起的少突胶质细胞变性将导致脱髓鞘和冲动传导不稳定或完全不能传导。损伤后轴突脱髓鞘，大量的钾通道开放，钾离子漏出进入细胞外间隙，导致传导障碍。电压敏感性快钾通道阻滞剂可阻断钾通道，从而使脱髓鞘轴突传导动作电位成为可能。这些已通过二期临床试验证实的试剂正被应用到损伤的早期阶段。

【免疫调节】

免疫调节是减轻损伤后炎症反应的一种潜在有效的策略，通过免疫调节能改善微环境，促进神经元存活和再生。脊髓损伤后炎症反应贯穿变性和修复过程。炎症细胞及其介质同时也参与瘢痕形成，形成的瘢痕会将受损区域和周围健康组织分隔开。在创伤和疾病时，单核细胞能快速转化为巨噬细胞，后者在炎症反应中发挥关键作用，包括受损周围神经的修复。当单核细胞进入变性的脊髓白质并转化为有活性的巨噬细胞，它能去除髓鞘相关抑制物，合成并释放生长因子，有利于促进组织的修复和轴突生长，但体循环中的单核细胞需要吸附在毛细血管内皮细胞上才能进入脊髓组织。另外，脊髓免疫细胞疗法（ProCord）即将从患者自身血液里分离出并通过特殊途径激活的巨噬细胞在脊髓伤后的 14d 内直接注入脊髓局部来治疗损伤，已显初效。

细胞间细胞粘附分子（Intercellular Cell Adhesion Molecule，ICAM）表达在内皮细胞的细胞膜上，也是巨噬细胞的一种配体，它在炎症反应的早期发挥显著作用。因而，调节 ICAM 的表达能调节脊髓损伤后单核细胞介导的炎症介质。细胞因子中的白介素（Interleukin，IL）家族对各种细胞的生长和功能具有重要的作用，其中 IL-1，IL-6 和 IL-10 是重要的免疫和炎症反应调节剂，神经损伤可诱导其生成。IL-1，IL-6 是促炎症介质，而 IL-10 则能终止炎症反应，但具体的作用机制尚不明确。脊髓损伤后早期给予 IL-10 可减弱炎症反应和继发损伤。白介素的优势在于可全身给药，包括腹膜内。从实验中观察到，白介素能改善局部血流灌注、减轻水肿和继发损伤的范围。总之，ICAM 和白介素参与脊髓损伤后的炎症反应，其有望为治疗脊髓损伤的药物提供参考。

【软骨素酶 ABC—分子刀】

脊髓损伤后疤痕形成是正常反应，硫酸软骨素蛋白聚糖（Chondroitin Sulfate Proteoglycans，CSPG）是疤痕形成的主要成分，其可阻碍轴突越过损伤平面。2002 年首次发现能消化硫酸软骨素的细菌酶；Bradbury 等人将细菌软骨素酶 ABC(Chondroitinase ABC，ChABC) 鞘内注入后角受损的成年大鼠体内。ChABC 消化了损伤平面的 CSPG，减少了疤痕形成。此酶像一把分子刀，能消除妨碍神经再生的瘢痕组织。

【RHO（Rashomologue）拮抗剂】

此拮抗剂是一种鸟苷三磷酸酶（Guanosine Triphosphatase，GTPase）相关的信号蛋白，可转导细胞外信号而引起肌动蛋白细胞骨架变更，从而影响细胞的运动性。中枢神经轴索损伤使 Rho 激活，导致细胞骨架塌陷，轴索退缩。在伤后早期给予 Rho 相关激酶拮抗剂，如补体 C_3 能促进轴索延长，改善脊髓血流灌注和局部环境。目前在伤后两周内于鞘内注入 Rho 相关激酶拮抗剂 Cethrin 的研究已在着手进行。

（四）克服受损神经元外环境迟发性抑制轴突生长机制

一旦瘢痕形成，迟发抑制机制随即启动。后期受损脊髓上下断端被瘢痕和液化组织分开。受损轴突不能穿过此区，只能通过生物合成的支撑结构越过或绕过它，且通常需要生长因子的联合作用。尽管支持性结构为轴突延伸提供了可行性，但生长的轴突无法重新长入受损脊髓的上或下方断面内。因此，支持结构仅仅是恢复功能连接方式之一。有望解决的措施是同时采用支撑性结构和植入细胞，后者来自移植胚胎神经或干细胞。

【支持结构】

支持结构可通过为生长因子提供支架和作为再生轴突相互作用的培基来促进轴突生长。由于受损的中枢神经系统轴突在移植的周围神经组织中能够生长到较远距离，因而，周围神经或其组织成分是生长支持结构的理想材料。

1. 外周神经　在众多研究中最引人注目的外周神经移植实验是将肋间神经移植到脊髓横断端面的灰质或白质的上、下行传导束之间，并以纤维蛋白胶固定，同时从纤维蛋白胶内缓慢释放酸性成纤维细胞生长因子 (aFGF)。实验证实轴突能再生，且可穿越受损处，下肢功能有恢复，还尚需临床证实。

2. 施万（雪旺）细胞　施万细胞是周围神经系统的主要胶质细胞，其促进周围神经再生的作用已经受到广泛的肯定 . 自体神经移植一直被认为是修复周围神经缺损的金标准，因为其成分及三维结构是生理条件下最适合神经再生的微环境，并且其中的雪旺细胞在自体神经提取和移植过程中周围环境并没有发生很大变化，因而其并没有发生形态、结构和功能等方面的改变，进而可以在最天然的状态下最有效地促进周围神经再生 . 但自体神经移植将不可避免造成患者的二次损伤而使其在临床的应用受到限制 , 因此替代自体神经的人工神经的研究方兴未艾，而雪旺细胞正成为热点的种子细胞，用离体施万细胞或施万细胞促生长分子来引导受损外周神经轴突生长是可行的。但在损伤处的星形细胞会对抗施万细胞，削弱其生成髓磷脂的能力。作为为支架材料提供生命源泉、并能形成组织的功能细胞，雪旺细胞和基膜管在周围神经损伤后的神经修复再生中起到非常重要作用，雪旺细胞作为神经干内主要的非神经元活性细胞，具有神经营养、趋化和使神经再生纤维成熟的重要功能。其主要是通过分泌神经因子，防止受损神经元死亡，产生促突起生长因子，为轴突提供良好的再生环境，引导再生神经支配作用，与再生轴突形成缝隙连接和紧密连接，直接与再生轴突进行物质交换发挥作用。

3. 嗅鞘细胞（Olfactory Ensheathing Cells，OECs）　嗅鞘细胞是一种有潜力的支持结构材料，具有雪旺氏细胞和星形胶质细胞的特性 " 既像雪旺氏细胞促进轴突的生长 " 又像星形胶质细胞那样能在中枢神经系统中存活 " 正是这种复合体性使其成为治疗脊髓损伤的候选。它释放生长因子，能在再生的中枢神经内的轴索周围生成髓磷脂。局部移植 OECs 能刺激受损脊髓的轴索再生、穿越瘢痕及促进感觉功能恢复。其机制尚不清楚，似乎与其改变脊髓损伤的局部微环境、促进轴突和髓鞘的再生、抑制胶质瘢痕的形成、帮助神经轴突穿越瘢痕及增加突触可塑性和移植嗅粘膜中的 OEC 干细胞促进结构及功能修复有关。OECs 能完全聚集在中枢神经系统周边，并能穿越结缔组织，故而在支持受损脊髓轴索再生方面比施万细胞更合适。局部麻醉下可从人嗅粘膜上获得 OECs，将其在试管中培养后用于移植。Brisbane 已在临床上对完全性脊髓损伤者进行 OECs 移植试验，一年后证实其有效。

4. 人工支持结构　已有多种人工支持结构。Schneider 等将多组成分聚合物移植入大鼠脊髓两断端。其内芯填充干细胞，外壳是适合损伤断面轴索生长的附着层。与对照组相比，移植组后肢功能恢复较好。

【移植术】

1. 胚胎细胞移植修复脊髓　已被大量用于神经系统退行性疾病，特别是帕金森病动物模型的实验研究神经胚胎组织含有未分化神经元，可进化为成熟神经元，并在脊髓中形成有功能突触连接。胚胎细胞治疗脊髓损伤的机制是发挥中继作用恢复受损的神经细胞，并使其轴突形成完整的神经环路。胚胎细胞移植入成年脊髓受损伤动物模型的体内后，其脊髓存活率达 80% ~90%，并释放能促进宿主神经细胞再生的营养因子，快速重建轴突的连续性。此外，神经胚胎还含有干细胞和非神经细胞，非神经细胞向移植的幼稚神经元和脊髓受损神经元提供营养和支持。由于上述特性，其在脊髓损伤研究中颇具前景，目前，靶特异性突触的不可控制性是所有移植中存在的主要问题。但伦理问题阻碍它在试验和临床上的应用。

2. 人体脊髓组织移植　实验证明，人体胚胎组织能防止受损脊髓空腔扩大，移植人体的胚胎组织前提是移植物能存活及观察会否引起排异反应，终极目标是胚胎组织能融入宿主脊髓，从大体结构和分子结构上来缩小空腔。目前胚胎组织移植的焦点并非功能恢复，而是可行性，由于其来源于流产的胎儿而会引发伦理问题。

3. 干细胞移植　干细胞研究为再生学创造了一条新路。移植种子细胞的种类繁多，基于种子细胞所处的不同阶段，主要分为以下 4 种：胚卵干细胞、胚胎干细胞，新生干细胞及成体干细胞。干细胞能分化为具有不同功能的各类细胞，在整个生命周期中能无限度的分裂和替代其他细胞。1999 年首次将干细胞用于脊髓损伤，将老鼠胚胎干细胞注入大鼠受损脊髓后分化成神经元、少突胶质细胞及星形胶质细胞而恢复部分功能。表明胚胎干细胞能在成熟的脊髓中存活并分化。

干细胞移植治疗可以达到以下几个方面的效果：

1. 为轴突再生提供有益的基质；

2. 实现轴突的髓鞘再生；

3. 直接取代或介导移植神经元取代坏死的神经元，以重新建立轴索连接；

4. 为轴索的再生或髓鞘再生提供生长因子。

但应注意：移植的胚胎干细胞有形成肿瘤的风险。另外，成人干细胞可以增殖生成完全一样的复制品，但不分化。受外界特殊因子影响后可分化为与周围组织相似的功能细胞；亦能分化成与周围组织不同的细胞，这种特性称为可塑性。尚未证明成人干细胞具有多样性。目前有两种方式可将干细胞用于神经伤患。一是在试管中制备要用的细胞，使之适合用于移植；二是应用生长因子和其他分子刺激患者自身的干细胞来修复损伤。神经干细胞所致脊神经的形态和功能改善应归功于较为复杂的神经保护机制。试验表明干细胞移植能增加神经营养因子表达。

脊髓损伤后重要功能受损是因轴索连续性中断和少突胶质细胞变性及局部脱髓鞘引起。目前实验表明受损轴突修复脱髓鞘更为现实。因此，选用干细胞的目的主要是有足够髓磷脂细胞来替代丢失的少突胶质细胞，恢复冲动传导。Bradbury 等和 McDonald 等用胚胎干细胞移植并激活其分裂成的星形胶质细胞、少突胶质细胞和神经元的原始细胞，其中部分能形成突触连接使得运动得到改善。脊髓损伤的治疗是一个复杂的工程，而干细胞移植是未来最有前景的手段。就目前而言，干细胞移植治疗脊髓损伤仍存在很多问题亟待解决，例如，干细胞在损伤脊髓的微环境中存活率低，分化为神经元或星形胶质细胞等促进脊髓神经功能恢复的细胞的比例低，干细胞种子细胞的来源少、扩增复杂，以及干细胞移植的安全性等。例如至今仍不清楚干细胞是怎样分裂成更多特异的细胞类型而不发生分化，这是否与基因改变有关？同样，在分化到什么水平进行移植最为合适亦无定论。但是，目前已有的动物实验对于干细胞治疗脊髓损伤提供了强有力的证据，并将有助于临床应用干细胞移植治疗脊髓损伤的构想的早日实现。

【基因治疗策略】

通过分子生物学技术和细胞转移技术将特定的 DNA 片段转移至特定的细胞，如雪旺细胞、纤维母细胞或神经干细胞等，使 DNA 在这些细胞中得到表达，生成蛋白质和多肽，作用于相应的靶细胞，达到治疗疾病的目的。而脊髓损伤基因治疗的靶细胞是神经细胞，通过基因转移的方法，使一些具有促进神经轴突生长和神经细胞存活的神经营养因子在受损伤脊髓内高度表达，为脊髓损伤后神经轴突的生长提供适宜的外环境，使轴突的再生成为可能，从而达到神经功能恢复之目的。目前，多数研究均以病毒作为载体来转移基因，而用非病毒载体将基因转移至动物脊髓已有较好效果。Blesch 等主张调节外源性治疗基因的表达水平，以适应脊髓损伤后轴突生长过程中不同时期的需求，这将有助于再生轴突通过移植物，并与远端去神经组织重新恢复神经联系，而且也提高了脊髓损伤基因治疗的安全性。

三、药物治疗

（一）甲泼尼龙

该药物用于急性脊髓损伤的治疗已有数十年的历史，美国国立急性脊髓损伤研究会（National Acute Spinal Cord Injury Study，NASCIS）第Ⅱ、Ⅲ期的大量临床试验结果证实，于急性脊髓损伤后 8h 内进行大剂量甲泼尼龙（Methylprednisolone，MP）冲击疗法可明显促进伤后脊髓功能的恢复，它是目前治疗急性脊髓损伤最为有效的抗炎药物，也是唯一被美国食品药品管理局（FDA）批准用于治疗脊髓损伤的药物，并已广泛应用于临床。

甲泼尼龙除具有一般的抗炎作用外，其治疗机制主要包括：

1. 抑制氧自由基反应和脂质过氧化，稳定细胞生物膜；
2. 抑制脂质水解和花生四烯酸的释放；
3. 扩张小动脉，促进前列环素（Prostacyclin，PGI2）的合成以对抗血栓烷 A2（Thromboxane A2，TXA2）诱发的缺血；
4. 阻止钙离子向细胞内转移；
5. 维持受损脊髓的有氧能量代谢；
6. 提高神经细胞的应激性和突触传导性。

（二）神经节苷脂 GM1

神经节苷脂 GM1（GangliosideGM1）是一组位于细胞外表面、含有唾液酸的糖鞘脂。它主要通过稳定细胞膜结构和功能而发挥作用，可能机制为：

1. 对抗兴奋性氨基酸毒性；
2. 减少脂质过氧化反应，减少氧自由基对细胞膜的损伤，具有抗氧自由基的作用；
3. 保护细胞膜 Na^+-K^+-ATP 酶活性，防止离子失衡；
4. 防止细胞内钙离子蓄积；
5. 防止乳酸性酸中毒；
6. 直接嵌入受损神经细胞膜中对其进行修复；
7. 想方设法促进多种神经生长因子（Nerve Growthfactor，NGF）的作用；
8. 调控多种炎性因子及其表达；
9. 阻断脊髓损伤后神经细胞的凋亡过程。

（三）阿片受体拮抗药

脊髓损伤引起的内源性阿片肽释放是造成继发性脊髓损伤发生、发展的重要机制之一。大剂量阿片受体拮抗药可显著改善脊髓损伤患者的预后，其机制是通过增加脊髓血流量、提高血压、维持离子平衡、改善能量代谢来达到神经功能的保护和恢复作用。

（四）抗氧化剂和自由基清除剂

脊髓损伤后氧自由基的增加和细胞膜脂质过氧化引起的自毁过程亦是继发性脊髓损伤重要的机制之一。

（五）一氧化氮合酶抑制剂

一氧化氮（NO）的生理功能和病理学机制是近年来研究的热点。有研究表明，一氧化氮具有重要的生理调节功能，主要包括血管舒张、神经传递和细胞毒性作用；在病理状态下一氧化氮具有神经毒性，DNA 损伤是促使一氧化氮产生神经毒性作用的关键机制。

（六）钙拮抗药

由于细胞内钙离子超载是众多继发性损害的共同通路，被认为是继发性脊髓损伤的关键因素。目前，关于钙拮抗药对脊髓损伤治疗效果的报道不尽一致。此类药物自身的扩张血管作用所导致的低血压可能抵消了其潜在的治疗价值，因此，应用时务必谨慎，辅以输血或血管收缩药物，以保证全身各系统血压的稳定及局部血流灌注。此外，近年还发现腺苷、4- 氨基吡啶、巴比妥类药物等对实验性脊髓损伤亦有一定的治疗作用；而且应用白细胞介素 -10（IL-10）可减少脊髓损伤部位肿瘤坏死因子（TNF-α）的含量，从而间接改善脊髓功能。

四、未来的期望

从上述内容可以看到近年来脊髓损伤再生治疗研究方面的进展，主要是消除抑制因素和促进再生能力。尽管实验性脊髓功能恢复进展有限，但前途无限。病理学进程是脊髓损伤再生研究的首要条件。从临床治疗方面，应该对脊髓损伤在急性期即给予早期救治。伤后早期按重症对脊髓患者进行监护，以减少神经坏死，并及早行外科治疗。外科手术治疗脊髓损伤的方法主要有固定、减压和修复等三种。由于神经细胞在受伤6~8 h后即开始崩解，故一般认为伤后6~8 h（即"金标准手术时间"）施行外科手术治疗效果最佳。但临床实践表明，外科手术的减压作用仅局限于Ⅱ~Ⅲ级脊髓损伤类型，目的主要是通过减压等方法改善受损伤脊髓节段的外环境，恢复脊髓的残存功能，稳定脊柱和限制脊髓的继发性损伤，并且为康复训练奠定良好的基础。

另外，在人工诱导再生的同时是否仍需行外科手术？何时才是联合治疗的最佳时机？需进一步研究。例如对颈脊髓损伤患者，可否先行减压和固定术，以求将脊髓外的血凝块和炎性物质冲洗干净。之后再用能对抗脊髓后方血块压迫的人工硬膜覆盖，并向硬膜内注入对抗疤痕形成和提高再生速度的因子。依照目前认识，此种鸡尾酒式疗法包含有神经生长因子，NOGO-A受体抗体，4－氨基吡啶，ICAM-1单克隆抗体以及软骨素酶ABC。治疗期通常是2~6周，即在疤痕形成前结束。当确定受损局部已清除掉受损的组织碎片后，亦可添加白介素消除炎症反应。与此同时，可根据受损平面及程度制备各种不同支架，切开人工硬脊膜囊，将吸附有施万细胞、神经营养因子和干细胞的支架用凝胶植入；让诸因子可以逐步释放。此外，OECs则以注射或作为细胞悬液方式给药。注射患者自身巨噬细胞浓缩液可减轻炎症反应，这当然是临床上一个令人满意的选择。

脊髓损伤的治疗是一个复杂的工程，尽管目前临床对于脊髓损伤的疗效尚不尽如人意，但对其损伤机制和再生修复的深入研究必将改变治疗现状。以上是依据现有研究结果对未来的期望，目前争论较多的问题如干细胞和胚胎组织等仍在探索。随着医学发展和伦理问题的解决及基因工程技术的迅猛发展，脊髓损伤再生与基因组织工程技术的结合将更加紧密，将来有可能创造干细胞组织库或从患者体内提取纯净的干细胞用于脊髓组织的置换；尤其是美国近年来开放对人体干细胞的研究，并提高到国家发展规划中的方针与政策，将会促使这项研究快速发展。通过体外构建组织细胞并利用基因技术对其进行多种改造，使其适应生物体内营养环境及生物力学因素刺激，并使移植物与受体组织界面发生良好的重塑，促进受损伤脊髓的再生，为脊髓损伤的治疗带来新的希望。

（刘忠汉　李增春　于彬　赵定麟）

参考文献

1. Albert T, Ravaud JFA Tetrafi gap group. Rehabilitation of spinal cord injury in France: a nationwide multicentre study of incidence and regional disparities. Spinal Cord, 2005, 43:357-365.
2. Eck JC, Nachtigall D, Humphreys SC, et al. Questionnaire survey of spine surgeons on the use of methylprednisolone for acute spinal cord injury. Spine, 2006, 31:E250-E253.
3. Imanaka T, Hukuda S, Maeda T. The role of GM1-ganglioside in the injuried spinal cord of rats: an immunohistochemical study using GM1-antisera. J Neurotrauma, 1996, 13:163-170.
4. Bozbuga M, Izgi N, Canbolat A. The effects of chronic alpha-tocopherol administration on lipid peroxidation in an experimental model of acute spinal cord injury. Neurosurg Rev, 1998, 21:36-42.
5. Jang JE, Shaw K, Yu XJ, et al. Specific and stable gene transfer to human embryonic stem cells using pseudotyped lentiviral vectors.Stem Cells Dev, 2006, 15:109-117.
6. 雷德强，赵洪洋，刘如，等。脊髓损伤的治疗进展[J]. 中国现代神经疾病杂志，2008，8（1）：71-74.
7. 尹小雨，陈刚 . 干细胞移植治疗脊髓损伤进展[J]. 中华神经外科疾病研究杂志，2014，13(1)：89-91.

第三章　胸腰椎骨折脱位之手术疗法

第一节　胸腰椎骨折脱位手术的基本概念

一、胸腰椎骨折脱位手术概述

人体司承载的大梁——脊柱，不仅支撑体重、且保护胸腹内脏器官和维持人体的生理活动。当其不能承受载荷时，就必然带来一系列新的问题，首先是引发不稳；如脊柱的多处破坏，可使脊柱丧失承载生理载荷能力。因此，当脊柱损伤后是否需要处理？如何处理？主要取决于损伤的部位及其结构状态。因此，应对其有一全面了解，并判定脊柱各个结构在总的稳定性中所承受的比例，并以此为前提决定对损伤椎节的治疗。

虽然胸腰椎损伤也可以通过非手术疗法治愈，但对于解剖形态已遭破坏的大多数病例来说，需通过手术达到骨折脱位的还纳、恢复椎节原有高度及稳定性，并消除对脊髓或脊神经根的致压因素、恢复椎管原有形态，尤其是已探明脊髓损伤原因需要及时处理者。

用于胸腰椎骨折脱位的外科手术主要是前路、后路与前后联合入路三大类。前路手术系指通过椎体前方或侧前方进行处理椎节伤患之术式，因椎体解剖部位深在，技术上较为复杂；但前路手术可以直接切除致压物及充分解除对脊髓前方的压迫，因此其可以较好的恢复神经功能，即使晚期来诊病例的前路减压手术亦常有效。而后路则为骨科的传统术式，也是骨科医师乐意采用的手术入路；但在处理外伤病例时，由于致压物大多位于椎管前方，难以获得理想的疗效；因此，在选择上应全面考虑。对于少数伤情复杂者，亦可前后路同时（或分时）施术，以求及早恢复椎管之形态及椎节的稳定性，从而直接达到对脊髓减压之目的。

二、胸腰椎前路手术特点

（一）概述

胸腰段损伤前路手术为近年开展日益增多的手术途径，一方面是由于影像学可以清晰地显示致压物大多位于椎管前方，需从前路方可彻底切除；另一方面是材料学与工艺学进展，使脊柱前路减压术后的复位与内固定更为有效，现将其特点分述于后。

（二）可在直视下减压

从胸腰椎伤患的病理解剖特点、尤其是骨折脱位病例，我们发现引起脊髓损伤的致压物90%以上位于椎管前方；因此企图从椎节后方，绕过娇嫩的脊髓去切除骨性致压物，不仅技术操作难度大，且极易误伤脊髓而造成无法挽回的后果。因此，直接从前方，通过前柱解剖结构切除位于中柱的致压物当然更为直接、方便和有效，也是最为彻底的途径。

（三）可重建中柱之生物力学结构、形态和构成椎管前部的解剖状态

在前路减压的同时必然采取相应之措施来恢

复前柱的形态和力学结构，包括选用内固定器材和块（条）状植骨块，因此，亦可同时消除该段椎节损伤前已存在的病理状态，例如椎节不稳、骨质增生、侧凸及椎间盘退行性变等。从而也直接地消除了对脊髓的致压因素。当然涉及椎管后方的病变及外伤等则难以全部顾及，好在来自椎管后方的致压物相对少见，必要时也可前后同时施术。

（四）操作上需有普通外科及胸外科基础

国外的骨科医师，尤其是脊柱外科医师，均需先接受与专业技术相关的诸学科培训和质证；我国亦已注意到这方面所存在的差距，因此，作为一名骨科医师，均需要有普通外科及胸外科的基础知识及操作经历，否则，在对经腹腔或经胸腔的手术操作上将会带来一定困难。每一位准备进入骨科专业的临床医师均需学习或强化普外及胸外基础知识与技能。

（五）失血量多少不一，需注意备血

根据实验性研究与临床观察，脊柱血管的失血量多少相差甚大，可达二十倍之巨，因此术前每位医师均需全面考虑，并愈量备血，以防万一；笔者曾有过用血 16000ml 之经历（一位 17 岁脊柱肿瘤患者，从术前软瘫到术后三个月重新走入学校上课）。

三、胸腰椎前路手术病例选择

（一）基本要求

前路手术的病例选择的标准目前尚不统一，由于前入路对病变位于椎管前方者在处理上更为直接、方便，尤其是稳定性手术。因此前路手术适应用于胸腰椎骨折合并脊髓损伤之病例，尤其是致压物来自前方者；而无脊髓损伤症状者应以后路手术为简便。对合并完全性截瘫者是否进行前路手术仍有争议，多数人认为不管是否减压，预后均差，因而主张仅做后路固定融合术即可。

（二）手术适应证

根据作者经验，建议选择以下病例：

【胸腰椎骨折伴不完全性脊髓损伤或前脊髓综合征者】

凡经放射线或 CT 扫描等影像学检查证明于椎管前方有致压物存在、并需行切除，而后方入路又难以进入椎管前方将致压骨切除者。

【前柱受损】

主要是胸腰椎压缩性骨折、爆裂性骨折等致胸腰椎前柱骨性连接中断或伴有骨缺损者。

【需再次施术或翻修术者】

除后路已施手术，因减压不彻底、并在椎管前方仍有致压物者外，其他各种翻修术病例亦大多需前路施术。

（三）不适宜前路手术的病例

【胸腰入路已施术者】

指因心肺或腹腔器官已施术而影响前路手术显露及操作者。尤其是手术显露过程中有误伤、误判及操作难度过大的病例。

【胸腰部有病变、妨碍手术者】

对胸腹腔内有某些疾患，例如肺部慢性炎症、胸腹腔大血管病变、盆腔炎及其他疾患易因前路手术入路而引起复发或发作者。

【全身情况及腹部情况无法承受手术者】

如患者全身状态不佳，或伴有并发症等不允许施术或麻醉者。此外过度肥胖、腹部脂肪过多难以暴露术野者。

四、胸腰椎腰椎后路手术特点

（一）术式简便易于操作

由于脊柱位于躯干后方，较为表浅，因之手术全程易于显露及操作。尤其是骨科医师大多习惯这一延续多年的传统入路。近年来许多医学院校学生在毕业后直接分配到骨科而未经大外科轮转培训者，更易有恐惧前路手术重于后路入路的心态。

（二）有利于对后柱伤患进行处理

前路手术难以达到椎节后方，因之当损伤以后柱为主时，只有选择后路方能直接接触受损组织进行有效的处理。主要指椎板骨折、小关节损

伤、黄韧带嵌压及其他椎管后方伤患为主者等。

（三）探查椎管及蛛网膜下腔

前路手术虽也能观察蛛网膜下腔情况，但视野小，操作上难度大，尤其是修复或缝合硬膜囊时，由于术野太深而难以满意，并易引起脑脊液漏。因此，几乎百分之百的医师采取后路。

（四）可直接观察脊髓受损程度及范围

这也是优于前路手术之处，尤其是对完全性、横断性脊髓损伤，期望能清除局部坏死组织时更为方便，且在直视下不会误伤正常神经组织。

（五）有利于椎弓根钉技术的实施

椎弓根技术为近三十多年来在脊柱外科中应用最多的技术之一，尤其是对急性骨关节损伤可以立即获得理想的三柱固定而显示其优于其他术式疗效，此种技术入路只有通过椎节后方方可进行。

五、胸腰椎后路手术病例选择

（一）手术适应证

【胸腰椎不稳定型骨折】

随着三柱理论的提出，近年来大家都认为三柱完全性损伤的不稳型胸腰椎损伤，为了使其复位及防止再移位，应及早施以开放复位及内固定术，以求及早恢复椎节的形态，重建脊柱之稳定性及早日重返社会和工作岗位。

【合并脊髓损伤的胸腰椎骨折】

此类病例较多，为避免过多搬动而加剧脊髓损伤程度，一般不是每例均需早期手术，但以下情况应酌情选择手术：

1. 完全性脊髓损伤　应及早手术，尤其是伤后 6h 以内来诊者，可按急诊立即施以减压、复位及固定术，其目的是减少脊髓继发性损害；骨折复位固定后便于护理和对各种并发症的预防；

2. 进行性脊髓损害　指外伤后脊髓神经症状逐渐加重者，除血管受累因素外，与伤节病变不稳有关，需及早解除病因，终止发展，并争取康复；

3. 停滞恢复不前者　指非手术疗法有效，但当脊髓神经功能恢复到一定程度即停滞不前，并于 X 线平片或 CT 扫描及 MR 显示椎管内有骨性致压物者，包括伤后三月以上之陈旧性病例；

4. 其他　指椎管内有骨块（片）存留，或是伴有椎节严重不稳影响康复，以及伴有椎管狭窄之不全性瘫痪者等，均应及早手术。

（二）不宜后路手术的病例

【致压物位于椎管前方的急诊患者】

对此种病例，原则上以前路手术为首选，尤其上胸段；

【全身情况无法承受手术者】

包括各种严重并发症、合并症、患者全身状态不允许搬动、麻醉及手术之危重病例；

【局部有炎症者】

除深部感染者外，皮肤状态不佳者，包括创口未愈、褥疮等均应暂缓手术。

六、胸腰椎前后路同时施术

为前两种入路的最佳组合，主用于受伤早期病例，凡病情需要、身体情况良好、血源有保障者，均可酌情选择此种方式。笔者多年来曾施术多例，发现不仅有利于受损神经组织的恢复，且有利于患者尽早下床活动，在当前内固定技术高度发展的今天，一般均可同时完成。

前路与后路何者为先应视病情而定，以一次麻醉下先后行前-后或后-前施术、予以完成减压、畸形矫正及内固定术；并注意恢复椎管形态、椎节高度及椎节曲度。如病情不允许，或各种因素限制（包括血源无保障等），亦可分两次施术。间隔期以 7~10d 为宜，不应过久，以免影响神经功能的恢复。为了防止患者在搬动及术中翻身引起损伤，建议利用石膏床（上、下盖），可事先预制，分大、中、小三型用于不同病例。

七、胸腰椎手术时机选择

（一）脊髓完全性损伤者

伤后愈早愈好，一般以伤后 3h 以内最为理想，3~6h 以内者亦佳，12h 以内应争取，不超过

24h亦属急诊手术范围。

（二）伴明显移位骨折脱位者

应争取在伤后一周内施术，以有利骨折及脱位之还纳；超过二周者则难以复位，因此不宜超过此限；三周以上应属难以复位之陈旧性病例。

（三）伤后三周以上复位困难之陈旧性损伤

此种病例较之三个月以上者椎节仍相当不稳定，因此在手术操作时应小心从事，并需辅以内固定技术。

（四）伤后三个月以上需手术治疗者

此均属择期手术病例，应全面检查后选择相应之时间、入路、术式及内固定方式。脊髓神经功能究竟受压多少不能恢复，目前尚无定论，作者曾遇一例于伤后14年做减压术后仍获得恢复之病例。

八、对老年胸腰椎骨折患者在治疗上应持积极态度

对65岁以上（女性应下浮5~10岁）之胸腰椎骨折病例，尤其是伴有骨质疏松及椎节不稳定者，除非全身状态不佳不适宜手术者，均应按一般成人予以手术治疗，以求早日下地活动，避免卧床所致各种并发症。图1-1-4-3-2A表明，正常人脊柱侧位观，其人体力线呈垂直状态，如在腰椎或胸腰段发生压缩性骨折，在无代偿情况下，胸腰段以上必然呈前屈状而易向前倾倒，甚至跌倒，此时必须持拐行走（图1-1-4-3-2B）。在此状态下如为老年患者，由于脊柱及髋关节多伴有挛缩性病变，仅依靠膝关节屈曲来缓解胸腰段的前屈畸形程度（图1-1-4-3-2C），此种动作不仅效能较差，且易加重和引起损伤部位继发性病变。但年轻患者，由于其脊柱其他节段及髋关节等均处于正常状态，无明显挛缩现象，其代偿能力强，所引起的前屈畸形亦轻（图1-1-4-3-2D）。基于这一病理解剖与病理生理特点，对老年胸腰椎骨折伤者应尽早恢复其解剖状态，从根本上提高和恢复生活质量，也回避了因老年人代偿能力差所产生的不良后果，并可减少或杜绝因长期卧床所引发的各种并发症。

第二节　胸腰椎前路手术入路

一、前路经胸腔手术入路麻醉与体位

（一）麻醉

一般均选择气管插管控制下之全身麻醉，不仅安全、有效，且术中可控制呼吸，对此类开胸施术病例，此为基本保证。

（二）体位

多取侧卧位或半侧（仰）卧位，并将床桥升高，可以获得良好的显露；术毕再将床桥摇平，以求降低切口缝合时之张应力（图2-3-3-2-1）。

二、经胸手术操作步骤及入路

根据伤情不同、致伤部位不同及术式差异而选择相应之切口入路及操作步骤，常用的以下三种术式：

（一）经胸外后侧切口

【切断背阔肌和前锯肌】

患者取侧卧位，双上肢置于特制木架上（图2-3-3-2-2、3），视施术椎节水平阶段高低选择相应之肋间隙，或沿肋骨走行自胸椎棘突侧方至前腋前线（或锁骨中线）切开皮肤及皮下组织，如系上胸椎则应先切断背阔肌和前锯肌而达胸壁处（图2-3-3-2-4）。

【显露肋骨及肋间组织并切断（图2-3-3-2-5~9）】

沿肋骨走行、于肋骨中线处切开肋骨骨膜，并用肋骨骨膜剥离器边分离、边从前方紧贴骨膜

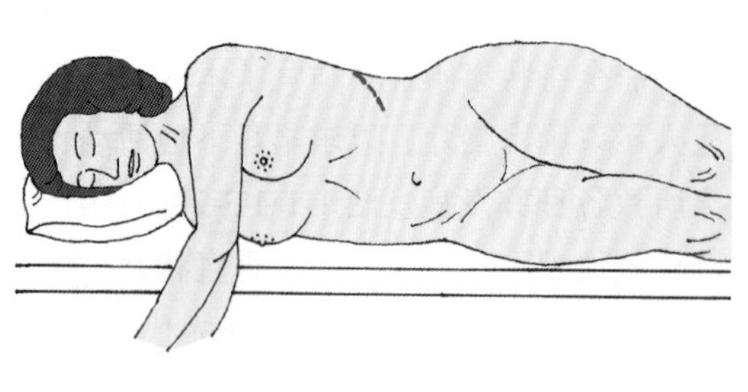

A

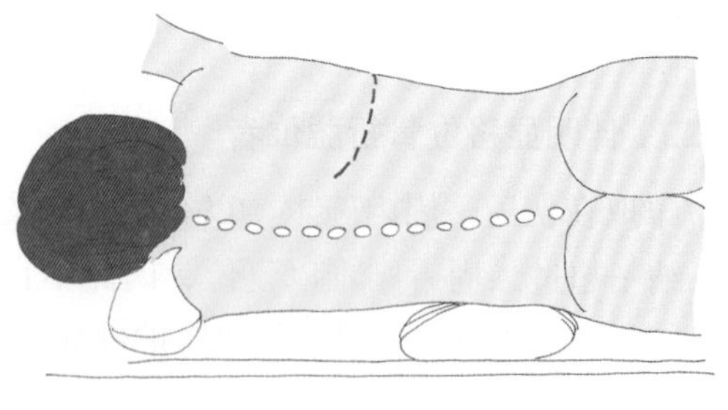

B

图 2-3-3-2-1　经胸入路后外侧切口示意图（A、B）

A. 前面观；B. 后面观

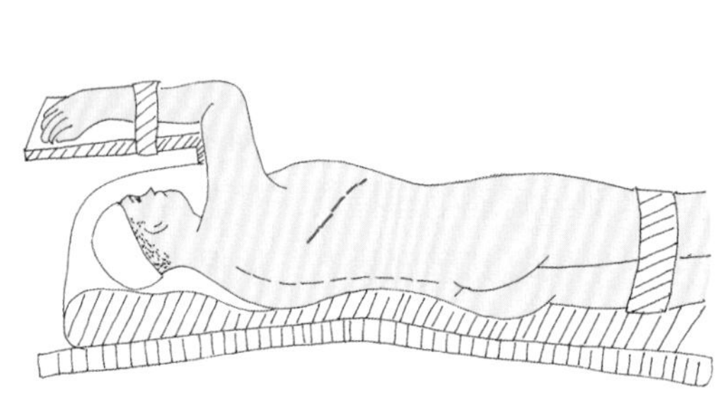

图 2-3-3-2-2　经胸入路后外侧切口：两臂向前置于特制的双层木架上；切口自第 3~4 胸椎、肩胛骨内缘与胸椎棘突间始，绕过肩胛下角下 2~3cm 至前胸为止示意图

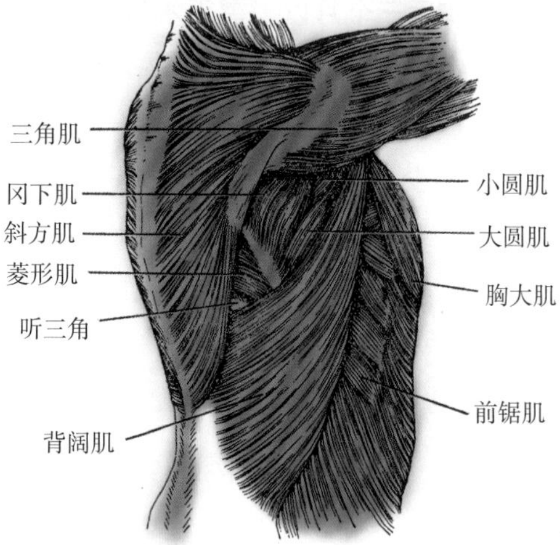

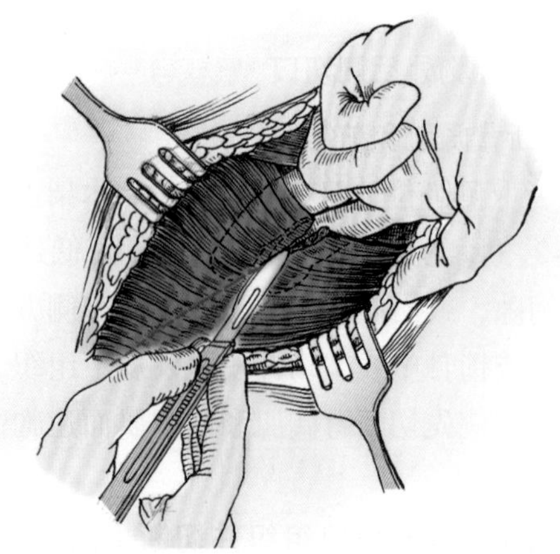

图 2-3-3-2-4　用食指与中指伸入肋骨浅面肌层向前分离，切断背阔肌、前锯肌示意图

图 2-3-3-2-3　显示胸部肌群侧面观的位置和关系，一般经胸切口（后外斜切口）切断肌肉大多在此部位示意图

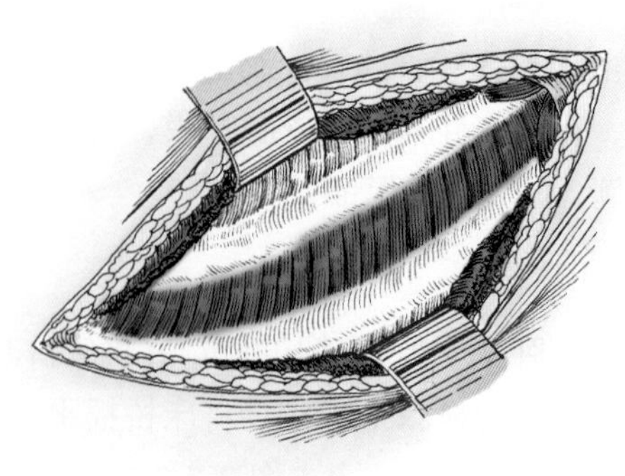

图 2-3-3-2-5　显露肋骨及肋间组织示意图

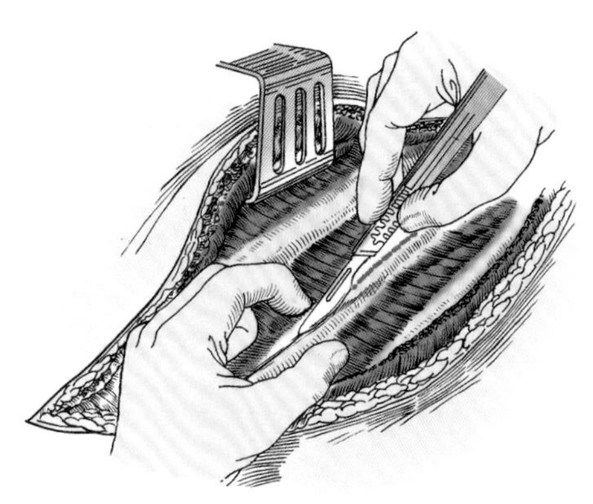

图 2-3-3-2-6 用拉钩向上牵开肩胛骨，自骶棘（椎旁）肌边缘开始沿肋骨中线纵长切开肋骨骨膜，切忌切偏误伤肋间组织示意图

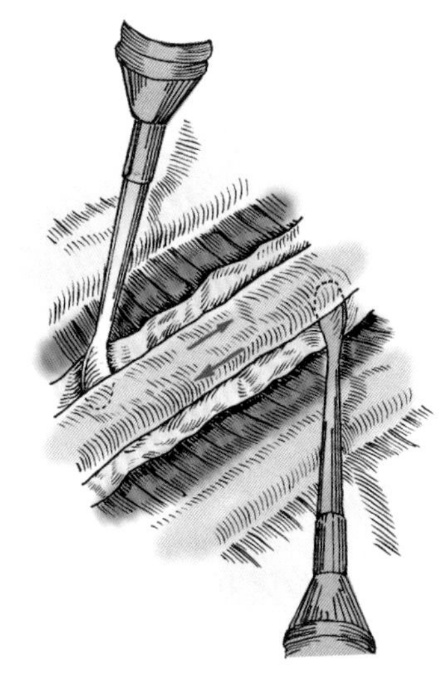

图 2-3-3-2-7 先在肋骨中线锐性切开，用肋骨剥离器将上缘剥离，继续向深层剥离肋骨膜，再剥离下方肋骨膜直达下缘深部示意图

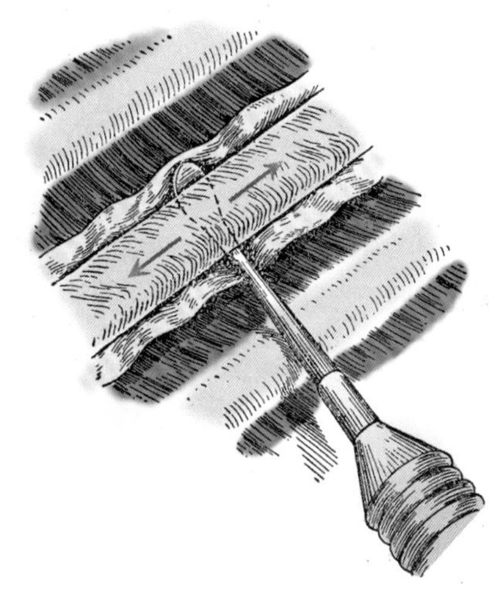

图 2-3-3-2-8 同前，将剥离器紧贴骨面分离至对侧，按预计范围全长游离肋骨示意图

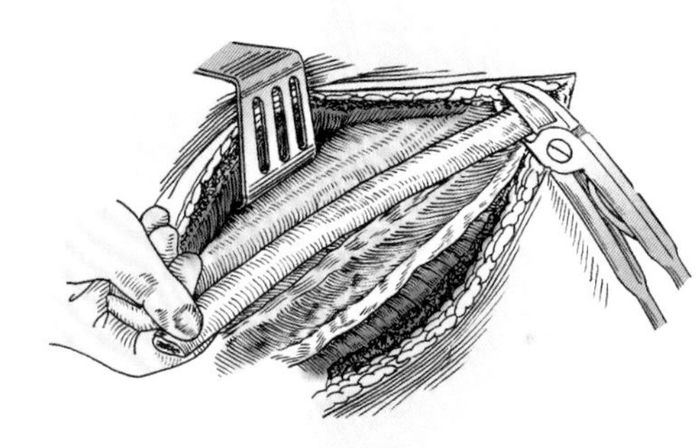

图 2-3-3-2-9 用肋骨剪先剪断肋骨的后端，再剪断其前端示意图

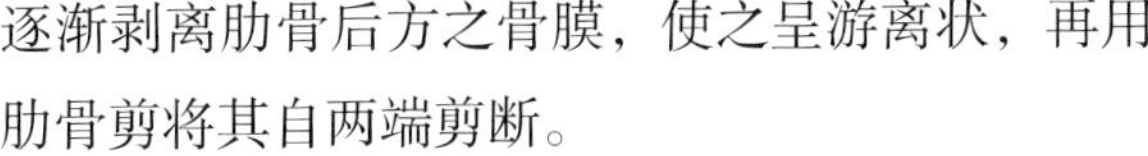

逐渐剥离肋骨后方之骨膜，使之呈游离状，再用肋骨剪将其自两端剪断。

【进入椎体前方】

在肋骨床处先剪一开口，使肺萎缩后再切开全部肋骨床（图 2-3-3-2-10），垫以沙垫后，再用肋骨牵开器将肋间隙撑开，显露椎体前方（图 2-3-3-2-11）；术者可将手伸入胸腔并探查受损椎节状态。本操作亦可不切除肋骨，而于肋间隙中线纵形切开肋间肌及壁层胸膜，使肺萎缩后，术者再将食指和中指伸入胸腔内全层剪开肋间组织；但应避开肋间神经和血管，其位于肋骨下缘、在外肋间肌和内肋间肌之间走行（图 2-3-3-2-12）。从横断面观察肋间神经与肋间血管为伴行走向胸壁的侧方与前方；但实际上是肋间血管发自椎体前方胸主动脉及走向上腔静脉，位于前方；而肋间神经则来自椎旁之椎间孔处，位于后方（图 2-3-3-2-13）。因此在暴露椎体前方施术时，应将二者分别游离至前方（血管）及后方（神经）并加以保护（图 2-3-3-2-14）。

（二）外前侧切口

患者取半侧（仰）卧位，切断前方部分胸大肌、胸小肌、前锯肌及后方部分背阔肌等，显露肋间

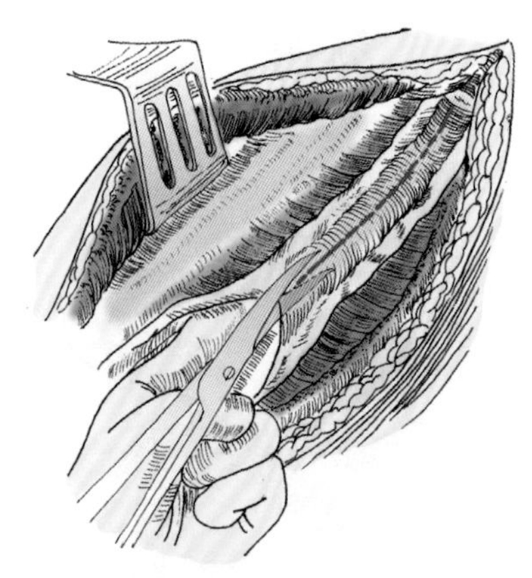

图 2-3-3-2-10 在肋骨床中央切开一小口，肺稍萎陷后，由前向后切开全长肋骨床示意图

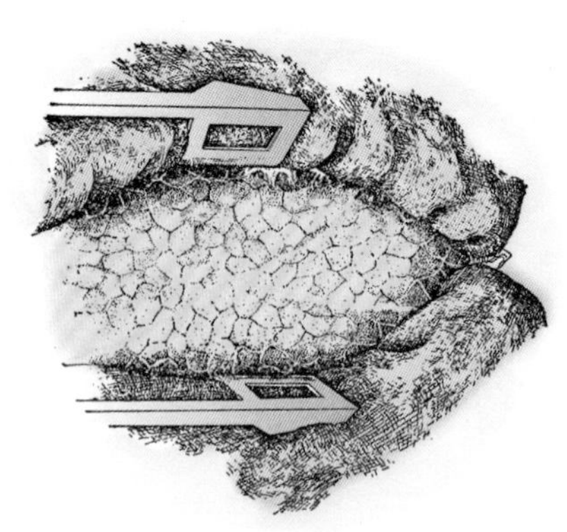

图 2-3-3-2-11 用肋骨牵开器置于肋间，其下垫以纱垫，撑开肋间隙，推开肺脏即达椎体前方示意图

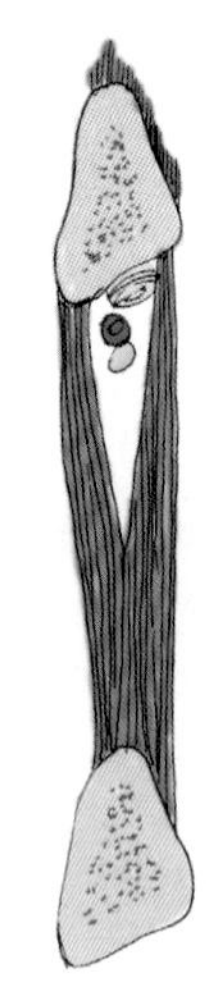

图 2-3-3-2-12 肋间神经及血管位置一般在肋骨下缘处，示意图

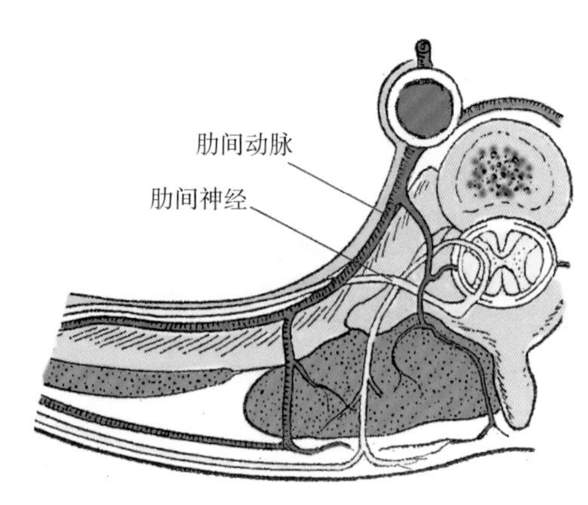

图 2-3-3-2-13 肋间血管及肋间神经起源及走向解剖示意图

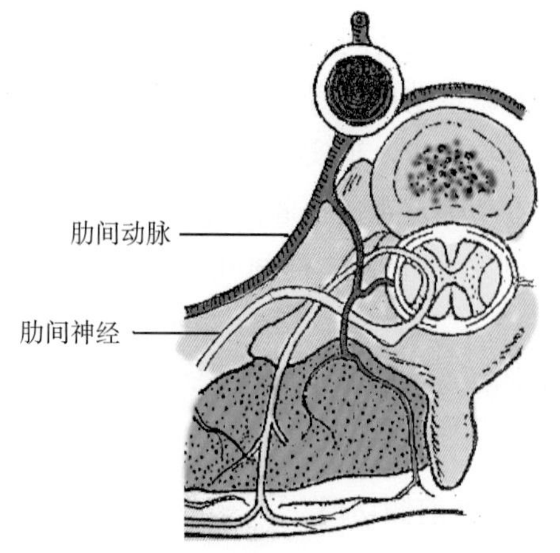

图 2-3-3-2-14 肋间血管向前走行，肋间神经向后走行示意图

肌及肋骨，而后按前法处理肋骨后自肋骨床处进入胸腔，或是切断肋间肌后进入胸腔（图 2-3-3-2-15）。

（三）胸腹联合切口

患者取侧卧位，大多沿第 10 或第 11 肋骨进入胸腔及腹膜后处，膈肌亦同时剪开（图 2-3-3-2-16、17）。如沿第 12 肋骨以下施术，亦可不通过胸腔，而在胸膜外施术，膈肌暂不切断。或在显露腹腔后，再在控制呼吸状态下剪断膈肌进入胸腔；或开胸后剪（切）开膈肌显露胸腰椎前方（图 2-3-3-2-18~25）。

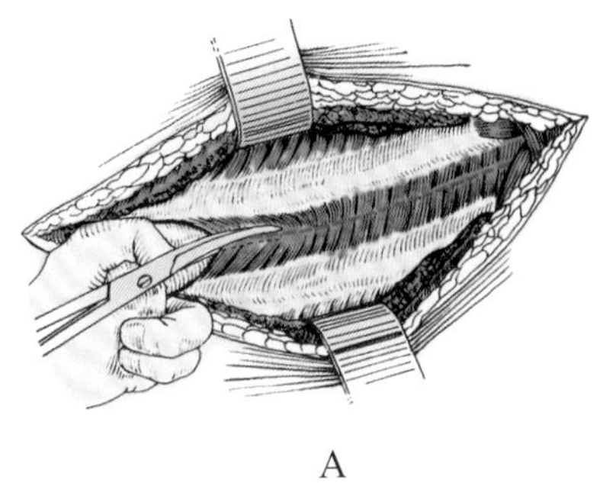
A

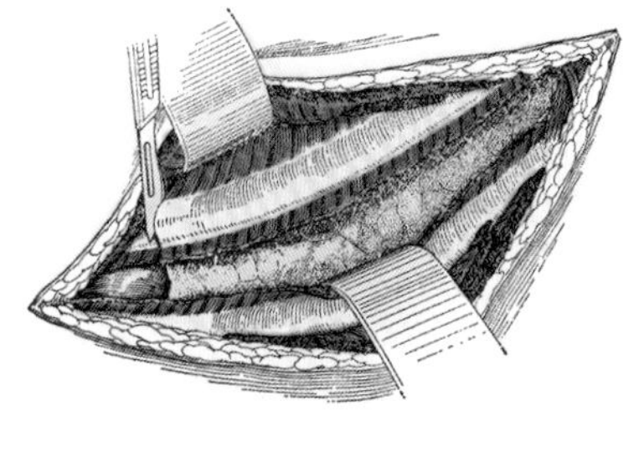
B

图 2-3-3-2-15　经肋间隙进入胸腔示意图（A~B）

A. 切断胸大肌、部分胸小肌、前锯肌及背阔肌等，显露肋骨及肋间肌；B. 在肋间隙中线纵行切开肋间肌和壁层胸膜，长约 3~4cm，等肺萎缩后，将食指和中指伸入胸腔，分别顶起其上、下的肋骨，剪开肋间肌，以扩大肋间隙；切勿伤及肋间血管、神经；如切口显露不够满意，可将切口上或切口下或上下两根肋软骨在胸廓内动脉的外侧切断

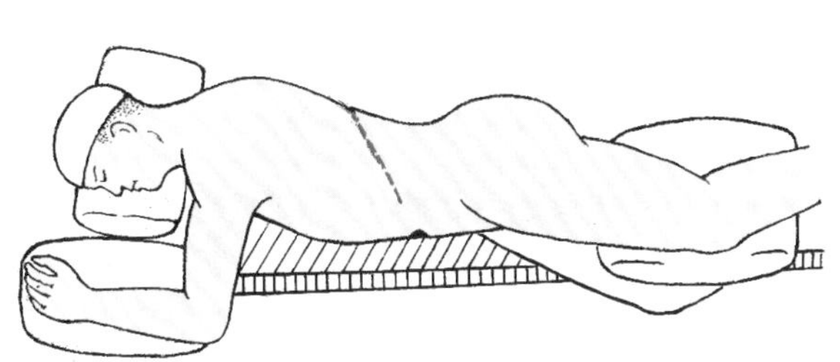

图 2-3-3-2-16　胸腹联合切口常用体位示意图

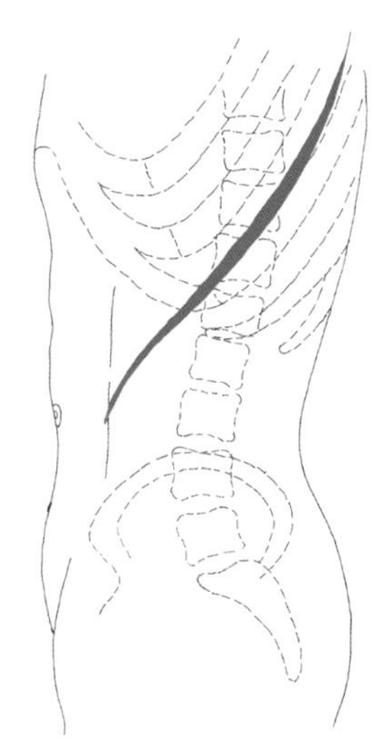

图 2-3-3-2-17　胸腹联合切口示意图

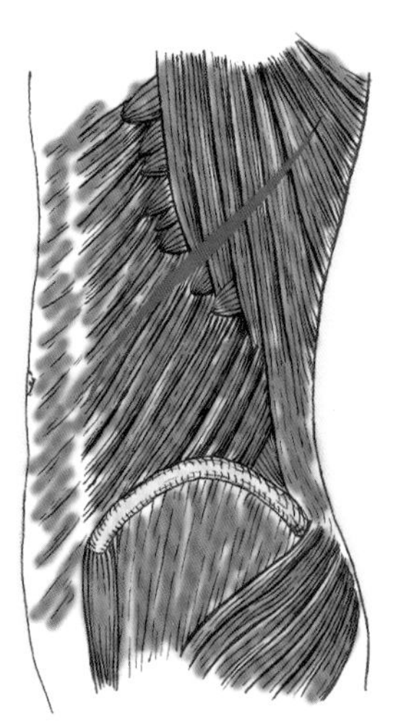

图 2-3-3-2-18　胸腹联合切口下方肌群概况，示意图

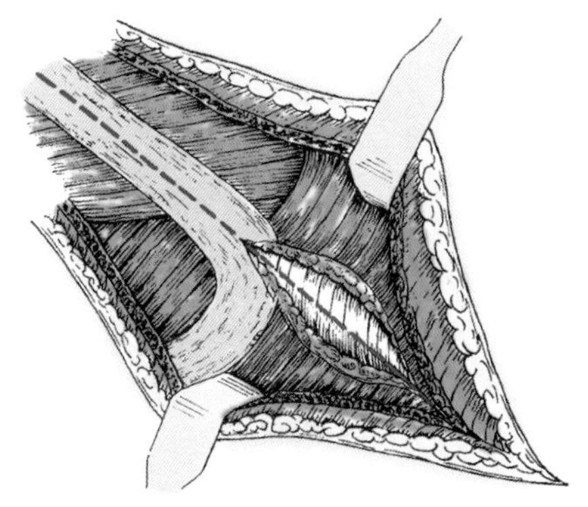

图 2-3-3-2-19　切开肌群及肋骨膜，示意图

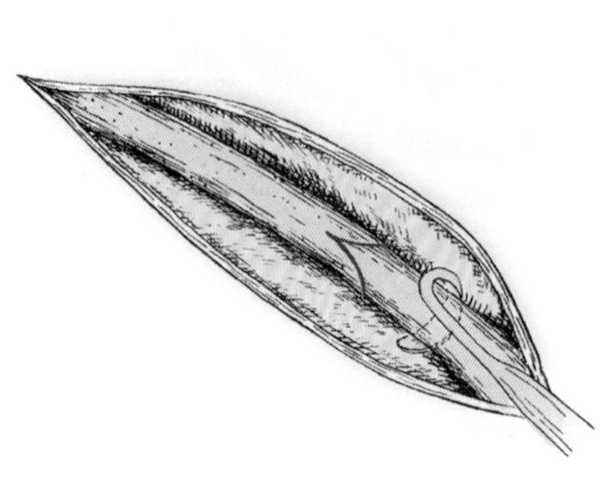

图 2-3-3-2-20 切开骨膜后用肋骨骨膜分离器剥离骨膜示意图

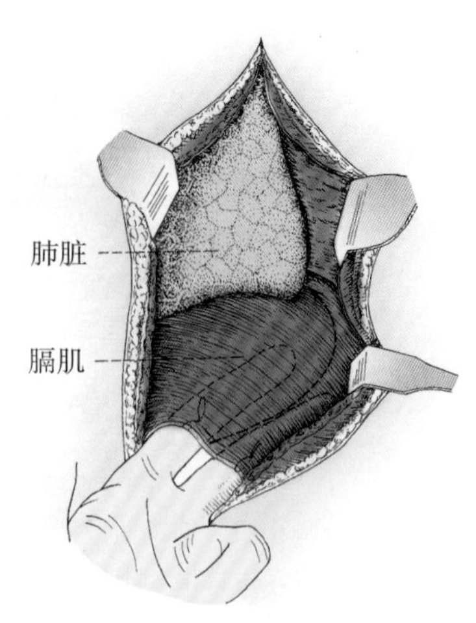

图 2-3-3-2-23 再切断膈肌即进入腹腔，示意图

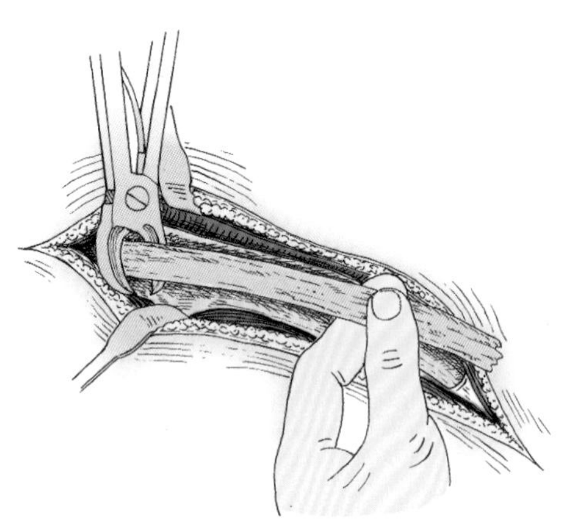

图 2-3-3-2-21 两头切断肋骨、取出示意图

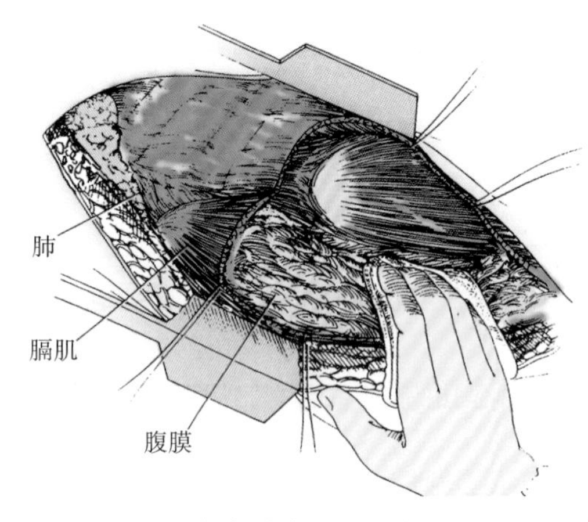

图 2-3-3-2-24 胸腹联合切口局部解剖关系示意图 膈肌已横断，将腹膜向中线推开，注意位于腹膜后方的输尿管、应仔细确认

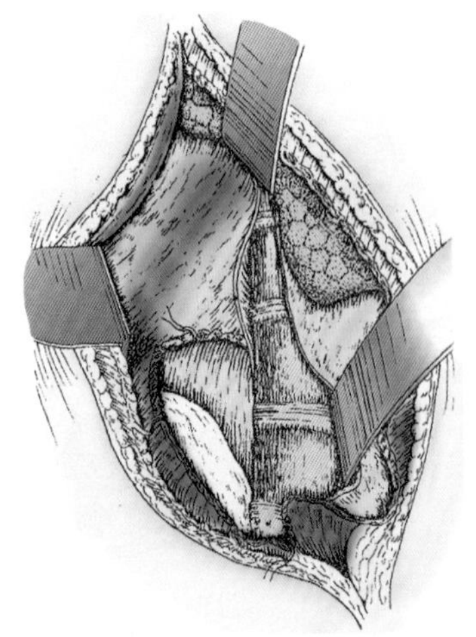

图 2-3-3-2-22 切开前纵韧带显露椎节示意图

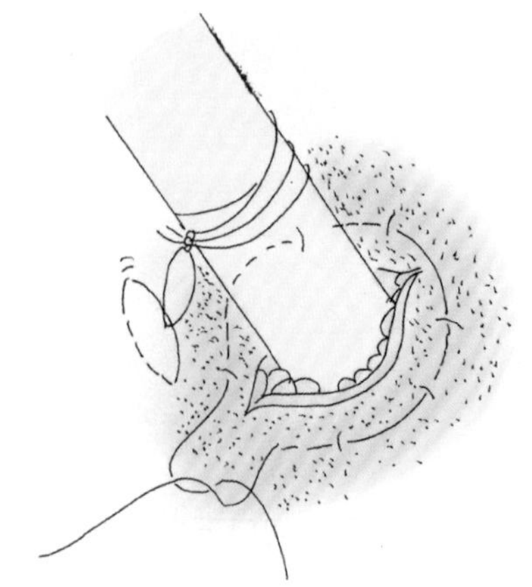

图 2-3-3-2-25 胸腔闭合前应在胸壁上开口，留置引流管示意图

三、经胸入路显露施术椎节前侧方

进入胸腔后，先用胸腔牵开器扩大与固定切口，推开心肺组织后即暴露受损椎节，用盐水纱垫保护局部后将前纵韧带纵形、或十字形切开显露韧带下受伤椎节病变，在充分显露情况下再决定进一步治疗措施。

四、前路经腹膜外入路麻醉与体位

（一）麻醉

多选用硬膜外持续麻醉或全身麻醉；对有膈肌切开可能者，应选择气管插管全麻为宜，以便术中控制呼吸。

（二）体位

仰卧位，腰部略垫高；可通过升高床桥来完成，术毕（缝合切口前）再将床桥摇平，以减少缝合时腹壁之张力。

五、前路腹膜外手术入路操作步骤

（一）切口及入路

根据病情及施术者习惯及腹外专科培训程度等不同可酌情选择以下切口中之一种（图 2-3-3-2-26）。

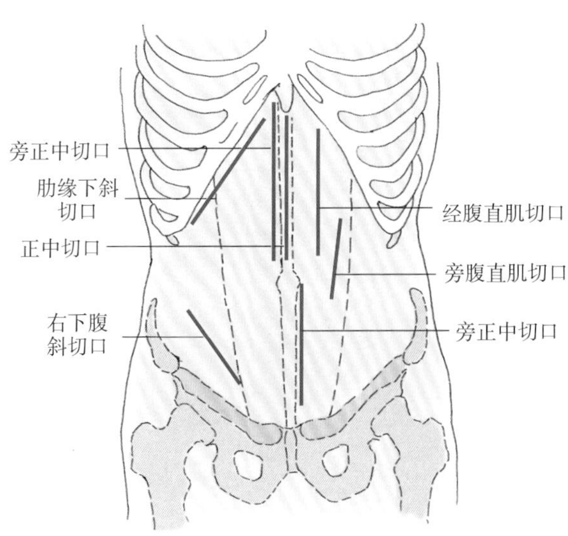

图 2-3-3-2-26　常用的经腹手术切口示意图

【前正中切口】

即沿中线切开，暴露腹膜外间隙，推开腹内脏器进入椎节前方（图 2-3-3-2-27~31）。其高度视施术椎节高度而定。因此处肌层较薄或缺如，因此，进入腹腔程序较为简便，但切口处腹壁单位体积所承受的张应力明显为大，因而术后易引起腹壁裂开，以致骨科医师较少选用。

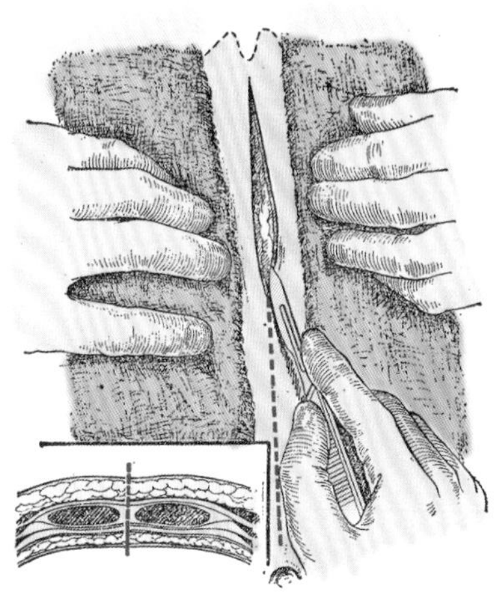

图 2-3-3-2-27　前正中切口；左下小图从横断面显示切口入路示意图

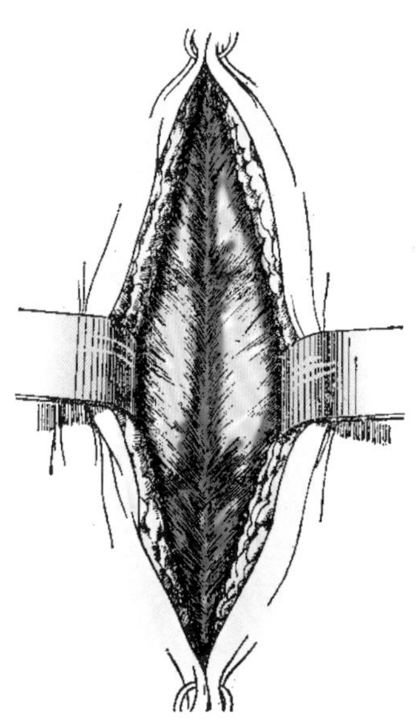

图 2-3-3-2-28　皮下出血点止血后，两侧皮肤用灭菌治疗巾遮盖及巾钳固定，牵开创缘显露腹白线示意图

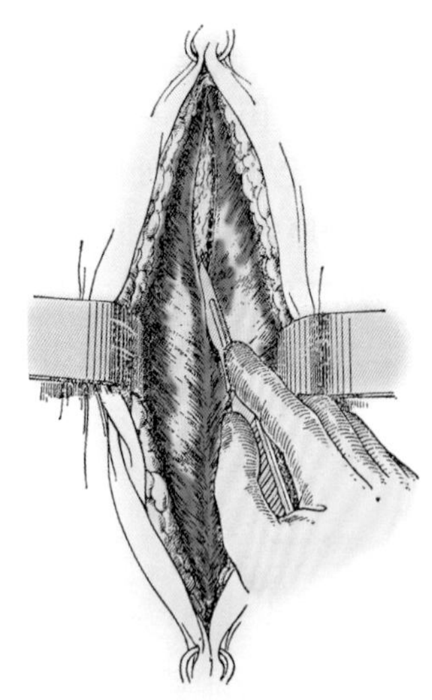

图 2-3-3-2-29 沿正中线切开腹白线，注意勿将两侧的腹直肌前鞘切开

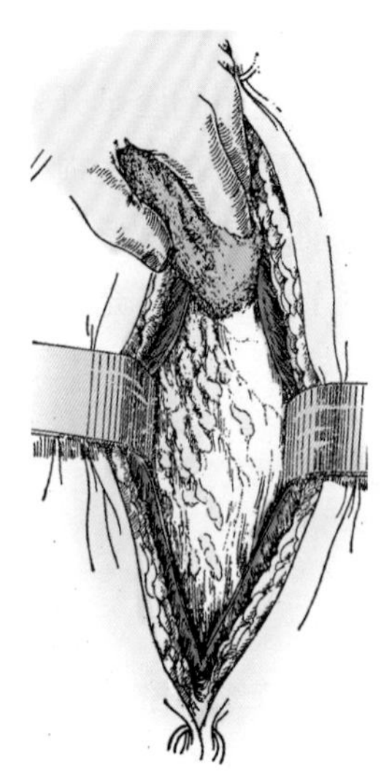

图 2-3-3-2-30 用纱垫或刀柄将腹膜前脂肪组织向两侧推开，露出腹膜示意图

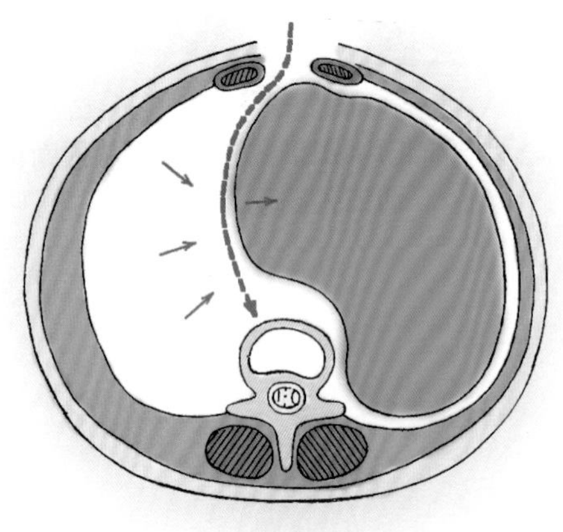

图 2-3-3-2-31 前路正中切口抵达椎节前方入路示意图

【前正中旁切口】

又称旁正中切口，主要用于体形较瘦者（图 2-3-3-2-32）。按常规消毒、铺单后，沿腹直肌鞘外缘（为避开下腹部大血管，多自左侧进入，但病变在右侧者仍以右侧进入为妥）切开皮肤、皮下，并用治疗巾缝合保护术野后，沿腹直肌鞘外侧缘内侧 0.5~1.0cm 处先纵形切开腹直肌前鞘（图 2-3-3-2-33），之后将腹直肌推向内侧，暴露腹直肌后鞘（其下方甚薄，在分离时应注意），并将其纵形切开即达腹膜外（图 2-3-3-2-34）。

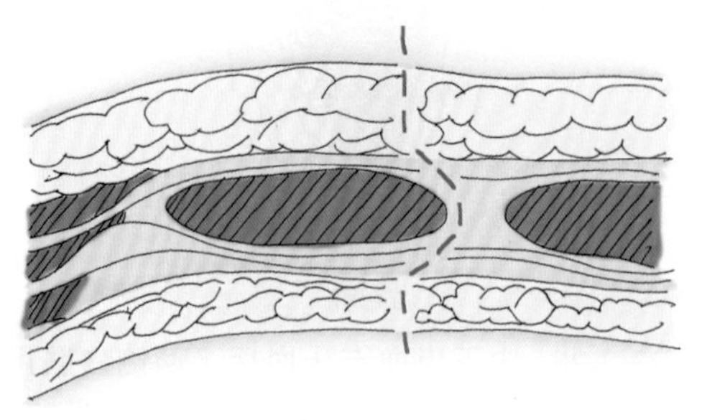

图 2-3-3-2-32 正中旁（旁正中）切口横断面观示意图

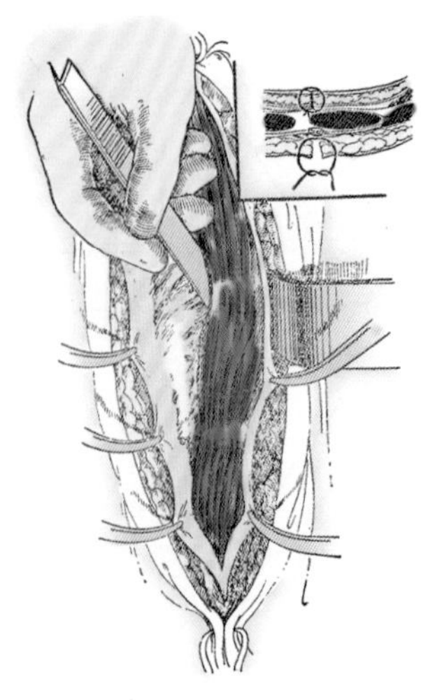

图 2-3-3-2-33 于腹中线左侧约 2cm 处切开皮肤及皮下组织；显露腹直肌前鞘、并将其切开示意图

亦有学者选用经腹直肌切口(图 2-3-3-2-35)，愈合虽佳，但因损伤大，出血多，因此不为骨科医师们欢迎。

【斜形切口】

系常规之下腹部（左侧）麦氏手术切口，视施术椎节部位不同而使切口偏向上方或下方（图 2-3-3-2-36）。切开皮肤和皮下组织，并用治疗巾缝合保护切口，剪开腹外斜肌鞘膜及分离肌纤维后，用直血管钳头部穿过手术野中部的腹内斜肌及腹横肌（图 2-3-3-2-37），并与助手所持之直血管钳相交替将肌肉向两侧分开达腹膜外方（切勿过深）。当可深入手指时，术者一手持刀柄，另手用手指（食指和中指）将腹内斜肌及腹横肌深部两组肌肉分别向患者头尾两侧分离；之后术者与助手各持一中弯血管钳在距裂口 1.5cm 处将该组肌肉对称钳夹、切断并缝合结扎之。如此反复多次达切口要求的长度为止。之后用手指将腹膜及内脏推向对侧（图 2-3-3-2-38）。

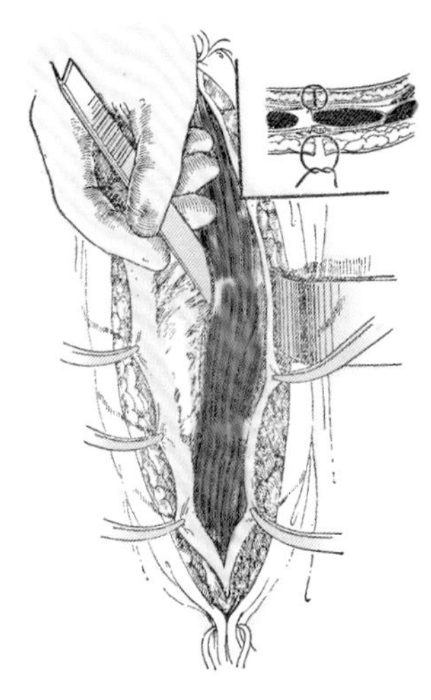

图 2-3-3-2-34　提起腹直肌前鞘内侧缘，用刀柄将腹直肌内缘向外侧剥离；注意在腱划处宜用刀切；遇有小血管可钳夹、切断并结扎，显露腹直肌后鞘，并将其切开即达腹膜外示意图

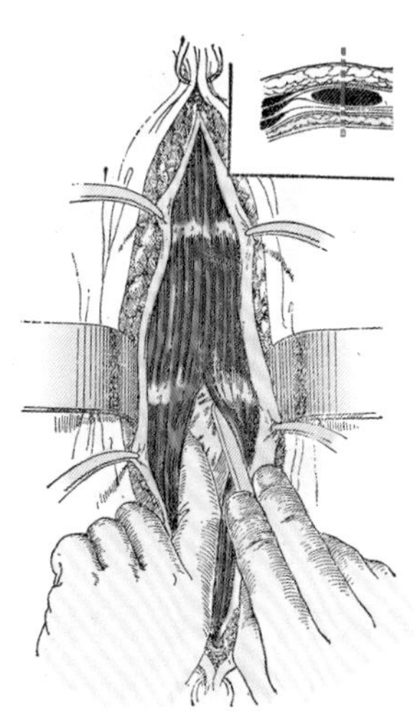

图 2-3-3-2-35　经腹直肌切口示意图，此切口愈合较好，切口疝发生率低，但损伤较大、出血多示意图

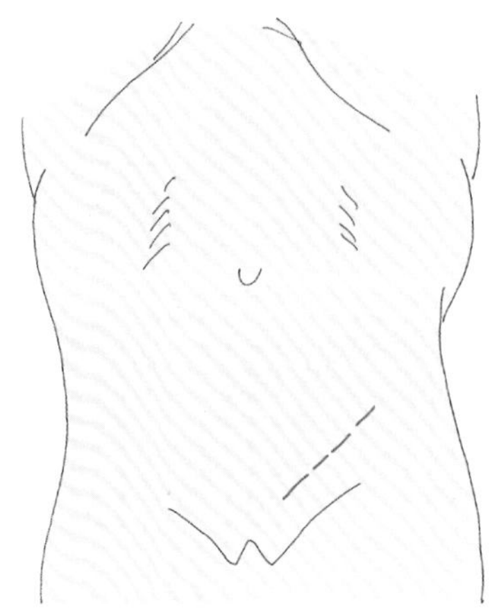

图 2-3-3-2-36　左侧下腹部斜形切口（双侧切口则称之为倒八字切口）示意图

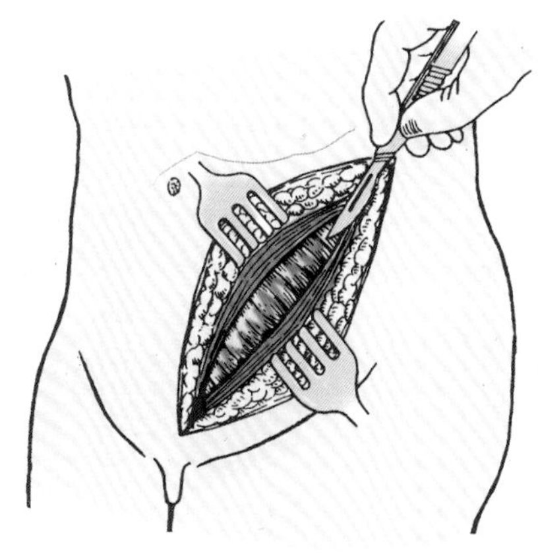

图 2-3-3-2-37　依序切开、缝合及结扎腹壁诸层肌肉示意图

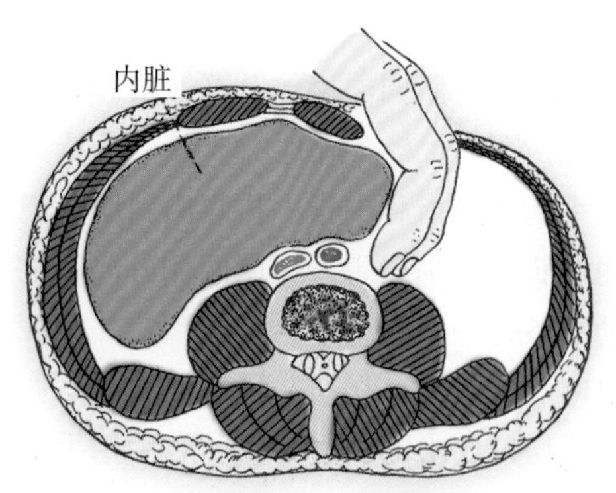

图 2-3-3-2-38　将腹部及其内容物推向一侧示意图

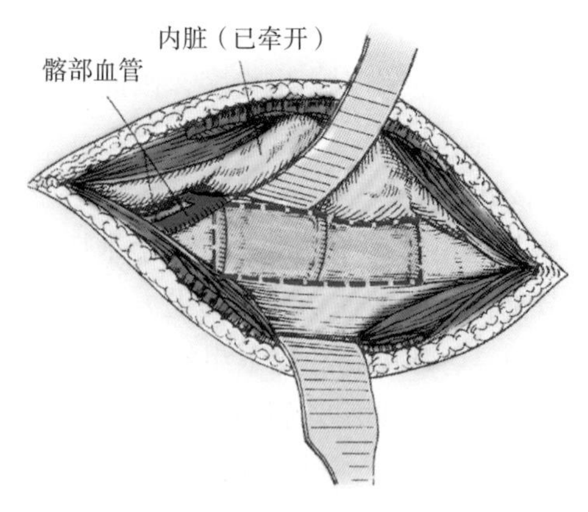

图 2-3-3-2-40　充分暴露下腰椎侧前方示意图

下腰椎之定位一般多无困难，主要根据腰骶角这一较为明确的解剖特点。为避免错误，术中尚应摄片或在 C- 臂 X 线透视下定位。

（二）保护或结扎邻近血管

由于我们提倡侧方（一般均系左侧）入路，因此无误伤对性功能起主导作用之骶中神经的机会。对两侧之血管可用带线的棉片加以保护；如果腰动脉或静脉支（或其分支）妨碍手术操作时，则需在充分暴露的情况下，用长直角钳子将该血管游离后，用中号结扎线做双重结扎。当证明结扎线确实有效后，再将其剪断。操作时尽可能地选用手指尖部钝性分离，充分发挥指尖敏锐的感觉功能（图 2-3-3-2-39）。之后用包以棉垫之大 S 拉钩将椎体前方的大血管轻轻牵向对侧；并充分暴露椎体侧方（图 2-3-3-2-40）。

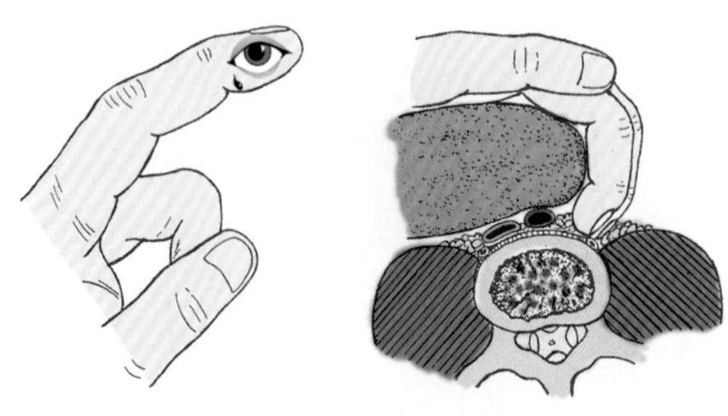

图 2-3-3-2-39　操作时尽可能地用手指尖钝性分离，充分发挥指尖敏锐的感觉及钝性分离松解功能示意图

术中应注意骶前静脉丛，当其远端受压后，由于静脉丛腔内空虚塌陷而呈闭合状，其外观与一般腹膜后韧带组织等十分相似，因此易在分离时将其撕破或切开（误认为前纵韧带等）而引起大出血。此种情况一般均可避免，万一发生，采用明胶海绵压迫即可达止血目的，并注意补充相应的血容量。同时注意双侧输尿管，尤其下腹部及骶髂部手术，易误伤，临床上有实例，术中需辨认（图 2-3-3-2-41）。

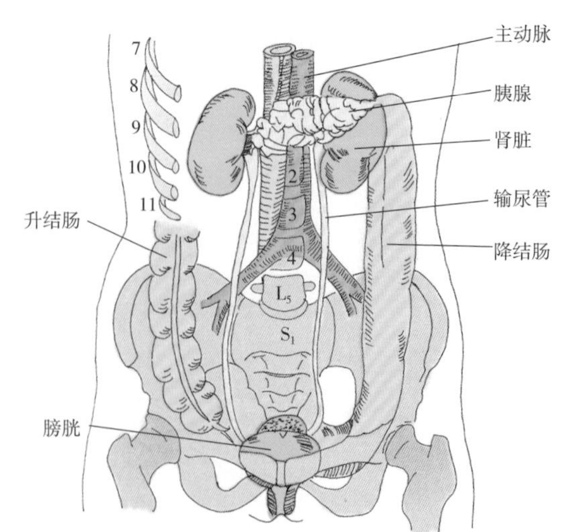

图 2-3-3-2-41　腹膜后大体解剖，下腹部手术术中务必注意双侧输尿道，并避免误伤示意图

（三）切开前纵韧带显露施术椎节

以伤椎中心节段左侧为中点（相当椎体侧方中部，图 2-3-3-2-42），用长柄尖刀将伤椎上节及下节（或两节以上）前纵韧带切开，长度约 2×2cm，并将其向四周剥离以显露出纤维环之外层纤维。

临床举例　图 2-3-3-2-43，患者，男性，36 岁，因高处坠落致腰背部肿痛双下肢活动受限 3h 入院。查体：L_1 棘突处叩击痛，压痛阳性，双下肢活动受限，肌力 0 级，感觉消失，膝反射及跟腱反射未引出，病理征阴性。X 线提示腰 1 爆裂性骨折。

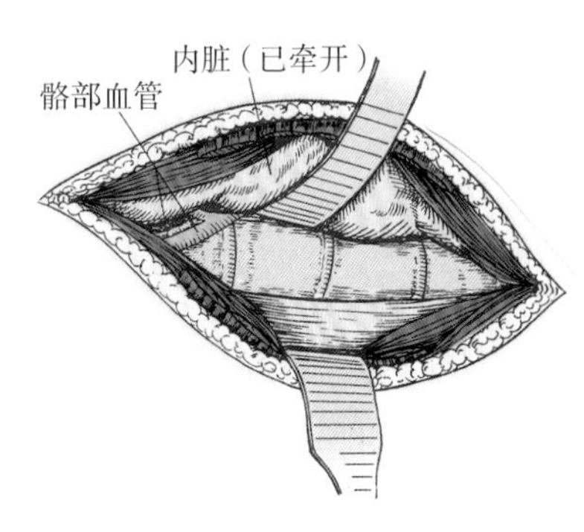

图 2-3-3-2-42　显露施术椎节后可在拟切除椎节（一节或多节）上下椎节边缘切开前纵韧带，示意图

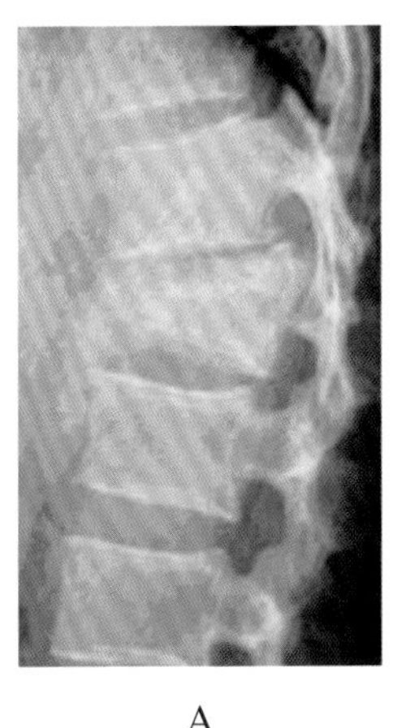
A

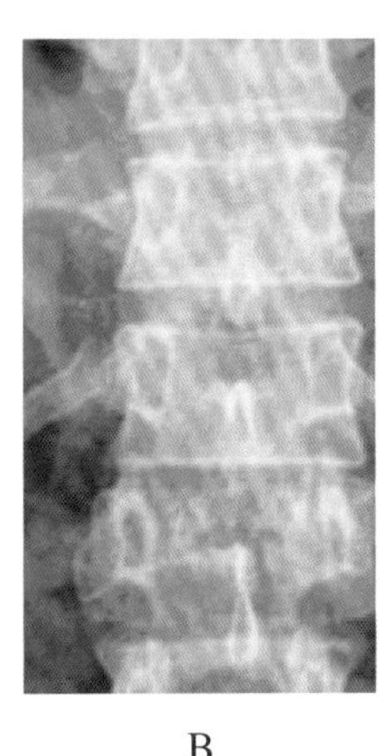
B

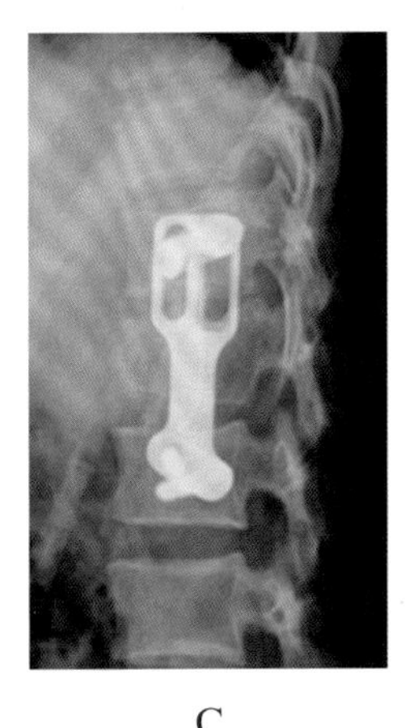
C

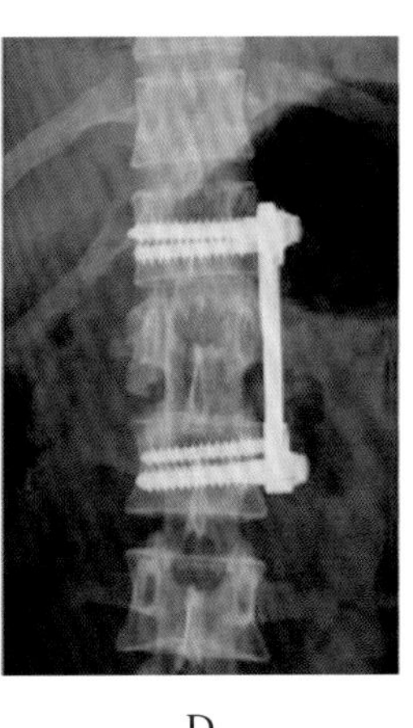
D

图 2-3-3-2-43　临床举例　L_1 压缩 + 爆裂骨折手术前后 X 线片正侧位观（A~D）
A、B. 术前 X 线片；C、D. 术后 X 线片

第三节　胸腹前路手术常用术式

一、开放复位及切骨减压术

（一）概述

为近数年来最为多用的术式，尤其 CT 及 MR 影像技术可清晰显示爆裂性骨折、重型压缩骨折致椎管前方占位性致压物后，胸腰椎前路手术病例明显增多。在直视下不仅便于使伤节撑开复位，且较容易地切除致压骨，尤其碎裂状骨块（片）。切除受损椎节（体）后的植入物除传统的自体髂骨块外，近年来各种替代物大量出现，钛网的应用，尤其是人工椎体更可增加椎节的强度和提高疗效而使伤者及早下床活动。现将诸相关技术分述如下。

（二）暴露伤（病）节椎体后切除椎管侧前方骨质

通过胸腹联合切口（或胸、腹部切口）显露伤（病）椎椎体及上下一共三个椎节（或超过三个椎节，视病情而定）。如系胸腹联合切口，尽量不要伤及膈肌及胸壁，并注意处理横向走行的腰部血管。而后于骨膜下将同侧椎弓根及横突切除，以求显露硬膜囊之侧前方，并观察脊髓受压情况。将致压骨块小心取出 ，清理术野，并用冰盐水冲洗局部。

（三）椎管前方减压

在维持椎节正常高度，或用椎节撑开器将其撑开（图 2-3-3-3-1）情况下，逐小块逐小块将椎管前方的骨质切除，一般多用髓核钳夹住提出，或用刮匙刮出。如果椎节的前壁、或侧壁大部或少部尚完整，应尽可能地将其保留，仅仅切除碎裂的椎体即可。为防止伤及或加重脊髓受损程度，对已碎裂、且紧贴硬膜囊前壁的椎体后缘骨皮质应彻底地予以切除。在操作时对深在的致压骨多选用杠杆力学原理用刮匙将其撬出，对已脱离后纵韧带呈现游离的骨片(块),则用髓核钳夹出(图 2-3-3-3-2)。对椎节完全碎裂之病例，宜做椎体全部切除，或次全椎体切除术，并同时将上下两端之椎间盘切除，以便于放置植骨块或钛板。切除之骨块如无肿瘤及炎症等病变，应将其保留作植骨用。

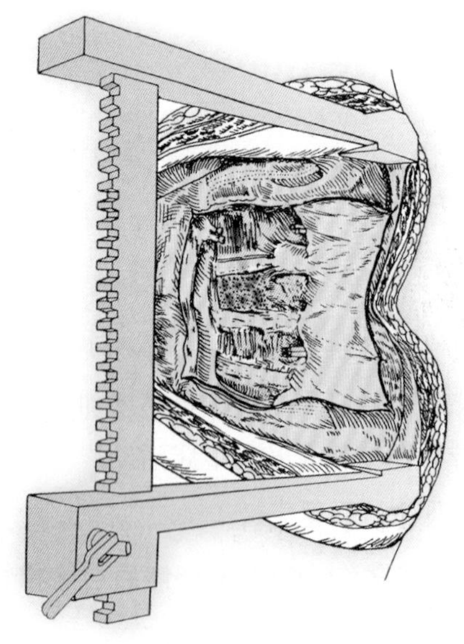

图 2-3-3-3-1 用撑开器显露术野，并摘除碎骨块等致压组织示意图

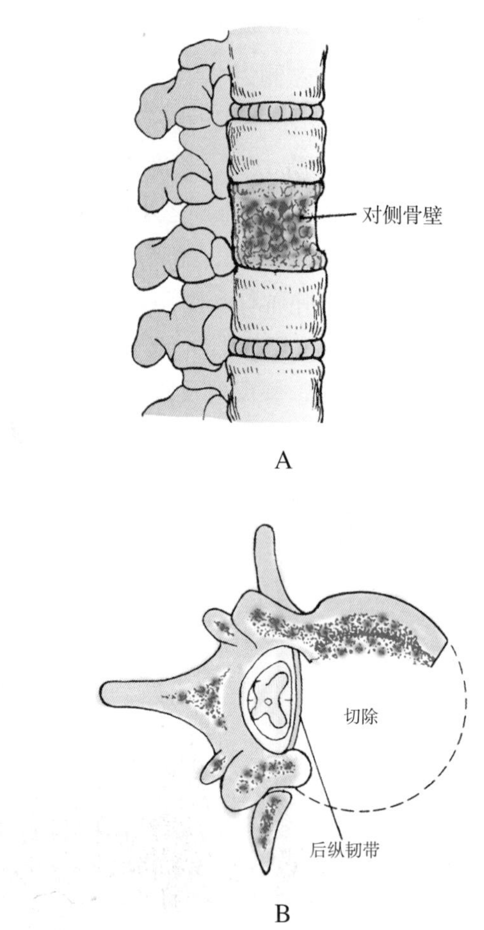

图 2-3-3-3-2 切除致压物时尽可能保留较完整的骨质，尤其是椎体的周壁示意图（A、B）
A. 侧方观；B. 横断面观

二、椎节内植骨及其他撑开固定技术

（一）椎节植骨

对椎体有 1/2 以上完整或较为完整者，应尽量利用取出之碎骨充填至钛网或人工椎体中加以利用，一般无需另行取骨；但椎节大部缺损致椎体空虚者，应切取相应长度（根据椎节高度）之髂骨块,分别嵌至椎管前方椎节内(图 2-3-3-3-3)；放置于椎管前方之骨块一定要确实、稳妥，有滑动危险时应辅以内固定，或在装置钛板时用螺钉将骨块一并固定之。每位骨科医师都必须明白：任何骨代用品都无法与自体骨相比，因此切忌将自体骨丢弃。

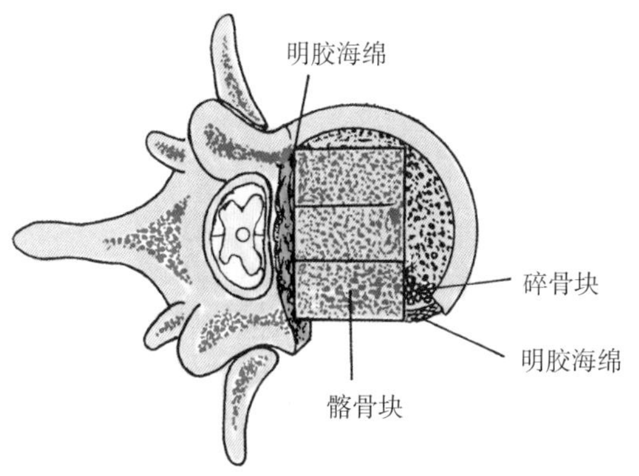

图 2-3-3-3-3 椎节（体）植骨融合：即将髂骨块置于椎节中央及前方，后方留置明胶海绵，横断面观示意图

（二）放置钛板

其目的主要是维持椎节的高度和对植骨块的固定（图 2-3-3-3-4），可酌情选用相应之钛板。当前常用的有以下数种：

【Kaneda 钛板 + 螺棒技术】

系 Kaneda 所设计，故名。其特点是采用有四个锐刺的钛板置于伤（病）椎上下椎体侧方，再各用两枚椎体螺钉斜向固定至椎体侧方及侧前方；之后以两根螺棒，通过椎体螺钉尾部的环行孔而将上、下两个钛板固定，并可获得撑开或压缩之效。于环行孔两侧配以螺帽将螺棒紧紧固定（图 2-3-3-3-5）。

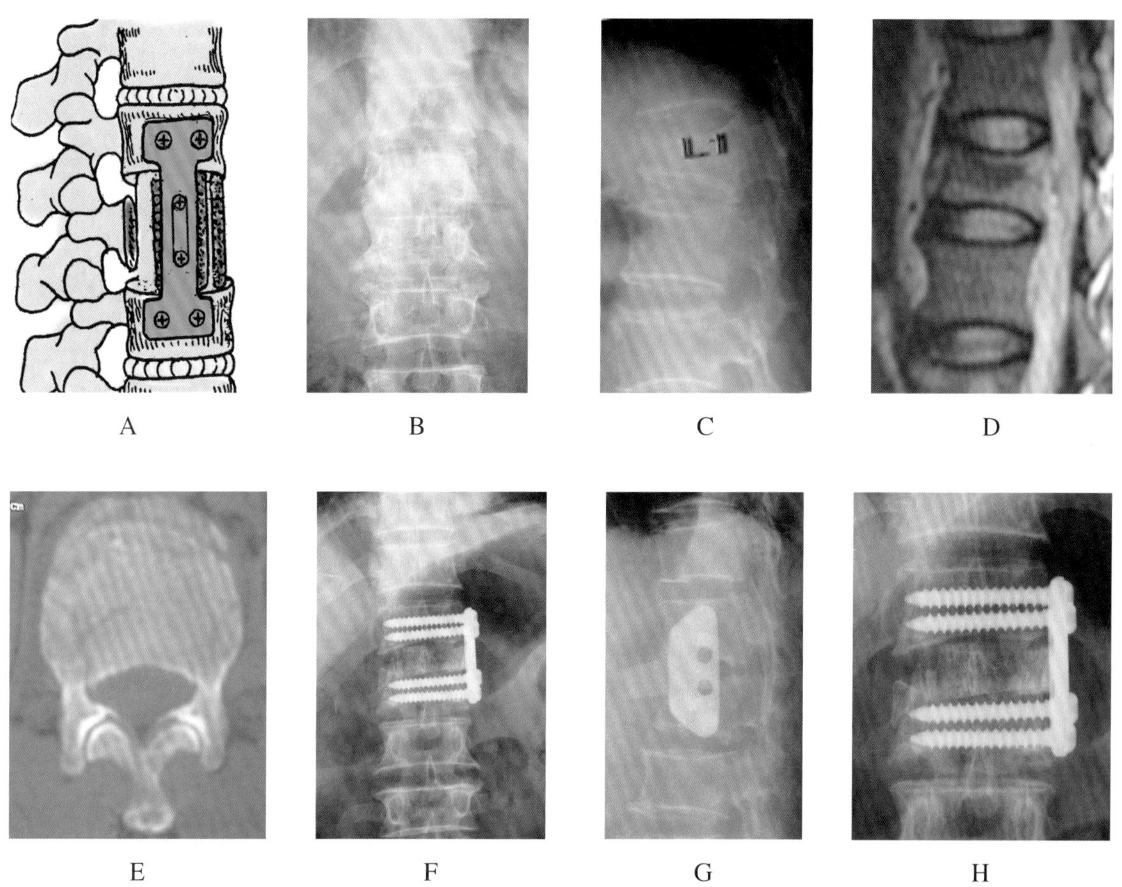

图 2-3-3-3-4 临床举例 减压、植骨术后可采用钛板在椎节前方或侧方固定（A~H）

A. 示意图；B、C. 术前正侧位 X 线片，显示 L_1 压缩性骨折；D、E. MR 矢状位及水平位显示 L_1 椎体爆裂性骨折，并波及硬膜囊；F、G. 局部切骨减压保留椎体下缘（基本完整），切除 T_{12}~L_1 椎间盘及 L_1 上方碎骨块（片）+ 髂骨块植入 + 钛板固定，正侧位 X 线；H. X 线正位片显示对位满意（对植骨块不稳定者需另加螺钉固定）

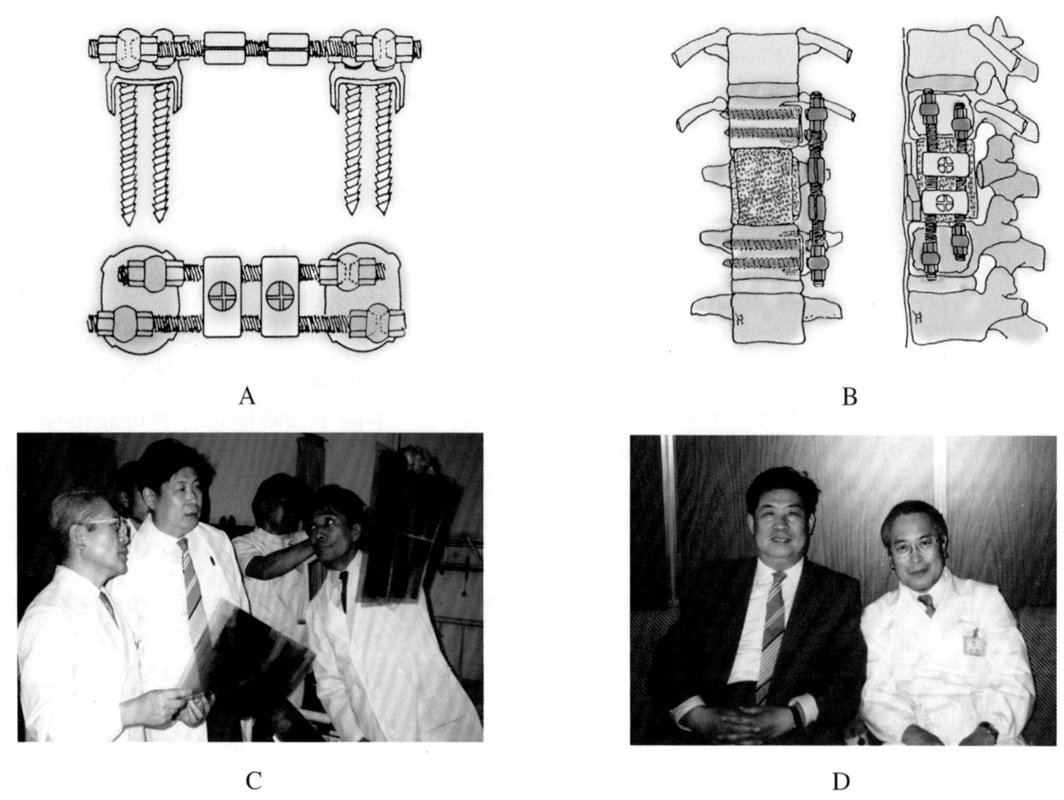

图 2-3-3-3-5 Kaneda 器械的设计与使用及与作者合影（A~D）

A、B. 示意图 :A. 钛板 – 螺棒内固定设计外观；B. 临床使用状态；C. 赵定麟在北海道大学附属医院骨科病房与 Kaneda 教授（左一）共同查房；D. 查房后俩人在办公室合影留念

【AO 钛板】

又名 DCP 钛板，亦属短节段固定物，其优点是操作简便，但螺钉有滑出之虑，因此非万不得已（例如上下椎节侧壁同时伴有骨折）不应置于椎节前方，仍以侧方为宜，既便于安装，又可避开前方之大血管（图 2-3-3-3-6）。

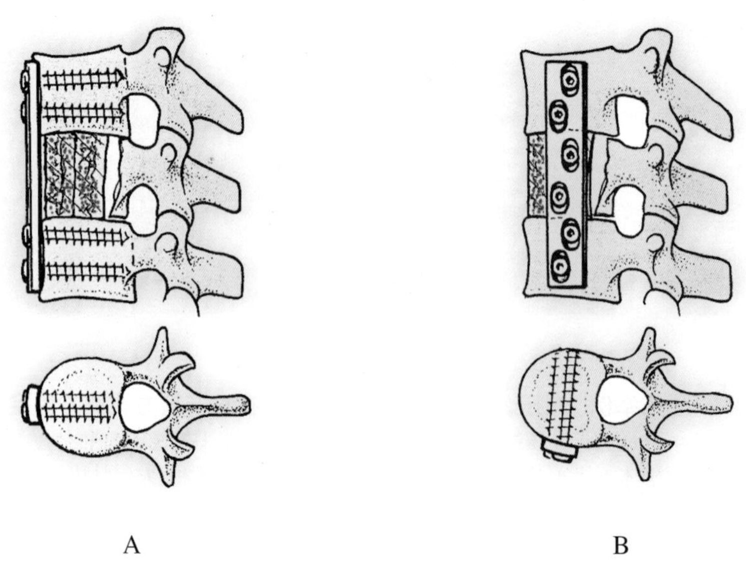

图 2-3-3-3-6 AO 胸腰椎钛板设计及临床应用示意图（A、B）

A. DCP 钛板置于椎体前方侧位及水平位观；B. DCP 钛板置于椎体侧方侧位及水平位观

【I 形钛板】

此种 I 形钛板为 Yuan Syracus 所设计，其特点是在上下各用两枚螺钉固定，两枚之间在同一平面上有不同角度（前钉斜向后方，而后钉斜向前方，呈交角状）以获得斜钉效应而可增加固定强度（图 2-3-3-3-7）。

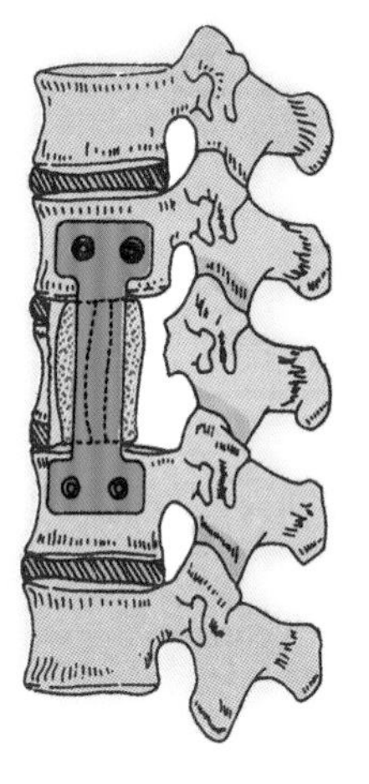

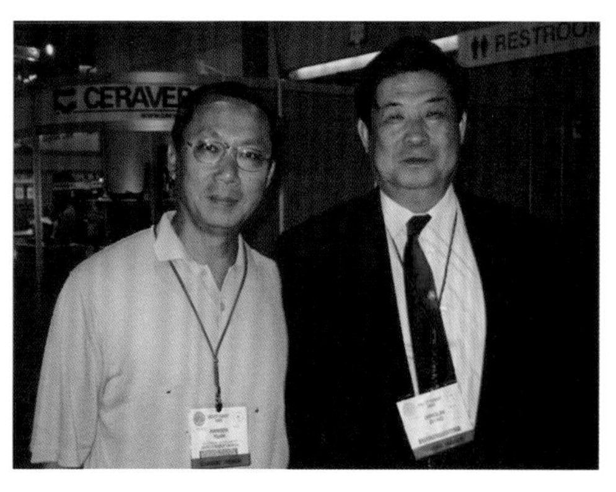

A B

图 2-3-3-3-7　Yuan Syracus I 型钛板（A、B）
A. 示意图；B. Hangzon yuan 与作者 AAOS 会场相遇合影

【Armstrong 钛板】

为 Armstrong 所设计，其与 Kaneda 装置基本相似，唯钛板上有多孔可供选择，并有螺钉钻孔引导器便于操作（图 2-3-3-3-8）。

【Dunn 型钛板】

Dunn 的设计亦与 Kaneda 产品类同，唯其钛板较厚，强度高，且螺棒自身兼具撑开及压缩功能。

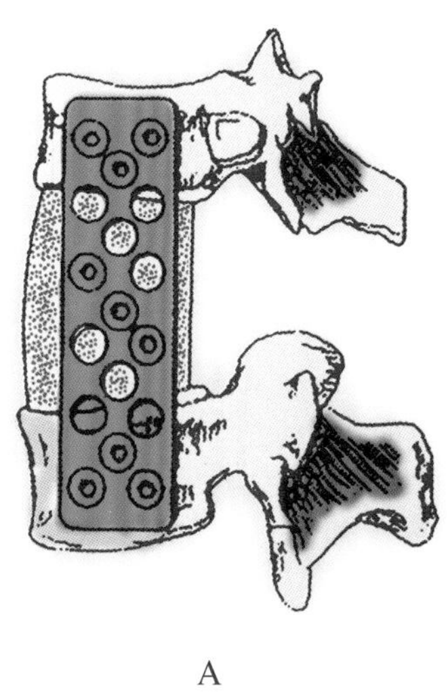

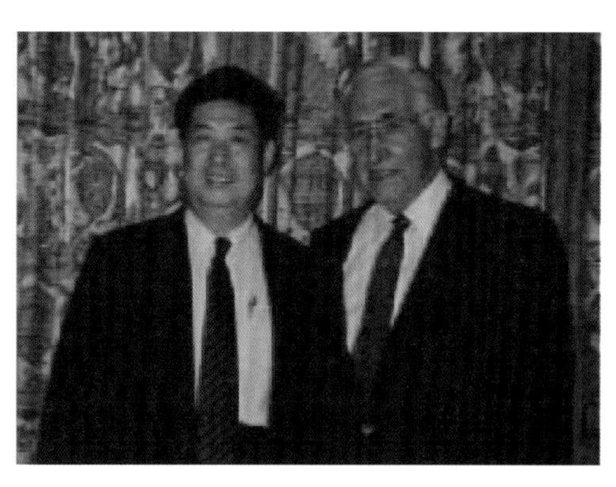

A B

图 2-3-3-3-8　Armstrong 钛板示意图及 Armstrong 与本书作者赵定麟合影（A、B）
A. 示意图；B. 1990 年与作者在加拿大 Toronto 合影

【Z-plate 钛板】

其问世较前者为晚，但为当前临床应用较多的一种，除可用于胸腰椎骨折外，亦可用于各种病变切除或矫形术后；其设计与临床应用见图 2-3-3-3-9、10。

【普通钛板】

在急诊情况下亦可选用一般四肢钛板取代，但应尽量选择强度高的加压钛板；螺钉要粗，宽度

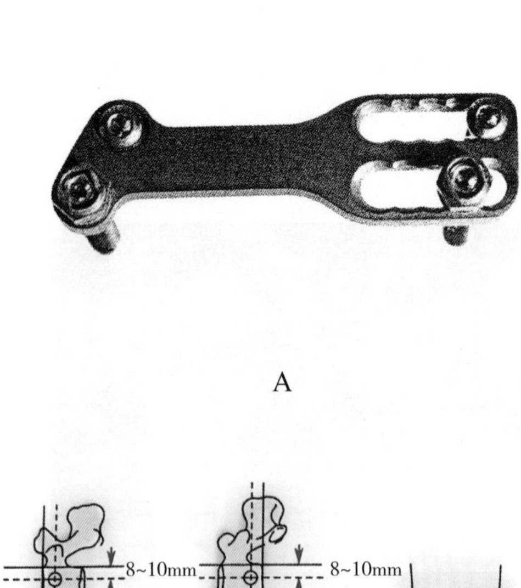

A

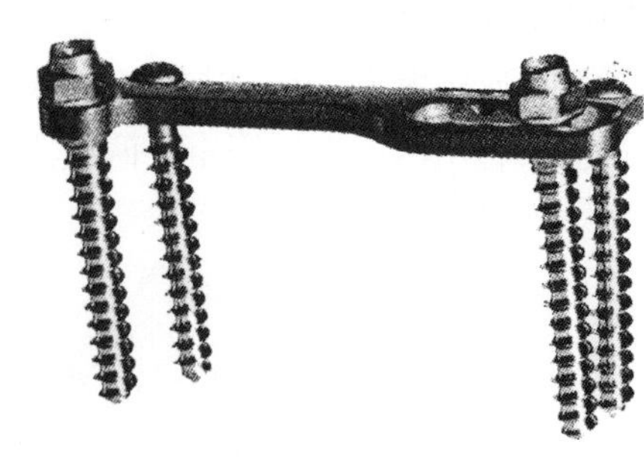

B

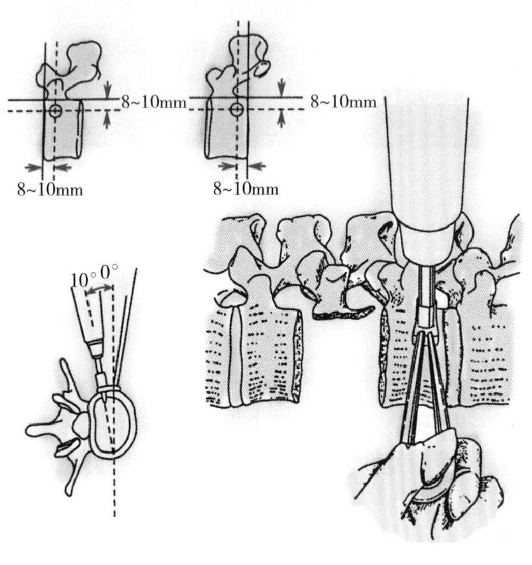

C

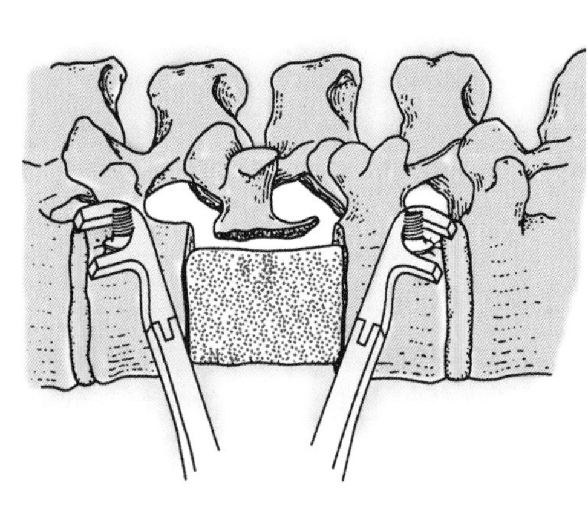

D

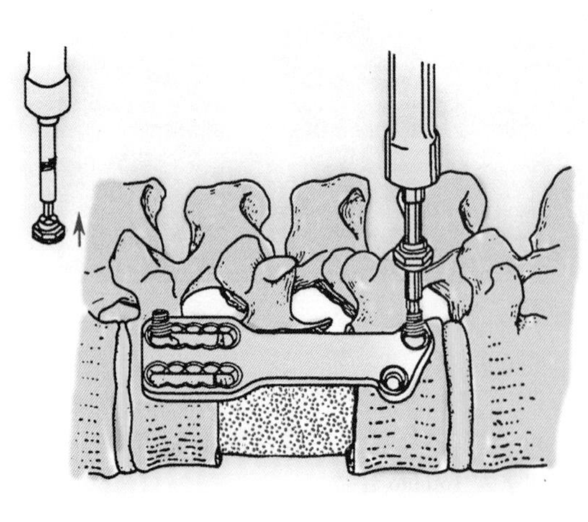

E

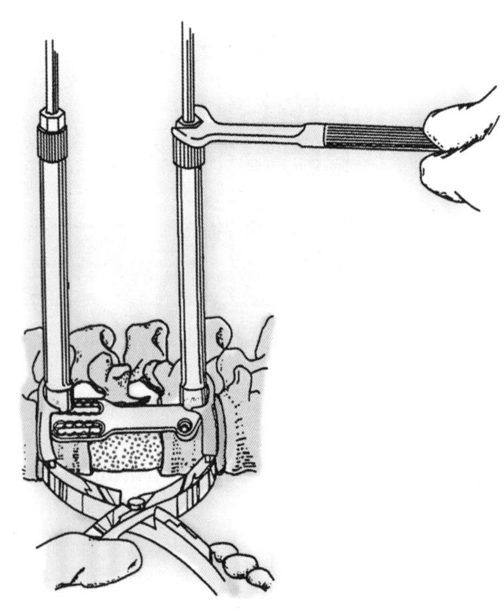

F

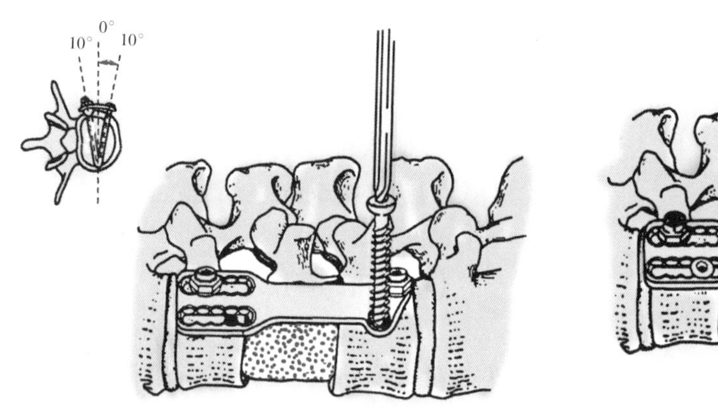

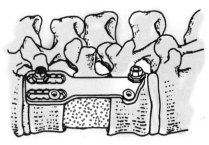

G

图 2-3-3-3-9 Z-plate 钛板与螺栓、螺钉设计外形示意图（A、B）

A. 元件正面观；B. 元件侧方观；C. 螺栓置入的位置、方向与螺栓的置入；D. 螺栓间纵向撑开与植骨；E. 安放钛板与螺母并部分拧紧，预锁定螺栓；F. 螺栓间适当加压，并拧紧螺母固锁螺栓；G. 旋入、拧紧螺钉，完成内固定

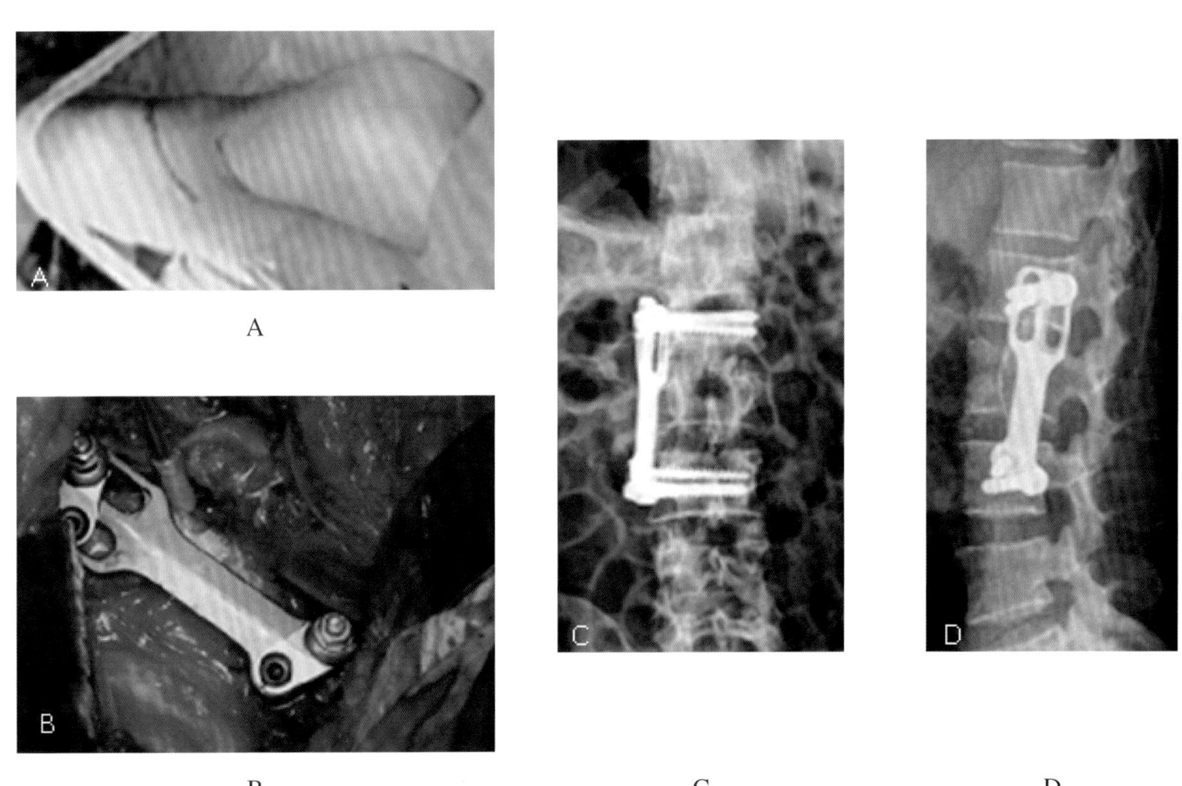

A B C D

图 2-3-3-3-10 Z-plate 钉板系统固定术中及术后（A~D）

A. 手术体位；B. 术中植入钛板；C. 术后 X 线正位片；D. 术后 X 线侧位片

以不超过椎体横径为原则，亦应置于椎体侧方。钛板长度视伤（病）情而定，原则上宜短不宜长。

近年来不断有各种新型设计出现，尚需临床观察做出结论。

（三）钉棒固定物选择

亦为椎节固定的方式之一，国内外已有多种设计、并用于临床，常用的有以下各种。

【U 形钉技术】

Dwyer-Hall 及国内饶书城均有设计，国内多采用饶氏椎体间内固定钉。操作时注意：病人确保端正的侧卧位、并确认其解剖定位；U 钉一定要与椎体横径呈平行状从侧方进入，并打（插）到对侧相应位置，切不可斜向前方伤及大血管；亦不可斜向后方伤及脊髓（图 2-3-3-3-11~13）。U 型钉插入椎体前可先用 10mm 宽之骨刀在入口处凿进 1~1.5cm 之深度，以便于 U 形钉顺利插入椎体。

【改良哈氏棒技术】

又称之 Kostuik-Harrington 技术，其实际上是将哈氏棒的上、下钩改为螺钉，分别钻入椎体侧方，装上哈氏棒以后可将椎节撑开以纠正后突畸形，如与前述之 Dwyer-Hall 系统合用，则具有增加控制旋转的能力（图 2-3-3-3-14）。

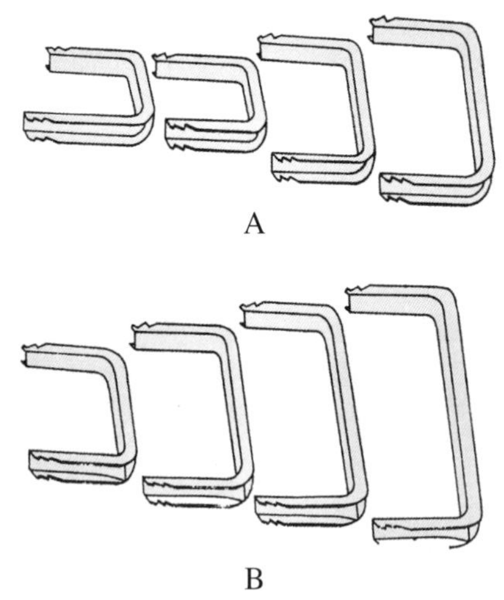

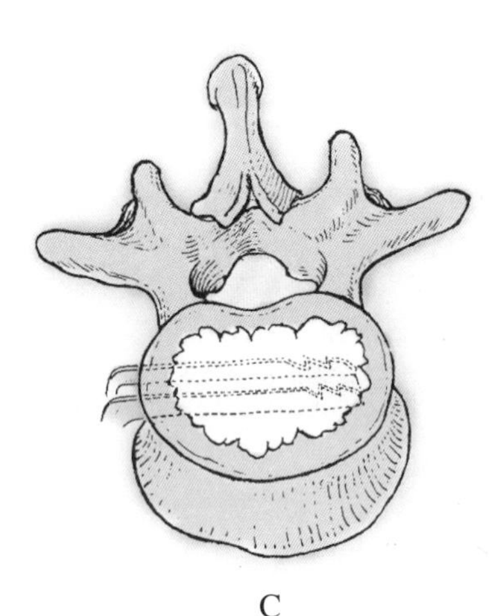

图 2-3-3-3-11　椎体间 U 型内固定钉外观及临床使用示意图（A~C）

A. I 型；B. II 型；C. 椎体钉的上下钉叶横行穿过椎体中部为理想位置

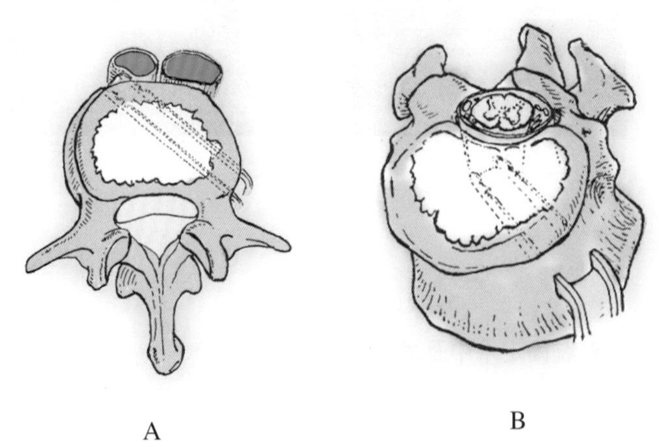

图 2-3-3-3-12　进钉位置不当易引起误伤示意图（A、B）

A. 钉尖穿向椎体前壁，易伤及主动脉等大血管；B. 钉尖穿出椎管后壁，可能误伤脊髓

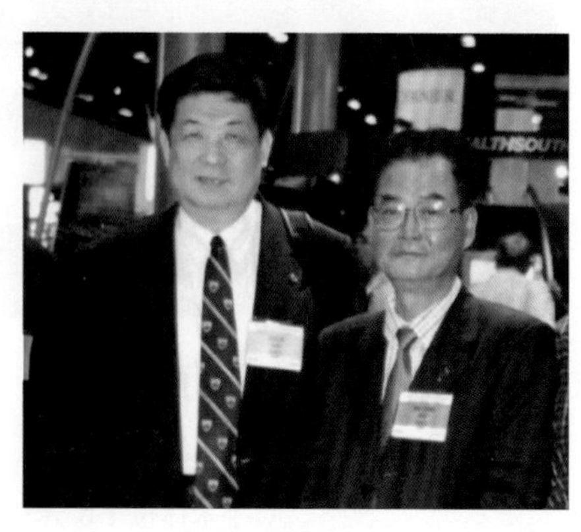

图 2-3-3-3-13　饶书城教授与赵定麟合影于 AAOS 会议

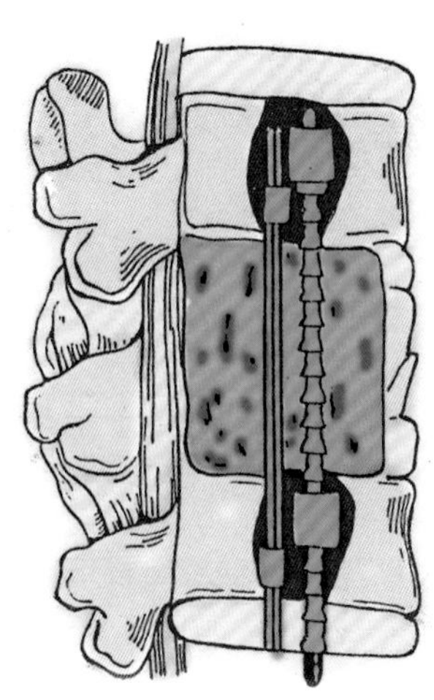

图 2-3-3-3-14 kostuik-Harrington 钉棒系统器械示意图

【其他】

诸如用于治疗脊柱侧弯的 Zielke 技术等，亦可酌情用于伴有侧弯或是后凸之胸腰椎损伤病例，包括后期来诊者。

三、界面固定植入物的应用

此一新技术对椎节的早期制动与后期的骨性融合具有良好的作用，对胸腰椎骨折中的某些类型亦可单独或是配合前路其他固定物或后路椎弓根技术等一并应用，现分述于后：

（一）手术病例选择

界面固定（Interface Fixation）植入物主要用于椎节不稳病例，包括椎节各种手术术后，尤多用于椎间盘突（脱）出症、椎体后缘骨刺切除术后等。但在胸腰椎骨折之病例亦可酌情选择，主要为：

【外伤性胸或腰椎椎间盘突（脱）出症】

以腰椎为多见，以胸椎病情为重，无论是前路施术或后路、或侧后路、或窥镜下施术均可完成界面内固定技术。

【椎体前柱压缩伴后缘（上角或下角）骨折并对脊髓形成压迫者】

此时亦可通过前路或侧后路切除致压骨，而后将受损椎节上下椎间隙以大号界面固定物撑开及固定之。

【椎节脱位或不稳定者】

1. 椎节脱位者　以胸椎多见，此时多伴有脊髓完全性损伤，亦可在减压术之同时将界面固定物植入椎节内，必要时再辅以其他内固定物；

2. 外伤性椎节不稳症　临床上并非少见，主因外伤后松弛及椎间盘受损所致，以青壮年者多见，尤其是活动量大者。

【椎体滑脱者】

对外伤性椎弓崩裂伴滑脱 I°以上者，原则上不可单独选用；但如同时采用椎弓根技术时，亦可于椎节前方放置界面固定物，其疗效远优于单纯椎弓根钉技术者。作者曾施术多例，发现这种术式可以明显提高疗效；本组有术后三周即重返原工作、第四周已可开始加班之病例。

（二）植入物的选择

【概述】

当前世界各个国家均有不同产品设计用于脊柱外科，以 TFC、BAK 及 CHTF 等设计为多用，并有不同规格可用于不同椎节。用于腰椎之植入体其直径一般为 16~18mm，长度 15~28mm；胸椎植入物较小，亦可以颈椎植入物代替，直径 14~16mm，长度 12~18mm 即可；尤其上胸椎，不宜过长。

【自侧前方切除椎间盘及椎体后缘致压物】

根据病情不同，自椎节侧前方，先切开前纵韧带及纤维环，而后用髓核钳由浅及深分层切除椎节内病变之髓核及软骨板，并酌情清除椎体后缘的骨性致压物，直达后纵韧带，并向前方膨隆为止。在操作时切勿伤及后方脊髓及两侧之神经根或马尾等。对椎节松动者，或是显露不佳者，亦可用撑开器将患节撑开，亦可采用不同植入物厂家所提供之撑开器（栓）以求增大椎间隙之高度。

【椎节切骨】

可选用第二代环锯（锯芯末端为锐刃，可插至椎节内），或是选用第三代环锯，即锯芯为舌状，可插入椎间隙内而不会偏斜的新品种。使用时需选用小于植入物直径 2~3mm 的环锯沿椎节横向

（拟放置一枚植入物）或斜向（可放置两枚植入物）切除椎节两侧椎板下骨质，其深度以达对侧骨皮质内侧 2~3mm 为宜，或距椎体后缘 2~3mm（图 2-3-3-3-15）。切下之骨块留下备用（图 2-3-3-3-16）。

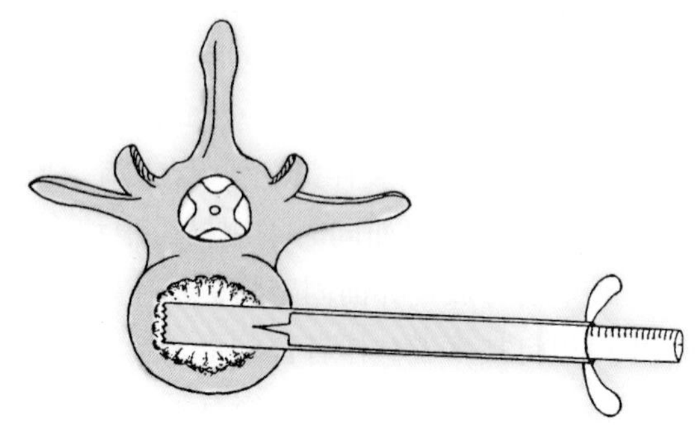

图 2-3-3-3-15 环锯（第二代）钻孔取骨（横断面观）示意

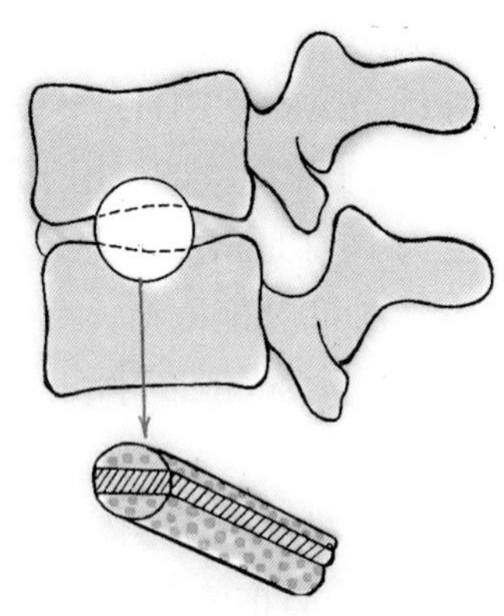

图 2-3-3-3-16 将椎节及上下椎板等组织呈环条状取出示意图

【攻丝及再次清理椎节】

采用与植入物型号相配之丝锥沿环锯切骨方向向深部钻入，达预定深度而止（图 2-3-3-3-17）；之后再用髓核钳清除椎间隙内残留之髓核及碎骨块等，并用冰盐水反复冲洗局部，底部放置明胶海棉一块。

（三）放置植入物旋入椎节

将切（刮）取下来的碎骨充满界面固定器内腔，并将其压紧，如骨块不够，可从髂骨嵴切取（图 2-3-3-3-18）。之后将充满碎骨之植入物旋入椎间

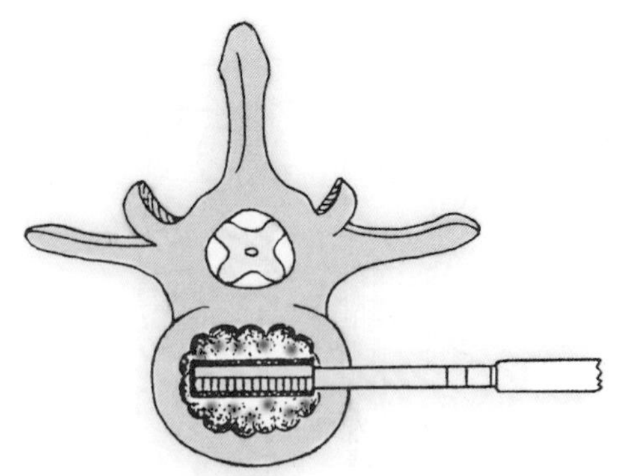

图 2-3-3-3-17 用攻丝旋出椎节阴槽示意图

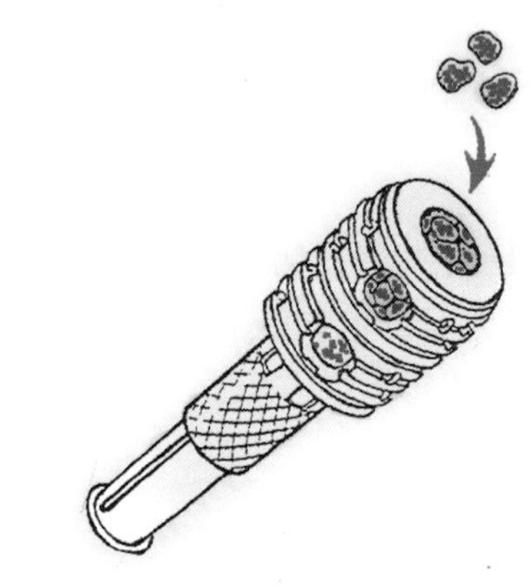

图 2-3-3-3-18 将自体骨碎块塞入界面融合器腔内示意图

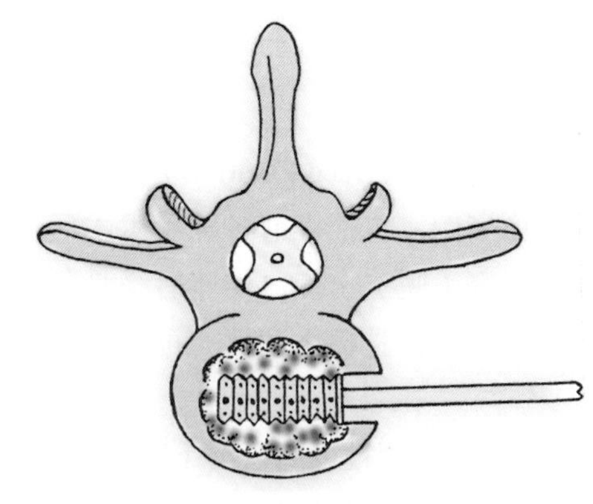

图 2-3-3-3-19 将界面固定器旋入椎节内示意图

隙（1 枚或 2 枚），并使其居中（图 2-3-3-3-19）。

四、闭合切口

当完成椎节切骨减压、恢复椎节高度与形态后，应冲洗创口，清除血块、碎骨等异物，留置

引流条（管）后依序缝合诸层。胸腔及腹腔切口各不相同，分述于后。

（一）胸部切口闭合

【放置引流管，关闭肋骨切口】

1. 留置胸腔引流管　在减压术毕，关闭肋间切口前应先放置胸腔引流装置，如图 2-3-3-3-20~25 所示，依序用尖刀在胸壁穿孔，再引出引流管。

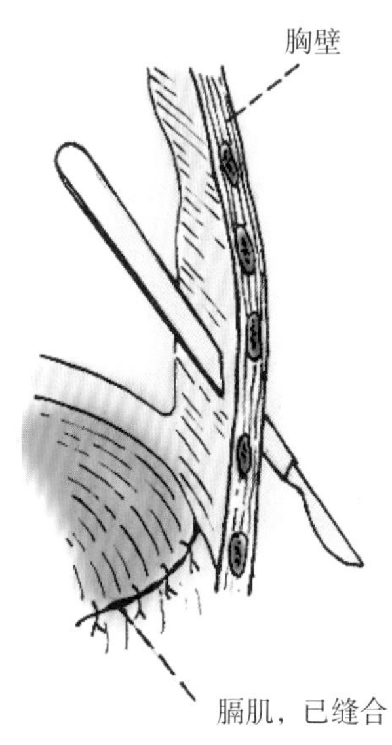

图 2-3-3-3-20　用尖刀在胸壁上肋间隙处下方穿孔（避开血管）示意图

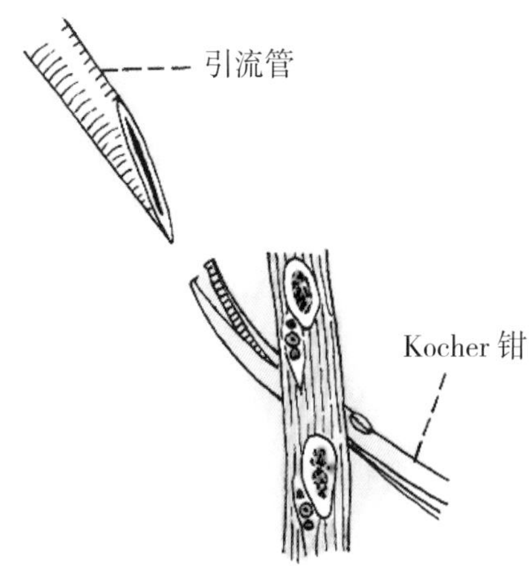

图 2-3-3-3-21　通过刀刺小孔穿过 Kocher 钳将引流管拉出示意图

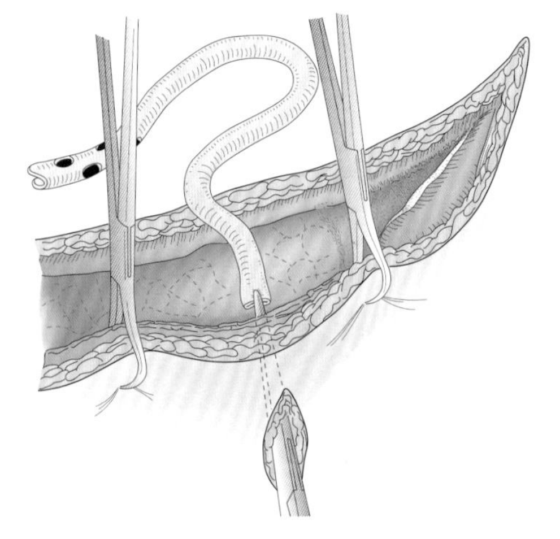

图 2-3-3-3-22　将引流管自胸腔内拉出示意图

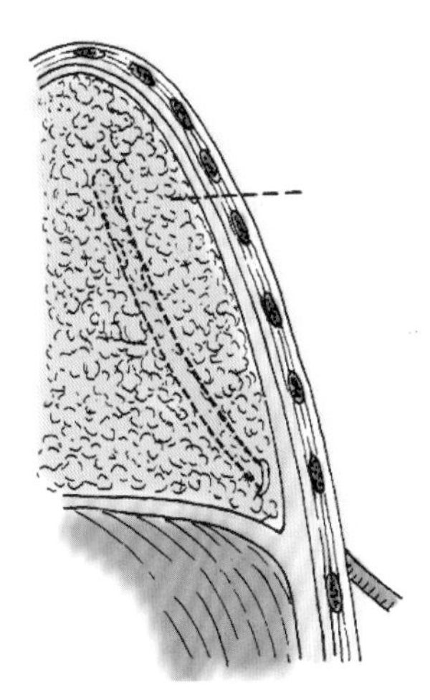

图 2-3-3-3-23　引流管留于胸腔紧贴后壁或侧后壁处示意图

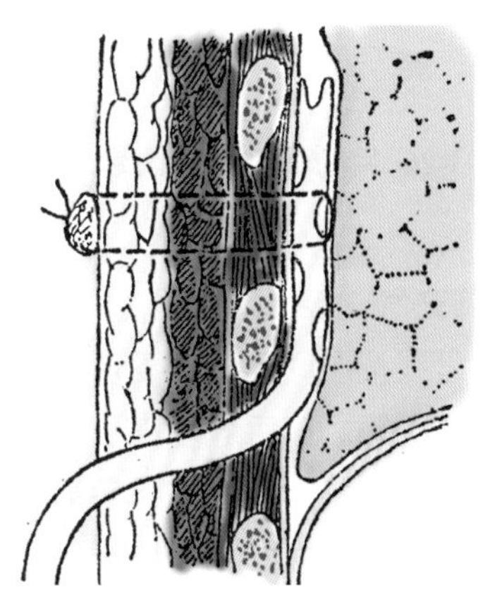

图 2-3-3-3-24　同前，断面观示意图

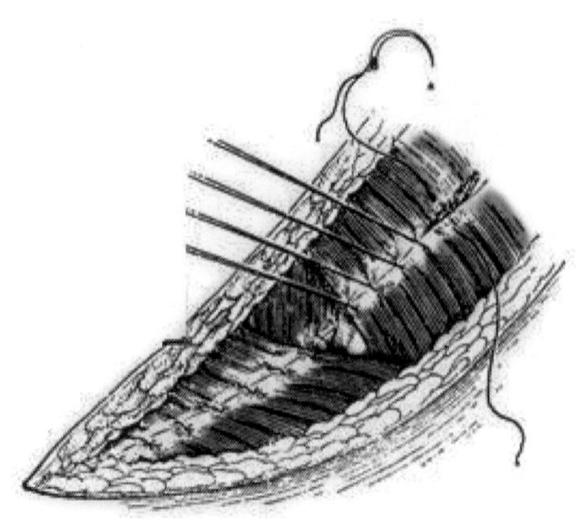

图 2-3-3-3-25 引流管引出体外后缝合切开肌群示意图

2. 关闭肋间切口　椎节固定术毕，先用大量冰盐水冲洗胸腹腔及认真止血后，置肋骨合拢器于肋骨床切口上、下肋骨的肋骨缘处，使肋床切口靠拢。用粗丝线间断缝合肋床切口，暂不结扎；缝毕，用合拢器将切口合拢，并使肋床切口对齐，然后逐根结扎（图 2-3-3-3-26）。

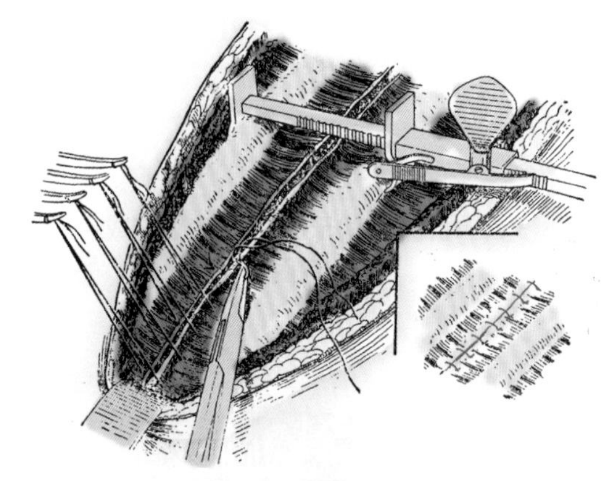

图 2-3-3-3-26 用肋骨收紧器闭合胸腔切口示意图

【双肺充气，接引流瓶】

用中号线按层间断缝合菱形肌、斜方肌、前锯肌及背阔肌等，最后缝合皮下组织及皮肤。引流管连接于水封瓶。通过伤、病员咳嗽，或用麻醉机使肺充气膨胀，排出胸膜腔内气体（图 2-3-3-27、28）。

【对未切肋骨者】

其切口闭合基本上与前者基本相似，主要是

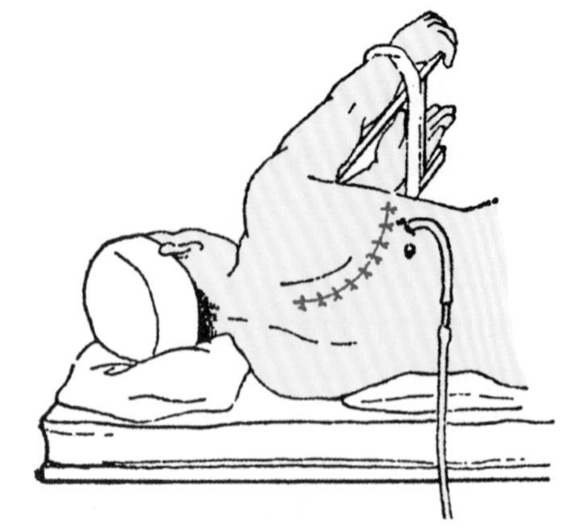

图 2-3-3-3-27 切口已闭合，固定引流管示意图

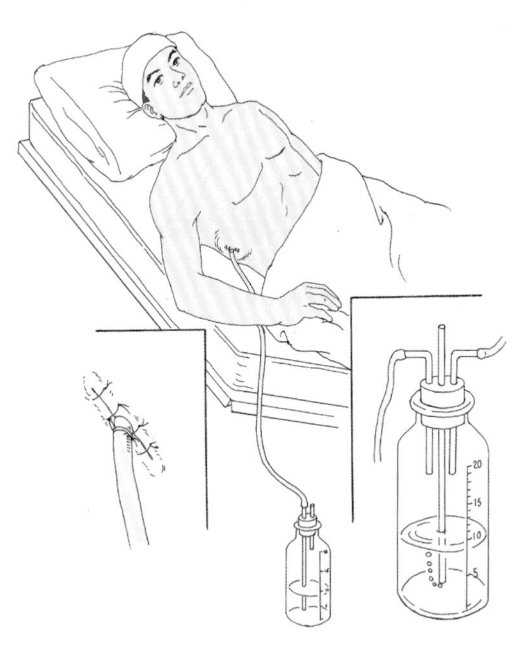

图 2-3-3-3-28 将引流管尾端连接于水封瓶上，接头处必须密封状，以免漏气；切口缝合时留一缝线在引流管上绕两周后打结、扎紧固定于切口处示意图

利用肋骨合拢器和粗丝线结扎即可，张力较小。见（图 2-3-3-3-29、30）。

（二）闭合腹部切口

【一般切口状态】

1. 纵向切口　主为腹直肌中线及正中旁等切口关闭前务必清点，确认无纱布、器械遗留腹腔后、依切开顺序关闭诸层组织(图 2-3-3-3-31~33）。

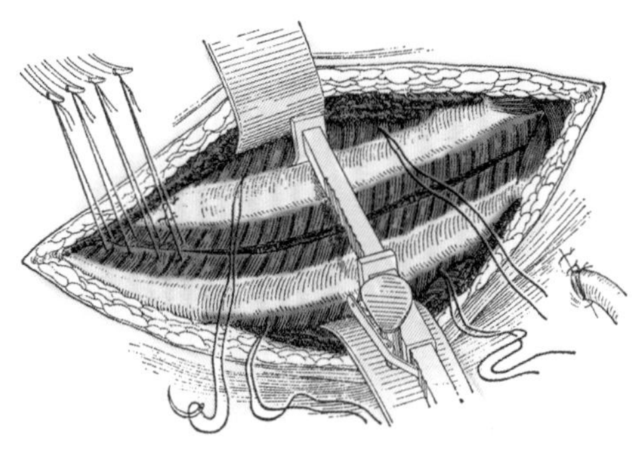

图 2-3-3-3-29　术毕，冲洗胸膜腔，于腋中线放置闭式引流管后，在肋间切口上、下的肋间用双道铬制粗肠线缝合两端穿过肋骨的下缘、用肋骨合拢器合拢肋骨后结扎缝线，再进一步将肋骨合拢器合拢，用中号线间断缝合肋间肌示意图

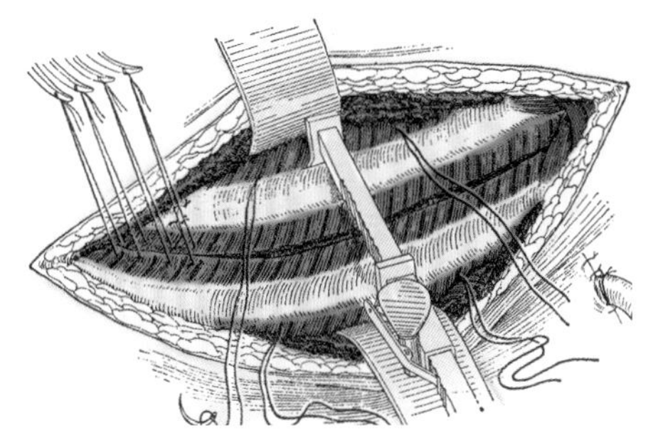

图 2-3-3-3-30　在肋间切口减张后，将切口缝线逐个打结扎紧示意图

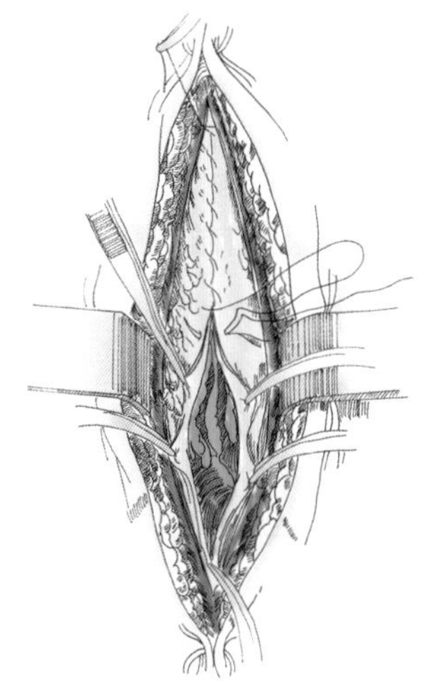

图 2-3-3-3-31　关闭腹膜前，应仔细检查腹内有无出血，并清点纱布和器械，以免遗留在腹腔内。先用弯止血钳夹住腹膜上、下角及两侧缘，由上向下用 1~2 号铬制肠线或中号丝线连续缝合腹膜。如切口较长或张力较大时，可在连续缝合线中加用中号丝线另加几针间断缝合示意图

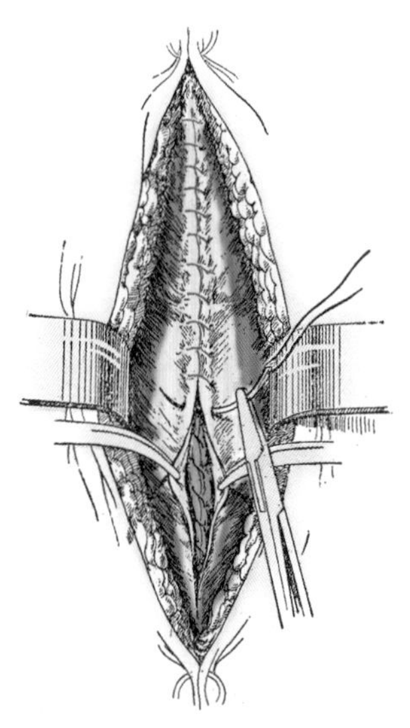

图 2-3-3-3-32　再用中号丝线间断或“8”字缝合腹白线示意图

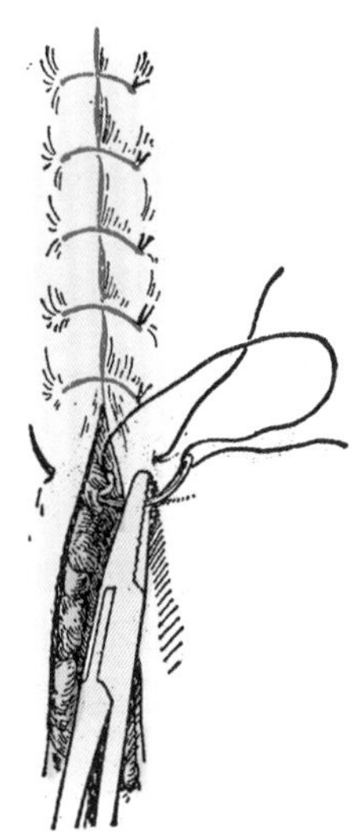

图 2-3-3-3-33　分别间断缝合皮下组织和皮肤；挤出切口内积血，对好皮缘，覆盖切口示意图

2. 斜形切口　肌层较多，按前法要求清理腹腔异物后依序缝合诸层（图 2-3-3-3-34、35）。

【切口张力过大】

此时可用减压缝合术式，以一般切口为例，简介如图 2-3-3-3-36~38 所示。对其操作务必认真，并需普通外科和腹部外科基本知识与技能，以免因张力过大而引发不良后果。

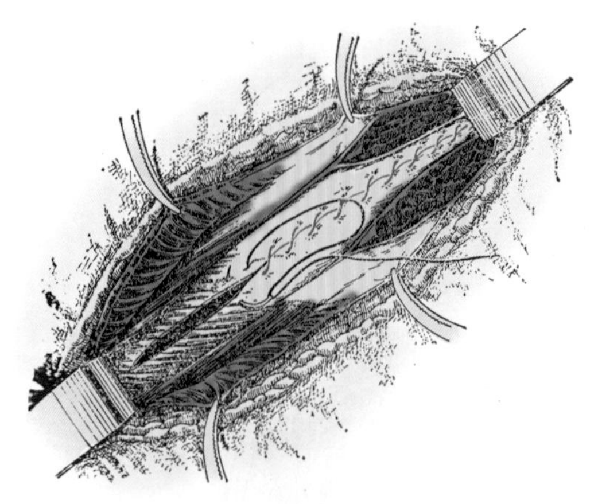

图 2-3-3-3-34 关闭腹腔时，先在切口内侧连续缝合（腹直肌后鞘）腹膜到达切口下方，将腹横肌和腹膜一并缝合示意图

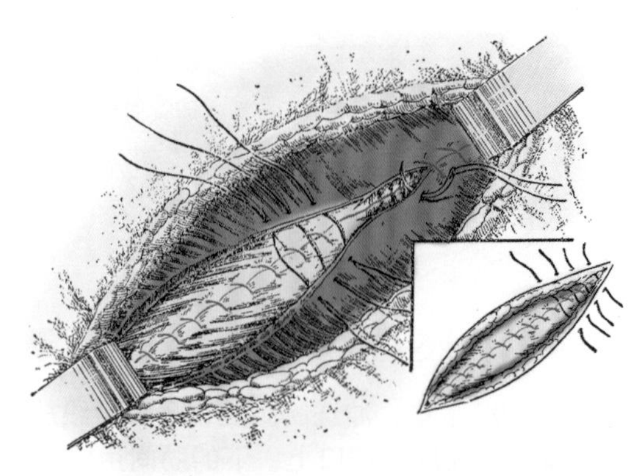

图 2-3-3-3-35 腹直肌前鞘及腹内斜肌肌膜间断缝合；腹外斜肌肌膜、皮下组织和皮肤分层间断缝合示意图

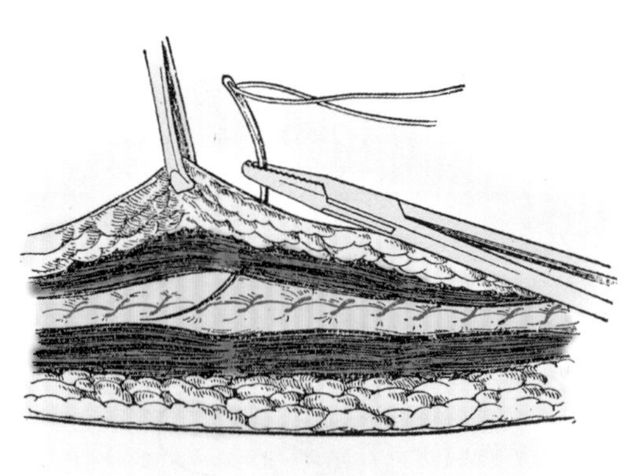

图2-3-3-3-36 腹膜和腹直肌后鞘并作一层连续缝合，用组织钳或有齿镊将腹壁提起，距切口约 2~3cm 处，用大弯三角针穿以粗丝线或不锈钢丝、自皮肤进针，从已经缝好的腹直肌后鞘前方穿出示意图

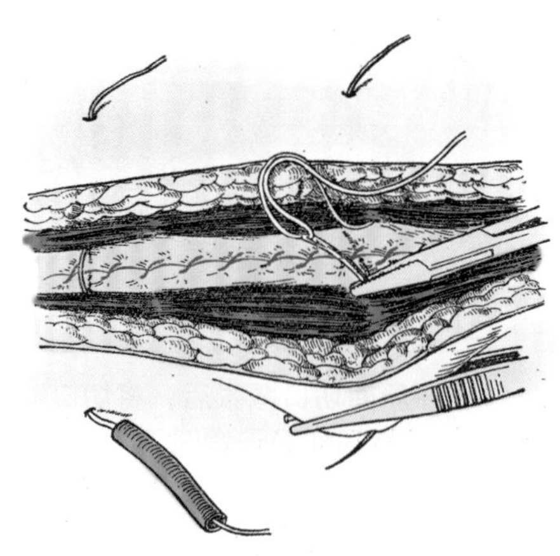

图 2-3-3-3-37 缝针再从对侧相应部位穿出，然后将缝线穿过一段长约 3~4cm 的软橡皮管，以此为衬垫，防止缝线割裂皮肤；每间隔 3~4cm 缝合一针，暂不收紧打结示意图

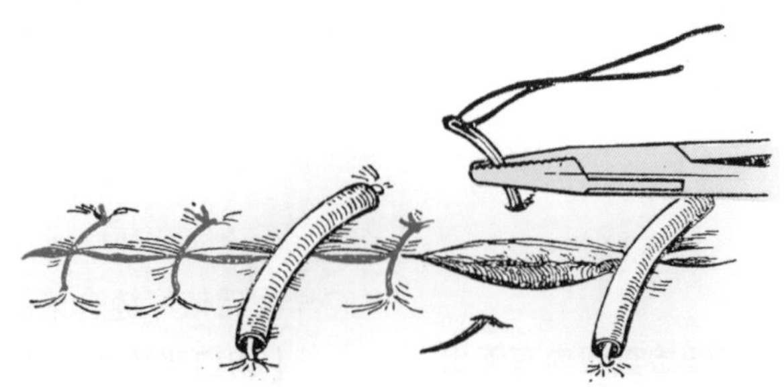

图 2-3-3-3-38 用丝线按层间断缝合腹直肌前鞘和皮肤。最后将减张缝线收紧打结；减张缝线在术后两周以后拆除示意图

第四节　胸腰椎骨折脱位后方手术入路

胸腰椎伤患后方入路为骨科传统术式，由于显露方便，也是骨科医师乐意采用的术式；但对于某些外伤病例来说，由于致压物大多位于椎管前方，因此在选择上应全面考虑。

一、胸腰椎骨折胸腹后路手术特点

（一）简便、直观、直接

【术式简便易操作】

由于脊柱位于躯干后方，较为表浅，因之易于操作，尤其是对胸椎施术其远较前方经胸腔入路为简易，且风险性小。

【有利于对后柱伤患进行处理】

前路手术难以达到椎节后方，因之当损伤以后柱为主时，只有选择后路方能在直观下直接接触受损组织、并进行有效的处理。

（二）便于进入椎管

【可探查椎管及蛛网膜下腔】

前路手术虽也能观察蛛网膜下腔情况，但视野深在，操作上难度大，尤其是修复或缝合硬膜囊时，由于术野太深而难以达到目的。

【可直接观察脊髓受损程度及范围】

这也是优于前路手术之处，尤其是对完全性、横断性脊髓损伤，要求能够清除局部坏死组织时可在直视下操作更为方便，且不易误伤正常神经组织。

（三）有利于椎弓根钉技术的实施

椎弓根钉为近三十多年来脊柱外科运用最多的复位固定技术之一，尤其是对急性骨关节损伤显示其疗效远优于其他术式，而此技术的入路只有通过椎节后方方可进行。

二、胸腰椎骨折手术病例选择与手术时机

（一）胸腰椎骨折手术适应证

【胸腰椎不稳定型骨折】

随着三柱理论的提出，近年来大家都认为三柱完全性损伤及中后柱、或前中柱同时受损引发的不稳型胸腰椎骨折脱位，为使其及早复位和防止再移位，应及早施以开放复位及内固定术，及时恢复椎节与椎管的形态及高度以及重建脊柱之稳定性，如此方可使伤者早日康复和重返社会与工作岗位。

【合并脊髓损伤的胸腰椎骨折】

为避免过多搬动而加剧脊髓损伤程度，虽不是每例伴有脊髓损伤之病例均需早期手术，但以下情况应及早手术：

1. 完全性脊髓损伤　尤其是伤后3h内来诊的钻石时机、或是6h以内的黄金时刻来诊者，应加急施以减压、复位及固定术，其目的是减少脊髓继发性损害。而且，当骨折复位固定后也便于护理和对各种并发症的预防；

2. 进行性脊髓损害　指外伤后脊髓神经症状逐渐加重者，除血管受累因素外，与伤节病变不稳有关，需及早解除病因，终止发展，并争取康复；

3. 神经功能恢复停滞不前者　指伤后非手术疗法有效，但当脊髓神经功能恢复到一定程度即停滞不前，并于X线平片或CT扫描及MR显示椎管内有骨性致压物者，包括伤后三个月以上之陈旧性病例；

4. 其他　指椎管内有骨块（片）存留，或是伴有椎节严重不稳影响康复，以及伴有颈椎椎管狭窄之不全性瘫痪者等，均应及早手术。

（二）非手术适应证

下列情况不宜后路手术。

【致压物位于椎管前方者】

对此种病例，原则上以前路手术为首选，尤其上胸段椎体骨折之急性病例，均应从前路施术，更为方便、直观。

【全身及局部条件差者】

1. 全身情况无法承受手术者　包括各种严重并发症、重型合并伤、患者全身状态不允许搬动及手术之危重病例；

2. 局部有炎症者　除深部感染者外，皮肤状态不佳者亦应暂缓手术。

（三）手术时机

【脊髓完全性损伤者】

以伤后 3h、6h 以内为首选，12h 以内应争取，不超过 24h 亦属急诊手术范围；

【伴明显移位骨折脱位者】

应争取在伤后 72h 内施术，以有利骨折及脱位之还纳；超过二周者则难以复位，因此不宜超过此期限；

【三周以上之陈旧性损伤】

此时椎节仍不稳定，在手术操作时应小心从事，并需辅以内固定技术；

【三个月以上需手术治疗者】

此属择期手术病例，应全面检查后选择相应之时间、入路、术式及内固定方式；脊髓神经功能究竟受压多少不能恢复，目前尚无定论，作者曾遇一例于伤后 14 年做减压术仍获得恢复之病例。

三、胸腰椎骨折后路手术内固定植入物种类

（一）椎弓根螺钉固定系统

由于椎弓根是椎节诸结构中最为坚强的部分，因此，将内固定物通过它将可获得脊柱三柱的固定。术前对椎弓根与小关节、横突和椎板三维关系的详细了解与掌握将有助于正确安全放置螺钉；椎弓根的横径决定椎弓根螺钉的粗细，当然，螺钉愈粗其强度愈高。

（二）改良 Dick 固定器

为瑞士 Dick 于 1982 年提出（图 2-3-3-4-1A~C），其具有三维固定复位作用，并可控制脊柱前凸、后凸和旋转。适用于 T_8~S_1 各种不稳定性骨折、脱位及合并截瘫者。对 T8 以上部位骨折不适用，尤以伤后二周以上之病例（图 2-3-3-4-1D）。

（三）螺钉 + 钛板固定系统

为前二者之结合，兼具其优点。此种被认为十分坚强的螺钉钛板固定系统，可以发挥悬臂柱作用，通过增加椎弓根螺钉直径，可增加固定强度和抗拔出力，并允许患者早期活动。此种设计在操作上应使椎弓根螺钉在纵轴排列上必须一致，螺钉与钛板成角尽可能接近 90°，以求增加其强度。此种螺钉 + 钛板的主要优点来自可调式脊柱钛板系统的坚强固定，融合节段少，容易恢复矢状面正常排列，从而获得椎节间的坚强固定。

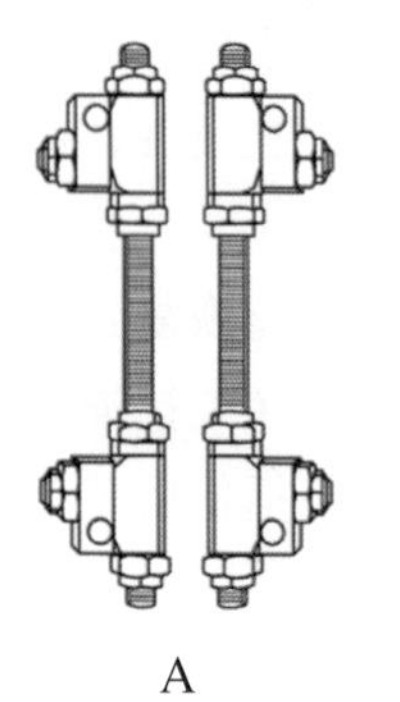

A

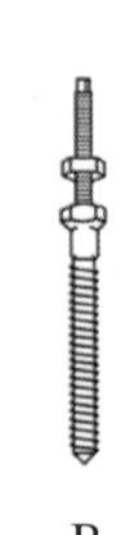

B

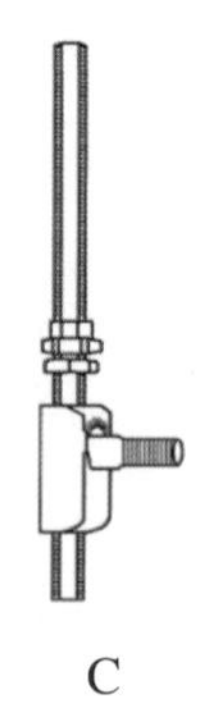

C

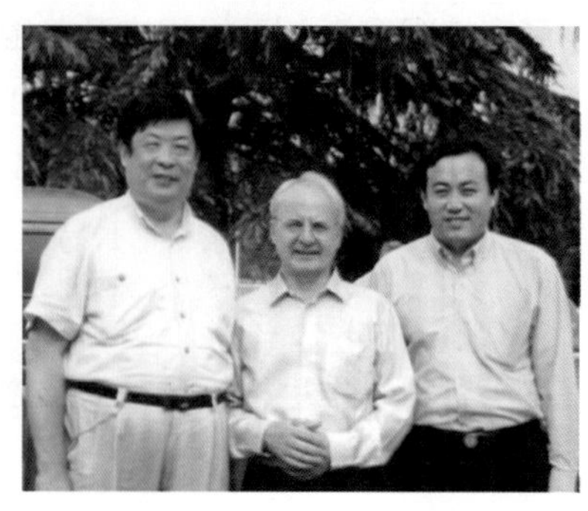

D

图 2-3-3-4-1　改良 Dick 椎弓根短节段内固定器（A~D）

A. 组合状内固定器；B. 椎弓根螺钉；C. 夹块、侧块、垫圈及带螺旋固定杆；D. 作者与 Dick 教授合影（右为袁文教授）

但其缺点是此种槽式钛板需椎弓根排列成一条直线，在实施上较为困难。因此大家以为：多数脊柱骨折仍以椎弓根固定系统简便易行。

（四）CD 器械

CD 器械简称 CDI，是通过旋转和屈曲偶联运动的关系来治疗脊柱侧弯。用 CDI 治疗骨折的不足之处是由于三点固定不坚强会导致矢状排列恢复欠佳；当存在移行椎时可因局部应力增加而引起椎板骨折。其虽可达到固定融合作用，但因其结构复杂，且不能直接提供前、中柱稳定性，加之椎板骨折发生概率高，因此，临床上少有应用。

（五）其他设计

用于胸腰椎骨折脱位病例的后路内固定器械尚有许多，包括 Vermont 植入物，Texas Scottish Rite Instrumentation 系统、AO 系统及国人叶启彬等设计之产品，各有其优点及手术适应证。

四、胸腰椎骨折脱位后入路操作步骤

（一）麻醉、体位与定位

【麻醉】

局麻、硬膜外或全身麻醉均可，一般减压性手术局部浸润麻醉即可，但需牵引复位者，则应选用能使肌肉放松的椎管内阻滞或全身麻醉。

【体位】

俯卧位为多选，于胸腹下方两侧可放置条状或 U 形棉卷以免胸腹部受压；简单易行，一般医院均可采用此种体位，无需特殊工具（图 2-3-3-4-1~3）；亦可采用预制或市场供应之弓形支架（图 2-3-3-4-4、5）。个别医师或某些患者喜欢侧位施术时亦可取侧卧位，此时术式大多较为简便、术时较短（图 2-3-3-4-6）。

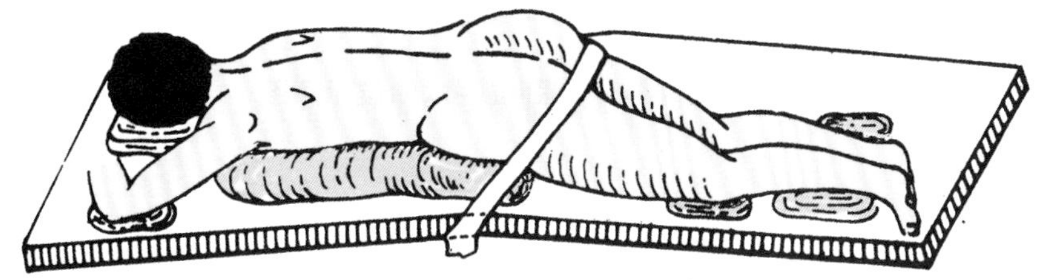

图 2-3-3-4-2　胸腰椎后路手术俯卧体位示意图

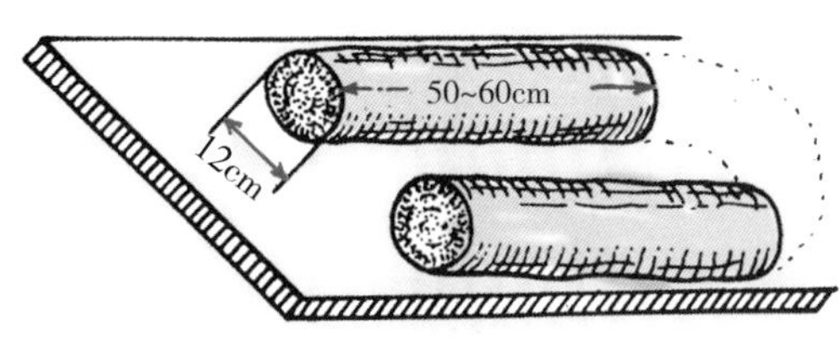

A

B

图 2-3-3-4-3　棉卷及放置部位、受力作用示意图（A、B）

A. 双根条形棉卷示意图；B. 棉卷放置部位及其受力作用示意图

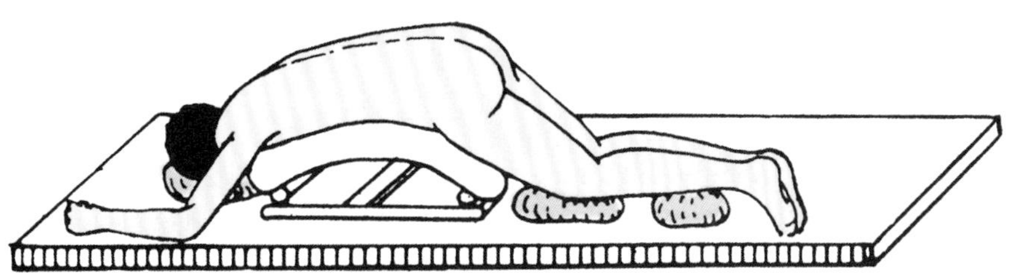

图 2-3-3-4-4　亦可俯卧于自制或制式弓形架上示意图

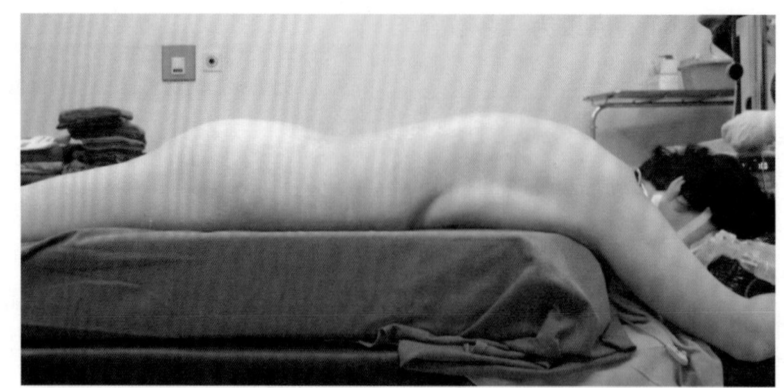

图 2-3-3-4-5 临床举例 胸腰椎后路手术俯卧位体位

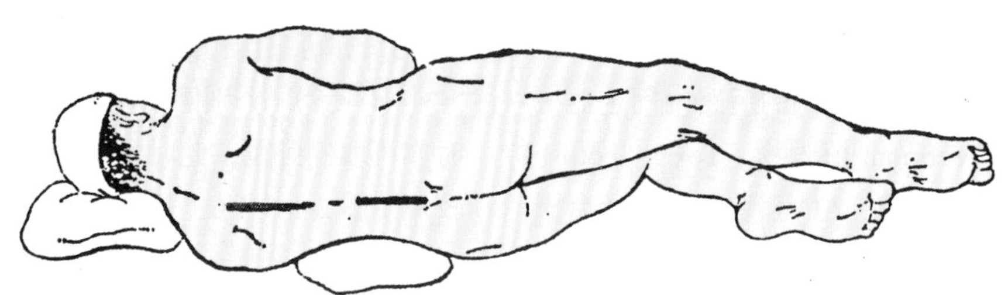

图 2-3-3-4-6 侧卧位手术体位示意图

【定位】

1. 依据解剖特点定位 即依据人体骨骼特点确定椎节位置，例如肩胛骨下角与 T_7 椎节平齐；髂后上嵴与 $L_{4\sim5}$ 间隙平齐；明显隆突的 C_7 之特征更为明显；

2. 术前拍片定位 即将不透光之回形针等固定于椎节棘突处，再用美兰等标注，拍正侧位 X 线片后确认；

3. 术中 C- 臂 X 线机透视 目前最为多用，大多在术中进行，方便、准确，且可反复核查。

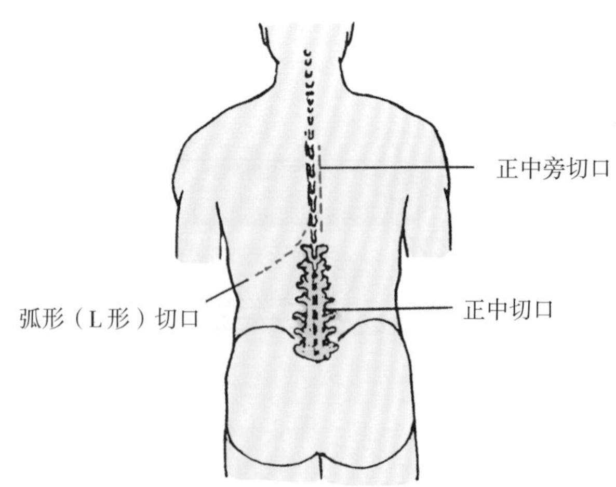

图 2-3-3-4-7 胸腰段常用之后路切口示意图

（二）切口

以后路正中切口最为多用，次为正中旁入路及 L 形切口。

【后路正中切口】

胸腰椎损伤时最为多用（图 2-3-3-4-7）；长度视手术波及范围而定。腰部正中两侧骶棘肌肌群较为清晰，易辨认；要求显露棘突双侧椎板，双侧小关节等（图 2-3-3-4-8），而胸段肌群则相对复杂，术前应熟悉其解剖状态，以便术中操作；详见图 2-3-3-4-9。

【正中旁切口】

亦较多用，如仅需半椎板切除或单侧小关节复位。可通过切开一侧椎板间隙摘除髓核或半椎板融合术、一侧小关节融合术等多取此种切口。

【其他切口】

视伤情不同术式要求不同和手术部位的深度差异等，亦可采取其他切口进入椎管前方与椎管的侧方和侧前方等；除选用正中旁切口外，亦可选用L形、弧形等切口。此时大多需要切除椎节的横突、甚至肋骨头等组织。

（三）暴露椎节

切开皮肤、皮下组织后，用锐刺梳式拉钩迅速将切口牵开；此种拉钩在显露术野同时，亦具有良好的压迫止血作用（图2-3-3-4-10）。之后根据手术要求，锐性及钝性剥离两侧骶棘肌，充分暴露施术椎节，如需进入椎节前方，则应切除同侧一段肋骨（图2-3-3-4-11）。

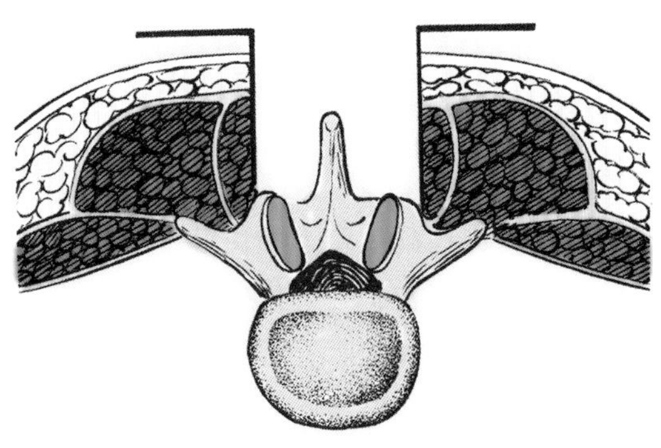

图2-3-3-4-8　后路显露之基本范围示意图

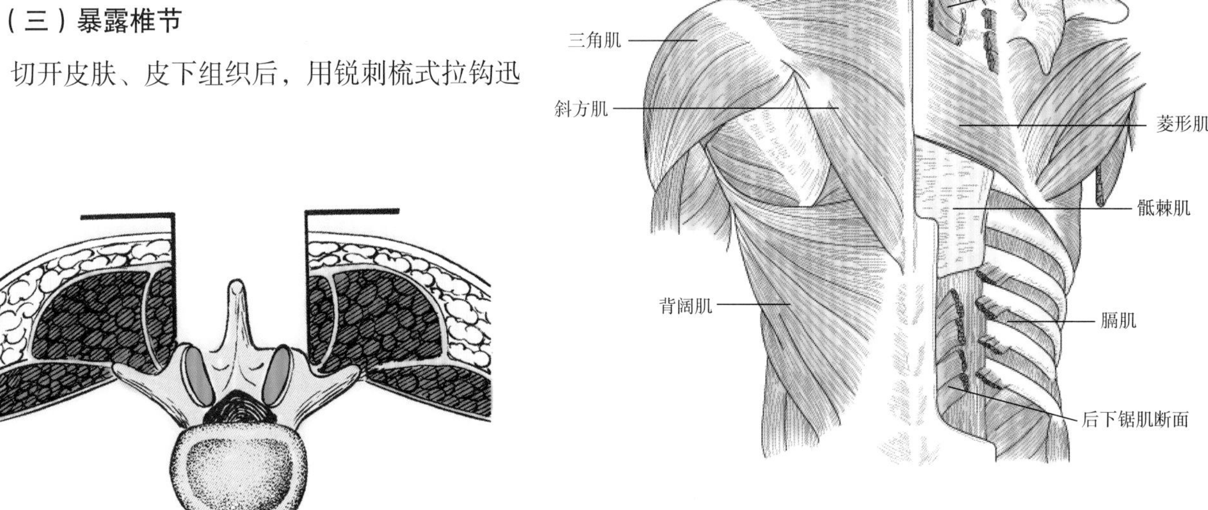

图2-3-3-4-9　胸后部局部解剖示意图

左侧显示胸壁背部浅层肌群的位置与关系；右侧则为深层肌群的位置与关系

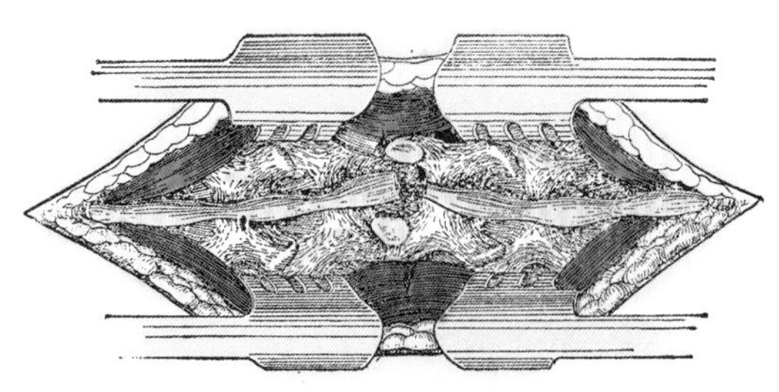

图2-3-3-4-10　切开皮肤皮下诸层后，用脊椎自动拉钩或锐性梳式拉钩迅速牵开两侧椎旁肌，显露棘突、椎板和小关节，并仔细检查局部损伤情况示意图

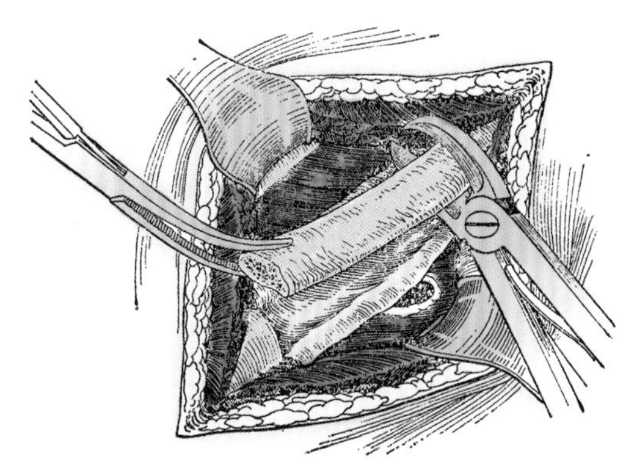

图2-3-3-4-11　如需通过侧后方进入椎体前方，酌情切除肋骨头及近端肋骨3~4cm示意图

第五节　胸腰椎损伤后路常用术式

后路术式种类较多，现仅就其中用于脊柱损伤具有代表性的术式加以阐述。

一、胸腰椎开放复位固定术

为骨科传统性手术之一，主要用于脊柱骨折脱位，尤其是一侧小关节、或双侧小关节交锁需要在麻醉后直视下施以手法或切开复位者。

（一）特殊器械

除一般脊柱外科器械外，主要是四（狮）口钳及各种规格之骨凿、刮匙、薄型椎板咬骨钳及其他骨科器械，包括电动（或气动）微型磨钻等。

（二）手术步骤

【定位】

除可根据术前定位片外，术中主要依据损伤椎节棘突之变位特点及创伤反应的部位等来确定椎节及其序列数，必要时可行 C 臂 X 线机透视或拍 X 线侧位片判定。

【显露施术椎节】

按前节（本章第四节）要求施术；多取正中切口，切开皮肤及皮下组织后分离一侧骶棘肌，显露同侧椎板及棘突。如需双侧施术，或双侧行椎弓根钉技术者，则双侧暴露，并显示小关节达横突内侧缘，以便作为进钉入口定位的判定。

（三）直视下复位

【小关节交锁】

对椎节后方小关节一侧、或双侧有明显椎节错位或完全交锁者，应将损伤椎节置于床桥处，轻轻将床桥稍许摇高；台下两位助手，一位双手置于腋部向头端牵拉，另一位握住伤者双踝向远端牵引；在骨折节段被牵开状态下术者双手各持一把四口钳（又名狮口钳）向上提升、或一升一降对错位椎节复位（图 2-3-3-5-1）。当脱位之椎节还纳至原位（或小关节恢复原位），可摇动床桥使受损椎节放平，或略呈仰伸状维持复位后之

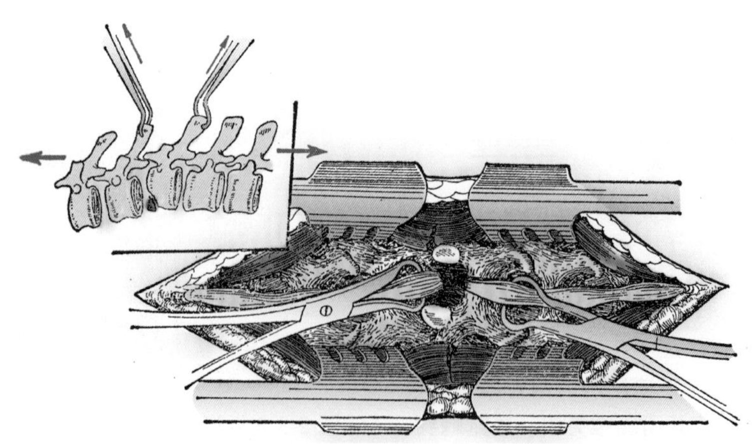

图 2-3-3-5-1　对明显椎节错位者，尤其小关节交锁，可用四口钳或巾钳夹住错位椎节上、下两个棘突向背侧轻轻提起，并调整手术台，使脊椎向前适当屈曲；台下两位助手一人握住伤员双踝，一人拉住腋部，分别向上、下持续牵引使椎节复位示意图

对位，如此则可及早消除硬膜囊受压状态（图 2-3-3-5-2）。在操作时，如后结构受损，尤其是小关节骨折、或被咬除者，则不宜仰伸。对个别复位困难者，术者可用钝骨膜剥离器插至交锁之小关节间隙内，利用杠杆力学原理将上关节突撬向前方；观察交锁如已消失，再将床桥摇平即可。双侧小关节交锁复位时双侧用力一致；而单侧脱位者，则需增加屈向健侧的侧向力。

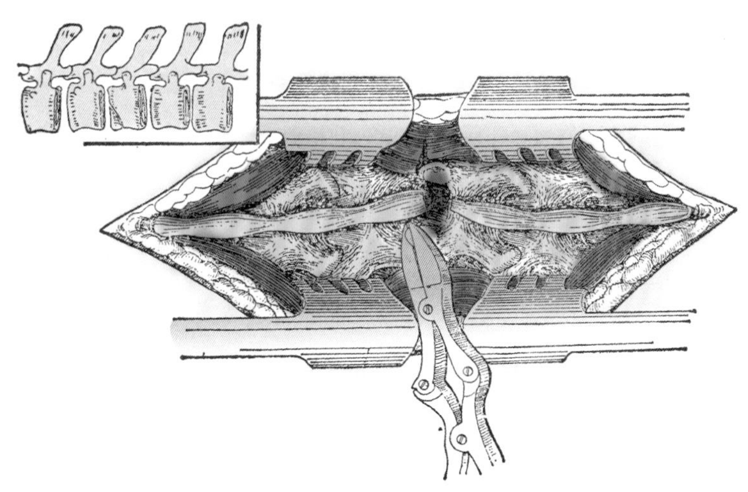

图 2-3-3-5-2 复位后将床桥摇平，对小关节交锁复位困难者，亦可用骨剪咬除上关节突尖端的一小部分（不宜咬除过多）后再行整复，亦可用骨膜剥离器撬平示意图

【胸腰椎前后（或侧向）脱位】

在利用床桥之同时，主要依靠头足侧双向牵引，数分钟后术者用狮口钳持住上下棘突，按脱位相反方向进行复位（见图 2-3-3-5-1）。

【小关节交锁复位失败者】

除进一步检查复位不成功之原因并争取再试一次，如仍无法还纳，则可考虑将双侧关节突做部分、或大部、或全部切除，然后再复位。

（四）酌情行椎板减压术

视病情需要，如椎管内有致压因素需消除者，则按后法（本节第四段）操作。

（五）椎节固定

根据伤情需要和施术具体条件等不同可酌情选择：

【钛缆棘突固定】

首先用棘突打孔钳（图 2-3-3-5-3）按固定范围在棘突上打孔，再选用质软之粗钛缆穿过伤节上下各一节、或各二节棘突，为防止钛丝滑脱，在上节段，钛丝可穿过棘突上的钻孔，亦可采取交叉结扎技术（图 2-3-3-5-4）。本法简便、节约，但牢度较差，一般多用于胸椎，对活动度大的胸腰段及腰椎不宜选用。对选用钛缆者，在结扎时应将其锁定。

【脊柱钛板螺栓固定】

即以伤节为中心将两片钛板置于棘突两侧，再以螺栓旋入拧紧起固定作用（图 2-3-3-5-5）。此技术通过 30 年的应用，发现其螺栓松动、滑出及钛板位移者较多而日益不被人们所接受。

【Harrington 棒及 Lugue 棒钛缆（钢丝）固定】

哈氏棒及鲁氏棒曾广为用于胸腰椎骨折，后

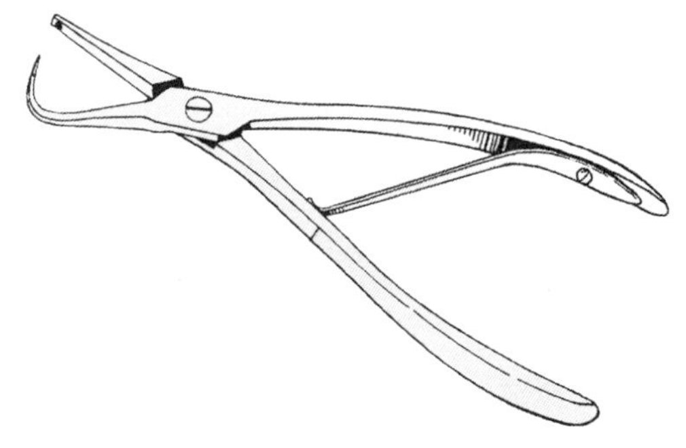

图 2-3-3-5-3 棘突打孔钳，分大小三种规格示意图

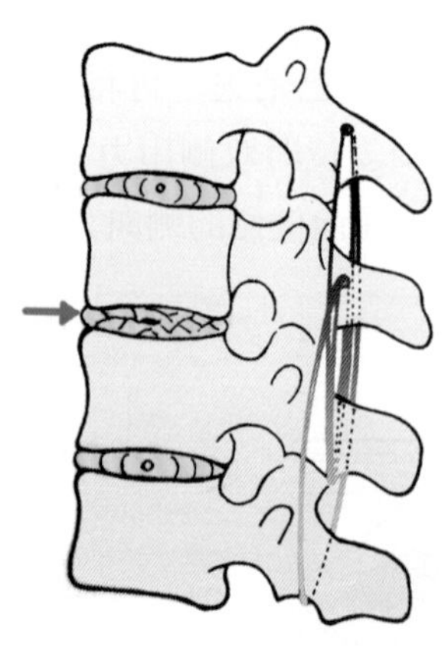

图 2-3-3-5-4 棘突钛缆（钢丝）结扎示意图

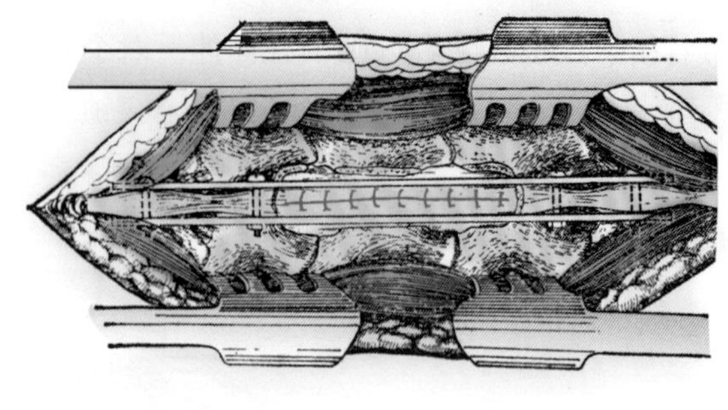

图 2-3-3-5-5 棘突钛板（钢板）螺钉固定示意图

来由于椎弓根钉的问世才使此类仅能固定后柱的方式逐年减少，目前尚有人主张选用，但因钛缆和挂钩需穿过椎板下方，风险较大，应慎重（图 2-3-3-5-6）。

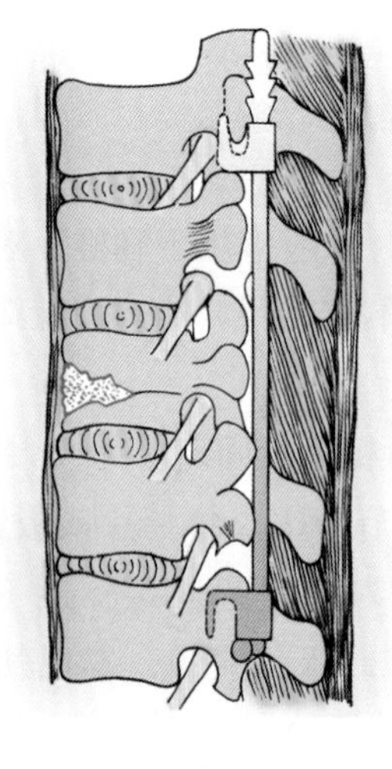

A

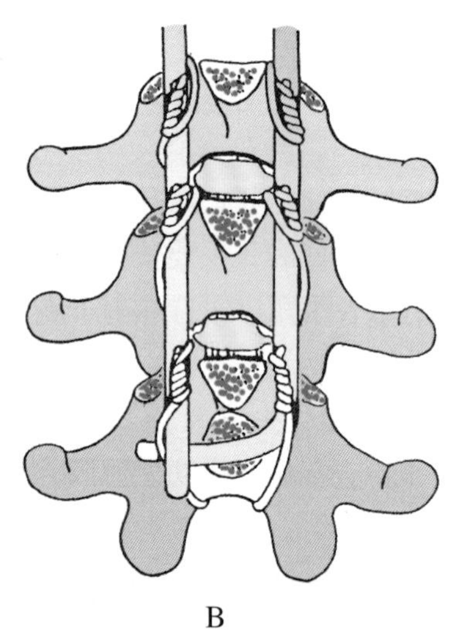

B

图 2-3-3-5-6 Harrington 棒及 Lugue 棒临床应用示意图（A、B）

A. 单纯挂钩撑开装置；B. 经椎板下钛缆固定装置

【椎弓根内固定技术】

见本节第五段。

二、保留棘突之胸腰椎后路常规椎板切除减压术

（一）概述

为骨科常做之手术，每位中年骨科医师均大多可操作。除用于脊椎骨折脱位复位后进行椎管探查之病例外，更多用于脊柱病变情况下，包括椎管内肿瘤，椎间盘突出，椎管内炎症时的探查与引流术等。因此工作十年以上的骨科临床医师均应熟悉此种术式。

（二）胸腰椎后路常规椎板切除减压术之手术步骤

【截断、牵开棘突】

如图 2-3-3-5-7、8所示，用弧形骨凿于棘突根部将其截断，并用脊柱自动拉钩牵向对侧；操作时切勿过深而误入椎管。如果保留棘突妨碍操作，尤其是需要行椎弓根钉内固定手术者，也可采用将棘突切除之术式（图 2-3-3-5-9）。

【凿骨开窗】

先在椎板边缘用薄型咬骨钳或微型磨钻开一窗口，并从此扩大减压范围，如该节椎板已碎裂、游离，亦可将其一并切除（图 2-3-3-5-10、11）。

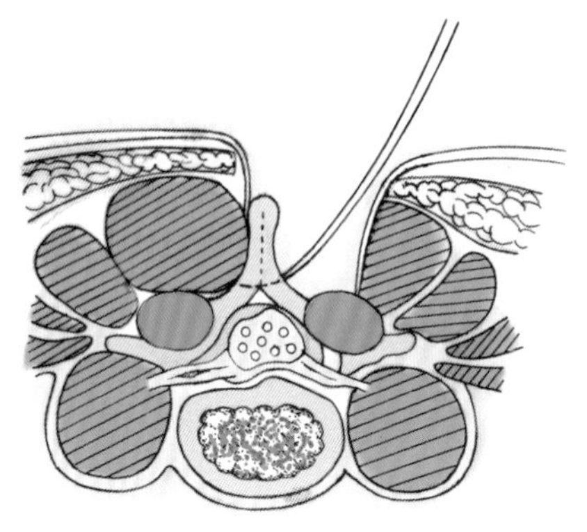

图 2-3-3-5-7 显露一侧椎板及棘突，从基底部将棘突凿断示意图

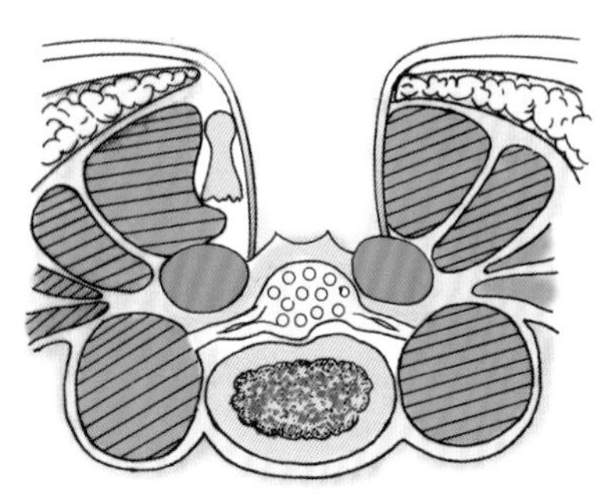

图 2-3-3-5-8 将凿断之棘突牵向对侧示意图

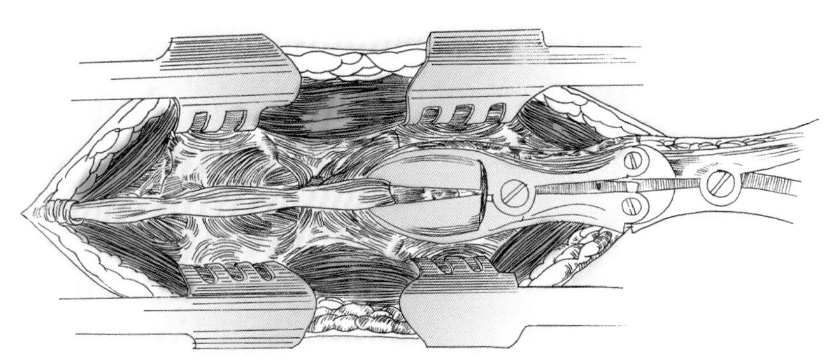

图 2-3-3-5-9 可用一般咬骨钳或棘突咬骨钳剪除棘突示意图

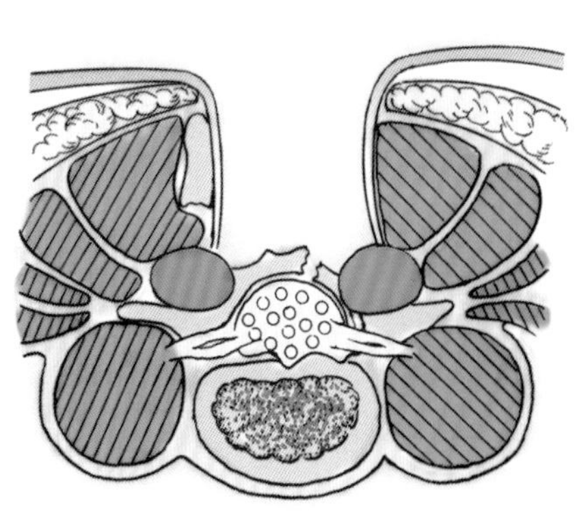

图 2-3-3-5-10 先在椎板一侧开窗，水平位观示意图

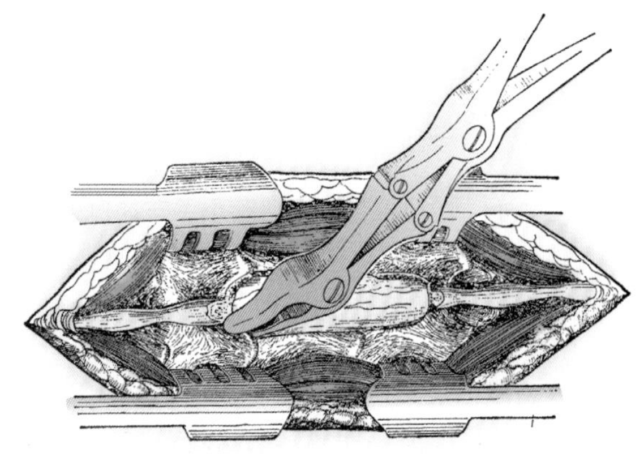

图 2-3-3-5-11 咬除棘突及破碎之椎板后，再咬除小关节下缘，形成窗口示意图

【常规椎板切除减压】

从双侧开窗处按预定范围向两侧切除椎板及黄韧带，充分暴露硬膜囊。每次切骨前，先用神经剥离子对周边进行松解分离，以防误伤硬膜囊。对伴有椎管狭窄者，可采用尖头四关节尖嘴咬骨钳与椎板呈垂直状咬除椎板。亦可选用磨钻；有经验者用刮匙切除椎板最为安全。冲击式咬骨钳易因其头部在进入椎管内占有一定空间而易引起对脊髓的压迫，使用时应注意。对椎板肥厚者，可先用骨凿小心凿除椎板外层骨质，而后再切（刮）除椎板内壁。任何操作均要细心、耐心，切勿失手误伤。一般性减压术仅切除双侧椎板、达小关节内侧壁即可（图 2-3-3-5-12、13），但对受压范围广泛、尤其是致压物波及神经根者，则需行扩大减压术（图 2-3-3-5-14）。

本手术之主要目的是对椎节损伤后因各种因素所引起之病理改变予以处理，除前述之骨折复位外应彻底清除椎管内之凝血块、骨片、破裂之韧带及髓核等。减压完毕则予以冰冷之生理盐水冲洗干净，留置明胶海绵后闭合诸层（图 2-3-3-5-15）。术中需否探查蛛网膜下腔需视病情而定。

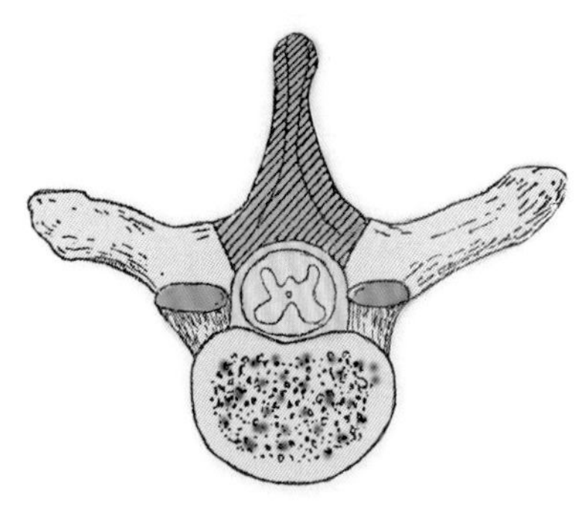

图 2-3-3-5-12 常规胸腰椎椎板切除术切骨范围示意图

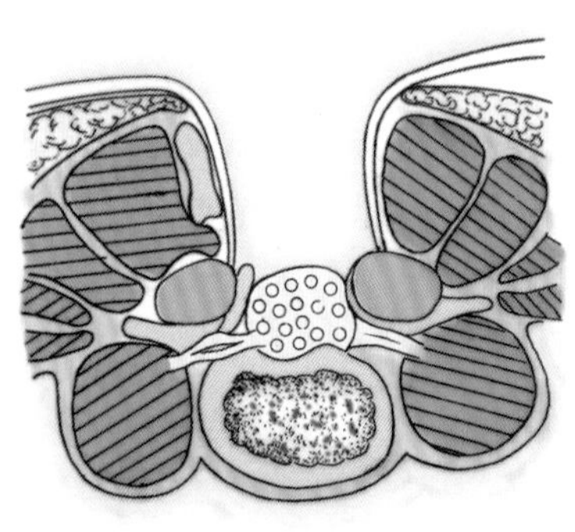

图 2-3-3-5-13 双侧椎板已切除水平位观示意图

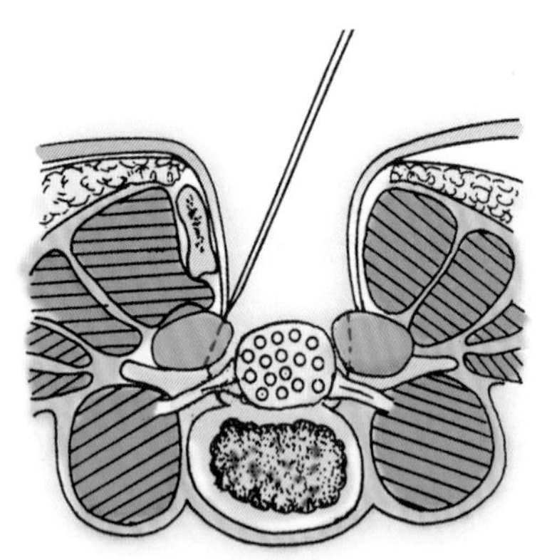

图 2-3-3-5-14 在前者基础上凿除小关节内侧壁呈扩大减压状态示意图

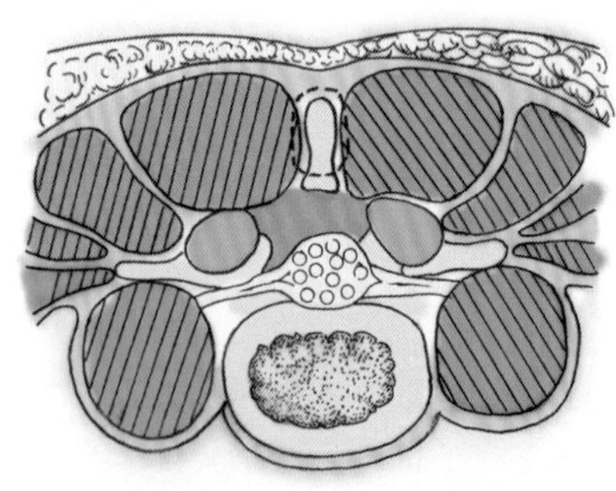

图 2-3-3-5-15 减压术后状横断面观示意图

（三）椎节固定

为确保椎节的稳定性，大多选择两侧椎弓根钉固定技术，辅以椎节侧后方植骨融合术（利用减压术取下之碎骨片即可）。之后依序缝合诸层，留置引流片（条）24~48 小时。

三、胸腰椎扩大性椎板切除减压术

（一）概述

为在常规椎板切除减压术基础上向两侧扩大减压范围，达到同时对硬膜囊及双侧根管彻底减压之目的。此手术范围较大，难度亦高，并发症及误伤概率也更多，每一步操作均应注意。

（二）手术步骤

【显露硬膜囊壁，清理术野】

在前者常规椎管减压术基础上，先用冰盐水反复冲洗、清除积血、将脑棉覆盖于硬膜囊外后方，再用神经剥离子于两侧椎板及小关节下方小心松解之，以防因粘连引起误伤。

【小心切除两侧小关节内侧壁】

先用薄型冲击式咬骨钳、或鹰嘴钳、或微型电钻等器械，并配合骨凿逐块逐块地切除两侧小关节内侧壁以求达到扩大减压范围目的（图 2-3-3-5-16）。此时如椎管前方有致压物或椎管狭窄时，硬膜囊与双侧脊神经根连同根袖可向后膨出；应视病情需要与技术条件酌情实施椎管前壁切骨减压或髓核摘除（多为外侧型者）术（或是选择前路椎管减压术实施）。操作时要轻柔，尤其是在牵动硬膜囊时，切勿加压。马尾区相对安全，但也需小心。术毕清除碎骨片、破裂之髓核、异物及凝血块后，摘除棉片，再次用冰盐水反复冲洗术野局部；硬膜囊周壁上敷以明胶海绵数片。

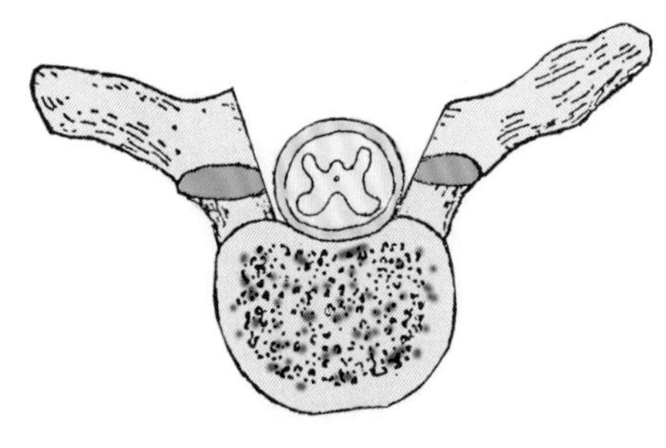

图 2-3-3-5-16 扩大减压后充分显露硬脊膜囊示意图

（三）椎节固定

与前者相似，目前多选择固定较为确实的双侧椎弓根钉固定技术，双节段以上者均应加以横连接增强稳定性；并视椎弓根钉后椎节的稳定性如何，如稳定性仍欠佳者，可辅以椎节内界面内固定术，可选用斜向长方形 cage 植入；个别病例亦可行前路手术施以前柱内固定术。

四、胸腰椎蛛网膜下腔切开探查术

（一）概述

此为脊柱外科基本术式之一，每位骨科医师均应全面了解，一旦遇到急诊病例或是突发性意外事件来临，当病情需要即应施术。

硬膜囊（或蛛网膜下腔）探查术的手术适应证较宽，除脊柱损伤引起脊髓损伤者外，凡蛛网膜下腔有化脓性炎症、肿瘤、异物存留或各种原因所致的蛛网膜粘连等均需要行蛛网膜下腔探查术，并酌情做进一步处理。

（二）病例选择

【早期病例】

伤后 3~6 h 以内脊柱脊髓损伤伴完全性瘫痪者，为减轻继发性损伤应及早行探查与冲洗；超过 6 h 亦应争取在 24 h 内施术；

【术中发现有血肿者】

一般性脊柱脊髓伤行后路减压术时发现椎管内有血肿等时，亦应切开硬膜囊通过蛛网膜观察判定、决定进一步处理；

【需清除异物者】

完全性脊髓损伤，尤其是火器性损伤，怀疑椎管内有弹片等异物存留者，也需切开硬膜囊行引流、并椎管内探查术。

（三）手术程序

术者双手用消毒水冲洗，再取冰盐水冲洗干净充分显露椎板切除术后之术野后，之后将脑棉放置于拟施行切开探查的硬膜囊四周加以保护，仅中央留一条状切开探查区（宽 × 长约 1 × 3cm）。先用尖刀切开硬脊膜（避开血管支），通过透明的蛛网膜视察蛛网膜下腔有无病变及异常（图 2-3-3-5-17）。之后用细针细线缝合两侧硬膜作定点牵引（各 1~4 针）。对下方显示异常者，即将蛛网膜切一小口，用一干净之小棉片放置硬膜囊内，再用脑膜剪向上、向下剪开硬膜及蛛网膜，长约 2~3cm（图 2-3-3-5-18）。溢出之脑脊液吸引之，但吸引器头要远离切口，更不可进入硬膜囊内，以防负压吸引所致误伤。周边渗血也不可流入硬膜囊内，以防引起继发性蛛网膜下腔粘连。之后酌情处理局部病变。有异物者应将其全部取出；最后缝合硬膜囊，一般要 2 针间隔 1.5~2mm，距切口边缘约 1mm 左右（图 2-3-3-5-19）。缝合完毕后，在硬膜囊外放置明胶海绵或可防粘连之生物膜保护之，起止血作用。

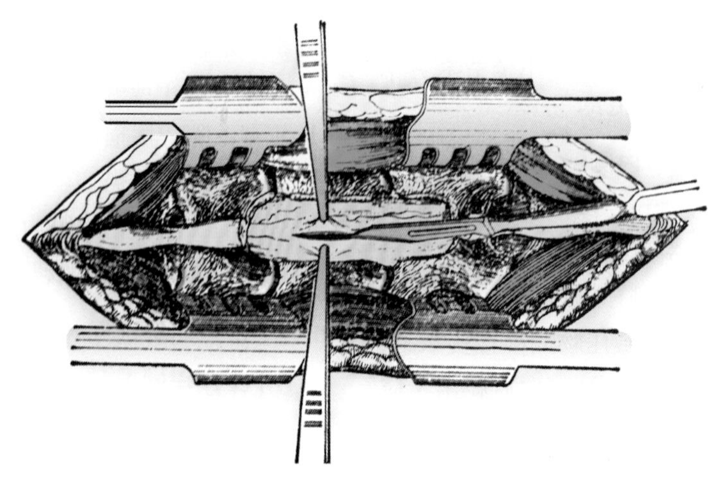

图 2-3-3-5-17 决定进行硬脊膜腔探查后，用有齿胸膜镊或脑膜钩提起硬脊膜，以尖刀纵行切开一小口，随即用盐水棉片充填、保护蛛网膜，边塞入棉片边剪开硬脊膜；通过蛛网膜观察蛛网膜下腔有无异常；操作时切勿损伤脊髓示意图

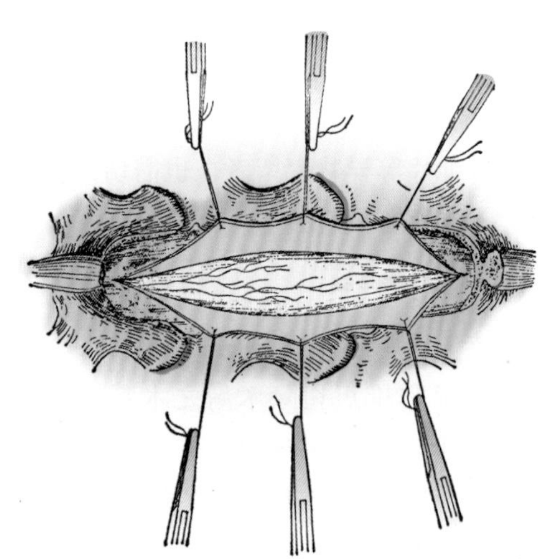

图 2-3-3-5-18 对蛛网膜下腔有异常者，则剪开蛛网膜；之后在硬脊膜两边每隔 1.5cm 各缝一针牵引线，充分显露脊髓和脊神经根，仔细清除积血、异物和脊髓挫、裂伤后的坏死部分；一般出血可用盐水棉片敷压止血，必要时用明胶海绵止血，出血停止后取出；对搏动性出血，也可用银夹止血，禁用电凝示意图

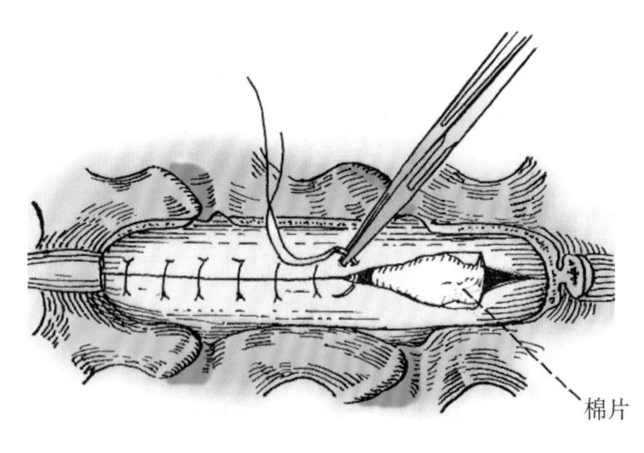

图 2-3-3-5-19 用冰冷盐水轻轻冲洗后，用 5/0~9/0 丝线间断缝合硬脊膜；为避免损伤脊髓，应于缝合前在硬脊膜下垫以盐水棉片，边缝边向外抽出示意图

（四）几种情况的处理

【血块及碎骨片（块）存留】

应将其取出，操作时手法要轻，可用精细的髓核钳或无齿长镊子由内向外提出，并随时准备盐水脑棉对神经组织加以保护；

【粘连束带】

多见于陈旧性损伤病例，对在蛛网膜下腔已形成束带状者，可用脑膜剪剪断、松解之，但不宜过多、或过度牵拉；

【挫灭液化之脊髓组织】

可通过用脑棉置于失功能脊髓上方低压、细心吸引，或用脑棉轻轻将其粘出；

【对两侧之齿状韧带张力过大者】

多见于脊髓前方有致压物时，可用尖刀将其切断。在操作过程中，脊髓本身及其血管不可牵拉，以防误伤。

（五）酌情固定椎节

视原发伤患不同，可选用相应之内固定技术将施术椎节固定之。当前以椎弓根钉技术为多用，施术时避开受伤椎节，可在上下各 1~2 个椎节进钉。有经验者，多选择在减压术前先行椎弓根钉固定、并适度撑开制动，而后再行减压术更为理想。对经济条件一般，且病情仅需一般固定者可对棘突采取钢丝（或钛缆）结扎固定术（见图 2-3-3-5-4），亦可选用棘突钢（钛）板螺钉固定术（见图 2-3-3-5-5）。此二者较之椎弓根钉技术撑开及制动效果较差，且失败率较高，目前较少应用。

五、胸腰椎椎弓根钉技术

（一）概述

自从 King 于 1944 年报道了用螺钉固定关节突关节以达到脊椎融合术后；Magerl 和 Andrew 分别于 1984 及 1986 年报道对下腰痛患者做脊柱融合术时将螺钉经关节面钉入横突根部的内固定。此种经关节斜行钉入螺钉有损伤神经根的危险，因此效果欠佳。至 1970 年 Roy-Camille 提出采用接骨板将螺钉平行于矢状面经椎弓根钉入椎体。7 年后 Cobot 又加以改进而取得良好效果。此后近三十年来椎弓根技术在脊柱外科中已成为应用最多的临床手术技术之一，由于其可以同时对脊柱的前柱、中柱和后柱制动与固定，适用于脊柱各型损伤，尤其是病情严重的骨折脱位、爆裂性骨折和严重型压缩性骨折，当然对于脊柱侧凸、肿瘤及各种退变性疾患亦被广泛应用。

（二）应用解剖

手术的关键是使螺钉经过椎弓根中心区进入椎体，因此术者需熟悉椎弓根的应用解剖，初学者先在脊柱标本上练习手术操作而后再用于临床。

（三）国人椎弓根的宽度与高度

其测量位置如图 2-3-3-5-20；其高度与宽度数据见表 2-2-3-5-1。

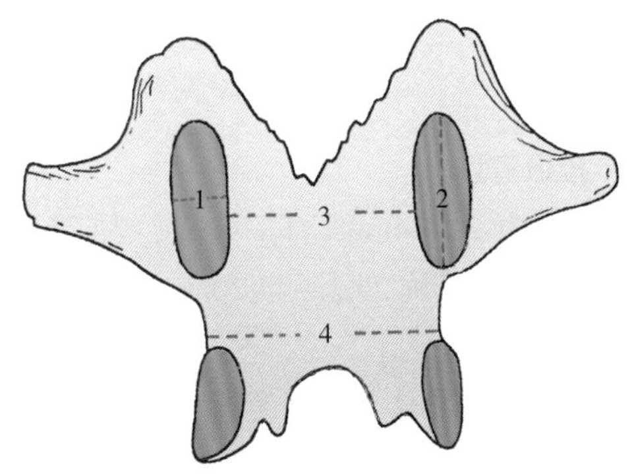

图 2-3-3-5-20 椎弓根相关数据测量示意图
1. 椎弓根宽度；2. 椎弓根高（长）度；
3. 双侧椎弓根内侧缘间距；4. 椎板宽度

通过成人标本等相关研究，表明椎弓根的相关数据差别较大，其概况如下：

【横径（椎弓根宽度）】

绝大多数(占 95%）> 5mm；其中≥ 5~6.9mm 者占 22%；> 7mm 者占 75%；< 5mm 者仅占 3%（表 2-3-3-5-1）。

【上下径（椎弓根高度）】

绝大多数受测者均值在 15mm 以上，其范围在 7~22mm 之间。

【双侧椎弓根间距】

从 T_8~L_5 由 15.15mm 开始，逐渐向下节椎体

表 2-3-3-5-1　国人椎弓根的宽度和高度（mm）

椎节＼项目	椎弓根宽度			椎弓根高度		
	平均值	标准差	实测范围	平均值	标准差	实测范围
T_6	5.80	2.03	2.9~12.1	12.1	2.10	3.2~18.0
T_7	6.25	2.10	3.8~14.6	13.0	2.21	3.6~19.0
T_8	6.68	2.20	4.0~17.0	13.6	2.37	4.0~20.0
T_9	7.38	2.02	4.0~16.0	15.10	2.27	8.0~22.0
T_{10}	8.23	2.28	5.0~19.5	16.98	2.65	7.0~21.0
T_{11}	9.67	3.03	6.0~22.5	19.16	2.39	7.5~23.0
T_{12}	10.07	3.25	6.0~23.5	18.60	2.75	7.0~23.5
L_1	7.05	2.80	4.0~21.0	16.40	2.42	6.5~24.0
L_2	7.19	2.63	3.5~19.0	15.23	2.42	6.0~26.0
L_3	8.67	2.43	3.0~17.0	15.40	2.03	8.0~22.0
L_4	10.07	2.17	6.5~17.0	15.63	3.40	9.0~36.5
L_5	12.76	2.61	9.5~22.0	20.93	3.30	11.0~27.5

递增至 30.20mm。

【椎板宽度】

$T_{8\sim11}$ 为 22~34mm，T_{12} 均值为 27.82mm，$L_{1\sim5}$ 逐渐增宽，从 26.23~44.20mm，其宽度与小关节内聚程度呈反比。

【椎弓根到椎体后上缘距离】

平均为 2.5（1.85~3.20）mm。

【椎弓根到椎体后下缘距离】

平均为 9.5（8.40~10.05）mm。

【夹角】

即小关节及椎弓角度与椎体纵轴形成之夹角为 7.5°（5°~10°）；因此当进针时应向前并向内倾斜。

【长度】

从进针点到椎体前方骨皮质的钉道长度视椎节大小而长短不一，在 T_6 到 L_5 为 32~69mm，40mm 以上者 > 97%，小于 40mm 者 < 3%。$T_{6\sim8}$ 段长度小，最短者仅 28mm。

【骶骨的应用解剖】

骶骨的椎弓根和骶翼相融合，故宽度难以确定，S_1 平均高度为 21.40mm，最小值为 16.00mm，向内偏斜角度平均 17.3°；S_2 则为 13.00mm，最小值为 9.00mm。

（四）椎弓根钉棒（板）技术的特点

【椎弓根钉技术的主要优点】

1. 固定确实　螺钉可固定脊柱的前、中、后三柱，并对椎间盘及两侧小关节、共 3 个活动部分具有固定作用；

2. 误伤概率低　正确操作螺钉等器械一般不会侵入椎管，因此难以伤及脊髓和脊神经根；

3. 用途广泛　除对脊柱损伤早期，椎弓根钉系统可以矫正脊柱的前后、压缩、成角及侧方移位等；亦可矫正病理性脊柱的椎节畸形，尤以侧凸及后凸等；

4. 属短节段固定　仅固定必须固定制动的节段，从而避免了长段脊柱融合之不良后果；

5. 可在术中同时、安全地处理固定段内的伤病　在椎弓根固定状态下，可同时做一节或多节椎板切除术、椎管探查术及减压术等。

【椎弓根钉技术不足之处】

1. 技术要求高　使用椎弓根螺钉的技术入门

要求相对较高，尤其需要精确的熟悉局部解剖学知识；

2. 需相应设施 术中均需 C- 臂 X 线透视机或多次拍片监测、引导进针及螺钉的位置与方向；

3. 亦可误伤 若操作不当，螺钉穿到椎弓根内侧致神经根、硬脊膜和脊髓损伤；穿过椎弓根外侧则固定不牢，若螺钉穿通椎体前缘有可能造成大出血、腹膜后结构及胸膜损伤（图 2-3-3-5-21）；

4. 其他 包括椎节选择不当，撑开力过大及产品设计不合理等均可以引发不同后果，甚至固定杆或螺钉断裂等；应注意（图 2-3-3-5-22）。

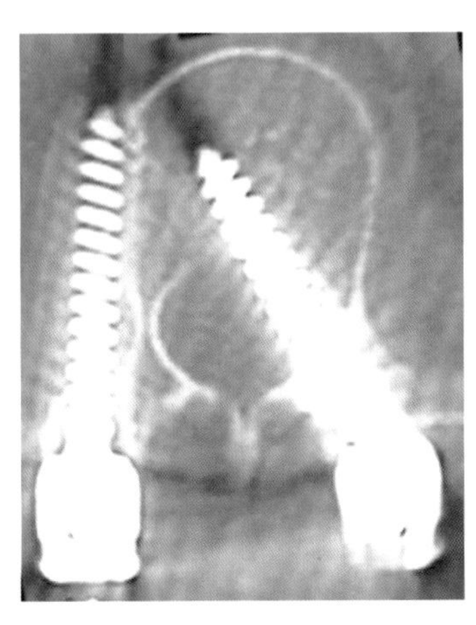

A

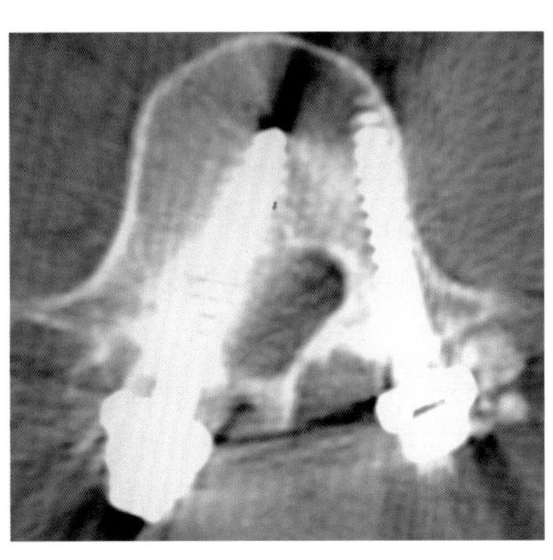

B

图 2-3-3-5-21 临床举例 CT 扫描显示椎弓根钉误入椎管（A、B）
A. 右侧椎弓根钉误入椎管；B. 另一例左侧椎弓根钉侵入椎管

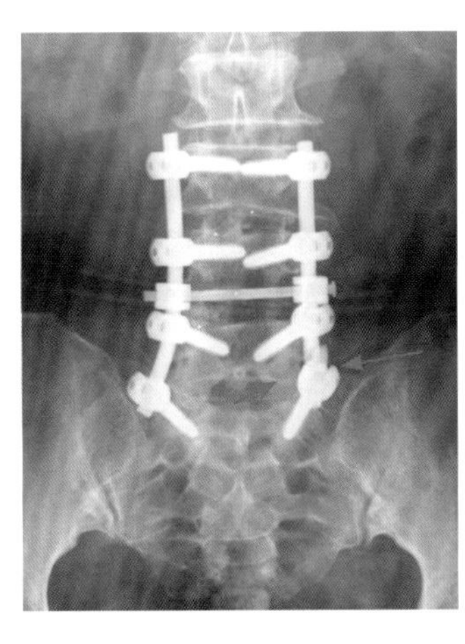

A

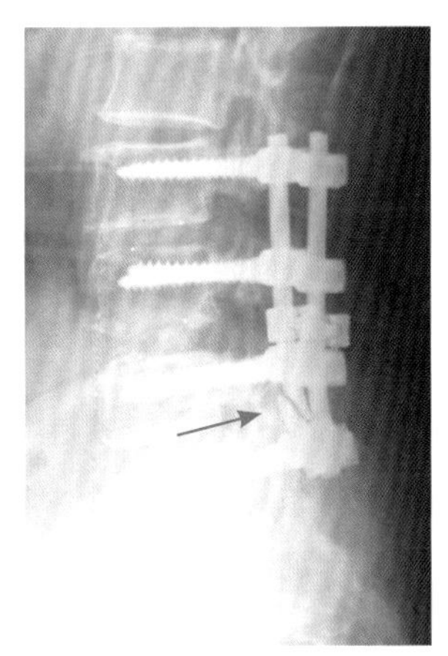

B

图 2-3-3-5-22 临床举例 患者，女性，腰椎椎弓根钉术后三月 X 线片显示右侧下方固定杆断裂并轻度移位（箭头所指处）（A、B）
A. 正位 X 线片；B. 侧位 X 线片

（五）手术病例选择

手术使用范围较广，主要用于以下各种伤患：

【脊柱损伤】

1. 急性骨折脱位 颈、胸、腰椎骨折脱位大多可以选椎弓根技术，尤以胸腰段病例，可作为首选治疗手段；颈椎骨折脱位近年来亦逐渐开展，唯风险性较大，易伤及脊髓、脊神经根和血管，应注意。

2. 陈旧性脊柱骨折脱位　如致压物来自椎节后方，大多选择椎弓根技术，或是病情需要同时固定三柱之病例。

【胸腰椎病变】

1. 退行性变　随着老龄社会的来临，此组病例日益增多，且大多从后路施术，因此主要选择椎弓根技术，先将椎节固定、撑开，后再对椎管施以椎板切除减压术，髓核摘除术及椎间隙融合术等；

2. 脊柱肿瘤　此组病例手术率日益增加，且在行肿瘤切除术前大多先将病节上、下以椎弓根钉固定后再实施肿瘤根治术较为安全；

3. 脊柱畸形　无论是先天性、特发性或继发性畸形，椎弓根钉之矫正作用，维持矫正术后体位等均具有其他技术无法取代之作用；

4. 其他　椎弓根固定技术尚可用于脊柱外科其他疾患，总之，凡是需对脊柱进行复位、固定之各种疾患均可选择，包括炎性疾患等，当然，进钉位置应避开炎性椎节。

（六）椎弓根钉选择

目前有多种设计产品可供选择，从早期的 Dick 技术、Roy-Camille 技术等至今日各种设计，均可酌情择优选用。目前以美国 Stryker 产品为多用（图 2-3-3-5-23），其次为法国 LDR（图 2-3-3-5-24）。

对上胸椎及人体瘦小者，为避免椎弓根钉直径较粗易引发损伤风险，亦可选用侧块螺钉取代，尤适用于江浙地区女性及老年病例。

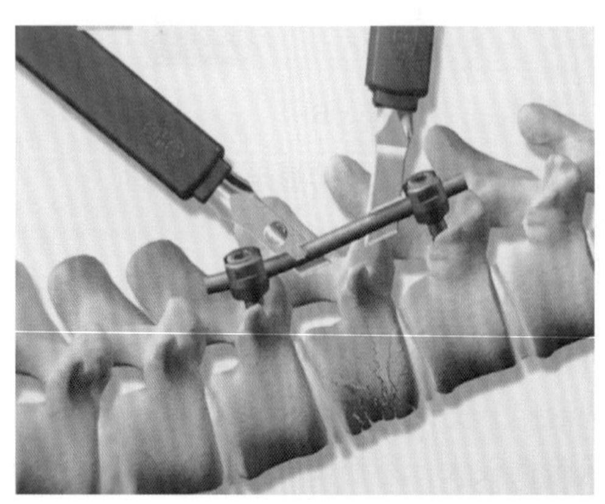

图 2-3-3-5-23　Stryker 椎弓根棒系统模型图

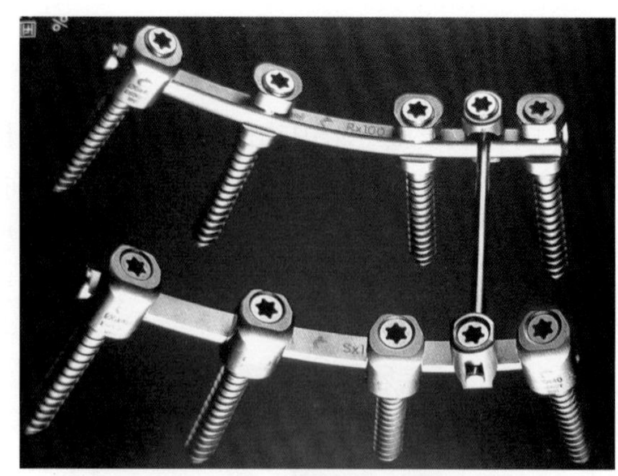

图 2-3-3-5-24　LDR 椎弓根钉棒系统

（七）椎弓根钉技术的实施

【定位及显露损伤椎节】

1. 定位　同前节，以术中 C- 臂 X 线机透视为主。

2. 显露损伤椎节　如前所述，多采用切除棘突之术式，且需显露两侧之小关节及横突。

【椎弓根钻孔点的定位】

椎弓根的横断面较小，因此，术者显露椎板以后，必须选择正确的钻孔点，方可令螺钉准确贯穿椎弓根直达椎体。胸椎的钻入点在下关节突下缘，恰在横突中心线上。在下胸椎可切除横突尖端少许骨质，断面的下内方即为合适钻入点。腰椎的理想钻孔点是横突中心的水平线与上下关节突关节面纵向连线的交点，恰在下关节突下缘，沿椎体矢状轴、水平轴直线钻入。由于脊柱之生理曲线之故，在 L_1 处，导针应向上倾斜 5° ~ 15°，而 L_5 则向下倾，S_1 倾斜角度可达 40° ~50°。当然尚应计算各种病变性畸形所造成的异常角度与椎节旋转等。

【伤椎可否进钉】

意见不一，主要视伤椎情况而定，对于前柱、中柱完全粉碎性骨折者及大量碎骨块（片）进入椎管者不宜再对伤椎进钉，以防加剧脊髓损伤的程度；但对于椎体较为完整者，或下方椎体较为完整者，伤椎亦可进钉，钉的长度以长钉（即抵达椎体前缘）或短钉（刚好超过椎弓根）为宜（图 2-3-3-5-25）。

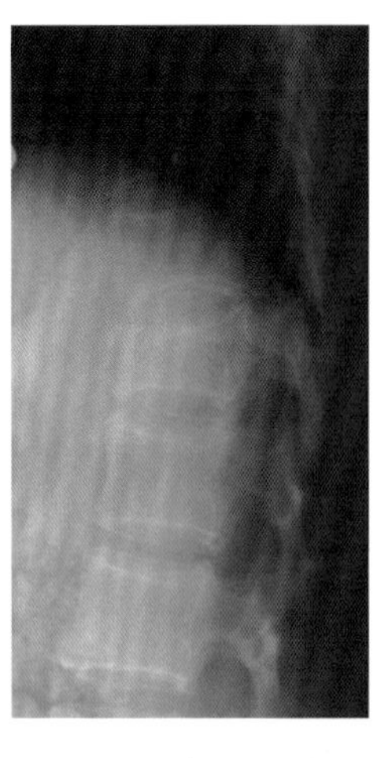

A

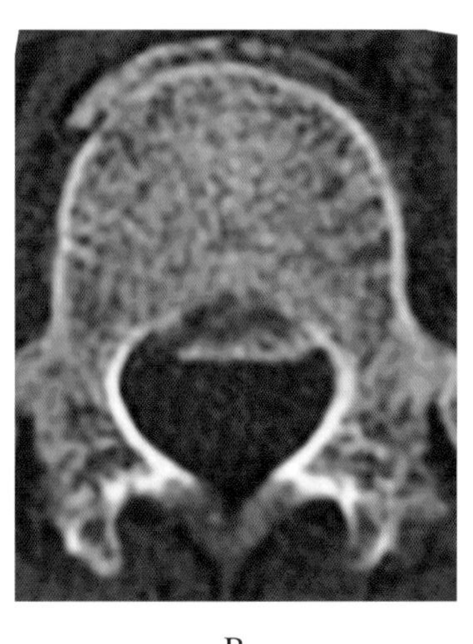

B

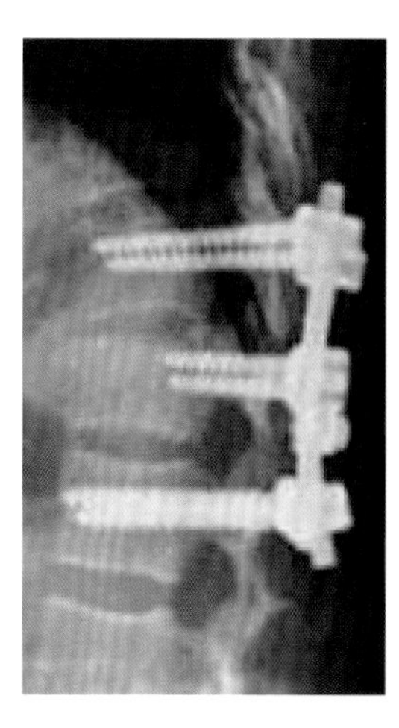

C

图 2-3-3-5-25 临床举例 T_{12} 压缩及爆裂性骨折（A~C）

A. 侧位 X 线片；B. 同前，CT 扫描显示骨块已进入椎管；
C. 同前，行椎弓根钉技术后，显示椎体骨折已复位，伤椎以短钉固定（自严力生）

六、胸腰椎陈旧性骨折手术疗法

（一）病例选择

凡陈旧性骨折已对脊髓或脊神经根形成压迫或刺激并伴有症状者，应及早施术减压及内固定。已全瘫者视具体情况处理。

（二）术式

依据病情而定，因属陈旧性骨折，主要强调减压，恢复椎管和椎节形态及高度。必要时可放置人工椎体、钛网、椎弓根钉等，亦可选择"蛋壳"手术，尤以椎体边缘完整者（图 2-3-3-5-26~28）。

七、胸腰椎侧后方椎管次环状减压术

见本章第九节内容。

八、清洗术野闭合切口

（一）彻底清洗术野放置引流

【清洗术野】

1. 清除异物　术毕立即清除所有异物，除纱布、棉片外，对失活之肌肉组织、凝血块等全部摘除之；

2. 冰冷之生理盐水反复冲洗术野　既可清除碎骨块（粒）又可止血及保护神经组织，尤其是对早期脊髓损伤病例，可减少与降低其继发性反应。

【放置引流】

1. 酌情选择引流方式　视切口深浅及长度不同选用皮片、皮管、香烟引流、或负压引流装置等，原则上是：对术后出血较多者选用负压吸引，一般病例采用半管引流即可，引流持续 24~48h，少有超过 60h 者；

2. 正确装置引流管（条）　引流管之头部应置于渗血较多之深部，切勿过浅或过短而达不到引流作用。

（二）闭合切口

【一般切口】

1. 按一般切口缝合切开诸层　90% 以上病例可以依序缝合切开诸层，包括骶棘肌筋膜、腰深筋膜、皮下及皮肤诸层；

2. 注意对引流条（管）缝扎固定　无论何种引流方式，引流管（片、条）穿出皮肤切口（或另切一小口）时均应用缝线结扎固定（图 2-3-3-5-289），以防滑出脱落，或是掉至切口深部成为切口经久不愈的原因，此在临床上并非少见。

【张力较大切口】

1. 对切口张力稍许过大者　可选用双根 10 号线从切口深部贯穿缝合 3~4 针，并同时按层缝合；之后先对贯穿缝合线打结，再对按层缝合线打结；一般多无困难，切口闭合良好；

2. 减张切开　对皮肤缺损或翻修性手术时瘢痕组织切除过多无法闭合切口时，可在切口之一侧或两侧 5~10cm 处作 5~10cm 长的减张切口；皮下松解后先缝合切口，再缝合减张切口；

3. 皮瓣转移等　如因切口缺损较多、减张切开不足以弥补缺损时，亦可选择局部皮瓣转移术等，力争术时一次闭合切口；此种情况临床上较为少见，数十年来作者仅遇二例，其中一例为已施术五次，且体型较胖者。

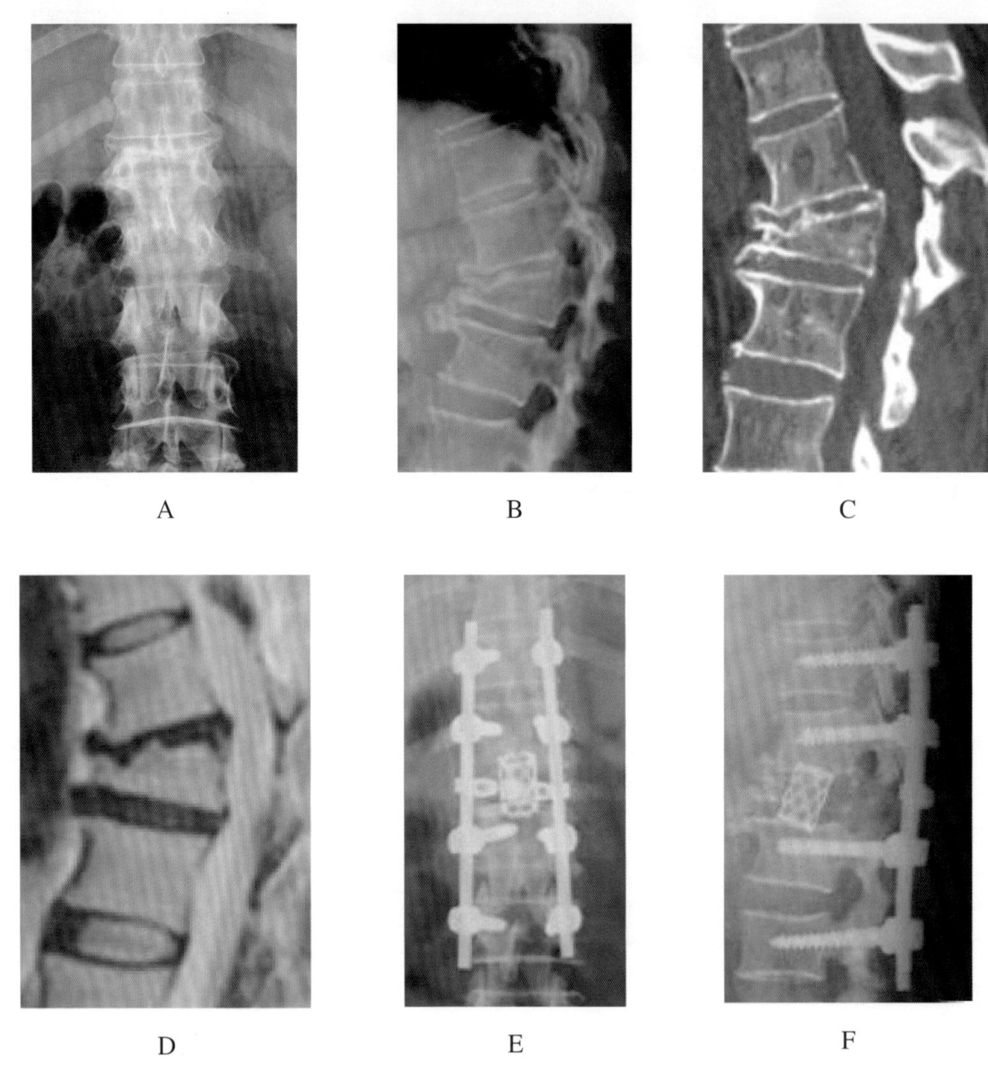

图 2-3-3-5-26　临床举例　女性，54 岁，L_1 骨折伴后凸畸形已半年行 T_{12}~L_1 前后路减压矫正术（A~F）

A、B. 术前正侧位 X 线片；C、D. 术前 CT 及 MR 矢状位观，显示椎节不稳及椎管狭窄；

E、F. 前后路减压 + 前路钛网植入 + 后路 T_{11}~L_3 椎弓根钉植入后 X 线正侧位观

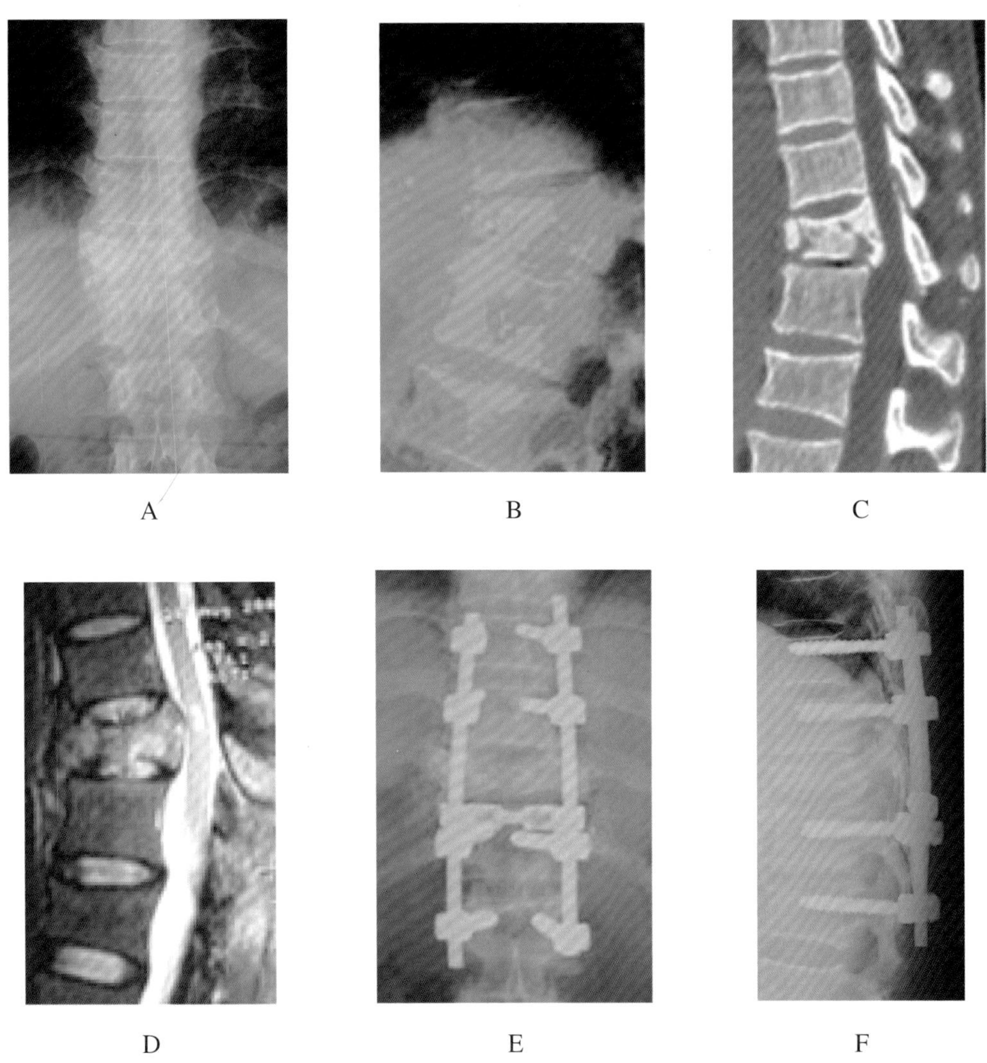

图 2-3-3-5-27 临床举例 男性，39 岁，T_{11} 陈旧性骨折伴脊髓受压 8 月入院行减压 + 椎弓根钉固定术（A~F）

A、B. 术前正侧位 X 线片；C、D. 术前 CT 及 MR 矢状位观；E、F. 后路减压 + 椎弓根钉内固定正侧位 X 线片，术后症状消失

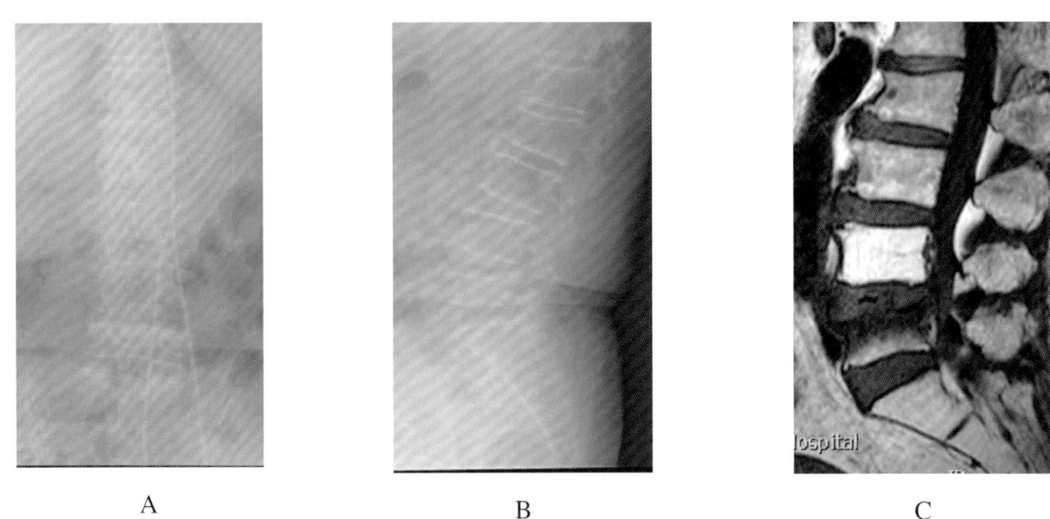

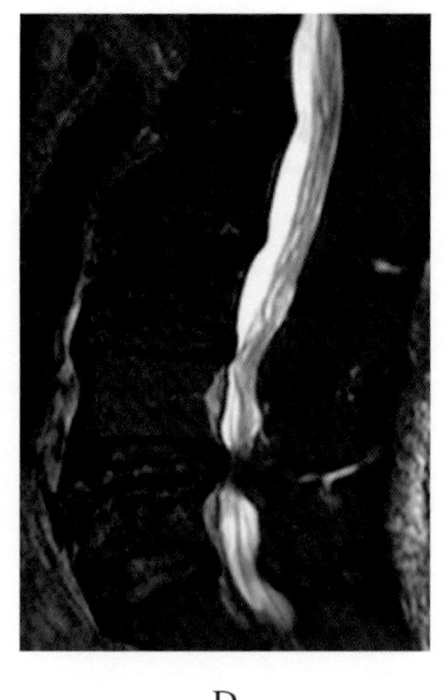
D

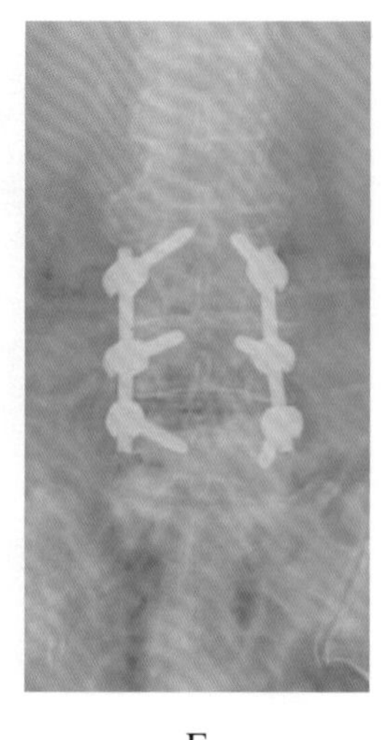
E

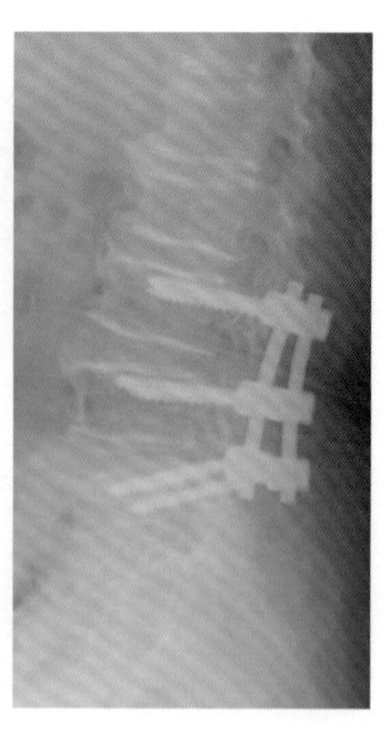
F

图 2-3-3-5-28 临床举例　患者，女性，82 岁，L_5 陈旧性压缩骨折行复位、减压及内固定术（A~F）
A、B. 术前正侧位 X 线片；C、D. 术前 MR 矢状位 T_1、T_2 加权；E、F. 术后正侧位 X 线片（自李立钧）

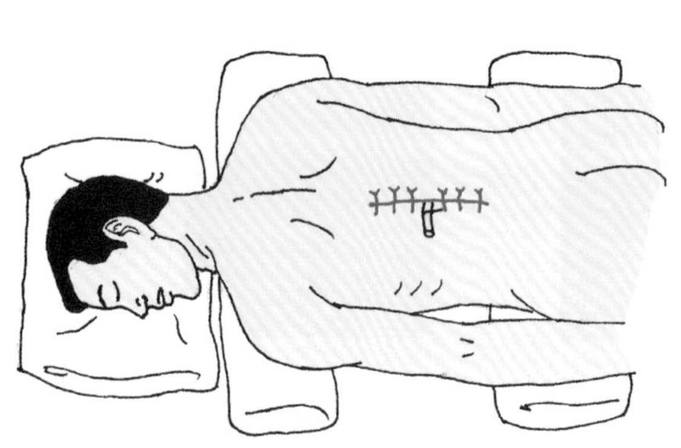
图 2-3-3-5-29 闭合切口，放置皮片（管）引流条，并予以结扎固定，示意图

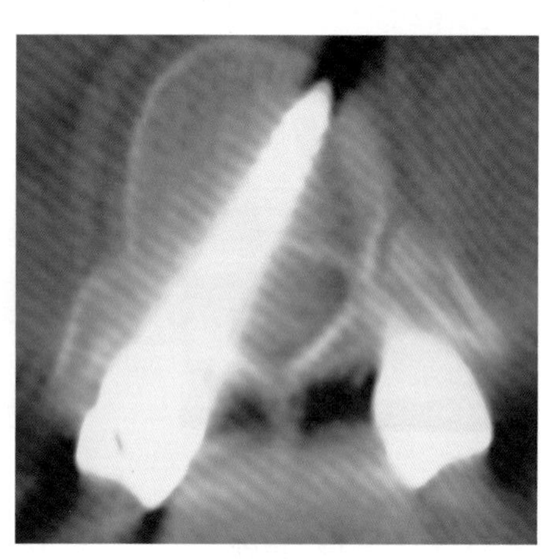
图 2-3-3-5-30 临床举例 椎弓根钉误入椎管伤及硬膜囊

九、胸腰椎术后并发症

主要并发症如下

（一）误伤脊髓、脊神经根或马尾

主因椎弓根钉进入椎管或根管所致（图 2-3-3-5-30），此在临床上并不少见，主要是此组病例易伴有椎节侧弯和旋转，以致在进钉时出现判断失误所致。

（二）误伤血管

如钉子过长旋至椎体前方时，则有伤及大血管之可能。亦可因在植入椎节融合器前切除前方椎间盘时，如锐性切除过深，亦可伤及大血管而发生意外；此种现象几乎每年都有所闻。

（三）其他误伤

【误入椎节间隙】

椎弓根钉误入椎间隙亦非少见，可因此而使内固定失效，甚至向后退出而影响固定作用（图 2-3-3-5-31）。

【误伤腰大肌或髂腰肌】

主因椎弓根钉过长，又向外偏斜进入腰大肌

内，此时出现托马斯征（Thomas sign），患者无法直腰站立或行走。

【钉子滑出与折断】

1. 钉子滑出　如患者骨质疏松、选钉不当（过细过短）、或位置不对等钉子均有滑出之可能，横连接可降低滑出概率。

2. 钉子折断　如用钉过细，尤其对体力强壮之运动员等职业者、又未采取增强措施（如前路或椎间隙补充融合）者亦易折断（图 2-3-3-5-32、33）。后者即属此种情况，青壮年人短节段固定如术后不加以保护和限制活动量则易出现这一后果，以致不得不再次手术，增强内固定。

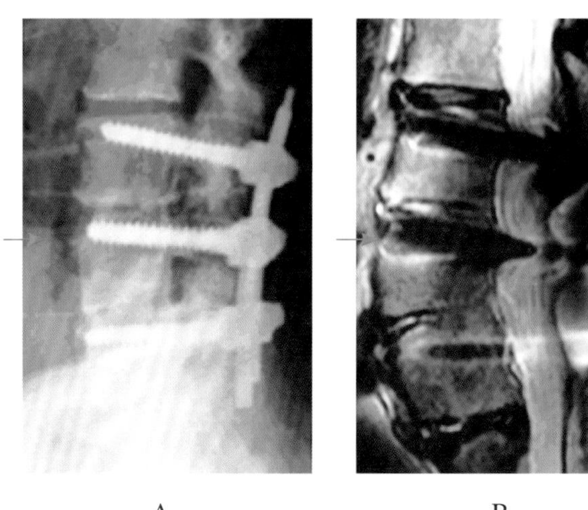

A　　B

图 2-3-3-5-31　临床举例　椎弓根钉误入椎间隙（箭头所指处）（A、B）

A. X 线侧位片；B. MR T_2 加权矢状位观

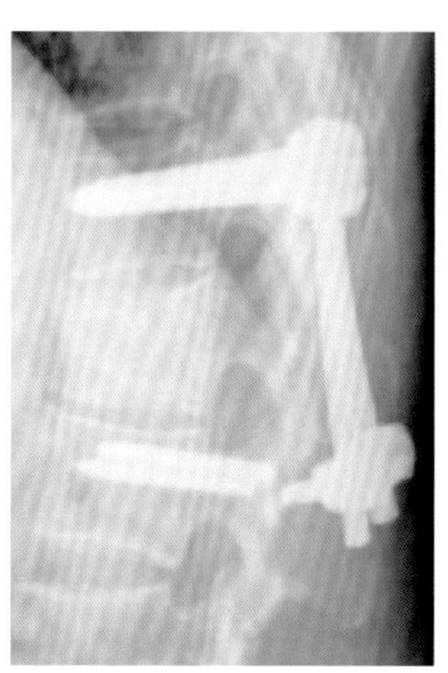

图 2-3-3-5-32　临床举例　患者，男性，65 岁，腰椎骨折单纯后路固定术后三个月远端椎弓根钉根部断裂

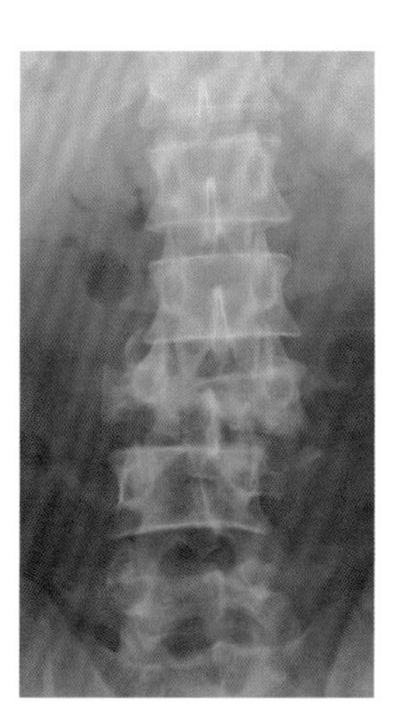

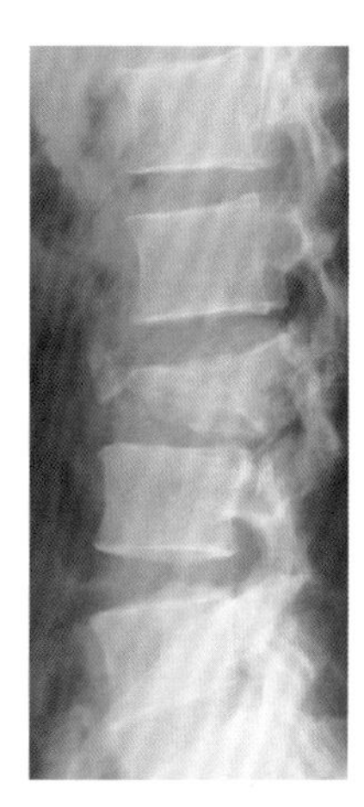

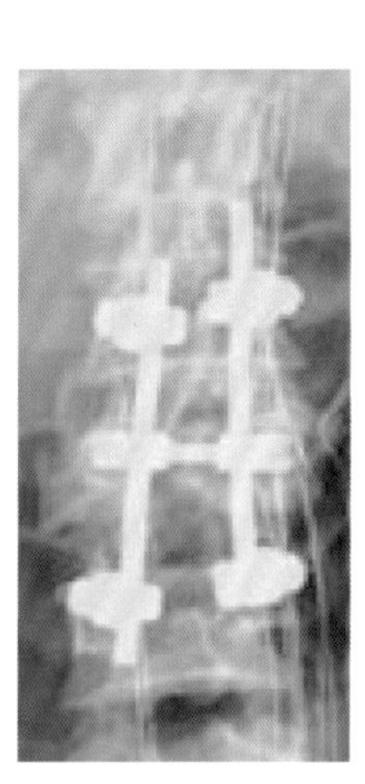

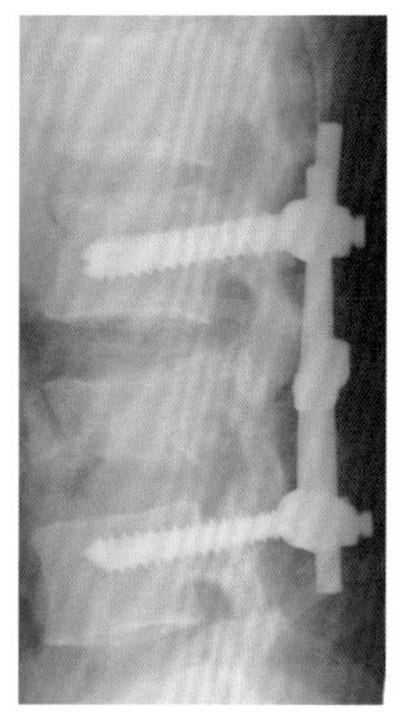

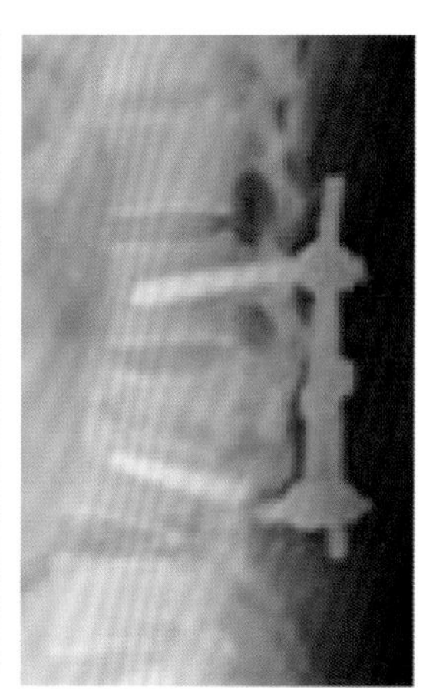

A　　B　　C　　D　　E

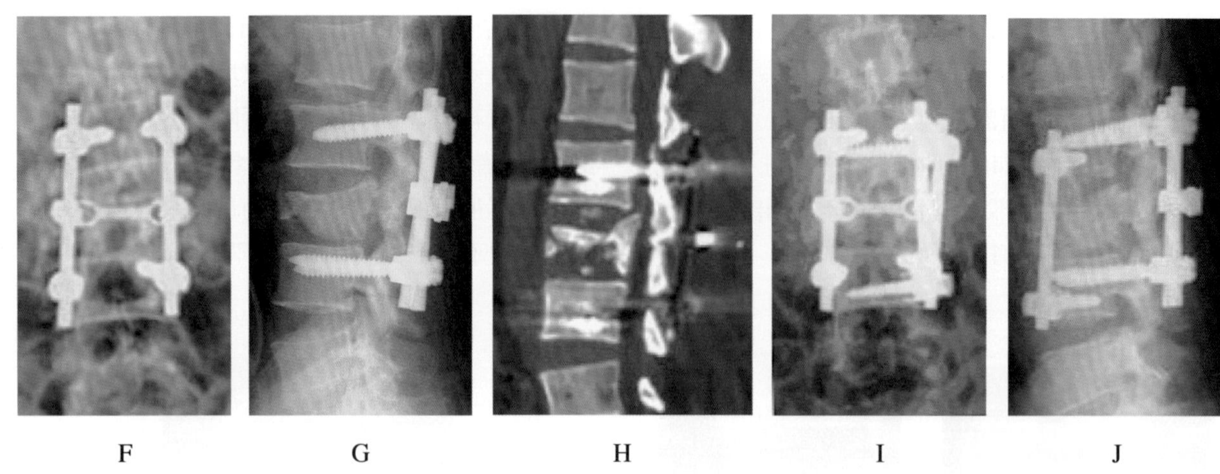

F　G　H　I　J

图 2-3-3-5-33　临床举例　男性，30 岁，因 L_3 骨折在外院行短节段椎弓根钉固定 + 撑开复位，八个月后复查时发现下方双钉均断裂而再次翻修术（A~J）

A、B. 伤后 X 线正侧位片；C、D. 第一次术后正侧位 X 线片；E、F. 8 月后复查显示双侧下方椎弓根钉自根部完全断裂；G、H. 将断钉取出，更换新钉固定，术后侧位 X 线片及 CT 矢状位，显示椎体前柱空虚，无支撑，易再次失败；I、J. 侧前方入路，髂骨块植入 + 单棒椎体固定后正侧位 X 线片

十、胸腰椎椎弓根钉技术临床举例

［例 1］图 2-3-3-5-34　患者，女性，53 岁，L_1 椎体压缩性骨折施以椎弓根钉技术治疗。

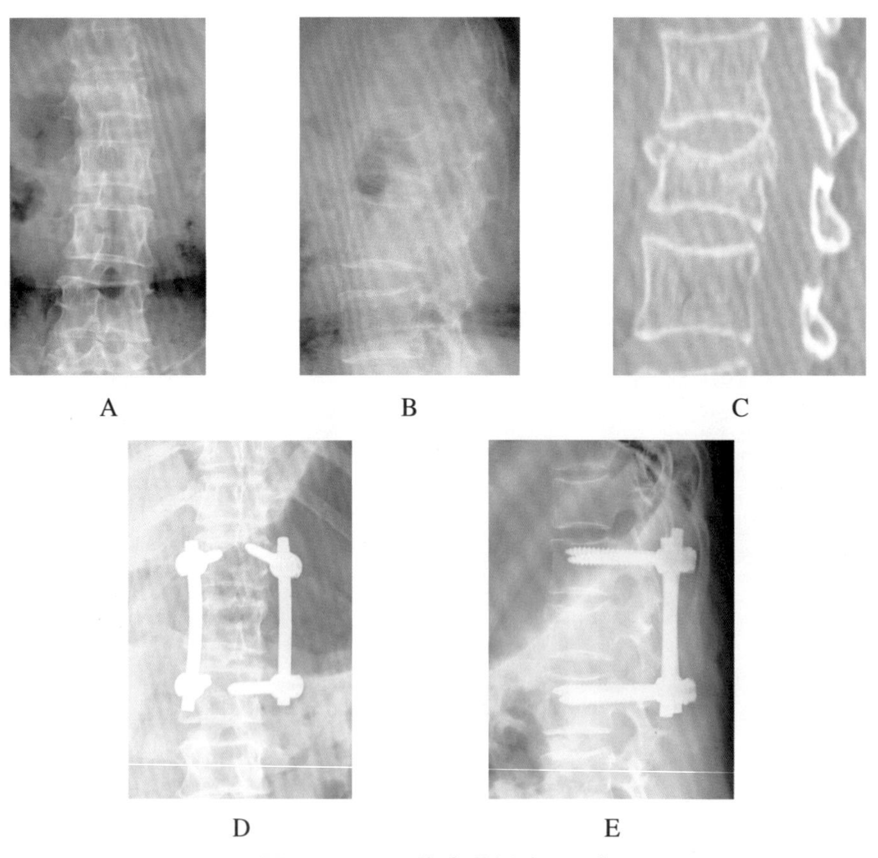

A　B　C

D　E

图 2-3-3-5-34 临床举例（A~E）

A、B. 术前正侧位 X 线片；C.CT 扫描矢状位观，显示椎体压缩及爆裂性骨折状；D、E. 利用椎弓根钉技术复位后固定 X 线正侧位片，显示椎节复位满意

［例 2］ 图 2-3-3-5-35 患者，男性，45 岁，T_{11} 压缩性骨折。

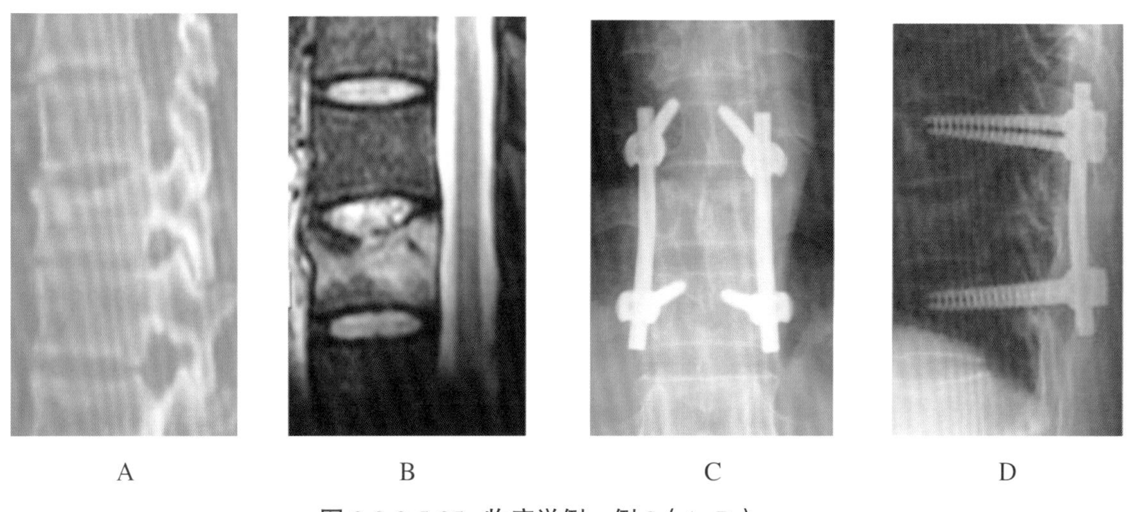

图 2-3-3-5-35 临床举例 例 2（A~D）

A. 术前 CT 矢状位扫描；B. 术前 MR 矢状位显示 T_{11} 椎体呈压缩状、伴轻度爆裂；C、D. 以椎弓根钉技术复位固定后 X 线正侧位片

［例 3］ 图 2-3-3-5-36 患者，男性，71 岁，T_{12} 椎体压缩性骨折伴腰椎椎管狭窄及多发性髓核突出。

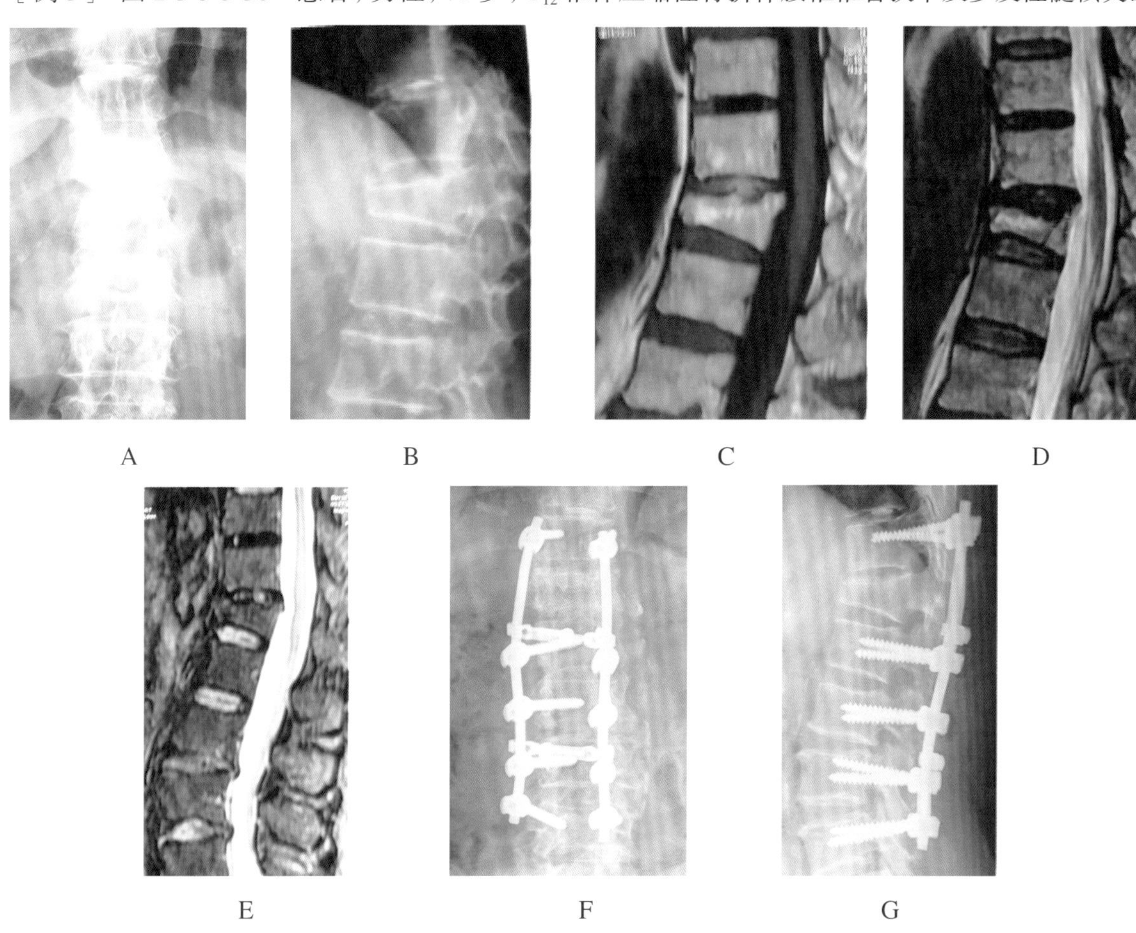

图 2-3-3-5-36 临床举例 例 3（A~G）

A、B. 术前胸腰段正侧位 X 线片；C~E. 术前 MR 矢状位显示 T_{12} 椎体压缩，T_{11}、L_2 髓核后突及下腰段椎管狭窄和髓核突出；F、G. 选用椎弓根钉技术，自 T_{11}~L_4 置入椎弓根钉、撑开 + 后路减压 + 髓核摘除 + 装置横杆，正侧位 X 线片显示局部改观，临床症状明显改善

［例 4］图 2-3-3-5-37 患者，男性，38 岁，L_1 压缩性骨折。

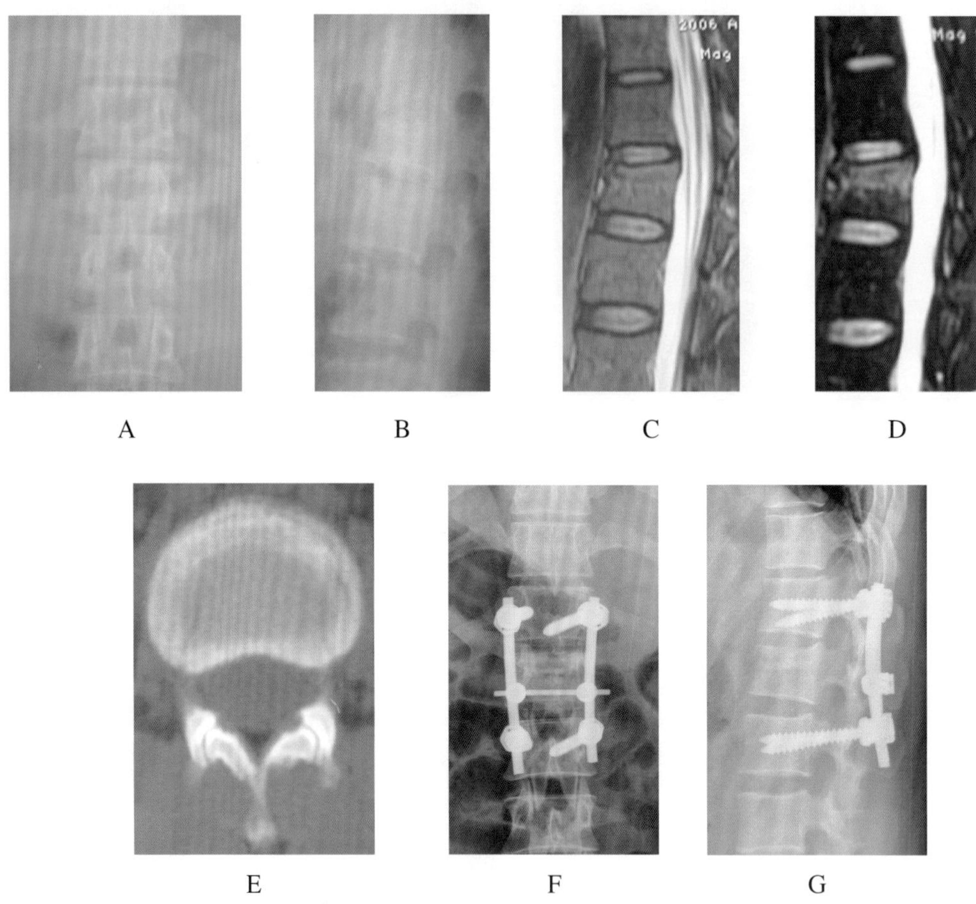

图 2-3-3-5-37 临床举例 例 4（A~G）

A、B. 术前正侧位 X 线片；C~E. 术前 MR 矢状位及水平位片，显示 L_1 压缩性骨折征；F、G. T_{12}~L_2 椎弓根钉置入、撑开及减压，术后正侧位 X 线片显示复位固定满意

［例 5］图 2-3-3-5-38 患者，女性，75 岁，T_9 及 T_{12} 骨折伴驼背畸形，行椎弓根钉复位固定。

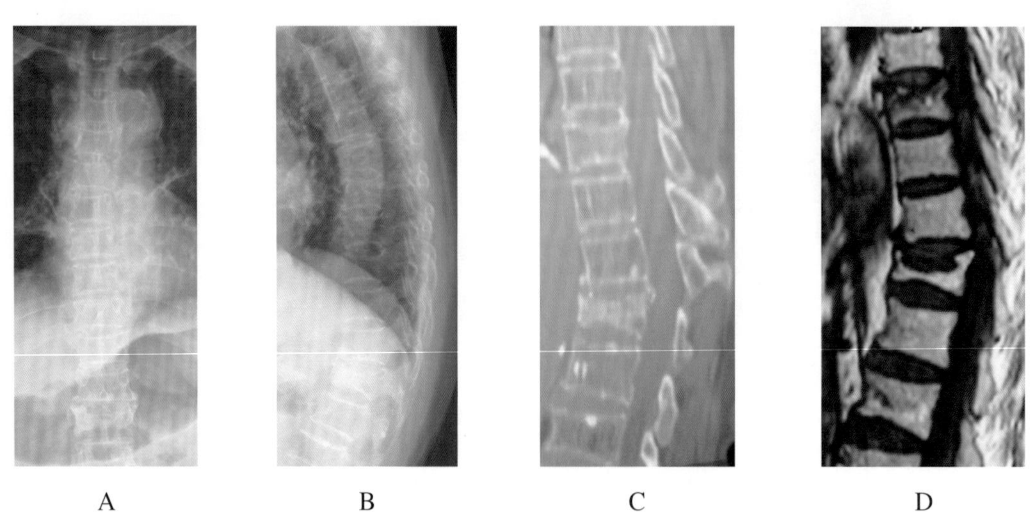

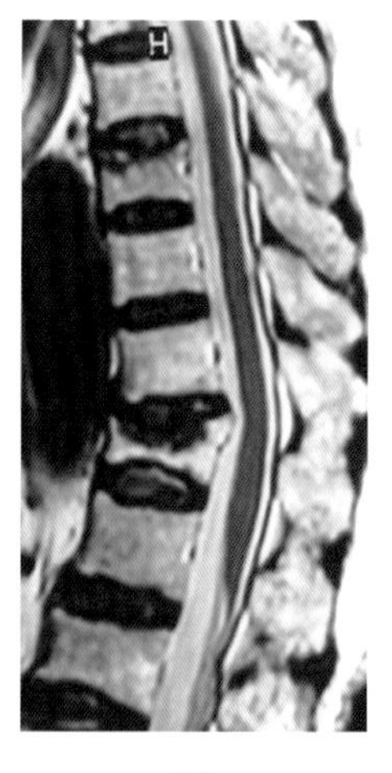

E

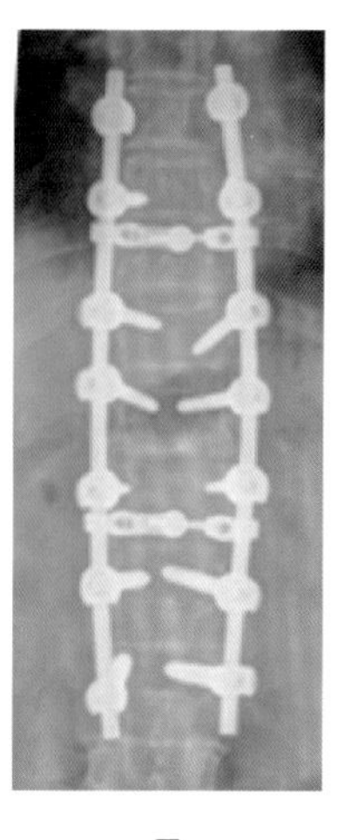

F

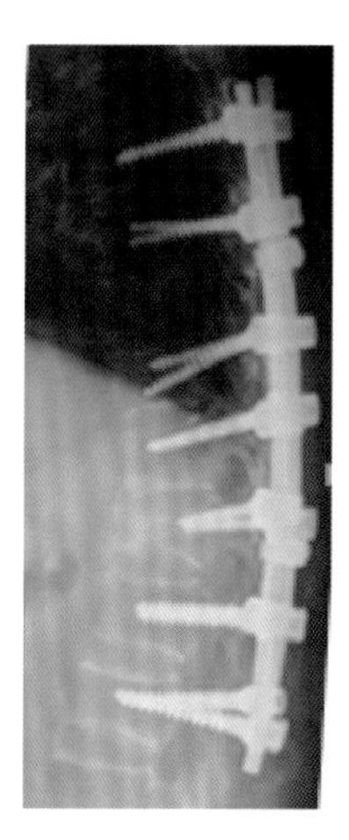

G

图 2-3-3-5-38 临床举例　例 5（A~G）

A、B. 正侧位 X 线片；C、CT 扫描侧位观；D、E. MR 矢状位观；F、G. T_8~L_2 椎弓根钉固定（T_{12} 伤椎为 30mm 短钉）、适度撑开及伸直后 X 线正侧位片，显示伤椎前屈改善，胸腰段脊椎诸节段稳定，术后次日即下地步行，恢复满意

［例 6］ 图 2-3-3-5-39　患者，女性，67 岁，T_{11} 楔形压缩性骨折。

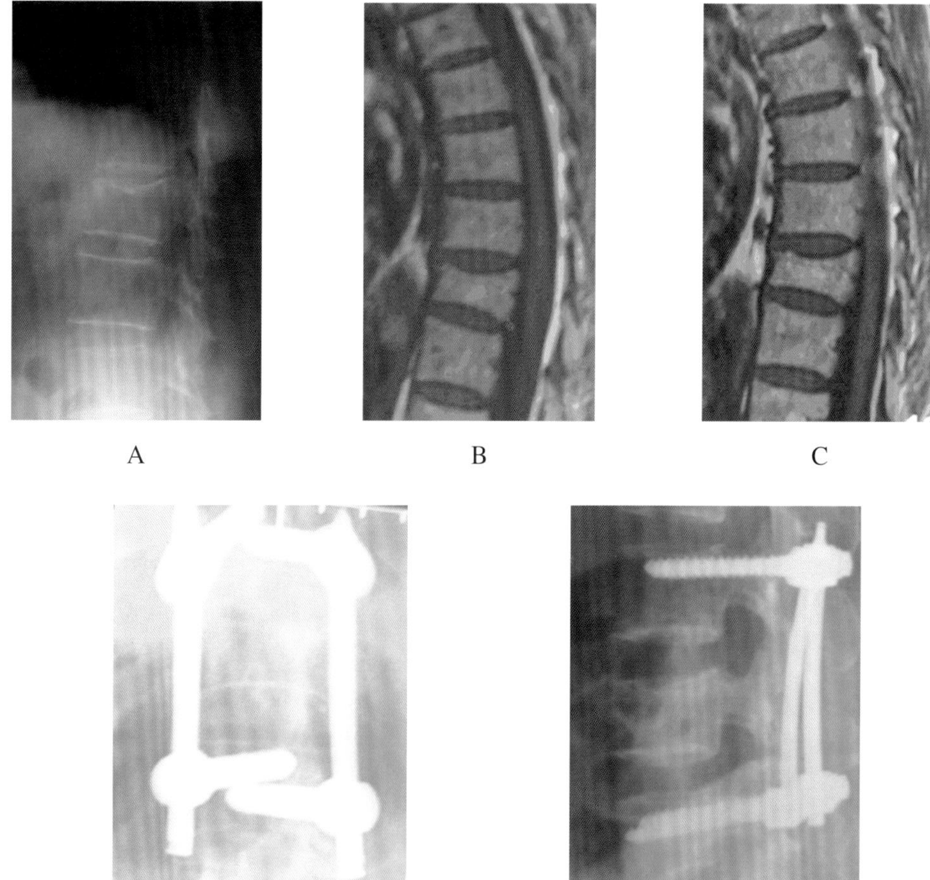

图 2-3-3-5-39 临床举例　例 6（A~E）

A. 术前 X 线侧位片；B、C. 术前 MR 矢状位观显示 T_{11} 椎体压缩性骨折；D、E. 伤节上下椎弓根钉固定、撑开复位后 X 线片正侧位片，见椎体复位满意

［例 7］ 图 2-3-3-5-40 患者，男性，26 岁，因高处坠落致 L_3 爆裂性骨折入院后行后路减压固定，二期行前路减压固定钛网植骨融合。

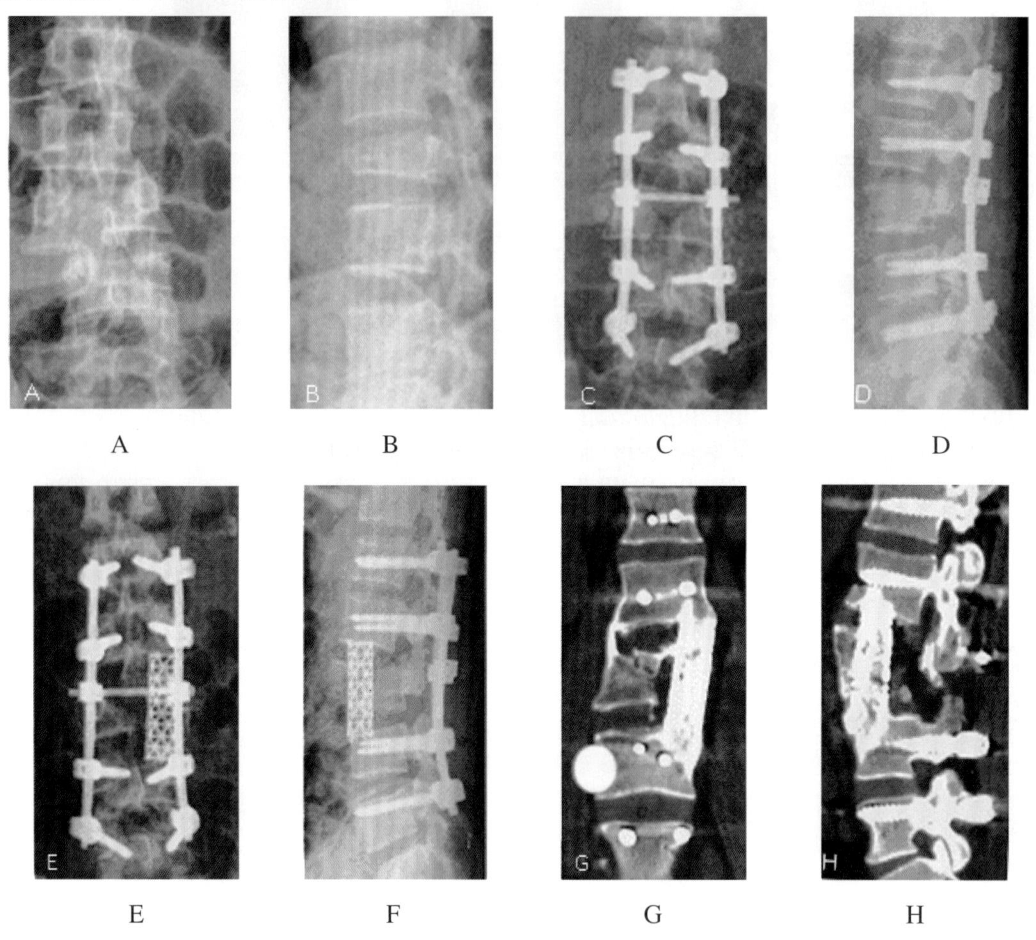

图 2-3-3-5-40 临床举例 例 7（A~H）

A、B. 术前 X 线正侧位片；C、D. 后路术后 X 线正侧位片；E、F. 前路术后 X 线正侧位片；G、H. CT 冠状位及矢状位重建

［例 8］图 2-3-2-5-41 患者，T_7 及 T_{12} 压缩性骨折。

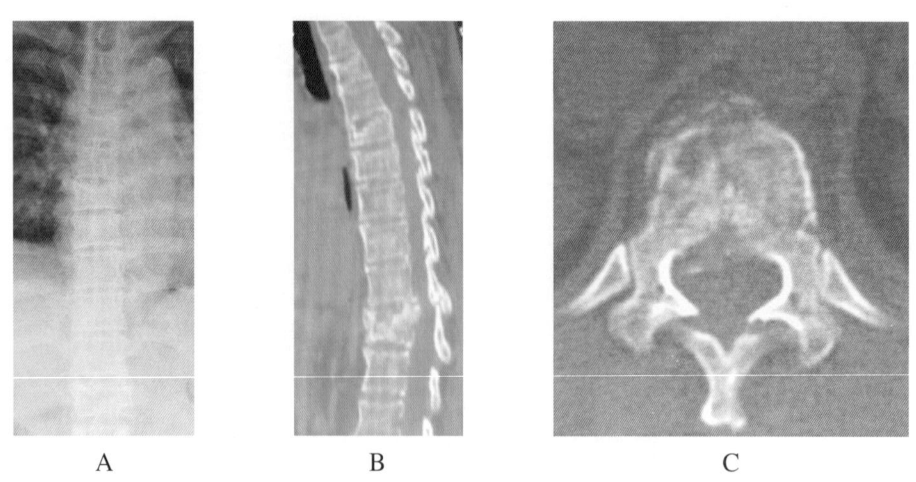

A B C

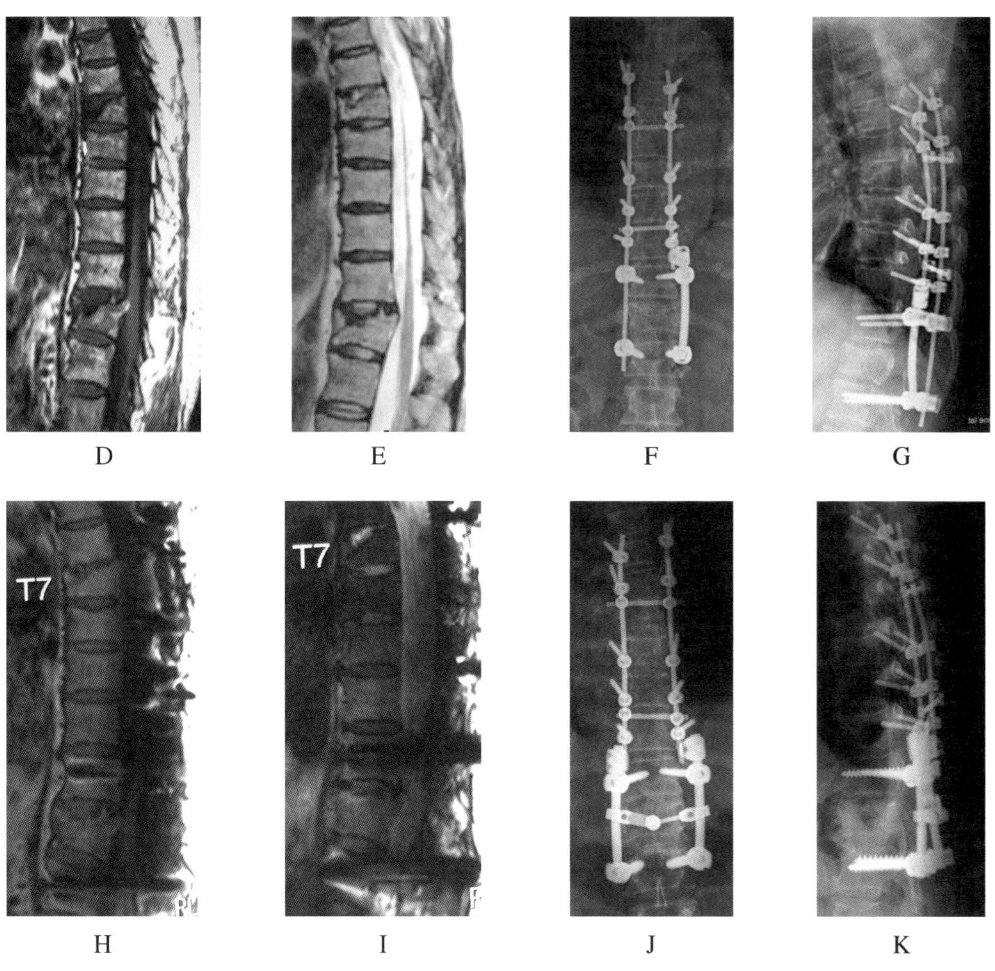

图 2-3-3-5-41 临床举例 例 8（A~K）

A、B. 正位 X 线片及侧位 CT 扫描显示T_7及 T_{12} 压缩性骨折；C. T_{12}CT 水平位扫描呈爆裂性骨折，骨折片已侵入椎管；D、E. MR 矢状位观，T_1、T_2 加权；F、G. $T_{5\sim10}$ 行侧块螺钉，T_{11}~L_1 行椎弓根钉固定 + 撑开，术后正侧位 X 线片显示固定满意，次日已下地步行，本例因患者瘦小，故 T_{10} 以上选用侧块螺钉较为安全，且强度可以支撑患者躯体；H、I. 术后三个月即恢复正常生活状态，术后一年原症状有复显趋势，MR 及 CT 扫描显示原来切骨减压处有新生骨刺形成，而行次环状减压术，术后又恢复正常；J、K. 第二次术后正侧位 X 线片

［例 9］图 2-3-3-5-42 患者，女性，L_1 椎体压缩性骨折。

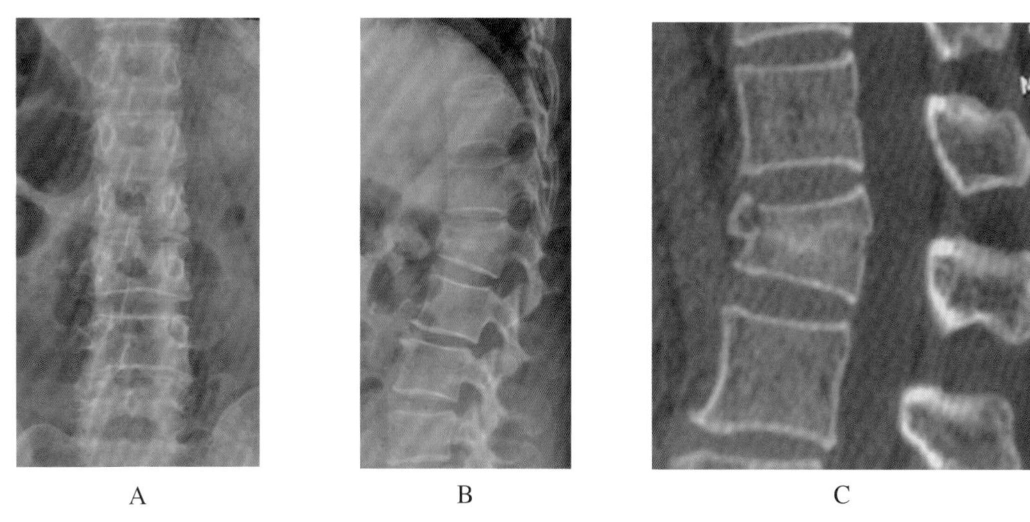

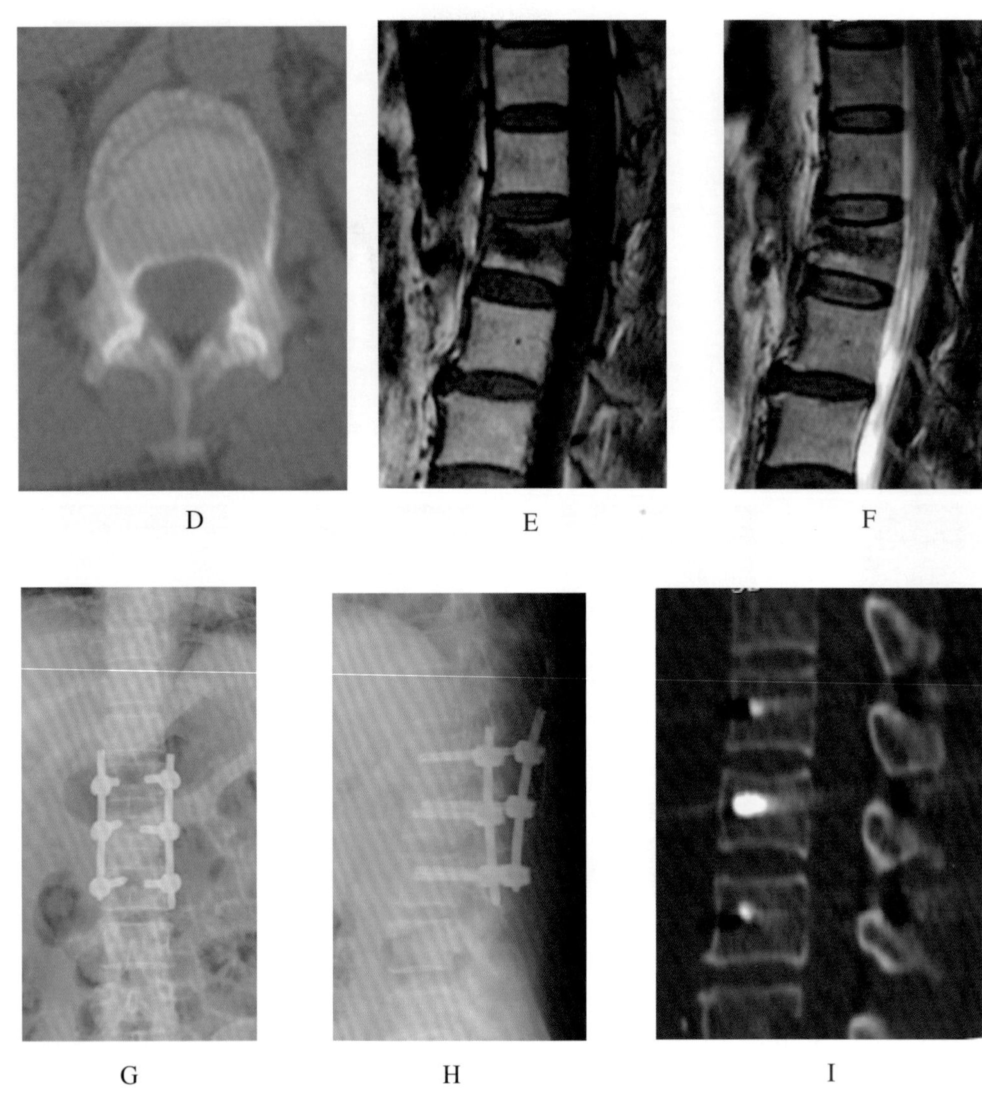

图 2-3-3-5-42 临床举例 例 9（A~J）

A、B. 术前正侧位 X 线片；C、D. CT 矢状位及水平位扫描；E、F. MR 矢状位 T_1、T_2 加权；G、H. 术后正侧位 X 线片；I. 术后 CT 矢状位扫描（自李立钧）

第六节　人工椎体植入术与胸腰椎病理性骨折

一、人工椎体植入术概述

严重的爆裂性骨折，当碎骨清除后整节空隙（腔）可用髂骨充填外，对拒绝自体取骨的伤者，不妨用人工椎体取代；或者某些病例在行病变骨（多为肿瘤）切除术或致压骨广泛切除术（椎体次全切除或全切除术）后，由于局部骨质缺损较多或椎节短缩明显，采取一般术式（包括植骨术等）无法达到满意效果者，可酌情选用人工椎体置（植）入。新型钛制可调式中空人工椎体为兼具支撑、牵开、充填及植骨等多种功能的植入物。此外，各大医疗器械公司均有不同产品设计，但大多相似，术者在选择时可酌情选用。

二、人工椎体构造

（一）概述

由医用钛金属制成，其对人体组织无毒、无致畸、无致癌、无刺激、磁性微弱，且生物组织相容性良好，为当前首选的人体置入材料。其构造主要由两端带刺之固定调节装置及中央体部两个部分构成（图 2-3-3-6-1）。

（二）体部

为中空、周边多孔的圆柱状，是人工椎体的主要支撑和承重结构。周边有三个长条形孔隙，为植骨块充填的入口。在长条形开口之间，有螺旋调节杆的支撑孔，可通过调节来增加椎体长度。体部内腔两端为同向螺纹，用作人工椎体的延伸及回缩。

（三）固定调节装置

位于人工椎体的两端。其上方为圆形平台，台面上有三根锐刺，呈圆锥形等边排列，术中将其刺入施术椎节的上下椎体断面可起固定作用。平台下方有螺丝杆（柄）与体部内腔的螺母相嵌合。螺丝杆的长度为体部长度的 2/5~3/7，以保证

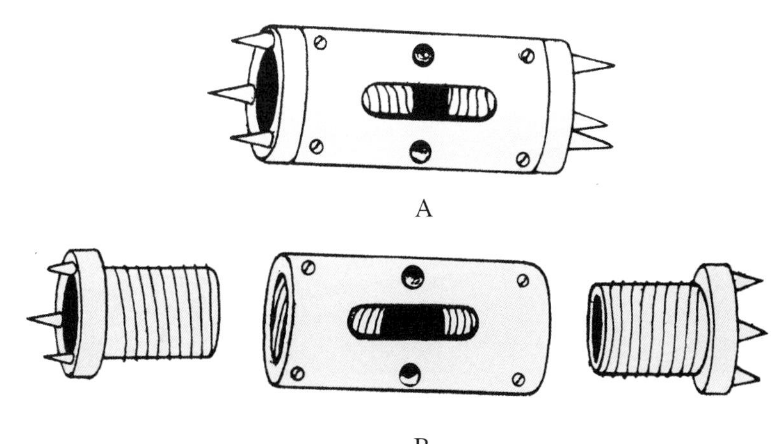

图 2-3-3-6-1　人工椎体植入术示意图（A、B）

A. 可调式人工椎体组合状态；B. 分解状态

在撑开时具有相应的延伸度。

（四）固定螺丝

体部两端的螺孔均匀排列，螺孔的中心点距体部边缘 2~3mm，视规格不同而有所差别，螺丝旋紧后起固定螺旋调节杆的作用。

三、人工椎体型号与配套工具

（一）型号与规格

此种人工椎体适用于颈椎、胸椎、胸腰段、腰椎及腰骶段等，并依此设计为小、中、大及加大四种型号，每种型号又有三种不同长度，因此共有十二种规格，可根据病情需要而选择。

（二）置入工具

置入工具除外科手术时各种一般器械外，另有一种两用刀杆式调节器为专用工具，其主要用于调节人工椎体的长度，并可将固定螺丝旋紧；外形为一带螺丝刀之锥形杆。

四、人工椎体手术方法

（一）显露与切除病变椎节

首先按常规对病变椎节进行显露（图 2-3-3-6-2），之后将其切除（图 2-3-3-6-3），以求达到根除病变、减压及矫正畸形等目的。在此操作过程中，既要手术彻底，又应注意切勿伤及椎体后方的后纵韧带（除非因肿瘤波及需手术切除者）、硬膜囊及两侧脊神经根。

（二）安装人工椎体

按以下步骤进行。

【选择相应型号和规格的人工椎体】

对施术椎节切除术后缺损范围加以测量，主要是长度、矢状径及宽度，根据测量结果选择相应尺寸的人工椎体。

【人工椎体置入】

先将人工椎体的一端插入椎节中部或中前部，并轻轻叩击，使锥形刺嵌入骨质。而后再将另一端置入，如因锥形刺阻挡难以达到预定位置时，可用小锤子轻轻叩向深部，达到预定位置。用 C- 型臂 X 线机进行透视，以明确人工椎体在病变施术椎节的位置，对位置欠佳者，应酌情加以矫正。

【人工椎体撑开】

在确定人工椎体置入位置满意后，用两用刀杆式调节器将人工椎体按延长方向旋转，以达到使椎节撑开的目的。其长度以恢复椎节原有的高度为限，为防止骨质塌陷所引起的回缩，可适度“矫枉过正”，但其长度应控制在 10% 以内（图 2-3-3-6-4、5）。此种设计为由中央为调节支撑螺旋，两端为调控延长螺旋式结构，受力面积较为均匀。

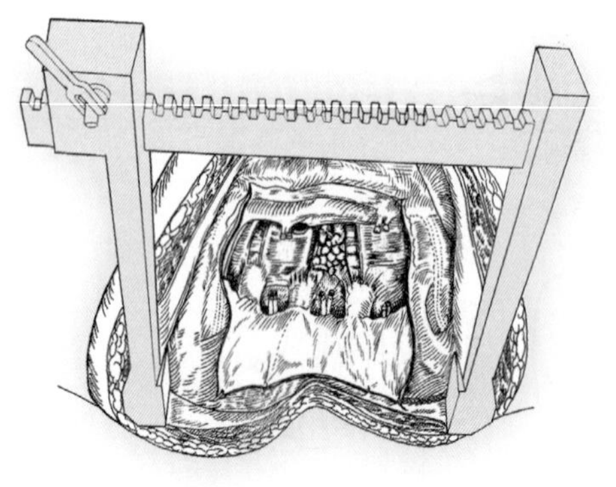

图 2-3-3-6-2　显露施术椎节，用深部自动拉钩充分暴露术野示意图

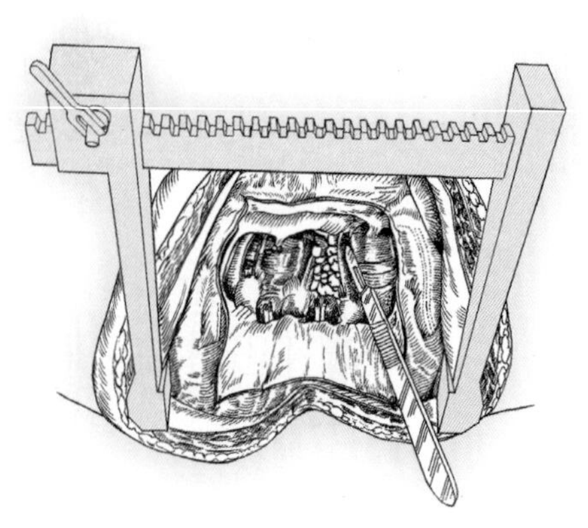

图 2-3-3-6-3　切除病变组织（用刀、刮匙及髓核钳等）示意图

【旋紧固定螺丝】

当人工椎体达到预定高度后，为防止其回缩，应将椎体两端之固定螺丝旋紧。

【植骨】

切取正常骨质成细条状，通过体部的槽式孔填至体部中央，直到嵌紧为止。如系椎体爆裂性骨折病例，可将较完整之周壁骨片置于人工椎体外方促进愈合（图 2-3-3-6-6）；为防滑落可用明胶海绵或止血纱布保护。另外亦有双节调控设计产品，如图 2-3-3-6-7 所示，其原件之分解状态，而其组合及使用状态见图 2-3-3-6-8、9。

（三）闭合切口

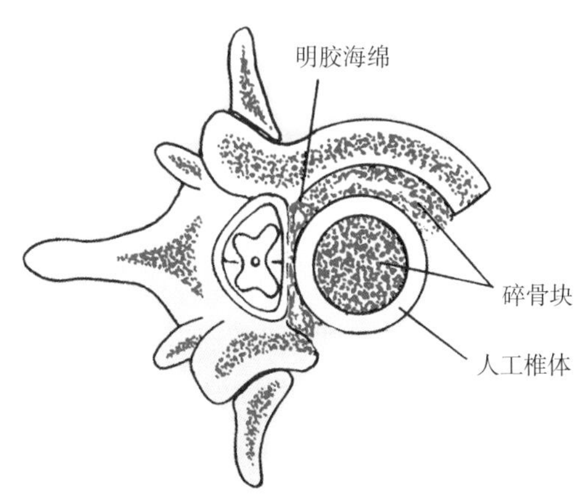

图 2-3-3-6-4　**植入人工椎体并将其撑开，水平位观，示意图**

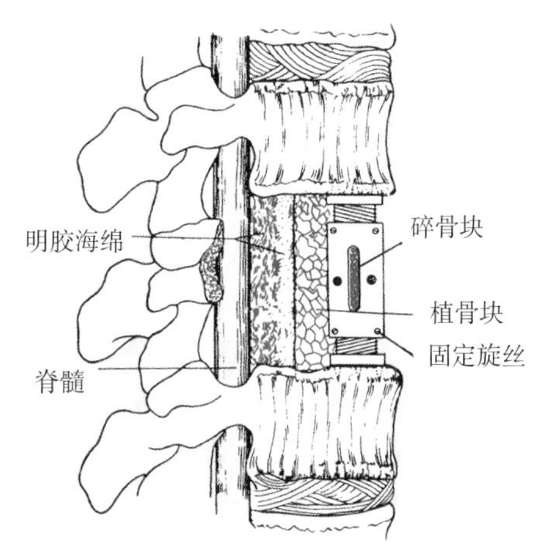

图 2-3-3-6-5　**植入人工椎体后侧方观，示意图**

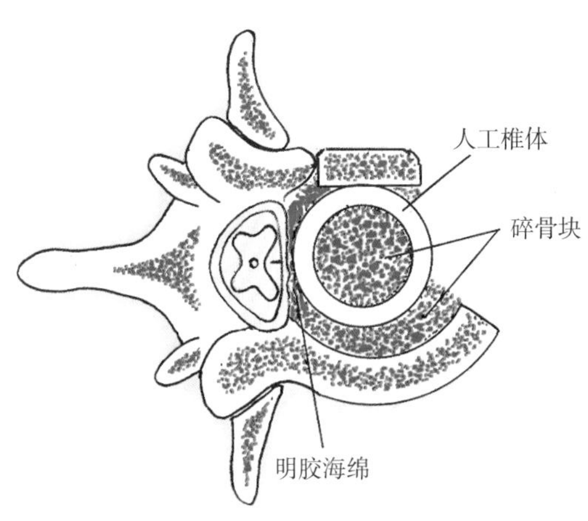

图 2-3-3-6-6　**选用较完整之骨片（椎体周壁）置于人工椎体外方，再用多层明胶海绵或止血纱布保护示意图**

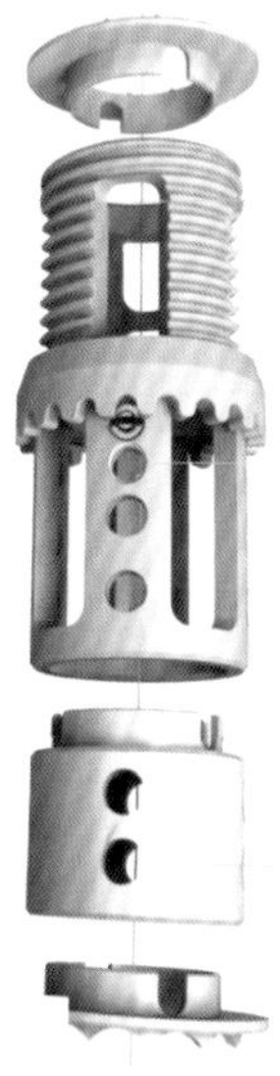

图 2-3-3-6-7　**双节式人工椎体之分解状态模型图**

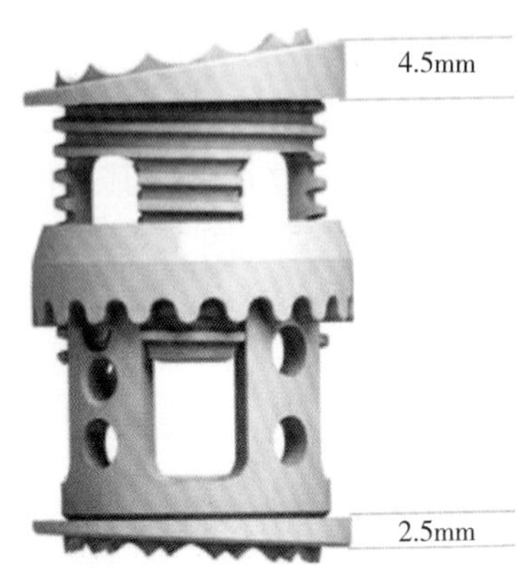

图 2-3-3-6-8 双节式人工椎体之组合状态模型图

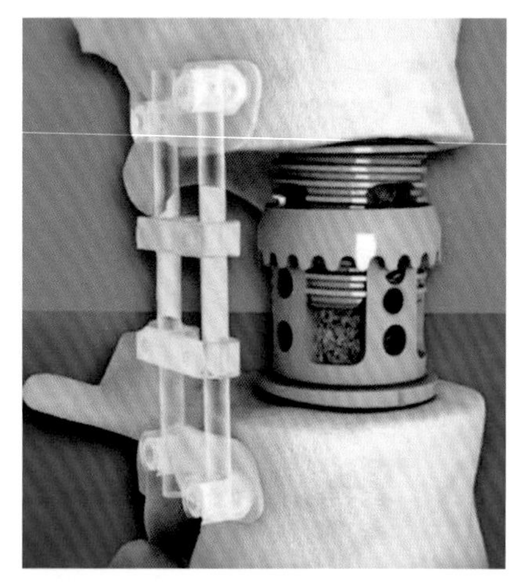

图 2-3-3-6-9 双节式人工椎体之使用状态模型图

依序缝合切开诸层，开胸者应放置闭式引流，经腹切口者需留置香烟引流条或负压吸引。

（四）术后处理

酌情按胸部或腹部手术后常规处理。

（五）注意事项

主要是重视人工椎体的稳定性。此点十分重要，由于人工椎体两端均有锐刺，一旦滑脱，很容易伤及周围组织，尤其是后面的脊髓和前面的脏器，以致造成严重后果。因此，在安装人工椎体时，一定要小心谨慎，尤其是选择两端刺入点时更应稳妥，使人工椎体在撑开的同时，进一步增加假体的稳定性；安装后一定要反复检查，以保证人工椎体无滑出之虞。

五、胸腰椎病理性骨折病因

随着老龄社会的来临，胸腰椎病理性骨折日益多见，稍许外伤即可引发高龄者胸腰椎变形、后凸和疼痛等症状，此时应首先考虑病理性骨折。凡具有以下情况者均易发生：

（一）骨质疏松症

临床上最为多见，尤以 65 岁以上女性及 70 岁以上的男性，由于骨的质量下降，稍许外伤即可引起胸腰段椎体骨折，年龄愈大，发生率愈高，椎体受压程度也愈重。

（二）椎体肿瘤

无论是原发性（少见）或转移性（多见）椎体肿瘤，当椎体骨质破坏严重时，病变椎体甚易发生骨折；尤以溶骨性为主的转移瘤（癌）等病例，发生率更高，而且可能是首先发现肿瘤的原因。

（三）椎体其他病变

凡引起椎体完整性破坏或椎体强度减弱者，均可造成椎体病理性骨折，甚至可多次反复发生而使病变加剧；包括嗜酸性肉芽肿（图 2-3-3-6-10）、脊索瘤（图 2-3-3-6-11）等病变。

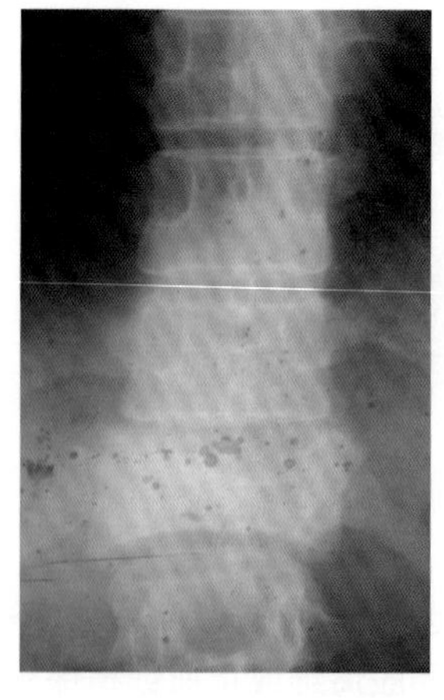

A

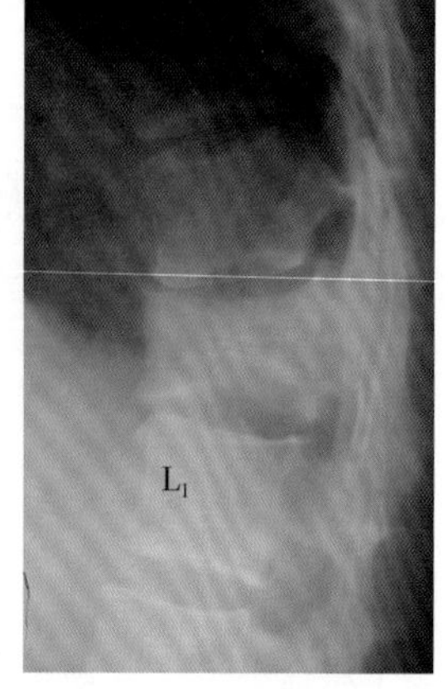

B

图 2-3-3-6-10 临床举例 女性，74 岁，原发病为嗜酸性肉芽肿，在轻度外伤后引起腰椎后凸畸形（A、B）

A. 正位 X 线片显示 T_{12} 椎体压缩性骨折；B. 侧位 X 线片观

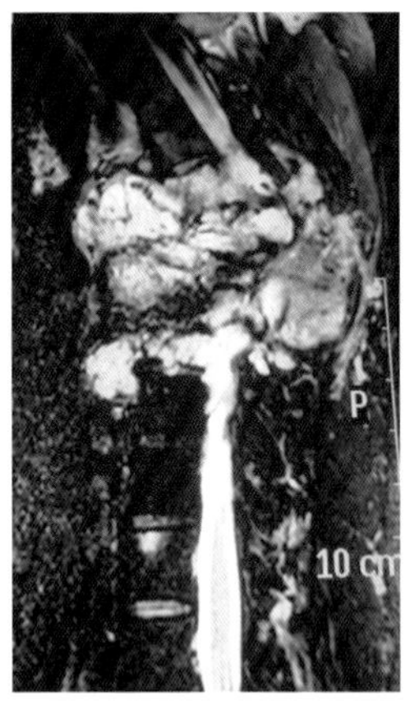

A

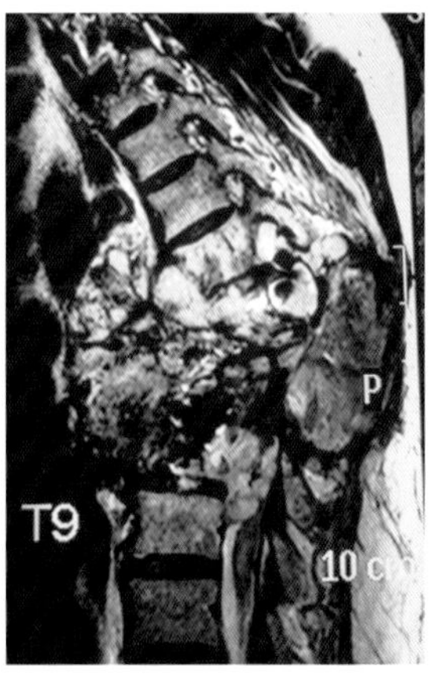

B

图 2-3-3-6-11　临床举例　男性，62 岁，T_7 脊索瘤，外伤后病变及畸形日益加剧，并致双下肢全瘫 MR 矢状位观

A.MRT$_1$ 加权；B.MRT$_2$ 加权

六、胸腰椎病理骨折的临床症状与诊断

（一）临床表现

视外伤强度不同，骨质结构移位程度不同及致伤机制差异，患者的临床症状差别较大，常见的症状主要有以下两类：

【椎节局部症状】

1. 胸腰段后凸畸形　可于伤后立即出现，以胸腰段多发，主要表现为棘突后凸，多为单节，二节以上者较为少见。后凸之椎节即为椎体骨折的部位；

2. 痛、压痛及传导叩痛　除自诉脊柱后凸处疼痛外，压痛及间接叩击痛均较为明显；检查时可就地在病床（或担架）上进行，切勿坐起或站立，手法需轻柔，忌粗暴，以免加重伤情。

【神经症状】

除严重暴力可引起脊髓症状外，一般多为根性刺激症状；如双下肢运动、感觉严重障碍，则表明损伤已波及椎管及脊髓神经，应按神经系统伤患、依照神经科常规作进一步检查。

（二）诊断

主要根据临床表现及影像学检查，除常规的正侧位 X 线片外，每个病例均应争取行 CT 及 MR 检查，以确定椎体骨质损伤程度、范围、移位情况及对脊髓或 / 及脊神经根的波及程度与范围。

七、胸腰椎病理性骨折治疗

（一）非手术疗法

视病情不同而选择各种有效方法。临床上主要强调以下措施，并酌情加以调整。

【绝对卧床休息】

对轻型、高龄、原发病严重等伤者，先采取卧床休息，包括大小便、进餐等均应在床上进行，切勿随意下床，更不可步行。并在观察病情过程中决定下一步治疗。

【药物及对症治疗】

1. 药物治疗　除止痛药物外，对骨质疏松症者，可选择有效增加骨密度之药物改善原发病状态；

2. 对症处理　视病情需要予以相应的疗法，包括外敷中药、护腰外用及其他对症措施等。

（二）手术疗法

凡伴有脊髓或马尾神经症状者，均应及早施术，手术目的主要为减压、恢复椎节高度与曲度，并予以有效的固定。

其手术操作与外伤性骨折病例相似，唯要求在处理脊柱骨折脱位之同时，对原发病予以相应处理，包括肿瘤切除等。

对固定方式的选择视病情而定，椎体肿瘤大多在肿瘤切除后选择髂骨块嵌入（另一组人员取骨为妥，图 2-3-3-6-12）。亦可选用人工椎体植入，唯费用较高（图 2-3-3-6-13、14），而骨质疏松症、或椎体陈旧性病变者，则多选择后路椎弓根钉固定及复位技术（图 2-3-3-6-15、16），必要时亦可同时予以骨水泥通过椎体气囊注入病椎。由于原发病变不固定，变数较大，在处理上务必酌情处理。

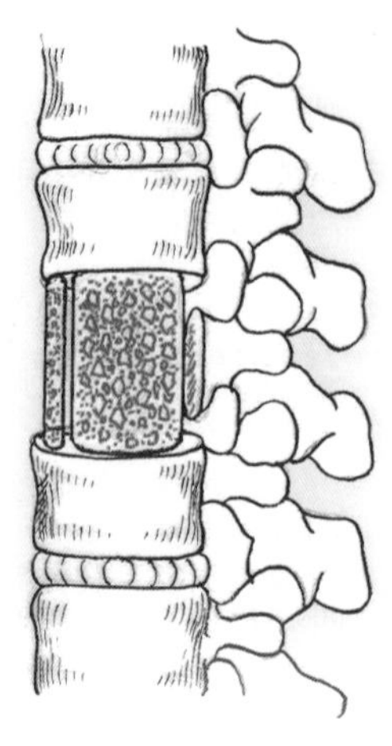

图 2-3-3-6-12 取髂骨块植入示意图

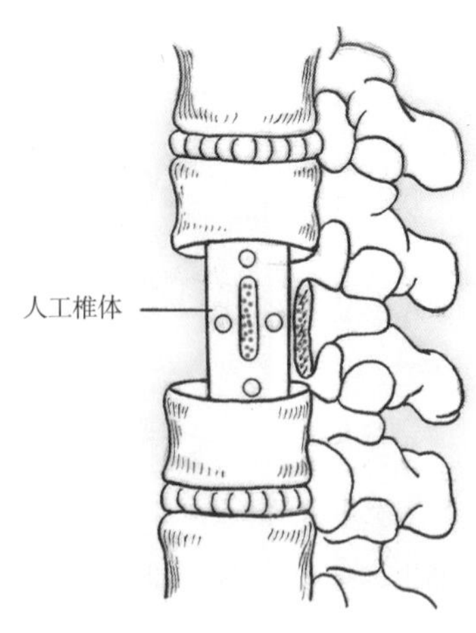

图 2-3-3-6-13 用人工椎体植入病变椎节示意图

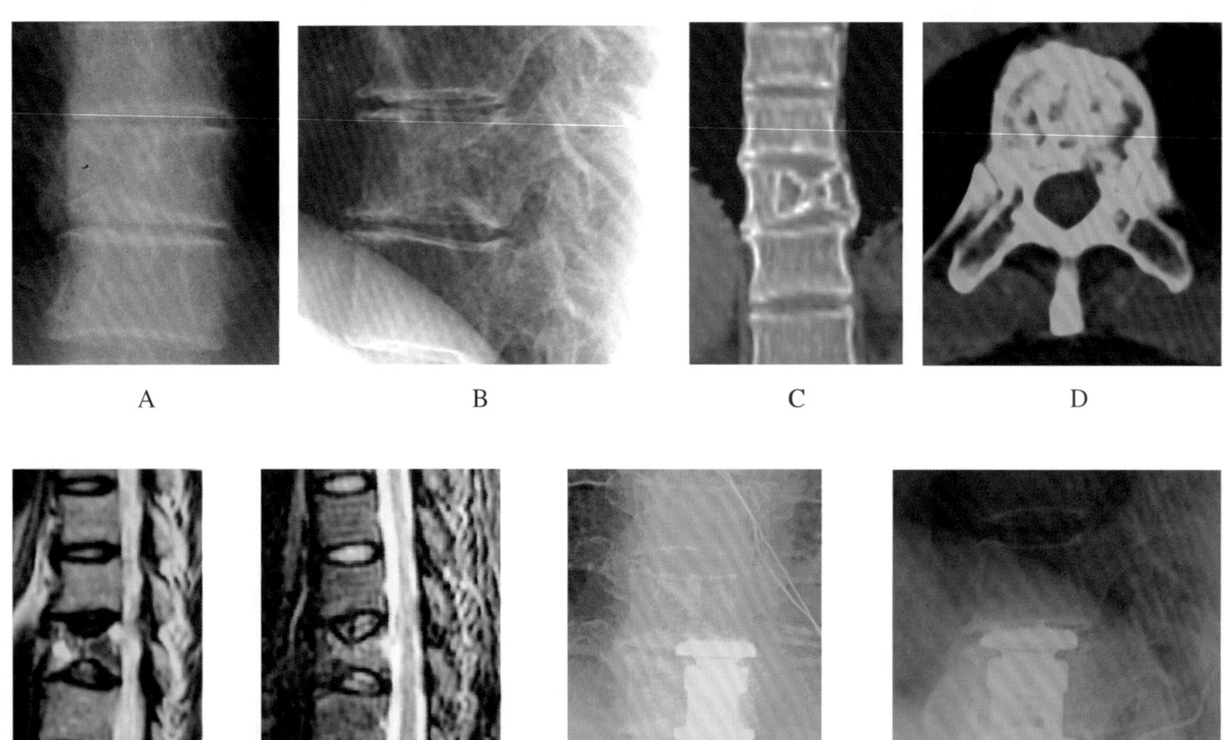

图 2-3-3-6-14 临床举例 女性，37 岁，T_{11} 椎体血管瘤致病理性骨折（A~H）

A、B. X 线正侧位观；C、D. CT 扫描侧位及水平位观；

E、F. MR 矢状位观；G、H. 前路切除 T_{11} 椎体、植入人工椎体后 X 线正侧位片

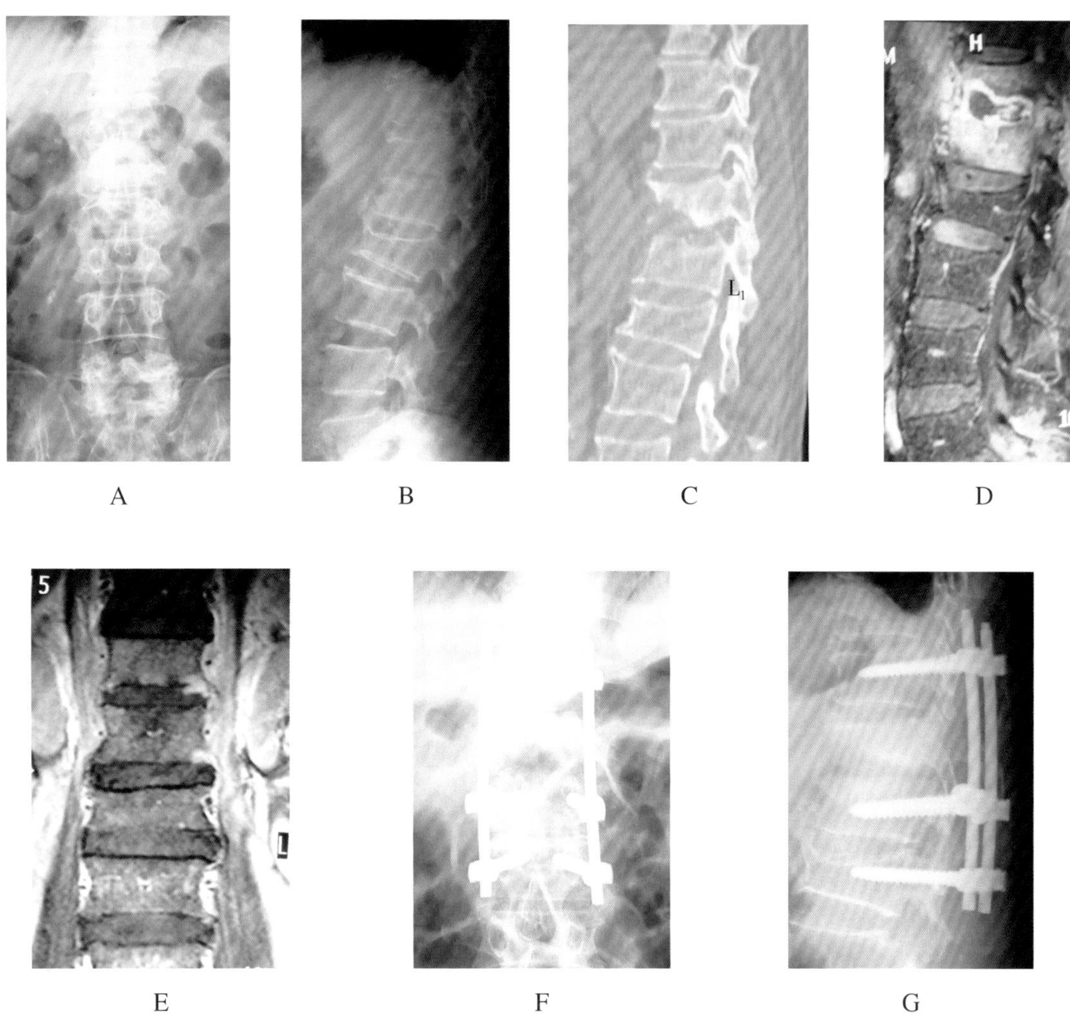

图 2-3-3-6-15　临床举例　男性，68 岁，L_2 病理性骨折及 T_{12} 椎体陈旧性病变（A~G）
A、B. 术前正侧位 X 线片；C. CT 扫描矢状位观；D、E. MR 矢状位及冠状位观；
F、G. T_{11}~L_2 椎弓根钉固定 + 复位术后正侧位 X 线片

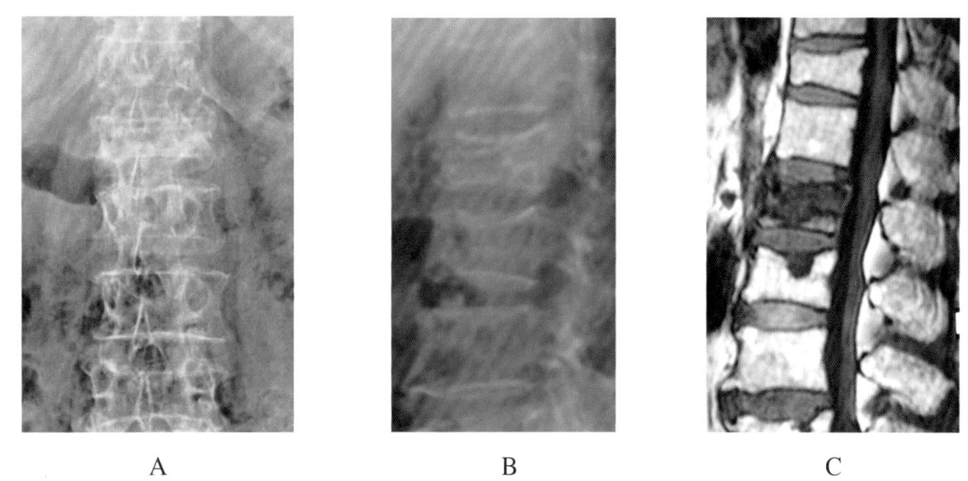

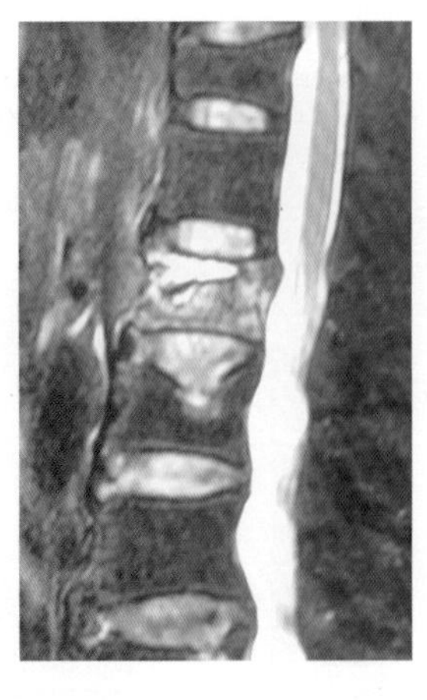
D

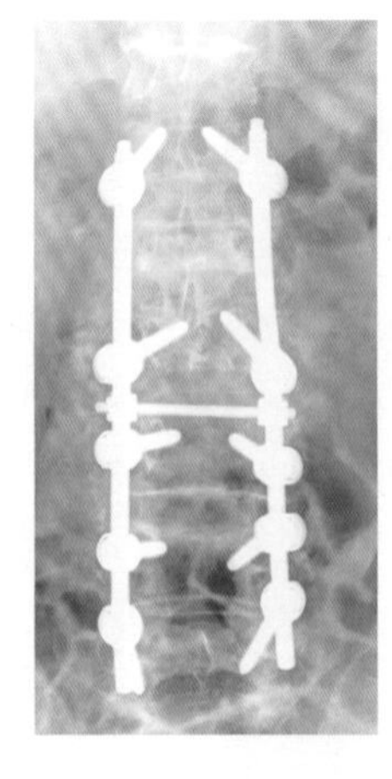
E

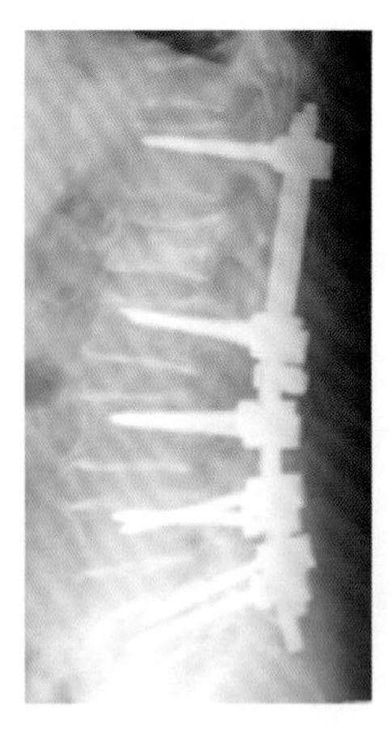
F

图 2-3-3-6-16 临床举例 女性，74 岁，L_1 椎体病理性（骨质疏松症）骨折施术前后（A~F）

A、B. 术前正侧位 X 线片；C、D. 术前 MR 矢状位（T_1、T_2 加权）；E、F. 后路椎弓根钉固定 + 复位术后 X 线正侧位片

（赵 杰 陈德玉 王新伟 赵定麟）

第七节 腰椎骨折后经皮椎体成形技术及球囊成形术

一、腰椎骨折后经皮椎体成形技术（PVP）病例选择与器械准备

为近年来开展较多的技术。主要用于老年脊柱压缩性骨折患者。

（一）病例选择

【手术适应证】

1. 难治性骨质疏松伴椎体压缩性骨折所致的疼痛；口服止痛药不能或仅轻微缓解，或虽能缓解但药物的副作用太大，影响行走等日常生活；

2. 疼痛性的椎体骨折伴有骨坏死（Kümmell 病）；

3. 不稳定性压缩骨折及多节段椎体压缩性骨折，已造成心、肺功能障碍及胃肠道功能紊乱者；

4. 骨折后不愈合或囊性变；

5. 疼痛性椎体良性或恶性骨肿瘤（如血管瘤、骨髓瘤和转移性肿瘤、并伴有骨质破坏、存在骨折危险者）。

【手术绝对禁忌证】

1. 无症状的稳定性骨折；

2. 其他治疗方法有效的脊柱骨折；

3. 对骨量减少但无急性骨折迹象者的预防性应用；

4. 椎体骨髓炎；

5. 无骨质疏松症的急性创伤性椎体骨折；

6. 患者凝血障碍性疾病者；

7. 对 PVP 器械或材料过敏者。

【手术相对禁忌证】

1. 与椎体压缩无关的神经压迫引起的根性痛。如在治疗过程中会影响脊柱稳定性，可考虑术前行 PVP；

2. 脊柱骨折造成椎管容积变小者；

3. 肿瘤侵入硬膜外腔造成椎管容积变小者；

4. 严重椎体骨折者；

5. 稳定性骨折无疼痛超过 2 年者；

6. 需同时治疗三个以上节段者。

（二）手术器械准备

包括穿刺针和注射器。根据病变椎体水平和椎弓根大小选用不同长度和直径的带芯穿刺针，颈椎一般用 14G 或 15G，7~10cm 长穿刺针，胸、腰椎一般用 10G，10~15cm 长穿刺针，前端呈斜坡形（图 2-3-3-7-1）。可选用 1ml 的注射器。由于 PMMA 需在调配的第二阶段内注入，其黏稠度大，可使用旋扭加压式注射器。

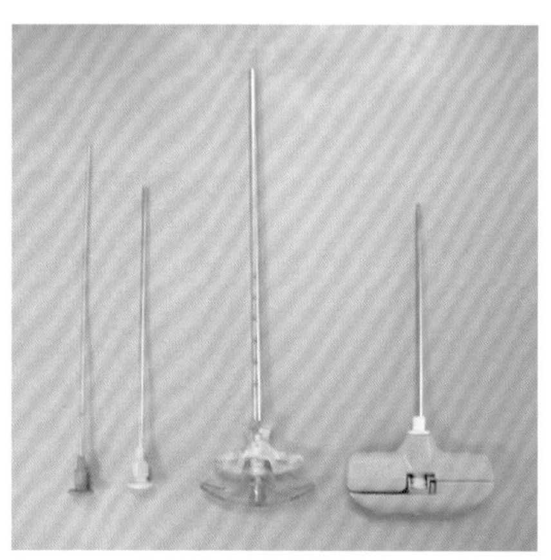

图 2-3-3-7-1 器械实物图

二、经皮成形术的手术方法与注意事项

（一）体位及麻醉

【体位】

根据患病种类和部位不同采取不同体位，一般取俯卧位。

【麻醉】

术前给予镇静药和止痛药，局部消毒后局麻或全麻。局麻常规使用1% 利多卡因；很少需全麻，只在极度疼痛，不能忍受俯卧位的患者或有心理障碍不能在清醒状态下进行手术的患者使用。

（二）操作步骤

【入路】

在透视导向下经皮穿刺病变椎体（图 2-3-3-7-2~4）。穿刺径路取决于病变椎体水平，颈椎取前侧路 (C_2 取开口位)，胸、腰椎为后侧路，而 S_1 取经髂骨径路，若椎弓根未受破坏，在透视下显示清楚者则尽可能选用经椎弓根途径。

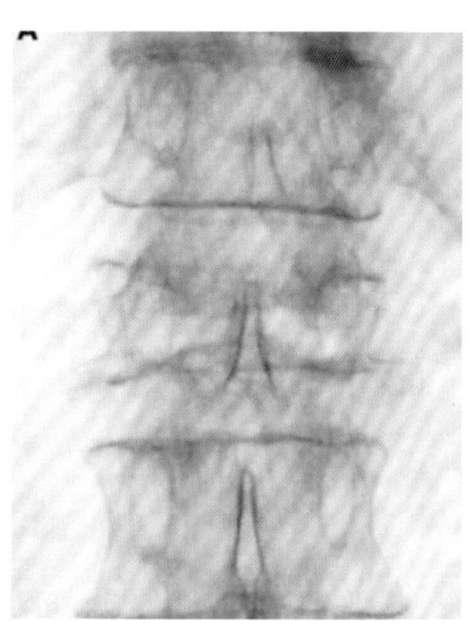

A

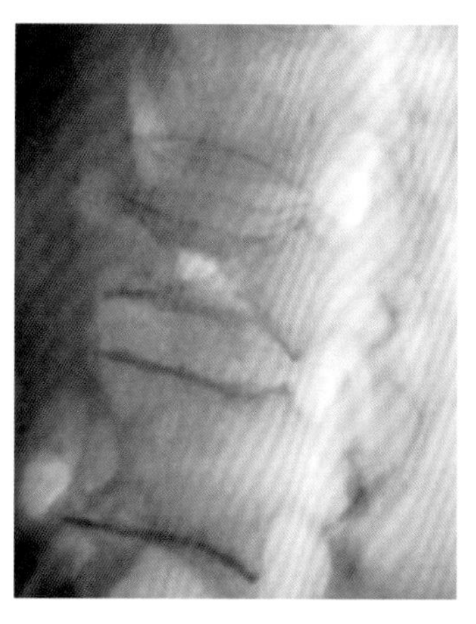

B

图 2-3-3-7-2 临床举例 X 线正侧位片示 L_1 压缩骨折伴骨质疏松 (A、B)
A. 正位 X 片示 L_1 高度下降；B. 侧位片示 L_1 高度下降，前后径增宽

【进针】

常规消毒铺单，将穿刺针针尖置于椎弓根影的外上缘，通常在 2 点或 10 点位置。将 C 臂机调至侧位，钻入带芯穿刺针，当针尖至椎弓根的 1/2 时，透视正位，如针尖位于“眼睛状”椎弓根影的中线处，则说明进针正确，可在侧位透视下继续钻入。当侧位显示针尖到达椎体前中 1/3 处时后停止。

【注入】

针尖到达病变预定部位后，可注射 3~5ml 造影剂明确位置后，用注射器吸入事先配好的

PMMA 复合物，在透视下注入椎体（图 2-3-3-7-5），至有阻力感或骨水泥已扩展至椎体后缘时，应停止注射。若术中发现 PMMA 复合物漏入椎间孔、椎静脉丛时，应立即停止注射。若单次注射充填范围小于 50%，可将穿刺针退至皮下，行同一椎体对侧椎弓根穿刺（图 2-3-3-7-6）。根据病变性质及椎体病变水平注入 3~6ml PMMP 复合物。PVP 操作时间取决于椎体充填情况。一般单个椎体需 45~60min。

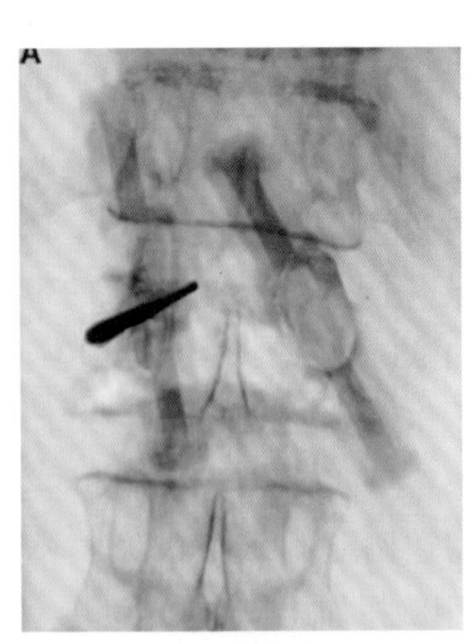

图 2-3-3-7-3 临床举例 X 线正位片显示穿刺针已刺入椎节

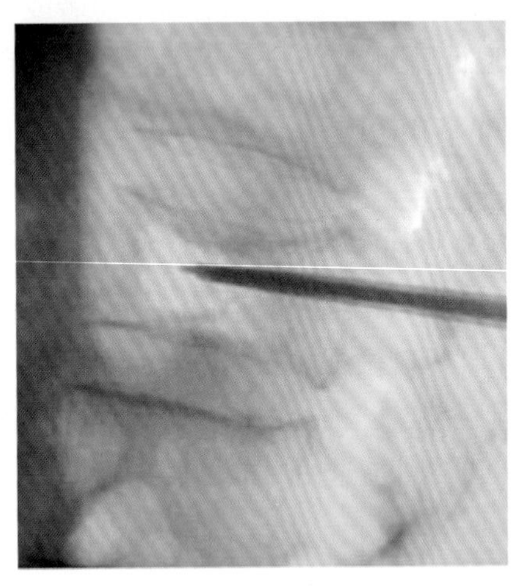

图 2-3-3-7-4 临床举例 X 线侧位片示穿刺针尖位于椎体前中 1/3 处

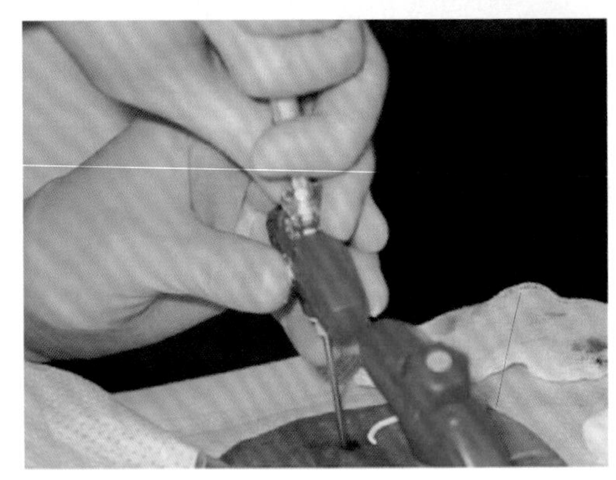

图 2-3-3-7-5 临床举例 注入骨水泥

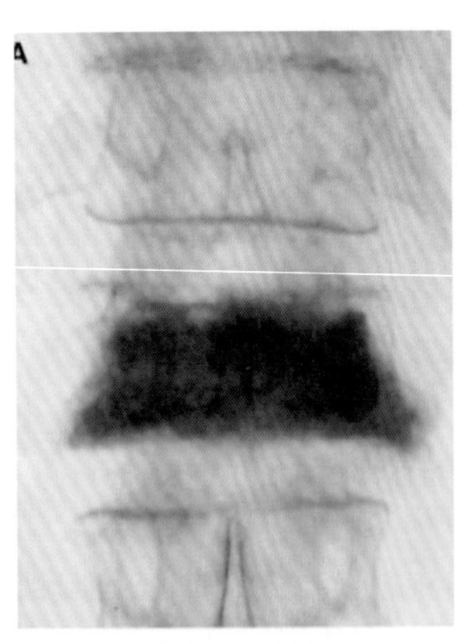

A

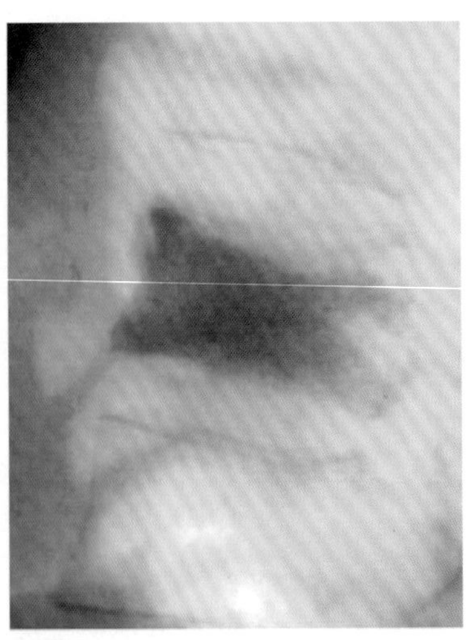

B

图 2-3-3-7-6 临床举例 X 线正侧位片示 L_1 椎体内骨水泥填充满意（A、B）

A. 正位片观；B. 侧位片观

（三）操作注意事项

【技术要求】

1. 要求术者有熟练的脊柱外科技术；

2. 穿刺针进入时必须位于椎体前中部，注射过程必须做好术中监测。

【影像学要求】

术前根据影像学确认伤椎椎弓根有无断裂，正位片上观察哪一侧压缩明显。骨水泥先从压缩明显侧椎弓根注入，如发现填充不够，则最好通过双侧注入骨水泥。

【骨水泥调制与施术椎节】

1. 要注意骨水泥的调配比例，不能过稠或过稀，过稠无法注入椎体，过稀容易发生骨水泥渗漏或引起肺栓塞等并发症；

2. 一次手术最好不要超过 3 个椎体。

三、经皮成形术的术后处理与并发症

（一）术后处理

【观察病情】

术后需严密观察生命体征，观察运动、感觉及括约肌功能变化。

【酌情下地活动】

患者卧床休息 1h，PMMA 通常在 1h 内达到最大强度的 90%。如无不适，患者可坐起并在 2h 后下地行走。

【酌情服用止痛药物】

经皮椎体成形术后疼痛的减轻通常在 4~48h 后出现，因此在这段时间可根据患者疼痛情况给予解热镇痛药物。

（二）并发症防治

【骨水泥渗漏】

漏入椎体周围毗邻结构而引起的脊髓、神经根压迫（图 2-3-3-7-7）。椎体后缘骨质破坏，穿刺针道，肿瘤播散均可引起骨水泥外漏。通常骨水泥外漏部位主要有：硬膜外、椎间孔、椎间盘、椎旁软组织以及椎静脉丛。骨水泥外漏入椎间孔及硬膜外常引起神经根损伤、脊髓压迫，需急诊手术椎板切除减压；漏入椎旁软组织骨水泥可引起肋间神经、坐骨神经痛，但经抗炎或神经阻滞治疗均可有效缓解；骨水泥可漏入椎间盘但并不影响疼痛缓解。只要病例选择合适，使用高质量透视设备，骨水泥调配恰当，注射时严密监视，就可避免该类并发症。

【肺栓塞】

加压注射时脂肪、骨髓、骨水泥进入静脉系统引起肺栓塞。然而目前 PVP 引起的小的、一过性的并发症在骨质疏松患者为 1%~3%，在椎体肿瘤患者最高为 10%。严重或永久的并发

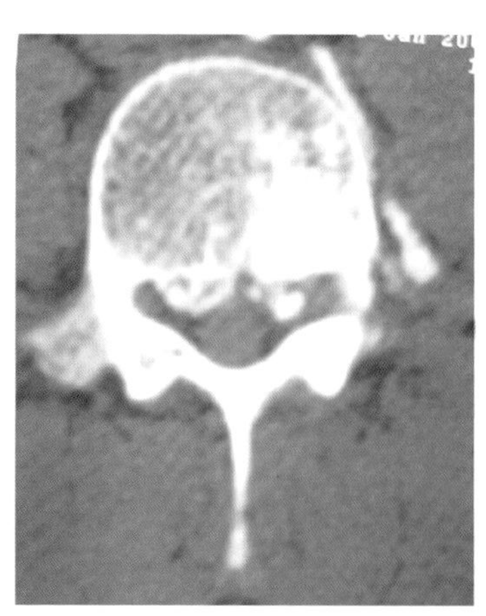

A

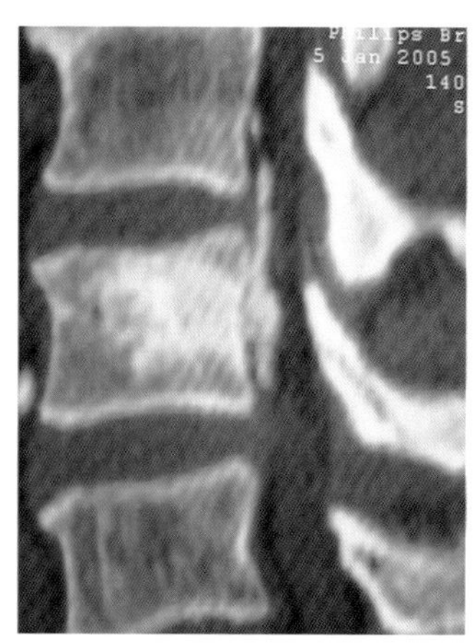

B

图 2-3-3-7-7　临床举例　PVP 手术骨水泥从椎体后方椎静脉丛渗漏（A、B）
A. CT 水平位示骨水泥从椎体后缘静脉丛（孔隙）渗漏至椎管；B. CT 二维重建见骨水泥渗漏至椎管前方

症极少见。

【其他并发症】

1. 一过性发热和疼痛　多由骨水泥聚合产热引起炎症反应所致。术后 2~4d 给予抗炎药物可有效缓解；

2. 脊柱感染　骨水泥单体与粉聚合时产生高热，因此发生脊柱感染的机会少见；

3. 局部出血和血肿　见于多次穿刺患者或有出凝血性疾病的患者；

4. 肋骨骨折　多见于重度骨质疏松患者。

四、PVP病例介绍

［例 1］ 图 2-3-3-7-8

患者，女性，72 岁，因“抬重物后腰痛一周”来院就诊，既往高血压病史 5 年，有规律服药，血压维持在 145~160mmHg/78~90mmHg。入院查体：神志清楚，精神疲软，呼吸平顺，两侧肺部呼吸音清，未闻及干、湿啰音，未闻及心杂音。腹部平软，无压痛，肝脾无肿大。专科检查：脊柱畸形不明显，无压痛，L_1 棘突有明显叩击痛，双下肢肌力、感觉正常，肌张力正常。入院后行胸腰椎 X 线检查，提示 L_1 椎体楔形变，椎弓根及附件完整。QCT 检查提示椎体骨密度普遍性下降。诊断：L_1 骨质疏松性压缩性骨折。入院后经充分术前准备，于全麻下行 PVP 手术，麻醉后先行体位复位，然后经双侧椎弓根穿刺，注入 PMMA 约 4ml。术后第二天患者腰痛即明显缓解，术后第三天能在陪护帮助下起床活动。术后 CT 复查提示椎体高度有恢复，病椎骨水泥分布较好，椎前少量骨水泥渗漏。术后 1 年电话随访，患者日常生活能自理，偶有轻微腰痛，无需服用止痛药物。

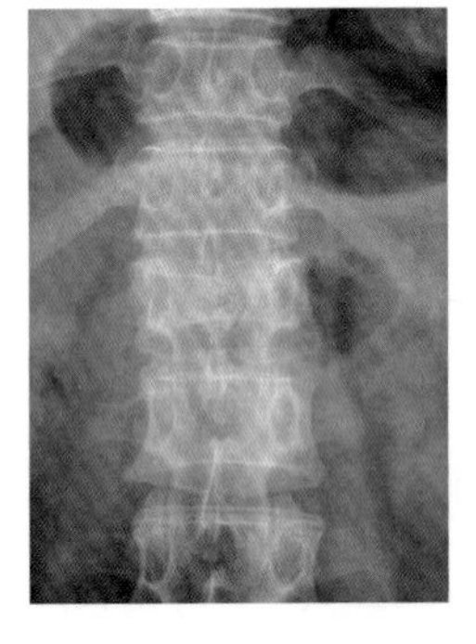
A

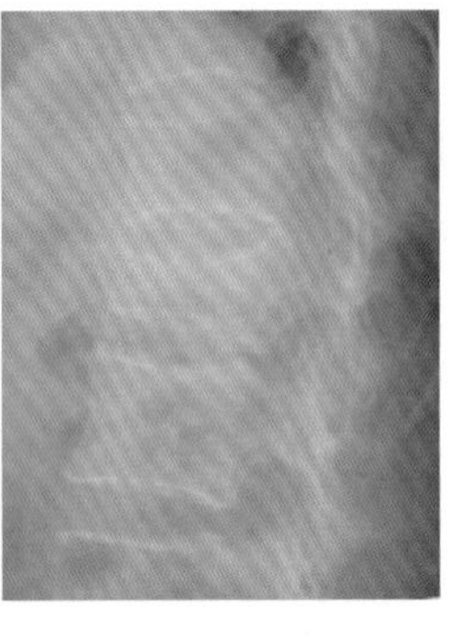
B

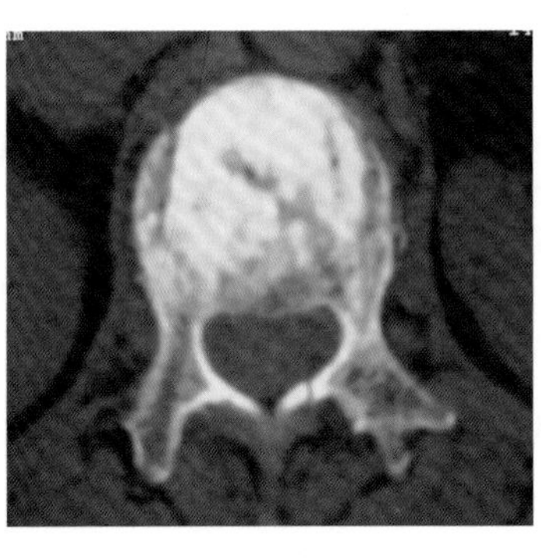
C

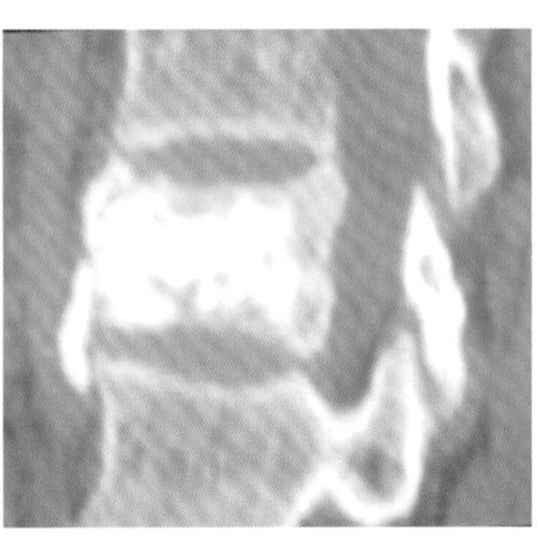
D

图 2-3-3-7-8　临床举例　例 1　L_1 骨质疏松骨折 PVP 手术（A~D）

A. 术前正位片示 L_1 骨折；B. 术前侧位片示 L_1 骨折；C. PVP 术后 CT 扫描所见；D. PVP 术后 CT 示椎体前方少量骨水泥渗漏

［例 2］ 图 2-3-3-7-9　患者，男性，65 岁，因“跌伤致腰痛一周”来院就诊，既往高血压病史十年余，平时规律服药，血压控制较好。入院查体：血压：150/86mmHg，脉搏：72 次 /min，神志清楚，精神疲软，痛苦面容，呼吸平顺，两侧肺部呼吸音粗，未闻及干、湿啰音，未闻及心杂音。腹部平软，无压痛，肝脾无肿大。专科检查：脊柱畸形不明显，L_1 棘突有压痛及叩击痛，双下肢肌力、感觉正常，肌张力正常。入院后行胸腰椎 X 线检查，提示 L_1 椎体楔形变，椎弓根及附件完整。CT 检查提示 L_1 椎体骨折。诊断：L_1 骨质疏松性压缩性骨折。入院后经充分术前准备，于全麻下行 PVP 手术，术中经双侧椎弓根穿刺，注入 PMMA 约 5ml。术后第三天患者腰痛明显缓解，术后 1 周能在陪护帮助下起床活动。术后 X 线及 CT 复查提示病椎骨水泥分布较好，无渗漏，椎体高度有恢复。术后一年半电话随访，患者行走无障碍，劳累后感轻微腰痛，无需服用止痛药物。

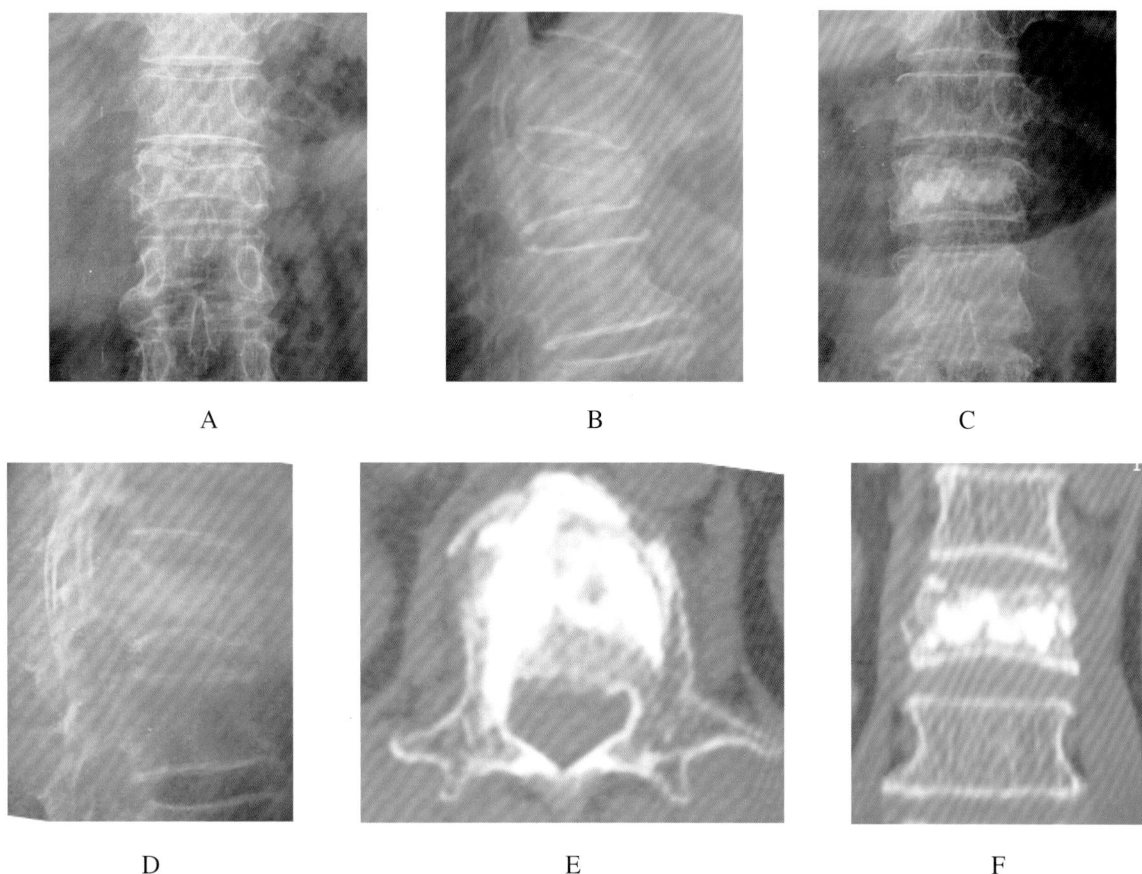

图 2-3-3-7-9 临床举例 例 2 L_1 骨质疏松性骨折 PVP 手术（A~F）

A、B. 术前正侧位片示 L_1 骨折及高度丢失；C、D. PVP 术后正侧位观；E、F. PVP 术后 CT 扫描所见

五、球囊扩张椎体后凸成形技术

（一）病例选择

【手术适应证】

同经皮椎体成形术，主要用于因骨质疏松和肿瘤引起的疼痛型椎体压缩骨折，还可以用于胸腰椎爆裂性骨折的治疗。

【手术禁忌证】

1. 绝对禁忌证

（1）稳定性骨折无症状者或其他治疗方法有效；

（2）无骨质疏松症的急性创伤性椎体骨折；

（3）对骨量减少但无急性骨折迹象者的预防性应用；

（4）患者凝血障碍性疾病者及椎体骨髓炎者；

（5）对 PKP 器械或材料过敏者。

2. 相对禁忌证

（1）与椎体压缩无关的神经压迫引起的根性痛。如在治疗过程中会影响脊柱稳定性，可考虑术前行 PVP；

（2）脊柱骨折造成椎管容积变小及严重椎体骨折者；

（3）肿瘤侵入硬膜外腔造成椎管容积变小；

（4）稳定性骨折无疼痛超过两年；

（5）需同时治疗三个以上节段者。

（二）手术器械

球囊扩张器主要包括可扩张球囊、穿刺针、手动骨钻、导针、套管和带有压力传感器的注射装置（图 2-3-3-7-10）。

（三）麻醉与体位

【麻醉】

术前给予镇静剂和止痛剂，局部消毒后局麻或全麻；局麻常规使用 1% 利多卡因；若难以俯

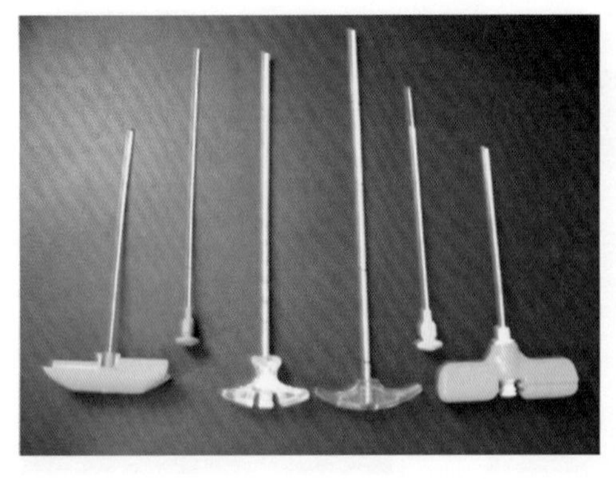

A

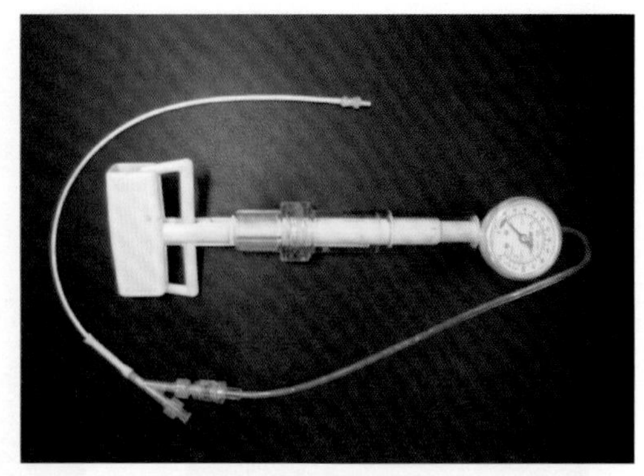

B

图 2-3-3-7-10　穿刺针及套管器械实物图（A、B）

卧位时，应给予全麻；

【体位】

根据伤病种类（图 2-3-3-7-11）和部位不同采取不同体位，一般取俯卧位。

（四）定位及引入导针

【透视定位】

调整透视装置至监视器显示病椎无“双边影”，即该椎体终板与 X 线完全平行而使其终板成像为一线影；同时两侧椎弓根的形状必须对称并与棘突的间距相同。

【引入导针】

常规消毒铺单，将穿刺针针尖置于椎弓根影的外上缘 将 C- 臂 X 线机调至侧位，钻入带芯穿刺针，当针尖至椎弓根的 1/2 时，透视正位，如针尖位于“眼睛状”椎弓根影的中线处，则说明进针正确，可在侧位透视下继续钻入。当侧位显示针尖到达椎体后壁时，需透视正位，如显示针尖位于椎弓根影的内侧缘，说明进针方向正确，可继续钻入 2~3mm 后停止（图 2-3-3-7-12）。

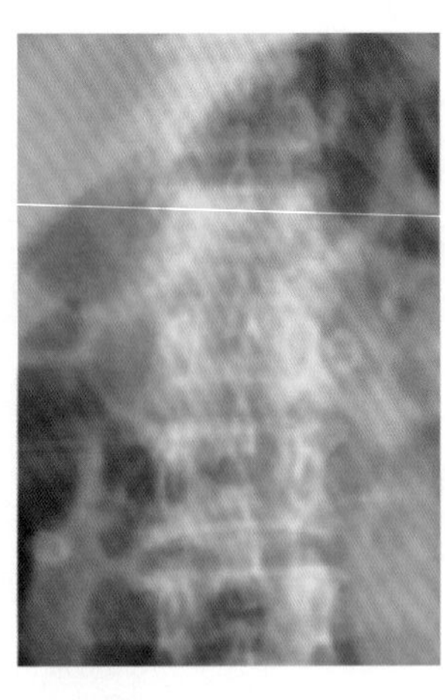

A

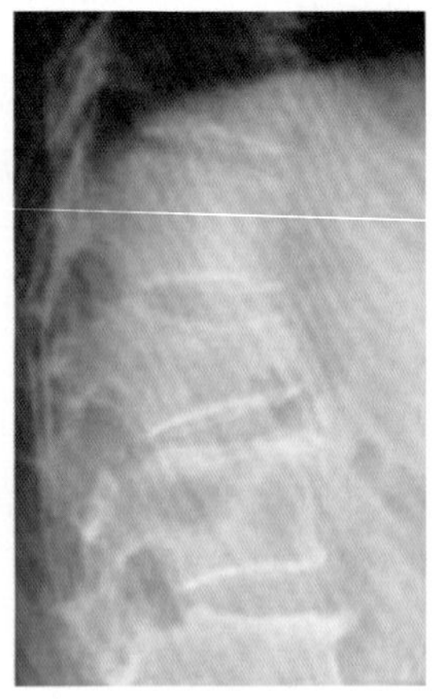

B

图 2-3-3-7-11　临床举例　X 线片示 L_1 压缩骨折（A、B）
A. 正位片；B. 侧位片

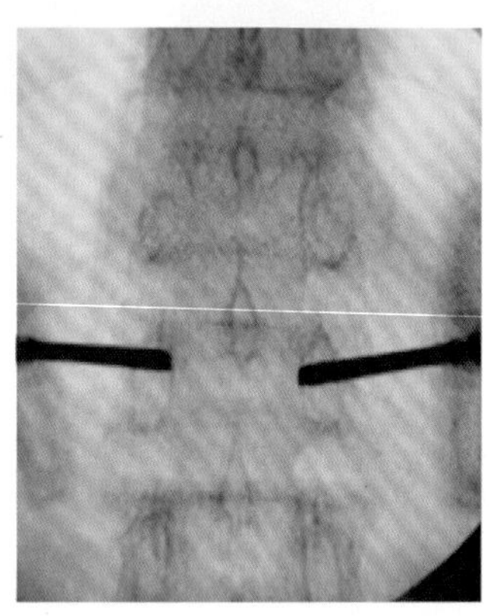

A

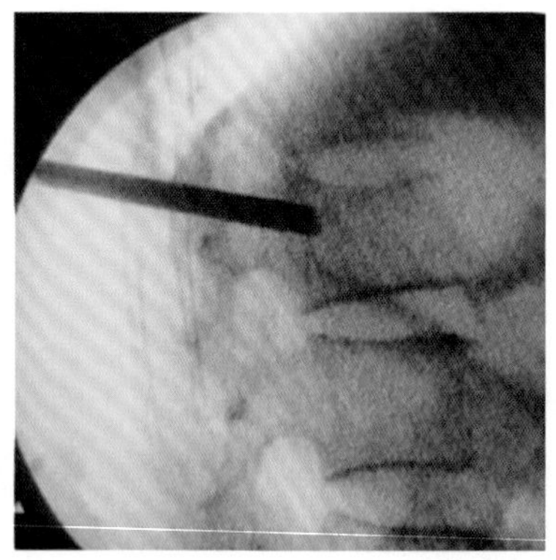

B

图 2-3-3-7-12　临床举例　穿刺针位置（A、B）
A. 针尖位于椎弓根投影的内侧缘；B. 侧位片显示针尖到达椎体侧后壁

（五）放入球囊

抽出穿刺针的内芯，置入导针，拔出穿刺针，按序沿导针置入扩张套管和工作套管，使工作套管的前端位于椎体后缘皮质前方 2~3mm 处。将精细钻经工作套管用手指的力量缓缓钻入。当侧位显示钻头尖到达椎体 1/2 处时，正位应显示钻头尖不超过椎弓根影与棘突连线 1/2 处；当侧位显示钻头尖到达椎体前缘时，正位应显示钻头尖靠近棘突边缘（图 2-3-3-7-13）。采用与钻入时相同的旋转方向边旋边取出精细钻，用带芯的骨水泥推入管核实椎体前缘皮质未破裂后，放入可扩张球囊（图 2-3-3-7-14），其理想位置是在侧位显示位于病椎的前 3/4 处由后上向前下倾斜。同样方法完成另一侧的穿刺和球囊的放置。

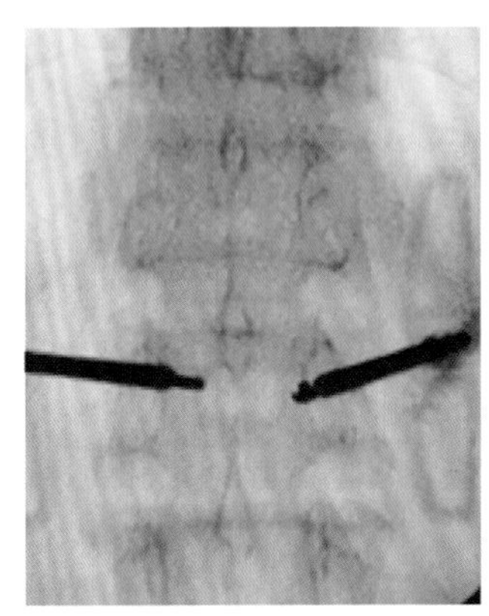

A

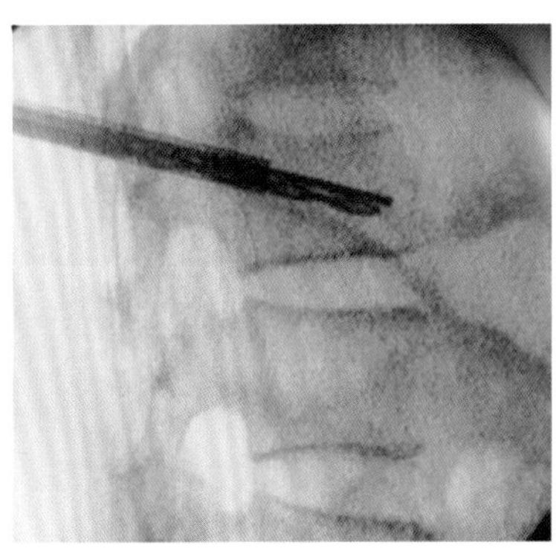

B

图 2-3-3-7-13　临床举例　术中钻头位置（A、B）
A. 钻头尖靠近棘突边缘；B. 侧位片钻头尖到达椎体前缘

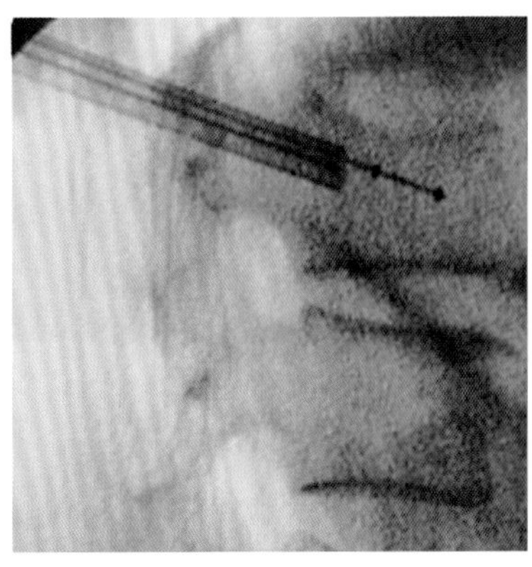

图 2-3-3-7-14　临床举例　放入球囊 X 线侧方观

（六）连接注射装置，同时扩张两侧球囊（图 2-3-3-7-15）

当压力达到 50psi 时，取出球囊的内芯导丝，逐渐增加压力至球囊扩张满意，一般不超过 300psi，同时 C- 臂 X 线机监视球囊扩张情况。当球囊已扩张达终板或预计的椎体复位效果或椎体四周皮质时即停止增加压力。

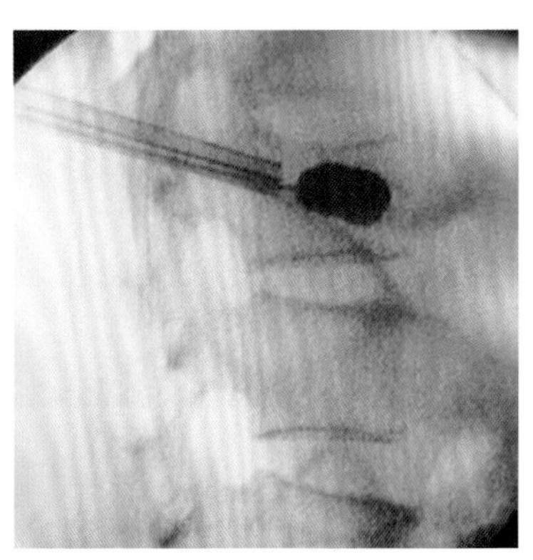

图 2-3-3-7-15　临床举例　球囊扩张中 X 线侧方观

（七）调制骨水泥将其灌入骨水泥推入管

抽出球囊内液体，取出球囊。当骨水泥处于团状期时，将骨水泥缓慢置入椎体的空腔内（图 2-3-3-7-16）。如果是双侧套管注入，必须充填完另一侧时才把该侧拔出，否则可能会在注射另一侧时出现骨水泥漏出椎弓根。

（八）操作注意事项

除了经皮椎体成形术相同的注意事项外，尚要注意以下几点。

【均衡灌注】

球囊扩张椎体后凸成形术时应采用两侧椎弓根穿刺灌注，这样可以有效均衡地恢复椎体高度，避免其发生倾斜；

【同时加压】

扩张球囊时应两侧同时加压，这样可使塌陷的终板有效地抬升复位，并可避免椎体倾斜；同时压力不要超过 300psi，防止球囊破裂；

【缓慢操作】

缓慢、逐步扩张球囊，每次增加 0.5ml，并经常检查球囊内压力是否降低，如果存在骨质疏松，可出现压力迅速下降；

【直视下操作】

整个扩张过程必须在术者的视觉和双手感觉控制下，在扩张至终点后，记录球囊所用液体量，这个容量可作为注入骨水泥量的估计值。

（九）术后处理

同前。

（十）并发症防治

基本同经皮椎体成形术。但由于 PKP 在椎体内形成空腔，同时向椎体内空腔注射较黏稠的骨水泥，注射骨水泥的压力较少，因此骨水泥渗漏等并发症发病率较 PVP 低，文献报道 PVP 骨水泥渗漏率为 40%，PKP 为 8%（图 2-3-3-7-17~19）。

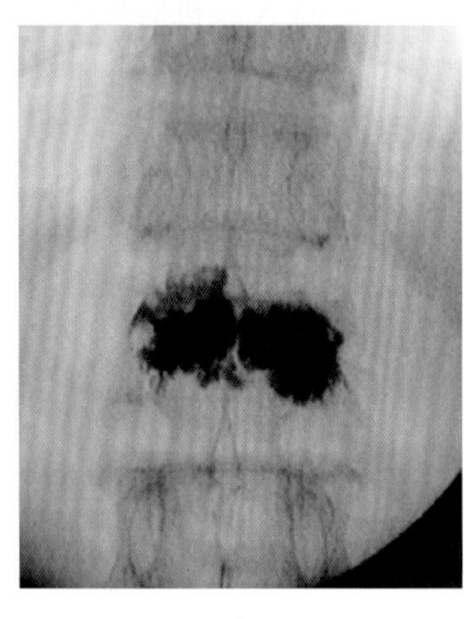

A

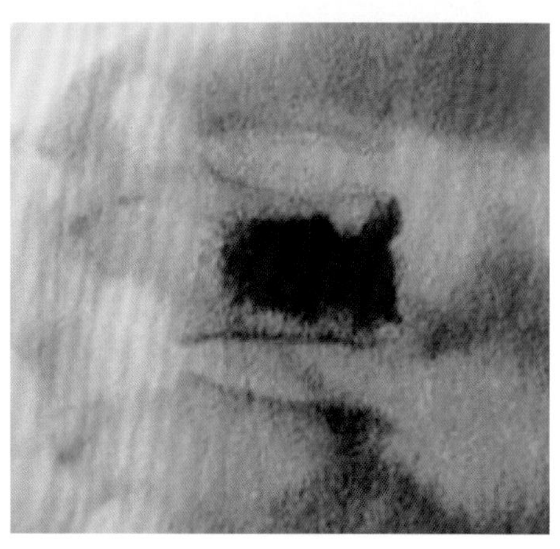

B

图 2-3-3-7-16 临床举例 X 线正侧位片示 L_1 椎体骨水泥填充满意（A、B）

A. 正位片示骨水泥充盈良好；B. 侧位片示椎体高度部分恢复

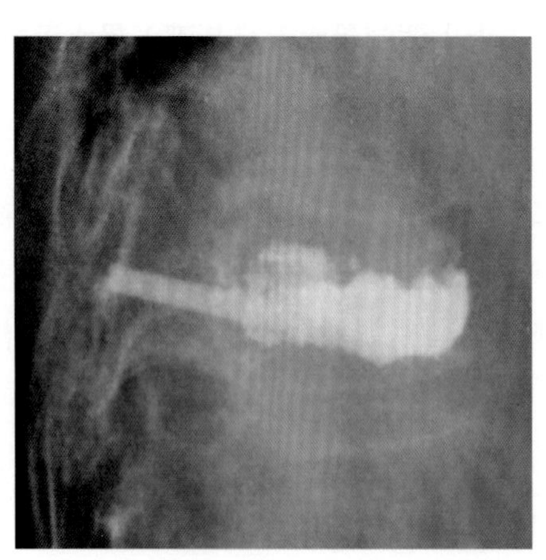

A

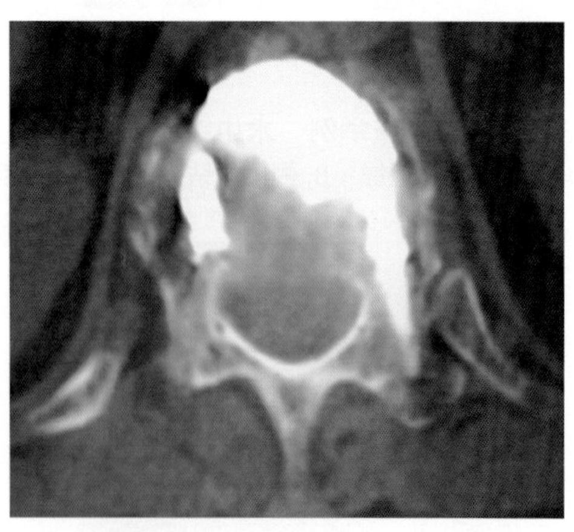

B

图 2-3-3-7-17 临床举例 PKP 骨水泥分布不均（A、B）

A. 侧位 X 线片示骨水泥沿椎弓根渗漏；B. CT 扫描证实骨水泥渗漏于椎弓根处

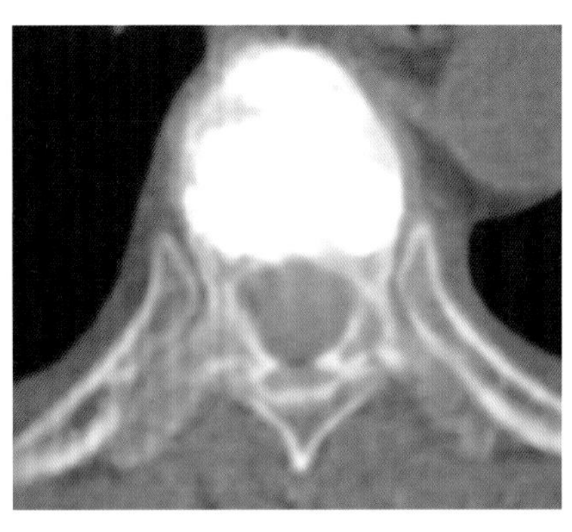

A

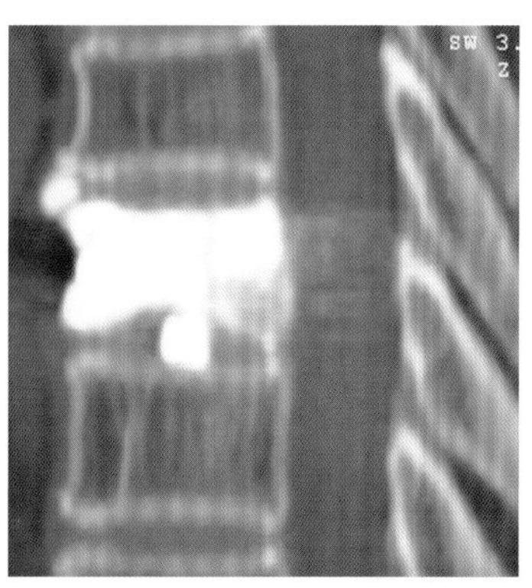

B

图 2-3-3-7-18　临床举例　T_8 骨质疏松性骨折 PKP 术骨水泥充填过多渗漏至椎间隙（A、B）

A. PKP 术中骨水泥注射量 6ml，CT 水平位扫描示充填过多；B. CT 矢状位扫描示骨水泥渗入椎间隙，但无症状

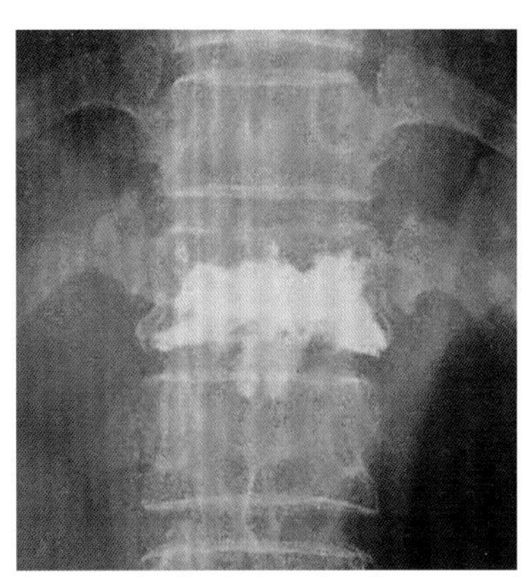

A

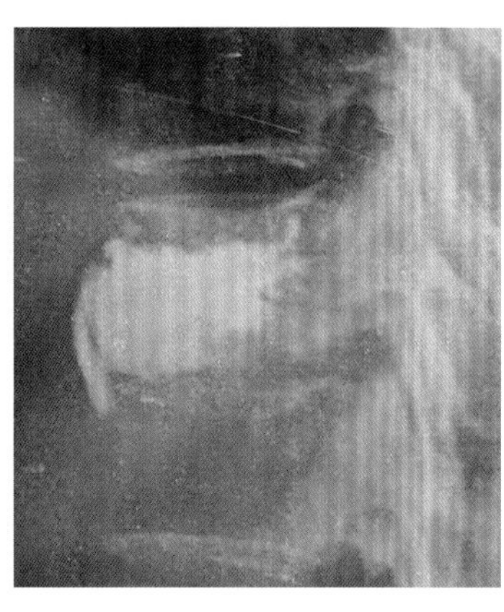

B

图 2-3-3-7-19　临床举例　T_{12} 骨质疏松骨折 PKP 术正侧位 X 线片观（A、B）

A. 正位片示椎体高度恢复；B. 侧位片示骨水泥前方渗漏

六、PKP病例介绍

［例 1］图 2-3-3-7-20　患者，男性，76 岁，因"胸背痛二个月"来院就诊，既往高血压病史二十余年。入院查体：血压 160/105mmHg，脉搏 75 次 /min，神志清楚，精神差，呼吸平顺，两侧肺部呼吸音清，未闻及干、湿啰音，未闻及心杂音。腹部平软，无压痛，肝脾无肿大。专科检查：脊柱畸形不明显，T_8 棘突有叩击痛，双下肢肌力、感觉正常，肌张力正常。入院后行胸腰椎 X 线检查，提示 T_8 椎体楔形变，椎弓根及附件完整。MR 检查提示 T_8 椎体信号改变，椎体楔形变，椎间盘及附件完整。骨扫描提示 T_8 椎体核素浓聚现象。诊断：T_8 椎体病变，首先考虑骨质疏松性压缩性骨折，肿瘤待排。入院后经充分术前准备，于全麻下行球囊后凸成形术，术中先行椎体活检术，取得足够椎体骨量后行双侧球囊扩张，注入 PMMA 共约 6ml。术后第二天患者背痛明显缓解，术后第三天能在陪护帮助下起床活动。术后 CT 检查提示病椎骨水泥分布好，椎体高度恢复较好。术后病理结果符合骨质疏松改变。

［例 2］图 2-3-3-7-21　患者，女性，63 岁，因"跌伤致腰痛一天"来院就诊，既往体健。入院查体：血压 115/70mmHg，脉搏 75 次 /min，神志清楚，精神差，痛苦面容，呼吸平顺，两侧肺部呼吸音清，未闻及干、湿啰音，未闻及心杂音。腹部平软，无压痛，肝脾无肿大。专科检查：脊柱畸形不明显，L_1 棘突有叩击痛，双下肢肌力、感觉正常，肌张力正常。CT 检查提示 L_1 椎体骨折。QCT 检查提示椎体骨密度普遍性下降。诊断：L_1 骨质疏松性压缩性骨折。入院后经充分术前准备，

于全麻下行球囊后凸成形术，术中经双侧椎弓根穿刺，单球囊双侧扩张，注入 PMMA 共约 6ml。术后第二天患者腰痛明显缓解，术后第三天能在陪护帮助下起床活动。术后 CT 复查提示病椎骨水泥分布较好，椎体高度及后凸角均有恢复。术后八个月门诊随访，患者无诉背痛，无需扶拐行走。

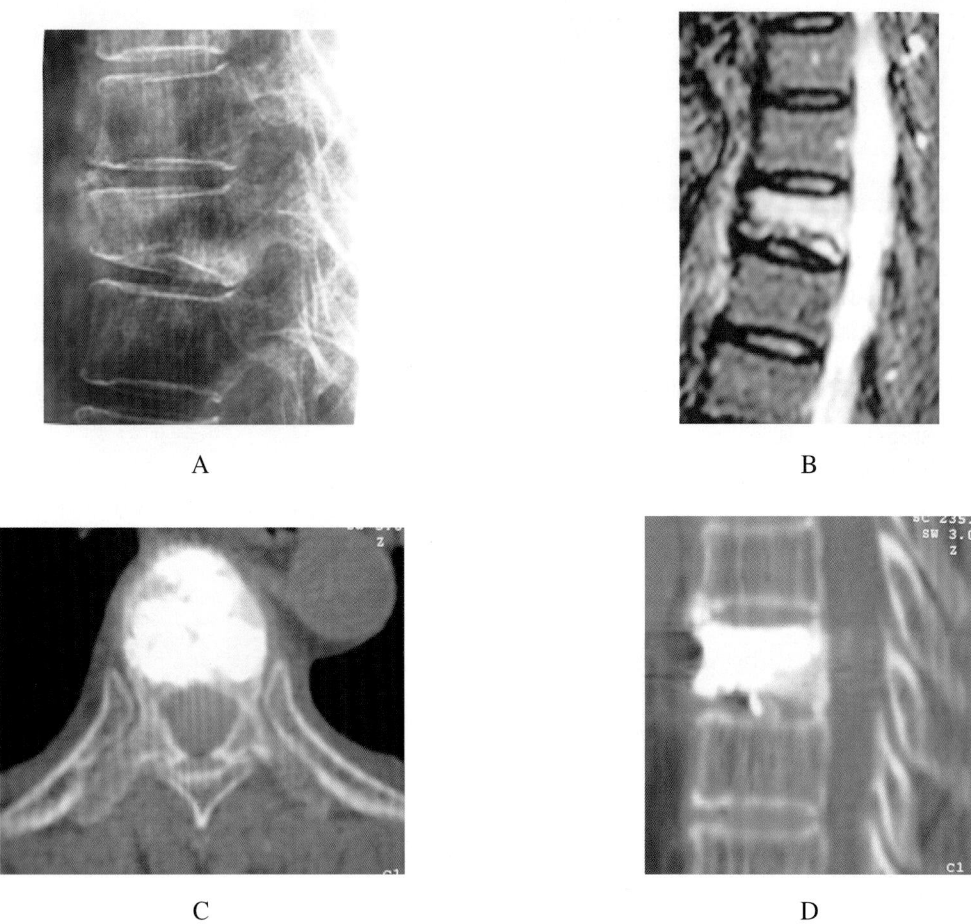

图 2-3-3-7-20 临床举例 例 1 T_8 骨质疏松骨折 PKP 手术（A~D）

A. 术前侧位片示 T_8 骨折；B. 术前 MR 示 T_8 高信号压缩改变；C. PKP 术后 CT 水平位观；D. CT 矢状位扫描显示 PKP 术后椎体高度恢复，骨水泥充填良好，但有椎间隙渗漏

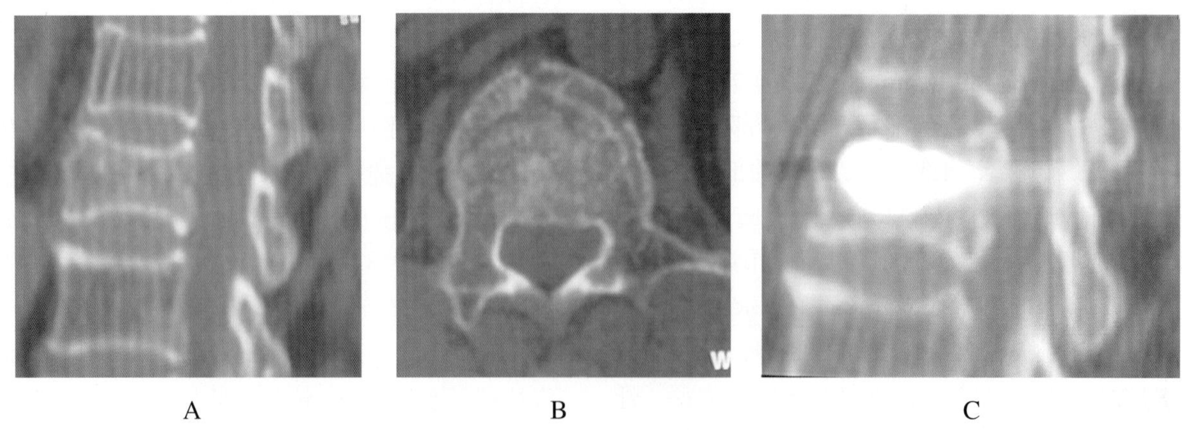

图 2-3-3-7-21 临床举例 例 2 L_1 骨质疏松性骨折 PKP 手术（A~C）

A. 术前 CT 片矢状位示 L_1 骨折；B. 术前 CT 水平位示 L_1 骨折；C. 术后 CT 矢状位观示骨水泥充填良好

（徐华梓 王向阳）

第八节 胸椎骨折电视－胸腔镜下（VATS/EMI-VATS）减压、植骨及内固定术

一、VATS/EMI-VATS概述

微创外科的目的是减少组织创伤，减轻术后疼痛，尽快功能恢复，电视辅助的胸腔镜手术（Video- Assisted Thoracoscopic Surgery，VATS）是脊柱前方手术的一种新方法。脊柱前方椎体的结构是轴向负重的主要因素，当脊柱畸形和椎体压缩时，恢复脊柱正常生理曲线和维持脊柱稳定固定结构以及解除脊髓腹侧受压，VATS手术和EMI-VATS（Enlarged Manipulation Incision of Video-assisted Thoracoscopic Surgery）手术是一种较为理想前路的手术方式。

胸腔镜下前路手术优点在于肋间切口小，不需要切除肋骨和使用肋骨牵开器械。利用高清晰度30°或0°胸腔镜可提供手术区优良的成像质量和视感效果。达到有效的安全的椎管前方减压，失血少，术后伤口疼痛轻，加速康复过程，降低围手术期及其术后并发症。但其缺点是手术麻醉要求高；手术操作难；术者及助手既要有传统开胸手术技巧，又要有镜下操作的技能，要经过长期学习培训；手术时间长。应用此项技术应严格掌握手术适应证，充分术前准备，规范术中操作，认真术后处理，才能达到预期目的。

二、VATS/EMI-VATS手术适应证

1. 不完全性胸段脊髓损伤，经影像学检查证实椎管前方有致压物，而后方无致压物者；

2. 有明显的脊髓前方压迫症状者；

3. 前柱损伤严重或爆裂骨折，而后部结构未完全破坏的不全瘫者；

4. 逐渐发生瘫痪的晚期病例或陈旧性爆裂骨折者；

5. 进行性后凸畸形者；

6. 前、中柱不连者；

7. 已行后路减压但前方仍有压迫者。

三、VATS/EMI-VATS手术禁忌症

1. 严重骨折脱位者；

2. 不完全性胸段脊髓损伤，影像学检查证实椎管后方有致压物，而前方无致压物者；

3. 后部结构破坏而无前方受压的不全瘫者；

4. 同VATS/EMI-VATS技术手术禁忌症。

四、VATS/EMI-VATS术前准备

1. 根据影像学检查分析确定骨折类型椎体破裂程度损伤范围和椎管堵塞状况；

2. 仔细检查受伤平面及其相应神经支配功能；

3. 仔细检查胸椎创伤有否并发气胸、血胸及链枷胸；

4. 仔细检查胸椎创伤有否并发腹部脏器损伤；

5. 全面检查心、肺、肝、肾及出凝血功能；

6. 做好VATS/EMI-VATS的常规的准备工作；

7. 告知患者和家属，实施此项技术的优点和缺点，以及术中可能发生脊髓神经、交感神经、腔静脉、奇静脉、胸导管、输尿管（胸腰段）直接或间接损伤，有可能转为开胸手术。以及交代清楚术后

可能发生并发症，征得患方同意和支持。

五、VATS/EMI-VATS手术方法

（一）VATS 技术

【手术操作器械（图 2-3-3-8-1）】

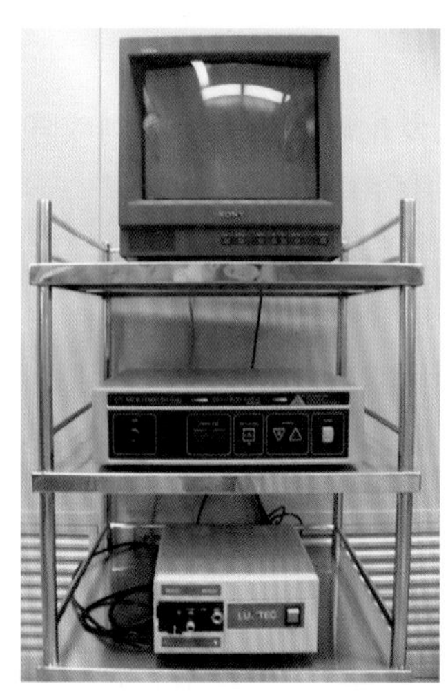

A

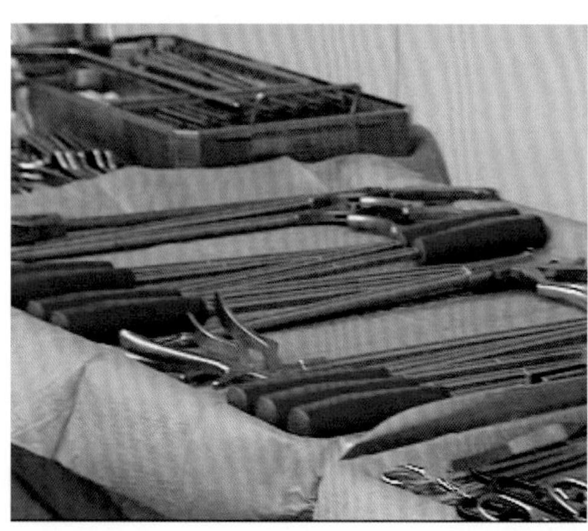

B

图 2-3-3-8-1 胸腔镜及骨折施术器械 (A、B)
A. 内镜系统；B. 特殊器械

1. 常规手术器械；

2. 视频内窥镜 三芯片摄像头，30°硬端头，氙灯光源，图像逆转监视器，图像记录仪，打印机，光谱仪等；

3. 胸腔镜下器械 骨凿，拉钩，探针，咬骨钳，髓核钳，刮匙，把持器，锤子，起子等。

【麻醉与体位】

1. 麻醉 双腔导管插管单肺通气麻醉；

2. 体位 左侧或右侧卧位（图 2-3-3-8-2）。

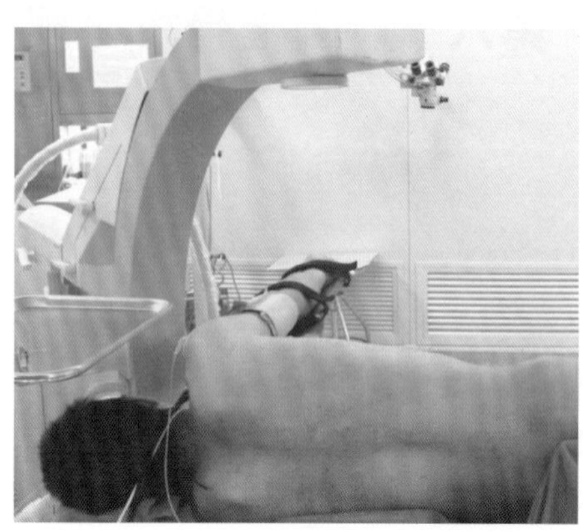

图 2-3-3-8-2 临床举例 手术体位

【定位】

在 X 线透视下确定病变椎体，在皮肤上标出骨折椎体边界，工作通道位于目标的中心，内窥镜通道于脊柱轴线距离目标椎体头端 2~3 个肋间隙处。吸引或灌洗通道和牵开通道位于工作通道及内窥镜通道前方大约 5~10cm 处（图 2-3-3-8-3）。

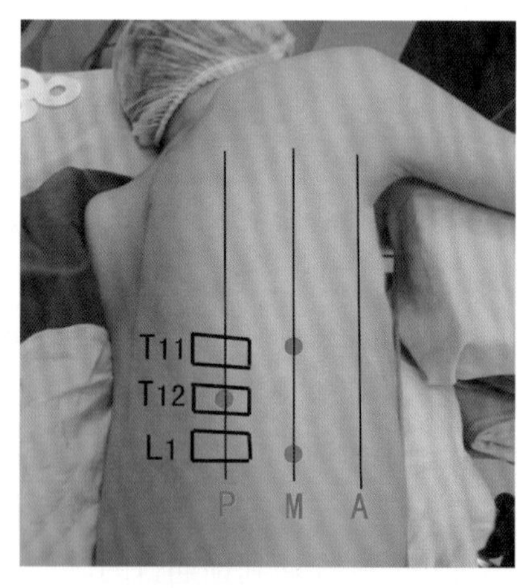

图 2-3-3-8-3 临床举例 体表标志划线

【入路】

手术切口开始于内窥镜通道，在肋间隙切开皮肤，钝性分离胸壁肌肉，暴露胸膜，切开胸壁，开始单肺通气，插入套管（Troca），沿套管插入 30°透镜，然后在内窥镜监视下，将 2、3、4 个套管插入胸腔（图 2-3-3-8-4）。

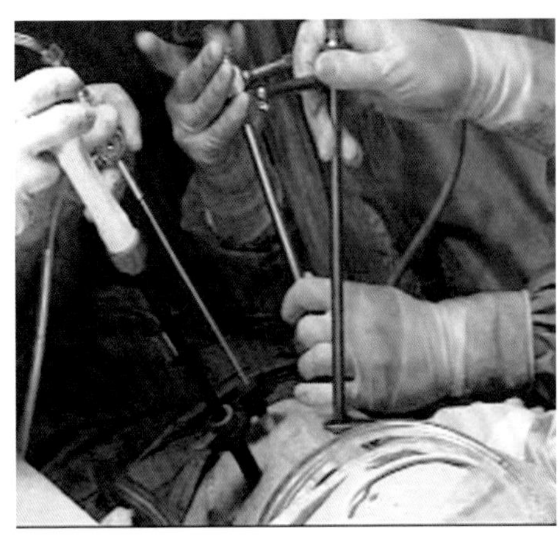

图 2-3-3-8-4 临床举例 锁孔技术

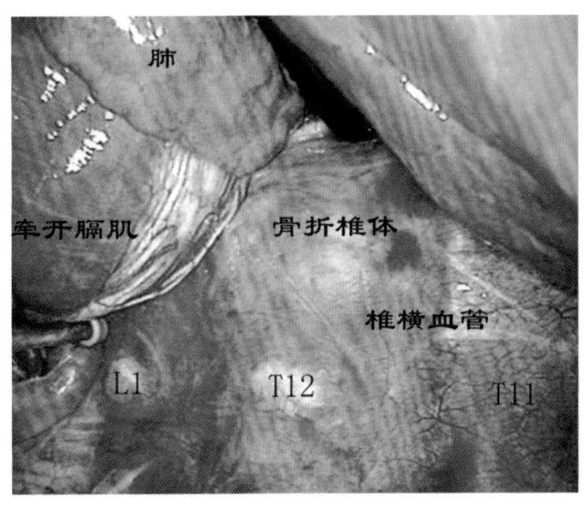

图 2-3-3-8-5 临床举例 暴露膈肌

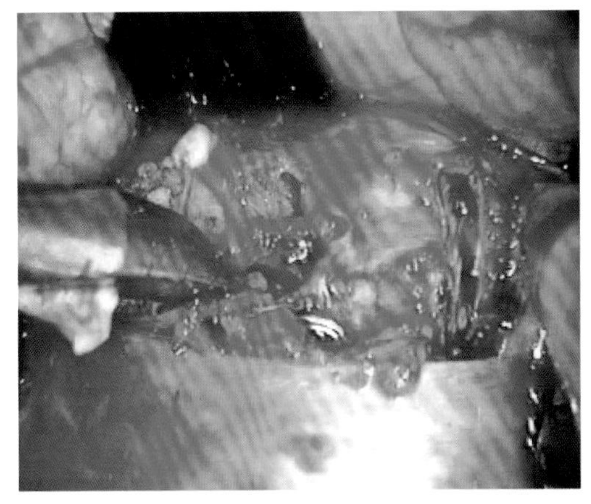

图 2-3-3-8-6 临床举例 切除椎间盘与碎骨块

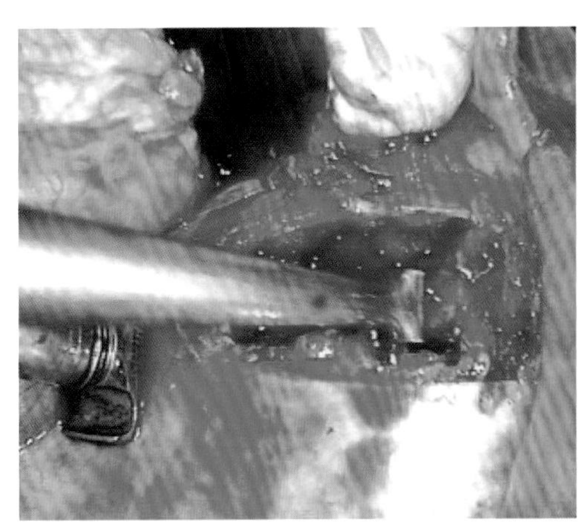

图 2-3-3-8-7 临床举例 椎管减压

【分离、显露】

1. 分离 以 $T_{12}L_1$ 为例：通过前方通道插入扇状牵开器暴露病变区。利用牵开器向下牵拉膈肌，暴露其在脊柱的附着点，以单极电凝标记出膈肌切开线，然后沿此线用内镜剪切开膈肌，保留距脊柱附着处 1cm 边缘，以便术后闭合膈肌。

2. 暴露 切开膈肌，腹膜后脂肪就暴露出来，将其自腰大肌附着点前方推开，自椎体处解剖腰大肌附着处，小心隐藏在腰大肌下方的节段血管，给予分离结扎。暴露 T_{12}、L_1、L_2 椎体（图 2-3-3-8-5）。

【切除、减压】

1. 切除 用骨凿打开压缩椎体上终板或下终板处的椎间隙，切除椎间盘和破裂的骨性终板。小心取出椎体骨折的骨块，注意不要去掉脊柱非骨折部（2-3-3-8-6）。

2. 减压 需要作椎管内减压者，应将邻近椎管的部分骨质以高速磨钻去除。先以钝性探子找到椎弓根下缘，然后用 Kerrison 咬骨钳或高速磨钻自上向下去除椎弓根基底部直至显露出硬膜囊，这样就可以摘除压迫椎管的骨折碎块（图 2-3-3-8-7）。

【植骨、闭合】

1. 植骨 准备植骨床，以双角规测量植骨床长度和深度，自髂嵴取下三面皮质骨块植入骨缺损部。或用钛网重建脊柱生理曲度（图 2-3-3-8-8）。

2. 固定 在 C- 臂 X 线机监透下，在椎体侧方，肋骨头外缘处，植入椎体螺钉，置入钢板，锁紧螺帽，完成钢板螺钉内固定（图 2-3-3-8-9）。

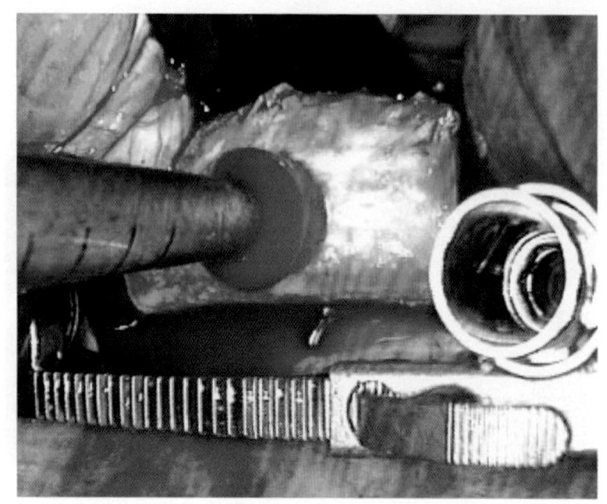

图 2-3-3-8-8 临床举例 植骨融合

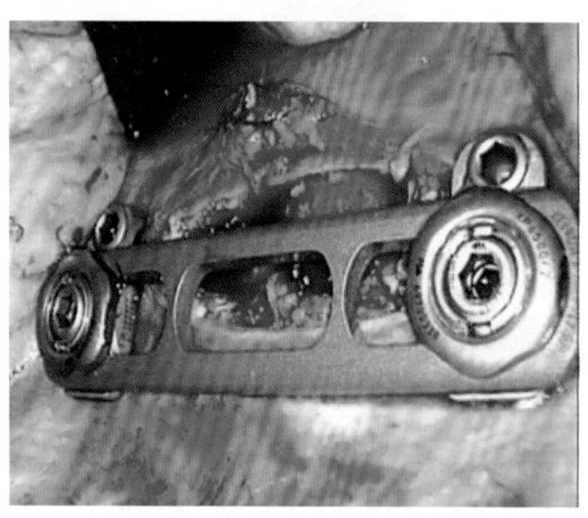

A

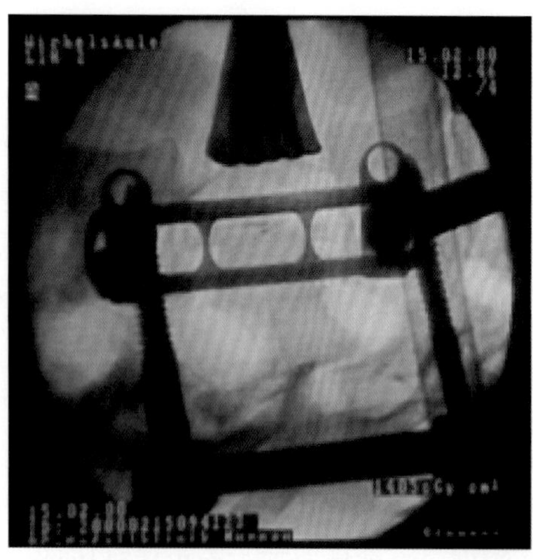

B

图 2-3-3-8-9 临床举例 完成钛板螺钉内固定 (A、B)
A. 腔镜下钛板固定完毕；B. X 线透视下钛板位置良好

【闭合切口】

内窥镜下常规缝合膈肌裂孔，冲洗胸腔，去除血凝块，于肋膈角最下方处放置胸腔引流管。取出套管，缝合所有通道（图 2-3-3-8-10）。

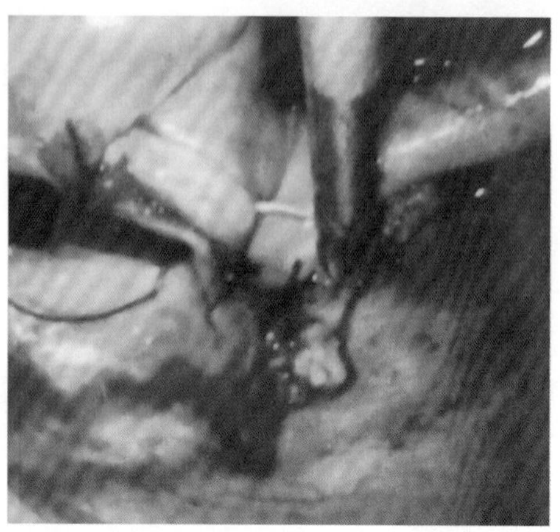

A

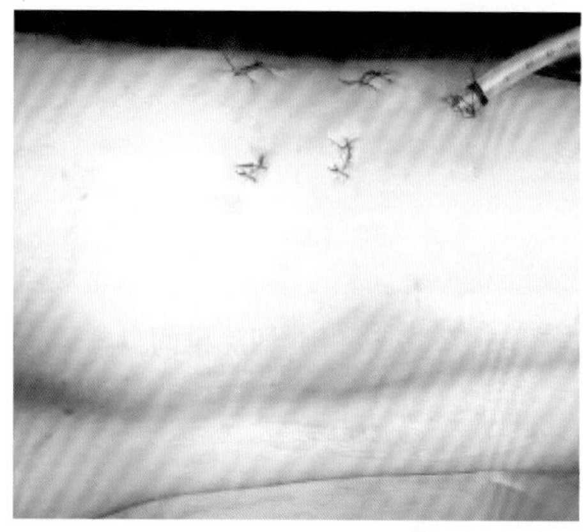

B

图 2-3-3-8-10 临床举例 闭合创口 (A、B)
A. 缝合膈肌；B. 术后膈下引流

（二）EMI-VATS 技术

【麻醉、定位】

1. 麻醉、体位同 VATS 技术；

2. 定位 C- 臂 X 线机透视下绘出骨折椎体在体表的投影及相应肋间隙和肋骨位置。

【入路】

背正中线与腋后线之间，即骶棘肌外侧缘，以骨折椎体为中心，沿相应肋间隙或肋骨做

5~7cm 长皮肤切开（图 2-3-3-8-11）。切开肋间肌，暴露肋骨并将肋骨切除 5~6cm，取下备作植骨材料。在肋骨床上切开胸膜，让肺脏逐渐塌陷。在相应腋后线上作胸腔镜光源切口，插入 Troca 安装胸腔镜。并安装显微窥视器撑开操作切口（图 2-3-3-8-12）。

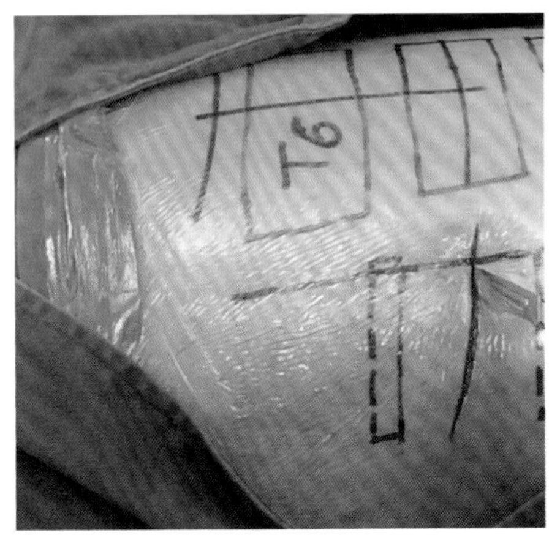

图 2-3-3-8-11 临床举例 皮肤切口

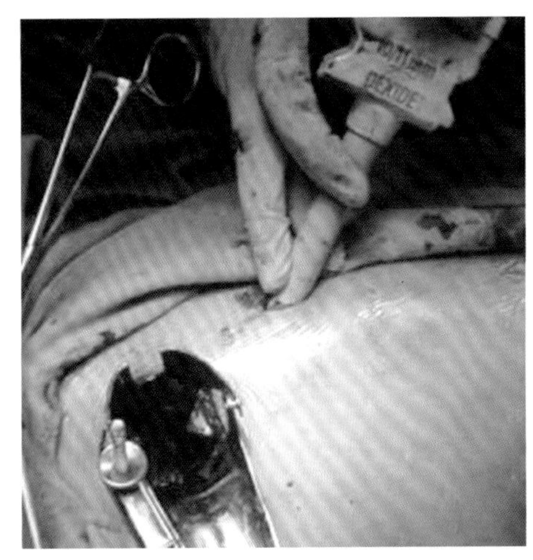

图 2-3-3-8-12 临床举例 安装光源与创口扩大器

【暴露术野】

以 T_{12} L_1 为例，牵开膈肌，在距离椎体附着点 1cm 处切开膈肌脚，此时可暴露腹膜后脂肪及腰大肌。推开腰大肌附着点暴露椎体及节段血管，电凝或结扎节段血管，暴露骨折椎体（图 2-3-3-8-13）。

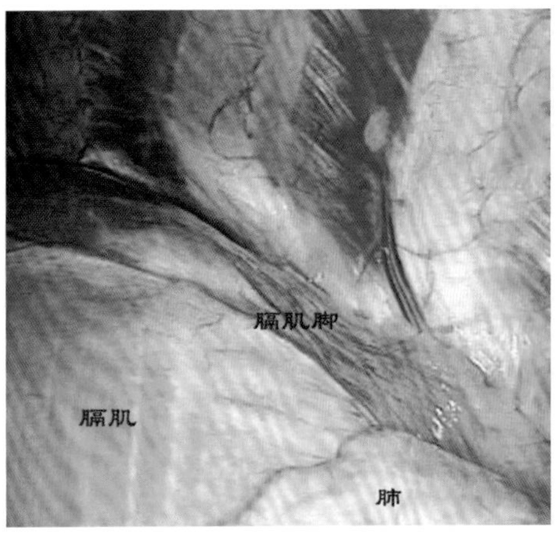

A

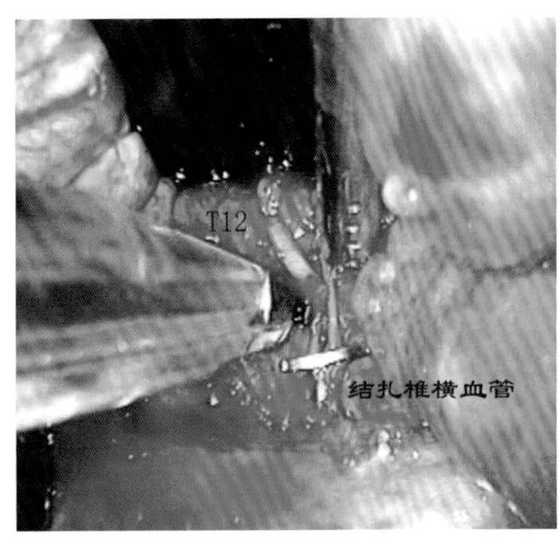

B

图 2-3-3-8-13 临床举例 结扎节段血管，暴露骨折椎体 (A、B)

A. 暴露与切开膈肌脚；B. 结扎椎横血管

【切除致压物】

电刀切开压缩椎体上下椎间盘纤维环，摘除椎间盘和破裂的终板软骨。小心摘除向椎管移位的骨碎块，注意摘除时不要破坏非压缩骨折部分（图 2-3-3-8-14）。当去除骨碎块时，椎体有大量渗血，可用骨蜡涂封。当脊髓硬膜外静脉丛出血时可用双极电凝止血。

【植骨固定闭合切口】

1. 植骨及内固定 脊髓充分减压后，可在压缩椎体的上下椎作凹槽，取三面皮质骨之髂骨块或肋骨嵌入骨缺损部，再以侧方钢板重建脊柱稳定性。或用钛网、钛板重建（图 2-3-3-8-15）；

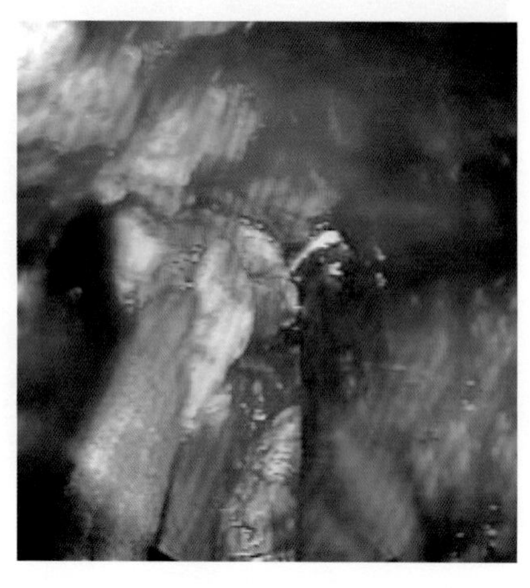
A

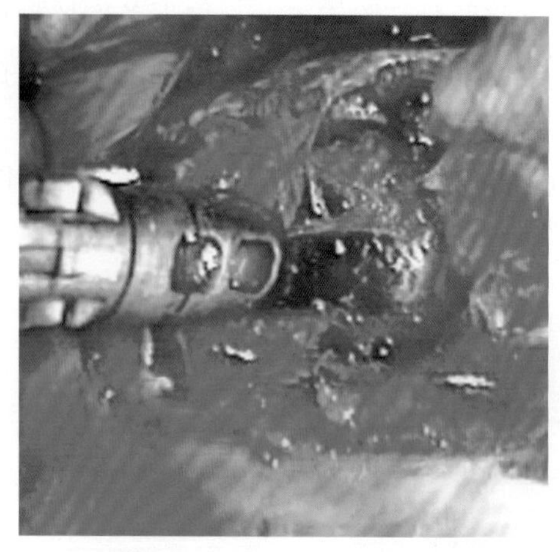
B

图 2-3-3-8-14　临床举例　切除椎间盘和碎骨块，脊髓减压(A、B)

A. 切除椎间盘和终板软骨；B. 摘除向椎管移位的骨碎块

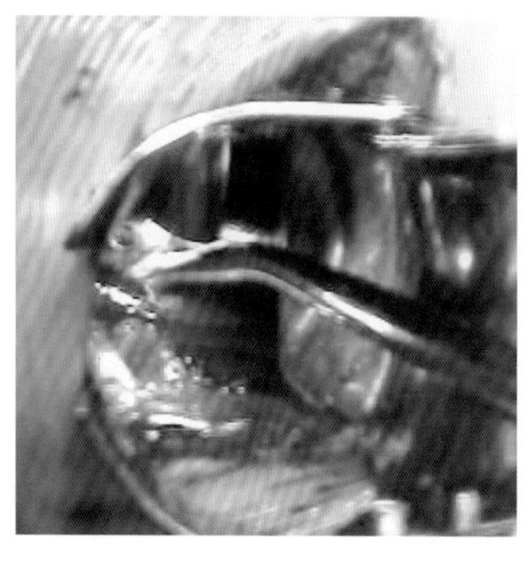
A

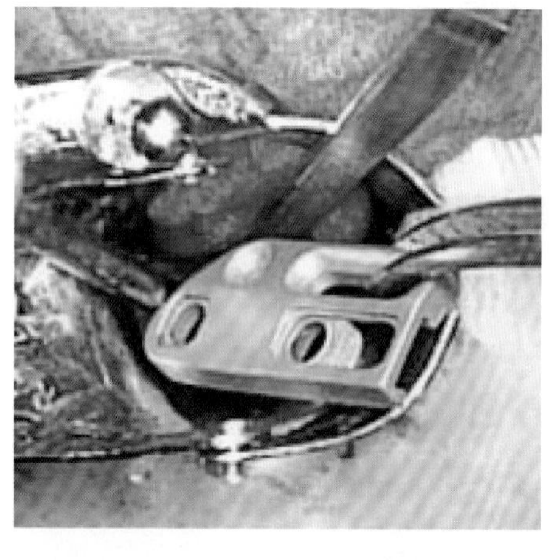
B

图 2-3-3-8-15　临床举例　减压与重建(A、B)

A. 椎管充分减压；B. 前方钛板重建

2. 闭合切口　缝合膈肌后冲洗创口，肋膈角最低处置胸腔引流管（图 2-3-3-8-16）。

六、VATS/EMI-VATS操作注意事项

1. 定位结扎骨折椎体及上下椎体的椎横血管（图 2-3-3-8-17A）；

2. 用电刀切开椎旁软组织，剥离牵开；用骨刀或磨钻头切断肋骨头，暴露骨折椎的椎弓根；在切除肋骨头时必须保护交感神经链，胸导管及肋间动静脉及肋间神经；必要时可一一结扎；

3. 用磨钻头磨除椎弓根，显露骨折椎的后缘，此时可见骨折块向后压迫硬膜囊；当暴露或切除压迫硬膜囊的骨折块时，出现椎体渗血较多，可以用骨蜡填封；硬膜囊外血管出血，采用双极电凝止血或蛋白胶海绵止血；禁用单极电凝止血（图 2-3-3-8-17B）；

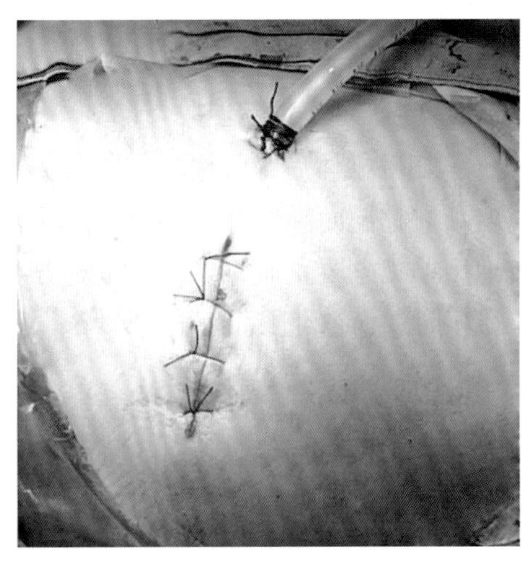

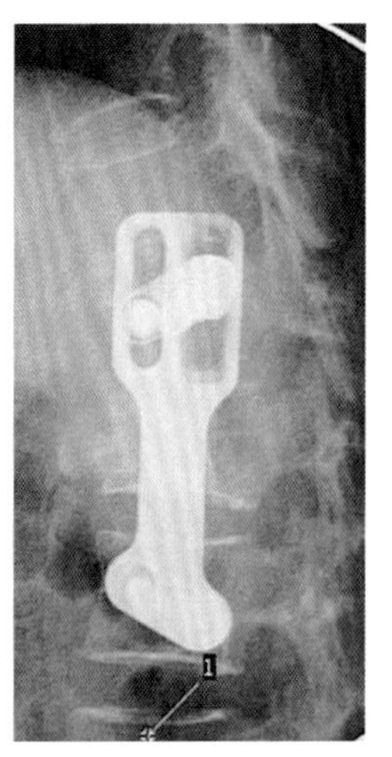

A B

图 2-3-3-8-16 临床举例 术后创口与钛板重建 X 片 (A、B)
A. 术后创口及引流管位置；B. 术后 X 线侧位片显示钛板螺钉位置

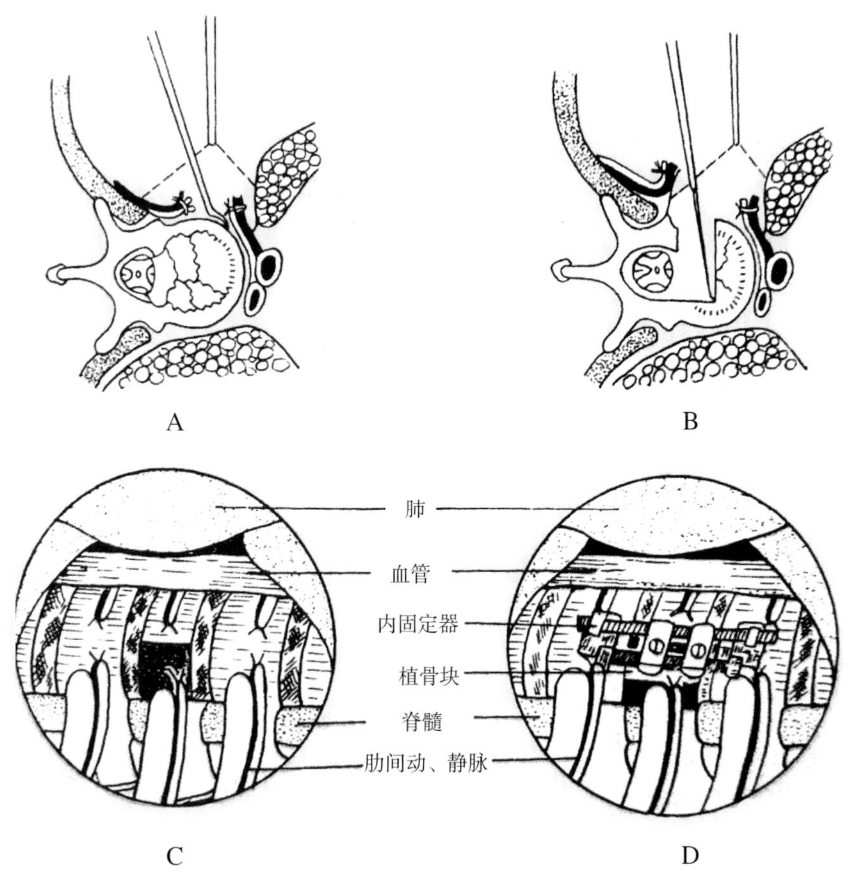

图 2-3-3-8-17 椎体骨折内固定示意图 (A~D)
A. 切断椎横血管；B. 切除椎体后缘骨块；C. 脊髓充分减压；D. 椎间植骨，安装内固定器

4. 仔细用骨刀或咬骨钳将压迫脊髓的骨块切除，彻底减压脊髓；在椎体缺损部位填塞髂骨块或异体骨或自固化磷酸钙等补缺（图 2-3-3-8-17C）；

5. 在减压椎的上、下椎体外侧方钻孔，穿透对侧皮质骨，必须在 C- 臂 X 线机监视下进行，以免损伤椎体周围的重要组织。见钻孔定位位置良好，然而按步骤扩大钉道、拧入螺钉、安装钉板系统或钉棒系统，进行椎体前缘撑开（图 2-3-3-8-17D）。

七、VATS/EMI-VATS术后处理

1. 严密观察术后生命体征，对于阻塞性肺病，心血管疾病及高龄患者需术后 24h 保持人工通气；术后给予小剂量低分子肝素预防血管栓塞；

2. 麻醉清醒后严密观察感觉、运动及括约肌功能变化，并作详细检查和记录；

3. 严密观察胸腔引流瓶的水柱变化，引流量及颜色变化，通常术后 24~48h 后拔除引流管；

4. 术后应用抗生素及神经营养药物；

5. 术后摄片观察内固定物情况，分别于术后三天，一个月，六个月，十二个月复查内固定物情况；

6. 术后第二天开始物理治疗，1h/d，术后第三周起行强化理疗，2~3h/d；术后 4~6 周下地负重。

八、VATS/EMI-VATS并发症防治

（一）出血

当切断椎弓根或切取椎体后缘骨块时，椎体出血很多，操作视野模糊，最佳的方法是用蜡涂封填椎体创面止血。但要注意术后血压升高，有时骨蜡会漂浮继发出血。

（二）螺钉定位错误

最常见螺钉打破上或下终板，部分钉体进入椎间隙。或螺钉位置偏后进入椎管。主要原因在于操作者凭临床经验确定螺钉位置而忽视术中拍片或 C- 臂机透视。

（三）脊髓神经损伤

切取椎体后缘骨块时，操作过于粗暴，或过度牵开脊髓而导致脊髓损伤。或因椎体出血错误地用单极电凝止血，导致脊髓损伤。或因切除椎弓根时误伤神经根。

（四）硬膜撕裂伤

切取椎体后缘骨块时，将硬膜撕裂，很难给予修复，可以使用明胶海锦覆盖，等待硬膜自动愈合。或采用游离肌肉片，筋膜片胶水固定。

（五）内固定物松脱

骨质疏松病人，螺钉内固定欠稳定，易产生内固定物松动，或因螺钉位置偏前、偏上或螺钉未穿透对侧皮质，均易导致术后内固定松脱。骨疏松者术中可作椎体强化或钉道强化。螺钉位置可以在 C 臂机监视下进行调整。

（六）其他

包括暂时性肋间神经痛，肺不张，肺脏损伤，感染、乳糜胸等并发症亦可发生于 VATS/EMI-VATS 技术之后。

九、VATS/EMI-VATS临床举例

［例 1］ 图 2-3-3-8-18 患者，男性，35 岁，因“高处坠落后胸腰背部疼痛伴左下肢无力 8h”来院就诊，入院查体：一般情况可，心、肺、腹（－）。专科情况：胸腰椎交界处稍后凸，L_2 棘突轻压痛，左下肢肌力Ⅲ级，感觉麻木，右下肢肌力正常，鞍区感觉稍减退，大小便不能自解。辅助检查：X 线提示 L_2 椎体楔形变，椎体前高压缩约 1/2，后高压缩约 1/3；CT 提示椎体后方骨块侵入椎管内约 1/2。诊断：L_2 椎体爆裂性骨折伴不完全性瘫痪。入院后经充分术前准备，于第三天在全麻下行扩大操作口腔镜辅助下骨折减压、复位、植骨内固定手术。术中取髂骨植骨、池氏钉固定，过程顺利。术后三个月复查 X 线提示骨折复位、固定良好，左下肢肌力、感觉逐渐好转。

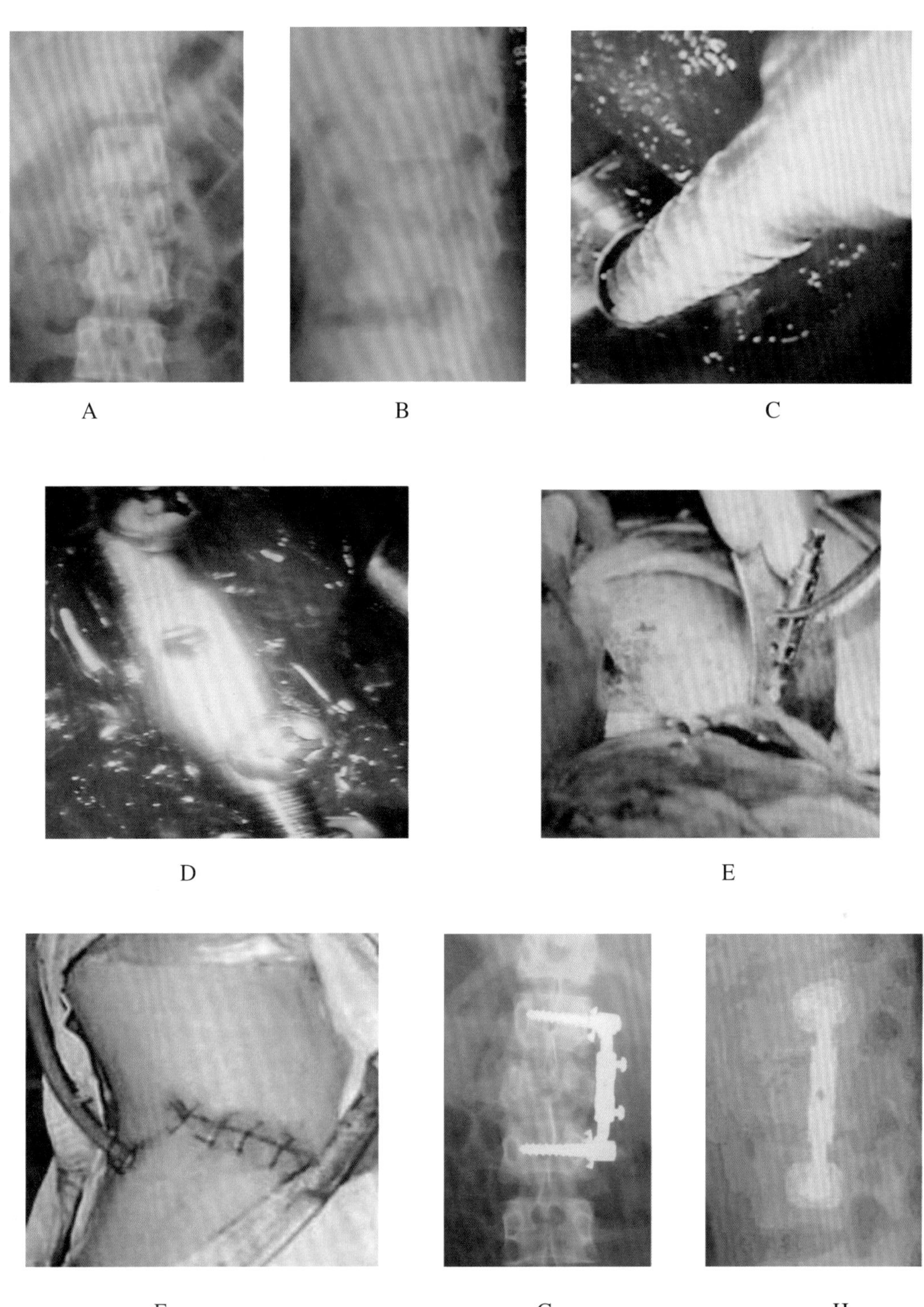

图 2-3-3-8-18 临床举例 例 1 L_2 爆裂性骨折小切口腔镜辅助下前路脊髓减压内固定术 (A~H)
A. X 线正位片示 L_2 椎体爆裂，椎弓根增宽；B. 侧位片示 L_2 前缘压缩，后缘骨块进入椎管；C. 胸腔镜辅助下脊髓减压；D. 安装内固定；E. 内固定安装术实况；F. 手术切口；G、H. 术后三个月 X 线正侧位复查显示内固定良好，椎体高度恢复

［例 2］ 图 2-3-3-8-19 患者，女性，46 岁。车祸致胸背剧痛 10h 入院。入院时一般情况佳。专科检查：胸腰椎畸形不明显，T_8 棘突压痛，叩击痛，左下肢痛感觉迟钝，两大腿伸肌群肌力Ⅳ级，屈肌群Ⅳ级，踝关节背伸障碍。辅助检查：X 线提示，T_8 椎体压缩前缘高度 < 1/2，后缘高

度正常，附件无骨折。CT 提示 T_8 椎体中后柱骨折，骨块堵塞椎管 < 1/3。入院后两天施行胸腔镜下骨折减压、复位、后路经皮椎弓根螺钉内固定。术后椎体前缘高度椎间隙恢复正常。术后半年复查，X 线提示内固定无松脱，椎体高度椎间隙无改变，两下肢肌力恢复正常。术后二年 CT 复查椎管无骨块堵塞，内固定良好，无腰背酸痛，参与正常工作。

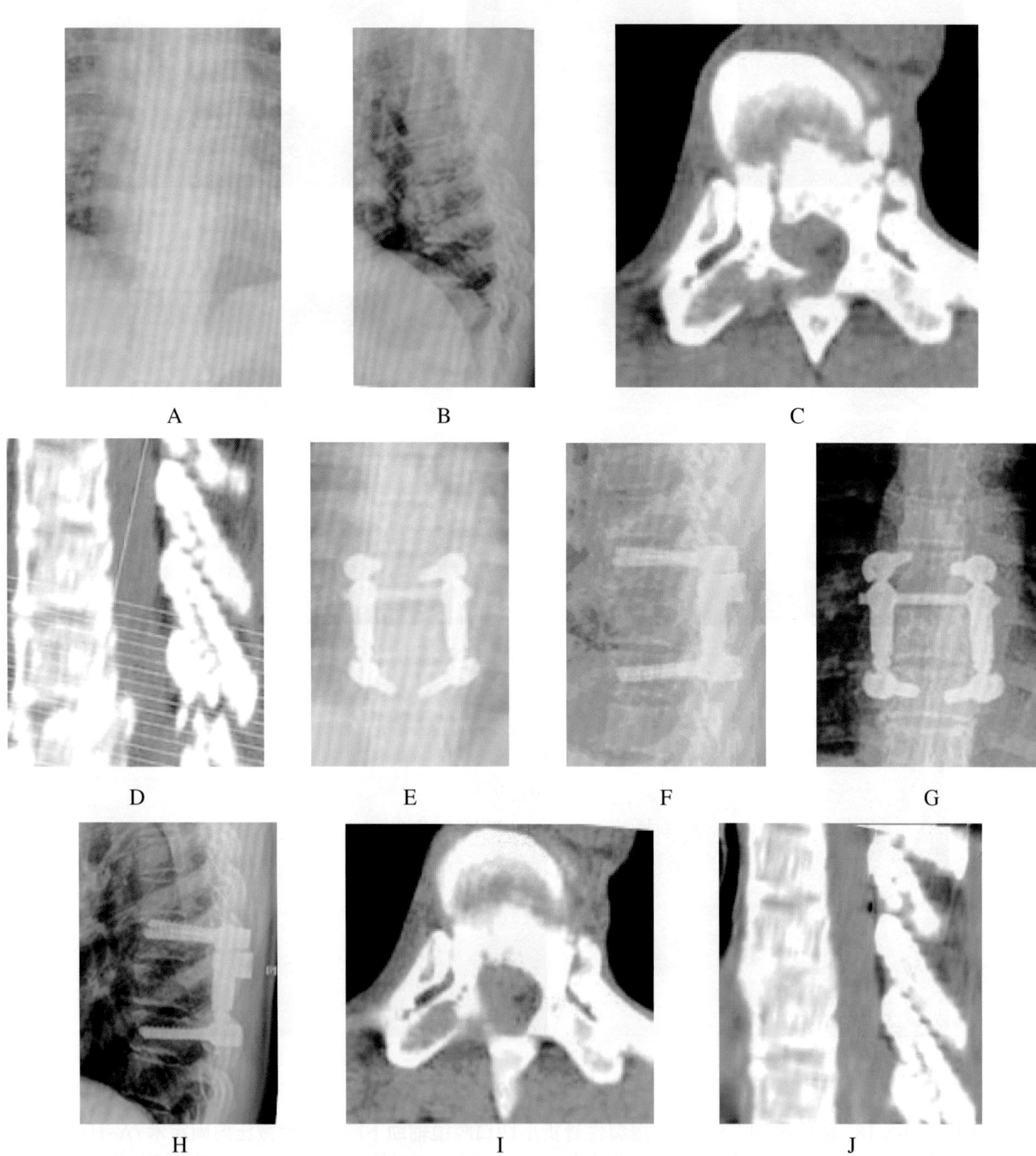

图 2-3-3-8-19 临床举例 例 2 T_8 压缩性骨折前路胸腔镜下减压及后路经皮椎弓根螺钉内固定术 (A~J)

A. 术前 X 片示 T_8 骨折；B. 术前胸椎无后凸畸形，T_8 压缩；C. CT 扫描 T8 中后柱骨折，椎管内有骨片侵入；D. 矢状面示骨块向椎管移位；E. 胸腔镜下前路减压后路固定；F. 螺钉位置良好，椎体高度恢复正常；G、H. 术后半年 X 片复查显示螺钉位置良好，椎间隙高度无丢失；I、J. 术后 2 年 CT 水平位及矢状位扫描表明椎管内径正常，脊髓无压迫，椎管正常

（池永龙）

第九节 胸腰椎损伤晚期病例的处理与次全环状减压术

一、胸腰椎损伤晚期病例概述

临床上十分多见的胸腰椎骨折易同时伴有脊髓损伤，尤其是爆裂性骨折、严重的椎体压缩性骨折及骨折脱位的病例等。其中某些患者由于种种原因在早期失去治疗时机，或是治疗不当等，以至于伤后晚期来诊。作者发现，其中不少病例，特别是不全性脊髓损伤者，多于椎管前方有骨性致压物残留，并构成脊髓功能进一步恢复的障碍。为此作者所设计的"次全环状椎管减压术"具有减压彻底、损伤小及对脊椎稳定性影响少的三大原则。

二、胸腰椎损伤晚期病例解剖特点

（一）概述

胸腰椎损伤晚期病例，当神经功能恢复到一定程度不再继续恢复时，主要是在其周围存在骨性或软骨性致压物，此种致压物大多位于椎管前方。根据作者临床经验，发生率达 95% 以上；其病理解剖形态特点主要有以下几种。

（二）病理分型

【椎缘型】

最多见，占 42%；即椎节骨折脱位后，椎体上缘（或下缘）未完全复位，或由于压缩骨折所残留骨性后突致压物（图 2-3-3-9-1）。

【山丘型】

较为多见，占 39%；主要位于椎节中段，多因爆裂性骨折所致椎体后方骨块残留（图 2-3-3-9-2）。

【髓核后突型】

约占 9% 左右，主因外伤时椎间髓核后突致压引起脊髓症状（图 2-3-3-9-3）。

【血肿型】

主见于椎管前方，约占 5% 左右（图 2-3-3-9-4），大多已机化。

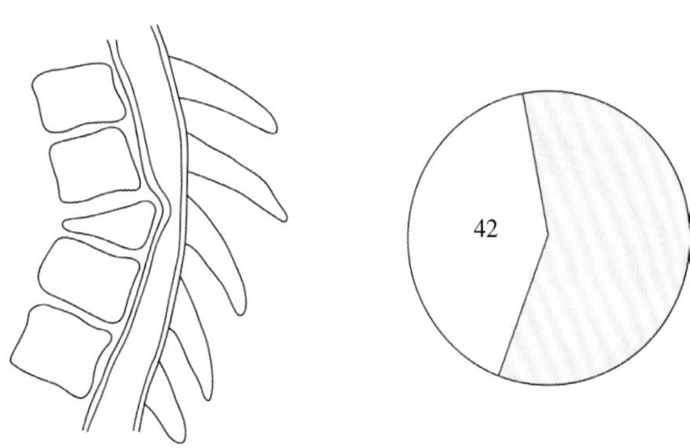

图 2-3-3-9-1 椎管前壁致压物呈椎缘型者示意图

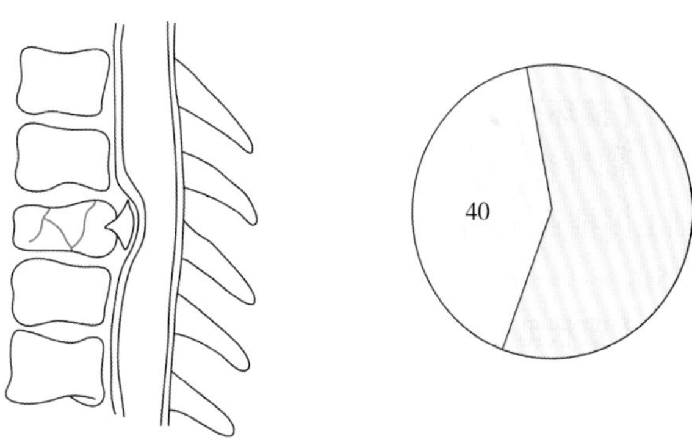

图 2-3-3-9-2 椎管前壁致压物呈山丘型者示意图

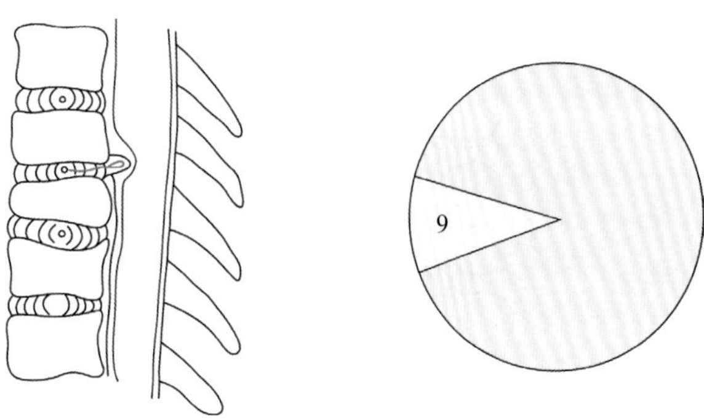

图 2-3-3-9-3 椎管前壁致压物呈髓核后突型者示意图

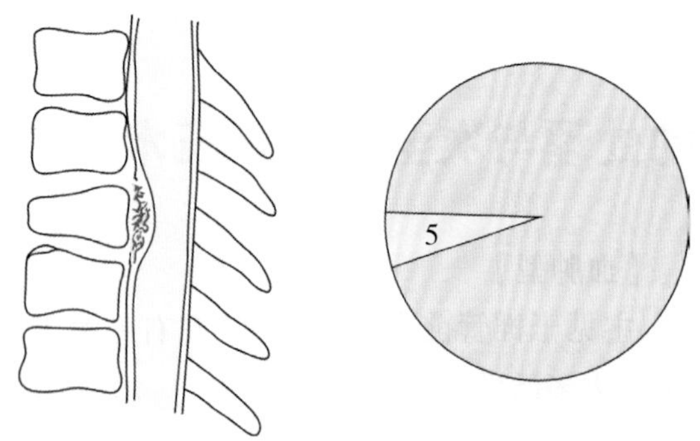

图 2-3-3-9-4　椎管前壁致压物呈血肿型者示意图

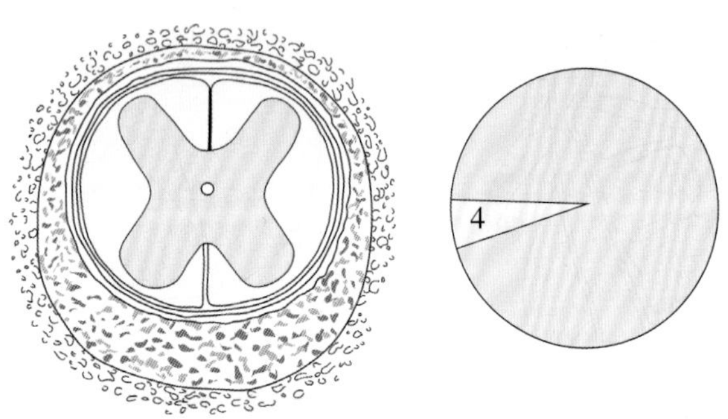

图 2-3-3-9-5　椎管前壁致压物呈箍环型者示意图

【箍环型】

即椎管全般性狭窄，大多在发育性管狭窄基础上因椎管内广泛血肿所致，约占 4%（图 2-3-3-9-5）。

【蕈状型】

多因椎体爆裂型骨折残留骨块未还纳所致，较为少见，占 1% 左右（图 2-3-3-9-6）。

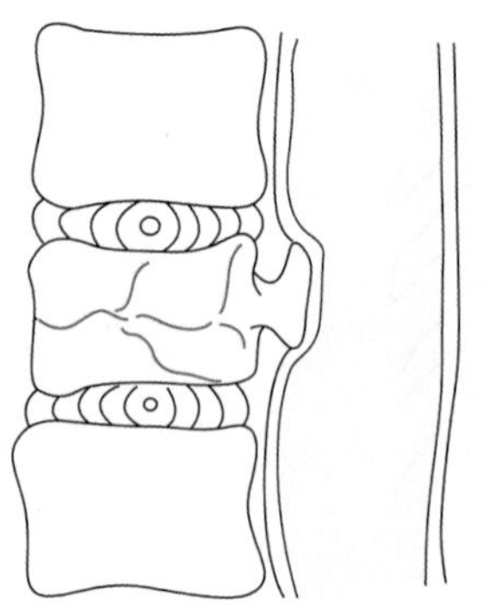

图 2-3-3-9-6　椎管前壁致压物呈蕈状型者示意图

三、胸腰椎损伤晚期病例手术病例选择

（一）最佳施术病例

主要用于胸腰椎骨折脱位合并不全性截瘫，当其神经功能恢复到一定程度即停滞不前，于 X 线片、CT 片或 MR 片上显示椎管前方或侧前方有骨性致压物者。

（二）酌情施术病例

对胸腰椎骨折合并完全性瘫痪伴有根性疼痛剧烈者，亦可酌情选用；术前应向患者及家属告知手术疗效的不确定性。

（三）不宜手术病例

全身情况不佳、主要脏器病变不能承担手术者；或伴有严重并发症者、包括褥疮、下肢血栓性静脉炎及坠积性肺炎等在矫正前不宜施术。

四、胸腰椎损伤晚期病例手术入路

（一）概述

晚期病例与急诊病例基本相似，二者之病理解剖状态，尤其是致压骨部位、椎节稳定状态等大体类同，因此手术入路基本一致。具体手术方式的选择主要视致压物部位、范围及复杂程度等不同，可酌情选择以下三种手术入路之一或二者兼顾之。

（二）三种常用术式

【传统之后路术式】

指致压物位于椎管后方或侧后方需从椎节后方切骨减压者（图 2-3-3-9-7）；但对前方致压物，由于达不到直接减压的目的，其效果较差。具体术式及操作程序详见本章第四节内容。

【前路术式】

当致压物位于椎管前方、范围较大，且前柱稳定性较差者，可选择前方入路（图 2-3-3-9-8）；作者亦开展多年，尤以急诊病例。但对晚期病例，经胸腹腔施术损伤大，失血多，在选择上需慎重。

其具体操作步骤等见本章第三节内容。

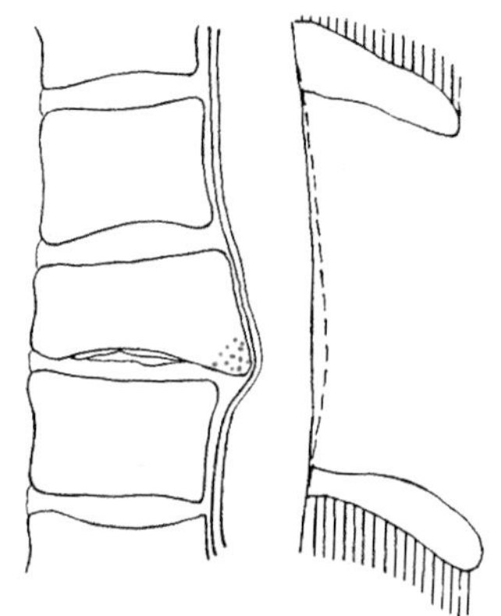

图 2-3-3-9-7 致压物位于椎管后方或侧后方者，既往传统术式是从椎节后方减压示意图

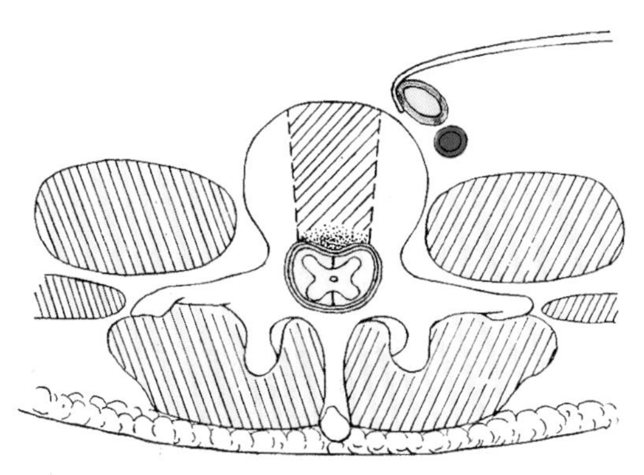

图 2-3-3-9-8 当致压物位于椎管前方、范围较大，应选择前方入路施术减压，尤其是前柱稳定性较差者示意图

【经胸腰椎侧后方的椎管次全环状减压术】

此为本节主要内容，即通过胸腰椎后方正中旁切口，先显露椎节侧方、凿骨开窗、侧壁切骨减压，再对椎管后方切骨减压（图 2-3-3-9-9）；最后轻轻牵开硬膜囊对椎管前方切骨减压，从而获得整个椎管的次全环状减压效果。

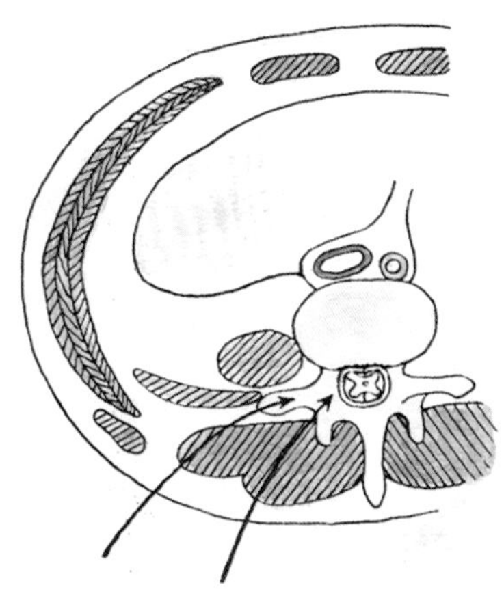

图 2-3-3-9-9 通过胸腰椎后方正中旁切口，先显露椎节侧方、凿骨开窗、侧壁切骨减压，再对椎管后方切骨减压示意图

五、胸腰椎次全环状减压术特种手术器械

除脊柱常规性器械外，为椎管次全环状减压术实施特别设计的器械有以下数种。

（一）手术显露器械

【不对称梳式拉钩（切口牵开器）】

如图 2-3-3-9-10 所示：前端为用于切口深部牵开的弧形梳状锐刺，左右两侧呈不对称状。如此便于在暴露一侧椎板时达到理想暴露效果。此

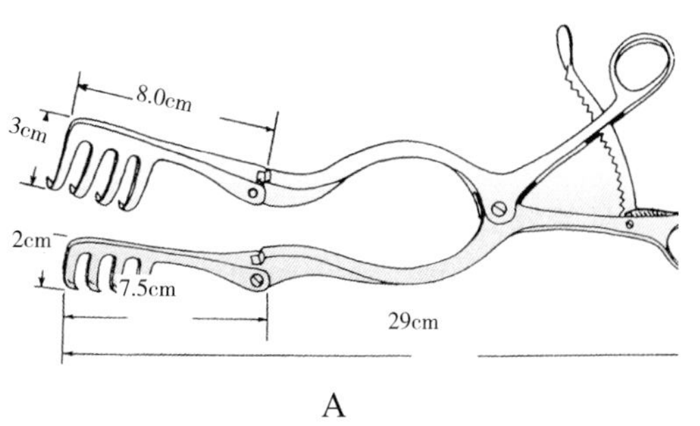

A

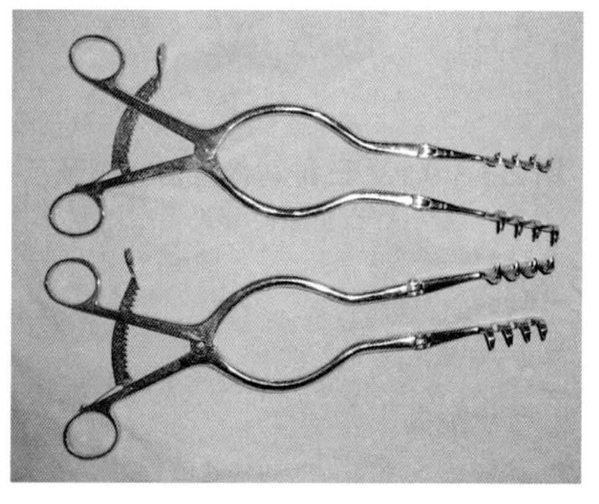

B

图 2-3-3-9-10 不对称式梳式切口牵开器（A、B）
A. 示意图；B. 实物摄影图

器械一套共2把，全长29cm，头部撑开段左右长度分别为8及7.5cm；左侧8cm长者其刺长为3cm，右侧7.5cm长者其刺长2cm；另一把则相反，左侧7.5cm长者其刺长为3cm；右侧8cm长者其刺长为2cm。手术时，短刺侧牵向内侧棘突一侧，长刺者牵向切口外方肌群处。

【单杆拉钩】

又名Gelpi，为深部定点拉钩，对局部暴露较清晰，临床上多用（图2-3-3-9-11）。

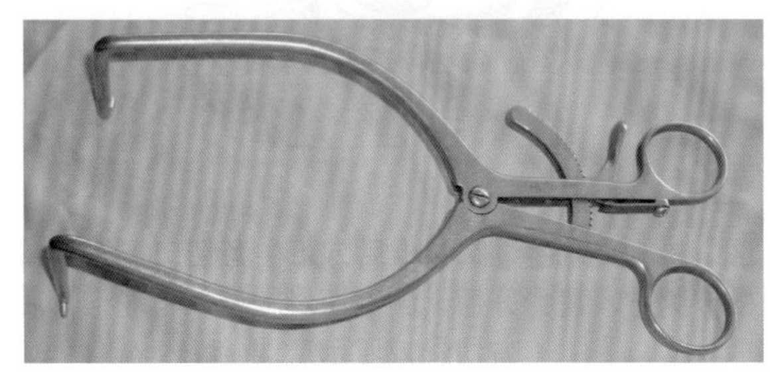

图2-3-3-9-11　单杆拉钩实物照片

（二）切骨器械

【骨凿】

有三种类型（图2-3-3-9-12）。

1. 平凿　全长17.5cm，扁平长条状，刃宽分别为0.8、1.0及1.2cm三种规格；采用优质钢制成；

2. 弯凿　亦为优质钢制成，长18cm，弧形，刃薄，宽度分别为0.8、1.0及1.2cm三种；

3. 梯形凿　于刀刃部上方1.2cm处有一梯形弯曲，便于进入椎管切除椎管前方骨性致压物；刃宽分0.8及1.0cm两种。

【梯形铲】

与梯形凿相似，唯其刃处更薄，似铲形，尾部有一横柄。宽度分别为0.8及1.0cm两种，便于操纵；亦用于切除椎管前方骨质（图2-3-3-9-13）。

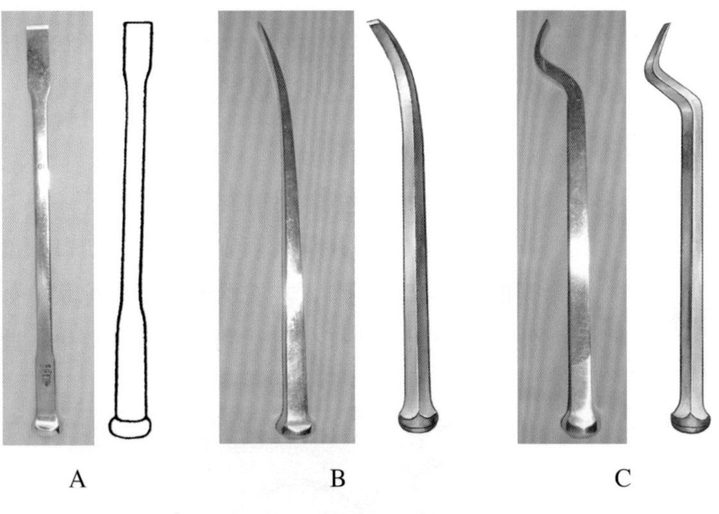

A　B　C

图2-3-3-9-12　三种切骨骨凿实物及示意图（A~C）

A. 直凿；B. 弧形凿；C. 梯形凿

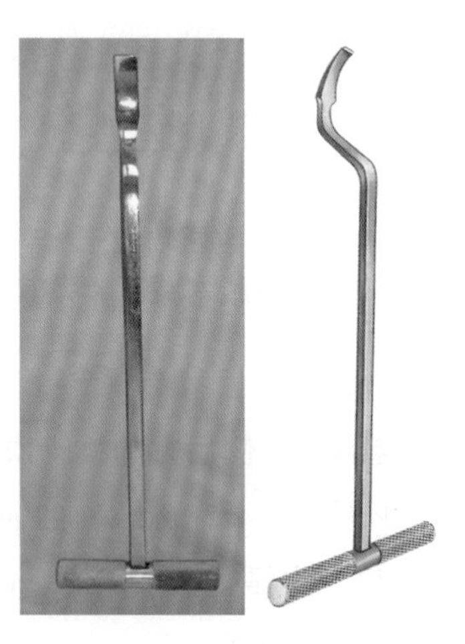

图2-3-3-9-13　梯形铲实物及示意图

（三）其他

【反弓状刮匙】

长24cm，尖端为卵圆形，口径为0.5×0.7cm，深0.3cm；其前方与一般刮匙的方向相反，故名；主要用于刮除椎管前方残存骨质（图2-3-3-9-14）。

【椎管锉刀】

头部呈丁字形，为一扁圆形、并与椎管弧度相一致的扁薄锉刀，内壁光滑，长22cm；主要用于对椎管前壁切骨处挫平（图2-3-3-9-15）。

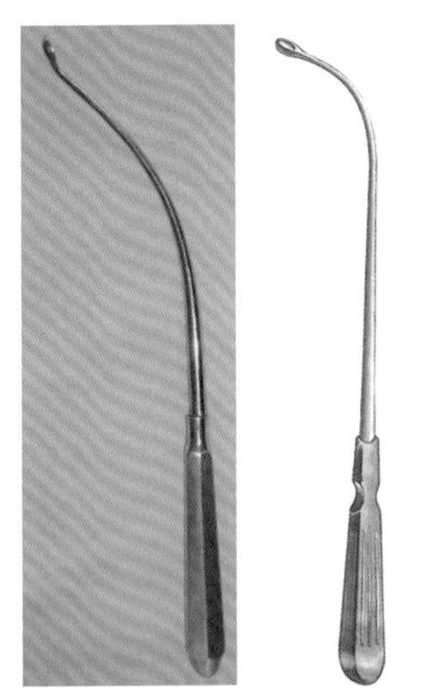

图 2-3-3-9-14 反弓形刮匙实物及示意图

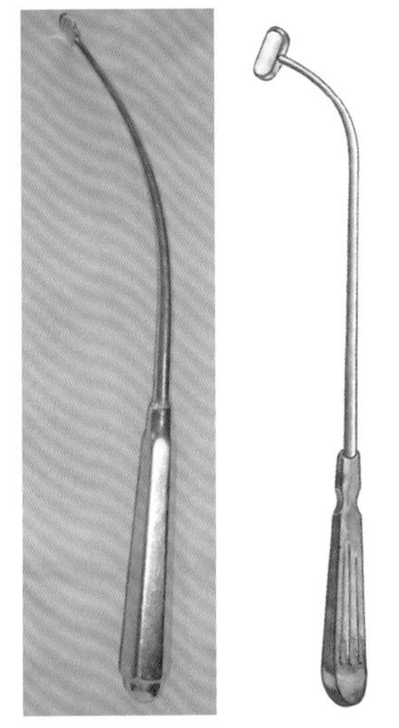

图 2-3-3-9-15 椎管锉刀实物及示意图

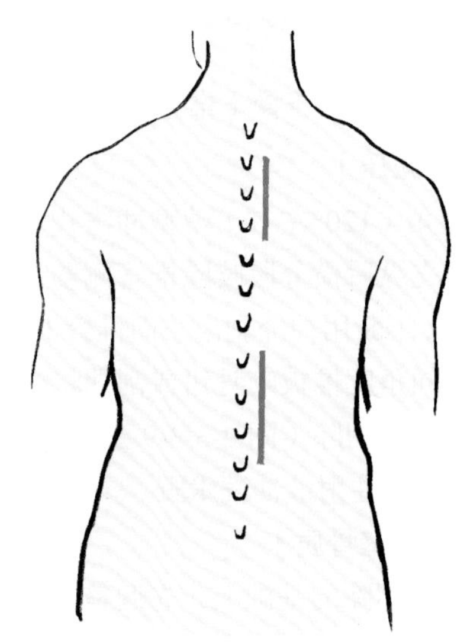

图 2-3-3-9-16 后路正中旁切口示意图

六、胸腰椎次全环状减压术具体实施

（一）麻醉、体位及切口

【麻醉】

多选择气管插管全身麻醉；局部浸润麻醉亦可，但有时需辅以静脉麻醉；

【体位】

多取俯卧位，偏患侧部（即手术入路侧）可略垫高；

【切口】

脊柱中线旁 1cm 切口、长约 10~12cm，切开皮肤和皮下，钳夹、电凝或结扎止血，治疗巾保护术野（图 2-3-3-9-16）。

（二）局部显露与凿骨开窗

【分离与切断骶棘肌】

距棘突 1cm 处纵形切开骶棘筋膜，垂直向下分离达小关节外缘与横突交界处，用梳式自动拉钩牵开，并将其附着点剥离。如张力过大，可将骶棘肌外侧缘部横形切断（图 2-3-3-9-17）。范围视病情而定，一般为 2~3 个椎间隙，充分暴露椎板外侧至小关节部骨质（图 2-3-3-9-18）。

【楔形切除小关节处骨质】

如图 2-3-3-9-19 所示进入椎管之部位、角度与方向，为了避免误伤脊髓，选用平凿或弯凿，先在横突根部与小关节内侧缘之间处进凿、稍向

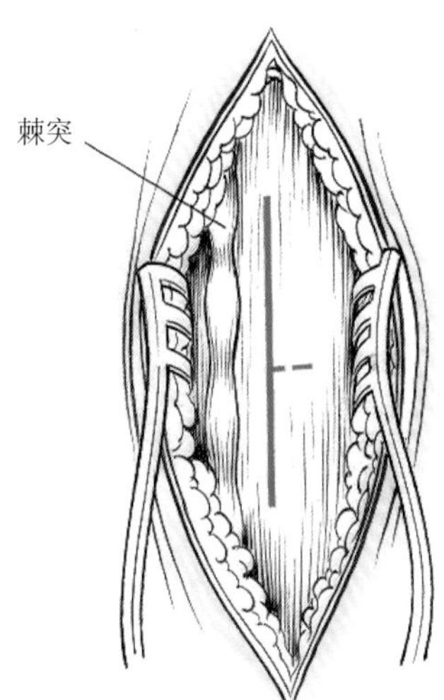

图 2-3-3-9-17 显露、切开骶棘肌筋膜，必要时中间横形切开示意图

内斜，达1~1.2cm深度后将凿拔出，再在稍内方进凿1~1.2cm，使凿刃在深部相交，取出凿下的楔形骨片。此“V”形骨片顶宽0.6~1.0cm，边长1~1.2cm（见图2-3-3-9-19）。之后继续用平凿或弯凿将内侧壁骨质分层凿除（图2-3-3-9-20），每层1mm左右。

【凿骨开窗】

每凿除一片骨质后，观察内侧壁，如其呈密质骨状，表明将达到、或已达椎管管壁，可将骨凿斜形（用凿尖处）完全凿穿管壁。当椎管壁凿穿或接近凿穿时，可改用小刮匙开窗或将窗口扩大（图2-3-3-9-21）并确认椎管的部位，再用神经剥离子在椎管壁与硬膜囊之间进行松解。对椎弓根底部上、下两端的脊神经根应加以保护，切忌误伤（尤其是根动脉）。

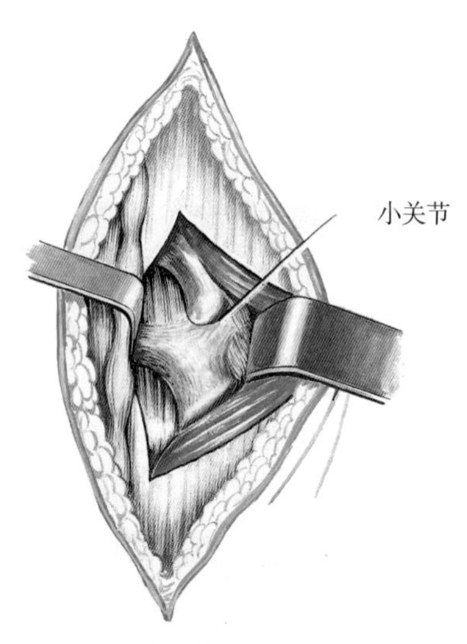

图2-3-3-9-18 分离椎旁肌后显露一侧小关节示意图

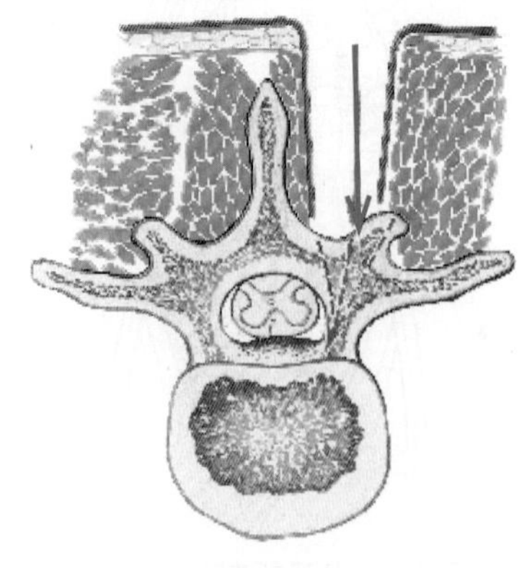

图2-3-3-9-19 楔形切骨范围（横断面观）示意图

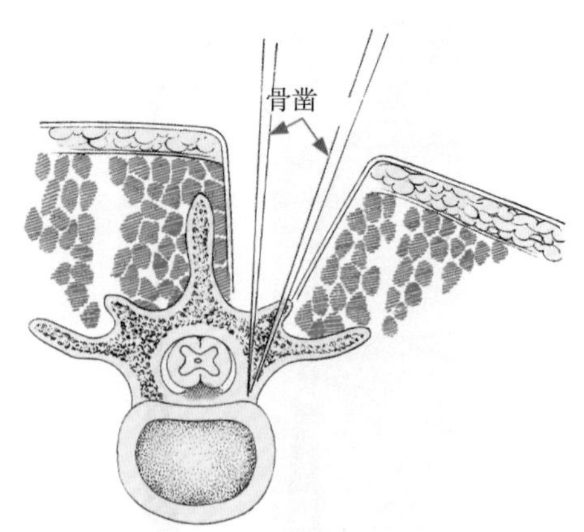

图2-3-3-9-20 于小关节内侧楔形切骨范围、深度与角度示意图

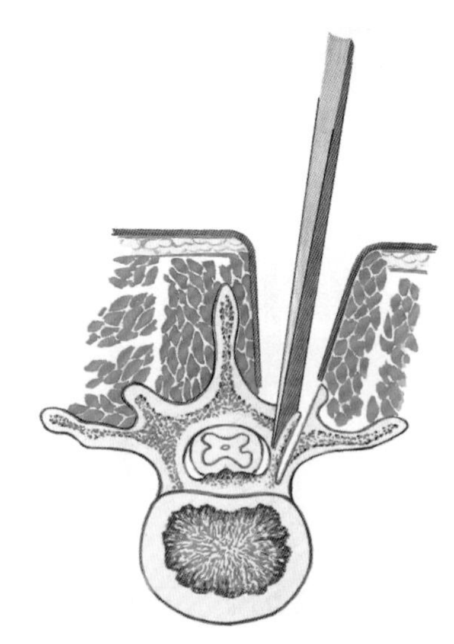

图2-3-3-9-21 楔形切骨后，再逐片地切除椎管侧壁骨质示意图

（三）切除致压骨（椎管次全环状减压）

【侧壁减压】

用钝角（120°左右）薄型冲击式咬骨钳自窗口伸入，先纵后横分段咬除椎管侧壁骨质，暴露出硬膜囊；不断用神经剥离子向椎管上、下分离，并选用不同角度椎板咬骨钳或刮匙将椎管上下之侧壁骨质逐块切除（图2-3-3-9-22）；不断以冰冷之等渗氯化钠注射液冲洗术野。

【切除后壁骨质】

在侧壁切除的基础上，先调整自动拉钩，在已咬开椎管侧壁处用棉片加以保护，硬膜后方用神经分离子加以松解后，再用薄型咬骨钳将椎管侧后方、后方及对侧侧后方骨质切除，直达椎板咬骨钳打滑为止（图 2-3-3-9-23）。

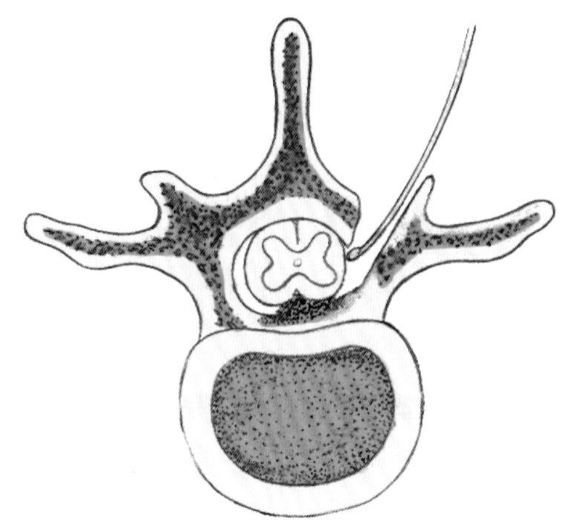

图 2-3-3-9-22 **用小刮匙扩大侧壁开口示意图**

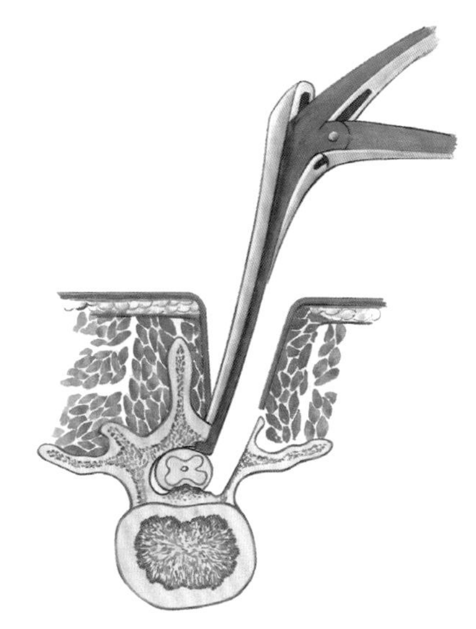

图 2-3-3-9-23 **选用不同角度薄型椎板咬骨钳、或用各种角度刮匙切除椎骨侧方骨质示意图**

【切除椎管前壁骨质】

在对椎管侧壁、后壁减压基础上用神经剥离子顺椎管前壁轻轻地纵向滑动，仔细检查与判定骨性后突（骨性台阶）及其范围与程度。一般多为一个椎体或一个椎间隙，两个椎体以上者较少。

椎管前方骨性致压物多呈梯形（图 2-3-3-9-24）、山丘形（图 2-3-3-9-25）和骨折脱位形（图 2-3-3-9-26）。从 CT 扫描片上易于判定，在切除前应明确。当切除时，应于病变上、下正常椎管处的椎体后缘与硬膜之间放置棉片，起分界及保护作用（图 2-3-3-9-27、28）。然后分别用不同尺寸的弯凿及梯形铲迅速而准确地将椎管前方多余之骨质凿除（图 2-3-3-9-29~31）。此步操作十分关键，需谨慎仔细，切不可失手；进凿应按椎管前壁的弧度，从边缘到中部逐步前进；其上、下范围视病变而定。对范围较宽者，可用 2~3 个弯凿同时并进。（最后进凿）深度达椎管对侧后方，之后将骨凿轻轻撬起，使凿下之骨片在根部折断取出；如进凿较深，凿下骨片无法取出时，切勿硬取，可将弧形凿平行状（按原入路曲线）拔出，再旋转 180°、即弧度凹侧向下将骨片在根部凿断取出。而后再用反弓状刮匙除去残留之骨片及软骨样组织（或椎间盘等）（图 2-3-3-9-32），并用椎管锉刀顺椎管前壁方向将其锉平（图 2-3-3-9-33），最后用冰冷之等渗氯化钠注射液反复冲洗局部，清除杂物及血块（图 2-3-3-9-34）。如伴有粘连性蛛网膜炎，则酌情进行粘连松解术，并辅以其他疗法。

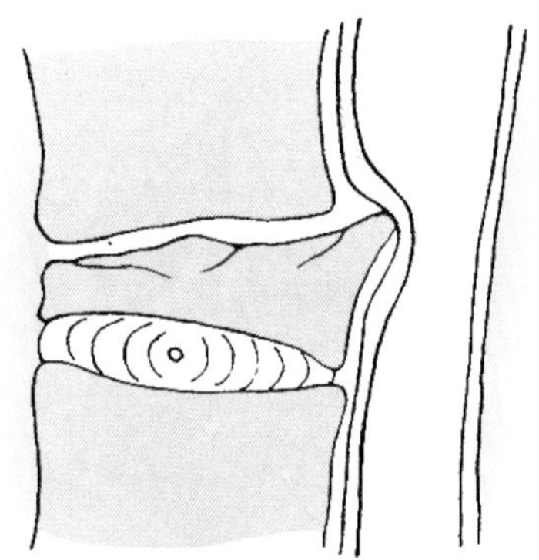

图 2-3-3-9-24 **椎管前壁致压骨质呈梯形示意图**

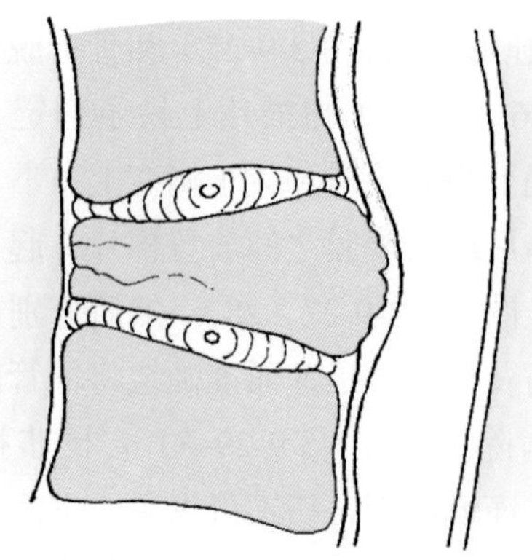

图 2-3-3-9-25 椎管前壁致压骨质呈山丘型示意图

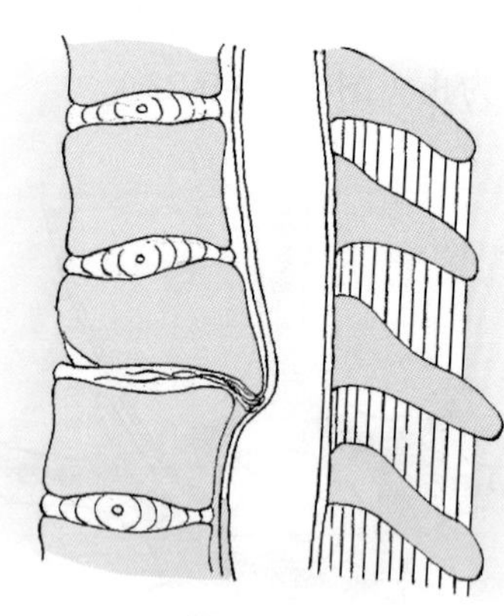

图 2-3-3-9-26 椎管前壁致压骨质呈骨折、半脱位型，示意图

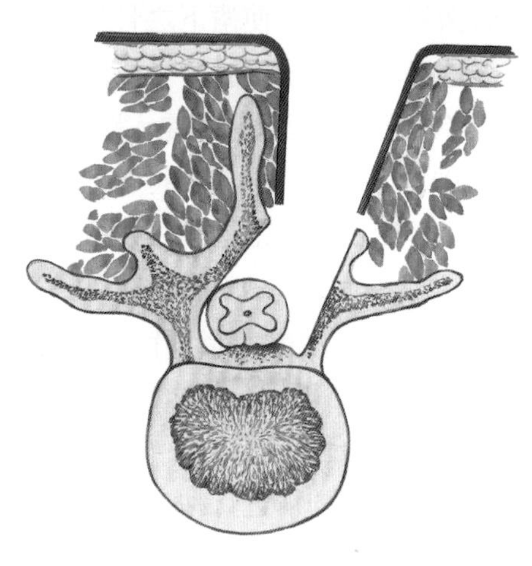

图 2-3-3-9-27 椎管后壁已切骨减压完毕（横断面观）示意图

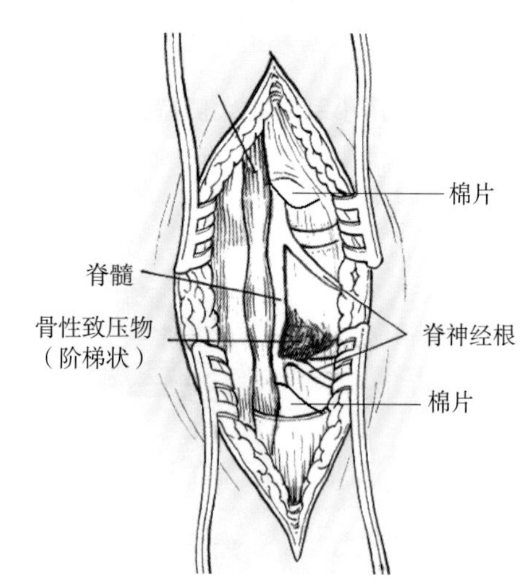

图 2-3-3-9-28 椎管侧壁及后壁已切骨减压完毕（后面观），于上、下神经根处用脑棉片加以保护示意图

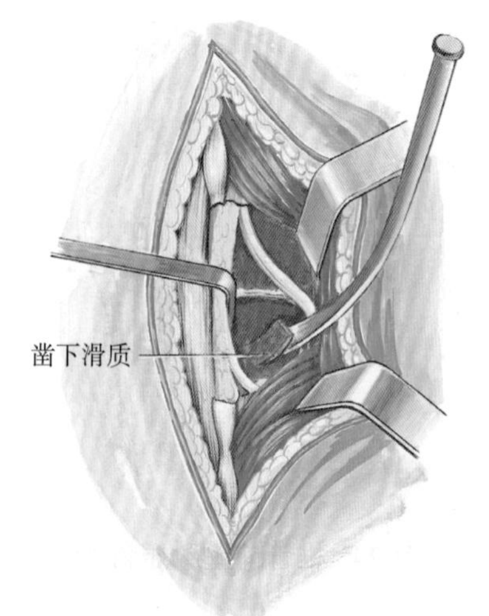

图 2-3-3-9-29 轻轻牵开硬膜囊，用弧形凿切除椎管前方致压骨，后面观示意图

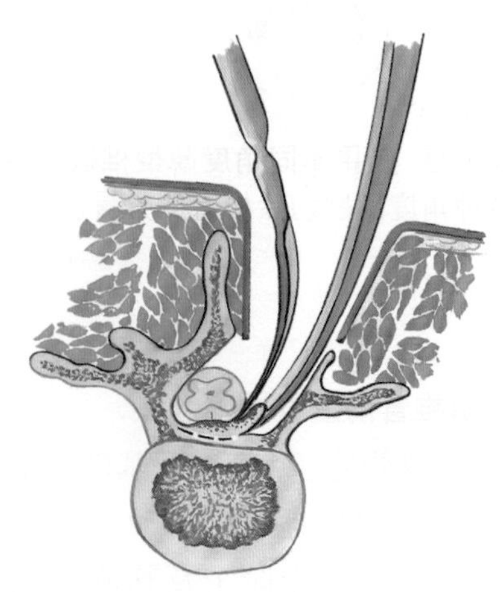

图 2-3-3-9-30 牵开硬膜囊，用弧形凿切除椎管前方致压骨，横断面观示意图

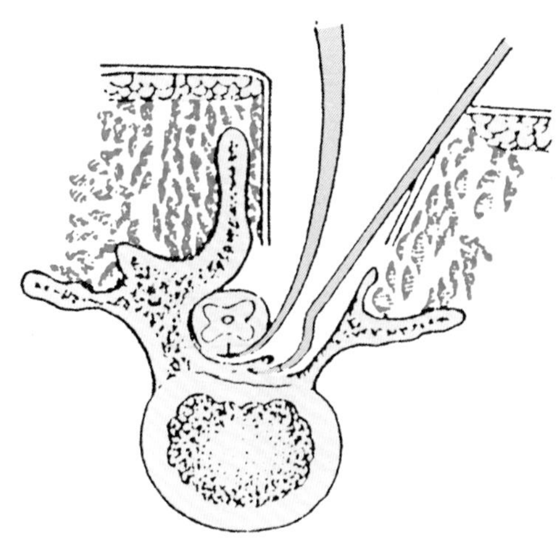

图 2-3-3-9-31 用梯形铲或梯形凿切除椎管前方残留之骨性致压物示意图

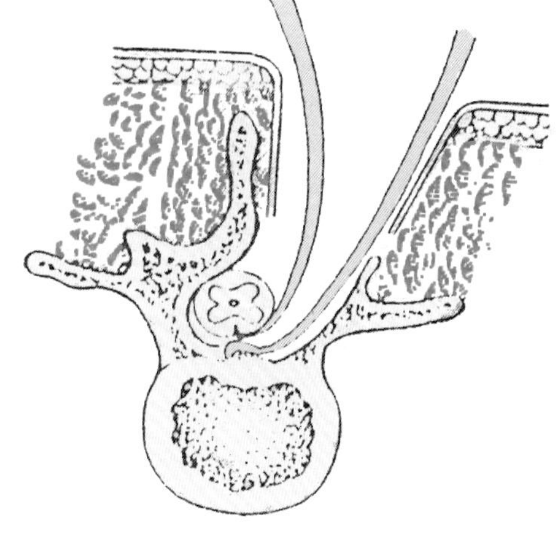

图 2-3-3-9-32 用反弓状刮匙刮除椎管前方残余致压物示意图

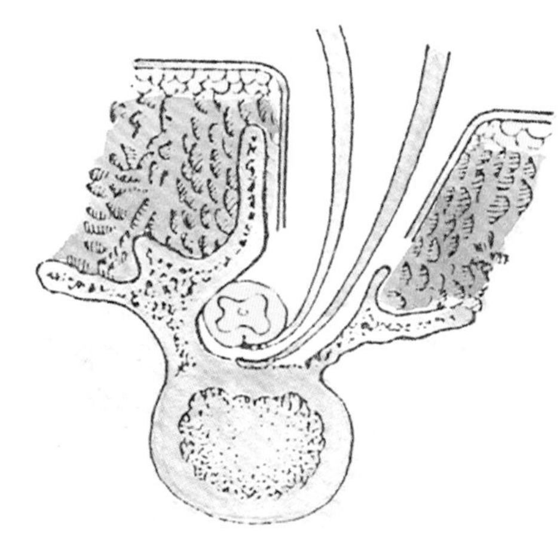

图 2-3-3-9-33 用椎管锉刀锉平椎管前壁示意图

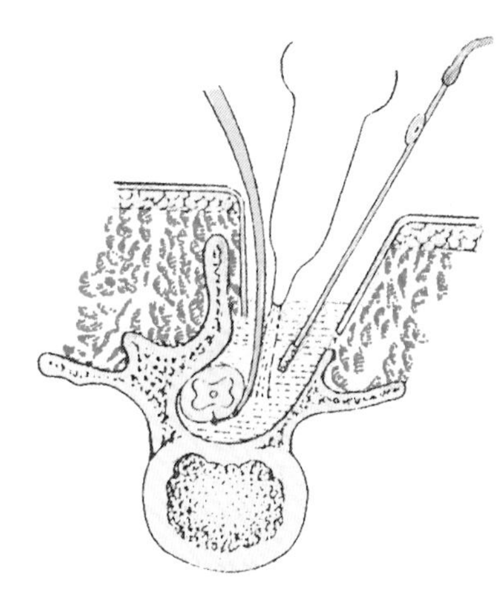

图 2-3-3-9-34 用低温等渗氯化钠注射液冲洗术野，清除凝血块、小骨块等示意图

（四）注意事项

此处血管主要来自腰动脉或肋间动脉的椎骨支，呈网状分布于椎弓根、横突、椎体中部、小关节和棘突处，并与脊髓动脉的同名分支相吻合。因此处血供较为丰富，尤以横突之下方与椎间孔处（和神经根伴行）常有较大之动脉支经过，在操作时应小心避开。椎体后方血供虽较差，但椎体后面中心的滋养血管多较粗大，且受骨性椎孔的限制，失血量大，止血困难。因此，当凿除椎体后面突向椎管内的骨质时，一定要在保证血容量的前提下，以迅速、敏捷和准确的手法进行，并备明胶海绵或可吸收之止血纱布快速充填止血。在我院实施此类手术中，至今尚未遇到不可控制的大出血，术后亦未发现血肿形成。因此，只要小心谨慎，仍较安全。

（五）闭合切口

在彻底减压术后，用冰冻之等渗氯化钠注射液冲洗局部，取出棉片，于椎管前方及侧后方留置明胶海绵 1~2 片。依序缝合切开诸层。术区置橡皮片（管）一根，24~48 h 后拔除（图 2-3-3-9-35、36）。此种术式不仅可用于伤后早期未施术之病例，亦可用于已行后路减压术者；二者减压范围如图 2-3-3-9-37、38 所示。

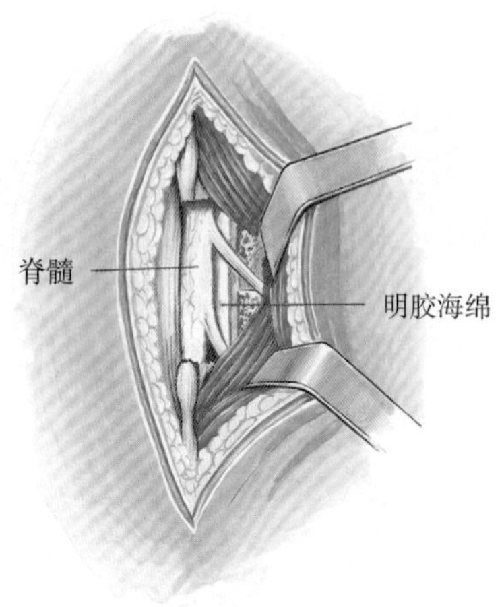

图 2-3-3-9-35　手术完毕，先在椎管前方垫以明胶海绵起止血和保护作用，后面观示意图

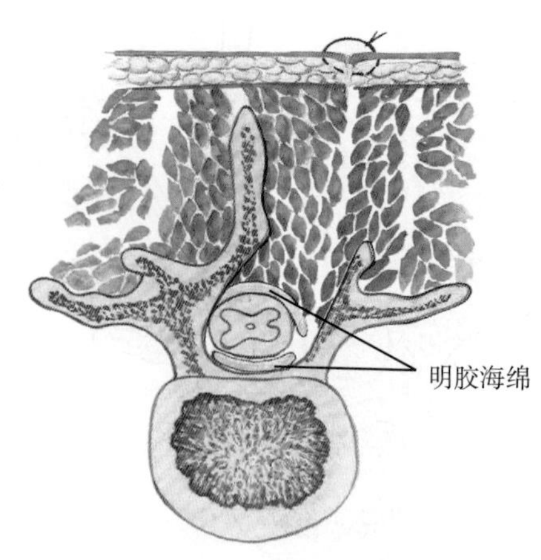

图 2-3-3-9-36　硬膜囊减压处上下各垫以明胶海绵保护、止血，横断面观示意图

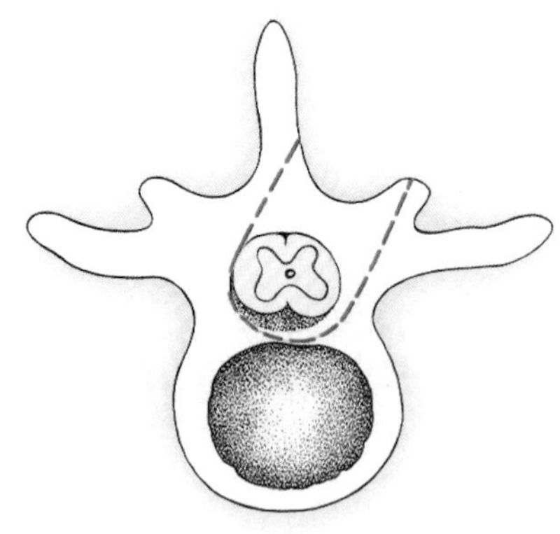

图 2-3-3-9-37　伤后未施术病例的减压范围横断面观示意图

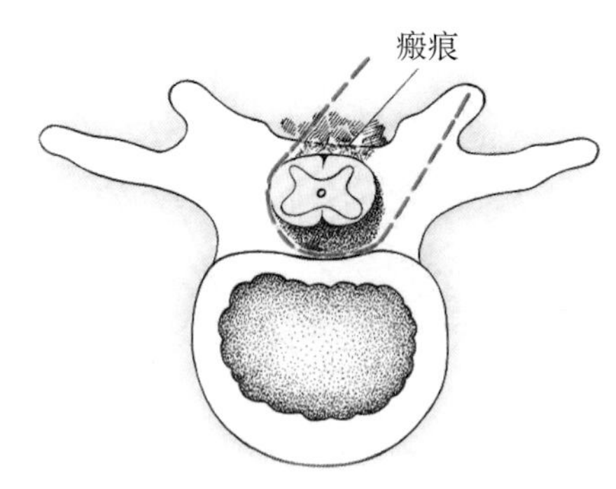

图 2-3-3-9-38　已施后路减压术者之减压范围横断面观示意图

七、胸腰椎次全环状减压术术后处理

（一）卧床休息

术后应绝对卧床休息 7~10d，拆线后可上胸腰段石膏（高位腰围）下床活动（图 2-3-3-9-39、40）；或根据原发伤情况酌情延缓起床下地时间；

（二）脱水疗法

术后地塞米松 5~10mg，每日 2 次静滴，3~5d 后减半，6~8d 停止；同时静脉推注 50% 葡萄糖注射液 40~60ml，1/6h，共 5d；

（三）预防感染及各种并发症

投予预防量广谱抗生素，以青霉素、链霉素

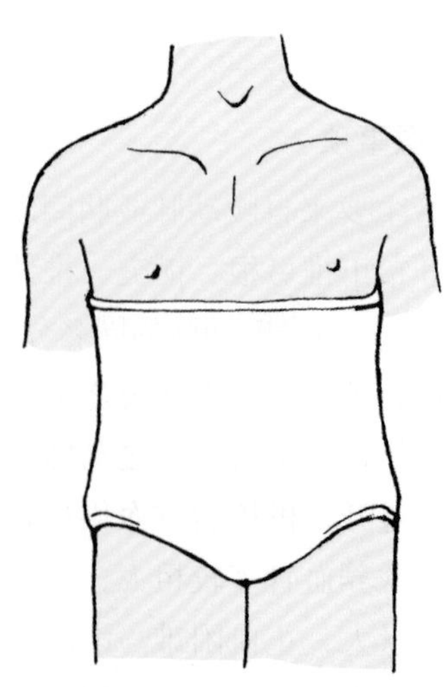

图 2-3-3-9-39　对胸腰段施术者恢复期可用石膏背心或高位石膏腰围固定示意图

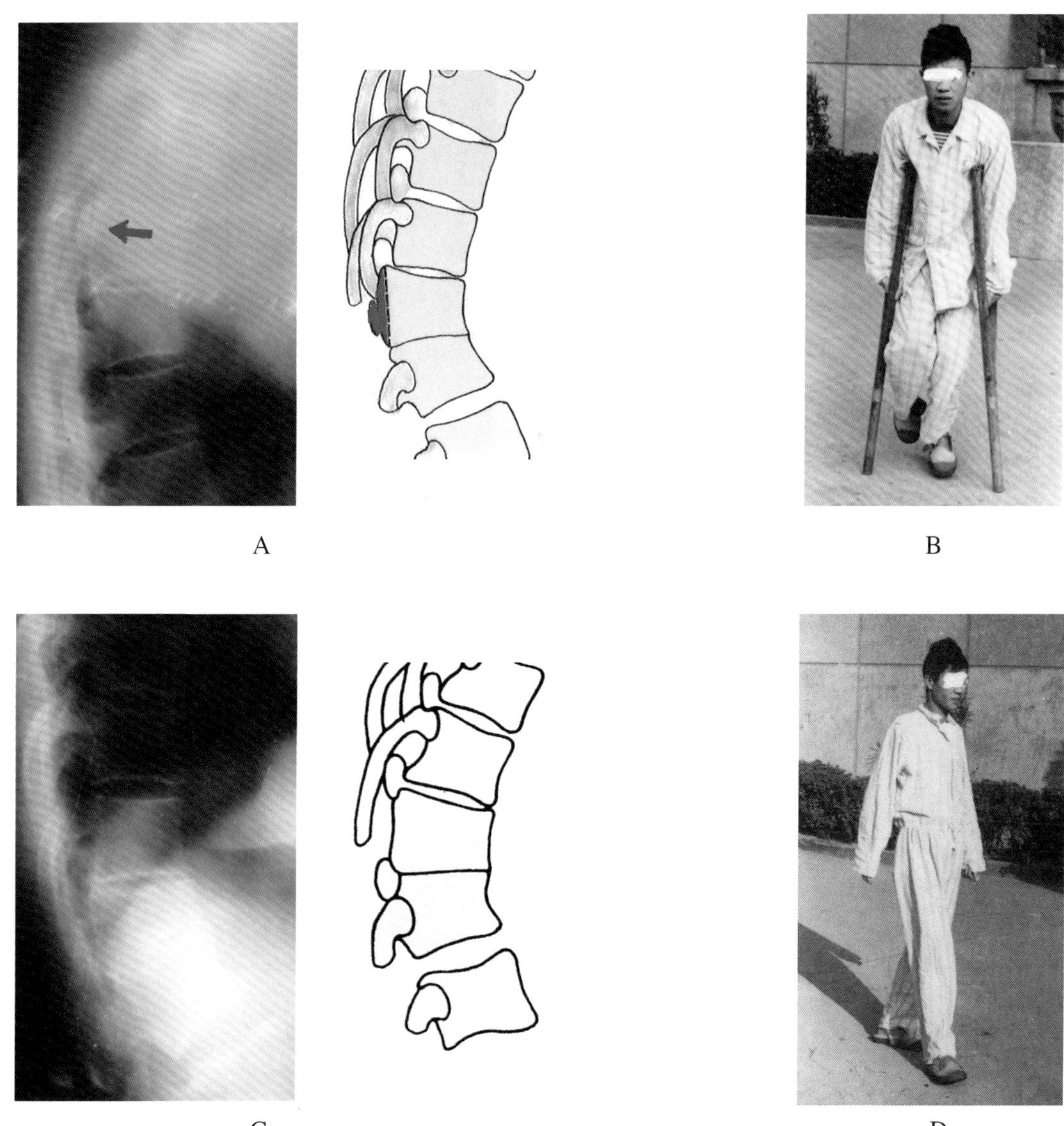

图 2-3-3-9-40 临床举例 例一 L_1 陈旧性骨折菌状骨赘形成致双下肢不全瘫（A~D）

A. 术前侧位 X 线片（箭头所指显示蘑菇状致压物）及投影图；B. 术前架拐行走；C. 行次全环状减压术后 X 线片显示骨性致压物已切除，左为 X 片，右为投影图；D. 出院前行石膏背心固定后下地行走，疗效满意

为多用；并注意预防胸腰椎术后各种并发症；

（四）康复与功能锻炼

视病情不同术后及早进行康复活动，必要时配合理疗或体疗促进神经功能康复（图 2-3-3-9-41）。

八、胸腰椎损伤其他术式

主要为脊柱后路与脊柱前路（经胸、经腹或胸腹联合切口）切骨减压及内固定术，详见本章第三～六节内容，不另赘述。但由于系陈旧性之损伤晚期病例，尽管在准备上时间较为充分，但仍应持慎重态度，因为伤后所建立的暂时性平衡需全面评估，保留有效的后果，改变不稳定状态，消除致压因素，确保最大限度地清除各种病理解剖因素，重建与恢复正常之解剖状态。

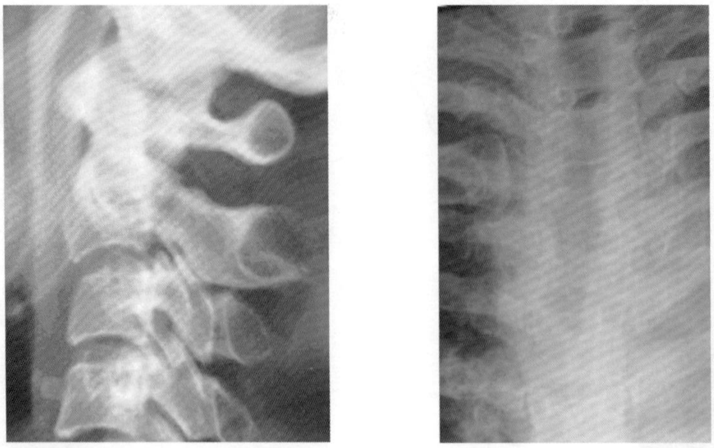

A

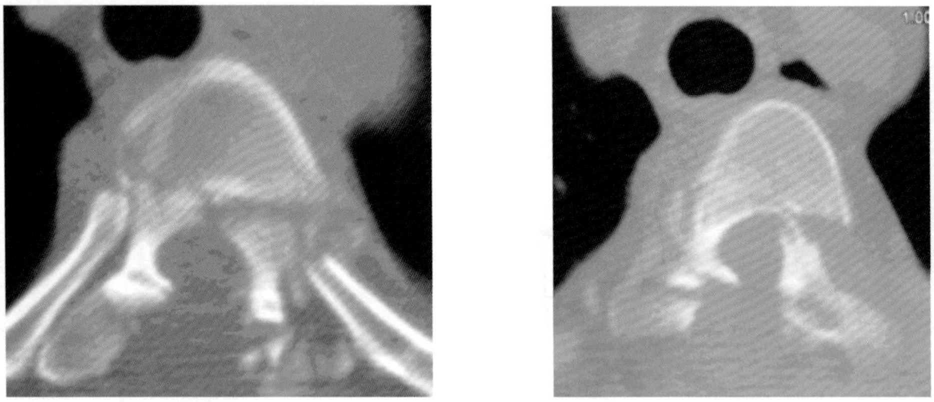

B

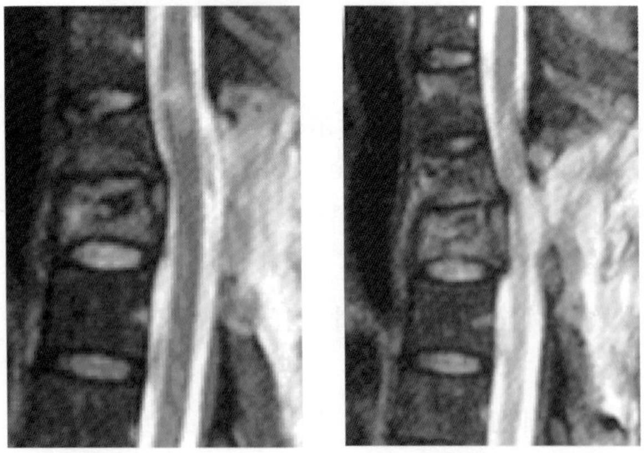

C 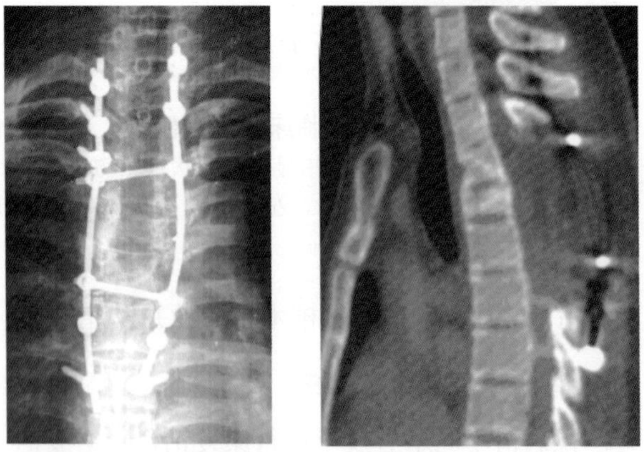 D

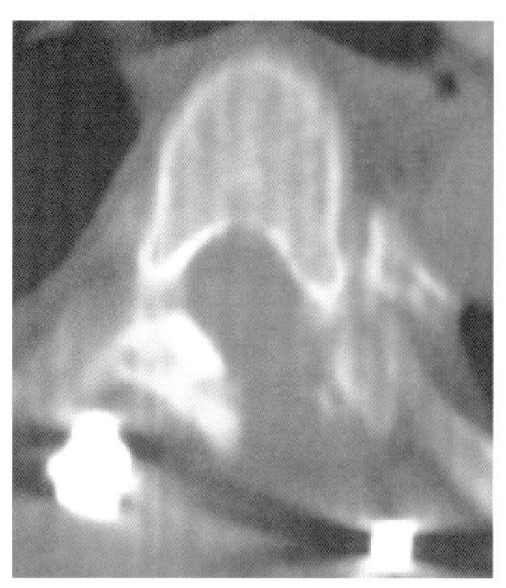

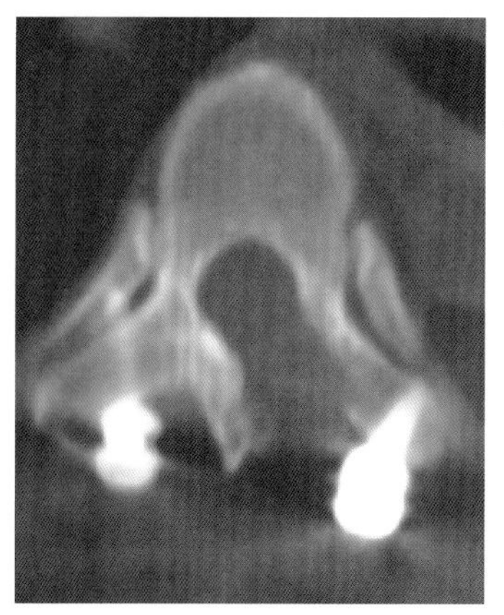

E

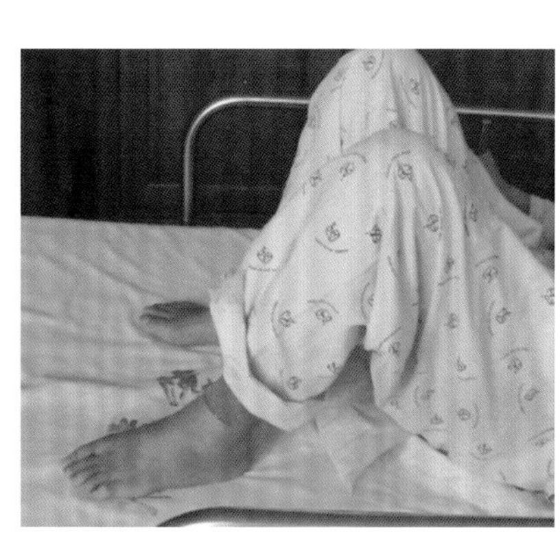

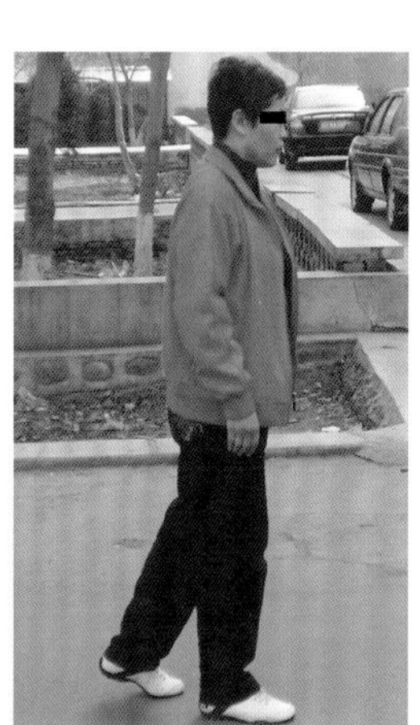

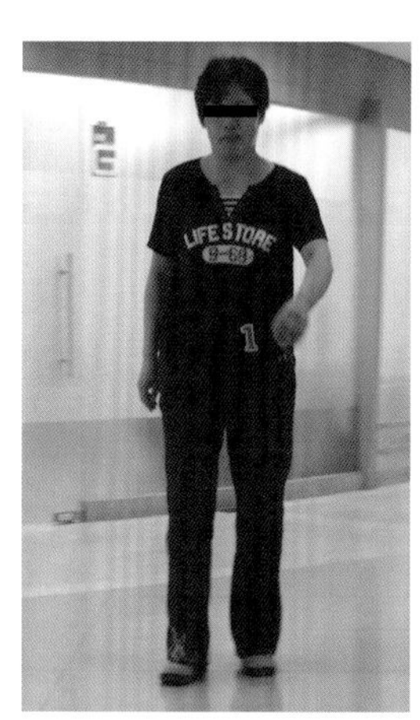

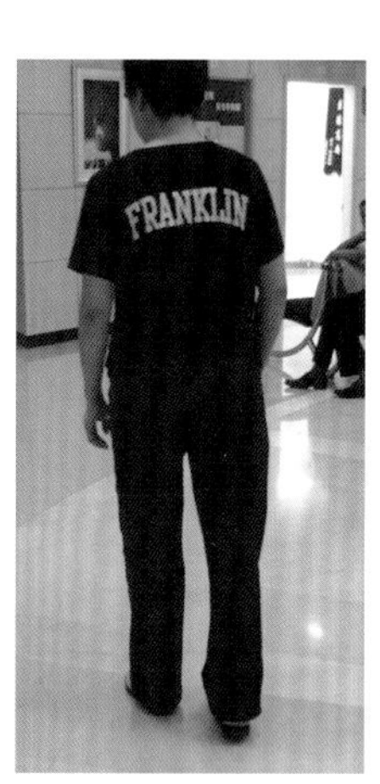

F　　　　G

图 2-3-3-9-41　临床举例　例二　女性，41 岁，车祸致 C_2 Hangman 骨折及 $T_{3、4}$ 椎体压缩及爆裂骨折伴脱位，已在外院急诊施胸椎后路减压术，来院时右下肢微动，左下肢仅残留深（位置）感觉（A~G）

A. 第二次施术前颈椎侧位 X 线片显示 C_2Hangman 骨折，上胸椎正位 X 线片显示胸椎后方椎板切除减压范围与部位；B. 同前，CT 扫描显示椎管形态破坏，骨块自左侧侵入椎管，椎体后缘破碎；C. 术前 MR 检查显示脊髓受压状态及脊髓中央区之液化灶；D.E. 采用胸椎次全环状减压 + 侧块螺钉固定术治疗，术后 CT 显示已清除椎管内骨性致压物，三维形态恢复；F. 术后患者恢复好，二周后双下肢可伸屈（左），二个月后可在陪护下下地步行，术后百日可单独步行（右）；G. 术后八月步态基本正常；术后五年随访，仍维持正常活动，生活可自理

（赵定麟　陈德玉　严力生　罗旭耀）

第十节 脊髓损伤后膀胱功能重建技术现状

脊髓损伤（Spinal Cord Injury，SCI）不仅严重损害病人的躯体运动和感觉功能，而且使损伤平面以下的内脏器官失去高级中枢（大脑和/或脊髓）的调节与支配，引起神经性器官功能紊乱，以脊髓终末支配的盆底器官（膀胱尿道、直肠肛门和性）功能障碍最为常见。

一、脊髓损伤后膀胱功能重建技术历史回顾

在人类的医学史上，脊髓损伤一致被认为是一种不可治愈、毫无希望的疾病。古希腊医学鼻祖 Hippocrates 曾描述过一个慢性截瘫患者的临床表现和并发症，并第一次注意到脊髓损伤失去了对膀胱和直肠功能的控制。直到第一次世界大战，在导尿术发明以前，脊髓损伤后几周之内的死亡率仍高达 95% 以上，原因主要是尿液贮留和泌尿系感染引起的败血症，仅有少数不完全性 SCI 和早期出现反射性排尿的伤员得以存活。

在第二次世界大战中，在处理 SCI 伤员的尿液问题上获得了巨大进步。前线医生对脊髓损伤休克期的膀胱进行插管导尿，显著降低了急性期死于尿路感染的患者比例。这期间，由德国移居英国的犹太裔神经外科医生 Ludwig Guttmann，在国家军人抚恤局的支持下，于伦敦西部的 Stoke Mandeville 医院，建立了世界上第一个专门收治脊髓损伤患者的集中化、多学科的英国国立脊髓损伤中心。Guttmann 一生共收治了 4000 多例脊髓损伤患者，为现代脊髓损伤治疗康复的许多重大进展做出了巨大贡献。Guttmann 于 1961 年创立了国际截瘫医学会（International Medical Society of Paraplegia，IMSOP），并长期担任主席，开展、推广并普及脊髓损伤患者的轮椅运动、间歇导尿、康复训练及重返社会等工作，被公认为“现代脊髓损伤之父”。第二次世界大战中，美国的退伍军人事务局也在全国的退伍军人医院中建立了八个脊髓损伤中心。由泌尿外科医生 Earnest Bors 领导的加州长滩（Long Beach）脊髓损伤中心是其中的杰出代表。另外，从 20 世纪 30 年代起，美国 Boston 的神经外科医生 Donald Munro 在间歇性导尿、膀胱去神经及脊髓损伤患者的功能康复和回归社会等方面，也做出了重要贡献。这些先驱人物的开拓工作，奠定了脊髓损伤后膀胱功能障碍的现代处理原则。

二、膀胱功能障碍对脊髓损伤患者的影响

（一）降低生活质量

正常人每天排尿约 1500~2000ml，约排尿 4~6 次。脊髓损伤后患者膀胱的排尿或兼有贮尿功能障碍，而且下肢或兼有上肢功能障碍，使患者自我处理排尿的能力更为降低，严重影响患者的生活质量。圆锥以上脊髓损伤造成的痉挛性膀胱，不仅造成患者频繁的反射性尿失禁，而且残余尿多，尿路感染常见。尿失禁使患者衣裤充满尿味，影响患者的社交活动，造成心理抑郁。许多患者只能待在家里，不敢参加户外活动和社交生活。尿液浸渍骶尾部皮肤，是脊髓损伤患者发生压疮的主要危险因素之一。因此，消除脊髓损伤患者的尿失禁，获得较好的贮尿功能，是膀胱功能重建的基础。

（二）降低生存寿命

脊髓损伤存活一年以上死亡者为后期死亡，根据美军的资料，与肾功能损害有关的脊髓损伤

死亡原因，在参加第一次世界大战者中占 80% 以上，在参加第二次世界大战者中占 37%(伤后 25 年，Donnelly，1972)，在参加朝鲜战争者中占 46%（伤后 20 年，Donnelly，1972），在参加越南战争者中占 22%（伤后 15 年，Borges，1982）。Frankel（1998）总结 1943~1990 年英国两个脊髓损伤中心 3179 名脊髓损伤患者的后期死亡原因发现，1972 年以前泌尿系并发症列第 1 位，占 22%，其后依次是心脏疾病(20%)、呼吸系统疾病(19%)和癌症(11%)；而 1973~1990 年间泌尿系并发症列第四位，占 9%，排在呼吸系统疾病（34%）、心血管系统疾病（12%）和意外伤害（包括自杀）（10%）之后。男性死于泌尿系并发症的可能性比女性大 75%。发达国家脊髓损伤患者泌尿系并发症死亡率下降的原因，除了社会保障因素外，在医学上主要是普及了清洁性间歇导尿（CIC）和神经药物学治疗。

我国的情况并不乐观。1976 年的唐山大地震造成了许多脊髓损伤患者，我国在唐山市建立了多个截瘫疗养院，据唐山市截瘫疗养院郭友仁等在地震后 15 年的死亡原因调查，49%~66% 与肾衰竭尿毒症有关。1999 年，侯春林对唐山两个康复单位 105 名地震脊髓损伤患者进行了伤后 23 年的现况调查，发现存活者 96% 为脊髓圆锥损伤的弛缓性膀胱，而已死亡者绝大多数与尿毒症有关。可见，圆锥上脊髓损伤导致的痉挛性膀胱，对患者的寿命影响最大。目前泌尿系并发症仍是我国脊髓损伤患者后期死亡的主要原因。

三、脊髓损伤膀胱功能障碍类型

（一）概述

正常的膀胱功能包括贮尿和排尿两方面，是由膀胱逼尿肌和尿道括约肌的相互协同而完成的。膀胱、尿道的神经支配包括交感神经（T_{12}~L_3）、副交感神经（S_{2-4}）和躯体神经（S_{2-4}）三方面，并受脊髓、脑桥的调节和大脑皮质的意识控制。

（二）分类

脊髓损伤后膀胱功能障碍的分类方法众多，总体上可根据脊髓损伤平面分为两大类：

【圆锥上脊髓损伤】

指发生在骶段脊髓以上的损伤，对盆底器官而言属上运动神经元损伤，膀胱的脊髓反射弧完整，在脊髓休克恢复后，多发展成高张力、高反射的痉挛性膀胱，患者贮尿与排尿功能双重障碍。一方面，残余尿多，尿路感染常见；另一方面，反射性的膀胱收缩，不仅造成频繁的反射性尿失禁，影响患者的生活质量，而且尿路感染和膀胱内高压引起的膀胱输尿管反流，可逆向损害肾脏功能，影响患者的生存寿命。脊髓损伤后的痉挛性膀胱对患者危害最大。圆锥上脊髓损伤多伴逼尿肌与括约肌不协调。

【圆锥部脊髓损伤】

指累及骶髓的损伤，对盆底器官而言属下运动神经元损伤，膀胱的脊髓反射弧被破坏，多发展成低张力、无反射的弛缓性膀胱，患者贮尿功能良好而排尿功能障碍，残余尿多，尿路感染常见。

四、脊髓损伤后膀胱功能重建目标

国外（Hanson，1976）曾对截瘫患者最希望恢复的功能做过调查，相对于站立、行走、排便、勃起等功能而言，病人最希望恢复的是对排尿功能的控制。脊髓损伤后膀胱功能障碍不仅可引起尿失禁，而且残余尿多，尿路感染常见。而泌尿系并发症是脊髓损伤患者后期死亡的第一原因。脊髓损伤后膀胱功能重建的主要目标是：恢复膀胱的正常容量；增加膀胱的顺应性，恢复低压贮尿功能，以减少膀胱－输尿管返流，保护上泌尿道；减少尿失禁；不用导尿管；恢复膀胱的可控制性排尿。

五、脊髓损伤后膀胱功能障碍的一般性治疗及膀胱、尿道的结构性手术

脊髓损伤后膀胱功能障碍的治疗方法很多，主要可分为以下几类：

（一）一般性治疗

【导尿术】

包括耻骨上膀胱造瘘、持续导尿、清洁性间歇导尿(Clean Intermittent Catheterization，CIC)等。目前对贮尿功能良好的弛缓性膀胱，多主张采用CIC法引流膀胱。

【加压排尿和扳机点排尿】

Crede手法、腹部加压器具，叩击下腹部、牵拉阴毛等；这些方法有引起膀胱输尿管反流的可能，应监测膀胱内压不超过3.92kPa（40cmH_2O，1cmH_2O=0.098 kPa）。

【神经药物学治疗】

可使用包括作用于膀胱逼尿肌的拟胆碱能、抗胆碱能药物，作用于尿道括约肌的α或β肾上腺素能兴奋剂、阻滞剂，减少膀胱传入冲动的神经毒性药物等。目前对痉挛性膀胱多主张在服用药物增加贮尿功能的基础上，用CIC引流膀胱。

（二）膀胱尿道的结构性手术

【概述】

涉及的方面包括膀胱容量、膀胱出口、膀胱动力等，如膀胱抬高扩大术、利用肠段的膀胱成形术、尿道外括约肌切开术、尿道支架扩张术、带蒂横纹肌移植术、小肠平滑肌移植术等。近年研究较多的是逼尿肌成形术（Detrusor Myoplasty）排尿。

【逼尿肌成形术】

国内北京友谊医院张玉海教授设计的膀胱腹直肌间置术将腹直肌内侧半近耻骨联合处切断转位缝合于膀胱的侧后位，利用腹直肌的收缩和前鞘的向后压迫作用，增强膀胱的排尿功能。此术式使用手压迫膀胱协助排尿也很方便，临床疗效满意。Van Savage利用腹直肌瓣局部转移包裹膀胱，在邻近支配相应肌肉的神经分支周围埋置刺激电极，利用电刺激增加膀胱内压排尿。Stenzl等利用带血管、神经的背阔肌肌瓣游离移植包裹膀胱，实验结果证实带神经支配的背阔肌可以替代无功能的逼尿肌，临床应用11例，10例患者在九个月后可随意排尿，其中8例不再需要导尿。

六、选择性骶神经根切断术治疗脊髓损伤后痉挛性膀胱

（一）概述

圆锥以上脊髓损伤所致的痉挛性膀胱，由于膀胱逼尿肌反射亢进，膀胱容量明显缩小，贮尿功能下降，多数情况下由于尿道括约肌同时痉挛可造成尿道压力上升，出口阻力增加，不利于排尿，而且易引起膀胱压力升高，造成尿液返流，导致肾脏损害。根据脊髓损伤后膀胱痉挛的具体情况，选择性切断与痉挛区功能相对应的神经根，期望通过阻断部分神经通路，减少恶性传入的机会，来达到改善膀胱功能的目的，以降低泌尿系统的并发症，提高患者生存质量。

（二）手术指征与手术方法

【手术指征】

适用于圆锥以上脊髓损伤导致的高张力、高反射的痉挛性膀胱，膀胱贮尿和排尿功能均障碍，通过选择性骶神经根切断达到部分缓解膀胱痉挛，改善排尿和贮尿功能。

【手术方法】

采用常规腰骶部后正中手术切口，切开皮肤皮下组织，切开棘上韧带，分离棘突两侧肌肉显露腰骶椎双侧椎板进行腰骶椎解剖定位，切除L_5~S_1双侧椎板，显露硬膜囊及囊外神经根，以L_5~S_1椎间隙为标志从硬膜外定出S_1神经根后打开硬膜囊显露马尾神经，参照囊外S_1神经根定出囊内S_1神经根后，再依次向下定出S_{2-4}神经根（图2-3-3-10-1），以解剖特征分辨前后根并将其分开，一般前根位于腹侧较细，后根位于背侧较粗，依次用Cantada 2000型肌电刺激仪以相同强度（20mV，30Hz，5-10S）分别电刺激S_{2-4}神经根前根观察膀胱逼尿肌、尿道括约肌收缩状况及反应确定对逼尿肌括约肌最敏感的神经根并将其切断并切除0.5cm。也可采用水柱式尿动力学检测仪连接膀胱内管通过观察水柱压力的变化来确定膀胱逼尿肌的收缩状况，以此确定对逼尿肌、括约肌最敏感的骶神经根。

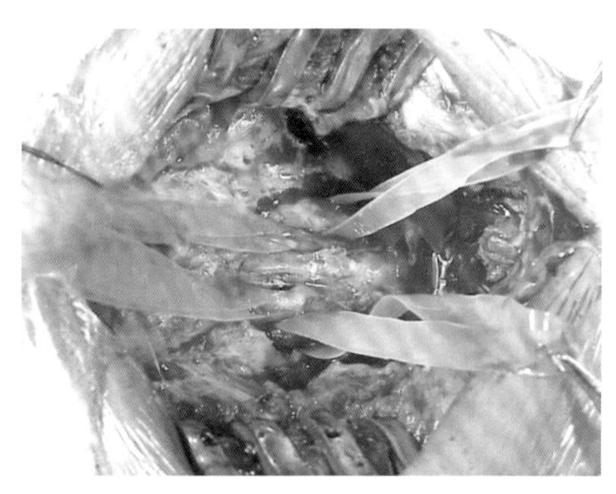

图 2-3-3-10-1 临床举例 术中骶神经根定位

（三）临床举例

患者男性，21 岁。T_3 脊髓完全损伤，截瘫四个月，临床表现：无意识频繁排尿，排尿间隔短，每次排尿量仅在 100ml 左右，有时肢体的被动活动即可引发排尿，始终需用尿袋盛接尿液，患者排尿前均有植物神经反射亢进症状，即头痛、头晕、大汗、面色苍白、血压升高等。术前尿动力学检测结果显示：痉挛性膀胱，顺应性较差，逼尿肌反射亢进，同时尿道压力升高。肌电图显示逼尿肌与括约肌协同功能失调，膀胱容量仅为 110ml，而尿道压力则高达 100cmH_2O。

患者于 1998 年 9 月 22 日进行选择性骶神经根前根切断术。术后第二天，膀胱贮尿量增加至 250ml，排尿量增加至 200ml，较术前明显改善。术后一个月检测结果显示，患者排尿量已增至 350ml 左右。排尿次数降至每天 4~5 次，排尿间隔明显延长，尿失禁消失。其排尿前的植物神经反射障碍症状明显缓解。其膀胱容积压力曲线明显右移，且较平稳，膀胱容量已升至 350ml 左右，同时尿道压力已降至 70cmH_2O(6.68kpa) 左右。括约肌肌电图显示：逼尿肌反射性收缩时括约肌肌电活动减低，表明两者协同功能失调的状况得到明显改善，尿道压力分布曲线已正常，患者的贮尿及排尿功能均已达到或接近正常水平。另外，患者的阴茎勃起功能与术前相比未受到任何影响。

目前已观察随访二年，经检测患者的贮尿、排尿及其他各功能性指标与术后一个月的检测结果基本相同。现经训练患者已建立自律性膀胱(即扳机点排尿)，让患者大量饮水后，感膀胱涨满时，叩击下腹部即能引发主动排尿，排尿有力、迅速，呈流线状，排尿量 420ml，排尿完毕插管残余尿量为 50ml，阴茎仍可勃起，自感与术前无任何差别。

（四）注意事项

【如何进行病例选择及术前准备】

如果患者对抗碱能药物或抗痉挛无效，逼尿肌痉挛严重，或伴有肾功能损害则应考虑手术治疗。一般情况下若不考虑患者有膀胱挛缩或有器质性病变的情况下可直接进行手术治疗，否则做此种破坏性手术前，应在脊椎麻醉前、后进行膀胱压力容积测定证明麻醉后膀胱容量可以增加一倍方可手术治疗。

【如何进行术中骶神经根定位】

术中通过硬膜外标记定出双侧 S_1 脊神经根出硬膜处，向下顺延定出 $S_{2\text{-}4}$ 神经根，仔细分离骶神经前根和后根，腹侧为前根、背侧为后根，以橡皮条牵出双侧骶神经根前根。操作时应轻柔小心，注意勿损伤神经。Cantada2000 型肌电刺激仪以相同强度（20mV，30Hz，5~10s）分别电刺激 $S_{2\text{-}4}$ 神经根前根，同时观察记录水柱式尿动力学测压计所测数据，数据最高者为膀胱逼尿肌的主要支配神经，手术切断并切除该神经 0.5~1.0cm。

【如何确定骶神经根切断的数量】

主要是根据术前进行的尿动力学检测结果，若患者为较严重的逼尿肌痉挛，且症状严重则应适当的多切除骶神经根，一般为双侧单根或双侧单根半。若症状不甚严重则应视具体情况而定，一般为双侧半根或双侧单根。骶神经根切断过多则易引起尿潴留，切断过少则达不到手术预期结果，且术后易复发。

【对于男性患者】

由于 S_2 神经后根支配勃起功能，故切断 S_2 神经前根时应注意勿损伤 S_2 神经后根，以免影响病人勃起功能。

【何谓“人为控制性排尿”（即扳机点排尿）】

目前大多数学者认为的“人为控制性排尿”的概念是：即当膀胱充盈时，患者可通过刺激躯体的某一部位（如牵拉阴茎、龟头、阴毛，叩击下腹部或肢体等）来激发逼尿肌的收缩，实现膀胱的主动性排尿。那么建立自律性膀胱，实现“人为控制性排尿”所必须具备的条件则是：膀胱具有接近正常的贮尿容量和顺应性；逼尿肌的低张力和较少的无抑制性收缩；逼尿肌具有较好的收缩能力；正确的“扳机点排尿”训练。因此骶神经根选择性切断术所要达到的目的，就是使膀胱符合上述条件。而如何正确进行“扳机点排尿”训练，则应根据每个患者的具体情况而定。每个患者一般均有特殊的叩击或牵拉敏感部位来引发排尿，而训练的目的则是强化这些部位的敏感性及特定性，当膀胱胀满时叩、拉这些部位即可引发排尿，从而使患者的排尿接近正常生理性排尿，并以此提高患者生活质量。

七、人工膀胱反射弧重建术

（一）概述

近一个世纪以来，许多相关研究围绕着混合神经根、脊神经根、盆腔神经、闭孔神经、下腹神经丛、迷走神经及肋间神经、肢体神经等，通过神经吻合、神经移植、神经种植等方法来重建膀胱的神经支配，虽取得一些进展，但尚未达到临床应用要求。1994 年肖传国与 Godec 将大鼠 L_4 前根中枢端与支配膀胱的 L_6 前根周围端吻合，保留 L_4 后根的完整。经轴突再生后，成功建立了“皮肤－脊髓中枢－膀胱”的神经反射通路。

作者根据脊髓损伤所致膀胱功能障碍的类型不同，探索利用 SCI 平面以下健存的深反射（膝腱反射、跟腱反射），建立“腱－脊髓－膀胱”人工反射弧重建脊髓圆锥以上损伤所致痉挛性膀胱的神经再支配。利用 SCI 平面以上正常的体反射（腹壁反射）建立“腹壁－脊髓－膀胱”人工反射弧重建脊髓圆锥损伤所致弛缓性膀胱的神经再支配，在实验及临床研究方面均取得较好效果。对于脊髓损伤后膀胱功能障碍而下肢运动功能存在的病人，则利用其健存的支配下肢运动功能的神经根来重建膀胱排尿功能。

（二）腱－脊髓－膀胱人工反射弧重建脊髓圆锥以上损伤所致痉挛性膀胱功能

圆锥以上脊髓损伤后下肢的膝和跟腱反射均存在，对于此类膀胱功能障碍患者，可利用脊髓损伤平面以下健存的深反射（膝腱反射或跟腱反射），建立“腱－脊髓－膀胱”人工反射弧重建膀胱功能。

【手术指征】

适用于脊髓圆锥以上损伤所致的痉挛性膀胱，病人下肢跟（膝）腱反射存在，利用支配跟（膝）腱反射的神经根来重建膀胱人工反射弧，实现自控排尿。

【手术方法】

以利用跟腱反射为例。患者术前需留置导尿，并将导尿管通过三通管与输液管及测压管相连，以备术中测试膀胱压力用。病人取俯卧位，作 L_5~S_2 后正中切口，以 L_5~S_1 椎间隙为标志从硬膜外定出 S_1 神经根后，打开硬膜暴露马尾神经。参照硬膜外 S_1 神经根定出硬膜内 S_1 神经根后，再依次向下定出 S_2、S_3、S_4 神经根。在出硬膜孔处以解剖特征确定前后根，并将其小心分开，分别用橡皮片标记。一般前根位于腹内侧，单根，较细；后根位于背外侧，由数根合在一起。用电刺激仪依次对两侧 S_{2-4} 前根进行电刺激（参数：20V，30Hz，5~10s），通过测压管刻度观测膀胱收缩时的内压变化。压力上升快及最高者为支配膀胱的最强神经根。在同一平面切断双侧 S_1 前根及支配膀胱的最强神经根（一般为 S_2 或 S_3），用 9-0 线进行显微吻合。

【临床举例】

患者男性，20 岁。因车祸致 T_{2-3} 骨折脱位伴完全性截瘫，于 1998 年 8 月 18 日入院。在转移左臀大肌下部肌皮瓣修复骶部压疮后，考虑进行膀胱功能重建术。患者术前尿失禁，无尿感，使用阴茎套集尿袋。平均每天排尿 8~10 次，每次 100~150ml。排尿时需按压下腹部。残余尿量 120ml。下肢双侧膝、踝反射和足趾反射亢进，Babinski 征 (+)，肛门反射、球海绵体反射存在，提睾反射消失。尿流动力学检测：膀胱顺应性低，压力容积曲线明显左移，在灌注至 150ml 时膀胱压力显著上升，并出现尿液沿导尿管向外滴漏。诊断：SCI 后痉挛性膀胱，逼尿肌 - 括约肌不协调。

于 1998 年 9 月 22 日在麻醉监护下行人工膀胱反射弧建立术。术中电刺激两侧 $S_{2\sim4}$ 神经根，膀胱压力分别为：左 S_2 55cmH$_2$0、S_3 47cmH$_2$0、S_4 5cmH$_2$0， 右 S_2 63cmH$_2$0、S_3 45cmH$_2$0、S_4 10cmH$_2$0，因此，两侧 S_2 为支配膀胱逼尿肌的最强神经根。将两侧 L_5 前根中枢端 (近端) 与 S_2 前根周围端 (远端) 以 9-0 无创针线行显微吻合，保留 L_5 后根的完整。

术后 30 个月随访：患者已完全不用尿袋，每天排尿 4~5 次，每次排尿 300~450ml。查见两侧膝反射亢进，踝反射有减弱，但仍存在。肛门反射和球海绵体反射存在。扳动右踝关节，可引出右侧提睾反射。让患者大量饮水，感到膀胱充满时扳动踝关节，能引发主动排尿，排尿有力、迅速，呈线状，排尿量 420ml，排尿完毕插管测残余尿量为 90ml。阴茎仍可勃起，自感与术前无任何差别。肾功能正常。尿流动力学示与术前无明显差异（图 2-3-3-10-2、3）。

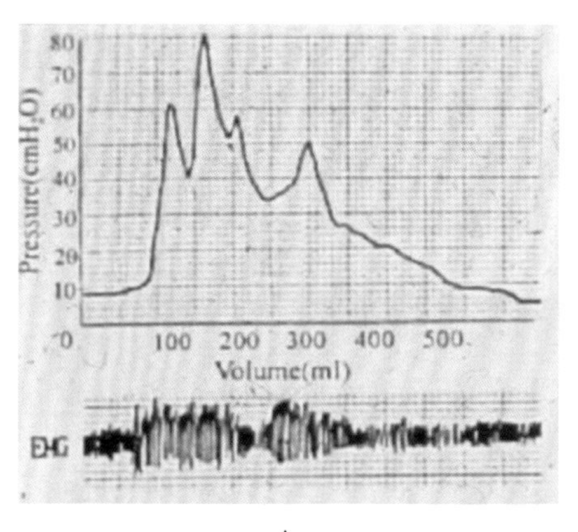

A

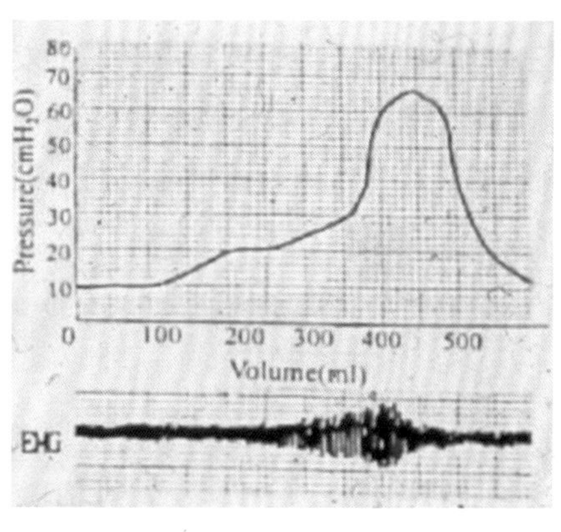

B

图 2-3-3-10-2 手术前后尿流动力学检测（A、B）

A. 术前；B. 术后

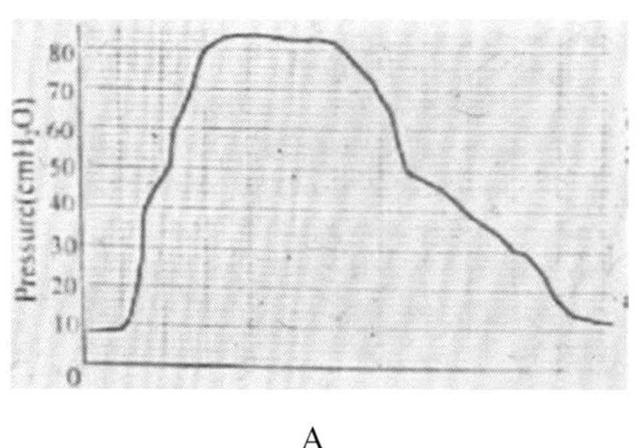

A

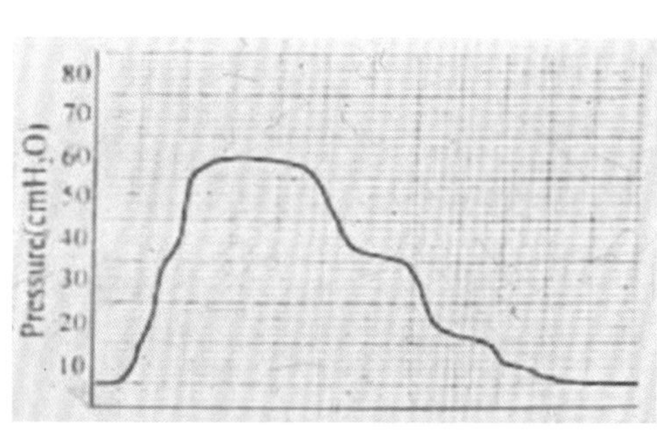

B

图 2-3-3-10-3 手术前后尿道压力检测（A、B）

A. 术前；B. 术后

【注意事项】

1. 本法仅适用于圆锥平面以上脊髓损伤所致痉挛性膀胱，跟（膝）腱反射存在的患者；

2. 术中神经定位要准确，先在硬膜外辨清神经根位置，再追踪至硬膜内相应神经位置，在神经根出硬膜孔时，辨清前根和后根位置，二者切忌弄错；

3. 对术中已辨认的神经根，采用电刺激来观察引起的膀胱收缩压，以确定引起膀胱收缩最强的神经根，作为选用的神经；

4. 马尾神经外膜较周围神经薄，缝合困难，应采用手术放大镜或显微镜进行显微吻合，以确保缝合质量；

5. 术后要进行新的反射弧训练，即每次排尿时，可扳动踝（膝）关节来刺激排尿。

（三）腹壁反射 – 脊髓 – 膀胱人工发射弧重建脊髓圆锥部损伤后弛缓性膀胱功能

针对在我国 SCI 患者中以胸腰段骨折伴圆锥损伤后的弛缓性膀胱居多，课题组进行利用 SCI 平面上的躯体神经如 T_{10} 神经前根通过神经移植和支配膀胱的 S_2 神经前根进行吻合，希望建立腹壁反射 - 脊髓 - 膀胱人工发射弧，重新建立膀胱的神经再支配。

【手术指征】

适用于脊髓圆维损伤所致弛缓性膀胱，利用损伤平面以上的腹壁反射重建膀胱人工反射弧。

【手术方法】

患者取俯卧位，作 T_{11}~T_{12} 后正中切口，以 T_{11}~T_{12} 椎间隙为标志从硬膜外定出 T_{11} 神经根，同时作 L_5~S_2 后正中切口，以 L_5~S_1 椎间隙为标志从硬膜外定出 S_1 神经根后，再依次向下定出 S_2、S_3、S_4 神经根。在出硬膜孔处以解剖特征确定前后根，并将其小心分开，分别用橡皮片标记。然后根据 T_{11} 与 S_2 距离，术中切取长约 30cm 的腓肠内侧皮神经，将右侧 T_{11} 前根中枢端（近端）与腓肠神经以 9-0 无创针线行显微吻合；S_2 前根周围端（远端）与腓肠神经另一端吻合，保留左侧神经根的完整性（图 2-3-3-10-4）。

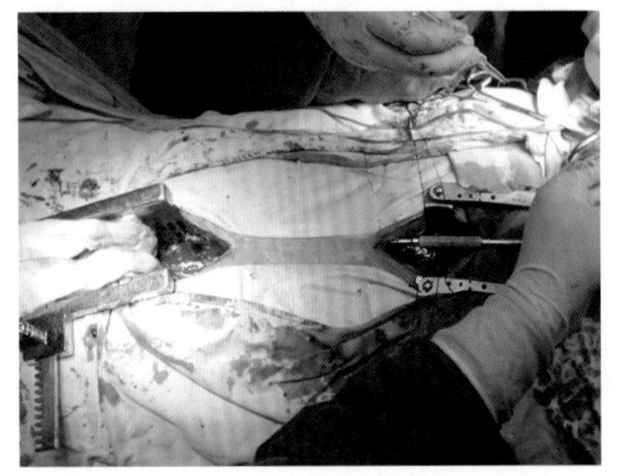

A

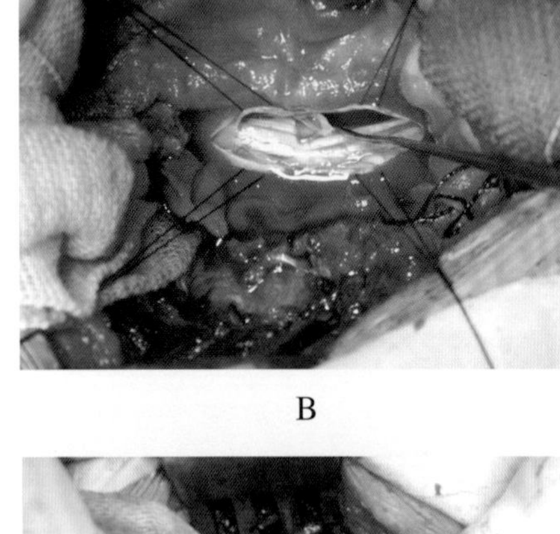

B

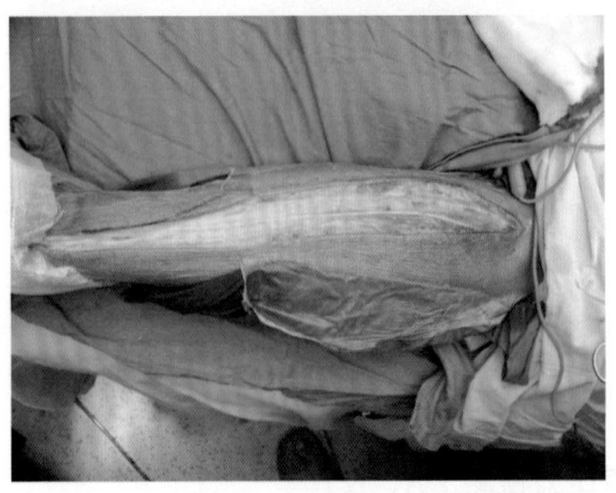

C

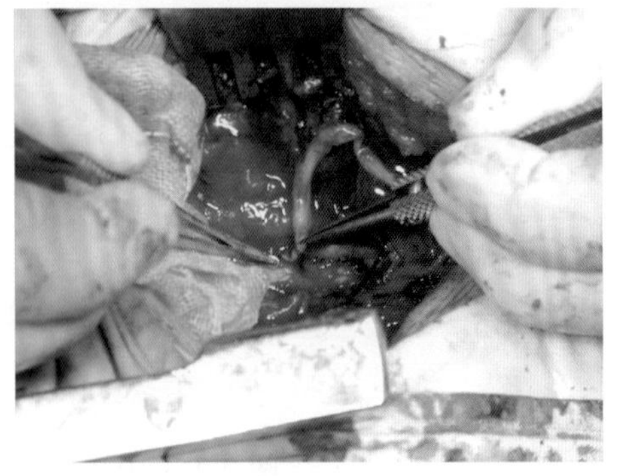

D

图 2-3-3-10-4 临床举例 腹壁反射 - 脊髓 - 膀胱人工发射弧重建术手术步骤（A~D）

A. 切口；B. 分离 S_2 神经根；C. 切取腓肠内侧皮神经；D. 吻合神经

【临床举例】

潘某，女性，43岁，因2000年7月5日劳作时不慎从高处摔伤，经CT、MR及临床检查诊断：L_1压缩性骨折伴完全性截瘫。于当地医院行腰椎减压内固定术，术后表现为尿潴留，无尿感，需导尿管留置导尿，经常出现严重的尿路感染，脓尿，尿液混浊，发热，体温升高，需行抗生素静脉滴入缓解。肾功能检查：尿酸、尿素氮、肌酐多次检查均异常，尿检白细胞阳性。于2000年11月18日行人工膀胱反射弧重建术，术中切取长约30cm的腓肠内侧皮神经，桥接吻合右侧T_{11}前根中枢端（近端）与S_2前根周围端（远端）。

术后效果：术后一年半开始间隙性导尿，排尿功能好转。术后55个月随访，患者已经完全不需留置导尿等辅助方法排尿，可控性排尿，每天排尿4~5次，排尿量500~800ml/次。查体可见：让患者大量饮水后，自诉能感到膀胱胀满，此时骚刮腹壁，可引发患者主动排尿，排尿有力、迅速，呈线状，获得满意的排尿功能。尿流动力学检查：最大尿流率38ml/s，排尿量为596ml，残余尿30ml，膀胱压145cmH$_2$O、腹压31 cmH$_2$O、逼尿肌压力114 cmH$_2$O，膀胱逼尿肌有反射，尿道外括约肌去神经改变（图2-3-3-10-5）。

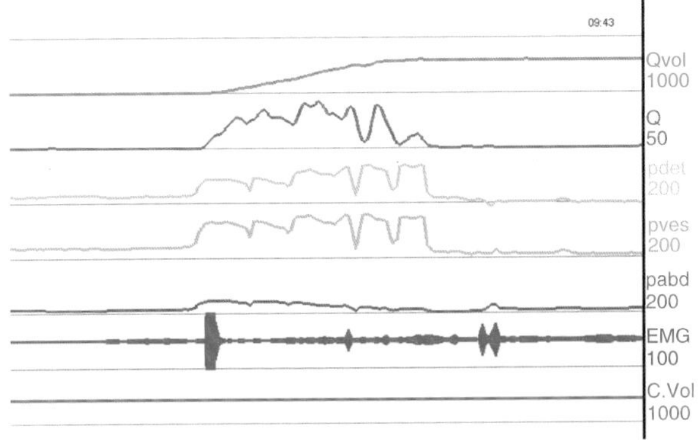

图2-3-3-10-5 尿流动力学压力流率图
Qvol: 排尿量；Q50: 尿流率；pdet: 逼尿肌压；pves: 膀胱压；pabd: 腹压；EMG: 括约肌肌电图3-3-2-10-; Cvol: 膀胱容量

【注意事项】

1. 本法仅适用于脊髓圆锥损伤后弛缓性膀胱，腹壁反射存在的患者；

2. 根据膀胱平滑肌神经肌肉接头退变规律，对此类患者一般应在脊髓损伤后一年半以内进行膀胱人工反射弧重建术；

3. 马尾神经外膜较周围神经薄，缝合困难，应采用手术放大镜或显微镜进行显微吻合，以确保缝合质量；

4. 术后要进行新的反射弧训练，即每次排尿时，可划下腹壁来刺激排尿。

（四）利用支配健存下肢运动功能的神经根重建脊髓损伤后弛缓性膀胱功能】

临床上有部分脊髓圆锥损伤致弛缓性膀胱的患者，其下肢运动功能正常或有部分功能，可利用其正常的腰骶神经根作为动力神经建立膀胱人工反射弧，重建膀胱功能。

【手术指征】

对于脊髓损伤后膀胱功能障碍而下肢运动功能正常或部分存在的患者，选用支配下肢健存运动功能的神经根重建膀胱人工反射弧。

【手术方法】

以利用S_1神经根为例。病人取俯卧位，作L_5~S_2后正中切口，以L_5~S_1椎间隙为标志从硬膜外定出S_1神经根后，打开硬膜暴露马尾神经。参照硬膜外S_1神经根定出硬膜内S_1神经根后，再依次向下定出S_2、S_3、S_4神经根。在出硬膜孔处以解剖特征确定前后根，并将其小心分开，分别用橡皮片标记。一般前根位于腹内侧，单根，较细；后根位于背外侧，由数根合在一起。用电刺激仪依次对两侧S_1前根进行电刺激，观察下肢反应，确定神经根为正常神经根。在同一平面切断一侧S_1前根及支配膀胱的最强神经根（S_2或S_3），用9-0线进行显微吻合（图2-3-3-10-6）。

【临床举例】

患者吴某，男性，32岁，2007年2月因劳作时不慎从高处摔伤致L_1压缩性骨折，伤后大

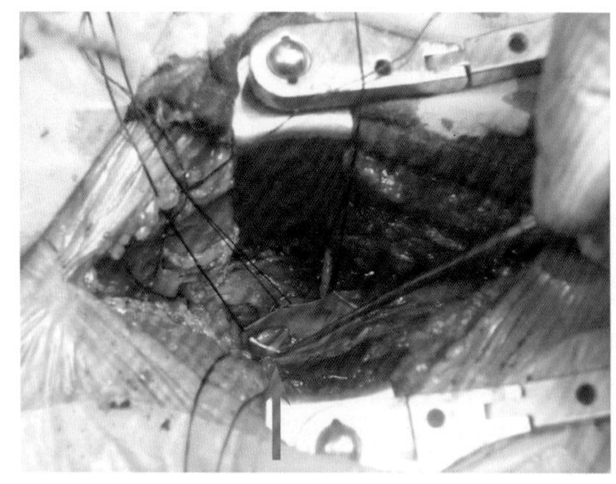

A

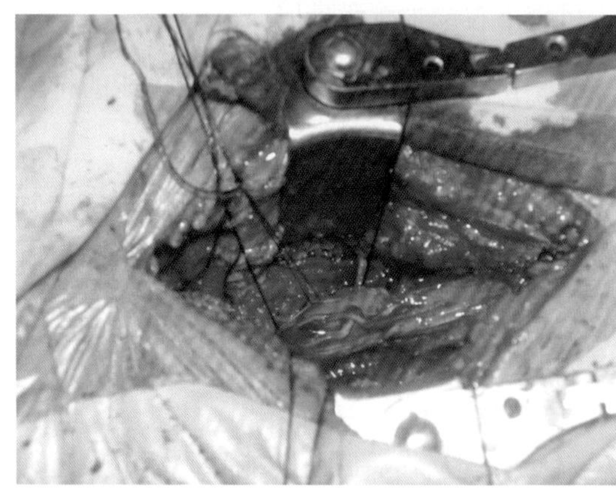

B

图 2-3-3-10-6　临床举例　术中 S_1 与 S_3 神经根吻合（A、B）

A. 箭头示 S_1 神经根；B. 箭头示 S_1~S_3 神经根吻合口

小便功能障碍而下肢运动功能基本正常。于当地医院行腰椎减压内固定术，术后表现为尿潴留，无尿感，经常出现严重的尿路感染，脓尿，尿液混浊，发热，体温升高，因此行膀胱造瘘。转至我院就诊，查尿流动力学提示：弛缓性膀胱，逼尿肌无力。双下肢的主要肌力为 5 级，屈伸趾肌力稍差。于 2007 年 9 月在我院行膀胱功能重建术。术中将右侧 S_1 与右 S_2 + 左 S_3 前根吻合。术后三个月随访，患者已拔除膀胱造瘘，自行解小便，白天 200~400ml/ 次，小便呈线状，流速较快，夜间小便量偏少。术后一年随访，患者基本上恢复了自主排尿。尿流动力学检查，逼尿肌有收缩功能，无残余尿。术后下肢运动感觉无明显障碍（图 2-3-3-10-7）。

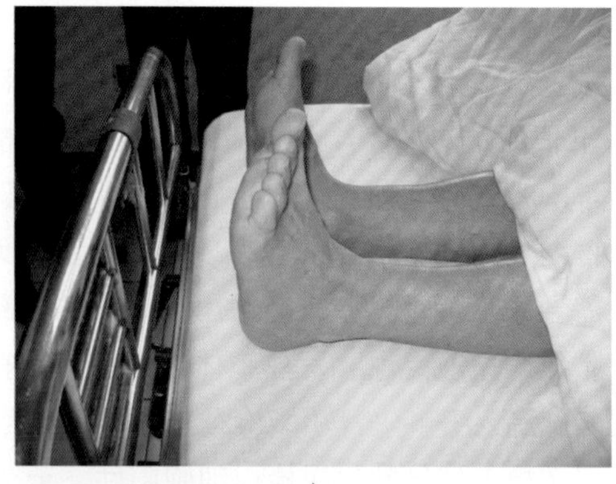

A

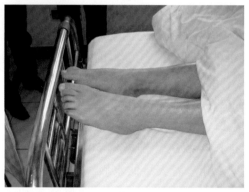

B

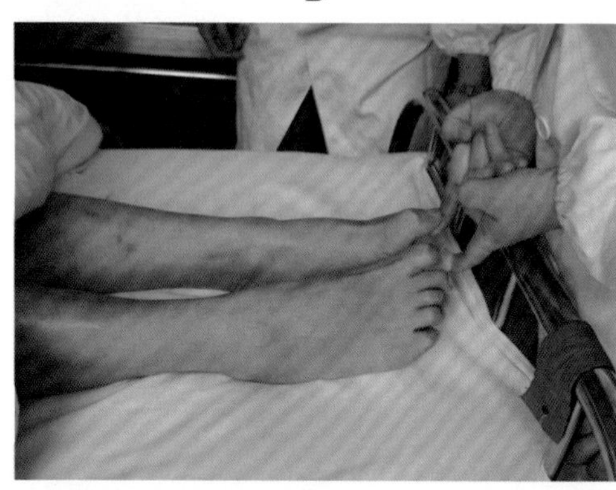

C

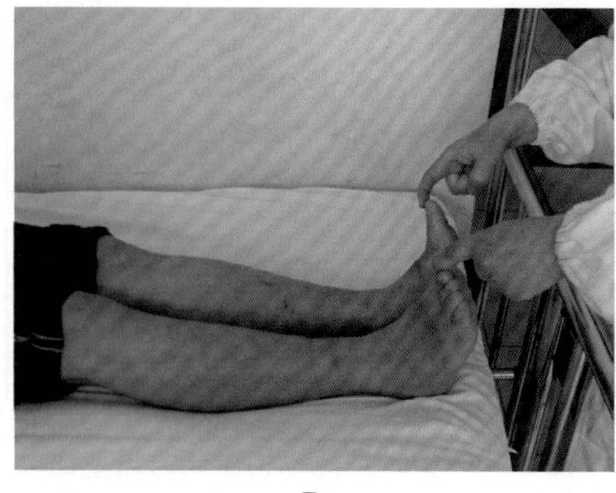

D

图 2-3-3-10-7　临床举例　患者术后 3 个月足部功能良好（A~D）

A. 足背伸；B. 足跖屈；C. 屈踇；D. 伸踇

【注意事项】

1. 本法仅适用于脊髓损伤后膀胱功能障碍而下肢运动功能存在的患者，脊髓损伤时间一般应在一年半以内；

2. 对术中已辨认的神经根，采用电刺激来观察引起的下肢肌肉收缩，以确定引起肌肉收缩最强的神经根，作为选用的神经；考虑神经根的代偿因素，所选用神经根的上下相邻神经根应为正常神经根；

3. 术后要进行新的反射弧训练，即每次排尿时，可扳动踝（膝）关节来刺激排尿。

八、骶神经前根电刺激排尿术

（一）概述

通过骶神经前根电刺激重建膀胱的排尿功能，国外已进行了五十多年的实验与临床研究。包括体外皮肤电极和体内植入电极，以及不同的植入部位，如膀胱壁、盆神经、骶神经根（前根、总根）和脊髓圆锥。但目前临床应用疗效肯定的是 1976 年 Brindley 发明的骶神经前根电刺激器，但开始效果并不理想，第一例骶神经前根电刺激器植入手术后，患者并不能用电极控制排尿。1977 年停顿了一年。1978 年进行了二例临床手术，这二例均完全成功。至 1992 年已开展了 500 例，绝大多数为硬膜内骶神经前根电极。随着对后根切断去传入认识的提高和对刺激部位的新认识，发现在硬膜外对骶神经根进行刺激，膀胱的反应相同，又发展出骶管内硬膜外（Extrathecal）骶神经（Sacral Nerve）电极，手术简单而安全。Brindley 电刺激排尿至 2000 年已在全世界开展了 2000 多例，效果良好，配合进行骶神经后根切断去传入，能完全满足脊髓损伤后膀胱功能重建的主要目标。

（二）手术指征与术式

【手术指征】

进行骶神经根电刺激排尿必须具备 2 个先决条件：

1. 患者的骶髓－盆腔副交感传出通路完整；

2. 患者的膀胱未发生纤维化，具有较好的收缩功能。

因此骶神经前根电刺激排尿仅适用于圆锥以上脊髓损伤所致痉挛性膀胱，对于圆锥部位脊髓损伤造成弛缓性膀胱，由于支配膀胱的脊髓中枢损伤，无法采用刺激骶神经进行排尿，故不适合本法。

【手术方法】

手术体位：患者俯卧位，垫空腹部和膀胱，防止受压。将皮下接收器安放在腋前线的侧胸部，可免除术中翻身的麻烦。

对右利手的患者，以左侧胸部为好，患者自己操作方便。暴露及安放电极：从 L_5 到 S_3 作切口，长 8~10 cm。向两侧剥离皮肤后，咬除 L_5、S_1、S_2 椎板，显露硬膜的末端及骶神经根。按解剖特征先初步确定 S_1 神经根，再向下依次定出 S_2、S_3 和 S_4 神经根。按前述参数进行电刺激，作膀胱测压，并记录下肢肌肉反应。将一 2 导型膀胱刺激器植入。将一根导线的 2 个电极分别固定在左、右 S_2 神经根上，另一根导线的 2 个电极，分别与左 S_{3-4} 和右 S_{3-4} 神经根固定在一起。放置皮下接收器：在侧胸部肋缘上作一 5cm 长切口。用皮下隧道开通器将腰骶切口与侧胸切口打通。将导线引入。通过导线再次电刺激测试。将皮下接收器与导线接通，并用液体硅胶封闭。因体外刺激器与此皮下接收器是靠电磁感应而起作用的，因此接受器表面不应有过厚的脂肪。一般保留 1.0~1.5cm 厚，多余的脂肪予以切除。将接受器安放在皮下组织与深筋膜之间，并缝合固定在深筋膜上。最后关闭切口，放置引流。

完全性骶部去传入神经：做 T_{12}~L_2 椎板切开，打开硬膜，见到脊髓终末段。脊髓表面布满血管，而神经束表面没有血管。此处很难确定哪些后根小束属于何神经根，但前侧传出神经束（运动）与后侧传入神经束（感觉）分界明显，在两侧方有明显的界限。用神经剥离子从侧方将前后侧神经束分开，用尺子从脊髓终末的最远端向上测量，切除圆锥背侧最远段的 2.5cm，即能保证完全性的骶部去传入。如果累及了部分或全部 S_1 的后根小束，对完全性 SCI 的患者而言，亦并无害处（图 2-3-3-10-8）。

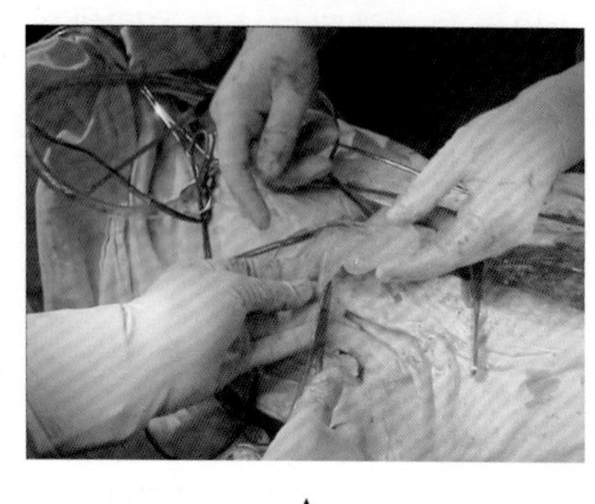

A

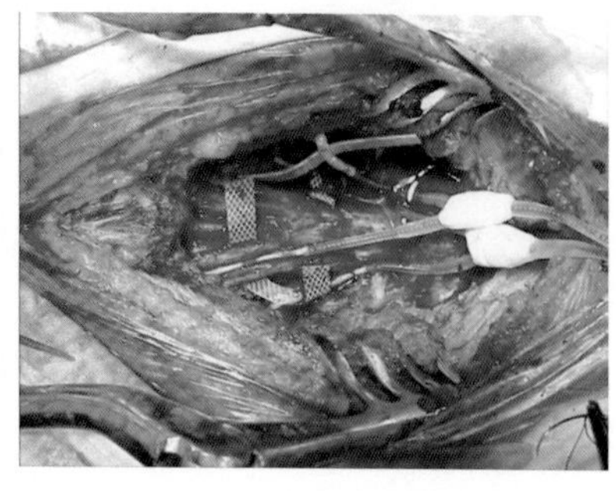

B

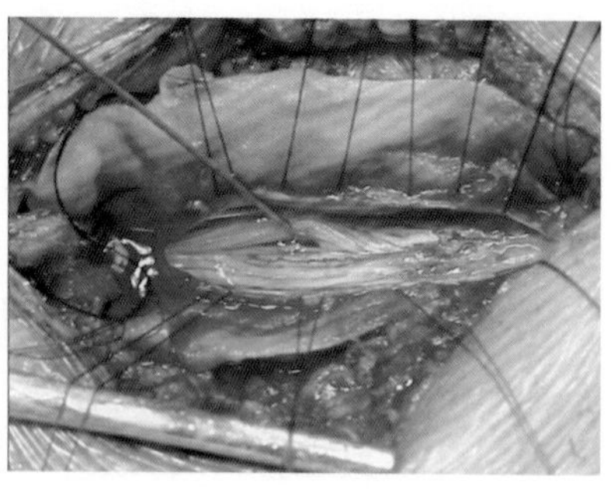

C

图 2-3-3-10-8 临床举例 骶神经前根电刺激排尿术手术步骤（A~C）

A. 电极植入；B. 植入体内接收器；C. 圆锥部去传入术

（三）临床举例

患者女性，25 岁。1996 年 5 月因车祸致 $T_{7\sim8}$ 骨折脱位伴完全性截瘫。曾行骨折复位内固定和大网膜移植等手术。脊髓功能无恢复。患者双下肢痉挛，膝反射、踝反射亢进，肛门反射存在。经常发生尿路感染。尿失禁，使用尿布，每日更换 10 余块，患者非常痛苦。尿流动力学检测：膀胱灌注 30ml 时压力开始急剧上升。至 45ml 时达 140cmH$_2$O，出现沿导尿管周围的滴漏，同时尿道压力也急剧上升。诊断：SCI 后痉挛性膀胱，逼尿肌与括约肌不协调。于 1999 年 5 月 27 日在全麻下，经骶管内硬膜外进行 SARS 刺激器安装手术，同时经 T_{12}~L_1 椎板切开完成完全性骶部去传入手术。经水柱测压计观测膀胱收缩的压力变化：左、右 S_2 均为 0cmH$_2$O；左 S_3 为 55cmH$_2$O，右 S_3 为 60cmH$_2$O，左 S_4 为 45cmH$_2$O，右 S_4 为 45cmH$_2$O。患者术后恢复好。术后第 3 天开始使用 SARS 体外刺激器控制排尿，膀胱容量扩大至 400ml 以上，尿失禁被彻底根除。随访 24 个月，效果良好。经尿流动力学检测，膀胱最大容量达 422.9ml 时，膀胱内压仅 15.9cmH$_2$O，膀胱顺应性恢复正常，测残余尿仅 5ml。患者非常满意。

（四）注意事项

1. 本法仅适用于脊髓损伤后痉挛性膀胱，膀胱壁未发生纤维化，收缩功能良好；

2. 术中通过电刺激器确定支配膀胱的最强神经根，在此神经根上安放电极；

3. 术中应同时行完全去传入手术，解决膀胱贮尿功能。

（侯春林 林浩东）

第四章　胸腰椎爆裂型骨折的处理

第一节　胸腰椎爆裂型骨折概述、致伤机制与治疗原则

一、胸腰椎爆裂型骨折概述

由多个节段组成的脊柱在遭受超限运动或外力时即可引起损伤，包括过度的前屈、后伸、挤压、分离、剪切和旋转力等，凡超过生理极限即可引起损伤。按照 Denis 三柱模式，爆裂型骨折已成为脊柱骨折中具有重要临床意义的一型，尤其是 CT 与 MR 已被广泛应用的今天，其发生率与发现率与日俱增；此种损伤除其本身极易引发意外，如处理不当则更易加剧损伤，甚至出现永久性全瘫后果。

从理论上讲，中柱的骨－韧带复合体因外伤挤压遭到破坏而后部结构保持完整时，此种损伤属于稳定性范畴；当伴有后柱破坏时则属于不稳定范畴。可事实上前柱或/与中柱如因结构发生爆裂，由于高度的丢失必然会使椎体后壁张应力破坏和失稳，加之椎体的后缘、尤其多见的后上缘被挤入椎管，从而形成不稳定后果。因此，大多数爆裂型骨折属于不稳定型。

既往对爆裂型骨折的诊断主要依据常规的 X 线正、侧位片所见，从普通 X 线片上发现和确认爆裂型损伤仅占脊柱骨折中的 2% 左右；但通过 CT 扫描发现在脊椎骨折中爆裂型占 14%。其中有 40%~60% 的病例累及神经；如果损伤位于胸腰段骨折更易伴发神经损伤，平均有 60% 以上病例。因此，随着影像学的发展与进步，爆裂型骨折的发现率将更加增多。

二、胸腰椎爆裂型骨折致伤机制

爆裂型骨折的发生与高速创伤有关，多见于车祸和坠落伤。80% 以上发生在 T_{10}~L_2 节段，尤其是 T_{12} 和 L_{1-2} 更易受累。当轴向载荷作用于脊柱、并不断增加，当载荷超过其抵抗压缩能力时，则发生机械性破坏；椎骨呈放射状爆裂，以致造成垂直高度较为均匀地降低和轴径增加（图 2-3-4-1-1、2）。与此同时，骨和软组织的碎片易向后方位移，最后进入较为空虚、压力相对较低的椎管。椎体骨折的严重程度与轴向载荷量直接相关。由于椎体骨性结构的破坏而使脊柱缩短，并破坏了椎节原有的稳定与平衡。

椎体后壁破坏是鉴别爆裂型骨折与压缩型骨折的主要标准。椎体后壁不仅对脊柱的结构和生物力学非常重要，且对神经的保护也具有重要意义。完整的椎体后壁可防止脊柱的后凸，进而保护椎管内神经免受外来损伤。在复位时，完整的椎体后壁可以作为支撑点而易于复位。如果连接相邻上下椎体的韧带结构遭到破坏，即使后壁完整，也易发生脊椎节段的排列不齐。这个屏障的丧失，不论在受伤的当时，还是在以后的位移和失稳的过程中，都容易造成对神经组织的损伤。但在临床上，爆裂型骨折合并椎体压缩性骨折者并不少见，约占全部爆裂型骨折之 15%，且脊髓神经受损更为严重，治疗上也更为复杂（图 2-3-4-1-3、4）。

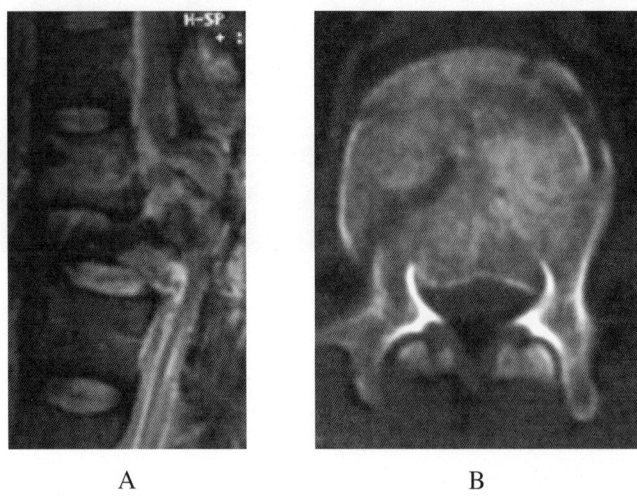

A B

图 2-3-4-1-1 T_{11} 椎体爆裂性骨折（A、B）

A. MR 矢状位显示椎节高度均匀地缩短，而周径增加；B. CT 水平位显示空虚的椎管充满碎裂的骨块

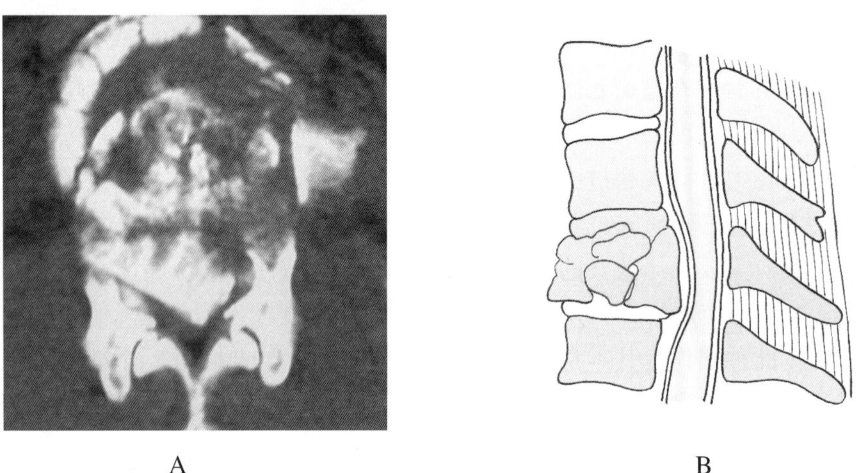

A B

图 2-3-4-1-2 L_1 椎体爆裂性骨折（A、B）

A. MR 显示椎节周径增加，大量碎骨块涌入椎管致使硬膜囊受挤压，呈弓状向后位移，占据椎管内径大于 2/3，已完全瘫痪；B. 示意图侧方观

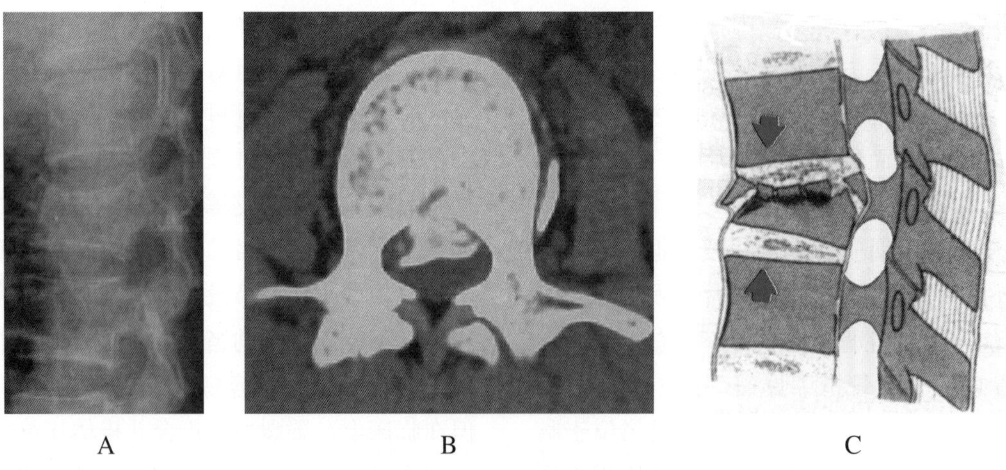

A B C

图 2-3-4-1-3 临床举例伴有椎体压缩的爆裂性骨折（A~C）

A. 伤后 X 线侧位片，显示椎体楔形变及前后径增加；

B. CT 扫描、横断面显示骨折片已侵入椎管；C. 示意图侧方观

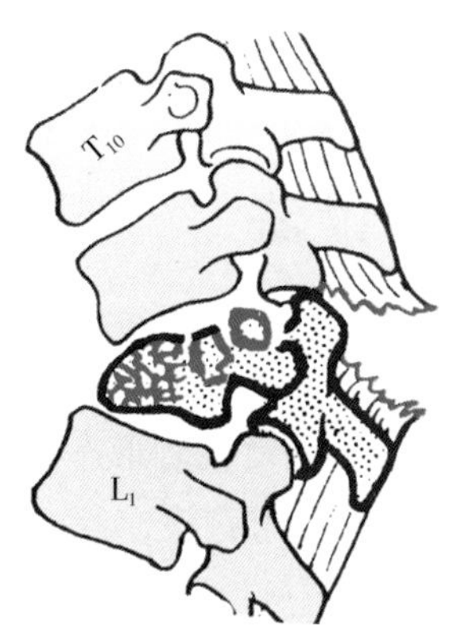

图 2-3-4-1-4　严重之屈曲压缩暴力亦可引起椎节全脱位示意图

三、胸腰椎爆裂型骨折治疗原则

视神经受损程度不同、临床表现差异而决定非手术疗法或手术疗法；原则上无脊髓或马尾神经症状、或仅有一过性症状者，应选择非手术疗法；反之，脊髓神经症状明显，尤其是进行性加重者，应及早手术。

四、胸腰椎爆裂型骨折非手术疗法

（一）概述

仅适用于脊髓神经未受损伤的伤者；从生物力学角度观测，此类病例基本上属于稳定性骨折。经非手术疗法治疗的病人，约 20% 病例可有严重疼痛及神经损伤加重现象，另有 46% 伤者后凸畸形加重。因此对受损椎节应认真检查，尤其是 CT 扫描对判定伤情至关重要；如果误将不稳类型给予保留疗法，则必然会产生此种不良后果。

（二）具体措施

爆裂型骨折的非手术疗法种类较多，按伤后早期与后期有所不同：

【早期处理】

1. 卧床及牵引　绝对卧床休息，利用仰卧位的姿势复位（损伤节段下方可垫一薄枕，或用吊带将受损节段抬高一拳，起牵引复位效果），骨盆牵引适用于伴有压缩性骨折之病例；

2. 康复与体疗　视伤者具体情况选择不同的康复治疗，包括支具外用、体疗和理疗等；但不稳定型者不宜选用；

3. 石膏背心　为传统之治疗技术，目前除一般石膏背心外，亦可选用软石膏一次塑形更具优越性，后者主要是服帖、安全、质轻和耐久。

【后期疗法】

以支架固定等为主，同时可配合理疗和中药外敷等。支架固定的时间通常为三个月，直到 X 线平片上见到骨折愈合为止。在治疗过程中应加强腰背肌锻炼，既往治疗的某些病例之所以疗效欠佳，大多是由于长期固定和卧床休息致使胸背部肌群萎缩、肌力减弱以致引发继发性畸形等所致。因此，在治疗的全程中均需配合体疗，尤其是腰背肌功能锻炼更为重要。

五、胸腰椎爆裂型骨折手术疗法

由于外科手术治疗可以明显提高疗效，尤其是可以及早下地活动。因此，目前国内外学者们对爆裂型骨折均主张手术治疗。其标准是：凡在 CT 上显示椎管已部分、或大部被骨块阻塞及伴有神经损伤症状者，即为手术适应证。同时我们也认为：即使没有明显之神经学症状，但已属于不稳定性骨折，为防止因椎节不稳引起继发性神经损伤，亦应选择手术疗法，而且有利于患者及早走向社会和工作。

手术的优点主要是：缩短住院日、最大限度改善神经功能、易于术后护理和防止畸形等。

手术治疗的目的主要是：对神经组织减压和对不稳定节段恢复其稳定性，或两者兼有之。

第二节 胸腰椎爆裂骨折之手术疗法

一、胸腰椎爆裂骨折手术疗法的目的与临床要求

手术疗法的目的主要是：彻底减压、矫正畸形、恢复椎管形态与椎节高度以及有效固定。但近年来随着非融合技术的出现，亦有人主张采用弹力撑开技术，在恢复椎节高度与形态之同时，椎节仍有相当于正常幅度的微动功能；似乎更符合生物学原则，但不仅产品价格昂贵，且远期疗效尚有待长期观察。

现分段对手术疗法的主要目的阐述之。

二、胸腰椎爆裂骨折减压愈早愈好，必须彻底

（一）概述

爆裂型骨折的手术指征主要是脊髓或马尾受压所引发的不全性神经损伤。因此，及早对受压的脊髓和/或马尾神经进行减压均可改善神经功能。如致压因素持续过久，超过神经组织最大忍受限度与强度、神经受损达到不可逆转阶段，则难以恢复。因此必须争取在伤后钻石3h、黄金6h内施术，但临床上难以操作，因此争取在24h以内施术即可。此外，伤后的低血压可加剧伤情和影响术后恢复，应及早纠正。

常规的正侧位X线片、CT及CTM及MR扫描等检查均有助于对椎管内组织受累程度的判定；但影像学所见只是一项静止状态，不可能充分反映脊柱和神经组织的位移和在损伤瞬间所遭受伤害；因此在判定时应结合受伤机制全面加以考虑。

（二）减压方式与要求

减压方式主要有直接切骨减压，或是通过矫正椎节列线与高度、恢复椎管形态与内径而获得间接减压目的。减压要求有效，务必彻底。

【直接减压】

即在直视下取出椎管内致压物，此种直接消除压迫的减压方式最为有效，结果清楚、易于判定。直接减压一般是通过前方入路从受损节段椎体内取出碎裂的骨块和椎间盘等组织来完成。由于是在直视下完成操作，因而无需牵拉硬脊膜囊、不会加重损伤程度。但手术过程较为复杂，且需要来回搬动，对椎节欠稳定者亦有加重之风险，因此病人应在确实制动状态下搬运，在麻醉状态下翻身及施术。

【间接减压】

即通过对脊柱整复，尽可能地使椎节及椎管恢复原位，从而间接地达到减压目的；其具体方式是通过后路或前路利用牵引用具或器械使骨折复位和恢复椎管形态来完成的。在恢复椎体的高度的同时，也可使处于松散和炸开状态的椎管前方骨折片（块）得以复位，尤其是骨折片与韧带相连者、当后纵韧带复原张力时、使附着其上的骨折片亦可随之复位。这种操作应在受伤后早期进行，以48h以内最佳，至少在96h内完成。此是闭合复位的最佳时间。

【直接+间接减压】

即在直视下行椎板切除术，再（或同时，或提前）行椎弓根钉固定+撑开术，使椎管前方骨折片随着后纵韧带恢复原有张力时而复位。

完全性截瘫的患者不应该立即手术，一般要等到脊髓休克期过后施术为妥。急诊手术（或加急手术）的主要指征是不全性神经损害的进一步恶化、并经影像学证实有致压物存在者。对神经损害恶化的判定，最好由同一检查者通过一致性

神经学检查来证实。

三、恢复椎管高度与椎管形态

（一）概述

实质上此与前者是同一个基本概念，将致伤的椎节恢复高度，将变形之椎管恢复原状，即获减压目的。但作为手术要求必须明确：在胸腰椎骨折时，尤其是爆裂型骨折，由于椎体破碎、椎管变形，必然引起脊柱短缩、变形和不稳定；因此治疗的目的和要求必然强调尽早地恢复椎节的高度和椎管形态的完整。

（二）具体方法与要求

主要强调以下三点。

【恢复椎节正常解剖状态，提供有利于神经组织恢复的有效空间】

无论是手术疗法、或是非手术疗法，其目的主要是追求椎节的解剖复位和正常的列线。当脊柱恢复良好的三维形态时，椎管及椎间孔的空间也最大，从而也降低了因慢性神经受压可能造成的蛛网膜炎、脊髓囊性变、脊髓空洞和迟发性血管损伤等不良后果的发生率。

【预防爆裂型骨折侧凸畸形的进一步发展】

临床经验表明：大于12°的节段性侧凸和后凸具有临床意义，应防止其进一步发展。对椎节损伤严重、有明显椎节不稳和爆裂骨折者骨块分散面过大、椎节高度丢失较多之病例更应注意，必要时增加内固定强度或辅加外固定，以求满意地恢复与保持椎节的高度与形态。

【及时矫正节段性后凸畸形】

主要包括以下三个方面。

1. 恢复椎管原有形态　此有助于使脊髓和马尾神经恢复一个较理想的生物力学环境，不仅矫正畸形，且可减少各种并发症的发生；

2. 防止假关节　节段后凸畸形最小时，作用于脊柱后方结构之张力也最小；因张力最小，后路融合后出现假关节的可能性也就最小；因此强调解剖复位；

3. 避免远达效应　骨折节段局部的畸形，可引起骨折两端脊柱的代偿性弯曲；由于局部畸形所产生的代偿性弯曲，亦会影响较远的节段；此种情况不仅增加能量支出、改变人体负重生物力线和功能活动，且导致步态改变。

四、有效固定与制动

（一）概述

此是维持复位和巩固减压效果的必然步骤，受损椎节的稳定和固定亦可使神经症状获得持续性恢复；因此每个病例，无论是否施术均需采取有效的内固定或外固定措施来保证椎节的制动，而且要确实，否则将会产生前功尽弃之后果。

（二）稳定阶段要求

受损椎节的稳定性来源分成早期与晚期两个阶段：

1. 早期稳定　指伤后早期阶段，其具体措施，包括各种有效的内固定和外固定，具体操作见后述内容；

2. 后期稳定　来自良好的椎节骨性融合。

（三）固定方式与要求

当前内固定方法很多，但其目的均相似，即：最大限度地增加神经恢复的可能性。其措施包括：保护神经组织免受异常活动而损害；减少畸形；恢复相应的三维空间结构；恢复相应的生物力学状态；对骨折节段进行力学支持直到骨折愈合；尽量减少融合节段（尤其在腰椎）；防止矫正术后期的稳定性丢失；恢复和保持脊柱原有解剖列线是实现这一目的的最好方法。

五、胸腰椎爆裂骨折手术疗法的实施

（一）概述

手术的目的和重点是神经减压、椎节融合和内固定。当前国内外认为：凡因爆裂型骨折引起完全性与不完全性神经损害者，均需手术治疗。由于爆裂型骨折时致压物均源自椎管前方，因此，手术必须从前方切除致压物和恢复椎管形态，尤其是不全性脊髓损伤者。而对于完全性脊髓损伤则视伤情而定，如仅为术后便于护理和椎管内探查，选择后路椎管探查及内固定术亦可。

临床上某些不全性瘫痪病例中，如发现同时伴有硬脊膜和神经根来自后方的压迫时，如系轻型病例不妨先试以牵引复位；如有效，则先行后路探查，术中酌情处理，包括松解马尾神经组织和修补硬脊膜裂口等，或前后路同时 / 分期手术。

（二）前路手术

前路手术包括经胸、经腹膜外、或胸腹联合前外侧入路，均可提供一个完善和彻底的减压途径。此种术式可以获得椎管前方较为彻底的减压，而且避免了直接触碰处于水肿、充血状态下的神经组织。控制性低血压麻醉有助于减少术中失血，便于减压和缩短手术时间。在暴露受损椎节时，应尽少结扎血管，以防伤及大根动脉；术中可在直视下仔细观察、认真止血。

手术入路及具体操作步骤见前面章节内容。

在减压术前要对爆裂型骨折的上方和下方椎节定位，必要时可摄 X 线片、或 C- 臂 X 线机透视定位。一旦确定，在后纵韧带前方将上、下椎间盘完整地切除，显露出骨折椎体全貌。由于椎体后缘为致压骨，必须切除；而椎体的前方及侧壁，除非碎裂得非常严重，应尽可能地保留。操作时可在椎体之前方或侧方上下垂直状开一骨槽，用刮匙除去后方的碎骨块（片）进行减压。术中避免刺激或挤压硬膜或脊髓。必要时可用髓核钳或椎板咬骨钳等去除压迫脊髓的骨片、环状纤维或其他致压组织。当椎管减压完成后，硬膜囊将会自然膨出，并有搏动出现。如选择前路支撑植骨或放置其他植入物时，应使椎节保持正常的生理曲度；可设计一个骨槽，将植入物嵌入此骨槽内；一般采用自体髂骨、腓骨或肋骨来加强稳定，以三面皮质骨的髂骨最好，其弹性模量与椎骨相似，具有较为理想的骨性结构强度，且易融合。骨性植入物可提供支撑基底，无需破坏损伤节段上下之终板。目前在临床上更多用的是采用钛网 + 碎骨块及钛板螺钉固定（图 2-3-4-2-1）。

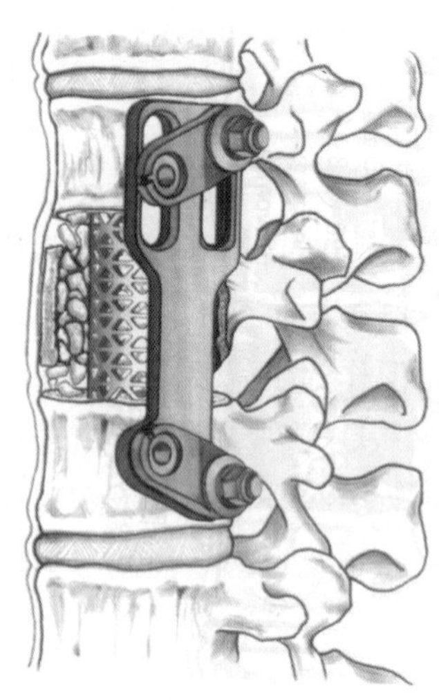

图 2-3-4-2-1 胸腰椎爆裂骨折前路病椎切除后钛网植入 + 植骨 + 钛板螺钉内固定椎节重建术示意图

（三）后路手术

传统之后路手术包括后外侧减压术和一般之后路椎板切除减压术两种，目前以前者为多用，或两者兼顾，在椎板减压之同时亦需切除横突和大部分的关节突、峡部和椎弓根。

后路手术的另一特点是可以充分发挥椎弓根钉之复位作用，当将椎节撑开后，利用杠杆原理而使前方压缩之椎节恢复原有高度（图 2-3-4-2-2）。

（四）前后路同时手术

包括急诊时同时施行前路及后路（或先后路、再前路）手术，或是分期施以前、后路手术。主要用于病情复杂，尤其是重建椎管形态的需要。因为某些病例仅从一个方向难以获得理想之减压与重建效果。

（五）器械固定

视患者伤情可在减压前、减压中与减压后予以确实内固定术。目前仍以后方的椎弓根钉和前方椎节内不同内植入物为多选，其中以人工椎体、含碎骨块的钛网或自体髂骨块为多用；前路椎体钛板 + 植骨块等亦较多用。前路植骨 + 钉棒系统相对少用，主因其力学强度欠佳。对于全身状态不允许前后路施术者，则应选择最为有效之减压

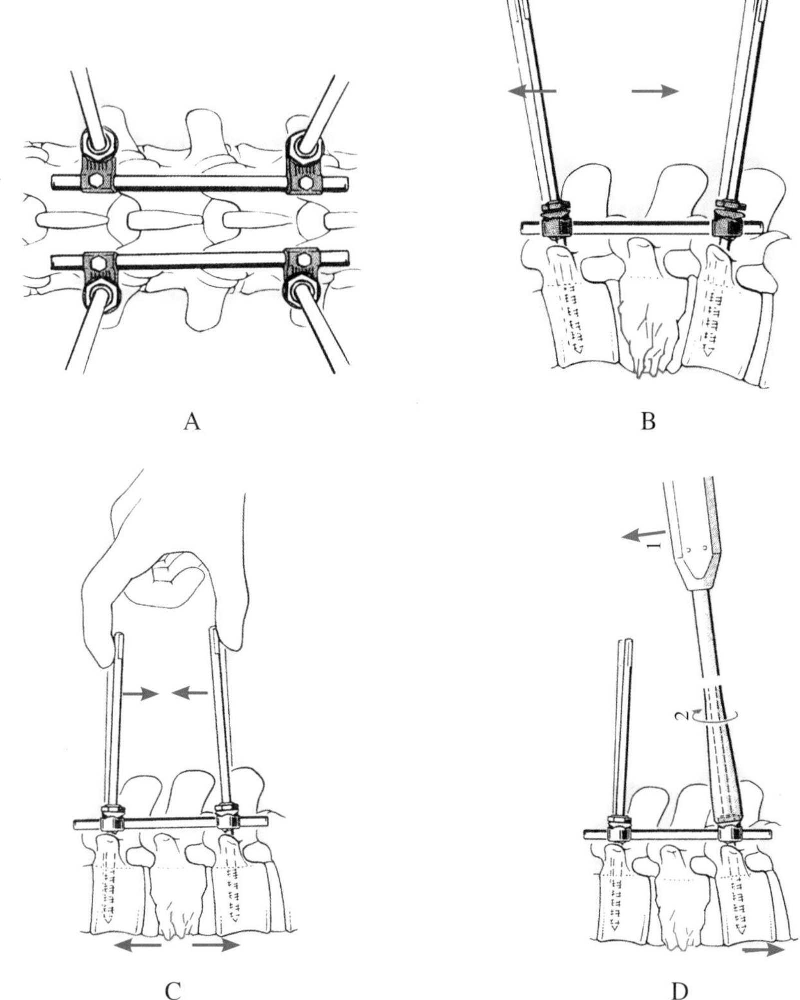

图 2-3-4-2-2 椎弓根钉复位原理示意图（A~D）

A. 在受损椎体上下椎节行椎弓根钉固定；B. 先纵向撑开恢复椎节高度；
C. 再利用杠杆原理在椎弓根钉尾部加压而获得对椎节前方复位；D. 锁定螺母固定

术为着眼点，在此基础上再配合相应之内固定技术，并注意术后椎节的稳定性。

（六）术中监护

尽管新鲜骨折复位造成神经损伤的机会相对为少，但为预防意外，术中持续 SSEP 监护是必要的。尤其在对椎管周围组织切除减压时；或是对椎节复位前、中、后装置内固定时，包括通过后路对椎体前方骨块的复位，或是后方复位（对于新鲜骨折，椎管前方的致压迫骨亦可通过韧带复原而获得复位；其前提是骨折块与后纵韧带相连）等均需予以监护，或是术中进行唤醒试验，以确保手术全程的安全，尤其是伤情严重者。

六、胸腰椎爆裂型骨折并发症

（一）损伤本身并发症

除颅脑、胸腹各种并发伤外，爆裂型骨折最严重的并发症是脊髓神经损伤和休克，后者可在伤后及术中引起意外而死亡，虽较少见，但应高度重视。术中的神经损伤大多由于神经组织遭受过度牵拉或压迫、或（和）神经组织血供破坏以及器械（椎弓根螺钉、椎板下钩或钛缆）或骨折片对神经的直接损伤引起；这些均有可能导致永久性的感觉或运动障碍。

神经损伤最危险的时候是受伤瞬间，其次是

现场救护及在搬运途中。而在手术中发生意外的概率相对为低，包括骨折复位、内植物放置和前路植骨均有可能发生硬脊膜撕裂等并发症，应注意。

（二）术中并发症

无论何种术式，均属大手术，术中应予以SSEP监护，或给予唤醒试验。由于术中和术后有大量的液体转换，必须注意维持液体及电解质平衡。由于术中处理不当，或其他客观原因、包括患者不合作等致使术后发生植骨块松脱、器械位移、神经根或硬膜内血肿等均可引起或加重神经损伤。一旦证明，即是再手术的指征。

因为经胸或经胸腹联合入路可以从前方获得直接减压和内固定，具有明显的优点。不仅可为骨折局部提供整体直视效果，且与后路减压比较，前路减压的质量更好，范围更彻底，而神经损伤的危险性也更小。事实上，在前路减压手术中，很少需要像后路减压那样对神经组织进行操作处理。因此，手术并发症较少。Riska等报道79例前路手术无一例发生手术并发症。因此前路减压术比后路更安全、更彻底，同时前路植骨和内固定也较方便。作者的经验亦证明这种术式的有效性，尤其是并用人工椎体（或钛网）+钛板固定疗效更佳，术后一周左右即可下地行走。

（三）后期并发症

大多与融合失败有关，包括器械松动和断裂，一旦形成假关节时，其发生率更高；假关节可以导致畸形和神经损害的进一步发展。

七、胸腰椎爆裂型骨折临床举例

［例1］ 图2-3-4-2-3 患者，男性，51岁，L_3椎体爆裂性骨折后路椎弓根钉撑开、减压、固定及复位术。

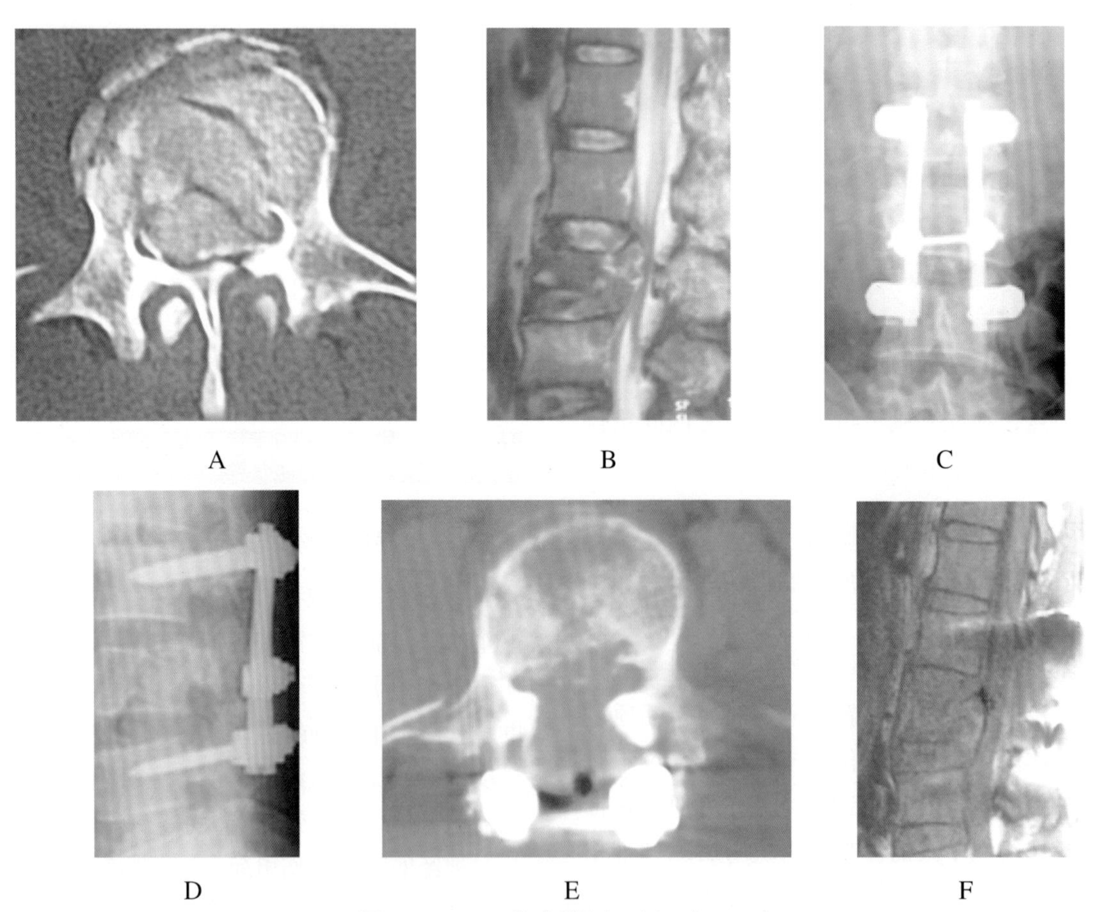

A B C D E F

图2-3-4-2-3 临床举例 例1（A~F）

A、B. 术前CT扫描及MR矢状位观，示骨折块侵入椎管；C、D. 后路椎弓根钉固定及减压复位后X线正侧位片；E、F. 术后CT及MR显示骨块消失（切除及还纳），椎节高度恢复

［例 2］图 2-3-4-2-4　患者，女性，38 岁，L_1 爆裂性骨折后路椎弓根钉固定撑开复位术。

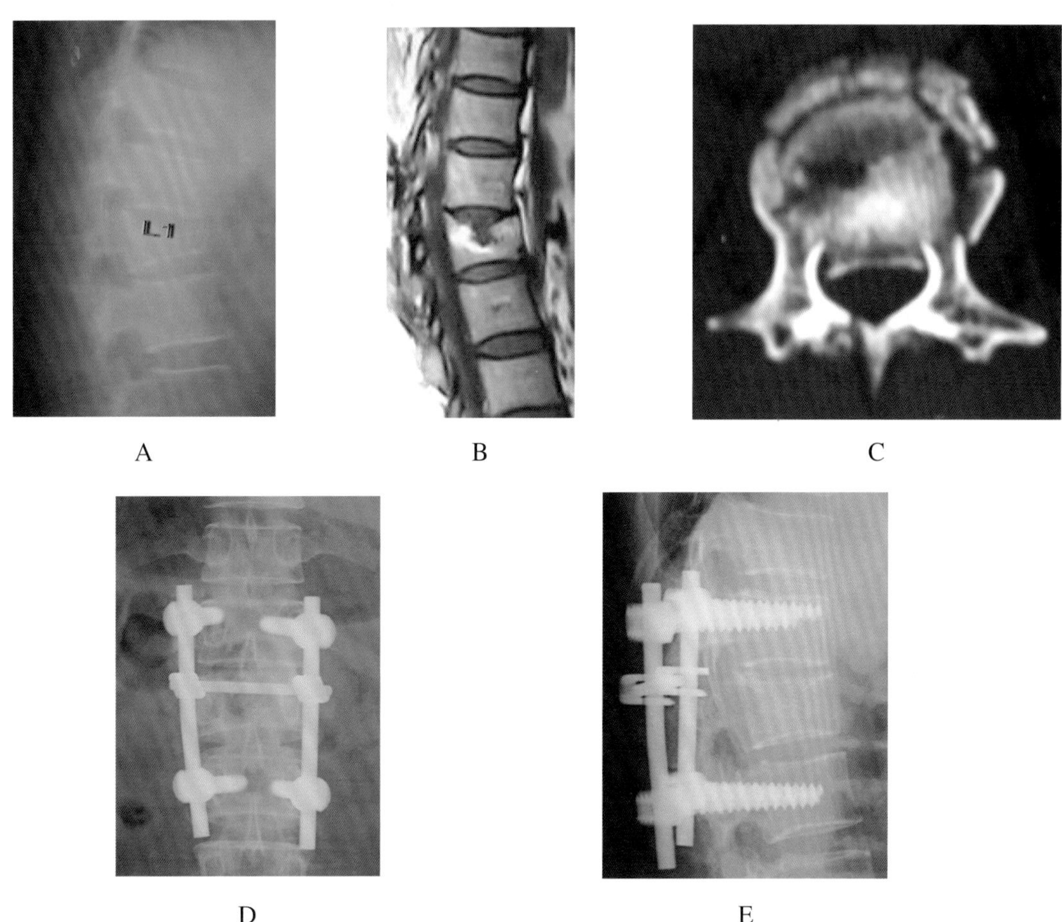

图 2-3-4-2-4　临床举例　例 2（A~E）

A. 术前 X 线侧位片；B、C.MR 矢状位及 CT 水平位所见；

D、E. 后路 T_{12}~L_2 椎弓根钉置入、撑开、固定后正侧位 X 线片，显示复位满意

［例 3］图 2-3-4-2-5　患者，男性，51 岁，T_{11} 爆裂性骨折后路椎弓根钉固定撑开复位术。

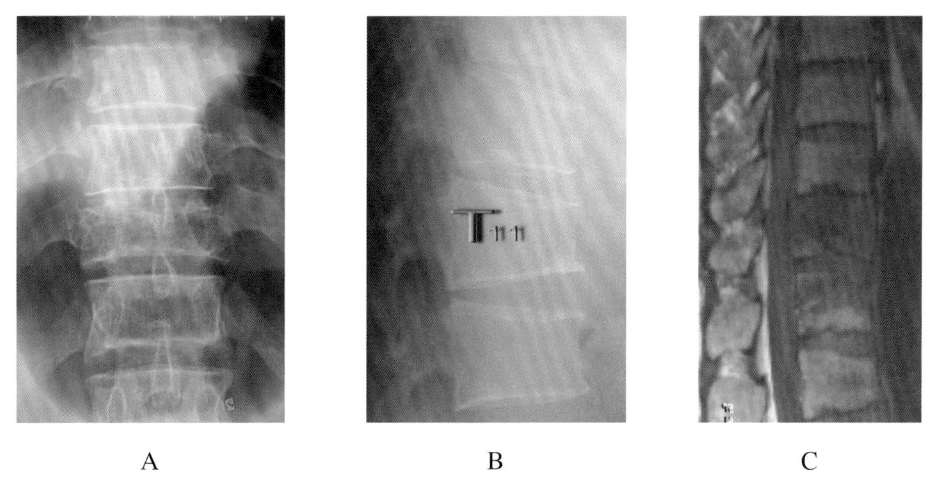

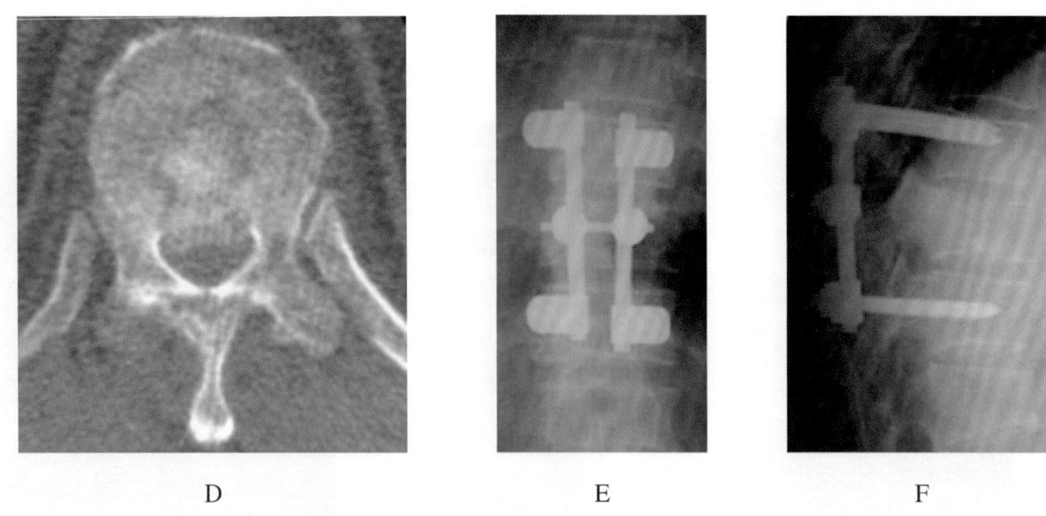

图 2-3-4-2-5 临床举例 例 3（A~F）

A、B. 术前正侧位 X 线片；C、D. 术前 MR 矢状位及 CT 水平位所见；
E、F、后路 $T_{10\sim12}$ 椎弓根钉置入 + 撑开复位 + 横连接固定后正侧位 X 线片显示复位满意

［例 4］图 2-3-4-2-6 患者，L_1 椎体压缩及爆裂骨折、脱位前后路一次复位减压、复位及固定术。

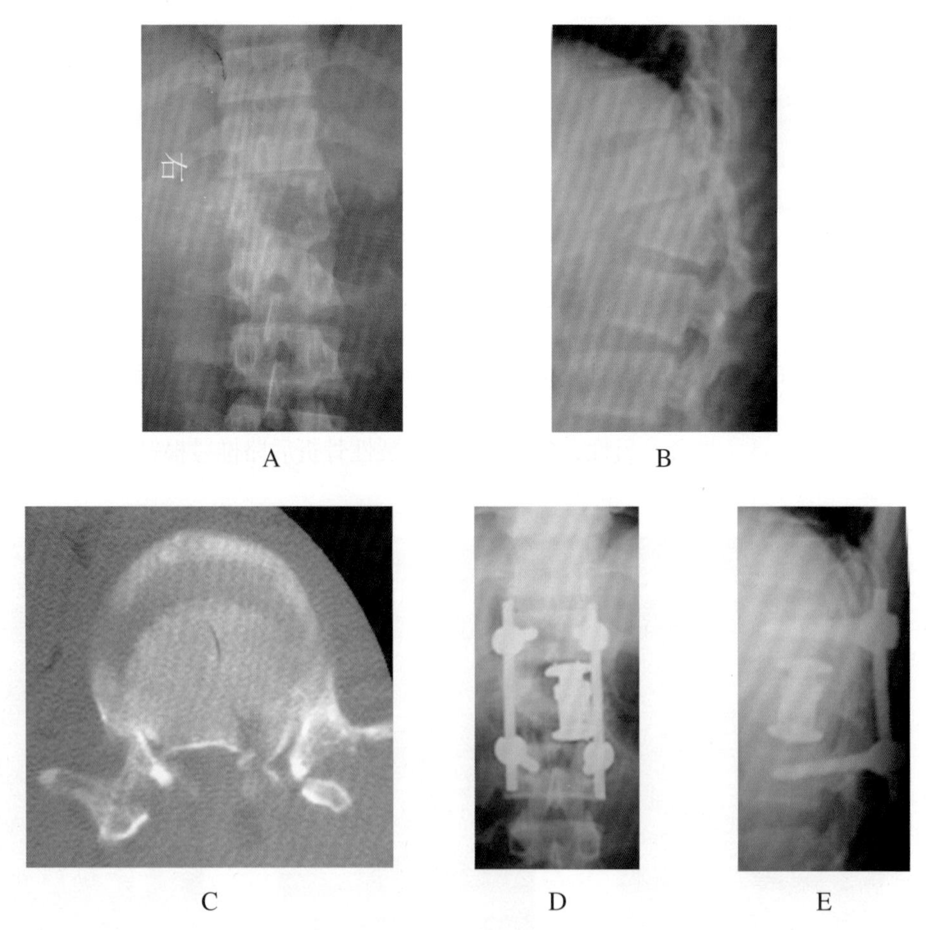

图 2-3-4-2-6 临床举例 例 4（A~E）

A、B. 术前 X 线正侧位片，显示椎体楔形变、碎裂及半脱位；C. 术前 CT 水平位扫描显示椎骨后缘已侵入椎管；
D、E. 先前路，之后后路减压，分别置入人工椎体及椎弓根钉固定，术后 X 线正侧位片，显示复位满意

［例 5］图 2-3-4-2-7　患者，男性，44 岁，L_3 椎体爆裂性骨折前后路减压复位及固定术。

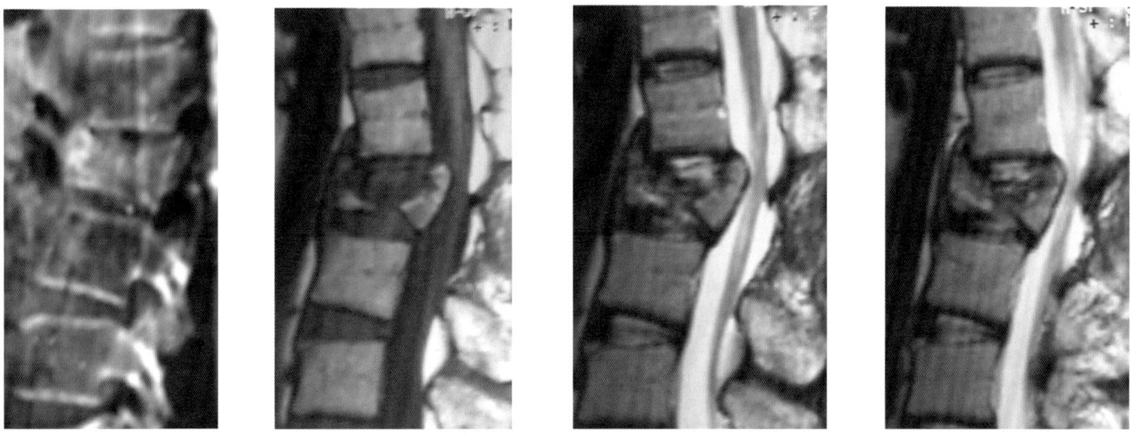

A B C D

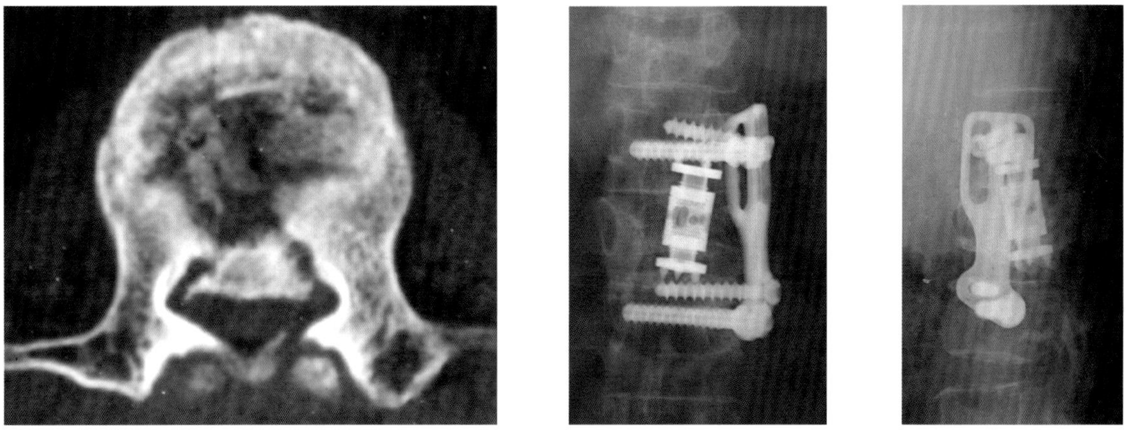

E F G

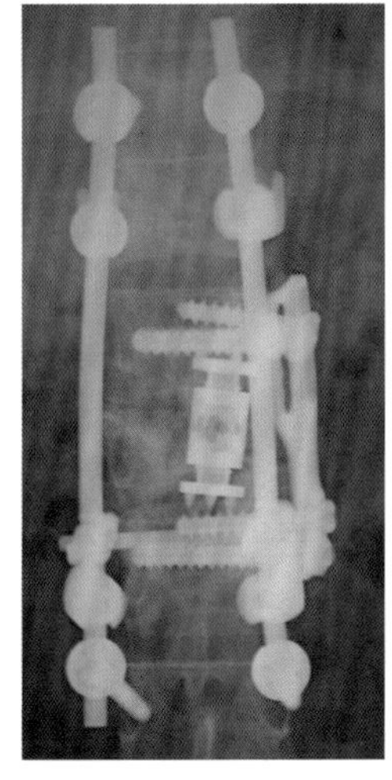

H

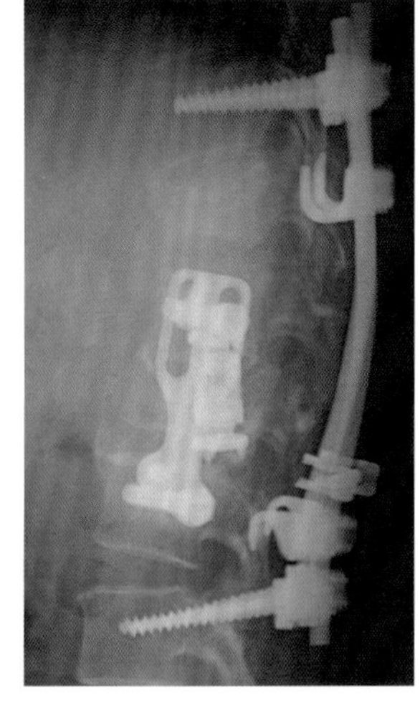

I

图 2-3-4-2-7　临床举例　例 5（A~I）

A. 术前侧位 X 线片；B~D. 术前 MR 矢状位观；E. 术前 CT 水平位观；F、G. 胸腰前方入路，开放复位 + 人工椎体置入 + 钛板螺钉固定后正侧位 X 线片；H、I. 再辅以后路椎弓根钉 + 撑开内固定术后正侧位 X 线片，显示复位满意

第三节 几种特殊类型椎体爆裂性骨折及其特点与处理

一、无神经损伤的爆裂型骨折

（一）概述

无神经损伤之爆裂型骨折并非罕见，大多与伤情较轻、患者椎管矢状径较宽等有关，对其确诊后应高度重视，切勿引发神经症状。对其治疗主要是预防畸形发展、消除疼痛和防止出现神经系统并发症。需否手术目前意见仍不一致，因为大多数畸形并不影响功能。在伴有畸形的情况下，前方椎体的自发性融合可能更好。手术治疗和非手术治疗结果并无明显差别。畸形可能有所进展，后期神经功能障碍的发生率较低。

（二）临床特点

这种损伤亦可视为幸运骨折，但其前途未卜，最为困难之处是缺少预测骨折位移进展的参数。大多数学者认为当椎管内容积低于 35% 时，则无手术指征。但如果椎管内径受累超过 50%，并伴有高度下降和局部后凸畸形，预后欠佳，大多需要手术。

（三）手术病例选择

对以下两种类型的爆裂型骨折应选择手术治疗。

【椎体粉碎性骨折】

上下终板之间的后凸成角大于 15°，并且椎体的后壁向椎管内突入大于 4mm 者。

【后凸畸形大于 25°矫正困难者】

如果经非手术疗法复位不能将其纠正到小于 20°时，亦需施术。

二、儿童爆裂型骨折

（一）特点

儿童爆裂型骨折十分少见。主因儿童脊柱之柔韧性大，水分与胶质含量高，其可承受较大的应力变形，并将能量分散给周围组织而不易引起骨骼碎裂。加之周围韧带较厚，弹性与韧性强，亦不宜向四周位移（包括椎管）。

小儿骨折时骨质破坏时容易波及骺板，因为增生带和临时钙化区是生物力学上的弱点，一旦遭受压力和剪切力时，即易造成破坏。

（二）病理解剖与病理生理特点

在对儿童爆裂性骨折处理上，应明确对生长期的儿童恢复其脊柱的正常形态是最为重要的，残留的成角畸形将会随着生长发育而逐渐加剧。儿童中不完全性神经损害较成人少见，要么极其轻微，要么是完全损伤。主因儿童脊柱的弹性较大，在外伤时可以发生较大的位移；这种状态下，脊髓要么严重受损，要么不受损害。此外，由于弹性较大，脊柱在发生较大的位移时可以导致对脊髓的过度牵拉，从而引起机械性损伤和血管缺血。此时并无 X 线异常，但 MR 检查时可借助于对局部血肿或椎间盘移位的判断。

（三）治疗

在处理上，对儿童爆裂型骨折总的治疗与成人相似，但要恰如其分，尤其是需要手术之病例，切勿过度治疗。

三、低位爆裂型骨折

（一）概述

发生于 L_3、L_4 和 L_5 爆裂型骨折称之低位型爆裂性骨折，其在临床上相对少见，约占胸腰椎爆裂型骨折的 3%~5%。此主要由于 $L_{4、5}$ 位置相对较深，并有骨盆保护使其免受损伤暴力的冲击。因而这种骨折造成椎体高度丧失和脊柱后凸畸形大多较轻，对脊髓实质性损伤较少，其中 L_3 椎体骨折相对较多；由于 L_3 以下的马尾神经具有逃逸功能，其损伤程度大多随之减轻，伤后经一般治疗多可获得满意疗效。

（二）临床表现特点

从病理解剖上来看，$L_{4、5}$ 爆裂型骨折其生理前凸和椎体高度二者丢失相对较少。因此其临床症状大多较轻，马尾神经因其游离范围大、易逃逸，因此损伤程度亦较轻，神经症状明显为少。

（三）治疗

对椎体高度丢失少、成角畸形较轻和神经未受损伤的病人，大多采取非手术疗法。可采用带一侧大腿的石膏腰围（裤）或支具。经非手术疗法治疗后仍有神经根压迫性疼痛者，可择期行减压及融合术。

对有神经损害者，手术减压和椎弓根螺钉固定比非手术疗法更为有效；或仅行椎弓根钉椎节撑开固定即可。Harrington 棒可恢复高度，但易引起后凸畸形；而 Luque 棒又不能恢复高度。因此，如需手术，仍以短节段椎弓根钉固定较为理想，并辅以椎节间植骨术，既可保持椎体的高度，又可恢复生理前凸，且融合长度最短，从而避免了各种后遗症。

（四）临床举例

［例 1］ 图 2-3-4-3-1　患者，L_3 爆裂骨折手术前后。

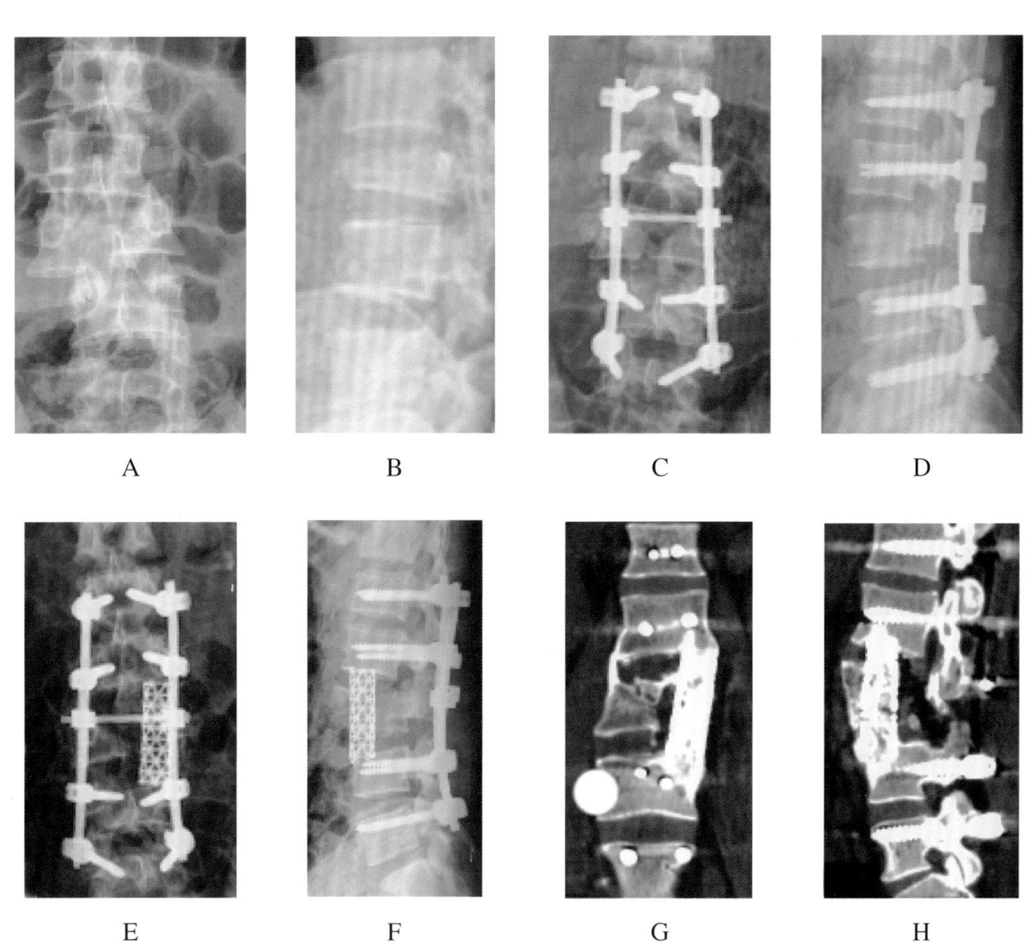

图 2-3-4-3-1　临床举例　例 1（A~H）

A、B. 术前 X 线正侧位片；C、D. 后路术后 X 线正侧位片；
E、F. 前路术后 X 线正侧位片；G、H. CT 冠状位及矢状位重建

［例 2］图 2-3-4-3-2 患者，男性，73 岁，L_3 椎体爆裂性骨折手术前后。

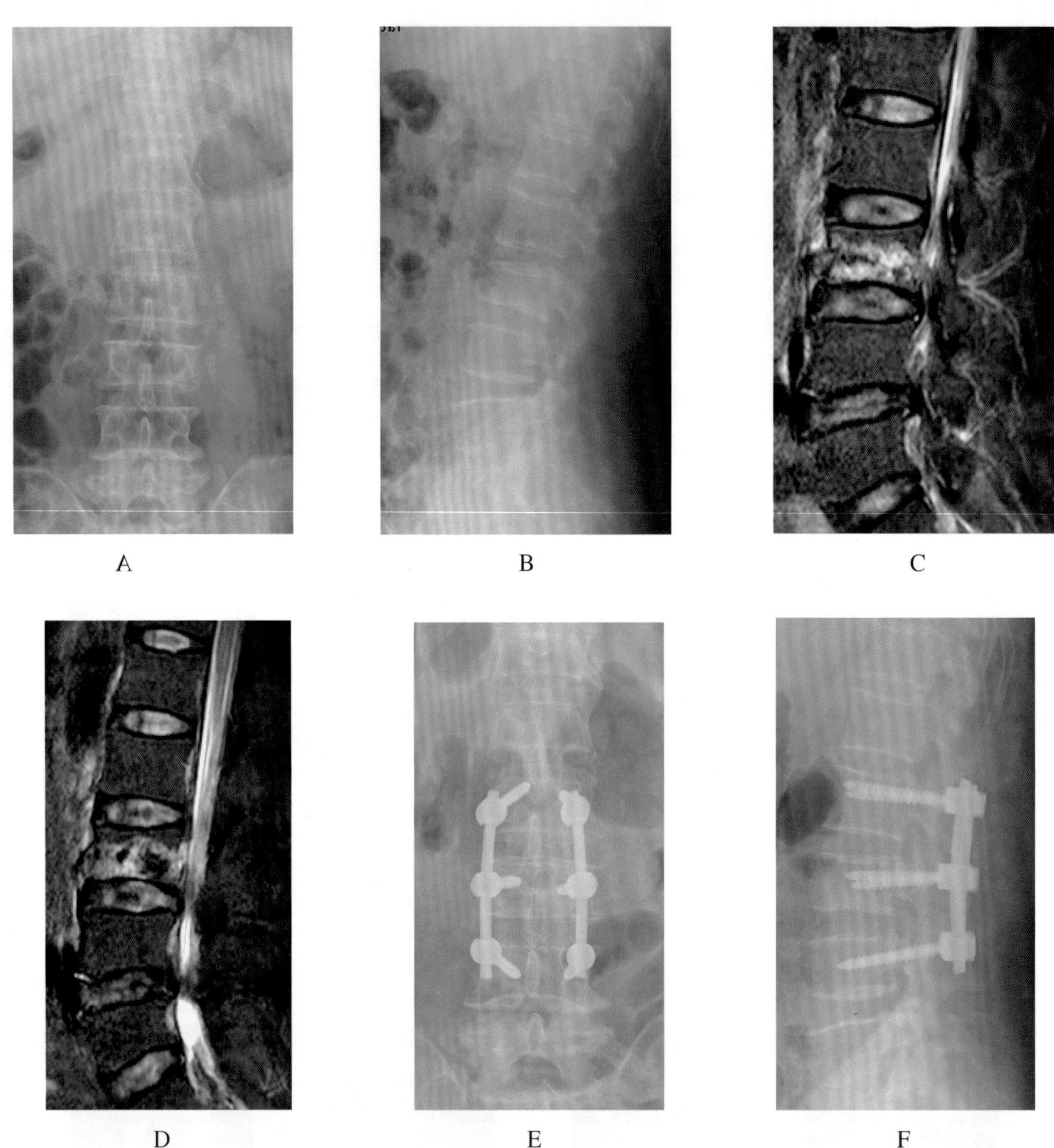

图 2-3-4-3-2 临床举例 例 2（A~F）

A、B. 术前正侧位 X 线片；C、D. 术前 MR 矢状位 T_2 加权；E、F. 术后正侧位 X 线片（自李立钧）

［例 3］ 图 2-3-4-3-3 患者，L_3 椎体爆裂性骨折。

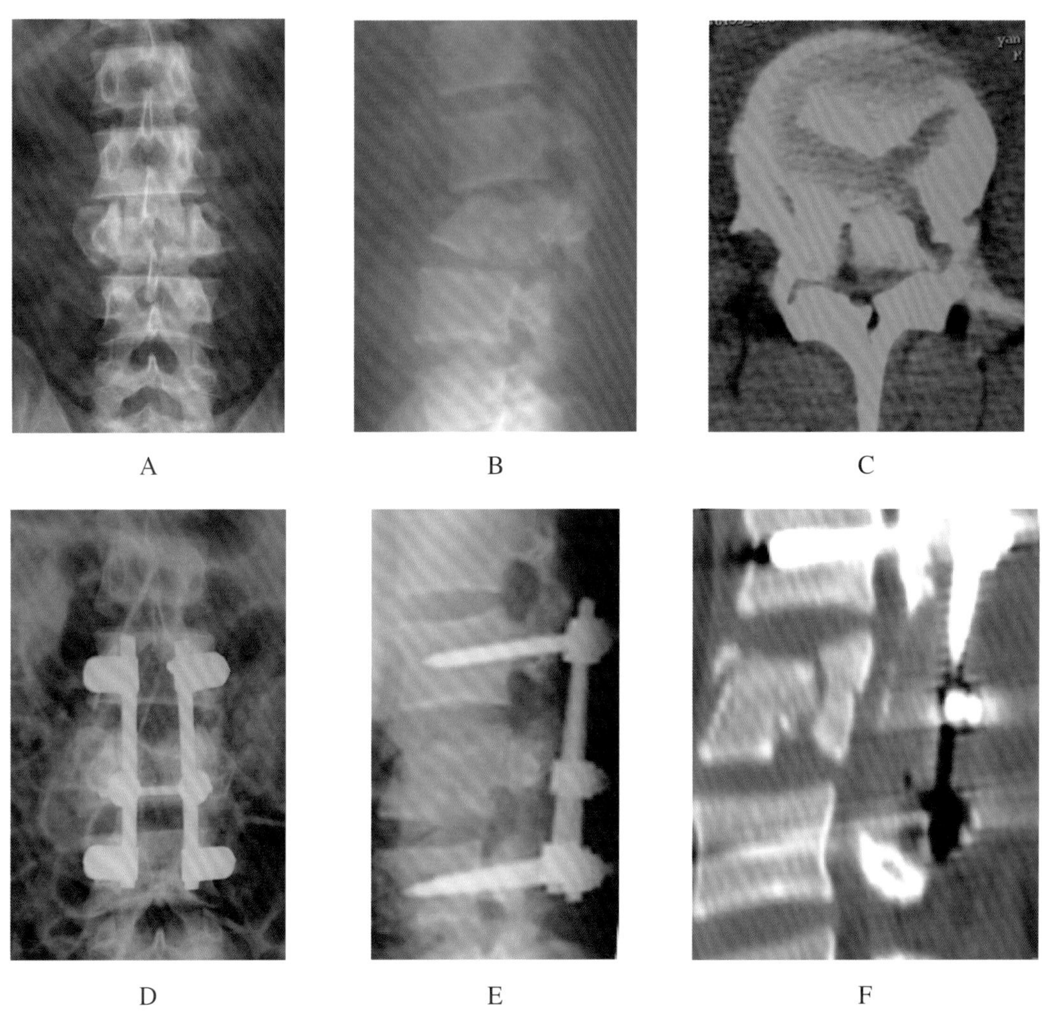

图 2-3-4-3-3 临床举例 例 3（A~F）

A、B. 术前正侧位 X 线片；C. L_3 CT 扫描水平位观，显示骨块已入侵椎管达 80% 以上；
D、E. L_2 及 L_4 椎弓根钉置入，撑开、复位及后路减压术后正侧位 X 线片表明椎节外形及高度已基本恢复；
F. 术后 CT 矢状位扫描显示爆裂之骨块已还纳，椎体形态亦基本恢复

四、病理性爆裂型骨折

爆裂型骨折偶尔也可见于椎节骨的病理状态，尤以骨质疏松或代谢性骨病为多发。尽管在骨质疏松症时压缩性骨折多见，但亦可以发生爆裂型骨折。对此类病例的处理，主要是针对脊髓或马尾神经有无压迫，可同时对疏松骨进行内固定，并促使其在术后早期活动，预防长期卧床的并发症。而且早期活动也有利于减少废用性骨质疏松的发生。文献上曾有严重骨质疏松患者外伤后迟发性圆锥损害的报告。对此种病例应采用前路减压和人工椎体植入固定（见图 2-3-3-4-8）。当然采用经椎弓根复位和内固定亦可，可能较前路减压术失血为少；但对前路致压物的减压作用不一定满意。对骨质疏松病例，尤其是老年患者进行手术时，特别要注意缩短手术时间，以求减

［例 4］ 图 2-3-4-3-4 患者，男性，37 岁，L_3 椎体爆裂性骨折。

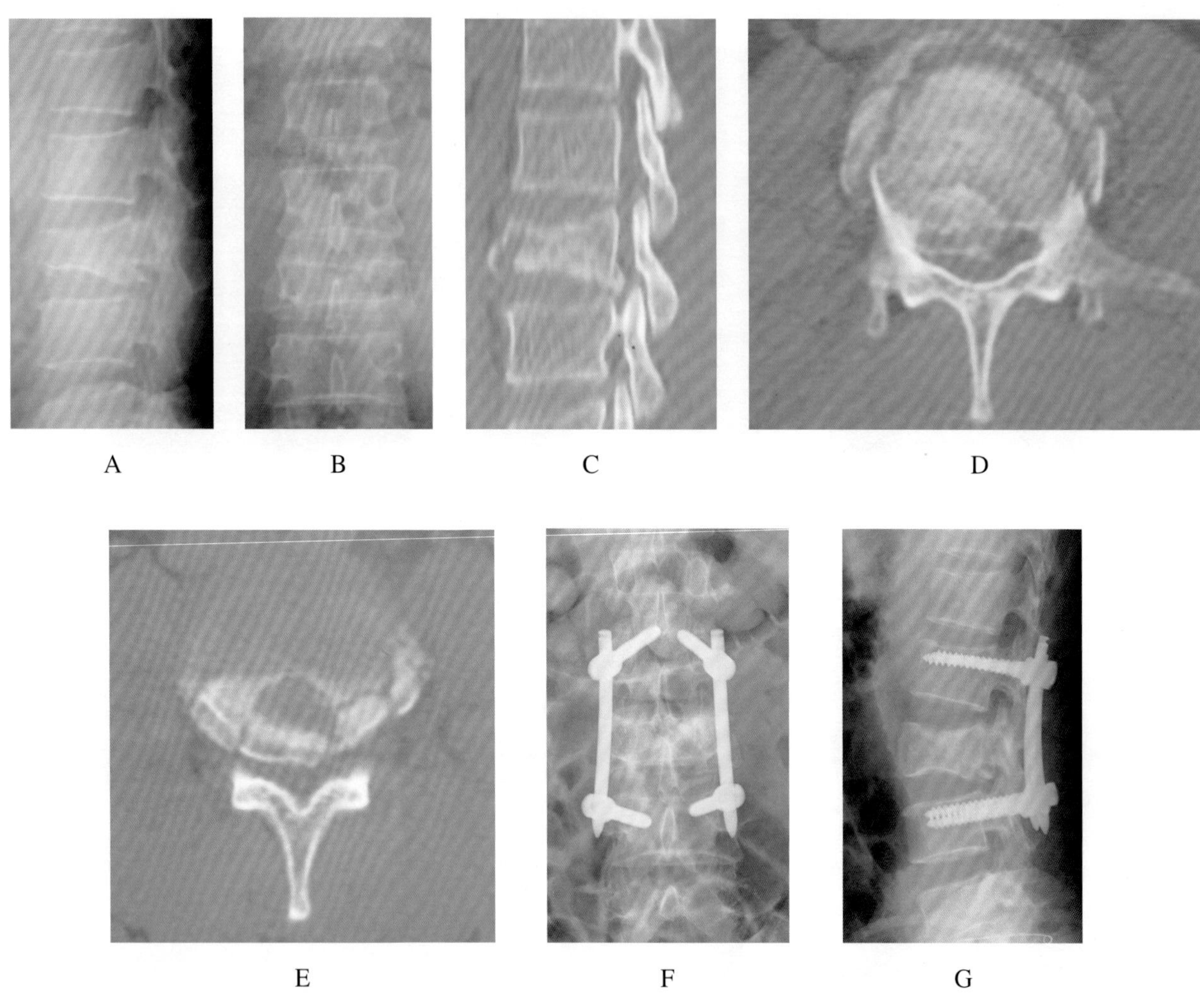

图 2-3-4-3-4 临床举例 例 4（A~G）

A、B. 术前正侧位 X 线片；C~E. CT 扫描矢状位及水平位所见；

F、G. L_2~L_4 椎弓根钉固定、撑开及减压术后正侧位 X 线片见椎节高度及生理弧度已恢复正常

少失血量和因金属植入物对脱钙骨切割之危害。

后部椎弓根具有完整的皮质骨，相对来讲，其对内固定植入物最为坚固，使用螺钉和棒（或钢板），可在较短时间内完成手术操作。但前路植入具有撑开作用的人工椎体，可以立即提供椎节的稳定，并可早期活动。

总之，此类病例的处理主要依据原发病的性质、程度与范围，并加以全面考虑，尽力做到一次性根治，并能二者兼顾。

五、跳跃式胸腰段爆裂骨折

（一）概述

此在临床上较为少见，且易漏诊，因此应引起注意、并予以重视。其发生机转可在一次暴力中形成，亦可在受损过程中二次受损，大多相隔一个椎节，亦可多个椎节。

此种损伤的诊断关键是临床检查，注意患者

主诉及体征，对主诉范围较广泛者，在影像学检查时应扩大受检区范围，一般均可发现。

在治疗上应按伤情、患者要求及具体情况而决定手术或非手术疗法（图 2-3-4-3-5、6）。

（二）临床举例

［例 1］ 图 2-3-4-3-5 患者，胸腰椎跳跃式爆裂骨折。

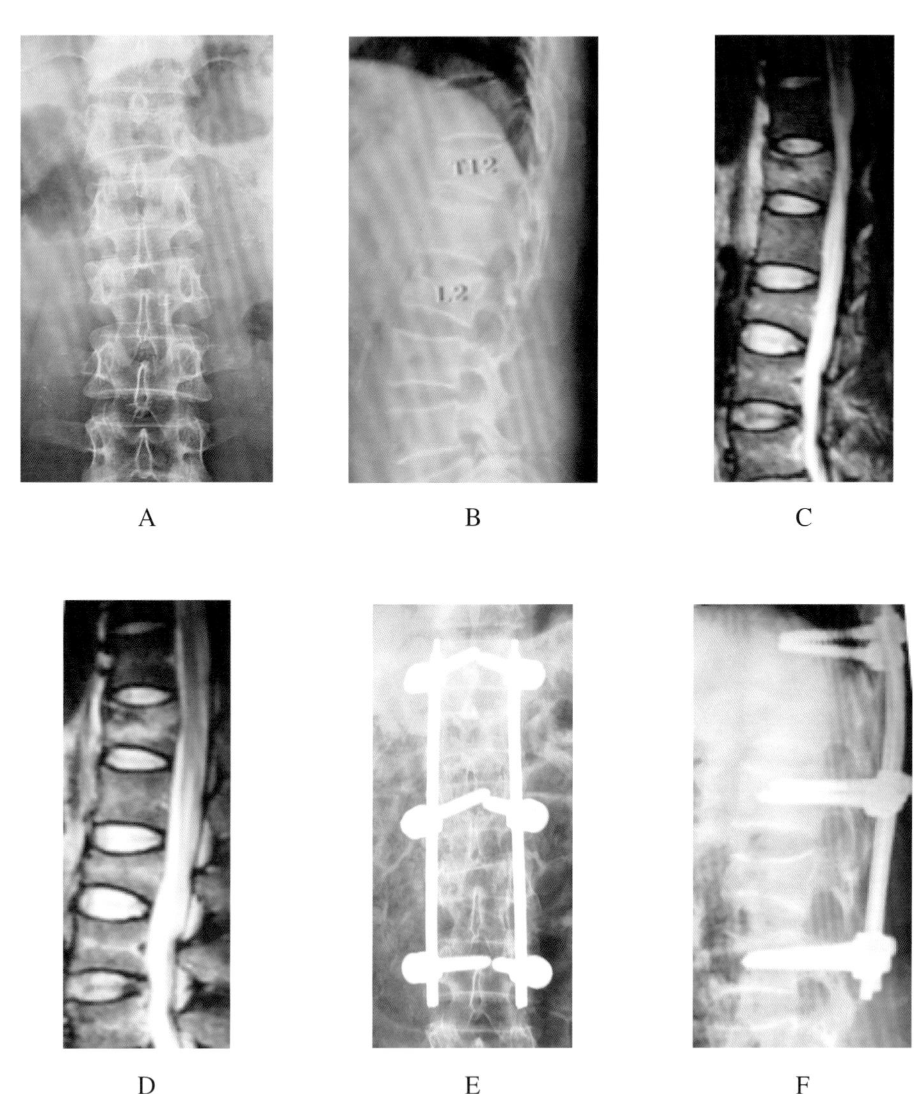

A B C D E F

图 2-3-4-3-5 临床举例 例 1（A~F）

A、B. 术前正侧位 X 线片，显示 T_{12} 及 L_2 椎体爆裂骨折；C、D. MR 矢状位观，T_1、T_2 加权；E、F. T_{11}、L_1 及 L_3 椎弓根钉置入、撑开、减压及固定后正侧位 X 线片，显示椎节高度及胸腰段生理曲度已恢复

［例 2］图 2-3-4-3-6　患者，胸腰椎跳跃式爆裂骨折。

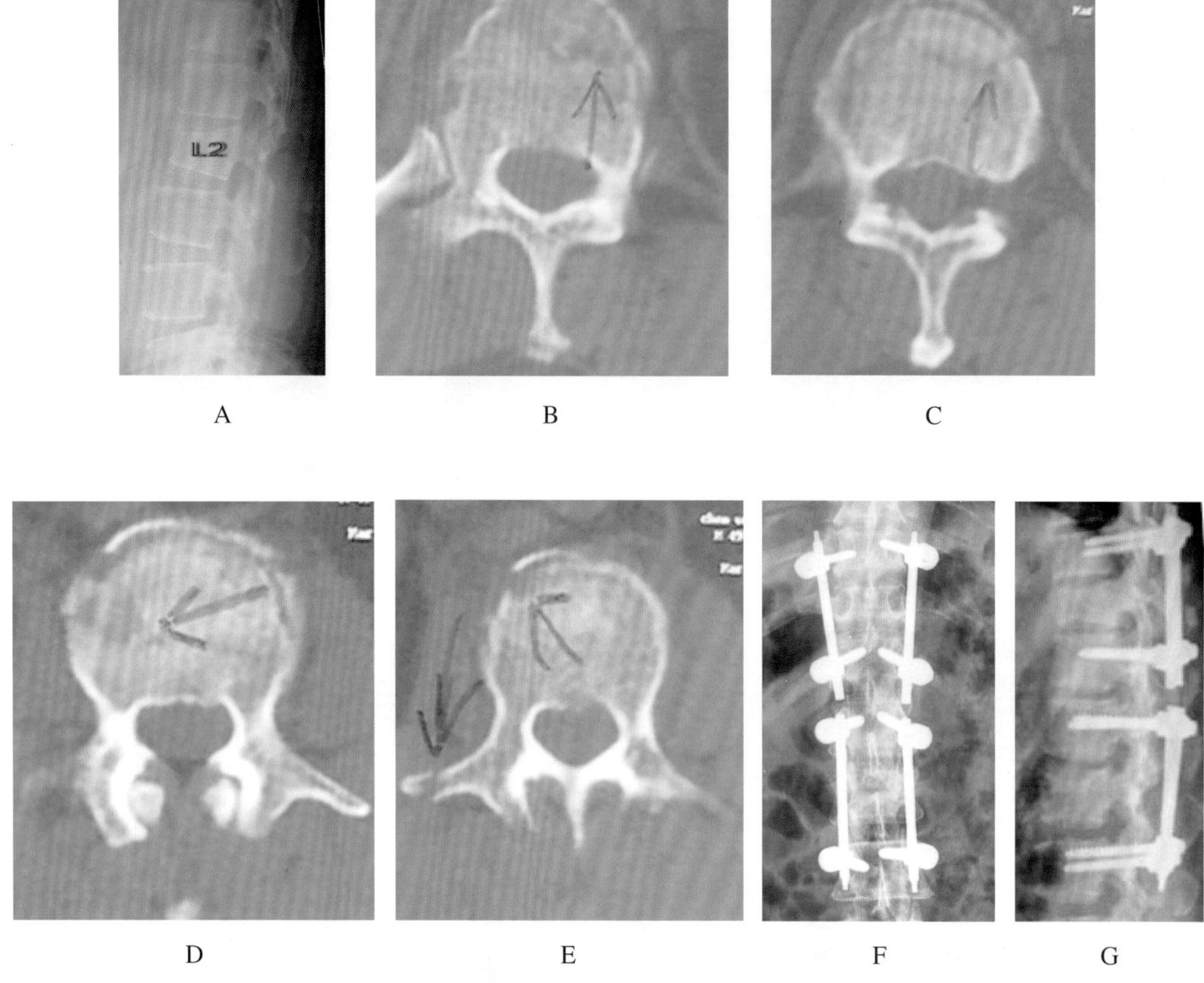

图 2-3-4-3-6　临床举例　例 2（A~G）

A. 术前侧位 X 线片；B、C. 术前 T_{11} CT 扫描，水平位显示轻度爆裂骨折；D、E. 术前 L_2 CT 扫描水平位观；F、G. 予以 T_{10}~T_{12} 及 L_1~L_3 双节段椎弓根钉置入、撑开及固定，正侧位 X 线显示复位满意。

六、合并椎间盘突出之爆裂性骨折

（一）概述

此型骨折在临床上相对少见，在骨折之同时发生髓核后突（或脱出）既可能是椎节本身已存在髓核后突病变，也有可能损伤时椎节二次受损所致。原发性二者同时受累机会更为罕见。

此种损伤易漏诊，尤其是无 MR 检查时不易被发现；因此，凡有条件者对脊柱骨折伤者均应行 X 线、CT 和 MR 三者同时检查，以防误诊或漏诊。

在治疗上需二者兼顾，尤其是选择手术疗法时应一并处理。

（二）临床举例

［例 3］图 2-3-4-3-7　患者，男性，41 岁，L_3 爆裂骨折伴 $L_{2\sim3}$ 椎间盘突出手术治疗。

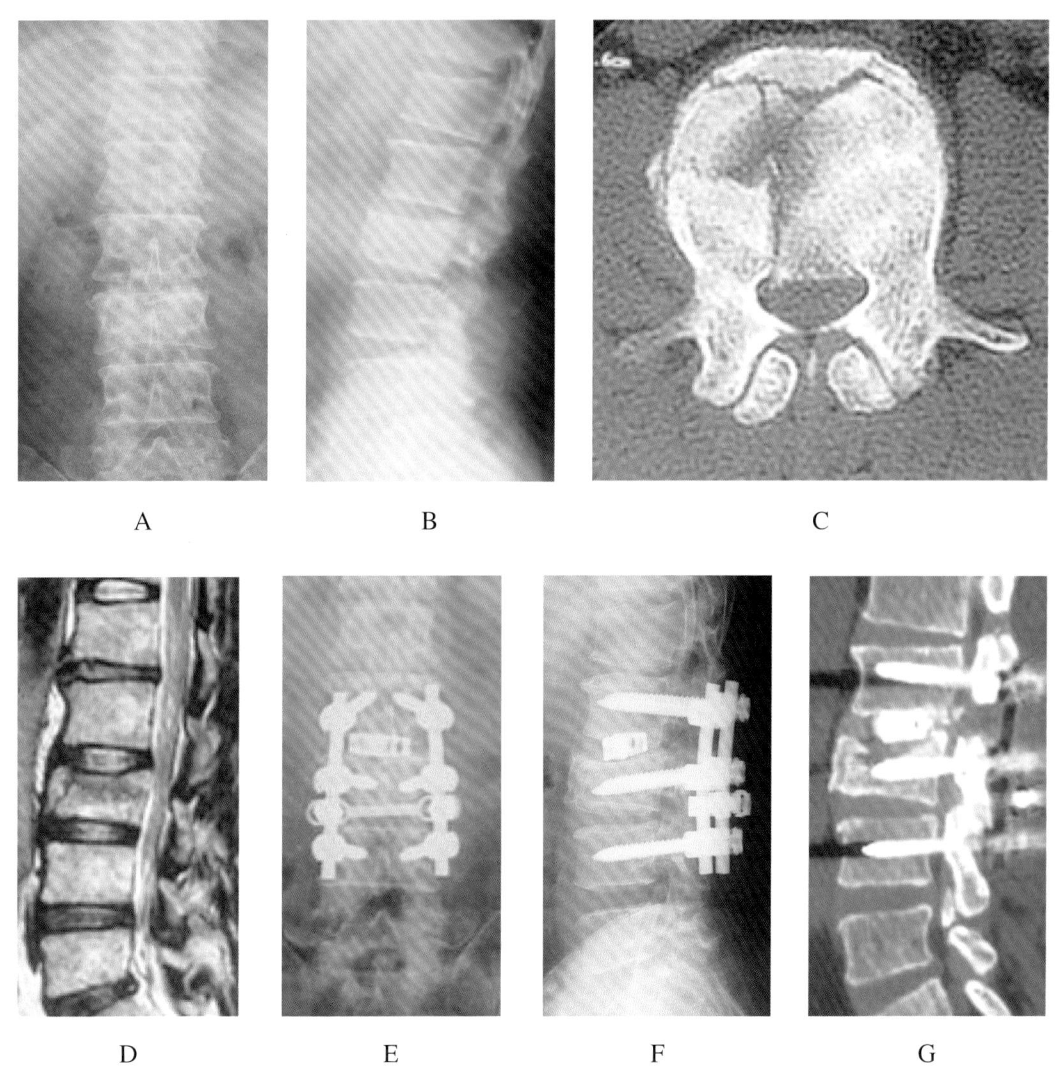

图 2-3-4-3-7　临床举例　例 3（A~G）

A、B. 正侧位 X 线片；C. CT 水平扫描，示 L_4 爆裂骨折；D.MR 矢状位，示 L_3 椎体骨折及 $L_{2\sim3}$ 髓核后突；E、F. $L_{2\sim4}$ 后路椎弓根钉置入、撑开 + 椎间融合器，术后正侧位 X 线片；G. 术后 CT 矢状位观

（赵　杰　陈德玉　谢幼专　赵长清　李　华　赵　鑫　杨建伟　赵定麟）

参考文献

1. Cai FJ, Luo YC, Zhu JP, Yu XH, Liu XH, Li H, Chu XD, Hu YP. [Surgical treatment of thoracolumbar burst fractures through Wiltse paraspinal approach].Zhongguo Gu Shang. 2012 Dec;25(12):980-3.
2. Dai LY, Jiang LS, Jiang SD. Posterior short-segment fixation with or without fusion for thoracolumbar burst fractures. a five to seven-year prospective randomized study. J Bone Joint Surg Am. 2009 May;91(5):1033-41.
3. Fuentes S, Blondel B, Metellus P. Open kyphoplasty for management of severe osteoporotic spinal fractures. Neurosurgery. 2009 May;64(5 Suppl 2):350-4; discussion 354-5.
4. Ghobrial GM, Jallo J.Thoracolumbar spine trauma: review of the evidence.J Neurosurg Sci. 2013 Jun;57(2):115-22.
5. Giele BM, Wiertsema SH, Beelen A, . No evidence for the effectiveness of bracing in patients with thoracolumbar fractures. Acta Orthop. 2009 Apr;80(2):226-32. Review.
6. Guo J, Chen Z, Li YH, Zhang B, Li YF, Han MY. [Modified funnel method transpedicular bone graft in the treatment of thoracolumbar vertebral fractures].Zhongguo Gu Shang. 2012 Dec;25(12):992-6.
7. Harris MB, Shi LL, Vacarro AR. Nonsurgical treatment of thoracolumbar spinal fractures. Instr Course Lect. 2009;58:629-37.
8. He SQ, Dai MH, Huang YJ, Tang XJ, Peng MX, Lin LX, Tang CX. [Pedicle screw at the fracture level and vertebroplasty via paraspinal approach for the treatment of old thoracolumbar fractures].Zhongguo Gu Shang. 2012 Dec;25(12):997-1001
9. Jeong WJ, Kim JW, Seo DK, Lee HJ, Kim JY, Yoon JP, Min WK.Efficiency of ligamentotaxis using PLL for thoracic and lumbar burst fractures in the load-sharing classification.Orthopedics. 2013 May;36(5):e567-74..
10. Jeong WJ, Kim JW, Seo DK, Lee HJ, Kim JY, Yoon JP, Min WK.Efficiency of ligamentotaxis using PLL for thoracic and lumbar burst fractures in the load-sharing classification.Orthopedics. 2013.
11. Knop C, Kranabetter T, Reinhold M, Blauth M.Combined posterior-anterior stabilisation of thoracolumbar injuries utilising a vertebral body replacing implant.Eur Spine J. 2009 Jul;18(7):949-63.
12. Lee JH, Kim KT, Suk KS. Avascular necrosis of the spine in solid posterior fusion segments.Spine (Phila Pa 1976). 2009 Feb 15;34(4):E158-61.
13. Lian XF, Zhao J, Hou TS, Yuan JD, Jin GY, Li ZH. The treatment for multilevel noncontiguous spinal fractures. Int Orthop, 2007;31:647-652.
14. Machino M, Yukawa Y, Ito K, Kanbara S, Morita D, Kato F.Posterior ligamentous complex injuries are related to fracture severity and neurological damage in patients with acute thoracic and lumbar burst fractures.Yonsei Med J. 2013 Jul;54(4):1020-5..
15. Ning-Ya Shong, Lie Liu, Chun-Guang Zuo.Treatment of severe thoracolumbar burst fractures in with af screw system and autogenous bone graft by posterior approach. SICOT Shanghai Congress 2007
16. Xiang-Yang Wang, Hua-Zi Xu, Yong-Long Chi, Li-Yang Dai, etal. The mechanism of kyphosis recurrence after posterior short-segment fixation in thoracolumbar burst fractures. SICOT Shanghai Congress 2007
17. Yan-Hai Chang, Hong-Hai Xu, Shi-Zhang Liu, etal.The treatment of the thoracolumbar burst fractures with vertebroplasy. SICOT Shanghai Congress 2007
18. Ye M, Li JQ, Zou Y, Wang JG.[One stage anterior and posterior fusion and posterior fixation for the treatment of thoracic and lumbar spinal tuberculosis]Zhongguo Gu Shang. 2009 Jan;22(1):23-5.
19. Zhang JG, Lai BH, Pan JH, Qiu BC, Ye J. [Pedicle fixation without bone fusion for the treatement of thoracolumbar fractures through paraspinal approach].Zhongguo Gu Shang. 2012 Dec;25(12):984-7.
20. Zhang Q, He XJ, Wang D.[Application of GSS-II internal fixation system for the treatment of thoracolumbar fracture]Zhongguo Gu Shang. 2009 Jan;22(1):40-1.
21. Zi-Ping Wang, Yao-Gang Lu, Pei-Rong Wu.Mid- to long-term follow-up study of thoracolumbar burst fractures treated with rf fixator. SICOT Shanghai Congress 2007
22. 何海龙，叶晓健，袁文等．经伤椎椎弓根钉固定治疗重度胸腰椎爆裂性骨折的临床疗效研究 [J]. 脊柱外科杂志，2009，7(3)
23. 华莹奇，张治宇，蔡郑东．快速康复外科理念在骨科的应用现状与展望 [J]. 中华外科杂志，2009，47(19)
24. 倪斌．腰椎后路手术致脑脊液漏的病因分析及其处理，中国现代手术学杂志 2008 年 10 卷 12 期
25. 钱邦平，邱勇，王斌等．后外侧融合对胸腰椎爆裂型骨折疗效的影响 [J]. 中华创伤杂志，2006，22(2)
26. 钱邦平，邱勇，王斌等．下腰椎爆裂骨折后路固定后前路支撑融合术的适应证选择与疗效分析 [J]. 中华创伤杂志，2007，23(12)
27. 谭俊铭，史建刚，袁文等．手术治疗下腰椎爆裂性骨折伴不全性马尾神经损伤 [J]. 中华创伤杂志，2007，23(12)
28. 王向阳．胸腰椎爆裂性骨折的生物力学研究进展 [J]. 中华骨科杂志，2006，26(7)
29. 吴卫平，孙业青．胸腰椎椎弓根骨折分型及螺钉固定安全性研究 [J]. 同济大学学报（医学版），2010，31(1)
30. 严力生，钱海平，钮心刚等．三种 PLIF 手术治疗崩裂性腰椎滑脱症的疗效比较 [J]. 颈腰痛杂志，2007，28(6)
31. 严望军，周许辉，张咏．后路经寰枕关节螺钉内固定的解剖学研究 [J]. 中华骨科杂志，2006，26(1)
32. 赵定麟，李增春，刘大雄，王新伟．骨科临床诊疗手册．上海，北京：世界图书出版公司，2008
33. 赵定麟，王义生．疑难骨科学．北京：科学技术文献出版社，2008
34. 赵定麟，赵杰，王义生．骨与关节损伤．北京：科学出版社，2007
35. 赵定麟．现代骨科学，北京：科学出版社，2004
36. 赵定麟．现代脊柱外科学，上海：上海世界图书出版社公司，2006

第五章　胸腰椎损伤并发症及翻修术

第一节　胸腰椎损伤术后并发症及翻修手术基本概念

一、胸腰椎损伤并发症概述

胸腰椎创伤最常发生于胸腰段，该部位是稳定的胸椎与活动的腰椎连接的枢纽，随着对胸腰椎损伤认识的提高、手术入路的不断拓展、内固定器材的设计和应用等，其手术数量逐渐增加。在各种术式应用和改进的过程中人们逐渐观察到以往手术存在的不足，部分手术可以出现各种并发症、或是残留各种不足之处（以椎体后缘骨块为多）和出现的新问题需要再次手术来解决，从而提出了胸腰椎翻修手术的概念，希望通过翻修手术改善患者的生存质量和工作能力。

二、胸腰椎损伤术后并发症原因

（一）疾病认识的局限性

人类对疾病的认识和治疗是一个不断进步的过程，随着时间的推移，人们会发现以往对疾病的诊断和治疗是不足的，有时甚至可能是错误的，从而导致以后的再次手术翻修。例如椎体后缘碎骨块，大多在椎节撑开之同时还纳原处；但如果后纵韧带断裂，此骨块可能无法还归椎体后缘原处；对此情况如术前认识或估计不足，术后 CT 或 MR 检查则可发现该骨块仍留在椎管内而不得不再次施术。

（二）当时或当地的医疗水平和医疗条件

主要表现在对疾病的复杂性和严重性认识不足、治疗方案设计不全面、内固定器材应用不当、手术方法的局限等。

（三）手术并发症或效果不理想

诸多因素可以导致手术并发症发生或手术效果不理想，腰椎创伤手术较为常见的是减压不彻底、远期出现腰椎后凸畸形、腰椎不稳致腰部持续性疼痛、脊髓损害程度加重等，术后很多原因可导致上述症状的发生，为改善患者的生存质量和工作能力，需要对腰椎再次手术以纠正或弥补存在的不足或处理新出现病变，解除脊髓压迫、重建腰椎稳定性和生物力学功能。临床上经常遇到的失败或疗效不满意的原因有：

1. 手术病例选择不当；
2. 手术适应证选择不当；
3. 术式选择错误、手术技巧等引起；
4. 疾病诊断错误。

三、胸腰椎损伤术后并发症初步判定

（一）注意患者术后症状与手术的关系

Kostuik 强调注意手术后患者的主诉与手术的关系，如果患者症状手术后没有立即改善，应该考虑是否诊断有误或手术操作失误；如果手术后患者症状缓解，几周或数月后症状再次出现，应该考虑有新的病理变化或为手术并发症；如果患者症状缓解数月至数年后再次出现症状，应该

考虑假关节形成、新的病变，或手术邻近部位退行性过程产生的症状。

（二）注意是否为手术失败或术前判定欠周全

胸腰椎翻修手术并不一定意味着前次手术失败或错误，此外手术是一种极其复杂和危险的操作，不同时期受不同医疗条件限制。因此，对胸腰椎手术的评价应根据当时历史条件下医学对疾病的认识程度、内固定器械的发展状况、手术操作的技术水准为基础，当时成功的手术，现在看来可能是欠周全、或不完善的，这反映了脊柱外科的迅猛发展，尤其当前内固定器材改进速度的加快，丰富了腰椎稳定所需的固定方式，大大拓宽了腰椎的手术领域，使原先不能手术或手术后不能固定的腰椎部位可以进行手术并固定，很多以往无法按预想方案实施而不得不进行的临时性手术，现在均有条件通过翻修手术加以完善。一般认为，患者前次手术后出现残留腰椎畸形、疼痛、神经症状加重或无改善以及内固定植入物位置选择或安放错误，以及骨块残留等情况，应考虑再次手术治疗以改善症状。

四、胸腰椎损伤并发症术前评价指标

（一）概述

决定是否采取翻修手术前必须对导致前次手术未达到最佳结果的所有原因进行全面理性的评估，如果原先手术结果欠佳，是由于最初手术方案错误或手术技术缺陷所致，则翻修手术改善症状的机会较多；如果手术的失败是由于当初诊断或病例选择错误，则翻修手术只能使现状进一步变坏。因此，腰椎翻修术的指征掌握应非常慎重。全面的病史分析、系统的体格检查和详尽的影像学资料是重新认识原有疾患并发现原先手术所存在问题的关键，也是纠正原有不足或解决新问题的必要基础。

（二）患者自我评估

如果患者在上次腰椎手术后，疗效不满意，必须对患者的病史进行全面回顾和认真分析。关键在于了解患者术前受伤机制、症状持续时间，以及患者在术后近期和远期疗效的自我评价，尤其重要的是手术后一段时间症状是否减轻或消失。患者的术前症状是否仅为根性症状、脊髓症状或影像学异常，还是兼而有之。如果有神经症状，术后是改善、变坏，还是维持不变。详细的病史资料包括患者对原先手术的反应，手术前后的影像学资料，所有相关资料都要收集完整并重新作全面评价。同时应综合考虑患者的精神状况，患者和家属对治疗效果的期望值，患者当前的工作状态，同样要考虑可能的医疗诉讼和医疗赔偿等社会和法律问题。患者的不良生活嗜好也是影响手术效果的因素，尤其是吸烟可导致植骨融合失败和加速椎间盘进行性退变，因此在任何腰椎翻修手术前后都必须戒烟。

（三）物理检查

除腰部局部外观、活动范围外，更主要的是全身神经系统检查，以除外可能伴随的其他神经系统疾病，如颅内疾患、脊柱其他部位疾患或神经内科疾患（包括脊髓本身病变）等。此外应注意排除某些外周神经卡压症的可能，神经系统检查的内容一般包括上肢、下肢和躯干运动、感觉、反射功能以及病理反射，判断其表现是否与腰椎创伤及相应神经损伤相符合。特殊部位肌肉的萎缩往往是恢复不好的预兆。

（四）影像学检查

仔细分析患者先前的影像资料，并与患者临床症状相互对照，了解二者是否相符。

【X 线片检查】

X 线平片可以从宏观上显示患者腰椎骨性结构的全貌、病变的范围和性质、原手术减压的范围、植骨块部位、内固定器材的安放情况、脊柱畸形变化和原手术邻近部位脊柱退变情况。过伸 - 过屈位动力片可以了解腰椎术后的稳定程度以及是否有假关节形成，植骨不愈者可在植骨块与受区间观察到透亮区，动力位片时间隙变大。

【CT 扫描】

腰椎的 CT 扫描是进一步观察以往手术后局

部状况的良好影像学手段，尤其是局部有内植物不允许行 MR 检查时，CT 检查可以显示手术部位骨和软组织状态、内植入物与骨结构（包括骨块残留）和神经组织的关系等，对翻修手术中再次减压、植骨和内固定物选择具有重要的参考价值，CT 重建技术可从不同角度立体地观察腰椎病变，有条件时应加以利用。

【MR 检查】

MR 仅在前次手术未使用金属内植物或仅采用钛制内植物患者中实施，只要没有禁忌证，翻修术前必须行 MR 检查，这是目前显示脊髓病理变化最为直观的影像学手段，可以根据脊髓大小、脊髓信号改变和脊髓相邻骨结构和软组织变化了解目前的病变并制定相应的对策。

T_2 加权上脊髓信号增高意味着髓内组织存在某种程度的病损，这种病变往往是症状长期存在而不能缓解的原因，通过翻修手术也很难使其得到恢复，在选择翻修手术前必须有清醒的认识。当然脊髓存在骨纤维结构致压物与临床症状体征相符是再次实施减压手术的最基本要求。

【骨扫描检查】

骨扫描对术后疗效评估意义不大，但对诊断肿瘤、感染、假关节，或邻近节段退变十分有用。

（五）电生理检查

包括肌电图、脊髓诱发电位、体感诱发电位和 F 波等，用于鉴别运动障碍是肌源性或神经源性，是周围神经损害或中枢神经损害，在临床鉴别有困难时可采用。

第二节　胸腰椎损伤再手术目的、基本原则及病例选择

腰椎创伤翻修术前应遵循以下原则：确认以往诊断无误，了解前次手术存在的问题或出现的新问题，制定翻修术的术式，充分考虑翻修术中可能的困难和特殊情况。手术应有明确的目的和指征。

一、胸腰椎损伤再手术目的

胸腰椎翻修术主要目的不外乎再次减压和再次稳定，同时亦应恢复椎节的形态，包括椎节的高度和椎管的矢径。

（一）减压

在于解除原先手术未能去除的神经致压物或手术后新出现的脊髓和神经根致压物，前者易于发现和判定，而后者则需通过各种检查方可确定，约占临床病例的 5%~10%，尤其是增生性体质者（即疤痕体质）。

（二）加强稳定

在于重建腰椎的生理解剖，维持其功能所需的稳定性。适用于因以往融合术失败导致的持续性疼痛，畸形进行性加重或因骨结构不稳致神经功能障碍加重。近来腰椎手术技术和内固定方法不断改进，精良的器械和合理的内固定器材辈出，使以往无法解决的问题可以得到处理，对于以往手术的不足也可加以修正和补充。当今的手术技术发展明显拓展了病例选择的范围，并增加翻修术可以采用的手段。

二、胸腰椎损伤再手术基本原则

腰椎创伤翻修术前、术中及术后应遵循的一般原则包括：

（一）充分的术前准备

包括详细的病史采集及手术计划的制订，以

及充分的手术器械准备等，另外翻修手术的创伤较前次手术大，术前应准备充足的血源。

（二）恢复或改善腰椎解剖关系，最大限度争取骨融合

改善患者局部及全身的情况，采取有效方法使融合获得最佳效果，如改善患者手术部位的血供，使用高质量植骨块（最好为自体骨）以及注意患者全身状况。

（三）选择合理的手术方式

翻修手术前应仔细考虑病变的各相关影响因素和解决办法，手术入路、减压范围、融合内固定方法的选择仍应遵循简单有效的原则，手术器械的准备应尽可能充分，手术后应指导患者如何康复。

（四）神经减压

无论是原先手术残留的或新出现的，只要有脊髓受压的表现就应该实施减压术，减压后稳定性的重建是维持手术效果的关键。

（五）其他

【采用合理的内固定加植骨术】

两者的有机结合是维持腰椎术后即刻和远期稳定性的重要措施。

【合理的外固定】

与植骨融合术要求相对应的手术后制动，对局部的稳定和保证植骨融合具有重要意义。

【功能康复】

翻修手术的术后功能康复是一个漫长而又关键的过程，对患者神经功能的改善有着重要意义，应注意加强手术后的功能康复训练。

【结论】

总之，全面的术前准备、最佳的术式选择、内固定器材的合理选用、认真的手术操作、合理的术后管理和康复对于减少手术并发症，获得满意疗效均有重要意义。

三、胸腰椎损伤再手术病例选择

（一）概述

现代脊柱创伤治疗的基本原则是恢复脊椎的正常排列；有效的减压，彻底去除致压物；恢复脊椎正常的生理曲度和椎间高度；坚强的固定使损伤节段获得即刻稳定性，促进植骨融合并使患者早期活动。

（二）具体病例选择

在采用了外科干预手段后未能达到上述目的并出现下列情况者，则可考虑再手术翻修：

1. 减压不彻底，神经根或脊髓压迫症状持续存在或加重者；

2. 胸腰椎排列未获满意纠正或存在椎节不稳定，并有进展趋势者；

3. 碎骨块残留、植骨不融合、假关节形成或后凸畸形者；

4. 内植物并发症引起椎节松脱或断裂，以致椎节失稳者。

第三节 胸腰椎翻修术的手术操作要点及术后处理

一、胸腰椎翻修术一般操作要点

（一）手术入路

可根据病情需要及个人习惯选择前入路或后入路。另外，对于翻修手术，考虑到美观，应尽量从原切口入路。但仍以彻底减压、远期效果、便于植骨融合及内固定操作等作为优先考虑，为此可适当延长切口或另选入路。

笔者认为对于胸腰段爆裂骨折施行后路手术者，考虑到减压的彻底性及远期效果，应从前路翻修。对于从后路翻修者，一般沿原切口进入，但因病人瘢痕增生或与周围组织粘连严重，解剖层次往往不清楚，易损伤硬膜囊及神经根，此时应耐心细致地寻找突破口，切不可动作粗暴，鲁莽行事，以免误伤硬膜囊、神经根，甚至脊髓。

（二）酌情取出前次手术内植物

术前仔细阅读腰椎平片，根据经验识别前次手术所用内固定物，最好能找到前次手术记录，事先务必与前次内植物生产厂家联系，备好特殊内固定取出工具。翻修时应注意内固定位置是否居中，棒或钢板、植骨块有无移位，螺钉有无松动、脱出。术中要确保完整取出内植物。如前次手术未应用内固定，则可直接进入待翻修部位。

（三）减压操作

根据术前影像学检查及术中所见决定减压节段，定位无误后，遵循首先从正常组织减压原则。病变处椎管、神经根管往往因瘢痕粘连变窄，操作难度较大，因此，除有精细工具外，术野要有足够照明，保证在直视下操作，以防误伤。减压过程中不但要注意骨性致压物，还应注意有无椎间盘突出，尤其是有无髓核脱出到神经根管内，务必完整切除骨性和非骨性致压物，此为手术成败之关键。

（四）植骨融合及内固定

对于腰椎创伤翻修手术，除彻底减压外，一般都需给予植骨融合及内固定。目前无论前路内固定器械还是后路内固定器械，种类繁多，但基本原理与目的相似，可根据患者的病情、经济状况及术者的经验酌情选用，既要保证施术椎节的稳定，又不可过度固定。

二、重建腰椎生理曲度、高度与稳定性

在植骨固定融合过程中，要注意重建腰椎生理曲度，为达到此目的，以下关键步骤包括：

（一）恢复伤节高度及列线

应用椎体撑开器使骨折脱位之节段间高度恢复，并恢复或重建生理曲度。一般通过预弯棒，即根据需要预弯成合适角度，以求维持胸腰椎之生理曲度，减少应力遮挡。但对于陈旧性骨折复位可能不理想，多需采取其他措施。

（二）精确修整植骨块

前路手术用植骨块融合内固定时，宜选用自体三面皮质髂骨植骨块进行融合，其具有较强的支撑能力。对骨块的修整应依照复位撑开高度，不可太短；最好根据腰椎生理曲度修整为前方略高的楔状长方形植骨块。

三、胸腰椎翻修术术后处理

（一）一般处理

除按一般胸腰椎手术的术后处理外，翻修病

例因瘢痕增生、解剖不清，渗血较一般胸腰椎手术为多，最好采用负压球引流。术后嘱患者卧床休息，观察切口渗血、引流情况，特别要注意患者有无下肢神经症状，发现异常要及时处理。根据引流量，术后 24~48 h 拔除负压引流管。

（二）必要的外固定

牢固的内固定可有效地限制病变节段活动，促进骨融合，恢复及维持腰椎生理曲度。术后一般 1~4 周带腰围下床活动，是否给予石膏或其他支具固定，应根据术中患者伤椎及内固定的稳定性给予具体指导。

四、加强康复治疗

事实上，胸腰椎创伤患者往往合并下肢的不全瘫，甚至大小便功能障碍。术后系统康复治疗在很大程度上影响着患者的功能恢复及健康状况。

系统康复治疗包括评估、计划、实施和评价等阶段，是一个有的放矢、循环往复的过程。康复治疗方法有物理治疗、运动疗法、作业疗法、支具和辅助用具的训练等，需根据患者个体情况加以选择。尤为重要的是要指导患者行腰背肌功能锻炼。

第四节　胸腰椎翻修术临床举例

［例 1］图 2-3-5-4-1　患者，男性，51 岁，L_1 爆裂性骨折，后路复位固定术后神经症状加重，复查 CT 及 MR 后提示骨折骨块复位不佳，仍在椎管内占位，予以腰椎前路手术、切除致压骨块减压，人工椎体置入恢复椎节高度，患者症状好转；提示：胸腰椎骨折行后路手术时一定注意椎管前方占位骨块的复位、减压，如果不能较好地复位有可能会造成患者神经症状的加重。

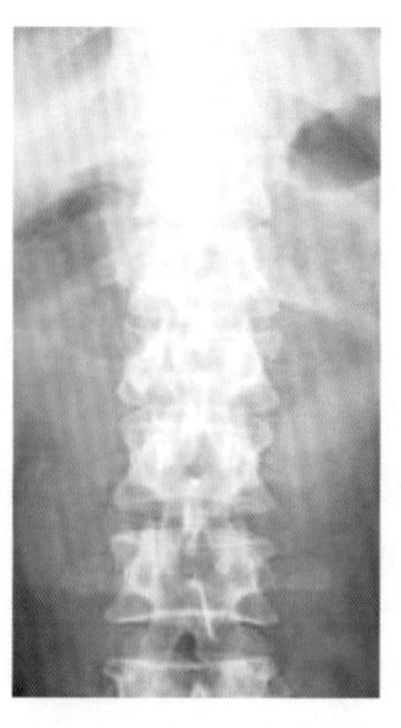
A

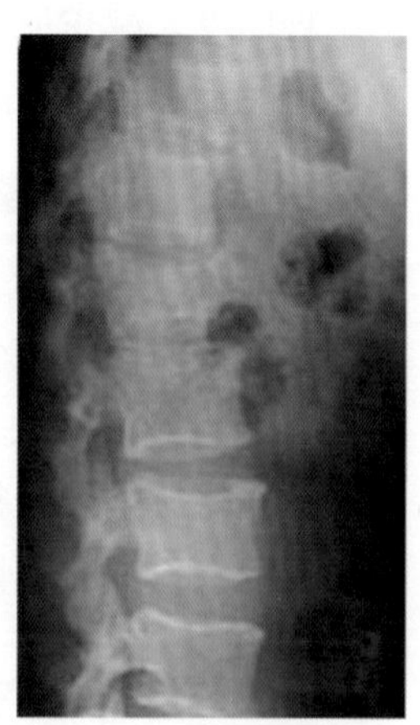
B

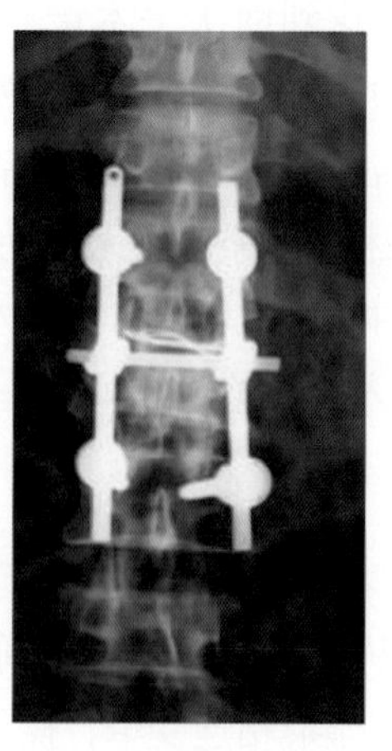
C

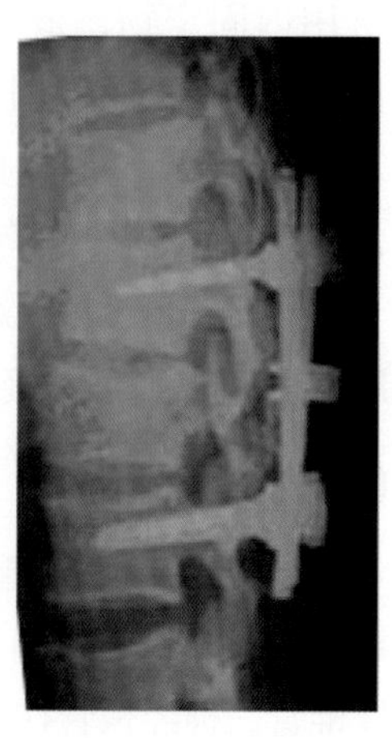
D

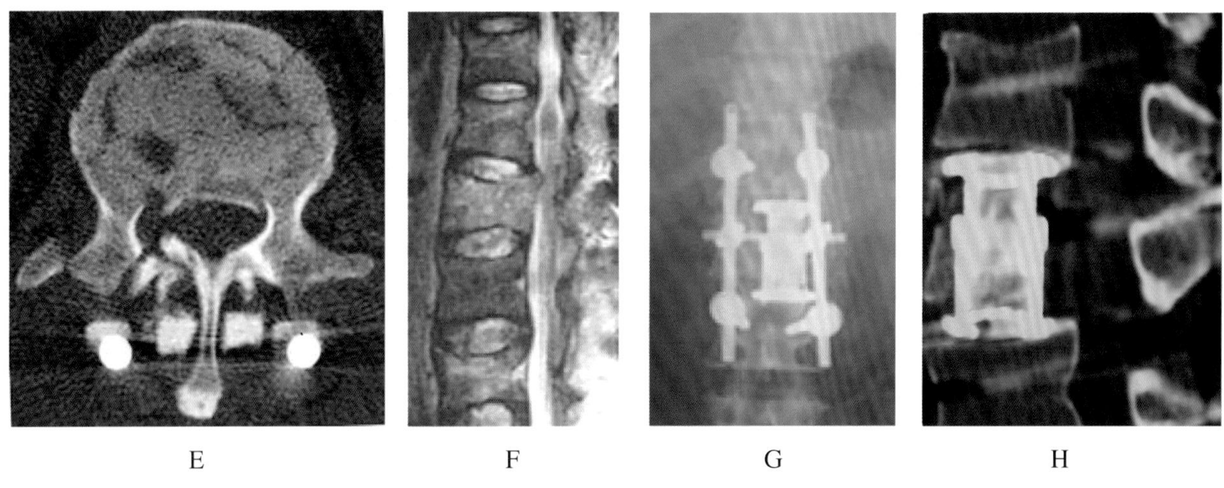

E F G H

图 2-3-5-4-1 临床举例 例 1（A~H）

A、B. 术前 X 线正侧位片；C、D. 首次后路减压 + 椎弓根钉内固定术后 X 线正侧位片；E. 后路减压内固定术后伤椎 CT 水平扫横断面示椎管内仍有骨块存留；F. 同前，MR 矢状位 T_2 加权示伤椎后上方骨性突起呈椎管内占位状，脊髓有信号改变；G、H. 再次手术、行前路翻修、减压及人工椎体置入术后腰椎 X 线正侧位片，显示椎体后部骨块已彻底切除

［例 2］ 图 2-3-5-4-2 患者，男性，35 岁，L_1 爆裂骨折，属 C_3 型，行胸腰段前路减压复位固定术后四月开始出现内固定钛板及螺钉松动，术后十二月钛板及螺钉松动明显，伤椎塌陷，胸腰段呈后凸畸形。行前后路联合翻修，前路取出钛板、螺钉，伤椎切除减压、钛网塞骨后置入、并行单棒固定；后路行椎弓根螺钉固定、减压融合术，提示：胸腰椎骨折仅行前路手术，而不将伤椎切除，也不采用钛网、人工椎体等坚强支撑置入，在应力作用下容易发生内固定失败，因此对于严重型胸腰椎骨折单纯选用前路手术时要慎重。

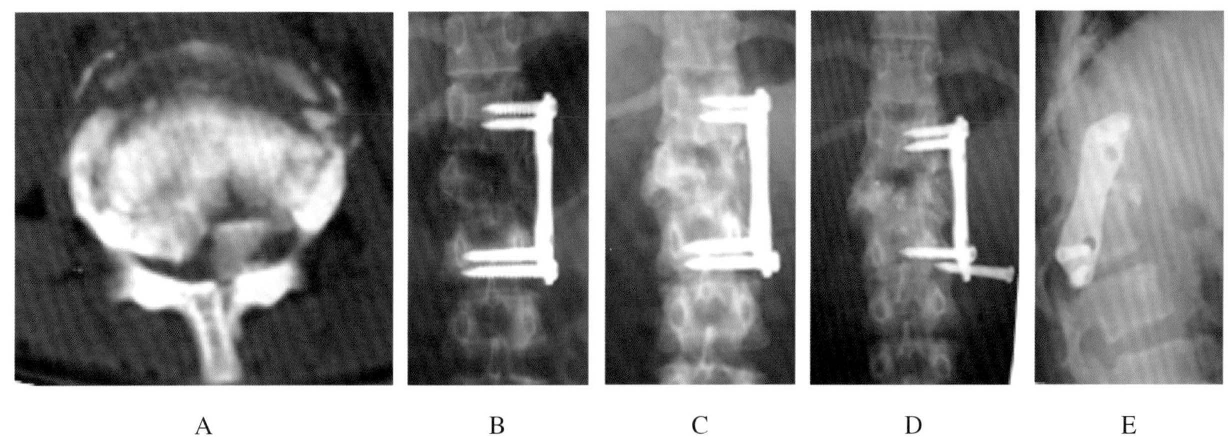

A B C D E

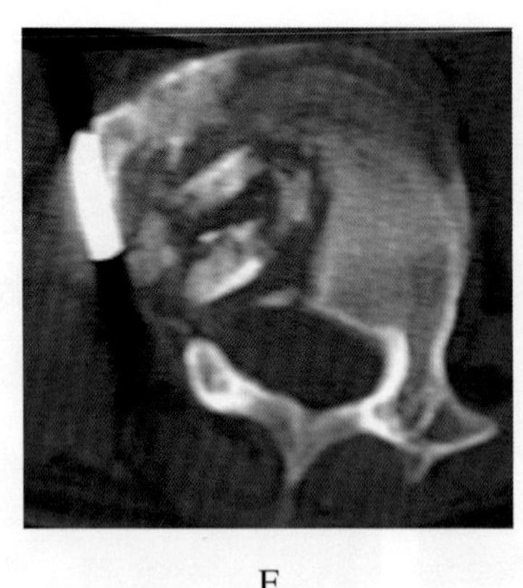

F

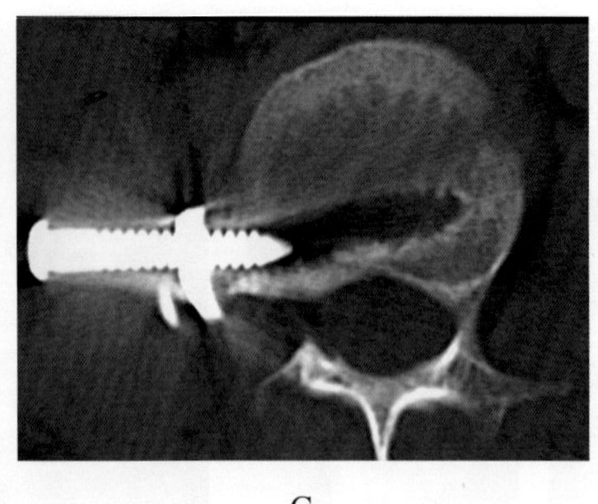

G

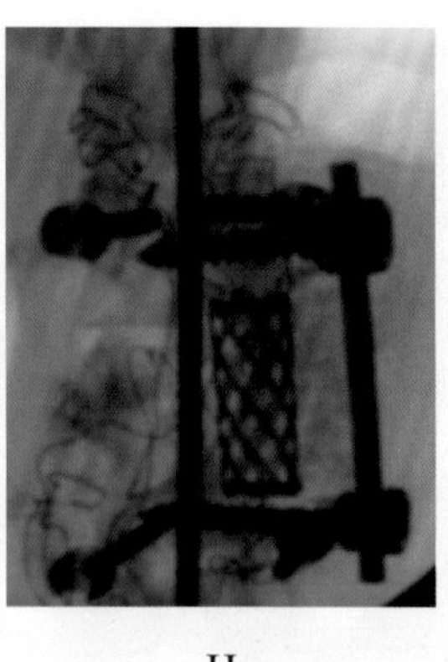

H

图 2-3-5-4-2　临床举例　例 2（A~H）

A. 术前 CT 水平扫描示椎管内骨块占位明显；B、C. 前路减压术后四个月胸腰段 X 线正位片，示螺钉有松动迹象；D、E. 术后十二个月胸腰段 X 线正位片示螺钉松动、滑移；侧位 X 线片上显示，L_1 椎体塌陷及胸腰段后凸畸形；F、G. 同前，CT 扫描示伤椎植骨块未愈合及螺钉滑出；H. 行前后路联合翻修术，术中胸腰段 X 线正位片

［例 3］ 图 2-3-5-4-3　患者，男性，30 岁，因高处坠落伤致 L_3 骨折、颅脑外伤、昏迷及右侧颧弓骨折、左手第五掌骨骨折等多发伤在外院首诊，待患者清醒、生命体征平稳于伤后四十余天行“L_3 椎体骨折后路切开减压融合、钉棒系统内固定术”术后复查片示：L_3 椎体压缩基本复位，内固定螺钉位置好。患者出院后三个月开始下地锻炼，术后八月患者出现腰部疼痛，活动受限，且左侧大腿内侧皮肤感觉麻木，有疼痛感。复查腰椎正侧位 X 线片，发现 L_4 椎体椎弓根钉断裂。腰椎生理弯曲消失，胸腰段可见后凸畸形。

先行后路翻修，手术中见 L_4 两侧的椎弓根螺钉均断裂，取出 L_2 两侧椎弓根螺钉及连接棒、L_4 椎弓根螺钉断裂头部，探查 L_2 两侧椎弓根钉道均完好，沿原钉道打入直径 7.0mm，长度 45mm 椎弓根万向螺钉。再暴露出两侧 L_4 横突后用刮匙将椎弓根周围增生组织刮除，显露椎弓根入口，X 线透视定位确认椎弓根螺钉断钉位置，用小弧形凿将椎弓根螺钉的四周骨壁稍去除，尖嘴咬骨钳将椎弓根螺钉断钉尾部夹紧后小心拧出。探查 L_4 两侧椎弓根钉道均完好，沿原钉道打入直径 7.0mm，长度 45mm 万向椎弓根螺钉。并安装两侧椎弓根螺钉连接棒。切取三面皮质骨髂骨块，刮匙挖取大量髂骨松质骨。所取骨质修剪成火柴棒状，再将 $L_{2\sim4}$ 两侧横突表面去皮质，创造植骨面，将植骨条及松质骨置入两侧横突间，并在 L_4 椎弓根螺钉周围置入松质骨。

再行前路减压、植骨内固定术，经左侧腹膜外途径，显露 $L_{2\sim4}$ 椎体，见 L_3 椎体变形，骨折块间为瘢痕连接，$L_{3\sim4}$ 椎间盘破碎变形、变薄；切除 $L_{2\sim3}$、$L_{3\sim4}$ 椎间盘组织，处理 L_2 下终板、L_4 上终板，创造植骨面，用骨凿和咬骨钳去除 L_3 椎体、骨折碎块及疤痕组织，保留 L_3 椎体后侧、对侧骨皮质，切取三面皮质骨髂骨块置入，并充填大量髂骨松质骨。于 L_2、L_4 椎体行单棒螺钉固定。经随访，愈合良好。

此病例提示：胸腰椎骨折，特别是陈旧性胸腰椎骨折，行后路减压、伤椎上下各一个椎体的固定时一定要注意植骨融合重要性，此患者因伤椎不愈合及后外侧融合的失败而发生断钉、胸腰段后凸畸形。在断钉翻修时注意不要将钉道周围的骨质去除过多，能暴露出断钉尾部即可，而翻修螺钉的直径增大比长度增加更重要。此类翻修手术中最为重要的是确保植骨融合的成功，因此行前、后路的充分植骨以防止再次断钉。

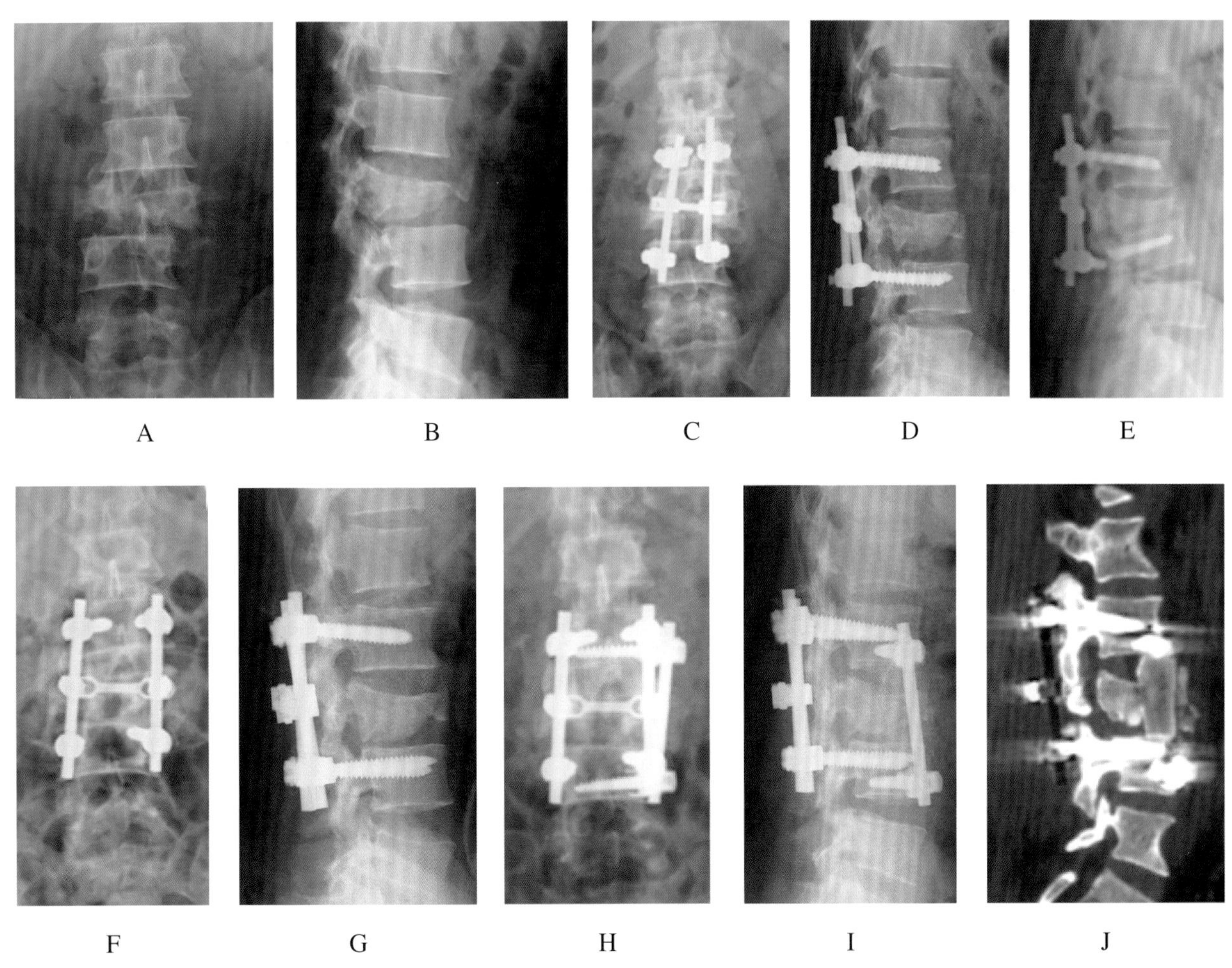

图 2-3-5-4-3 临床举例 例 3（A~J）

A、B. 术前腰椎 X 线正侧位片；C、D. 后路初次手术后六个月腰椎 X 线正侧位片；
E. 后路初次术后八个月腰椎 X 线侧位片，显示螺钉断裂及变位；F、G. 后路翻修术后腰椎 X 线正侧位片；
H、I. 前路翻修术后腰椎 X 线正侧位片；J. 前路翻修术后腰椎 CT 三维重建示植骨块位置良好

［例 4］ 图 2-3-5-4-4 患者，男性，34 岁，高处坠落伤致 L_4 椎体爆裂性骨折，属 A_3 型，外院行腰椎后路减压及椎弓根螺钉固定术；术后五个月 X 线片复查示椎弓根螺钉断裂、伤椎未愈合。行腰椎后路翻修手术，取出椎弓根螺钉及断钉，重新打入直径 7.0mm，长度 45mm 方向椎弓根钉。应用改良 PLIF 途径，切除 L_3 下关节突、L_4 上、下关节突、L_5 部分上关节突，行 $L_{3\sim4}$ 及 $L_{4\sim5}$ 间的椎间融合手术；争取术后融合的成功率。对于此类陈旧性腰椎骨折行后外侧入路的椎间融合手术临床报道较少，术中硬膜囊周围有粘连，分离、牵开较困难，而且融合间隙上下终板、骨面的处理需谨慎，否则一方面可能会因为椎间盘组织遗留过多造成再次不融合；另一方面也可因为终板、骨面刮除过度而植骨支撑力度不足造成融合器的塌陷、翻转。

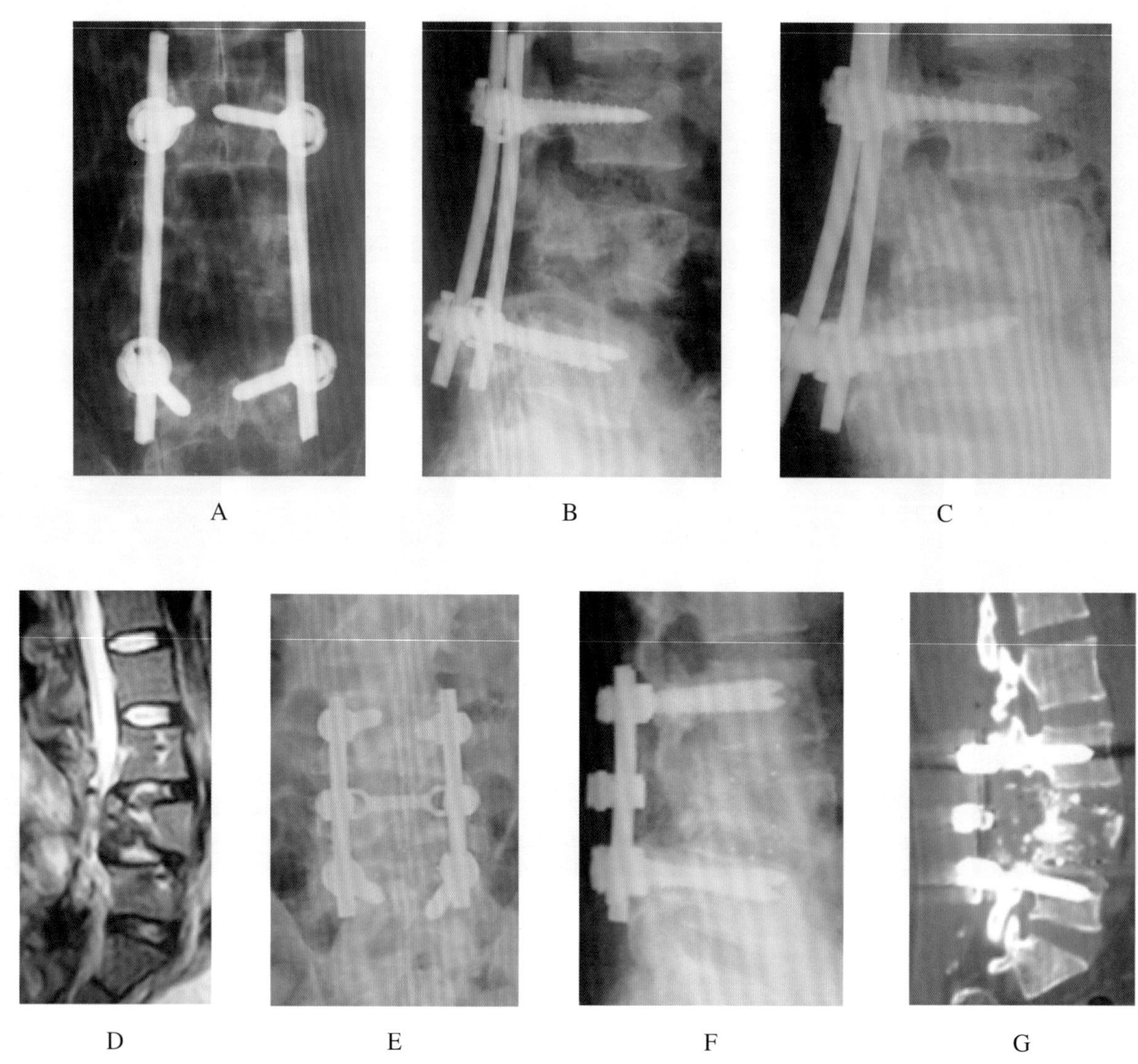

图 2-3-5-4-4 临床举例 例 4（A~G）

A、B. L_4 椎体爆裂性骨折行后路减压、内固定术后 X 线正侧位片；C. 术后五个月 X 线侧位片；D. 术后五个月 MR 示伤椎未愈合，硬膜囊前方仍有压迫；E、F. 行后路翻修及 L_{3-4}、L_{4-5} 椎体间融合术，术后 X 线正侧位片；G. 翻修术后 CT 三维重建

［例 5］ 图 2-3-5-4-5 患者，男性，42 岁，L_3 骨折，C_2 型，外院行腰后路减压、L_2、L_4 椎弓根螺钉内固定术。术后九个月 X 线片复查提示椎弓根螺钉松动、滑出，固定失败。行后路翻修术，取出内固定螺钉，再次行 L_2、L_3 椎弓根螺钉固定，L_3 骨折侧方移位未能完全纠正。复查 MR 示 L_{2-3} 椎间盘损伤，椎间隙塌陷。经侧前方入路行 L_{2-3} 椎间融合器置入术确保疗效。

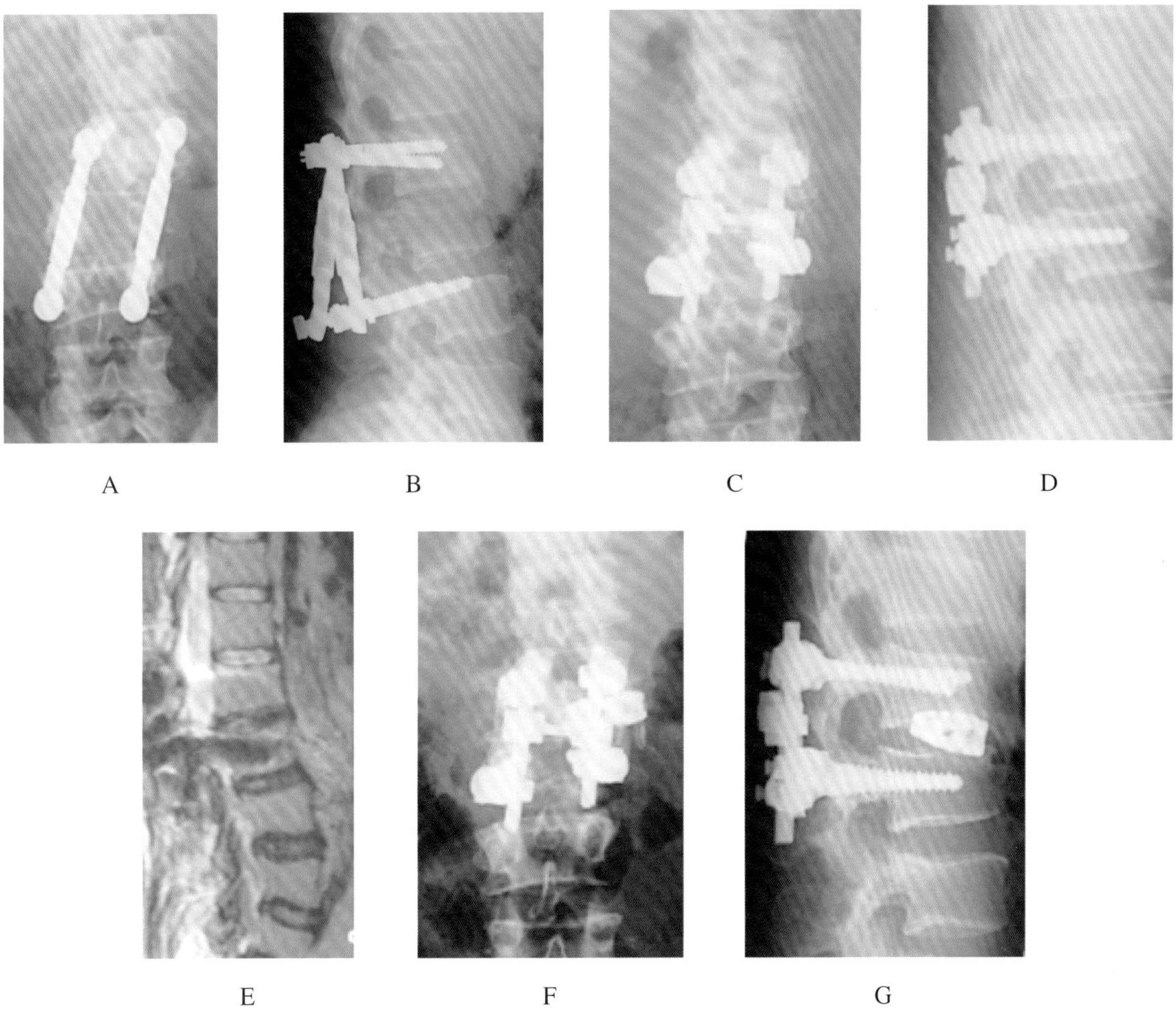

A B C D

E F G

图 2-3-5-4-5 临床举例 例 5（A~G）

A、B. L_3 椎体骨折行后路减压、内固定术后九个月 X 线正侧位片；C、D. 行后路翻修术，L_2、L_3 椎弓根螺钉固定术后 X 线正侧位片；E. 翻修术后腰椎 MR 矢状位 T_2 加权像；F、G. 行前路 $L_{2\sim3}$ 椎体间融合术后 X 线正侧位片

［例 6］ 图 2-3-5-4-6 患者，男性，28 岁，L_4 椎体爆裂骨折在外院行短节段椎弓根钉固定后断钉转来行翻修术。

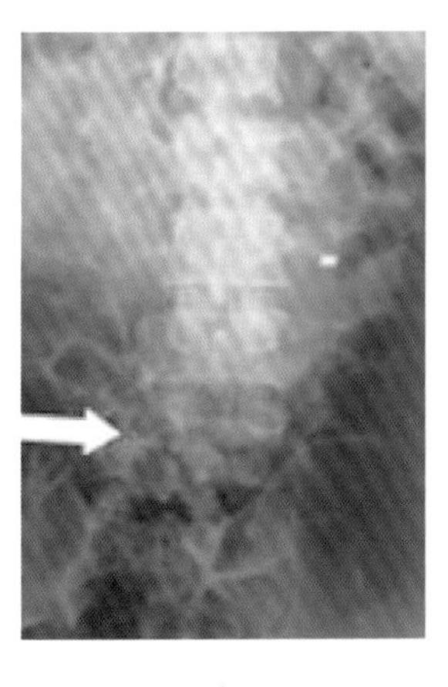

A

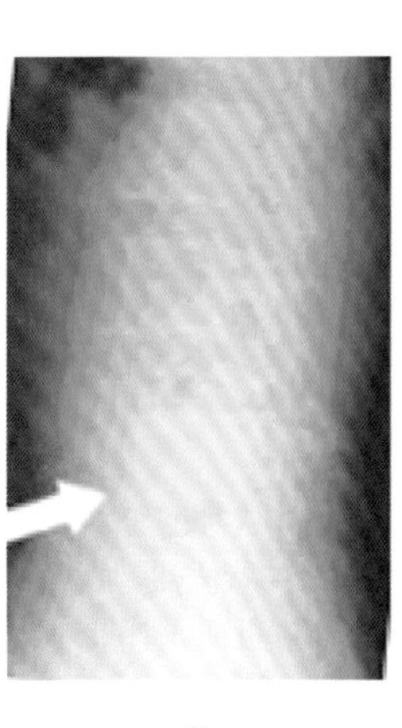

B

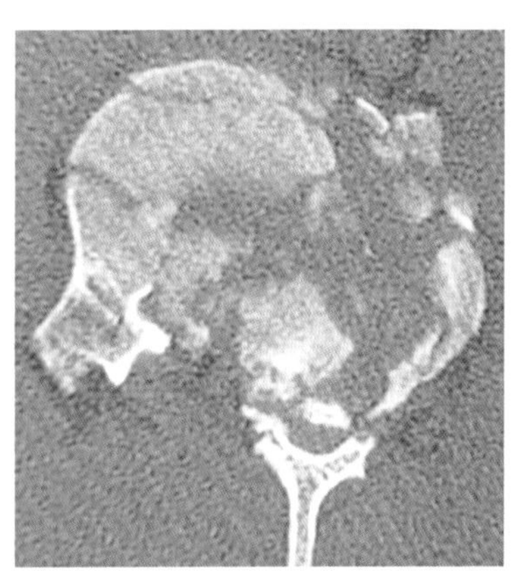

C

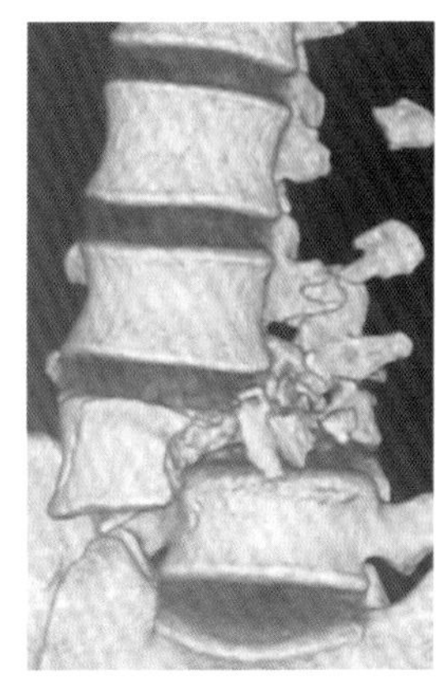

D

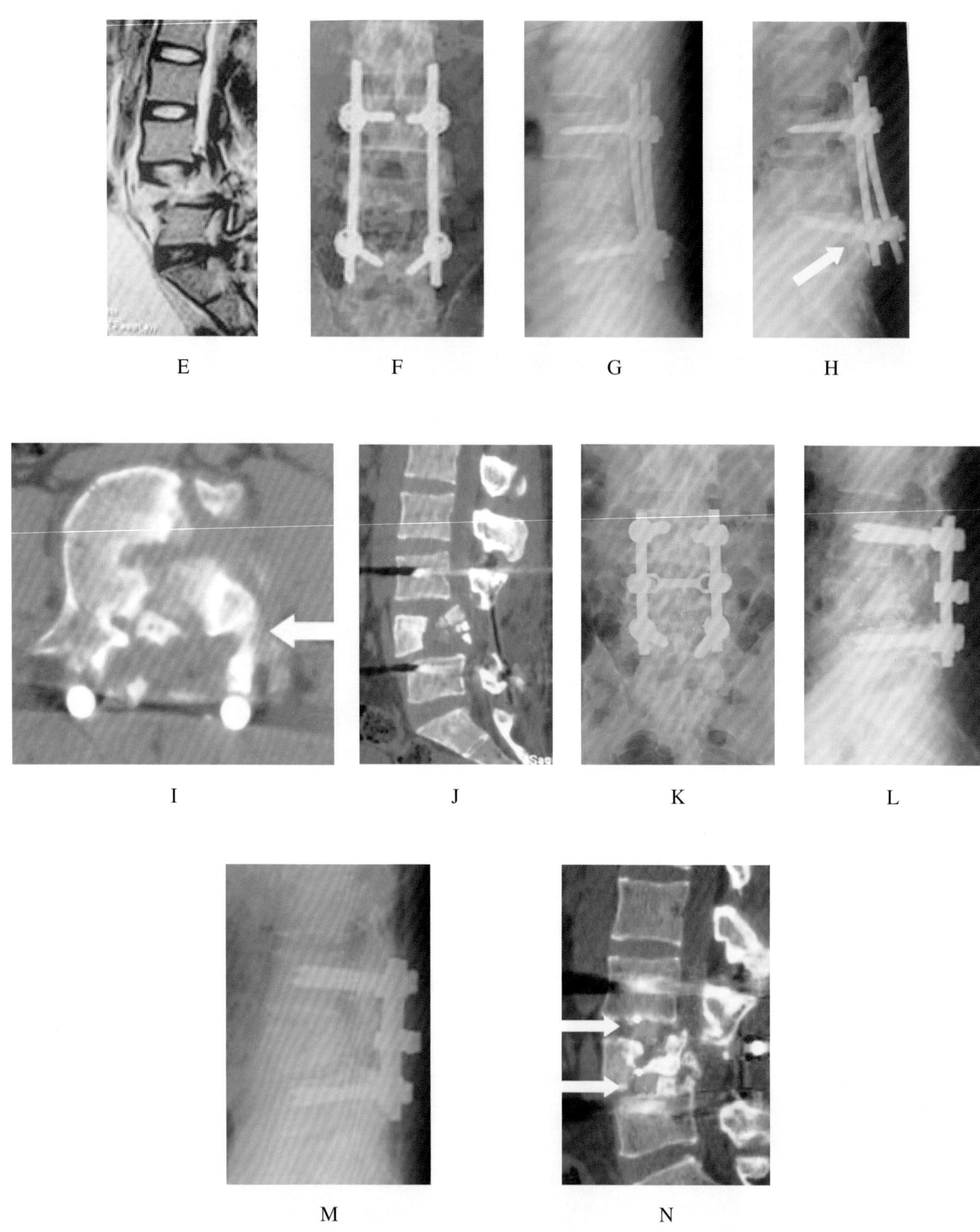

图 2-3-5-4-6 临床举例 例 6（A~N）

A、B. 伤后正侧位 X 线片；C、D. 水平位 CT 扫描及 CT 三维重建；E. 伤后 MR 矢状位，T_2 加权；F、G. 首次手术后正侧位 X 线片；H~J. 术后一年随访 X 线及 CT 显示下方椎弓根钉折断，骨折未愈合；K、L. 行翻修术 + 椎间融合器植入后正侧位 X 线片；M、N. 半年后随访 X 线及 CT 片

［例 7］ 图 2-3-5-4-7　患者，男性，28 岁，L_3 骨折后路手术后 MR 发现硬膜囊受压行前路翻修术。

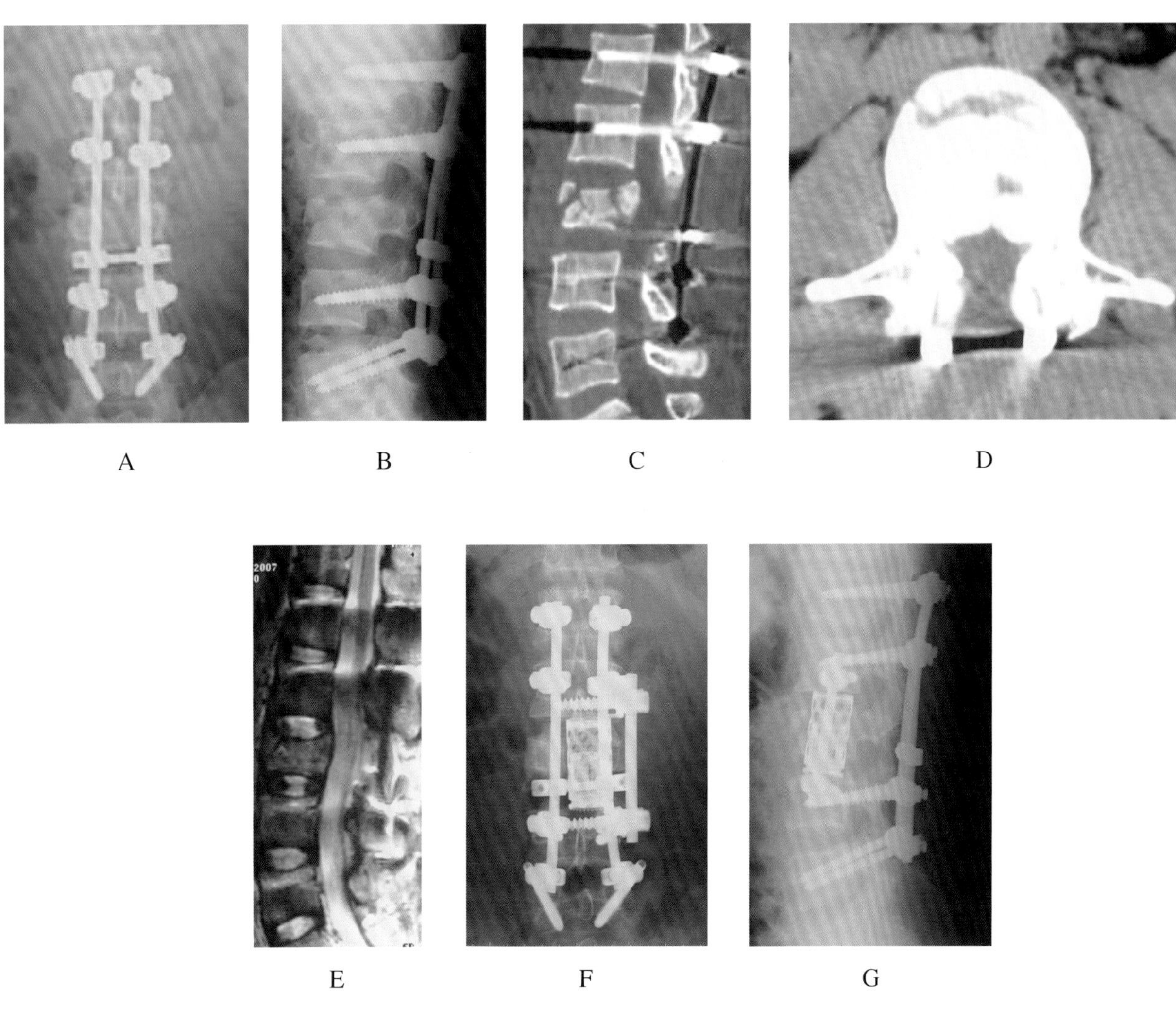

图 2-3-5-4-7　临床举例　例 7（A~G）

A、B. 初次术后正侧位 X 线片；C、D. CT 矢状位及水平位显示伤椎椎体后方骨折块仍在椎管前方；E. MR 矢状位显示硬膜囊受压征；F、G. 行腰椎前路翻修术，切骨减压后植入钛网 + 撑开后正侧位 X 线片

［例 8］ 图 2-3-5-4-8　患者，男性，38 岁，L_2 骨折术后椎管内致压物仍在，行前路人工椎体植入术。

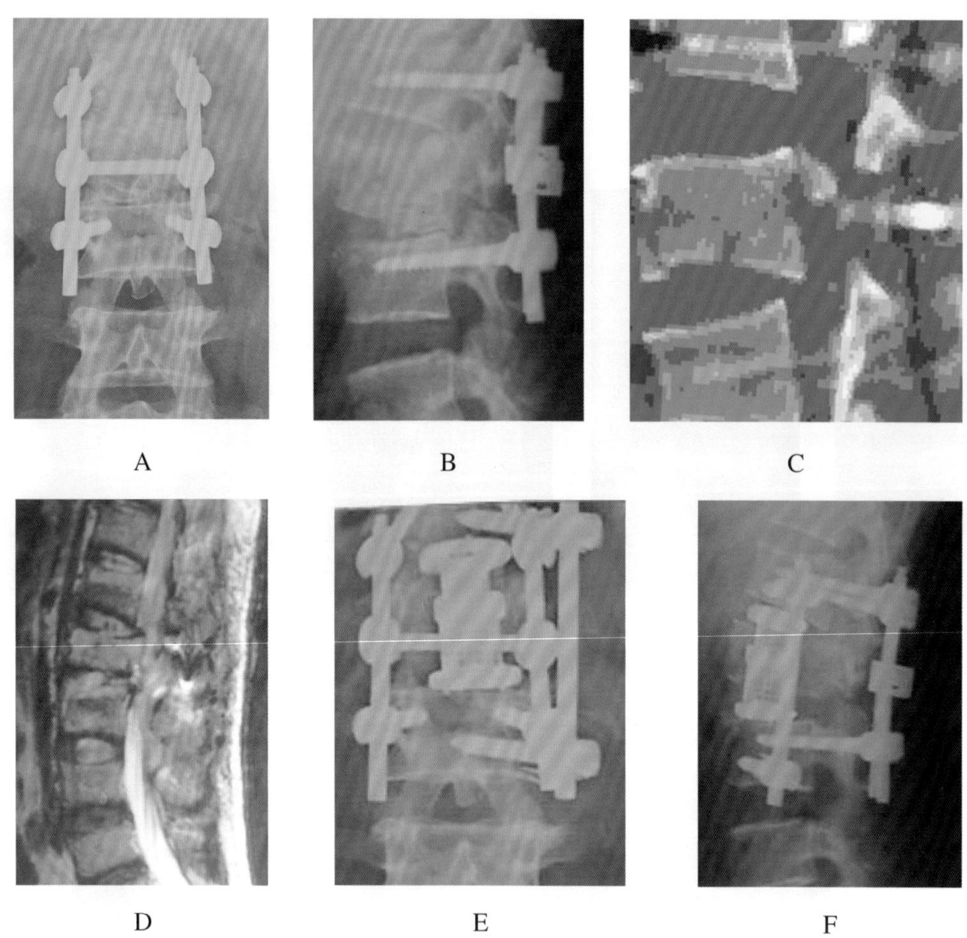

图 2-3-5-4-8 临床举例 例 8（A~F）

A、B. 第一次手术后正侧位 X 线片；C、D. 术后 CT 及 MR 矢状位，见椎管前方致压性骨块仍在（疑后纵韧带断裂）；E、F. 前路切骨减压人工椎体植入后正侧位 X 线片

（赵 杰 陈德玉 林 研 倪春鸿 赵卫东 赵定麟）

参 考 文 献

1. Abudou M, Chen X, Kong X, Wu T. Surgical versus non-surgical treatment for thoracolumbar burst fractures without neurological deficit. Cochrane Database Syst Rev. 2013 Jun 6;6:CD005079.
2. Bjurlin MA, Rousseau LA, Vidal PP, Hollowell CM. Iatrogenic ureteral injury secondary to a thoracolumbar lateral revision instrumentation and fusion. Spine J. 2009 Jun;9(6):e13–5.
3. Cox JB, Yang M, Jacob RP, Pincus DW. Temporary percutaneous pedicle screw fixation for treatment of thoracolumbar injuries in young adults. J Neurol Surg A Cent Eur Neurosurg. 2013 Jan;74(1):7–11. doi: 10.1055/s–0032–1330123.
4. Dai LY, Jiang LS, Jiang SD.Posterior short–segment fixation with or without fusion for thoracolumbar burst fractures. a five to seven–year prospective randomized study.J Bone Joint Surg Am. 2009 May;91(5):1033–41.
5. Freslon M, Bouaka D, Coipeau P, Defossez G, Leclercq N, Nebout J, Marteau E, Poilbout N, Prebet R. Thoracolumbar fractures. Rev Chir Orthop Reparatrice Appar Mot. 2008 Jun;94(4 Suppl):S22–35.
6. Fuentes S, Blondel B, Metellus P.Open kyphoplasty for management of severe osteoporotic spinal fractures.Neurosurgery. 2009 May;64(5 Suppl 2):350–4; discussion 354–5.
7. Gahr P, Tschöke SK, Haschtmann D, Heyde CE. Multiple revisions of a

L2 burst fracture in a suicide jumper: a retrospective analysis of what went wrong. Eur Spine J. 2009 Jul;18(7):927–34; discussion 935–7. Epub 2009 Jun 3.

8. Grigorean VT, Sandu AM, Popescu M, Iacobini MA, Stoian R, Neascu C, Strambu V, Popa F. Cardiac dysfunctions following spinal cord injury. J Med Life. 2009 Apr–Jun;2(2):133–45.
9. Heary RF, Salas S, Bono CM, Kumar S. Complication avoidance: thoracolumbar and lumbar burst fractures. Neurosurg Clin N Am. 2006 Jul;17(3):377–88, viii. Review.
10. Heintel TM, Berglehner A, Meffert R. Accuracy of percutaneous pedicle screws for thoracic and lumbar spine fractures: a prospective trial. Eur Spine J. 2013 Mar;22(3):495–502. doi: 10.1007/s00586–012–2476–8.
11. Herkowitz HN, Garfin SR, Eismont FJ, Bell GR, Balderston RA. Rothman–Simeone The Spine, Pennsylvania: Saunders Elsevier, 2006.
12. Inamasu J, Guiot BH. Vascular injury and complication in neurosurgical spine surgery. Acta Neurochir (Wien). 2006 Apr;148(4):375–87. Review.
13. Jindal N, Sankhala SS, Bachhal V. The role of fusion in the management of burst fractures of the thoracolumbar spine treated by short segment pedicle screw fixation: a prospective randomised trial. J Bone Joint Surg Br. 2012 Aug;94(8):1101–6. doi: 10.1302/0301–620X.94B8.28311.
14. Kairinos N, Nicol A, Navsaria P. Pneumocephalus following gunshot injury to the thoracic vertebral column: a case report. Ulus Travma Acil Cerrahi Derg. 2009 Nov;15(6):614–6.
15. Khan KM, Bhatti A, Khan MA. Posterior spinal fixation with pedicle screws and rods system in thoracolumbar spinal fractures. J Coll Physicians Surg Pak. 2012 Dec;22(12):778–82. doi: 12.2012/JCPSP.778782.
16. Kienle A, Saidi S, Oberst M. Effect of two different thoracolumbar orthoses on the stability of the spine during various body movements. Spine (Phila Pa 1976). 2013 May 2.
17. Knop C, Kranabetter T, Reinhold M, BlauthM.Combined posterior–anterior stabilisation of thoracolumbar injuries utilising a vertebral body replacing implant.Eur Spine J. 2009 Jul;18(7):949–63.
18. Konstantinidis L, Mayer E, Strohm PC, Hirschm ü ller A, S ü dkamp NP, Helwig P. Early surgery–related complications after anteroposterior stabilization of vertebral body fractures in the thoracolumbar region. J Orthop Sci. 2010 Mar;15(2):178–84.
19. Lee JH, Kim KT, Suk KS.Avascular necrosis of the spine in solid posterior fusion segments.Spine (Phila Pa 1976). 2009 Feb 15;34(4):E158–61.
20. Li X, Ma Y, Dong J, Zhou XG, Li J. Retrospective analysis of treatment of thoracolumbar burst fracture using mono–segment pedicle instrumentation compared with short–segment pedicle instrumentation. Eur Spine J. 2012 Oct;21(10):2034–42. doi: 10.1007/s00586–012–2214–2. Central PMCID: PMC3463683.
21. Liang B, Ding Z, Liu T, Kang L, Zai W, Sha M, Zhang X. Design and biomechanical properties of a new reconstruction device for treating thoracolumbar burst fractures. Orthopedics. 2012 Dec;35(12):e1785–91. doi: 10.3928/01477447–20121120–25.
22. Melton LJ 3rd, Kallmes DF. Epidemiology of vertebral fractures: implications for vertebral augmentation. Acad Radiol. 2006 May;13(5):538–45. Review.
23. O'Brien JR, Krushinski E, Zarro CM, Sciadini M, Gelb D, Ludwig S. Esophageal injury from thoracic pedicle screw placement in a polytrauma patient: a case report and literature review. J Orthop Trauma. 2006 Jul;20(6):431–4. Review.
24. O'Leary PT, Bridwell KH, Lenke LG, Good CR, Pichelmann MA, Buchowski JM, Kim YJ, Flynn J. Risk factors and outcomes for catastrophic failures at the top of long pedicle screw constructs: a matched cohort analysis performed at a single center. Spine (Phila Pa 1976). 2009 Sep 15;34(20):2134–9.
25. Reinhold M, Knop C, Beisse R, Audig é L, Kandziora F, Pizanis A, Pranzl R, Gercek E, Schultheiss M, Weckbach A, B ü hren V, Blauth M. Operative treatment of 733 patients with acute thoracolumbar spinal injuries: comprehensive results from the second, prospective, internet–based multicenter study of the Spine Study Group of the German Association of Trauma Surgery. Eur Spine J. 2010 May 25.
26. Schmidt JH 3rd, Sheets NW, Reyes B, Emmett M, Dean S, Snelling B, Wingo MJ. Thoracolumbar burst fractures treated with the Verte–Span titanium cage. W V Med J. 2012 Nov–Dec;108(6):6–10.
27. Seoudi H, Laporta M, Griffen M, Rizzo A, Pullarkat R. Experience With 161 Cases of Anterior Exposure of the Thoracic and Lumbar Spine in an Acute Care Surgery Model: Impact of Exposure Level and Underlying Pathology on Morbidity. Spine (Phila Pa 1976). 2013 May 15.
28. Wang MY. Percutaneous thoracolumbar pedicle screw fixation: is it time to revisit spinal fracture treatment? World Neurosurg. 2010 Dec;74(6):570–1. doi: 10.1016/j.wneu.2010.04.019.
29. Wei–Dong Zhao, Yong Rui, Fan Liu, etal.Analysis of height loss after thoracolumbar spine fracture surgery. SICOT Shanghai Congress 2007
30. Ye M, Li JQ, Zou Y, Wang JG.[One stage anterior and posterior fusion and posterior fixation for the treatment of thoracic and lumbar spinal tuberculosis]ZhongguoGu Shang. 2009 Jan;22(1):23–5.
31. Yun–Chao Shi, Yu–Long Jia.Complications in the treatment of the fractures in thoracic and lumbar vertebra with af system. SICOT shanghai congress 2007
32. Zhang Q, He XJ, Wang D.[Application of GSS–II internal fixation system for the treatment of thoracolumbar fracture]ZhongguoGu Shang. 2009 Jan;22(1):40–1.
33. 华莹奇，张治宇，蔡郑东．快速康复外科理念在骨科的应用现状与展望 [J]. 中华外科杂志，2009，47(19)
34. 黄爱兵，邱勇，钱邦平等．L2~3 骨折脱位合并空肠疝入椎间隙一例报告 [J]. 中华骨科杂志，2009，29(7)
35. 刘铁龙，严望军，袁文等．胸腰椎内固定术后脊髓硬膜外血肿原因分析及其诊治 [J]. 中华创伤杂志，2006，22(1)
36. 倪斌．腰椎后路手术致脑脊液漏的病因分析及其处理，中国现代手术学杂志 2008 年 10 卷 12 期
37. 吴卫平，孙业青．胸腰椎椎弓根骨折分型及螺钉固定安全性研究 [J]. 同济大学学报（医学版），2010，31(1)
38. 赵定麟．四肢脊柱创伤，吉林：吉林科技出版社，1999
39. 赵定麟．现代创伤外科学．北京：科学出版社．1999
40. 赵定麟．现代骨科学，北京：科学出版社，2004
41. 赵定麟．现代脊柱外科学，上海：上海世界图书出版社公司，2006

第六章　胸腰段创伤经皮微创技术

第一节　胸腰段创伤前路微创外科技术

一、胸腰段创伤经皮微创技术概述

胸腰段前方入路是目前脊柱入路中创伤较大的术式。它包括切除一条肋骨，切断或剥离胸髂腰段肌群，环形剥离或切开横膈，分离推开内脏、主动脉、胸导管和迷走神经等，暴露 T_{11}~L_2 椎体。

自 1997 年 Mayer 首次完成前路胸腰连接部（T_{11}~L_2）显微外科手术以来，此项技术逐渐被许多学者所接受。其具有切口小，出血少，手术野照明和放大作用好，安全分离椎前组织及重症监护时间短等优点。但此项技术仍存在手术显微镜下暴露节段少，对运动节段整复作用差及器械选择余地少等缺点，需酌情选用。

二、胸腰段创伤经皮微创技术病例选择

（一）手术适应证

1. T_{10}~L_2 段椎体骨折；

2. T_{10}~L_2 段椎间盘突出；

3. T_{10}~L_2 段脊椎结核或局限性肿瘤及需对病变活检者。

（二）手术禁忌证

1. 严重心、肺功能不全者，不能耐受单肺通气者；

2. 曾行横膈或其附近手术或左侧腹膜后手术或胸廓切开或胸腔镜手术者；

3. 胸腔积脓者。

三、胸腰段创伤经皮微创技术手术方法

（一）麻醉与体位

双腔导管气管内插管，全身麻醉，多取右侧卧位，使 T_{10}~L_2 段向左侧凸出，右腋窝处垫软枕，勿使右上肢受压，手术台稍后倾 20°。

（二）操作步骤

【定位】

以 C- 臂 X 线机透视目标节段，确定相应皮肤切口。

【切口】

1. 小切口开胸入路

其操作程序如下：

（1）在目标区域做 4~6cm 长皮肤切口，暴露前锯肌下部和腹外斜肌上部，沿肌纤维方向将其劈开，暴露其下的肋骨或肋间隙（图 2-3-6-1-1）；

（2）应首先行肋间隙入路，因为胸腰结合部

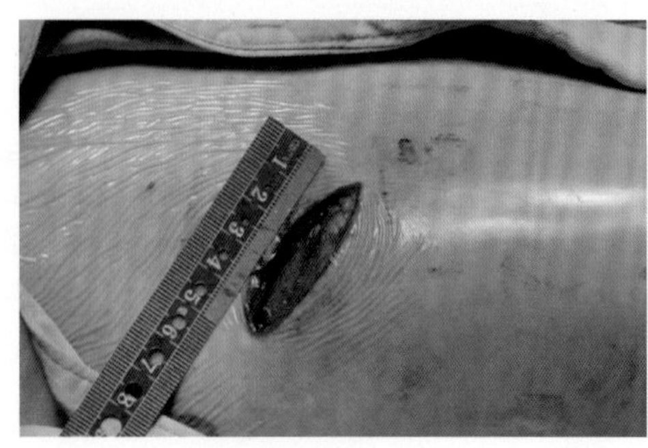

图 2-3-6-1-1　临床举例　胸腰段 4~6cm 皮肤切口

的肋骨廓，即使为老年人亦很富有弹性。沿下方肋骨上缘劈开肋间肌及脏层胸膜进入胸腔；

（3）应用肋骨撑开器充分扩大切口，即可见横膈；

（4）膈肌在肋骨下部的附着点存在解剖变异，有时需将其附着点从下方紧邻的肋骨上剥离，但大多数胸廓切口位于横膈下部附着点的上方；当撑开肋间隙时，应注意保护胸廓切口前方肋膈窦内膈肌附着点；若强力牵开，窦内的膈肌可能被撕裂；牵开横膈基底及下胸椎节段的前外侧；

（5）在手术显微镜或内镜帮助下继续手术。首先在横膈基底上方，T_{11} 和 T_{12} 肋骨头之前纵形切开壁层胸膜，用花生拭子钝性分离椎体前外侧部分；

（6）从基底开始分离横膈，应小心从骨膜下将外侧脚从椎体上剥离，随后抬起膈肌脚并距椎体 3~4cm 处垂直切断或以双极电凝烧灼断端以免出血（图 2-3-6-1-2）；一旦看到腹膜后脂肪，改用花生拭子继续剥离。此时可暴露 T_{12}、L_1 的前外侧半及 L_2 的上半部；

（7）被暴露的节段血管用剥离子钝性分离、钳夹、切断、电凝或结扎，切勿损伤胸导管。暴露 L_1、L_2 者，需将左侧髂腰肌近侧抵止点从椎体上分离；

（8）目标区域下方的椎体显示清楚后，置入横膈拉钩，横膈拉钩上有“U”形克氏针，利用“U”形克氏针固定在椎体上，充分暴露需操作的椎体。

2. 小切口胸膜外入路

其操作步骤如下：

（1）C- 臂 X 线机透视下确定病灶位置，在病椎区域做 4~6cm 斜形皮肤切口，沿前锯肌和腹外斜肌肌纤维分开，暴露其下肋骨或肋间隙；

（2）沿肋骨床切开肋骨上方肌间肌在壁脏层胸膜之间分离，暴露该区域椎体和附着在椎体上的膈肌脚；

（3）从基底开始分离膈肌附着点，骨膜下剥离，由后外逐渐向前外推开，继续向病椎上下椎剥离；

（4）将髂腰肌附着点从椎体近侧向远侧剥离，逐渐暴露出椎体凹槽部的椎横血管，分离、钳夹、电凝或结扎椎横血管，充分暴露椎体和椎间盘（图 2-3-6-1-3）。

3. 伤情或病灶处理　根据不同的伤情或病变，做相应的椎体或椎间盘处理，仔细游离和保护脊髓和神经根。

（1）骨折减压和固定　镜下定位，并结扎骨折椎的椎横血管，暴露骨折椎体的前外侧。骨折位于 $T_{10\sim12}$ 时，需将肋骨头切取后暴露椎弓根，用骨刀或高速磨钻切除椎弓根，即可暴露压迫脊髓的椎体和后缘移位的骨块，小心切除移位骨块，彻底减压脊髓。椎体空缺部位以自体三面皮质髂骨块填缺后，用钉棒系统或钉板系统固定。

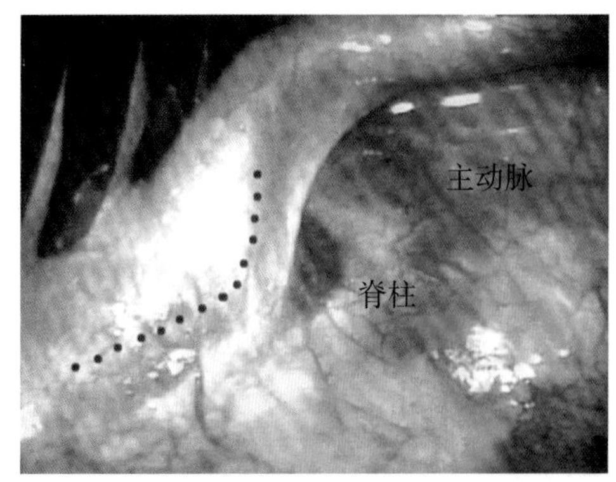

图 2-3-6-1-2　临床举例　虚线为膈肌切开位置

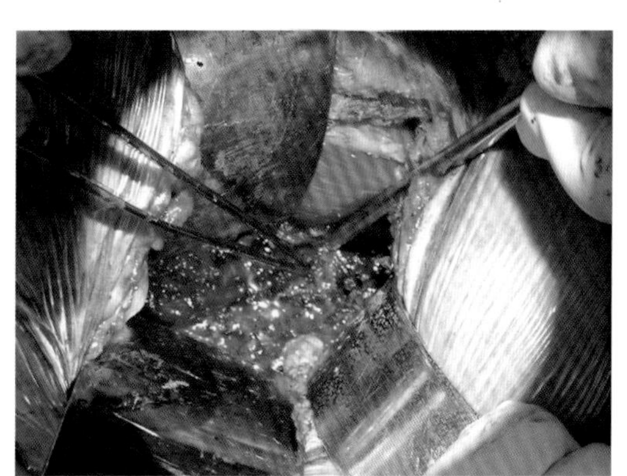
图 2-3-6-1-3　临床举例　结扎椎横血管，暴露椎体和椎间盘

（2）椎间盘病变切除　根据 $T_{11、12}$ 肋骨位置相应确定椎间隙位置，最好应用 C 臂 X 线机透视下，确定椎间隙位置，以防定位失误。用尖刀切开椎体上下终板缘的纤维环，用髓核钳夹除椎间盘。根据病变清除的需要，相应给予椎间植骨融合或 Cage 置入，视椎体稳定程度而作侧方或侧前方钉板系统或钉棒系统内固定。

（3）结核病灶清除　确定病变的椎体和椎间隙，正确辨认结核性椎旁脓肿，在手术显微镜或内镜下，对脓肿壁上的椎横血管依次结扎。纵行切开脓肿壁，吸除结核性脓液，坏死组织及干酪样组织。脓肿壁下剥离暴露病椎椎体，用骨刀、刮匙或磨钻清除死骨、无效腔。仔细并充分暴露脊髓和神经根，并给予保护。彻底病灶清除后，在病椎的上、下椎体外侧或前外侧做植骨，钉板系统或钉棒系统内固定。

（4）肿瘤切除和椎体稳定性重建　肿瘤病椎准确定位后，在镜下分离病椎及上下椎的椎横血管，并给予结扎切断。沿病椎上下终板缘切开纤维环，将上下椎间盘切除，让肿瘤椎体游离。在病椎的肿瘤外膜逐渐向前外侧、前侧及对侧分离。用骨刀或高速磨钻切断两侧椎弓根，将肿瘤椎体完整取出，然后将钛网或钢筋骨水泥填补空间，最后用钉板系统或钉棒系统侧方固定。

【操作注意事项】

1. 手术椎体节段在体表皮肤上的投影定位必须准确无误。透视必须垂直于手术椎体，带有角度透视投影均会导致切口位置的偏差，而影响手术操作。

2. 不管采用“肋间入路”、“开窗入路”、“开门入路”还是“滑动入路”，都应注意保护肋间动静脉及神经，同时进入胸腔时要避免损伤肺组织，当安放撑开器时，防止叶片滑动，用叶片安全牵开肺组织。注意当单肺通气时不得时间过长，严密观察 SPO_2 变化。

3. 切开横膈附着点后，应从基底开始小心从骨膜下将外侧脚剥离，抬起膈肌脚并距离椎体 3~4cm 处切断。牵拉横膈切勿用暴力，以免膈肌撕裂。

4. 剥离膈脚时切勿损伤胸导管。胸导管起自腹膜后 Pacque 乳糜池，左右膈脚分别将乳糜池与半奇静脉、内脏神经和奇静脉隔开。一旦损伤胸导管，操作时可见乳糜溢出，应及时修补胸导管或给予结扎。

5. 暴露节段血管，用神经剥离器钝性游离节段血管，钳夹并切断结扎。占据椎管内骨块，应用高速磨钻磨除骨块至仅剩一薄层骨板。然后用曲棍球柄形枪钳小心将骨板去除，预防脊髓损伤。

6. 在椎体上作钉板固定或钉棒固定时，螺钉拧入椎体前，虽然可以根据解剖特点定位，为了完全正确定位必须在 X 线机监视下进行。

四、胸腰段创伤经皮微创技术术后处理

（一）严密观察创口

包括引流量及颜色，当 48~72h 内引流量少于 100ml/24h，可以拔除引流管；当引流量增加呈血性时，应考虑是否有活动性出血，必要时作探查，及时处理；当引流液为澄清液，即考虑为脑脊液，可以提早拔除引流管，局部创口加压处理。

（二）预防感染

术后必须选用足量敏感抗生素应用三天，严格执行抗生素临床使用原则。

（三）加强功能锻炼

预防术后并发症产生，并促进生理功能的全面恢复。

五、胸腰段创伤经皮微创技术防治并发症

（一）定位错误

导致手术暴露困难或误切，应强调术前、术中 C- 臂 X 线机透视下正确定位。

（二）活动性出血

常因节段血管结扎不牢固或因电凝结痂脱落发生出血；发现活动性出血应及时处理，必要时

中转扩大切口止血。

（三）神经根或脊髓损伤

当切除椎体后缘骨赘或凸入椎管的骨块时易损伤神经根或脊髓。操作时切勿太靠近脊髓，动作要轻柔，解剖要熟悉；术中应用脊髓诱发电位监测，一旦波形改变超过 50%，即停止手术；术后以甲基强的松龙冲击疗法。

（四）感染

感染的因素诸多，一旦发生感染，必须进行有效引流，选用敏感足量抗生素，加强支持治疗；

（五）内固定物松脱

常因内固定物位置不正，螺钉过短或因钉道扩大导致内固定物松脱。

六、胸腰段创伤经皮微创技术临床举例

［例 1］ 图 2-3-6-1-4 患者，男性，26 岁，高处坠落伤致胸腰部疼痛伴左下肢活动受限 12h 入院。入院查体：痛楚貌，脊柱胸腰段后凸，T_{11} 棘突压痛，叩击痛（＋），左腹股沟以下感觉减退，肌力Ⅱ～Ⅲ级。右下肢活动正常，排尿困难。X 线片提示 T_{11} 爆裂性骨折，CT 扫描示 T_{11} 爆裂骨折、骨块椎管内移位，脊髓受压。化验室指标正常。在手术显微镜下施行小切口胸腰椎减压、钛网钢板螺钉内固定支撑术。术后三个月左下肢肌力改善，感觉恢复，排尿恢复。

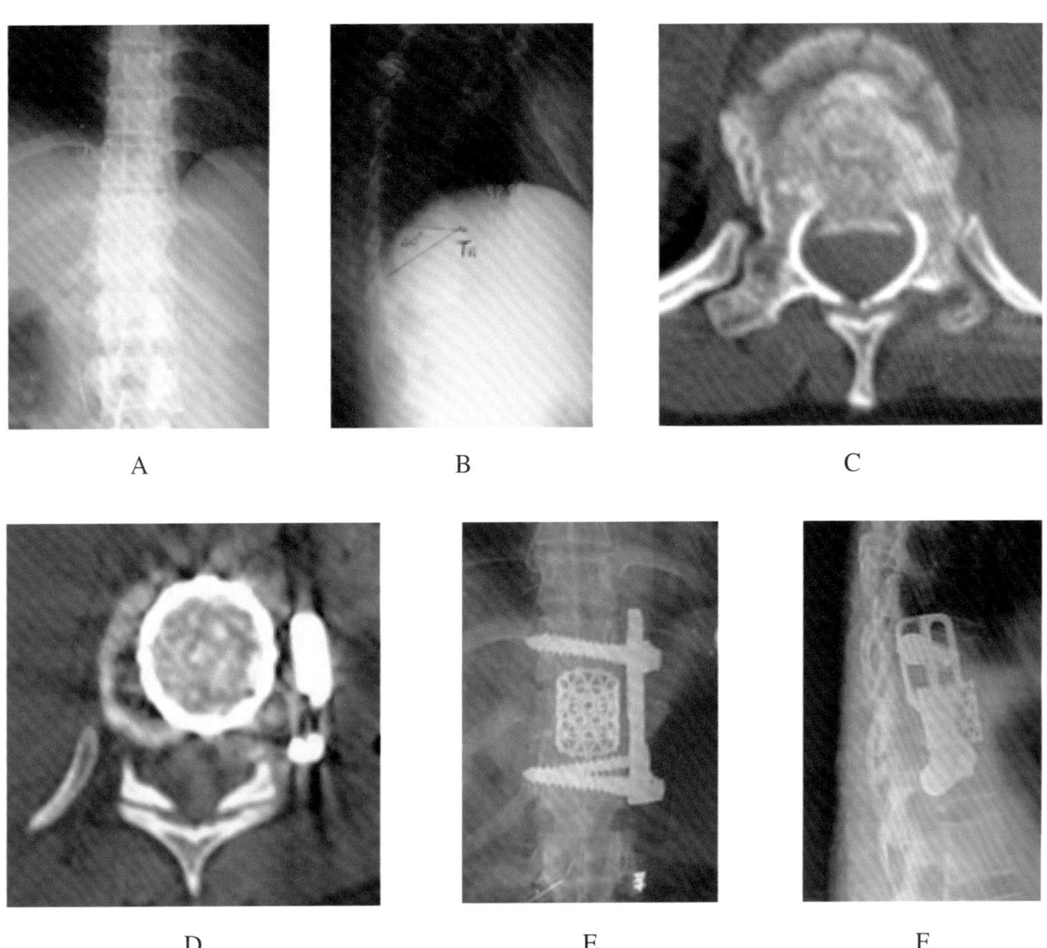

图 2-3-6-1-4 临床举例 T_{11} 爆裂性骨折前路显微减压重建内固定术 (A~F)

A. X 线正位片示 T_{11} 椎体高度降低；B. X 线侧位片示局部后凸畸形；C. CT 扫描示椎体后方骨块突入椎管；D. 术后 CT 扫描示钛网位置良好；E. 术后 X 线正位片示钛网及内固定器位置良好；F. 术后 X 线侧位片示钛网及内固定器位置良好

第二节 腹腔镜下腰椎骨折手术技术

一、腹腔镜下腰椎骨折手术技术概述

胸腰椎骨折截瘫前路减压手术疗效确切，但传统前路手术所带来的较大创伤和较多并发症引人关注。如何在保证疗效的同时减少手术创伤仍是现代脊柱外科有待解决的问题。内镜外科技术在许多外科领域应用的成功同样激发了脊柱外科界探索脊柱微创手术的热情。自 20 世纪 90 年代胸腔镜和腹腔镜技术开始在胸、腰椎各种疾病的前路手术治疗中应用。大量研究结果表明：内镜辅助脊柱前路手术，其术野清晰、并有局部放大作用；不仅能安全、有效地达到与开放手术同样目的，而且软组织损伤少，对脏器的干扰小，术中出血量、引流量和伤口疼痛持续时间明显减少。近年来，国内亦有学者应用内镜辅助小切口技术完成胸腰段脊椎疾患外科治疗，证明可以有效地解决了闭合式内镜手术存在的问题，使胸腰椎前路手术既具内镜微创特点，又简单易行，有较大的手术适应范围。而且，当出现血管损伤时的处理较为便利，避免了转为开腹手术带来的时间耽搁。因此，胸、腹腔镜辅助前路减压、内固定能达到常规手术目的，值得进一步研究探讨。

二、腹腔镜下腰椎骨折手术技术病例选择

（一）手术适应证

1. 椎体骨折伴不完全脊髓损伤，影像学示前方有致压物，后方无骨折块嵌入椎管者；

2. 前柱损伤严重或爆裂骨折，而后部结构未完全破坏的不全性瘫痪者；

3. 迟发、逐渐瘫痪或陈旧性爆裂骨折影像学证实前方致压物存在者；

4. 疼痛性进行性后突畸形，伴有或不伴有神经功能障碍者；

5. 后路手术后，前方仍有致压物存在者。

（二）手术禁忌证

1. 全身情况不佳，重要脏器功能障碍；

2. 合并严重血气胸、多发肋骨骨折；

3. 明显出血倾向及严重骨质疏松者；

4. 骨折脱位伴后方关节结构明显不稳定者。

三、腹腔镜下腰椎骨折手术技术术前准备

1. 全身系统检查，排除重要脏器损伤或疾患；

2. 伴颅脑和胸腹部损伤者待病情稳定方可手术；

3. 术前静脉抗生素应用；

4. 常规准备开放手术器械。

四、腹腔镜下腰椎骨折手术技术手术步骤

（一）麻醉和体位

L_1 骨折行胸 - 腹腔镜联合手术的病例采取单肺通气全麻，L_2 以下手术采取普通气管插管全麻。侧卧体位，手术床头、尾侧各放低 15° ~20°，使手术侧得到更好显露。

（二）手术入路和手术通道

【充气式经腹膜后腹腔镜手术】

应用于 $L_{2\sim4}$ 椎体骨折前路手术。其手术通道建立和腹膜后结构的分离显露。

【胸 – 腹腔镜联合骨折减压复位内固定术】

应用于腰椎体骨折前路手术。首先在胸壁腋前线第 7~8 肋间做一 10mm 的胸腔镜观察孔，再在 $T_{11\sim12}$ 椎体对应胸壁做一 20mm 切口达胸腔，

作为下胸椎固定的手术操作口。在 12 肋下缘第 1 腰椎相应腹壁表面做一 3~4cm 的斜切口，作为显露 $L_{1\sim2}$ 椎体的通道。胸腔镜监视下用长柄组织钳在膈肌上做一孔道，以通过胸腔镜观察腰椎手术，并可经此通过安装胸腰椎内固定连接棒或板。

【腹腔镜辅助腹膜后小切口前路椎体切除和重建手术】

适于 $L_{2\sim4}$ 椎体前路手术。沿 12 肋尖与耻骨结节连线做一 3~4cm 切口，逐层切开皮肤、皮下组织、腹外斜肌筋膜，分离腹内斜肌、腹横肌至腹膜，经该切口在腹膜后间隙置入腹膜分离气囊，并注入生理盐水 300ml，以向腹侧分离、推开腹膜，经腹腔镜观察腹膜后间隙充分显露后，将分离气囊排水取出，沿该切口放置微创腹壁牵开器，可通过牵开器进行手术操作和腹腔镜观察。也可另在小切口前侧 3cm 做一 10mm 切口，插入 10mm 套管作为腹腔镜观察通道（图 2-3-6-2-1）。

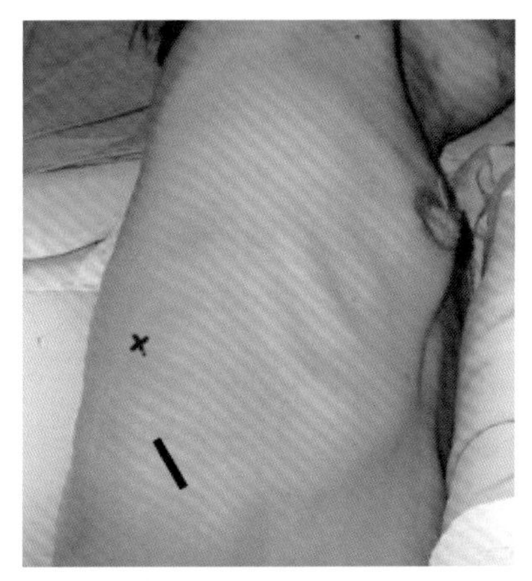

A

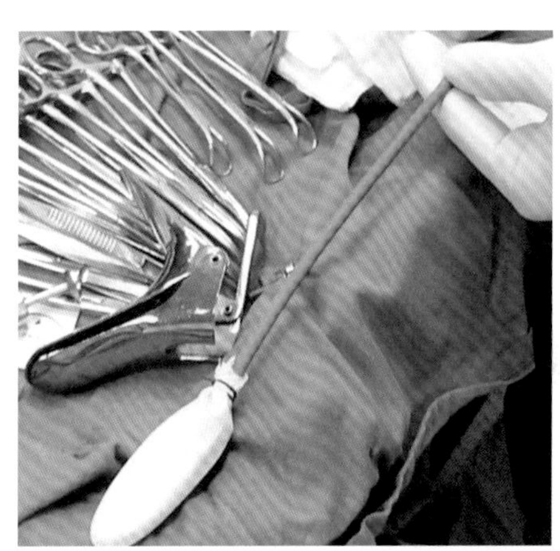

B

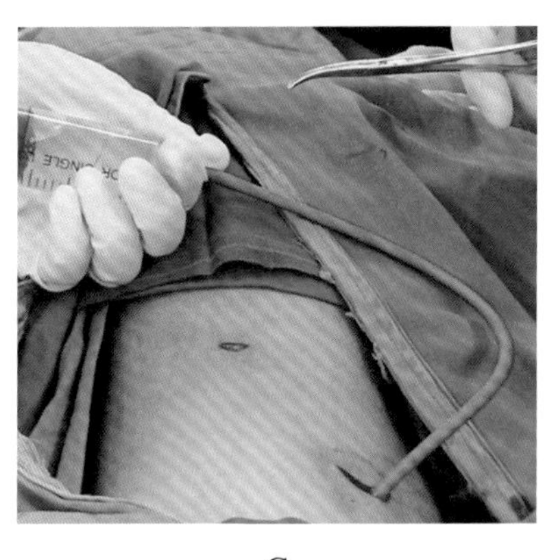

C

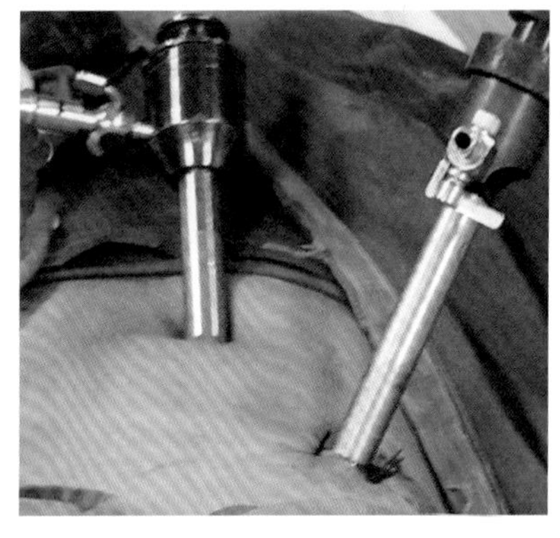

D

图 2-3-6-2-1 临床举例 腹腔镜辅助腹膜后分离步骤（A~D）

A. 腹腔镜辅助下小切口体表标志；B. 制作分离气囊；C. 灌入生理盐水分离腹膜后间隙；D. 插入腹腔镜

（三）椎体切除减压和前路重建

【椎体显露】

L_1 椎体骨折手术时，首先通过胸壁操作孔，在胸腔镜监视下，将 T_{12} 表面壁层胸膜用电凝钩切开，游离 T_{12} 椎体表面节段性血管，在血管结扎钛夹远近端双重结扎后，用电凝剪切断，切断的节段性血管向椎体前后推开，充分显露 T_{12} 椎体，以备内固定（图 2-3-6-2-2）。腰椎椎体，无论伤椎或固定椎则通过腹壁切口显露。内镜监视下，首先在欲手术切除椎体连接的椎间盘，插入克氏针，电视 X 光机进一步确定手术目标椎体。选择椎间盘无血管区，将腰大肌自前缘向后牵开向背侧牵开，在腰椎中央凹陷处，将节段性腰动静脉游离、双重结扎、切断，切开椎体表面骨膜，并向前、后方推开，椎体及其前、后缘充分显露（图2-3-6-2-3）。

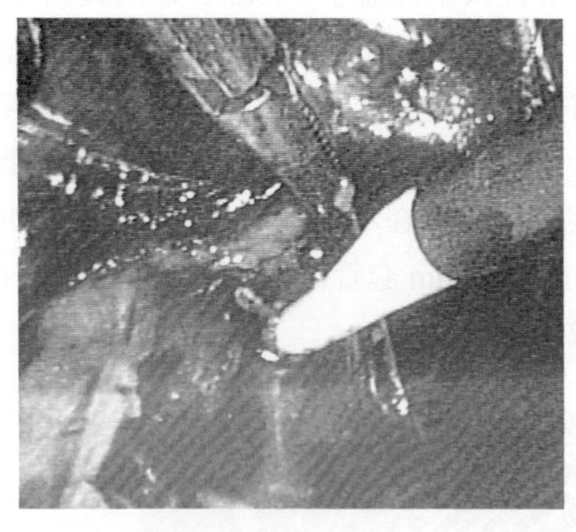

A

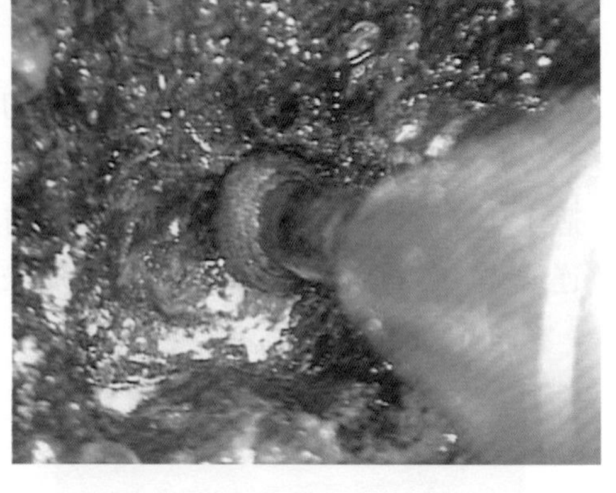

B

图 2-3-6-2-2 临床举例 暴露伤椎椎体并磨除骨折块与椎间盘（A、B）

A. 镜下游离病椎椎体，结扎节段血管；B. 磨除骨折块与连接的椎间盘

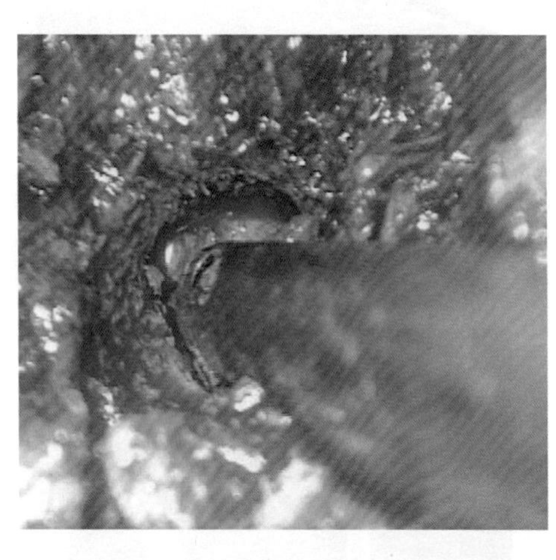

A

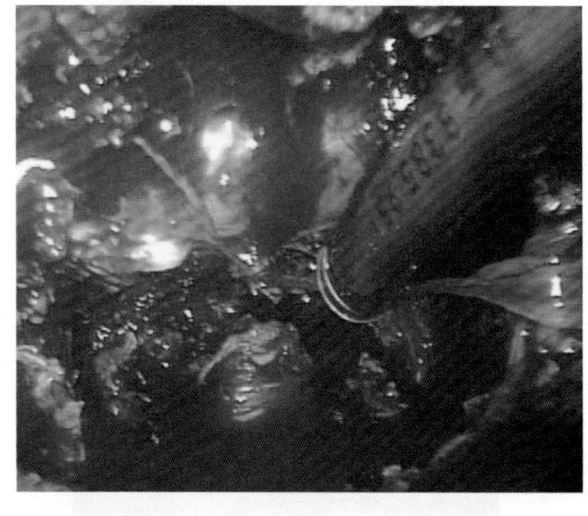

B

图 2-3-6-2-3 临床举例 脊髓减压（A、B）

A. 咬除椎体后缘骨块；B. 充分减压压迫脊髓的骨块与软组织

【椎体切除和硬脊膜前方减压】

彻底切除向后移位的骨折块和椎间盘碎片是解除硬脊膜前方压迫的关键。新鲜骨折的骨折块和椎间盘碎片，用组织钳或腰椎刮匙较易取出。而对于陈旧性骨折则需应用锐利骨刀或电动钻仔细逐步切除硬脊膜前方致压物。陈旧性骨折前方减压，首先在椎体侧方用骨刀做大块骨切除，然后逐层向后切除，当剩薄层椎体后壁时，则以电动钻将后壁磨穿。在内镜监视下，用咬骨钳或刮匙进一步扩大窗口，并彻底去除压迫硬脊膜的骨折块和椎间盘碎片。为同时进行椎间植骨、内固定，在减压同时一并切除与骨折椎体连接的上、下椎间盘和软骨组织（图 2-3-6-2-4）。

【椎体复位和矫形】

手术中可通过背侧体外推压、椎体间撑开器应用或椎体螺钉撑开器，完成成角畸形矫正和椎间高度恢复。

【椎体间植骨和内固定】

在手术同侧髂嵴取与椎间缺损相应长度的三面皮质骨，内镜监视和引导下通过腹壁小切口，

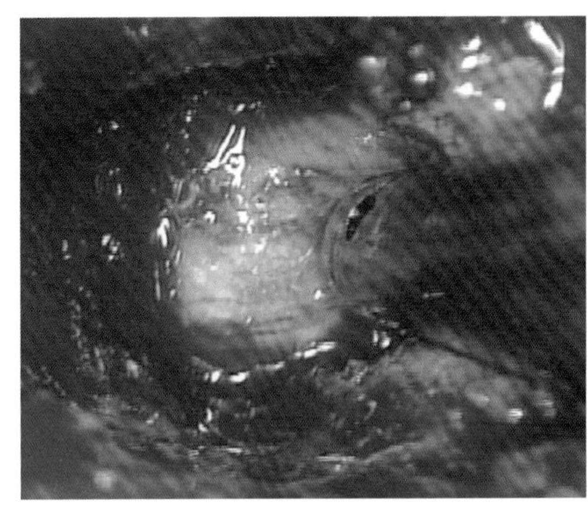
A

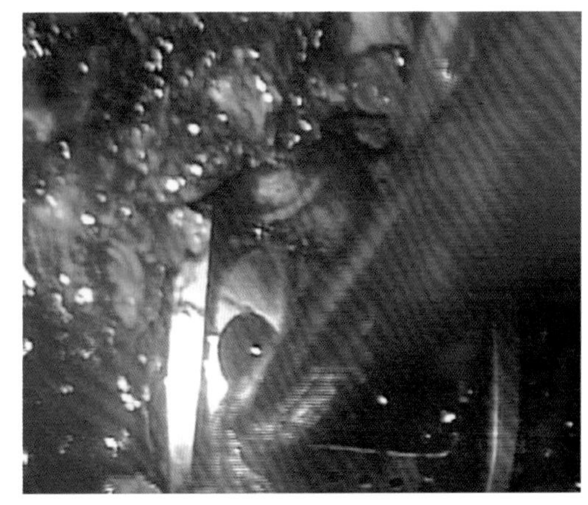
B

图 2-3-6-2-4 临床举例 植骨融合内固定（A、B）
A. 切除后纵韧带暴露硬膜；B. 安装椎间融合器

将移植骨块嵌入椎体间。移植骨块前方骨缺损，用碎骨块填充。内固定采用钉棒或钉板前路椎体内固定装置，内固定器装于椎体侧方。电视X线机监视下将椎体螺钉安装侧方中央部位，注意螺钉勿偏前或偏后入椎管，以免损伤大血管和椎管内神经组织。L_1椎体骨折前路内固定螺钉连接装置通过膈肌孔道安装。术毕经电视X线机透视证实植骨和内固定位置良好，无活动性出血，则冲洗伤口，放置引流管，逐层伤口缝合。胸腹腔镜联合手术，则需从原胸腔镜观察孔放置闭式胸腔负压引流管。

（四）操作注意事项

控制出血是腰椎骨折前路手术操作特别需要注意的问题。创伤造成的应激反应，凝血机制异常，局部软组织损伤，切除椎体后壁时损伤硬脊膜前方静脉窦，以及手术时间过长、不断负压抽吸和腹部受压等诸多因素，可以导致大量失血，严重时可危及生命。因此，切除椎体前，尽量将椎体周围解剖结构显露清楚，尽可能缩短手术时间；硬脊膜前方静脉窦出血可以采取止血纱布压迫和双极电凝止血，必要时术中静脉应用止血药、及时补充血容量；避免腹部压迫。如闭式腹腔镜手术或小切口手术止血困难，则应立即转为常规开放手术止血。

五、腹腔镜下腰椎骨折手术技术术后处理

1. 术后48h床旁监护仪密切观察血压、脉搏；注意伤口引流血量，必要时输血。腹部引流管术后48h拔除；

2. 术后常规应用抗生素一周，地塞米松3~4d；

3. 术后禁食1~2d，待胃肠功能恢复后开始进食易消化食物；处理可能发生的肠胀气；

4. 胸腹腔镜联合手术患者，术后鼓励呼吸和咳嗽，促进肺复张和呼吸功能恢复；

5. 术后卧床时间视患者术后脊柱稳定性决定；后柱完整和已进行前路内固定重建，术后二周可起坐，否则需卧床三个月。外固定支架保护6个月；

6. 术后二周和术后3、6、12个月复查X线片，观察内固定稳定及骨融合情况。

六、腹腔镜下腰椎骨折手术技术并发症防治

（一）腹主动脉或下腔静脉损伤

主要由于椎体显露分离时器械误伤、靠近大血管进行节段性腰动静脉的分离结扎所致大血管撕裂或椎体钉固定时方向错误损伤大血管。因此，椎体显露分离须从椎体中央开始，骨膜下前后方

向小心进行椎体显露。在椎体中央进行腰动静脉的分离、结扎和切断。术中电视 X 线机监视、引导椎体螺钉在正确方向和合适长度固定。

（二）脊髓损伤

椎管减压时手术器械损伤和内固定螺钉误入椎管为常见原因。因此，去除椎管后壁骨、椎间盘对脊髓的压迫前，须显露椎弓根，椎体侧方骨刀切除大块骨，仅剩薄层椎体后壁时，用咬骨钳或刮匙，由椎体后壁向前去除硬脊膜前方损伤骨和椎间盘致压物。在椎体螺钉固定前，将患者维持标准侧卧位，选择正确的椎体螺钉进入部位、方向，并在电视 X 线机监视、引导下进行椎体螺钉固定。

（三）椎体切除时大出血

椎体中央静脉向后引流，由椎体后壁中部穿出，汇入硬脊膜前方静脉窦，切除椎体后壁时难免硬脊膜前方静脉窦出血。手术时间过长、不断负压抽吸、腹部受压等可导致大量失血，严重时可危及生命。因此，切除椎体前，将椎体周围解剖结构显露清楚，尽量缩短手术时间；硬脊膜前方静脉窦出血采取压迫止血；避免腹部压迫。如闭式腹腔镜手术或小切口手术止血困难，则应立即转为常规开放手术止血。

（四）植骨吸收及假关节

植骨量不足或骨块嵌入不好、植骨块质量差，常可发生骨吸收和假关节形成。所以，须有足够长度的自体髂骨的三面皮质骨作为植骨材料，应有足够长度。

（五）内固定失败

固定椎体骨质疏松、椎体固定螺钉反复操作和植入骨吸收及假关节等，可导致椎体固定螺钉松动、脱出和断裂。因此，骨质疏松患者不宜内固定。椎体螺钉固定力求一次成功，用足够坚强和合适长度自体骨椎间嵌入植骨。

七、腹腔镜下腰椎骨折手术技术临床举例

［例 1］ 图 2-3-6-2-5 患者，男性，42 岁，因“高处坠落伤后胸腰背部疼痛伴双下肢活动障碍 48h”入院。体查：一般情况可，胸廓挤压征（－），心、肺、腹无异常。专科情况：胸腰交界处后凸，L_1 棘突明显压痛，右下肢肌力Ⅰ级，左下肢肌力Ⅲ级，双侧腹股沟以下感觉减退，二便困难，马鞍区感觉迟钝。辅助检查：X 线提示 L_1 椎体前高压缩 2/3，后高 1/2；CT 显示椎体后壁有明显碎骨块突入椎管，前后左右径增加。入院诊断：L_1 爆裂性骨折并脊髓压迫。手术名称：前路 L_1 椎体切除、椎管减压、Ventrofix 内固定，人工椎体植骨融合，术后复查 X 线提示骨折复位、固定良好，双下肢肌力、感觉好转。

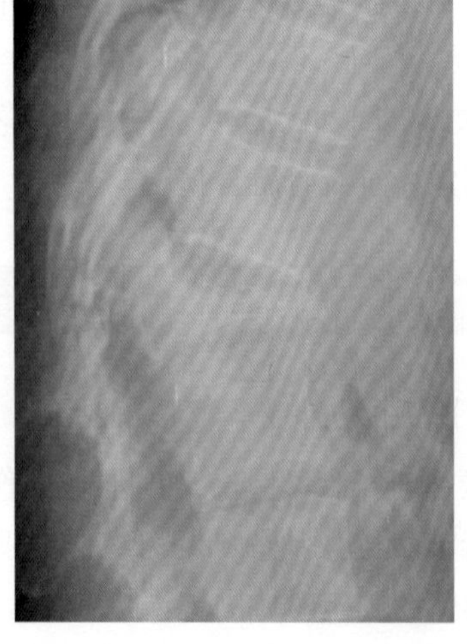

A

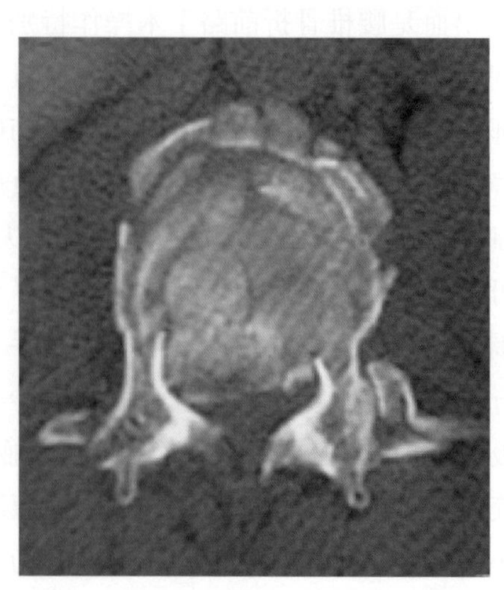

B

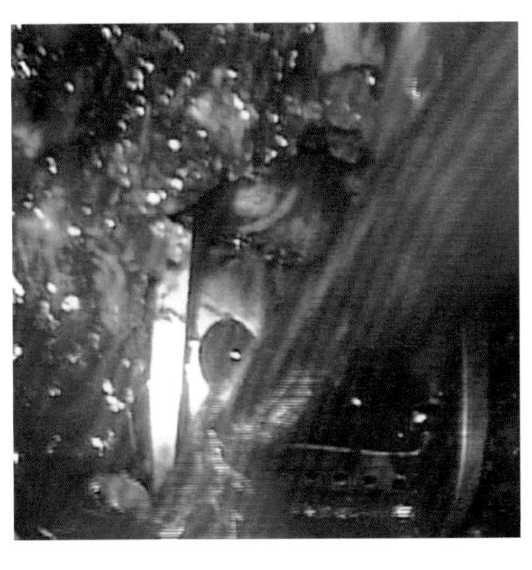

C

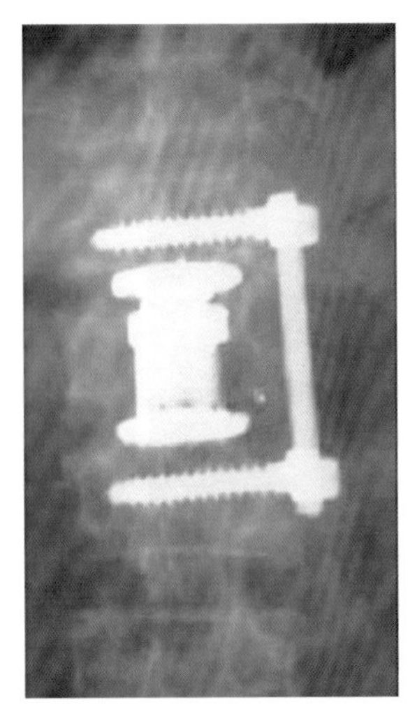

D

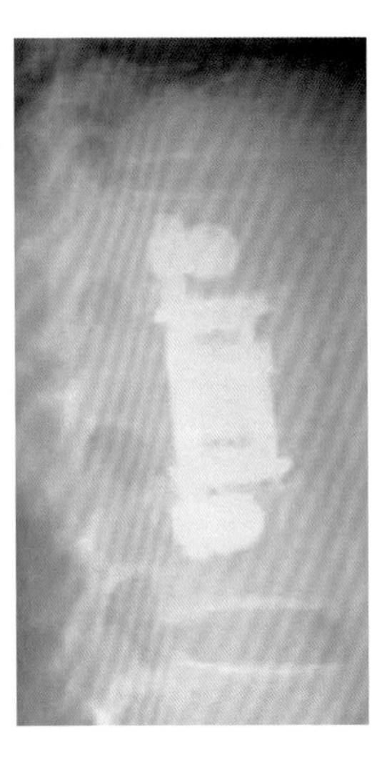

E

图 2-3-6-2-5　临床举例　例 1　L_1 爆裂性骨折经腹膜后腹腔镜前路切除减压融合内固定术（A~E）

A. L_1 爆裂性骨折椎体后缘后移；B. CT 扫描示椎管内径受堵面积达 3/5 容积；
C. 前路减压后椎间融合器 + 植骨融合；D、E. 术后 X 线正侧位片显示内固定位置良好

［例 2］图 2-3-6-2-6　患者，女性，34 岁，因“车祸伤后胸腰背部疼痛伴双下肢活动障碍 12h”入院。体查：一般情况可，心、肺、腹（–）。专科情况：胸腰交界处后凸，T_{12} 棘突明显压痛，右下肢肌力Ⅲ级，左下肢肌力Ⅳ级，双侧膝以下感觉减退，二便困难，马鞍区感觉消失。辅助检查：X 线提示 T_{12} 椎体前高压缩 > 3/5，后高 1/3；CT 椎体后壁有碎骨块突入椎管，前后左右径增加。入院诊断：T_{12} 爆裂性骨折并不全瘫。手术名称：后路 USS 内固定、前路内镜辅助 T_{12} 椎体切除、椎管减压植骨融合，术后复查 X 线提示骨折复位、固定良好，双下肢肌力、感觉好转。

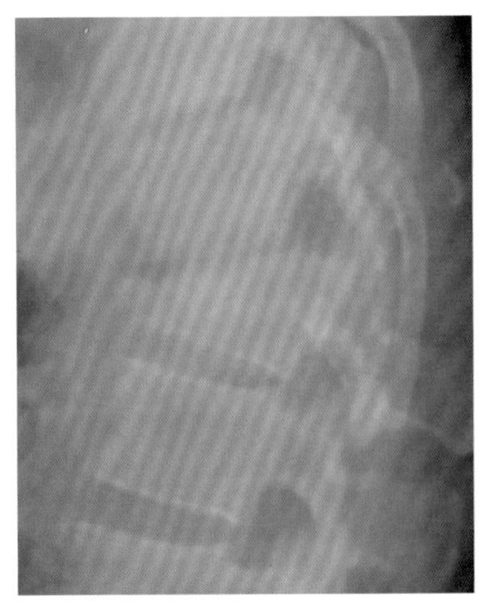

A

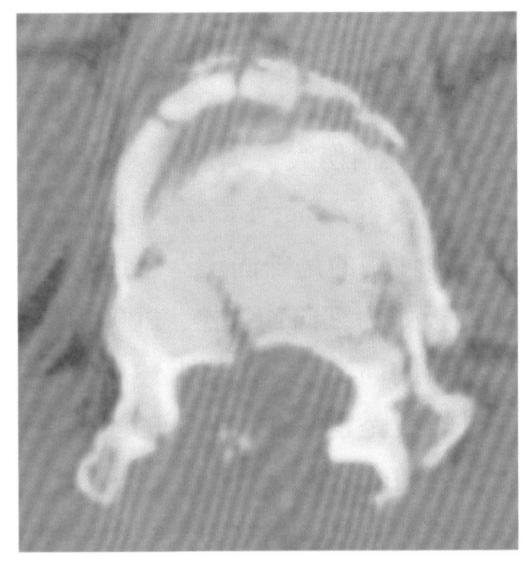

B

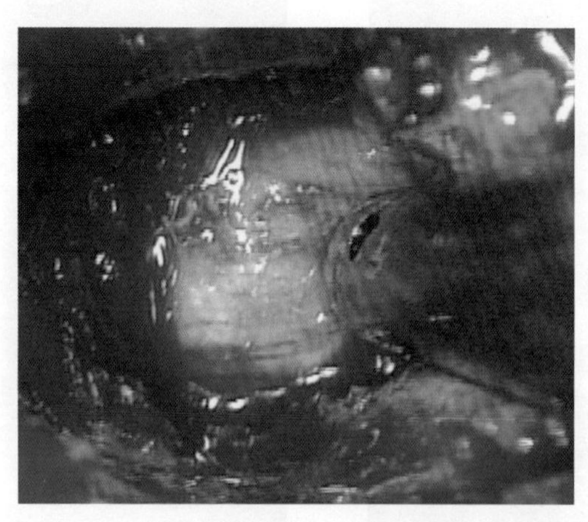

C

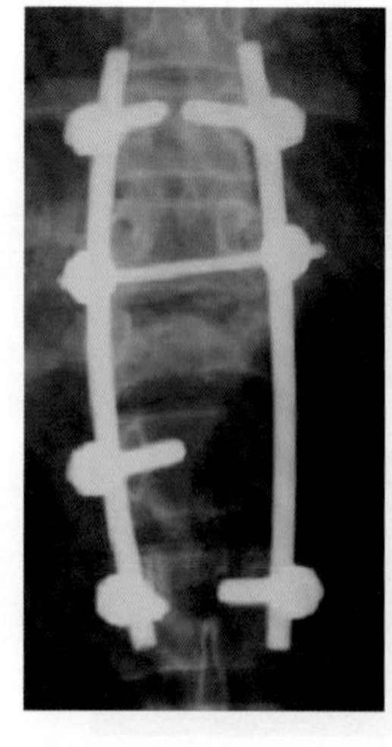

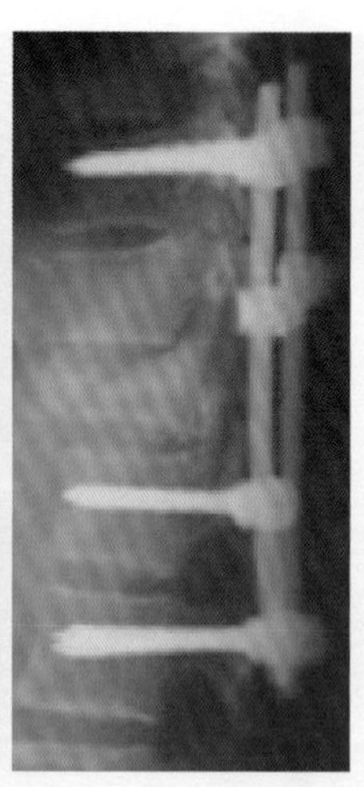

D

图 2-3-6-2-6 临床举例 例 2 T_{12} 爆裂骨折伴不全瘫经腹膜后腹腔镜辅助下前路减压后路内固定重建术 (A~D)

A. T_{12} 爆裂性骨折前缘压缩 > 3/5；B. CT 扫描示椎管内径受堵面积达 1/2；C. 腹腔镜下前路脊髓充分减压；D. 经后路椎弓根螺钉固定后 X 线正侧位片

第三节 经皮胸腰椎骨折椎弓根螺钉内固定术

一、经皮胸腰椎骨折椎弓根螺钉内固定术概述

椎弓根螺钉内固定能抗衡各个方向上的脊柱运动，在治疗胸腰椎骨折上已越来越普遍。但是，常规椎弓根螺钉系统内固定需要广泛的组织切开进行螺钉置入和棒安装。切开操作的椎弓根螺钉内固定的组织创伤大、失血量大、住院时间长、费用高。1982 年 Magerl 最早使用腰椎经皮穿刺固定术，但使用的是外固定器。1995 年 Mathews 报道使用板作为纵向连接器，2000 年 Lowery 介绍了使用棒的同类技术。但上述病例中纵向连接器不是外置就是紧贴在皮肤下的浅表位置，这就易导致浅表的内植物产生刺激，需要较长的螺钉，导致了较长的力臂，生物力学稳定性差。脊柱骨折经椎弓根螺钉复位后载荷大部分作用在后路的器械上，而椎体强化能增加骨折椎体的稳定性，减少后路器械应力，促进骨折愈合。Mermelstein 等通过离体模拟脊柱骨折后进行椎体强化，表明经椎弓根向骨折椎体内注入新型磷酸钙骨水泥可以增强爆裂性骨折模型的前柱稳定性，减少后路内固定的应力。Wilson 等通过离体实验也得出相似的结论。因此，对于脊柱前中柱较严重的骨折，有必要行闭合穿刺注射磷酸钙骨水泥强化。池永龙（2002）自行设计配套器械，采用透视下经皮穿刺椎弓根螺钉内固定，闭合复位治疗胸腰段骨折 150 例，以最小的组织创伤和符合生物力学的脊柱内固定相结合，取得满意的疗效。

二、经皮胸腰椎骨折椎弓根螺钉内固定术病例选择

（一）手术适应证

1. T_{10}~L_2 单纯压缩性骨折，前缘压缩大于 50%者；

2.T_{10}~L_2 爆裂性骨折，伴椎管内骨块占位，脊髓受压少于 50%；

3. T_{10}~L_2 骨质疏松性骨折无神经症状。

（二）手术禁忌证

1. 严重骨折脱位；

2. 严重心肺疾病及凝血功能障碍。

三、经皮胸腰椎骨折椎弓根螺钉内固定术手术器械

（一）经皮椎弓根螺钉内固定器械（图 2-3-6-3-1）

【固定部件】

正、反螺柱角度钉座，螺柱的螺纹互为相反，螺纹柱上为一平面导轨，供紧固螺纹控制钉座，防止旋转活动。正、反螺柱角度钉座外侧端为 6°、12°角度的斜面，此角度供开口椎弓根螺钉将椎体前缘恢复正常生理屈度。

【握持部件】

椎弓螺钉内柱为锥形结构，中心部为 1.2mm 直径的中空管，供经皮穿刺的克氏定位针通过。外径为 6.0mm、5.5mm、5.0mm 供不同年龄和不同部位选用。螺钉尾部为单侧"U"型开口结构，与角度钉座相匹配，紧固螺母将螺钉与钉座扣锁。

【伸缩部件】

为一正反内螺纹套管，长度分别为 35mm、40mm、45mm 和 55mm 与正反螺纹柱角度钉座相接洽，套管上有一六面体，供六角扳手转动套管，套管顺、逆时针转动，可使正反螺柱角度钉座将椎弓螺钉撑开或压缩，在纵轴位产生强大撑、压综合力。

【连接部件】

为一扁平的长形横杆和两个连接横杆的杆座，横杆杆座套在正反内螺纹套管上，以紧固螺母控制连接横杆，使整个内固定器形成"H"型结构，处于极为稳定的工作状态。

（二）经皮椎弓根螺钉内固定器配套器械（图 2-3-6-3-2）

此配套器械包括：T 型手钻、T 型开路器、T 型中空起子、T 型中空深攻、T 型中空持钉器、中空扩大管、中空工作通道以后、直、弯六角扳手等。

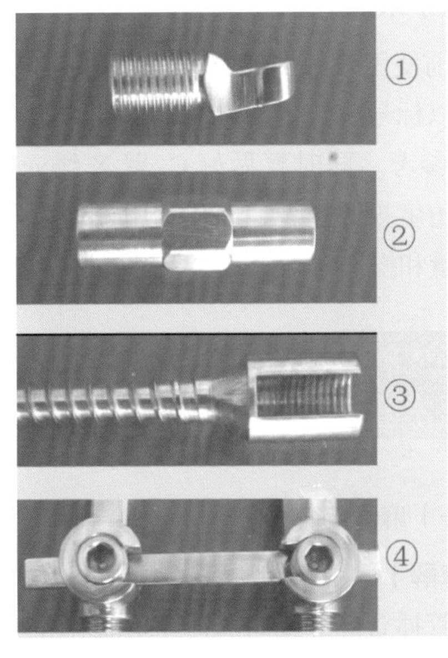

A

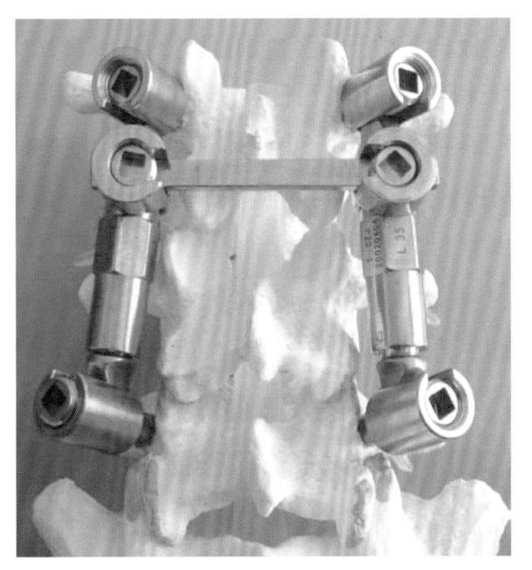

B

图 2-3-6-3-1 经皮椎弓根螺钉内固定器械（A、B）

A. 器械结构 ① 固定部件；② 伸缩部件；③ 握持部件；④ 连接部件；B. 内固定器械安装结构模型

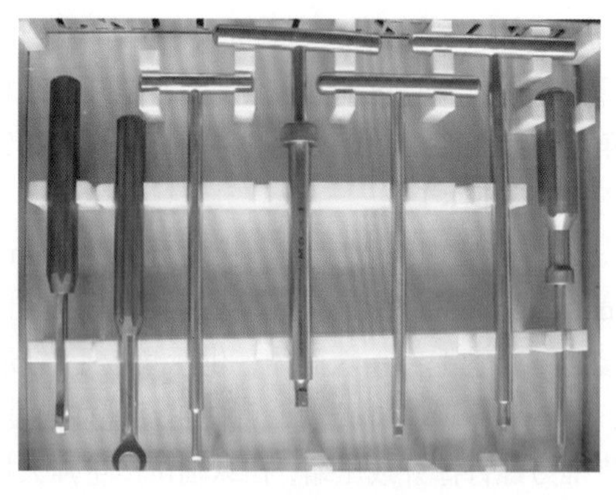

A

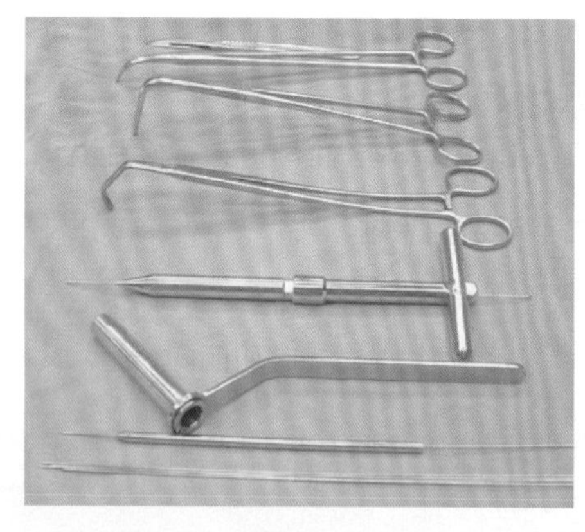

B

图 2-3-6-3-2 经皮椎弓根螺钉内固定装配器械（A、B）

四、经皮胸腰椎骨折椎弓根螺钉内固定术术前准备

（一）影像学检查

脊柱 X 线摄片为常规检查，其临床意义比 CT 和 MR 检查更为重要。X 片可以明确外伤部位、范围、程度和分型，是治疗前和治疗后疗效对比的客观手段之一，并有助于预后的判断。阴性结果亦有助于诊断和鉴别诊断。CT 扫描可以更明确地获取椎体、椎管和根管的直径和横径等有关数据；可判断椎管内有否占位性损伤以及范围与性质；可观察骨折块移位情况，尤其是椎体后缘，上下终板的损伤；配合使用造影剂（CTM）可观察骨赘和韧带骨化等变化，CT 扫描可以重建二维或三维损伤组织，更加逼真反映脊柱的解剖结构。MR 成像可以同时从矢状面、冠状面和横断面来观察椎管内外的解剖结构，更有意义的是早期发现脊髓组织本身的病理和生化改变，以及椎间盘和软组织的损伤变化。因此 X 线片、CT 和 MR 检查是确定治疗胸腰椎损伤的最佳方案。

（二）脊髓继发损伤的药物应用

脊柱脊髓损伤的治疗，应注重于脊髓损伤的治疗。脊髓损伤的二大基本策略，一是减轻受伤脊髓的继发损伤，二是促进脊髓神经的再生。当前最为多用的措施是通过药物拮抗继发性损伤因子来达到治疗目的，主要药物有甲基强的松龙、阿片受体拮抗剂、钙离子通道阻滞剂、NMDA 受体拮抗剂等。同时应用神经营养因子、神经节苷脂等，促使脊髓神经恢复。

（三）围手术期事宜

脊柱损伤病人术前必须作肝、肾、心、肺功能检测，如有肝、肾、心、肺功能不全，应在术前给予纠正，达到正常的检查值方可施行手术。术前还需做血常规及出凝血时间检查。术前使用抗生素，术中抗生素在麻醉生效后滴注，严格控制以保证抗生素使用的完全性和抗耐药性。

（四）术前定位

术前使用 C- 臂 X 线光机做正位与侧位透视，在体表以标号笔绘出伤椎和上下椎体的投影，供手术时参考。同时要做好 C- 臂 X 线光机位置、高度、角度投照设置，简化术中操作以及减少 X 线辐射量和操作意外。

五、经皮胸腰椎骨折椎弓根螺钉内固定术手术方法

（一）麻醉与体位

【麻醉】

气管插管麻醉或局部神经阻滞麻醉。

【体位】

俯卧位，胸部及两髂棘部垫软枕，腹部悬空，根据骨折部位，调整手术床的伸屈度。术前做徒

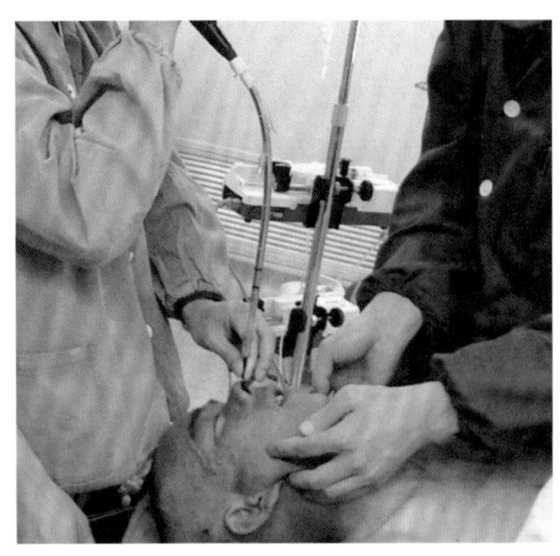

A

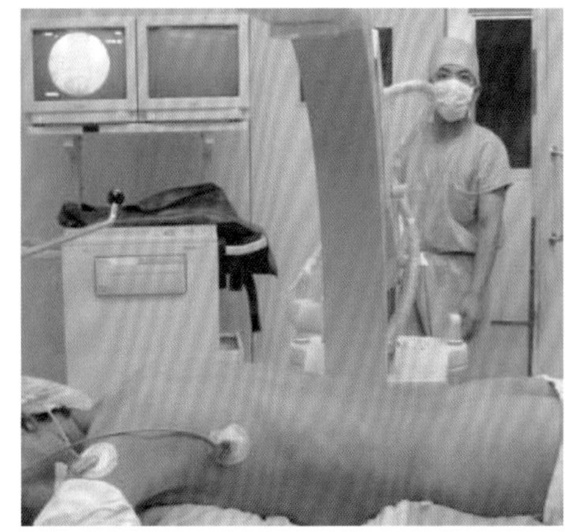

B

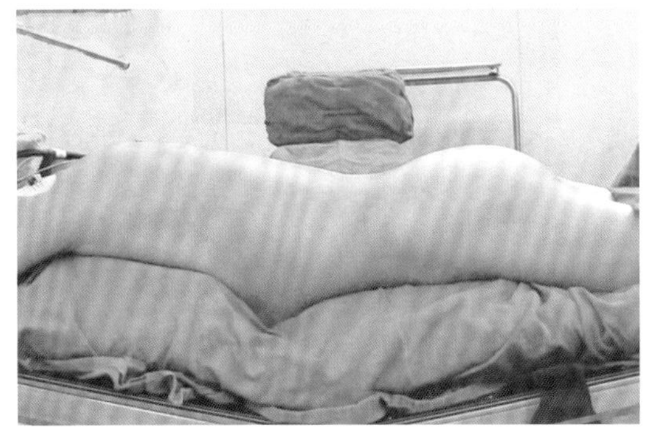

C

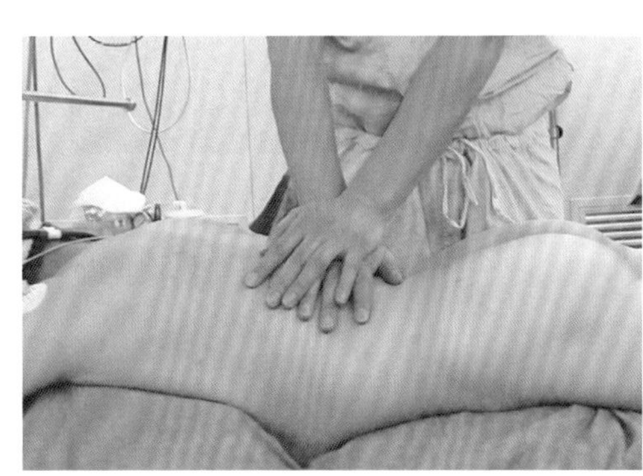

D

图 2-3-6-3-3 临床举例 体位、手术床调整及术前整复 (A~D)

A. 全麻插管；B. 俯卧位，腹部悬空；C. 调整手术床的伸屈度；D. 徒手按压伤椎施行整复

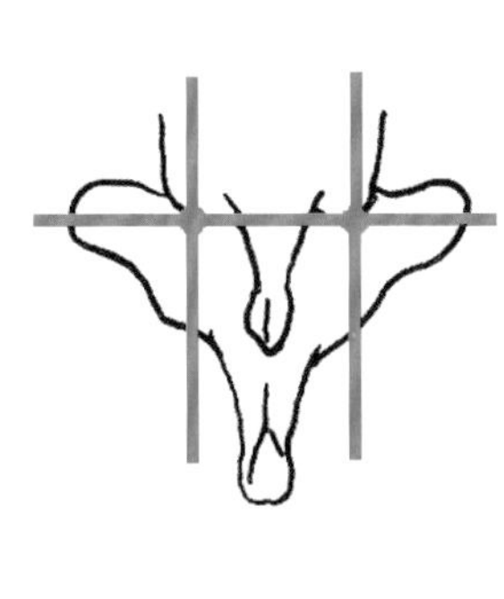

A

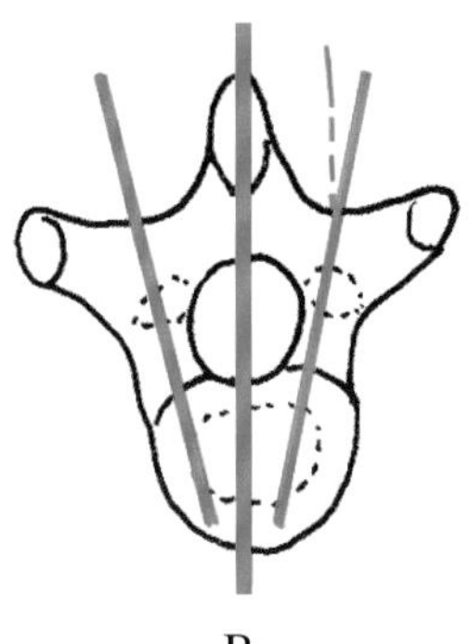

B

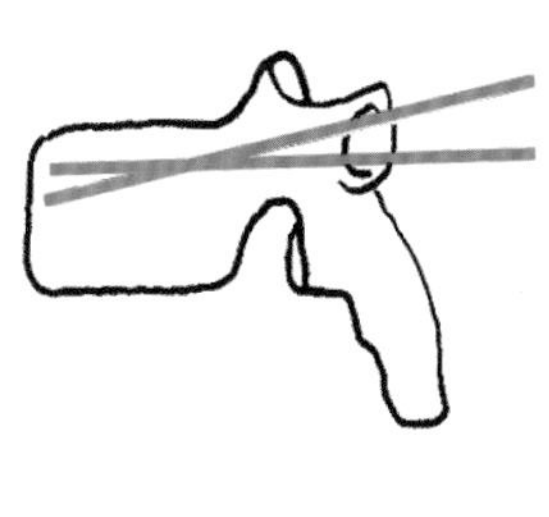

C

图 2-3-6-3-4 池永龙胸椎椎弓根钻孔定位法示意图

A. 后方观；B. 水平位观；C. 侧方观

手按压伤椎施行整复（图 2-3-6-3-3）。

（二）术中定位

【池永龙定位法】

主张进针点在上位椎体的下关节突尖部所作垂线与横突上缘水平连线之交点。并向内倾斜 5°~10°，向下倾斜 10°~15°（图 2-3-6-3-4）。

【将 C-臂 X 线光机正位投照】

在伤椎上、下椎体的椎弓根部位，即透视像的“眼睛部位”各置 1 枚克氏针，垂直棘突连线，使克氏针投影线通过“眼睛”的中心线，再各置二枚克氏针平行于棘突连线，使克氏针投影通过“眼睛”的外侧缘，两投影线交点，即为进椎弓根点。亦可做椎弓根轴心位投照法，C- 臂 X 线光机投照方向与椎弓根轴心线一致，将克氏针的轴心线与椎弓根轴心线吻合，成为透视像的“眼睛”中心点（图 2-3-6-3-5）。

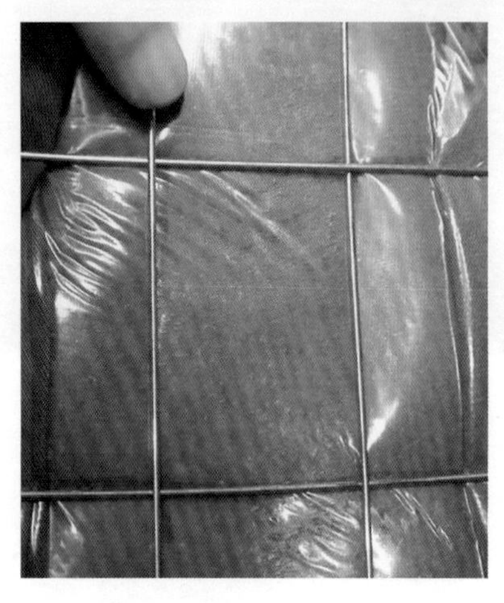
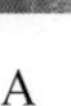

A

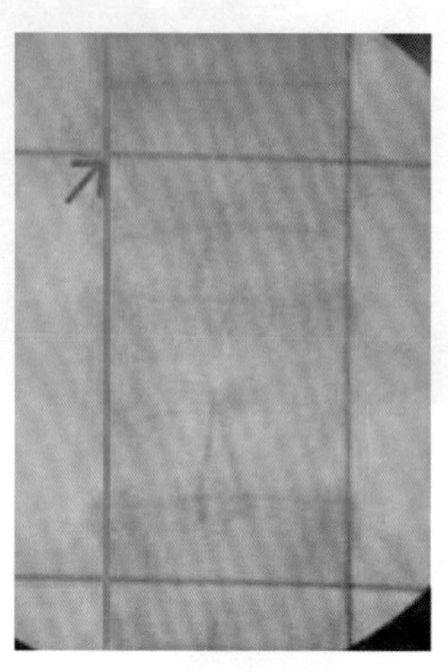

B

图 2-3-6-3-5 临床举例 C- 臂机 X 线机术前定位 (A、B)

A. 体外定位；B. C- 臂 X 线机正位投照定位

（三）具体操作步骤

【穿刺椎弓定位】

在棘突旁开 2cm 左右做 1.5cm 纵行切口，用 1.2mm 穿刺针到达进椎弓根点，即“眼睛”中心外侧缘。向内 10º~15º（图 2-3-6-3-6），缓慢均匀钻入，侧位 C- 臂 X 线光机投照像上穿刺针通过椎弓根中心轴与终板平行。正位投照像上针尖距离棘突连线约 1~1.5cm，距离终板线约 1cm 为佳（图 2-3-6-3-7）。或者将 C- 臂 X 线光机做正位垂直椎弓根轴心位投影，穿刺针应位于“眼睛”的中心位置，针尖不能超越“眼睛”边界（图 2-3-6-3-8）。用同样方法将四枚穿刺针置入病椎上、下椎的椎弓根。

【椎弓螺钉植入】

用中空扩大管通过穿刺导引针，扩大钉道后，置入保护套管，退出扩大管。通过穿刺导引针，用空心丝攻扩大钉道后，中空椎弓根螺钉通过穿刺导引针，在保护套管内用中空起子，将椎弓根螺钉拧入椎弓根，C- 臂 X 线光机透视下，位置良好（图 2-3-6-3-9）。

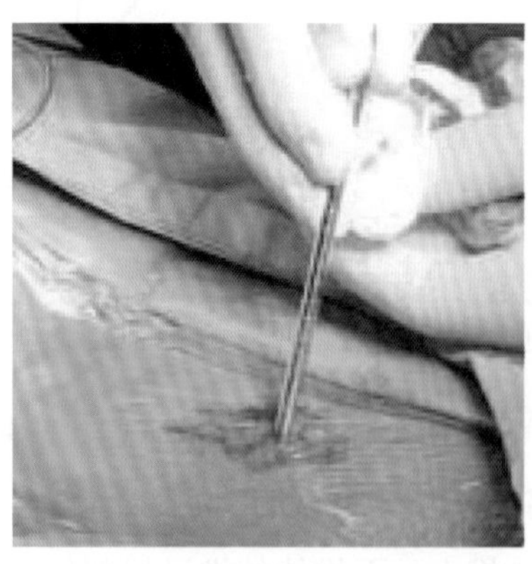

A

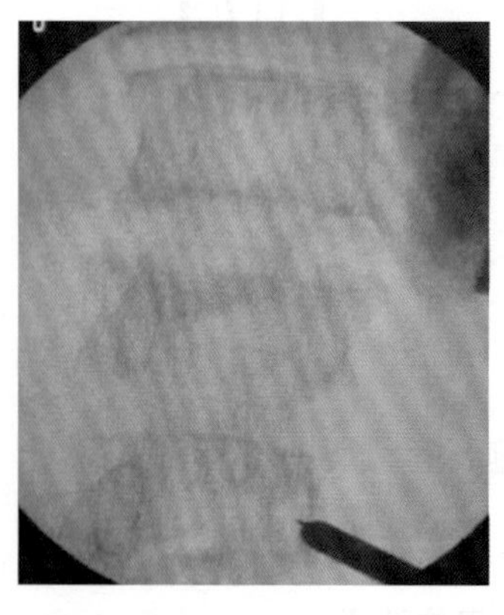

B

图 2-3-6-3-6 临床举例 穿刺定位 (A、B)

A. 棘突旁开 2cm 穿刺；B. C- 臂 X 线正位投照穿刺针达“眼睛”中心外缘

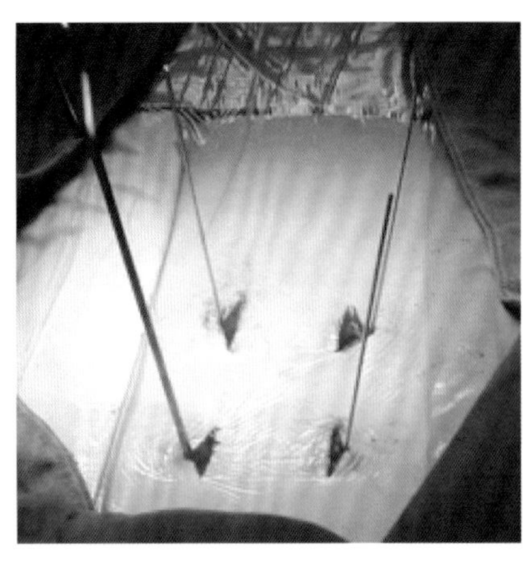

A

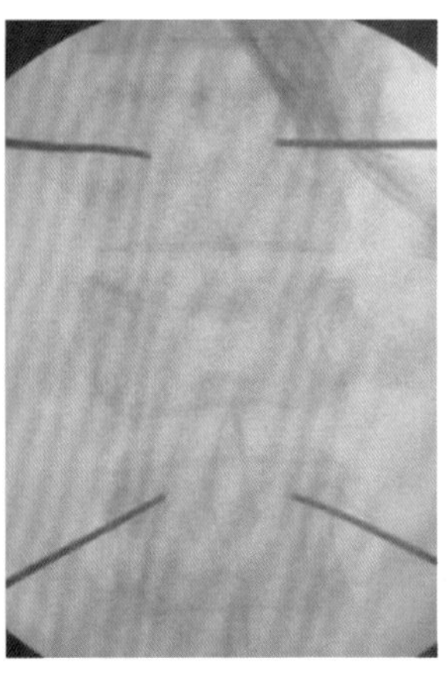

B

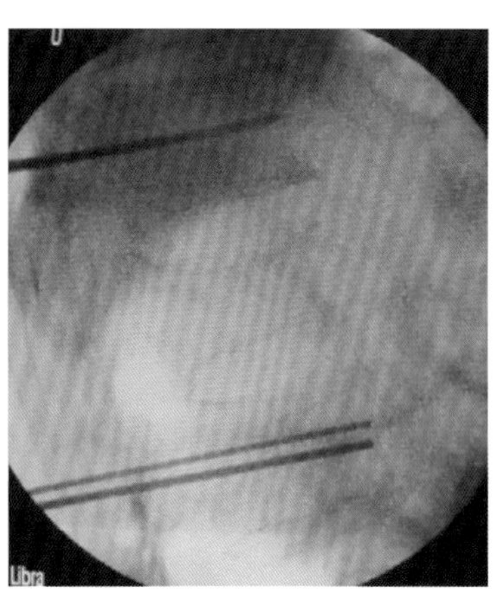

C

图 2-3-6-3-7 临床举例 四枚穿刺针进入伤椎上下椎弓根内 (A~C)

A. 四枚穿刺针体表观有 10° ~15°向内倾斜角（E 角）; B. C– 臂 X 线正位像四枚穿刺针距离终板 1cm，距离中线 1~1.5cm ; C. C– 臂 X 线侧位像四枚穿刺针通过椎弓根中心平行终板

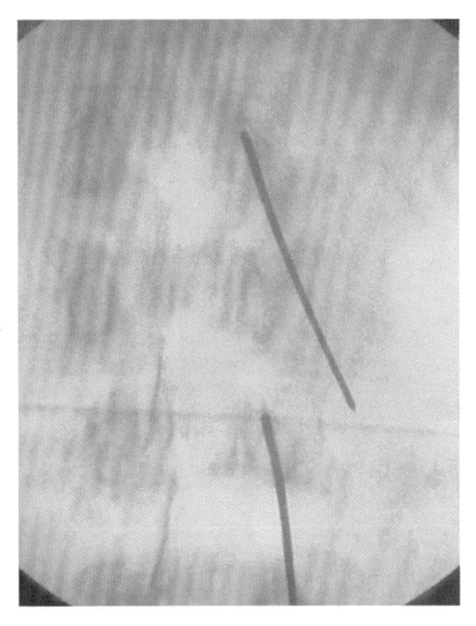

图 2-3-6-3-8 临床举例

椎弓根轴心位投照，穿刺针尖位于椎弓根中心，不超越椎弓根边界

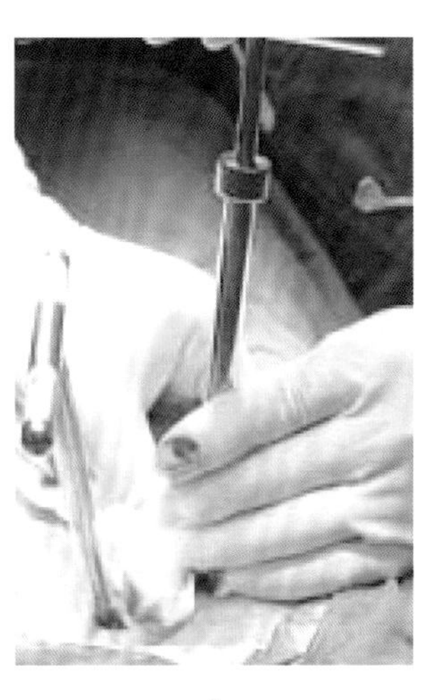

A

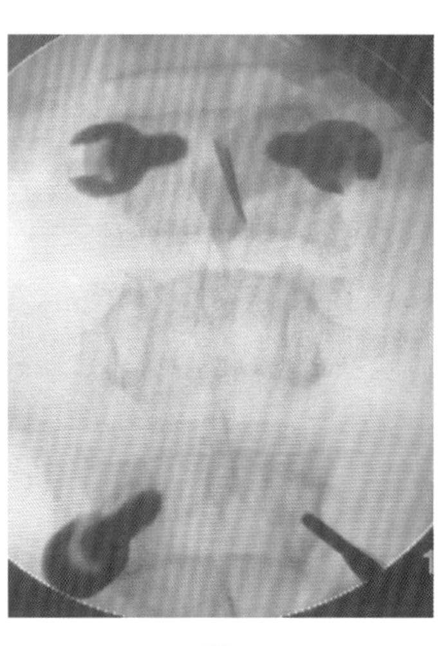

B

图 2-3-6-3-9 临床举例 置入椎弓根螺钉 (A、B)

A. 置入椎弓根螺钉术中照片 ; B、C– 臂 X 线正位像见椎弓根螺钉位置良好

【固定棒植入】

取相应长短固定棒、经预弯，转向孔朝上，通过皮下肌肉隧道，去旋转后固定钉棒。或用 CYL 钉伸缩套管直接安装撑开，手术完成（图 2-3-6-3-10）。

【小切口减压】

如脊柱爆裂骨折严重，一侧撑开复位后，对侧经皮椎弓根螺钉固定。另一侧小切口做半椎板切除，保留小关节突关节，运用特制脊柱花刀前方骨块推挤减压（图 2-3-6-3-11）。

【伤椎强化】

如椎体前方压缩较严重，经内固定器械复位固定后，再经伤椎的椎弓根，闭合穿刺将穿刺道扩大至 6mm，通过器械将伤椎塌陷椎体终板复位，同时向伤椎前中柱部注入自固化磷酸钙骨水泥等以稳定骨结构，促进骨愈合（图 2-3-6-3-12）。

【闭合创口】

缝合皮下组织，做椎管减压及椎体强化者，术毕置管引流，闭合创口（图 2-3-6-3-13）。

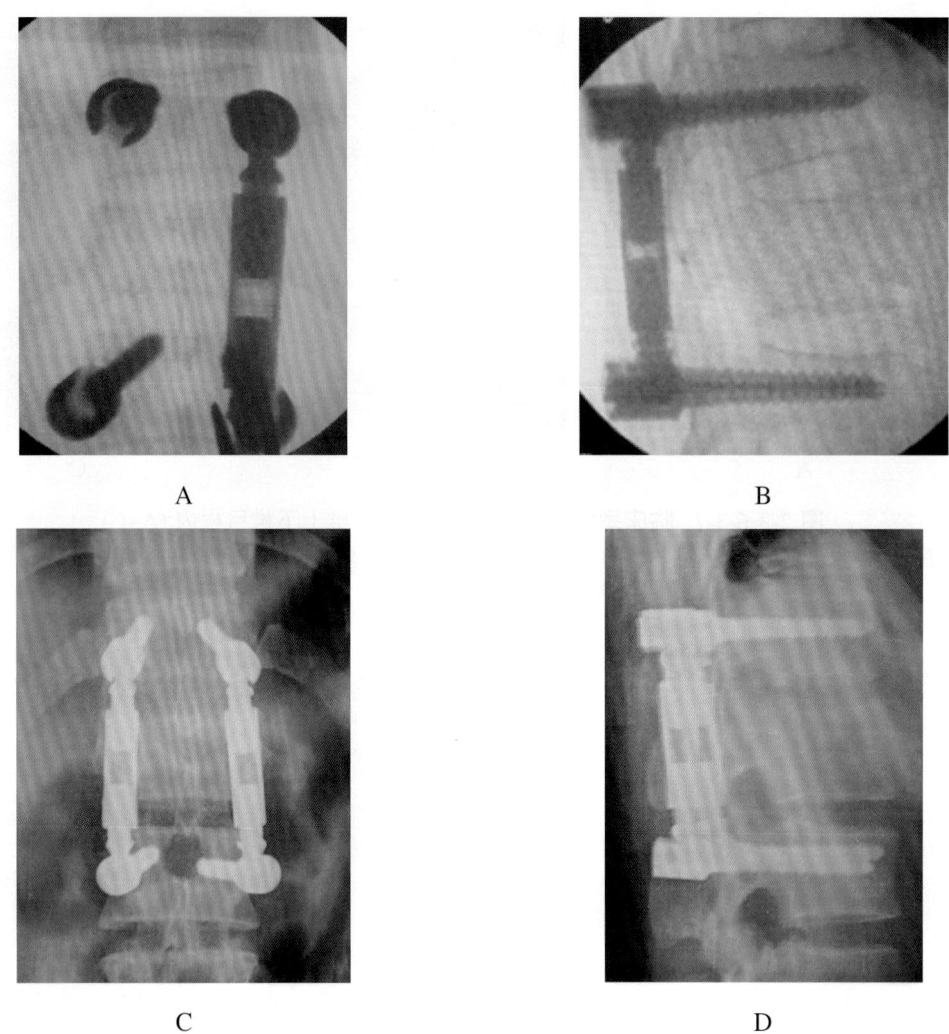

图 2-3-6-3-10 临床举例 手术后 X 线正侧位片 (A~D)

A. C- 臂 X 线透视下正位安装内固定器；B. C- 臂 X 线透视下侧位安装内固定器；C. 术后正位 X 线片示内固定位置良好，椎间隙高度正常；D. 术后 X 线片示内固定角度良好，病椎前后高度及椎间隙恢复正常

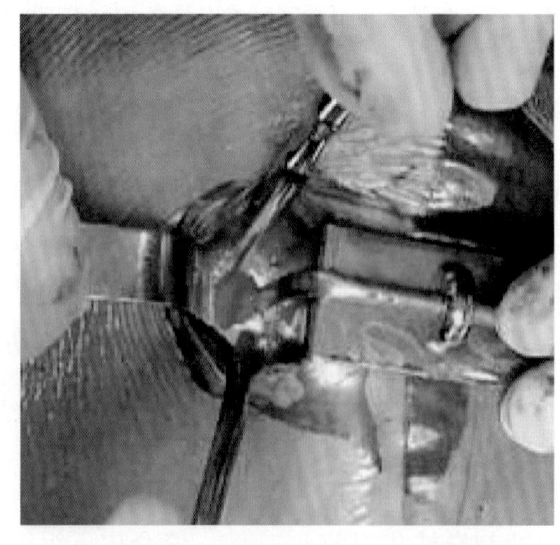

图 2-3-6-3-11 临床举例 小切口减压

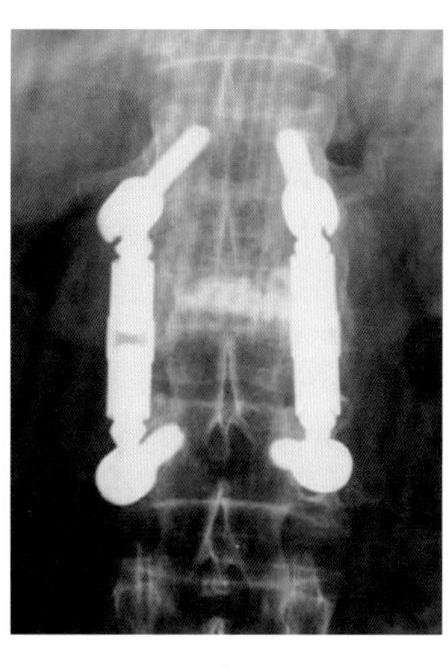

A

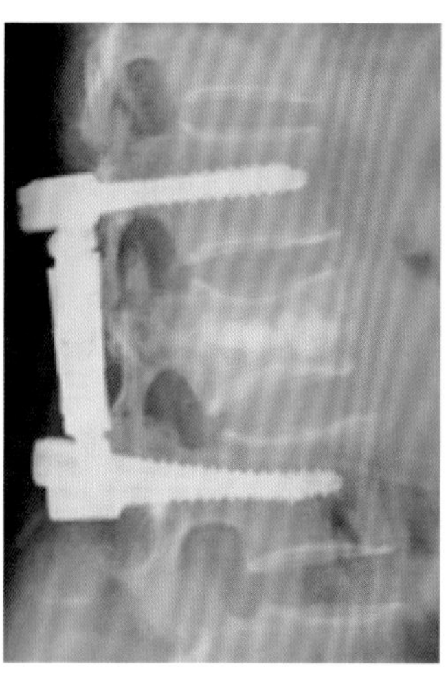

B

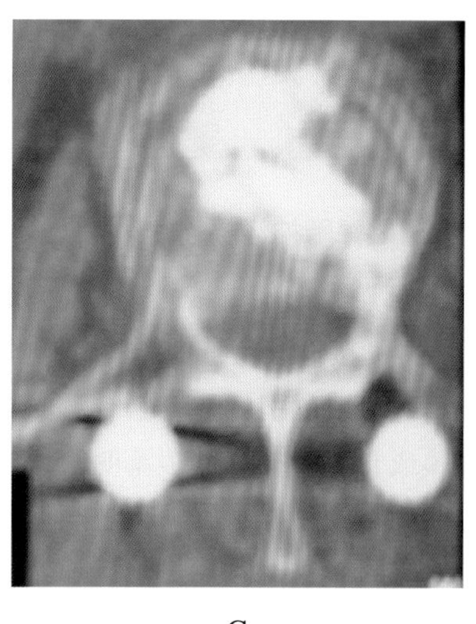

C

图 2-3-6-3-12 临床举例 通过病椎椎弓根作椎体 CPC 或骨水泥强化 (A~C)

A. 正位像；B. 侧位像；C. CT 扫描像

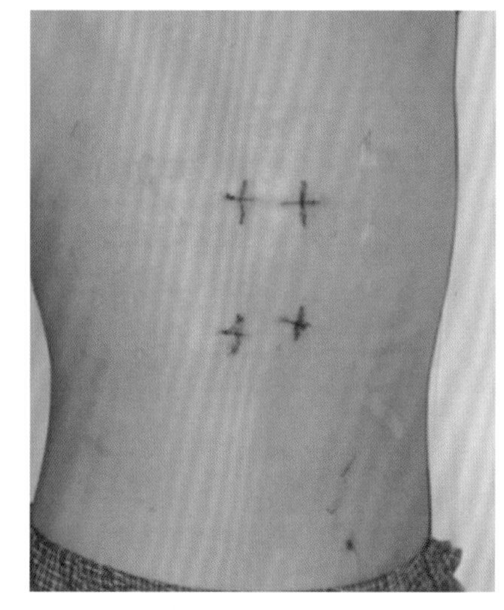

图 2-3-6-3-13 临床举例 术后创口愈合

（四）操作注意事项

【注意定位】

1. 准确定位 准确定位椎弓根进入点是手术成败关键，C- 臂 X 线机正位投照像上进针点必须在“眼睛”的中心点偏外侧缘。穿刺针推进时，针尾外倾胸椎为 5º~10º，腰椎为 10º~15º，钉尖距离椎体中心轴线 1.0~1.5cm。侧位投照像上，钉像需与椎体终板平行。

2. 透视必须有正位、侧位投照，球管投影面必须与椎体垂直，不能倾斜、旋转及过度放大，以免误导进针方向。

【其他】

1. 对骨质疏松患者 椎弓根皮质扩大不宜过宽，攻丝道不能过深，以免椎弓螺钉固定不稳，易松动，拔出；

2. 强化伤椎 灌注自固化磷酸钙骨水泥，粉液配比要适合，灌注压力不得过大，以免进入椎管；

3. 任何操作均在套管中进行 严格选择螺钉直径、长度及类型。

六、经皮胸腰椎骨折椎弓根螺钉内固定术术后处理

【术后护理】

1. 严密观察生命体征，观察运动感觉及括约肌功能变化；

2. 严密观察局部有否血肿，引流管是否通畅，有否脑脊液引出，引流物之颜色、数量等；

3. 术后抗感染治疗 3~5d。

【术后锻炼】

1. 术后 3~5d，嘱患者功能锻炼，5~14d 可以逐渐起坐，14d 后可下地扶拐行走；

2. 对有神经症状病员，应特别注意翻身护理及膀胱、直肠功能护理，防止并发症发生。

七、经皮胸腰椎骨折椎弓根螺钉内固定术并发症防治

（一）脊髓神经损伤

进钉点太偏斜中线、夹角大于 15°，正位投照像，钉尖接近或超越中线，螺钉可能进入椎管，如退出螺钉或导引针，有脑脊液溢出，说明已损伤硬膜或脊髓，在钉道填塞明胶海棉与骨蜡，同时重新调整角度。术后密切观察运动感觉及括约肌功能（图 2-3-6-3-14）。

（二）神经根损伤

椎弓根螺钉方向偏外侧及下侧，螺钉靠近或部分通过椎间孔，必须调整椎弓根螺钉位置，并辅助药物治疗，必要时神经根探查并修复（图 2-3-6-3-15）。

（三）椎弓根螺钉松脱

严重骨质疏松症患者，或伤椎上下椎椎弓根或外侧壁有破损，椎弓根螺钉难以锚状固定，易产生松脱。遇此现象，需在椎弓根内植入条状皮质骨或注入骨水泥，作椎弓根强化后再行螺钉固

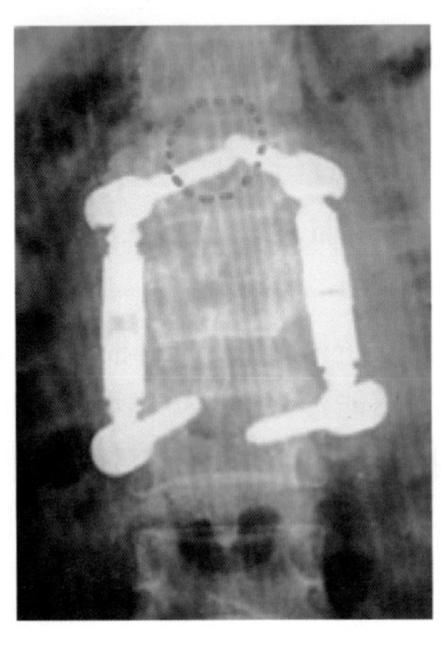

A

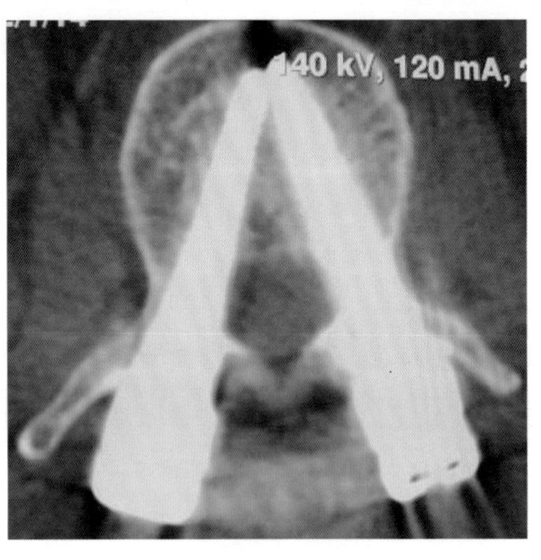

B

图 2-3-6-3-14 临床举例 两枚螺钉穿破椎弓根内壁，挤压脊髓 (A、B)

A. 上钉角度过大穿破椎弓根内侧壁；B. CT 证实上钉穿破内侧壁，挤压脊髓

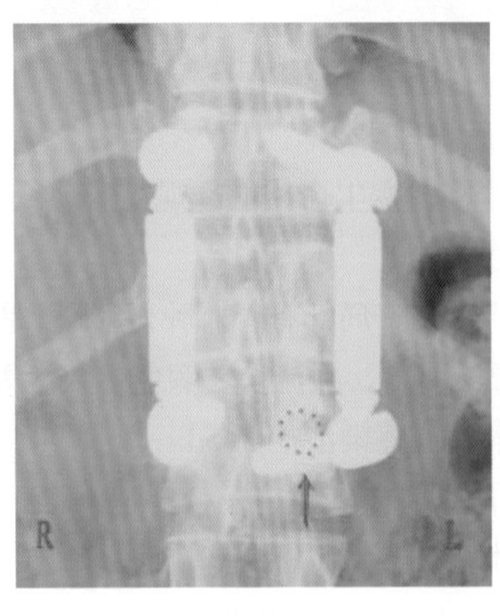

A

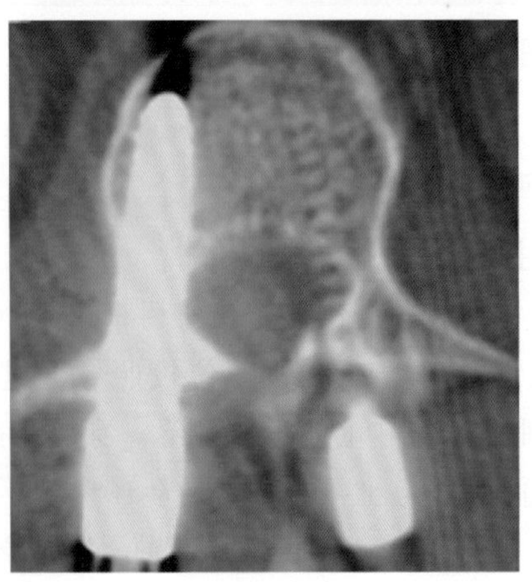

B

图 2-3-6-3-15 临床举例 左侧螺钉穿破椎弓根下壁，位于椎间孔处损伤神经根 (A、B)

A. 左下钉进入椎间孔；B. CT 证实左下钉位于椎间孔

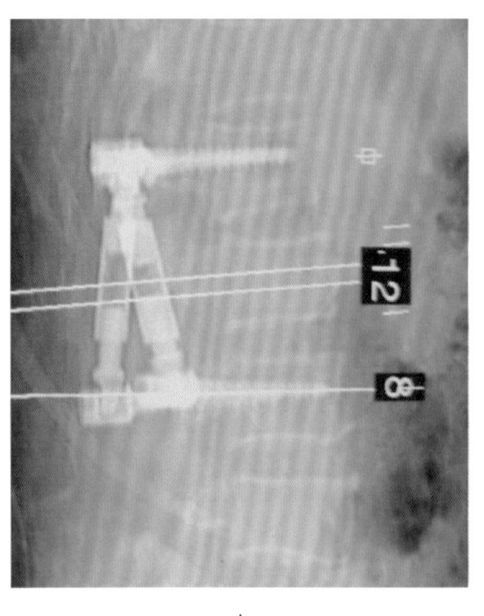

A

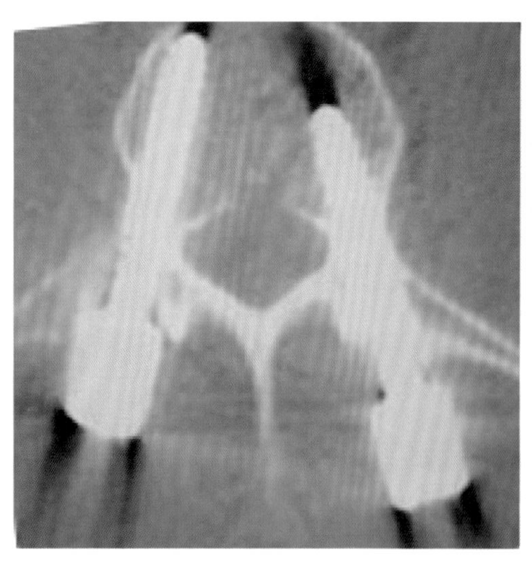

B

图 2-3-6-3-16 临床举例 螺钉松脱 (A、B)

A. X 线侧位片显示下位螺钉松动脱出；B. CT 扫描见下位左侧螺钉退出

定（图 2-3-6-3-16）。

（四）导针损伤内脏或大血管

由于操作者只在正位投照像上操作，而又不做侧位投照像观察，导针穿刺椎体前缘皮质内脏或大血管。此时即刻停止手术，必要时做开腹（开胸）探查或修复。

（五）内固定物折断

术后过早负重活动，或内固定质量问题（材料与工艺）可以导致内固定物断裂。一旦出现，根据术后时间、复位及愈合情况决定是否取出内固定物（图 2-3-6-3-17）。

（六）骨水泥渗漏

伤椎强化时，由于椎体后壁破裂，或注射骨水泥压力过大，或骨水泥过稀，均易在操作时渗漏。有的向椎体前缘渗漏，有的向椎间孔部渗漏，有的向椎间盘渗漏，有的向椎管渗漏（图 2-3-6-3-18）。若有压迫神经根和脊髓，术后产生临床症状者必须再次手术取出渗漏骨水泥（图 2-3-6-3-19）。

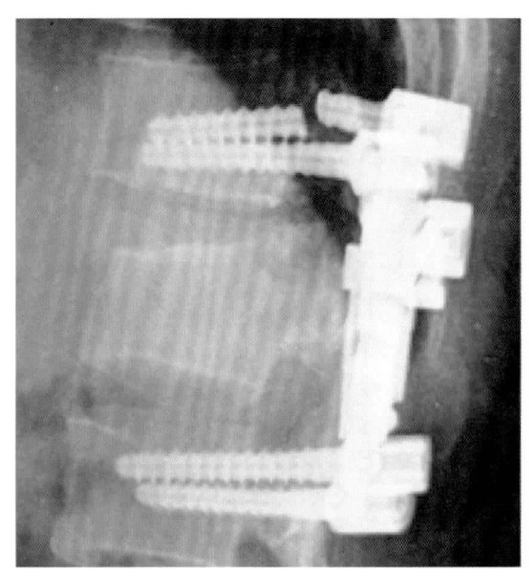

A

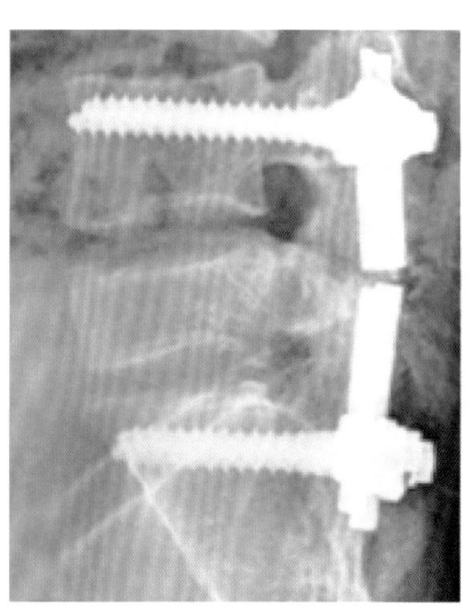

B

图 2-3-6-3-17 临床举例 内固定物折断举例 (A、B)

A. 例 1 椎弓根螺钉折断；B. 例 2 连接棒折断

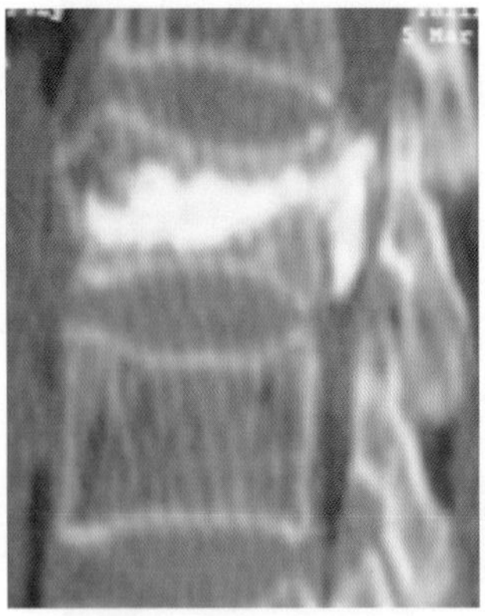

A 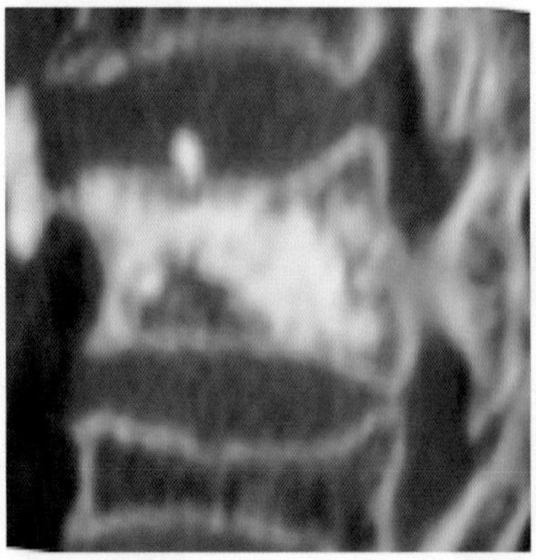 B 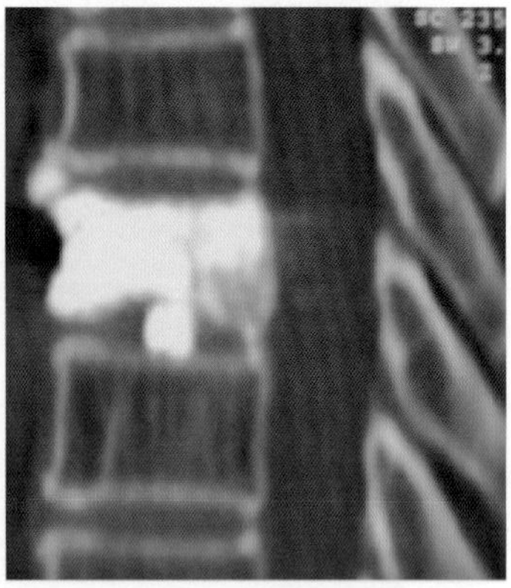 C

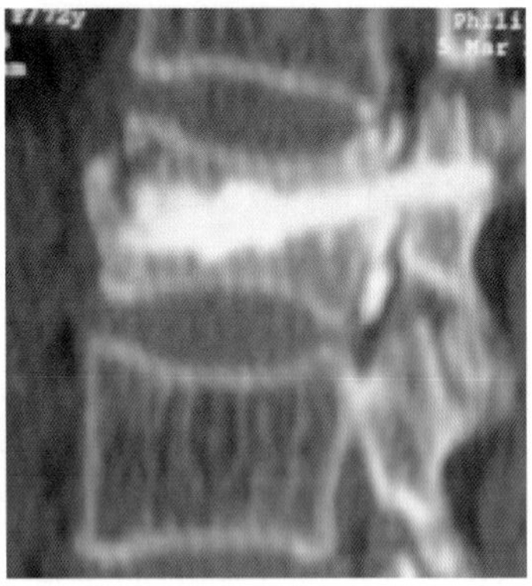

D 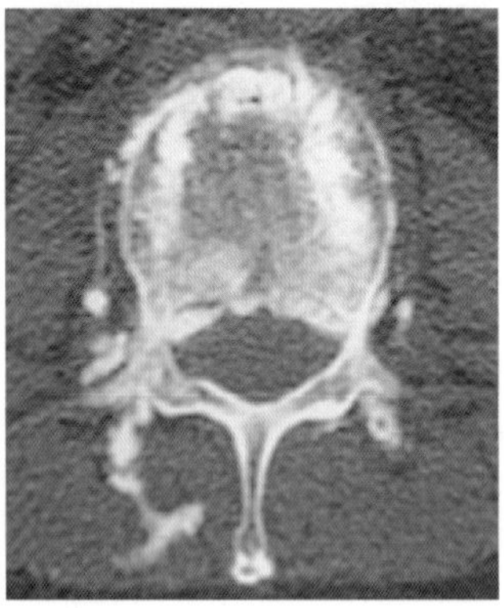 E 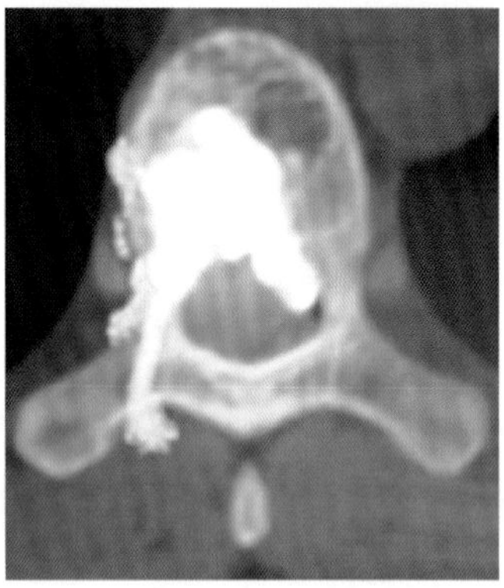 F

图 2-3-6-3-18 临床举例 骨水泥强化渗漏类型 (A~F)

A. 骨水泥渗漏至椎管；B. 骨水泥渗漏至椎体前缘；C. 骨水泥渗漏至椎间盘；
D. 骨水泥渗漏至椎间孔；E. 骨水泥渗漏至周围软组织；F. 骨水泥渗漏至椎管后壁

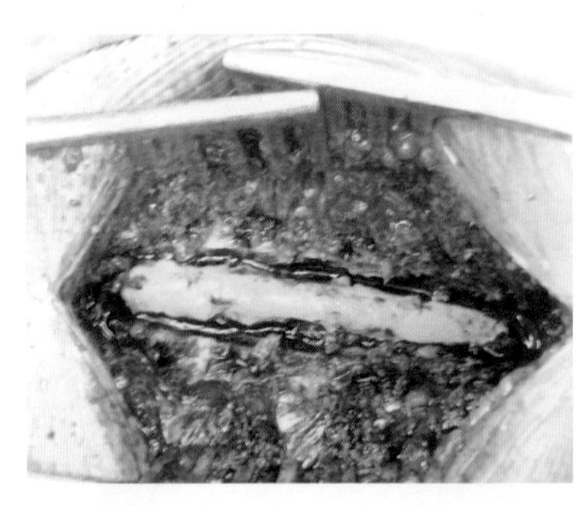

A

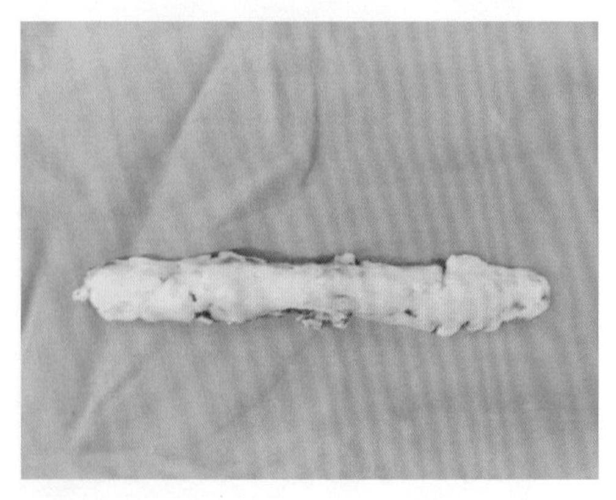

B

图 2-3-6-3-19 临床举例 骨水泥渗漏至椎管内 (A、B)

A. 术中可见椎管内骨水泥渗漏；B. 取出完整的渗漏骨水泥

八、经皮胸腰椎骨折椎弓根螺钉内固定术临床举例

［例 1］ 图 2-3-6-3-20 患者，男性，31 岁，因“高处坠落后腰背部疼痛一天”入院。入院查体：一般情况可，心肺腹（－）。专科情况：胸腰椎畸形不明显，L_1 棘突轻压痛，下肢肌力、感觉正常，大小便功能无障碍。辅助检查：X 线提示 L_1 椎体压缩性骨折，椎体前高压缩约 1/2，后高基本正常；CT 提示椎体后方骨块侵入椎管内 < 1/2。入院后第二天在全麻下行经皮胸腰椎骨折复位内固定术。术后 X 片复查提示骨折高度恢复良好，内固定器位置良好。术后三个月复查 X 线片提示病椎维持良好高度，内固定器无断裂。术后 1.5 年随访患者主诉久坐后出现腰部酸痛，能忍受，复查 CT 提示病椎愈合好，予拔除内固定器。

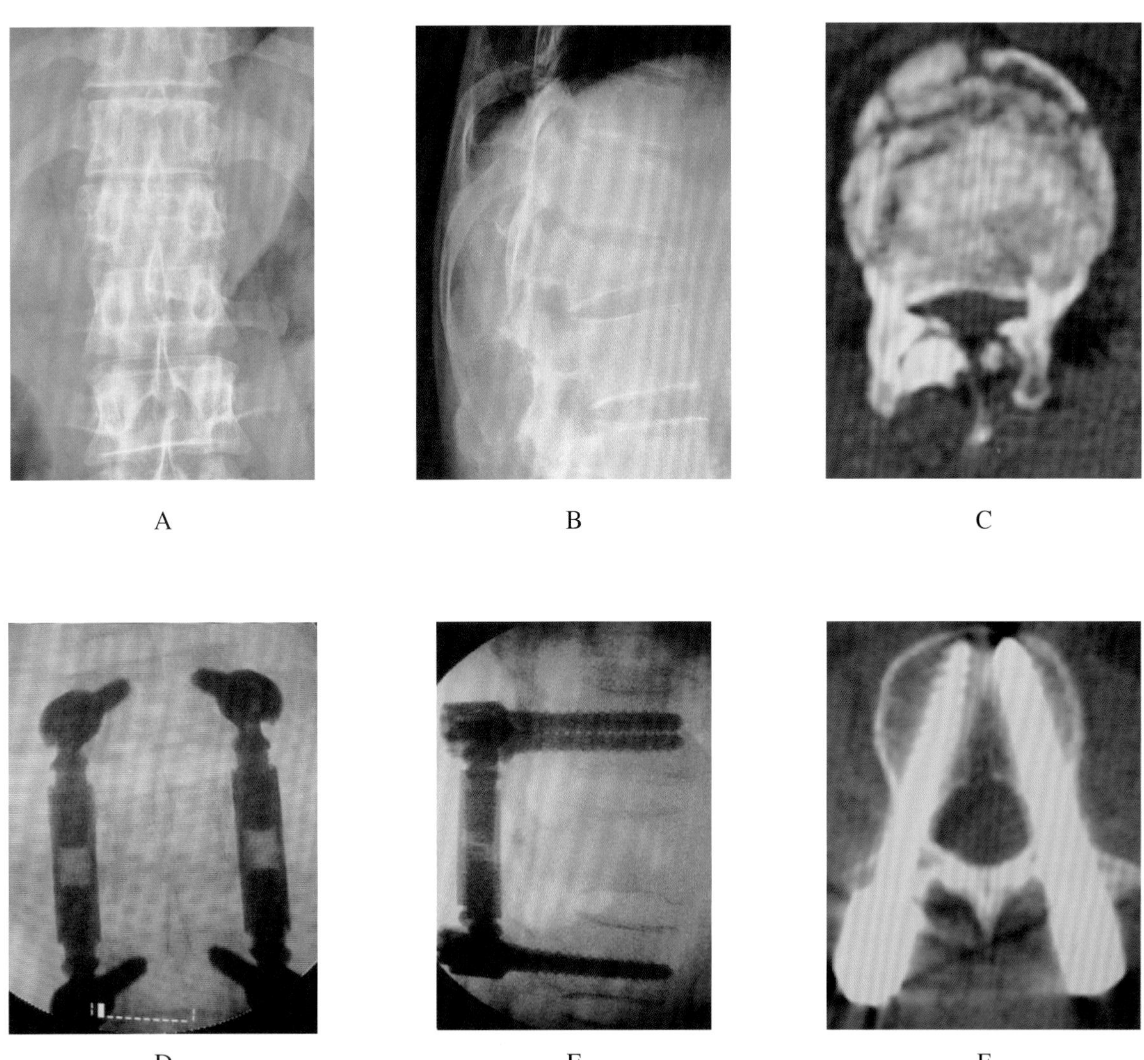

A B C

D E F

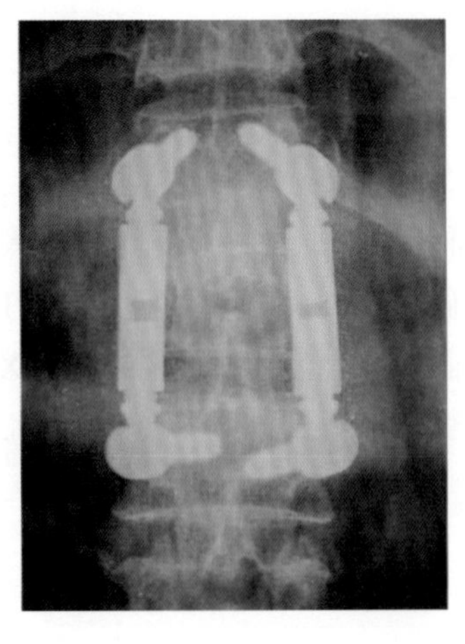
G

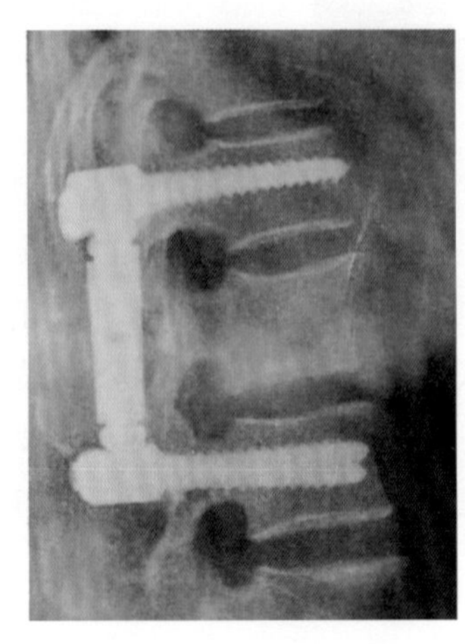
H

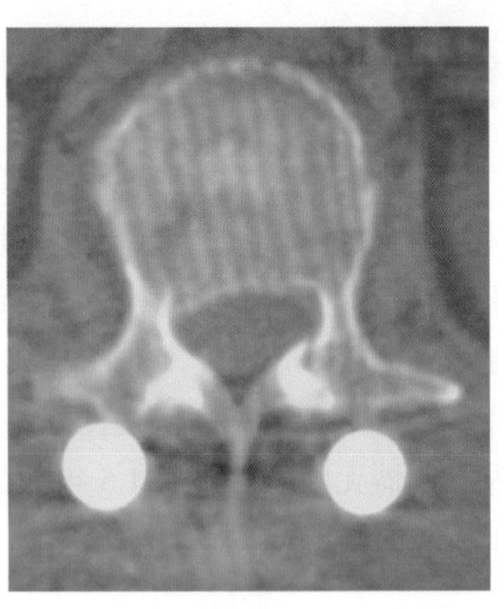
I

图 2-3-6-3-20 临床举例 例 1 L_1 椎体压缩性骨折经皮椎弓根螺钉内固定 (A~I)

A. 术前正位 X 线片示 L_1 椎节高度变狭，椎间隙高度无改变；B. 术前侧位 X 线片示 L_1 椎体前缘高度压缩 1/2，前后径增宽；C. CT 扫描示 L_1 椎体爆裂骨折，椎管内腔被骨块堵塞 1/3；D. 术中正位 X 线片示 L_1 椎体恢复正常，螺钉位置佳；E. 术中侧位 X 线片示 L_1 椎体与椎间隙高度恢复正常；F. CT 扫描螺钉位置佳；G. 术后正位 X 线片示椎体与椎间隙高度恢复正常，内固定物良好；H. 侧位 X 线片示椎体与椎间隙高度正常，内固定物位置佳；I. CT 扫描，椎体恢复正常

［例 2］ 图 2-3-6-3-21 患者，男性，47 岁，因“摔伤后腰背部疼痛三天”入院。入院查体：一般情况可，心、肺、腹检查（－）。专科情况：胸腰椎交界处稍后凸，L_1 棘突轻压痛，下肢肌力、感觉正常，大小便功能无障碍。辅助检查：X 线提示 L_1 椎体压缩性骨折，椎体前高压缩 > 1/2，后高基本正常；CT 提示椎管内骨块突入 > 1/3。入院后第三天在全麻下行经皮胸腰椎骨折复位内固定、病椎磷酸钙骨水泥强化术。术后 X 线片复查提示骨折复位良好，内固定器位置良好，骨水泥分布均匀。术后三个月复查 X 线片提示病椎维持良好高度，内固定器无断裂。术后二年复查提示病椎愈合好，高度未见丢失，予拔除内固定器。

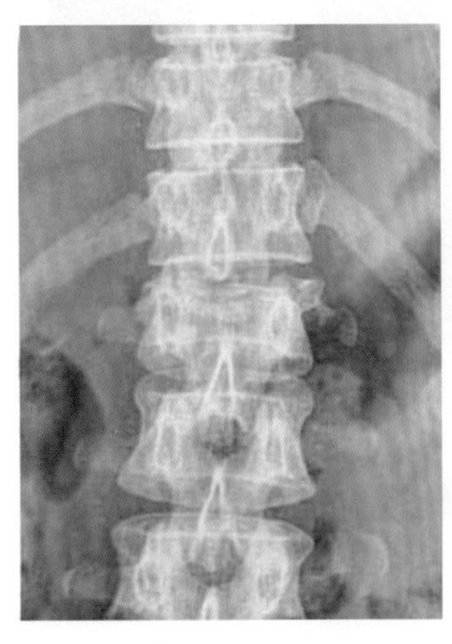

A

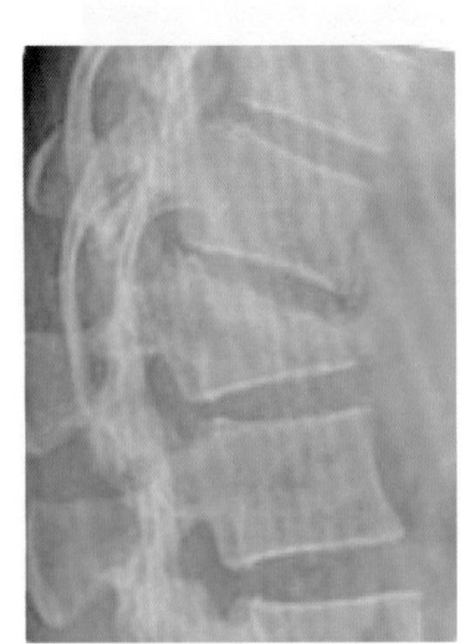
B

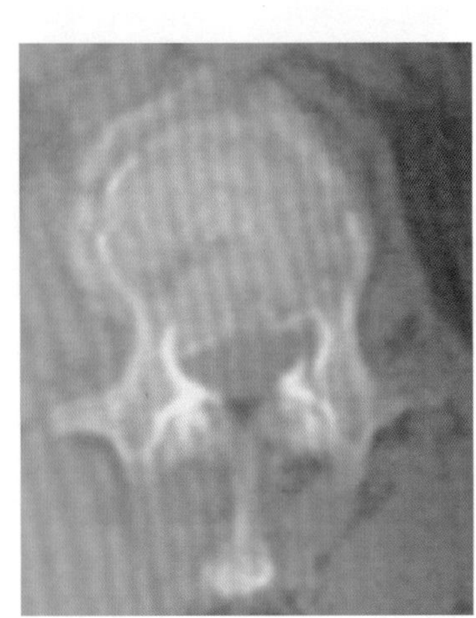
C

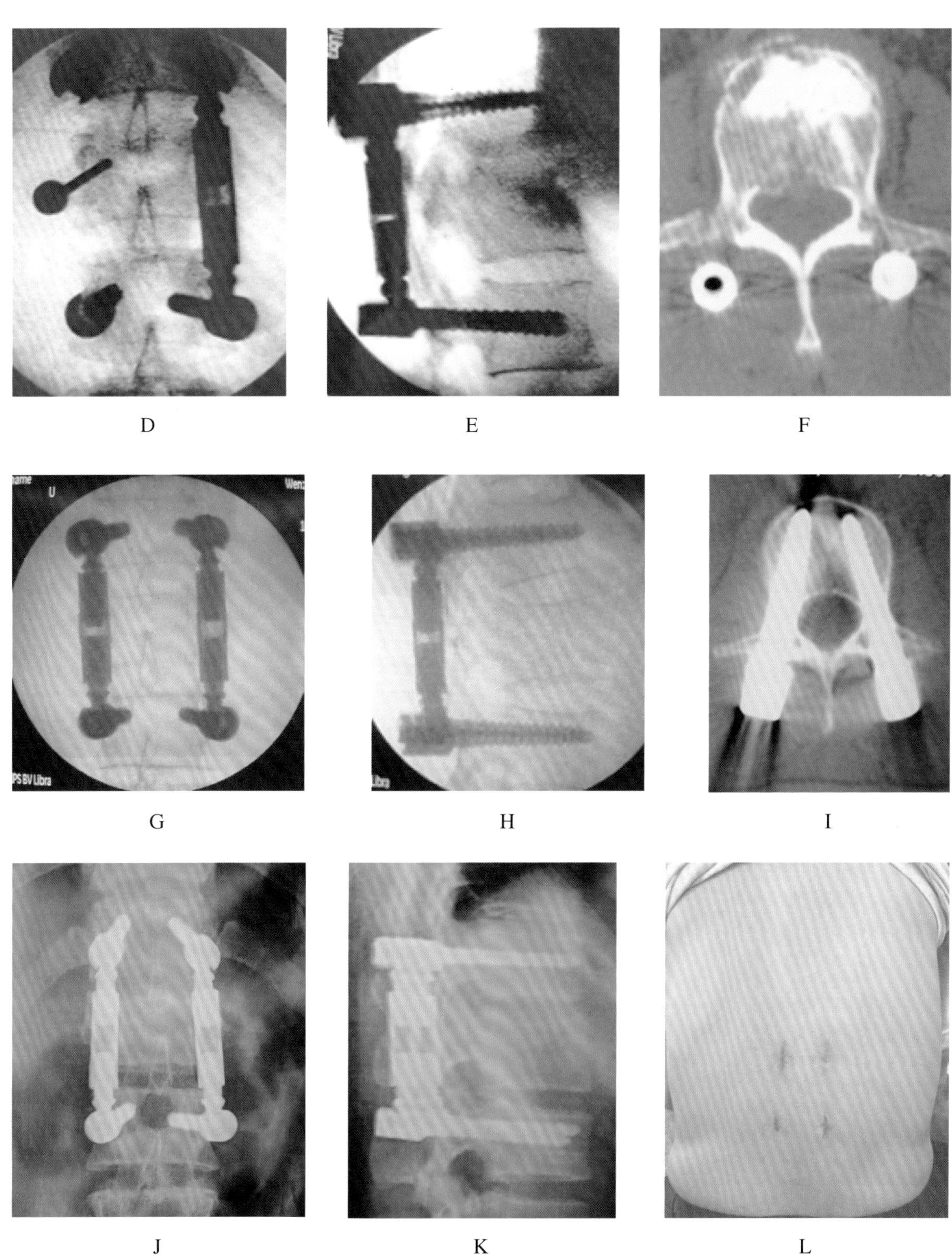

图 2-3-6-3-21 临床举例 例 2 L_1 椎体压缩性骨折经皮椎弓根螺钉内固定 (A~L)

A. 术前正位 X 线片示 L_1 右侧高度压缩，T_{12}~L_1 间隙狭窄；B. 术前侧位 X 线片示 L1 椎体前缘压缩 > 1/2，T_{12}~L_1 棘间增宽；C. CT 扫描示 L_1 椎体爆裂，椎管内骨块堵塞 > 1/3；D. 经皮椎弓螺钉撑开复位固定，伤椎作 CPC 强化；E. 术中侧位见椎体与椎间隙高度恢复正常，CPC 强化无渗漏；F. 术后 CT 扫描示强化位置佳，CPC 分布均匀；G. 经皮内固定椎间隙恢复高度；H. L_1 椎体高度恢复正常；I. CT 示螺钉长度位置良好；J. 术后二年复查位置良好；K. 复查侧位椎体高度无丢失；L. 二年复查脊柱活动功能良好

（池永龙）

参考文献

1. Dakwar E, Cardona RF, Smith DA.Early outcomes and safety of the minimally invasive, lateral retroperitoneal transpsoas approach for adult degenerative scoliosis.Neurosurg Focus. 2010 Mar;28(3):E8.
2. Disch AC, Knop C, Schaser KD. Angular stable anterior plating following thoracolumbar corpectomy reveals superior segmental stability compared to conventional polyaxial plate fixation. Spine (Phila Pa 1976). 2008 Jun 1;33(13):1429-37.
3. Eck, JCMinimally invasive corpectomy and posterior stabilization for lumbar burst fracture Spine Journal, 2011, Vol.11(9), pp.904-908
4. Hong-Jian Liu, Yi-Sheng Wang.Percutaneous vertebroplasty for the treatment of osteoporotic thoracolumbar vertebral compression fractures by filling auto-solidification calcium phosphate cement. SICOT Shanghai Congress 2007
5. Hua-Zi Xu, Chi Li, Xiang-Yang Wang, etal.Percutaneous versus open pedicle screw fixation in the treatment of thoracolumbar fractures: a comparison of the paraspinal muscle change. SICOT Shanghai Congress 2007
6. JEREMIAH ; N.JOHNSON ; and ; MICHAEL ; Y.WANG ;Stress fracture of the lumbar pedicle bilaterally:surgical repair using a percutaneous minimally invasive technique.Case report. Journal of Neurosurgery:spine ; 第 6 期 ; 2009
7. Lefranc, M ; Peltier, J ; Fichten, A ; Toussaint, P ; Le Gars, DDual, Minimally Invasive Fixation in Acute, Double, Thoracic Spine Fracture Minimally Invasive Neurosurgery, 2011, Vol.54(5-6), pp.253-256
8. Liu G, Zhao JN, Dezawa A. Clinical study of a new approach to thoracolumbar surgery. Chin J Traumatol. 2008 Jun;11(3):148-51.
9. Logroscino CA, Proietti L, Tamburrelli FC. Minimally invasive spine stabilisation with long implants. Eur Spine J. 2009 Jun;18 Suppl 1:75-81. Epub 2009 Apr 28.
10. Lowey GL, Ku[karui SS. Posterior percutaneous spine Eur Spine J, 2000, 9 : 26-30
11. Moskowitz RM, Young JL, Box GN.Retroperitoneal transdiaphragmatic robotic-assisted laparoscopic resection of a left thoracolumbar neurofibroma.JSLS. 2009 Jan-Mar;13(1):64-8.
12. O'Brien JR, Matteini L, Yu WD. Feasibility of minimally invasive sacropelvic fixation: percutaneous S2 alar iliac fixation. Spine (Phila Pa 1976). 2010 Feb 15;35(4):460-4.
13. Palmisani M, Gasbarrini A, Brodano GB. Minimally invasive percutaneous fixation in the treatment of thoracic and lumbar spine fractures. Eur Spine J. 2009 Jun;18 Suppl 1:71-4. Epub 2009 Apr 28.
14. Payer M, Sottas C. Mini-open anterior approach for corpectomy in the thoracolumbar spine. Surg Neurol. 2008 Jan;69(1):25-31; discussion 31-2.
15. Peng J, Xu J.[Research progress in surgical treatment of thoracolumbar fracture]Zhongguo Xiu Fu Chong Jian Wai Ke Za Zhi. 2009 Dec;23(12):1506-9. Chinese.
16. Regan JP, Cattey RP, Henry LG, Robbins S. Laparoscopically assisted retroperitoneal spinal surgery. JSLS. 2006 Oct-Dec;10(4):493-5.
17. Roldan H, Perez -Orribo L, Spreafico M, et al.Long constructs in thethoracic and lumbar spine with a minimally invasive technigue[J].Minim Invasive Neurosurg, 2011, 54<2>:100-103.
18. Tormenti MJ, Maserati MB, Bonfield CM.Complications and radiographic correction in adult scoliosis following combined transpsoas extreme lateral interbody fusion and posterior pedicle screw instrumentation. Neurosurg Focus. 2010 Mar;28(3):E7.
19. Wang MY, Mummaneni PV.Minimally invasive surgery for thoracolumbar spinal deformity: initial clinical experience with clinical and radiographic outcomes.Neurosurg Focus. 2010 Mar;28(3):E9.
20. Xin-Gang Niu, Hong-Mei Zhang, Li-Sheng Yan.Treatment with limited incision for posterior edge separation of lumbar vertebral body. SICOT Shanghai Congress 2007
21. Yong Kuang, Zhong-Xiang Yu, Yue-Wen Chang, etal.Clinical application of percutaneous vertebroplasty and kyphoplasty in the treatment of thoracolumbar compression fractures. SICOT Shanghai Congress 2007
22. 池永龙 . 脊柱微创外科学 . 北京：人民军医出版社，2006
23. 池永龙 . 开展微创骨科技术之我见 [J]. 中华医学杂志，2006，86(43)
24. 池永龙. 微创脊柱内固定技术（二）. 浙江创伤外科，2003，8：71-73.
25. 侯春林，钟贵彬，谢庆平等 . 人工反射弧重建脊髓损伤后弛缓性膀胱排尿功能的临床初步报告 [J]. 中华显微外科杂志，2006，29(2)
26. 侯春林 . 我国对世界显微外科发展的贡献 [J]. 中华显微外科杂志，2007，30(4)
27. 王向阳，池永龙，徐华梓，等. PMMA 不同单体. 粉配比及强化老年人骨质疏松椎体的生物力学效果. 中华老年医学杂志，2004. 23 181 4.
28. 徐华梓，池永龙，林焱，等 . 胸腔镜或头灯光源辅助的小切口胸腰椎前路手术 . 中国脊柱脊髓杂志，2005，521-523
29. 徐华梓，池永龙，倪文飞等 . 胸腰椎骨折的微创手术策略 [J]. 中华骨科杂志，2009，29(5)
30. 赵凯，黄悦，张剑，等 . 胸腔镜下胸腰段疾病的前路手术及内固定 . 中华外科杂志，2005，8：491-494

第七章　脊髓损伤术后康复

第一节　脊髓损伤术后康复基本概述

一、脊髓损伤术后康复概述

现代医学并不是仅以治疗一个脏器和单一疾病为目的，而是对患者进行人与社会的全面治疗。医学的进步不仅仅是治病救人，而且要提高人们的生活质量。康复医学亦是继发障碍（残疾）的预防医学，如能遵照康复医学的要求和程序进行严格的康复和功能训练，则可防止一系列并发症的发生，对延长患者的生命将起巨大作用。被尊为脊髓损伤之父的 Guttmann 在阐述脊髓损伤治疗的基本概念时提出“脊髓损伤的治疗要从早期开始在专科医院进行综合治疗”，即以“治疗小组（Team Work）”的形式进行全面的治疗，而且“脊髓损伤的治疗从早期就要有康复意识”，从这两点就足以看出在脊髓损伤的治疗中康复的重要性。而且 Guttmann 还教导过：“丧失的功能不可逆转，但要使尚存的功能得到最大的发挥”，这句话应成为康复工作者的座右铭。医疗康复的对象主要是住院的脊髓损伤患者。

二、脊髓损伤功能恢复训练中物理治疗

脊髓损伤患者功能恢复训练中的物理治疗和作业治疗，如同轮椅的两个轮子。在物理治疗中，运动疗法所占比重最大。近年来，世界各国脊髓损伤的康复，因受 Guttmann 的影响，增设了物理治疗与作业治疗，废除了过去以理疗为主，而改为以运动疗法为重点的功能训练方法，在这里不要把物理治疗理解为理疗，并把理疗误认为康复。物理治疗是以运动疗法为主体，其中还包括有水疗、理疗、牵引、按摩以及运动疗法辅助用具的使用等。

脊髓损伤物理治疗的首要目的是使独立完成日常生活活动的能力达到最高水平，这种独立将成为脊髓损伤患者重返社会的重要环节。物理治疗护士主要是对脊髓损伤患者进行医学功能方面的指导和训练，主要包括床上、身体功能训练，日常生活动作训练，轮椅驾驶及操作训练，住房改造指导等非常广泛的内容，并且涉及患者回家后生活上有着重大影响的部分。

三、脊髓损伤早期物理治疗

（一）急性期的床边康复

【基本原则】

脊髓损伤的急性期一般指伤后八周内，急性脊髓损伤早期处理的原则是：在脊柱骨折脱位的处理中，由于伤后脊柱的序列和稳定性受到破坏而极易损伤脊髓，因此，早期处理脊柱骨折脱位时必须做到不加重脊髓损伤，而且防止压疮的发生，恢复脊柱的稳定性和生理活动度，防止关节挛缩以便早期生活自立。

【从床边活动开始】

物理治疗应早期在床边开始实施，但要注意

保持脊柱的稳定性，即使做了内固定和外固定，也不可粗心大意。

【床边运动疗法】

床边运动疗法的目的如下：

1. 预防关节挛缩的发生及治疗　为防止关节挛缩，徒手对截瘫部位的大关节进行被动活动，动作缓慢并且要活动充分，每日一次。被动活动不要增加脊柱的负担及对其稳定性造成不良的影响，这个限度必须明确掌握。床边训练的同时要注意避免发生瘫痪部位的骨折。瘫痪部位内的长管骨在伤后 2 个月后即出现骨质疏松，在床边轻微的被动活动和翻身，即可造成病理性骨折，有些病例在出现异常活动和肿胀后才引起注意，因此，在床边被动训练时，应对患者的骨质疏松及其程度做到心中有数。

2. 残存肌力的维持和增加　截瘫患者双下肢功能丧失，所以要用双上肢的功能来代偿。因此，上肢和躯干的肌肉不但要防止萎缩，而且要锻炼出比健康人还强健的肌力，Guttmann 曾这样说过，“脚不行了用手走”。因此，卧床期间的早期进行的床边运动中就要包括利用哑铃、拉力器等的上肢肌力增强的训练。

【瘫痪部位残存肌力强化的顺序】

首先以主动运动来增强残存较弱的肌力，能够主动运动之后，再加上阻力，以提高肌力，必要时可使用滑车和重锤等器械。四肢瘫患者训练背阔肌非常重要，由于此肌受 $C_{6\sim8}$ 神经支配，因此，低位颈髓损伤时该肌的肌力亦残存且达到腰部，对其进行强化训练则可保持坐位和躯干的平衡，而且手指肌力的增强可用抓网球来训练，L_2 以下的截瘫因为在以后的步行训练中腰方肌是提伸骨盆的肌肉，因此有必要强化。

在脊柱稳定性恢复之后则进入保持坐位的床边训练，此时短期内可应用颈椎、胸腰椎支具。四肢瘫患者则要使用带有关节的折叠床，使之角度不断升高，但要注意体位性低血压的发生。

（二）离床期康复

【垫上训练】

当患者脊柱损伤稳定，能保持坐位，便可到功能训练室（即物理治疗室）训练。

1. 坐位保持训练　瘫痪患者宜从直腿坐位、椅坐位开始训练坐位平衡的能力。截瘫患者由卧位改变为坐位较容易，双手在后方交替支撑，直腿坐位时双手举向前方、两侧以及上方以保持平衡。哑铃练习、捉捕大球练习，以进行动态平衡的训练。脊髓损伤者平衡感觉丧失较重，首先面对镜子以视觉找感觉进行平衡训练，进一步行闭眼静态平衡训练。

四肢瘫患者由卧位到坐位，最初需要帮助或辅助器具，C_6 以下能独立坐，C_5 需器具辅助，C_4 以上则需全面辅助。辅助器具包括可调床、靠背、头上床的吊带、侧方轨道吊带、床档、绳梯等等。$C_{4\sim5}$ 损伤保持坐位必须靠背。

2. 垫上移动训练　垫上的直腿坐位移动训练，首先必须用双手支撑抬起臀部，因此首先必须利用支撑台加强手指肌力增强的训练，待练好后去掉支撑台，截瘫患者先开始向后方移动训练，因这比向前移动容易一些，待手指肌力增强后再行向前移动的训练，由易到难。

3. 卧床翻身训练　不能自己保持坐位的四肢瘫患者中，C_6 以上者不能独立翻身，C_4 需全面辅助，C_5 多需辅助器具且多需辅助，因 C_6 大多能独立翻身，故翻身训练很有必要。利用上肢的对角旋转运动模式，左右上肢反复向对侧运动进行训练。

【斜台立位保持训练】

斜台起立位保持训练（图 2-3-7-1-1）适于 T_6 以上高位截瘫及四肢瘫病人，由于血管的交感神经系统广范围麻痹，起立位造成血液在下肢及腹部脏器内贮留，致脑循环血流量急剧减少而出现急剧的起立性低血压，应予以重视，多于伤后 10 周出现。保持起立位训练旨在防止尿路结石，调节全身状态，防止瘫痪部位长管状骨的骨质疏松，摆脱卧床不起的状态。能保持坐位后，即去训练室训练，开始时要按循序渐进的方式逐步起立的程序进行。

【轮椅训练】

1. 移动训练　截瘫和四肢瘫患者，为了更好

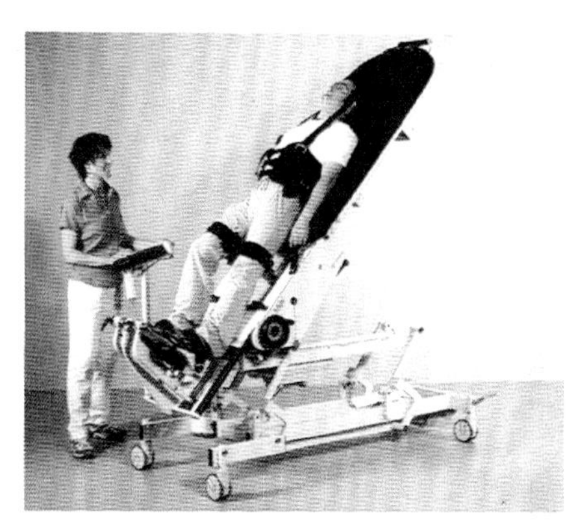

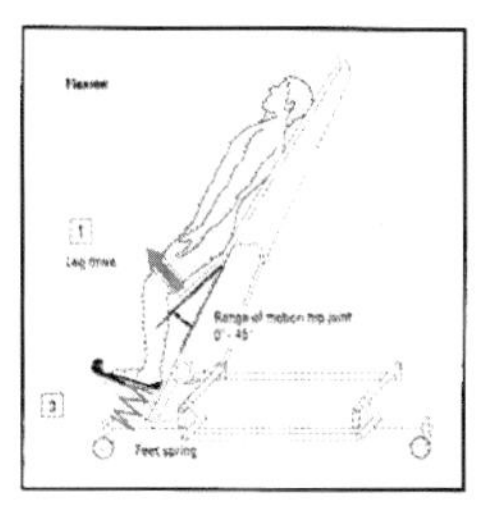

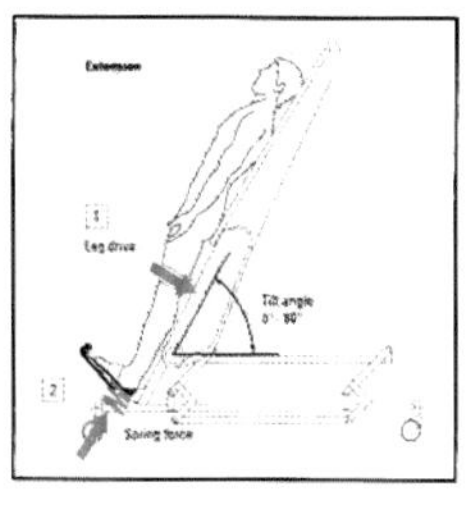

A B

图 2-3-7-1-1 斜台立位保持训练（A、B）
A. 操作中；B. 示意图

地使用轮椅，首先应进行从床到轮椅及从轮椅到床的训练，当能自立做到后，再进行轮椅与便盆、浴缸及汽车之间逐渐扩大的移动训练，使轮椅成为自己的“腿”。

2. 轮椅的操作训练　轮椅行走操作在 C_4 节段受累者是不可能的，C_5 部分可能，但灵活性差，无实用意义。$C_{4、5}$ 一般用电动轮椅，C_6 以下实用性增加，但四肢瘫，为了防滑可在驱动轮（扶轮）处缠上薄橡胶制品以增大摩擦，并戴手套，以小鱼际与手摩擦驱动驱动轮。C_5 损伤的患者，能利用肱二头肌肌力，故可从后向上转动驱动轮，C_6 以下损伤的患者，能利用肱三头肌可从上向前下方转动。在训练过程中，四肢瘫患者平路行走有实用价值。截瘫患者可在协助者帮助下进行爬坡、越沟、抬前脚轮，走不平地面及乘用自动升降扶梯等，然后再独自进行轮椅操作的训练，如进行爬坡和牵引重量训练，以增强肌力。

3. 轮椅训练不要忘记预防压疮的支撑动作的训练　坐在轮椅上很容易发生压疮，Guttmann 指出，无压迫的地方即无压疮，鼓励病人每 15min 行一次支撑动作以减少压迫，并用 10cm 厚的泡沫软垫，在其开始使用轮椅时即严加训练，定时作支撑动作以防止压疮，以后自然就养成做支撑动作的习惯了（图 2-3-7-1-2）。

肱三头肌有功能者要充分训练在轮椅上的支撑动作，肱三头肌无功能，C_5 以上者自己不能支撑，必须有人辅助进行支撑。电动轮椅上有斜背靠椅，可将靠背放倒，使受压的坐骨部的位置改变，虽不充分，也可起到支撑作用。

肱三头肌肌力不足的四肢瘫者可按下列四种方法进行：

（1）双手放在扶轮上或座位上，前臂外旋，肘伸展位，以两肩下降的肌肉（斜方肌下部，$C_{3\sim4}$），将臀部提起；

（2）一侧交替减压法，一侧屈肘至扶手上，另侧肘伸展位，伸展肘在后方以手起重将同侧臀部提起，双侧交替进行；

（3）一只手把住握把，另一手向扶手上倾斜，猛力将上身和头尽量前屈，使坐骨被压迫的部位前移的向前倾斜减压法；

（4）猛力将上身后伸或协助者将轮椅后倾，亦可改变压迫部位。

【步行训练】

步行训练顺序即平行杠步行，平行杠内拐杖步行，双拐步行的应用动作。平行杠步行练习前要用下肢支具，拐杖步行前应给予适当的拐杖。脊髓损伤患者实用性步行方法，既安全又实用，速度可达正常人的 89m/min。步行训练达不到实

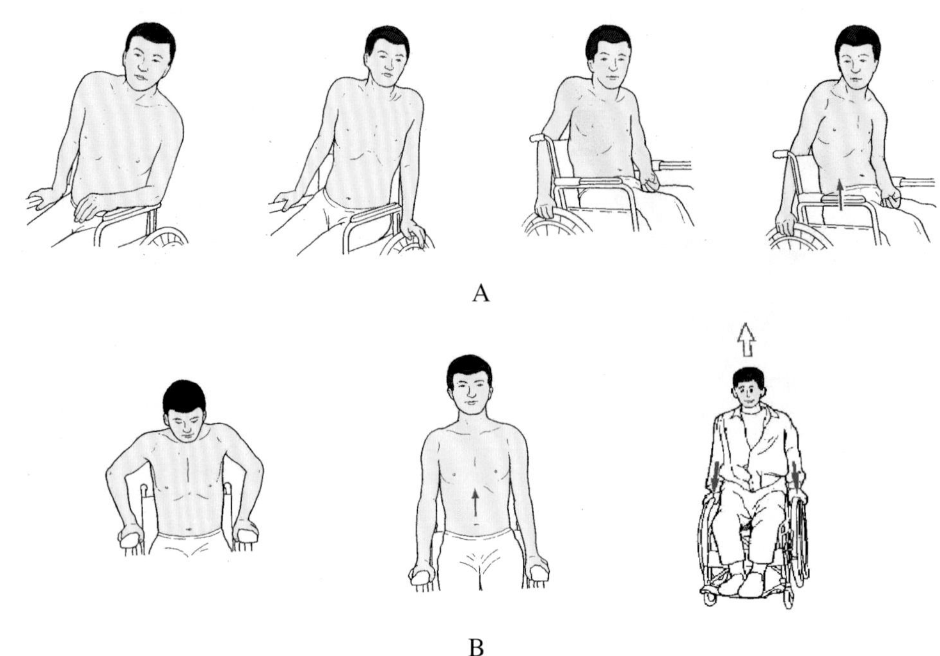

图 2-3-7-1-2　轮椅上支撑运动训练示意图（A、B）

A. 颈髓损伤患者轮椅上的支撑动作；B. 在轮椅上臀部的减压动作：指导截瘫患者每 15~20min 做 10s 左右的提起臀部动作

用性步行时，多数患者也就只好依靠轮椅了。对有动作但尚不够实用者予以步行训练，而对已具有实用性者则予以更加灵活的功能性步行训练。步行姿势近于健康者，其摆动步步行训练速度可达 59~75 m/min，接下去是两点步行，其实用性较高。

略去无实用性的步行训练，为缩短住院时间，在入院期间集中进行轮椅训练。尽管国内外均有人如此主张，但当今社会对患者来说实用性步行能力的行走必定比轮椅更方便有利。步行训练首先以能行走为目的，达到后再进一步进行实用性步行（功能性步行）的训练。因此，在训练时可将病人分为两组，一组以轮椅训练为中心，兼训练其获得行走能力（非实用性），另一组以步行训练与轮椅训练并列进行。

英国国立脊髓损伤中心的经验是：T_{10} 以下损伤可以练习实用性步行，T_9 以上的损伤只能进行站立训练。日本赤津认为，T_{10} 以下损伤可以摆动步行，也有人认为是在 T_{12}~L_1。

1. 平行杠步行　首先为防止膝关节屈曲，应用支架或石膏夹板和弹力带将双侧膝关节固定，将轮椅靠近平行杠一端，将座位前移，双手握住平行杠近端，用力将身体撑起，在平行杠间保持站立位，两足两手的位置与身体重心取得平衡，并逐渐松开双手，练习站立平衡。

在平衡杠内上身前后倾，同时改变双手前后位置，如损伤在 T_5 以下通常都可以做到，然后练习双手握杠支撑身体，上身前倾，臀部向后上方抬，两足提起。单手松开，双手松开均能在平行杠内站立，证明平衡练习已成功，可进一步平行杠内的步行训练。

平行杠内的步行姿势与双拐（腋杖）步行一样，截瘫病人依四点移动、交替移动、同时移动、小幅（摆至）四点步行，最后大幅（摆过）二点移动的顺序进行训练。腰方肌是主要上提骨盆的肌肉（T_{12}~L_2），如该肌无功能，则变成拖地步行。如果有功能则足可离地，或四点步行或二点步行。

摆至步（小幅）步行时是，前方的双手将体重承担后，同时利用惯性将臀部上抬，双足离地，放在双手之前方地面，双足触地之同时，双手即再向前扶杠。摆过步（大幅）步行时，猛用力将体重放于前方双手支撑，双足离地，向前大幅度摆动，上身和髋关节如弓一样，然后待落地时双手再大幅向前抓握平行杠，重复进行。

2. 平行杠内腋杖步行及平行杠外保持腋杖立位平衡　当平衡掌握较好并能在平行杠内步行后可行拐杖步行。拐杖要与个体相适应，且在下肢配用支具下进行。

拐杖步行训练，初期要防止病人在平行杠内摔倒，当拐杖站立位平衡较好时，可在平行杠外行平衡训练。这种训练早期靠在墙壁边上进行，靠墙练习。把拐杖放在前方、侧方、后方支撑以练习各种位置的平衡。平衡获得后可离开墙壁持拐用在平行杠中所学的步态进行平衡训练。

四、脊髓损伤离床后物理治疗

（一）伤后 2~3 个月开始

伤后 8~12 周开始，为对脊柱荷重的开始期，此时数周内颈椎要着用硬领、躯干要着用支具等进行保护。离床前期是为离床进行坐位训练等正式训练前的准备，离床后期要进行正式训练及出院、运动及回归社会前的各种训练。

（二）离床前期

于此期开始，康复治疗时最重要的是，与急性期相同，不得加重骨损伤部位的疼痛及感觉异常。

【血管运动神经调节的重建】

患者长期卧床及瘫痪使肌张力低下而出现自主神经障碍所致的体位性低血压，尤其是第 5 胸髓以上损伤时，因内脏大神经断离致血管运动神经麻痹而出现顽固的低血压综合征，其症状有冷汗、眩晕、颜面苍白、耳鸣、昏厥、呼吸困难等。因此，四肢瘫时如何能及早控制此综合征，对以后的康复训练是非常重要的。对策为：立即改变体位（图 2-3-7-1-3），此外平时训练中应注意以下几点：

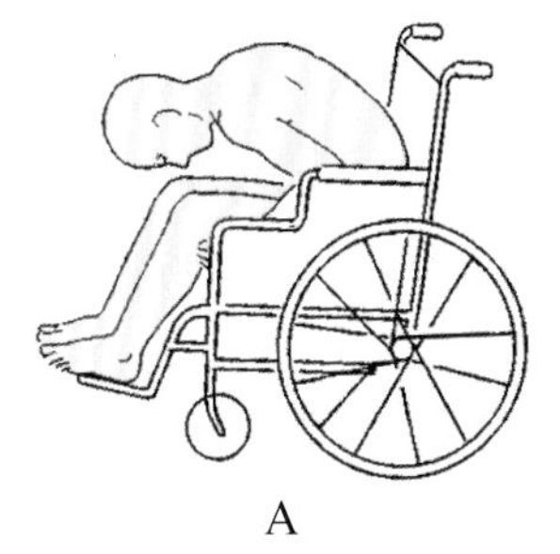
A

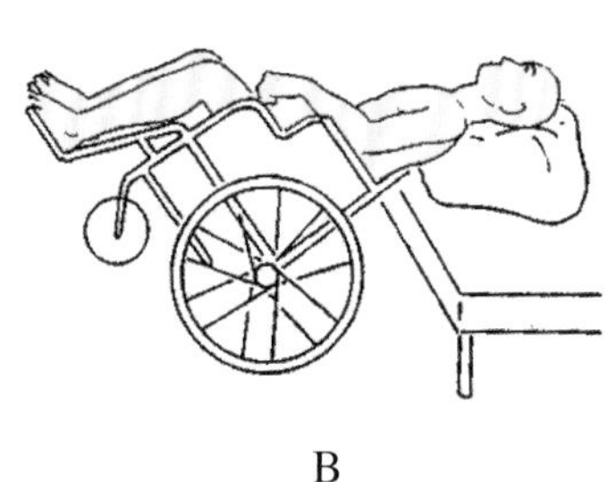
B

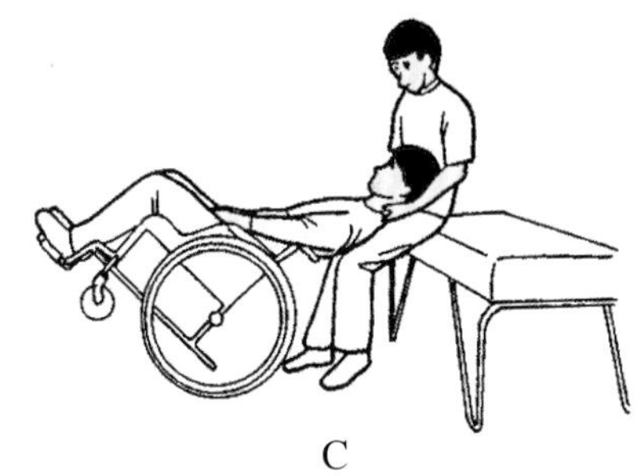
C

图 2-3-7-1-3　体位性低血压应急处理示意图（A~C）

A. 改变体位之一；B. 改变体位之二；C. 改变体位之三

1. 渐增的坐位、立位训练；

2. 与深呼吸训练的同时进行上肢上举运动对于促进腹部、下肢静脉回流有益；

3. 使用腹带；

4. 下肢使用弹力绷带；

5. 下肢按摩。

【姿势感觉的重建】

脊髓损伤时，不仅损伤平面以下四肢、躯干肌肉，浅表及深部感觉丧失，姿势 - 运动感觉亦消失。尤其 T_{12} 以上的损伤时，因髋关节以下的姿势感觉消失，立位平衡困难。颈髓损伤时则坐位平衡困难。

1. 姿势感觉重建的方法

（1）令患者渐增地调整上肢的支持，进行坐位平衡训练；

（2）令肩外旋、伸展、前臂旋后；以肘伸展锁住来支持（肱三头肌瘫）；

（3）直腿坐位（长坐位）的平衡训练；

（4）盘腿坐位，利用大气球控制上肢及躯干；

（5）由头上给予压力，令患者挺颈，伸展脊柱。

2. 坐位平衡训练的实施办法

（1）利用姿势镜的训练　可取得视觉—运动—反馈效果，要以渐增的坐位平衡训练方式进行。首先，C_6 以上因肱三头肌瘫痪，要以肩外旋、前臂旋后、腕背屈、掌指关节（MP）伸展，近端指间关节（PIP）、远端指间关节（DIP）屈曲位于骨盆两侧支撑、锁住。要获得上述技巧，肘关节可用空气式夹板支撑进行上肢坐位控制训练。继之两上肢置膝上，逐渐一侧上肢上举、两侧上肢上举、头部前后屈及旋转进行练习。两侧上肢同时上举时要预防向前跌倒，应采取头部、躯干向后方倾斜的姿势与两上肢上举取得协调是十分重要的。

（2）利用本体感觉神经肌肉促通术（PNF）　由头顶施以压力，令患者同时伸展脊柱，于肩胛带施以抵抗负荷，采取节律性的稳定。座位应用 PNF 对于获得平衡、脊柱序列的矫正、肩胛带周围肌力强化颇为有益。

（3）应用腹带训练　其可增强躯干的固定作用。

（4）跌倒训练　在垫上直腿坐位进行跌倒训练十分重要，借此截瘫者获得上肢保护伸展反应，四肢瘫者获得以头部或肘部的防卫反应。

应以上述要领进行渐增的平衡训练，最终达到掌握坐位或轮椅上捕捉气球、皮球、顶球等动态平衡。

（三）离床后期

此时期几乎日间均在轮椅上度过，骨损伤已稳定，应将动态活动计划列入康复项目之中。

【强化残存肌力及确立代偿功能】

因脊髓损伤而丧失的功能，可通过残存能力的强化，使之重新获得应用的代偿功能，尤其四肢瘫者要重视其功能性动作及日常生活动作（ADL）有关的动作，现就关节活动范围（ROM）及肌力强化训练叙述如下。

1. 关节活动训练：因麻痹纵然肌力受到一定程度的影响，仍可获得充分的关节活动性及柔软性，可利用杠杆作用等力学原理而提高代偿功能动作。

四肢瘫时头、颈部的屈伸与旋转，躯干的屈伸与旋转，肩的屈伸、水平内收、外展、旋转，肘的屈伸，腕的背屈活动等十分重要。下肢的髋屈曲、外展及膝屈伸的活动则十分重要。尤其为获得头、颈部的活动，当证明骨损伤已治愈后，应重视对角旋转模式上的被动、伸张运动。

截瘫时为今后站立位及步行所必需的髋伸展，及由床上移动到轮椅和支具着用所必需的膝伸展位上的髋屈曲活动，是十分重要的。

2. 肌力强化训练：实施肌力强化之际，重要的是正确的肌力评估。四肢瘫时下述肌肉的评估最为重要，即颈部周围肌群、斜方肌、背阔肌、前锯肌、胸大肌、肱二头肌、肱三头肌、肱桡肌及长、短桡侧伸腕肌；截瘫时背肌、腹肌、髂腰肌、腰方肌、股四头肌的评估最为重要，还要注意左右差异，同一平面损伤也有个体差异，要正确判定残存肌力再设计肌力强化程序。尤其四肢瘫时残存关键肌肉的 TDBE 机制及 PTSL 机制很重要。TDBE 机制即 Trapezius（斜方肌）、Deltoid（三角肌）、Biceps（肱二头肌）、ext . Carp . Radialis（桡侧伸腕肌）为部分或完全残存的 C_6 水平上的关键肌。PTSL 机制为 pectoralis Sternal（胸大肌胸骨部纤维）、Triceps（肱三头肌）、Serratus Anterior（前锯肌）、Latissimus Dorsi（阔背肌），为 C_7 以下时的关键肌。因此，实施肌力强化时，当然要针对所有残存肌，但上述的关键肌对四肢瘫者应为中心。

（1）PNF 强化法　根据本体感觉神经肌肉促进（PNF）理论的徒手肌力强化方法：最有效的是在床上、垫上、站立台、轮椅中及平行杠内进行对头颈部、上肢、躯干的对角旋转模式的徒手抵抗运动。

（2）利用拉力器、重锤负荷的渐增抵抗运动　利用拉力器进行渐增抵抗训练要以对角、旋转模式进行。尤其 C_6 以下时在肩内旋、肘伸展位上，使两肩胛内收、下降而强化阔背肌及胸大肌，同时进行由肩上举位的肩屈曲、内旋、内收，肘屈曲再伸展。躯干的旋转运动对床上坐起及移动时牵拉头上方绳索的动作十分重要，所以要很好指导患者获得肘伸展的代偿动作。此外，乘轮椅牵引重物或在垫上进行支撑动作，也是有效的肌力强化训练。

【垫上动作训练】

通常是以轮椅送至训练室，进行肌力强化训练的同时开始垫上动作训练。此垫上的基本训练根据运动发展阶段及全身性模式运动而促进运动的恢复，对于获得更高位水平的动作及技巧是很重要的。

脊髓损伤者一定要靠轮椅移动的观念需要改变，根据运动恢复的不同阶段，要尽力使翻身、爬行移动、四肢爬行等移动能自力完成。

四肢瘫者要进行翻身、坐起、坐位平衡训练，支撑训练，移蹭动作，麻痹下肢的移动训练。重要的是各种方法的选择及掌握如何利用重力、惯性、离心力、杠杆作用。在宽敞的垫上进行集体训练可提高患者的士气，互相学习、探讨。四肢瘫者可进行掰腕子、抡枕头、角力等娱乐性活动而提高体能。

截瘫则以动态的支撑训练，坐位平衡训练，四肢爬行训练等为中心，这些将是今后的站立、步行训练时控制骨盆及躯干的基础。

【轮椅动作】

对脊髓损伤者，轮椅为最重要的移动手段，为了日常生活中能安全利用，要从轮椅的基本操作开始训练，要根据患者伤残障碍程度解决轮椅的处方。C_4 以上高位颈髓损伤时可用电动轮椅，其驱动操作的力源可用下颌、口、呼吸等，最近已有多功能的轮椅被开发研制出来。

C_5 以下的四肢瘫、截瘫用轮椅可有以下附件：跟套，趾套，搭板，外开式脚托板，拆装式脚托板，台式扶手，拆装式扶手，延长的制动杆，颈髓损伤用手动轮，缠上橡胶皮、波纹状或带抓手、坐垫（$1cm^2$ 压力不得超过 200g，有一定程度可动性而可移向侧方或扭曲，有通气性及吸湿性，通常用厚度为 5~10cm 的泡沫橡胶），此外尚有浮式坐垫等。C_5、C_6 时用拆装式扶手及腿托，延长制动杆，利用胶皮手套即可进行操作。轮椅的基本动作：

1. 轮椅上坐位平衡训练

（1）一般原则　四肢瘫时因脊柱站立肌麻痹，要令其骨盆离开靠背移向前方，使躯干后倾保持坐位。截瘫时则可能保持良好的坐位姿势。于轮椅上进行平衡训练时，四肢瘫者尽可能不紧靠靠背，要稍稍离开进行上肢上举训练，以头顶球动作及投球动作进行训练。

（2）四肢瘫者轮椅上动态平衡训练　其一是利用海滩球的顶球动作，从不同方向投向患者，使其顶球而有利于姿势感觉的形成。其二是令患者投球、捕球的训练。

（3）对四肢瘫者指导其充分掌握对轮椅加速、减速、转动时加速度的感觉能力　因此 PT 士要将轮椅以适当的力量，迅速地向前、向后、转动，使患者与此对抗保持平衡，即掌握头颈部、上肢的反射能力。截瘫者也需要进行对急速开动、停止、转动时的躯干动态平衡训练，利用轮椅上的运动如乒乓球、篮球、射箭等颇有效。

2. 轮椅各部件的操作：四肢瘫时要训练制动器（闸）的操作，扶手的装卸，手能够得着脚底板，臀部尽可能前后移蹭，截瘫者亦同样。

3. 驱动轮椅：四肢瘫者要训练轮椅前进、后退、转动时头颈部、肩、肘、手指的应用方法，并对各种手动轮，使用橡胶手套、皮手套等。

4. 轮椅上的减压动作：四肢瘫者要根据其残存肌力，有无左右差，体重，上肢长度等选择，指导其减压方法。

5. 转移动作：由轮椅向地面、垫、坐便器，轿车等水平方向转移动作有：

（1）直角接近法　四肢瘫及上位胸髓损伤者可给予训练，四肢瘫时轮椅高度要与床取同一高度方可；

（2）横、斜接近法　此法最为常用；

（3）其他　四肢瘫时还需要头上方的套索、滑动板等辅助。

由轮椅向床上的转移动作（前方接近法）；

由轮椅向床上的转移动作（斜接近法）；

由轮椅横向倒下的移动（斜接近法）；

由轮椅向床上的转移动作（利用头上套索）；

截瘫者由地面向轮椅的转移动作。

由轮椅向地面、浴盆等垂直方向的转移动作，通常第7颈髓以下者是可能的。由地面转移到轮椅，一般以后方接近法进行，亦可由前方攀登轮椅的接近法。

转移动作训练时不可忘记的是，要令患者确认轮椅的两个脚轮是否确实、准确的正对前方。如果有一侧对向后方或侧方时，转移动作可使轮椅突然倾向前方或左右，而使身体失去平衡，对此要予以充分指导。

6. 轮椅应用动作：应用动作有超越障碍物，前轮抬起，后轮走行，拾取地面物品，凹凸不平地面上的行走，下台阶等等。通常，轮椅能超越的高度，由前方超越为3cm左右，后轮则为6cm左右，四肢瘫者C_6以下为5cm以下。截瘫者前轮抬起与后轮行走非常重要，训练时要将垫子铺在后方地板上，或利用绳索，防止向后方摔倒时后头部受伤，轮椅应用动作即截瘫时的脚轮抬起及下阶梯的训练。此外，从轮椅转移到轿车的方法也要进行指导，C_6是可能的。

第二节　脊髓损伤功能恢复训练中的作业治疗

一、作业治疗概述

作业治疗（Occupational Therapy，OT）以前称为职业疗法，不太被大家所熟悉。随着康复医学的发展而受到重视，目前统一称为作业治疗。

作业治疗的目标较物理治疗设计涉及范围更广，很难简单阐明其定义，可概括如下。此种治疗法是利用各种材料、工具及器械，进行有目的性和有生产性的动作和作业。即多样式的操作，在医疗管理下，有计划的区分或系统进行，目的在于心理功能的赋活，身体功能及精神功能的改善。换言之，作业治疗中所进行的动作，较物理治疗具有高层次的目的，其结果是在生产面上能创造某种物件，或在其他方面完成某种工作。例如肩关节挛缩，上肢的上举活动度受限患者，令其用锯锯断置于高处的木材。为锯断木材必须进行肩关节的前方上举，活动度逐渐得到改善的同时，其作业的结果也是制作出圆形木片，可作垫物之用。这与物理治疗时用肋木对肩关节进行的前上举运动不同，这里的动作有锯木的更高层次的目的，且制出很多木片，这是具有生产意义的。这是最重要之处。

作业治疗是以各种作业为媒介进行训练，使残存功能得以最大限度的恢复与充分利用。作业治疗无一例外，均着眼于与颈髓损伤密切相关的损伤，并以完全损伤为重点。患者于离床期以后要积极进行日常生活动作的检查和训练，但四肢瘫患者上肢功能障碍，其作业治疗训练的难度比截瘫者要大得多。

二、作业治疗实施步骤

（一）日常生活动作的训练

截瘫的ADL由物理治疗士，四肢瘫由作业治疗士承担训练。四肢瘫痪者ADL训练目标随损伤髓节的不同而不同。把同一髓节也要上下分开进行。

（二）自助具和手部支具的制作和配备

截瘫患者日常生活动作训练不需这些器具。四肢瘫患者日常生活动作训练，由作业的种类来决定，对障碍适用的自助具和手部协助器则是必需的。患者离床期以后即应制备适当的器具和协助器，并备带这些进行作业训练。

（三）ADL 与自助具（图 2-3-7-2-1）

【饮食】

四肢瘫时，需要协助和代偿手握持功能的用具很多，饮食用自助具有各种持物器或带支持把的叉子以及粗柄匙。手腕及肘部不能充分活动时，加长匙柄的长度，并附加以角度即可得到弥补。为了固定饮食用具，可使用较重的陶瓷器皿，或一侧高易于抓住的器皿和防滑垫子。

【更衣】

衣料应以易于穿脱，宽大、宽松易通风、有伸缩性的为好。应注意吸湿性、保温性、结实以及柔软的程度。衣服改良之处在于裤、裙均带有扣带和吊环，将长裤两肋侧缝有吊环，前边装拉链及吊钩，这样易于穿脱。将鞋与袜子缝上吊环。最重要的是反复练习掌握适合于个人的穿脱顺序。

【整容】

用装有把持把或万能护腕将剃须刀、牙刷及梳子等固定住，就能完成这些动作。

【入浴】

在浴室内移动时必须小心，以防造成可形成压疮等原因的创伤。因此，浴室内必须有优质材料的垫子，浴室内要铺有带吸盘的防滑橡胶垫。颈髓损伤患者因有感觉障碍，必须使用温度计及体温调节装置，以防烫伤。浴后应常规进行压疮的检查。另外，在擦洗躯体时用带圆环的毛巾及洗浴手套，以代偿握持能力的不足，并可洗刷到后背。

【排泄】

排便动作与作业治疗士有关的是衣服的处理，集尿器及通便药的处理，完毕后打扫收拾及排便排尿的训练，移动的问题。选择最适合于个人的集尿器，为使自己能操作，留有扣带，并加长活塞柄和改成易于旋开的形式。

【通信及其他】

包括写字用各种自助具，装有翻页的支架及

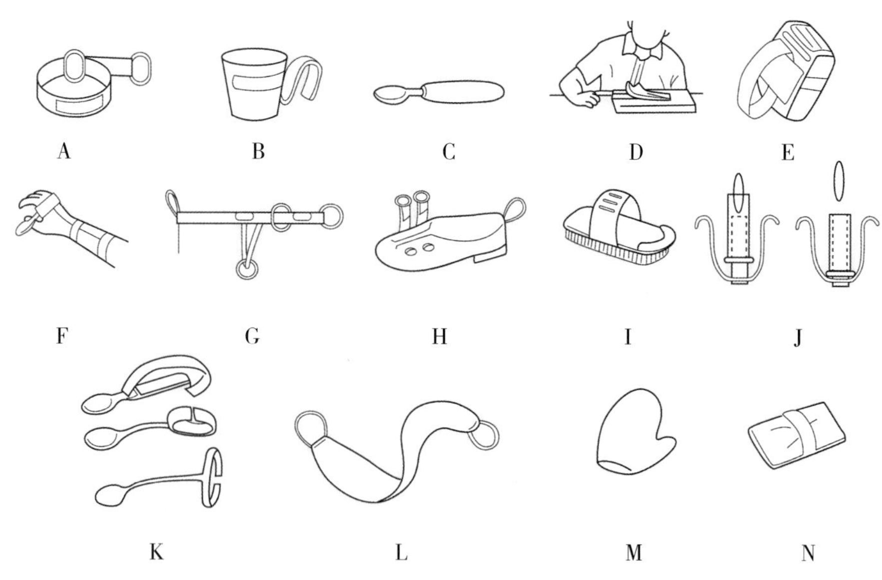

图 2-3-7-2-1　自助具举例示意图（A~N）

A. 万能袖带；B. 有握把的杯；C. 粗柄勺；D. 带有把手的指甲剪；E. 带有把手的电动剃须刀；F. 装在支具上的勺；G. 带有尼龙扣带与环的裤带拉链；H. 带有环和扣带的鞋；I. 带把手的刷子；J. 坐药插入器；K. 带把手的勺；L. 带环毛巾；M. 浴用手套；N. 带把手毛巾

腕固定支具，在万能护腕上插柄进行电子游戏及拨电话。

三、颈髓损伤作业治疗

（一）四肢瘫痪者作业治疗的渐进方式

【一般要求】

床边作业治疗旨在最低限度日常生活动作的确立和心理维持。手部夹板主要防止挛缩畸形为主的静止夹板。离床期以后上肢功能可客观地掌握和评估，作业的具体训练就开始了。

【脊髓损伤的部位】

视受损节段不同，计划亦不同：

1. C_4:轮椅坐位的耐受性，如果能在斜台（站立台）上站立保持 30min，则认为可能获得坐位的耐受性，可在靠背轮椅上延长坐位时间。因为床上头上方的框架有碍训练，故可拆除。把病人由床移至轮椅上，为节省完全辅助的人力，可使用升降机。C_4 损伤时仅口与头能进行随意运动，通过使用口棒的作业进行颈的控制及对肌肉的强化。用口写字实用性小，较实用的是训练用口操作的电脑打字，床旁要备口舌操作的环境控制装置。予病人以电动轮椅，并教会其使用下颚操作，进行电动轮椅行走训练。

2. C_5：C_5 损伤时能进行肩的运动及屈肘，而手腕及手指却不能活动，因此需使用腕关节保持在良好位置的固定支具。当肌力减弱抬腕障碍时，也可使用支撑腕部的前臂悬挂装置及可动的前臂支持装置。床旁安装头上方拉带，移动时可用手抓扶以减少辅助量，但不要妨碍辅助。可使用升降机，床旁设置环境控制装置灵活运用 BFO（球承进食支具）。当转移至轮椅上时，可将 BFO 装置在轮椅上。一般用电动轮椅，但多将操纵杆加以改良。

手部辅助器，首先用上翘性夹板及长对掌夹板，同时安装相应的自助具。检查能做到的动作，并按不同目的给予不同的自助具，如能使用齿轮型手杖夹板则能抓握东西。C_4、C_5 脊髓损伤的患者在欧美有用电动轮椅上的电源使用电动支具。

3. C_6：这个水平的损伤比 C_5 以上要好得多，一些日常生活动作除更衣、沐浴、大小便外都可以完成。因腕部可背屈，故用腕背屈把持夹板手指部分完成抓握动作，可利用腕背屈时手指屈曲而握持极轻的物体，由此可进行伸腕肌的强化训练及抓握物体的训练。为使把持动作更确实，更持久，可利用腕关节驱动支具等各种支具。

轮椅可在室内走动，很实用。驱动轮上要有橡胶、手戴手套，防止滑脱。床上安装头上框架可自行移动，或用滑动板减少辅助量。C_6 下位损伤者有的能开汽车，这种脊髓损伤利用腱的固定作用可用示指夹轻的物品。

4. C_7：可伸肘，支撑动作无需辅助，可自行移动。腕可随意掌屈及随意活动，掌指关节可伸展，但手指动作困难，用短对掌夹板则手指功能大有改善，空手亦有很多代偿动作，但入浴、排便仍要辅助。一般都能驾车。

5. C_8：因手指肌肉活动尚好，故可较紧地把持和抓住物体。一般的动作都不需辅助，日常生活动作的能力与截瘫者差不多。一般多能驾车和进行轮椅体育运动。

【酌情处理】

如上所述，要仔细考虑不同的损伤水平，用什么样的辅助器具，行什么样的作业训练，逐渐地深入。简单的游戏、手工艺、织物、陶艺作业都是常进行的作业训练方式。此外，写字训练，对 C_6 以下的损伤者一定要积极进行。不能写字者，就应训练其用不同的方式用打字机打字，可用 RIC 型把握支具（芝加哥康复中心利用腕关节伸腕肌肌力体内力源制作的热塑性手的矫形器）训练写字。

（二）家务动作训练

家务是康复的重要目标之一。当步入准备回归家庭阶段时，针对需要必须开始家务动作作业治疗的训练。

【C_8 以下的损伤】

因握、横抓均能完成，只要准备好轮椅用水池及烹调台等，几乎不用自助具就能完成家务活动。

【C_7 以上损伤】

手指肌力全无，使用带固定带的菜刀及削皮器、万能烹调器、防滑垫子、带钉菜板进行削皮、切、煮、烧、炒、拿来、送出等一系列训练。即使对家务完全断绝念头的人，随着一个个家务作业的完成，自信必然得到恢复，从部分到全面承担家务，渐渐也就习惯了。

四、截瘫作业治疗

四肢瘫患者作业治疗是从日常生活动作及一些身边动作的自立开始，并建立持续保持坐位为目标，并重视患者心理自信的恢复，而截瘫患者在此基础上还要进行残存肌力增加的作业治疗的训练。作业的种类繁多，坐位能进行的如手压黏土粉碎器、拉锯、木工、铁器工、锤的使用以及皮革作业、缝纫、陶艺等等。家庭主妇，可训练其做饭、洗衣、扫除、手工艺、编织、裁剪等。要把必要性和患者兴趣对立统一起来，老年人可训练园艺作业。

步行无实用性的截瘫患者，也要在站立作业台前游戏或站立训练每日一次。年轻人有必要进行轮椅体育运动训练，因为他们可进行所有的轮椅运动比赛。

五、驾驶汽车训练

在先进国家，截瘫患者的汽车驾驶训练已成为康复治疗上的必修课。

即使对四肢瘫者，只要单手能旋转方向盘，也有很大可能驾驶汽车，同时也成为巨大心理进步的阶梯，加速器及刹车制动器，以手动装置代替脚动系统，通常采用左手控制。

康复的最终目标是使患者从医院或康复设施中解脱出来，重新回到家庭和职业中，重新回到社会获得新的生活。但脊髓损伤者，尤其是高位颈髓损伤者，实现以上目标尚面临许多问题。要解决这些问题，不仅患者要有所意愿，还要有家属和社会福利部门的协助，为了使用日常生活活动自立度提高和改善生活环境，尚需大力开发和普及自助具及福利设施，以扩大充实福利事业，最适宜于脊髓损伤者的是在家就业的道路，即在患者自己家里从事一些脑力或轻体力劳动。

第三节　脊髓损伤功能训练中的动作训练

一、动作训练概述

动作训练应尽早开始。伤后尚不能来训练室时，应在床边开始进行动作训练。

动作训练要达到的目标，在伤后与回归社会之前的内容有所不同。一般将伤后脊椎骨折脱位治疗的卧床期称为急性期，身边的活动能自立时的训练为离床期，设计好出院后的生活而进行训练为社会回归准备期。各期动作训练所要达到的目标必须是具体的，并必须使患者明确和理解。伤后各期应进行的康复训练如表 2-3-7-3-1。

二、关节活动范围（ROM）的训练

（一）急性期关节活动范围的训练

急性期以维持伤前正常的关节活动范围为目标，此时瘫痪为弛缓性，故暴力操作易引起软组织的损伤，有可能形成异位骨化。缓慢活动关节，如感觉到阻力应小心活动。

表 2-3-7-3-1 伤后各期动作训练应达到的目标

动作训练	急性期	离床期	社会回归准备期
关节活动范围训练	正常活动范围的维持注意软组织的损伤	扩大活动范围有必要进行被动训练	瘫痪部位自己被动运动的指导
肌力强化	不影响受伤部位的程度	积极的强化	通过运动进行强化等
起坐动作	从支撑动作开始	获得最大的支撑动作及起坐动作乘坐轮椅的时间延长	可整天乘坐轮椅进行坐位的职业训练
移动动作	完全协助（3 人→2 人→1 人协助）	从协助到自立从轮椅到床的自立家属可协助	向便所、床、汽车的转移，对家属协助转移的指导
轮椅驱动		医院内的独立驱动减压动作的掌握	阶梯、斜坡、户外驱动运动活动
立位步行		从站立训练台开始移行到可能的步行训练	从室内步行到户外步行，上下楼梯 ~ 从地面站起

（二）离床期关节活动范围的训练

离床期为经内固定及治疗脊柱骨折部位已经稳定、允许坐起的时期。急性期由治疗者被动进行，而离床期则由患者自己动作以扩大关节的活动范围，关节活动范围（ROM）训练的目的在于动作训练能够顺利地进行，如有关节挛缩阻碍动作训练时则应由康复治疗师积极采取对策。在已经取得关节活动较为充分时，则没有必要再进行被动训练。

离床期也是出现痉挛的时期，为对抗痉挛而伸展肌肉时偶尔会发生肌断裂，尤其是脊髓损伤痉挛瘫患者髋关节周围的肌肉要特别注意。软组织损伤可成为异位骨化的原因。髋关节周围是异位骨化的多发部位，一旦髋关节部异位骨化形成后则关节活动范围受限，对 ADL 动作影响甚大。髋关节的屈曲受限会妨碍坐位。

三、肌力增强训练

肌力增强训练如同关节活动范围训练，按照各个时期进行。

（一）急性期肌力增强训练

此时的训练在于预防卧床期间产生的肌力下降。超负荷训练会诱发骨折部位的不稳定而产生疼痛，如系胸髓损伤，左右不对称的上肢肌力强化训练会产生胸椎旋转，肩关节过度屈曲会引起胸椎的伸展，因而训练时以不引起疼痛为准，行等长运动及左右对称性运动。

（二）离床期肌力增强训练

离床期要积极进行肌力强化训练，目的是为了有助于获得各种动作，尤其是脊髓损伤者，要想达到用上肢支撑体重，需要有足够的肌力来达到肩及肘关节的稳定。方法有：胸腰髓损伤者用铁哑铃等行逐渐增强训练，颈髓损伤者用重锤、滑轮、橡皮带或康复治疗士的徒手阻力法，更重要的方法有坐位训练及支撑动作，或驾驶增加负荷的轮椅，反复地进行动作训练以达到肌力的增强。动作中所需肌力，最好由进行此项动作来强化，各动作中以肌力来固定肩与肘则有难易之分，需依患者个人的能力做出阶段性的计划。

四、保持坐位姿势训练

（一）坐位保持中的必要条件

日常几乎均在轮椅上度过的脊髓损伤者，坐位的保持是日常生活动作（ADL）的基础，但颈髓损伤者、胸髓损伤者的坐位保持也不容易。髋关节周围肌肉瘫痪，中心位置离开骨盆支持的基底面则易丧失平衡而跌倒。就骨盆支持的基底面而言，其左右坐骨结节之间有 10cm 以上的距离，易于保持稳定，而前后方向之间则窄，不够稳定。为保持平衡，骨盆后倾，多与骶骨呈三点支持。要取得稳定性坐位的条件之一是保持躯干能有屈曲活动，如躯干的屈曲活动范围受限，则骨盆倾斜而不能保持平衡。长期卧床由于躯干的伸展性挛缩则坐位保持困难。

脊髓损伤者在轮椅上因有后背倚靠则相对易于取得稳定性，但在无靠背的床上及垫上则不稳定，此时如保持坐位需上肢有充分的功能。支持体重的臀部及髋关节有感觉障碍，这也是坐位平衡保持困难的要素之一，对这样的感觉障碍，有必要动员视觉及迷路功能的代偿运动。坐位保持困难的另一个要素是体位性低血压症状，尤其是颈髓损伤在训练开始时期中，存在体位性低血压的问题。

（二）截瘫者的训练

【轮椅坐位的开始】

坐轮椅时，一定要穿鞋，座面上放 10cm 厚的垫子，开始坐位时，选择姿势稳定的高靠背轮椅。

【长坐位的训练】

能有稳定的轮椅坐位后，开始无靠背状态下的坐位训练。首先在垫子上开始伸膝长坐位的坐位保持训练。最初手放在床或下肢上取得平衡，重心向前后、左右移动，并恢复原坐位训练，然后不用手支持练习平衡，最后康复治疗士有意图地推其身体破坏平衡，再恢复平衡。在无靠背的长坐位下练习篮球的传球也是一个好的平衡训练的方法（图 2-3-7-3-1）。长坐位平衡的保持，是起坐和转移动作的基础，应熟练掌握。

（三）四肢瘫者的坐位训练

【床上被动坐位】

颈髓损伤者，坐位训练开始的早期多出现体位性低血压症状，此时用站立斜台慢慢增加体位性低血压的耐受，但在病房内多次进行被动训练亦有效。从将头抬起 30°开始，如有不适就立即回到仰卧位。不断地反复进行则不适感会逐渐减少，而头部上抬的角度则一点点地增加，坐位的时间延长。值得注意的是尾骨部的皮肤，摩擦应力及压迫力易起作用。病房内开始坐位训练的颈髓损伤者的尾部易发生压疮，对策为被动坐起后使躯干前倾，后背离开床，去除皮肤的摩擦及压力（图 2-3-7-3-2）。为预防尾部压疮，抓捕位（半卧坐位）坐起后从靠背抬起一次后背再返回原位。

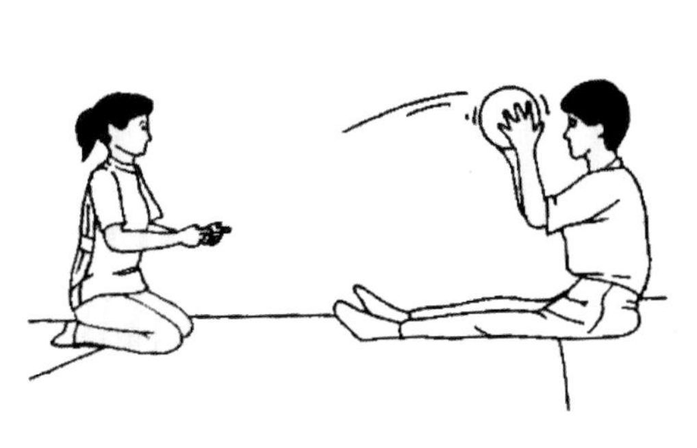

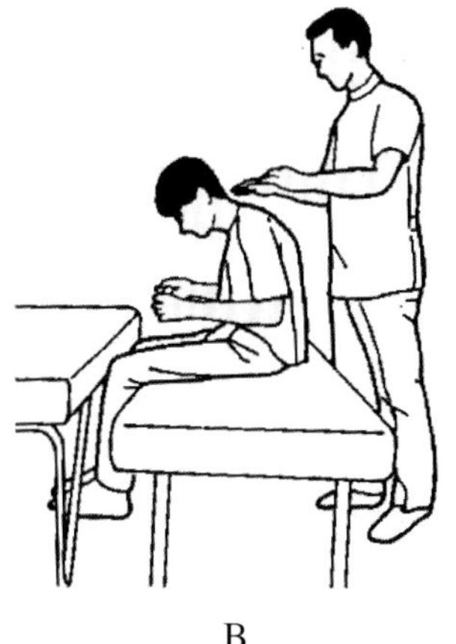

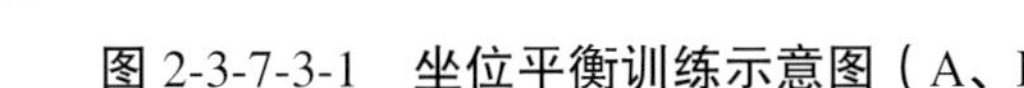

A　　　　B

图 2-3-7-3-1　坐位平衡训练示意图（A、B）

A. 长坐位的平衡训练：可使用篮球获得动态平衡；

B. 床边坐位平衡训练：床在前方、治疗士在后方较为安全

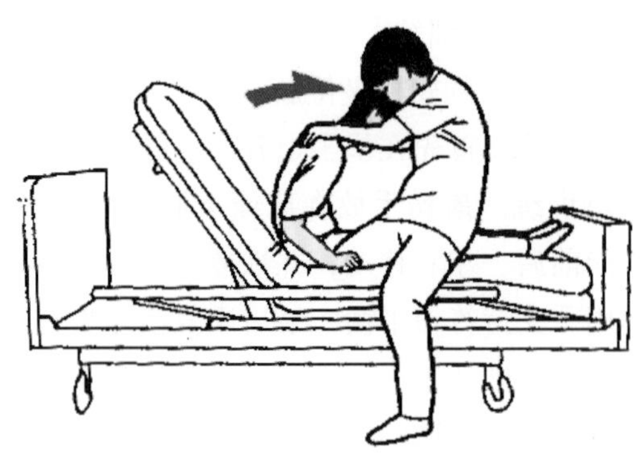

图 2-3-7-3-2　半卧坐位（捕抓位）示意图
为预防尾骶部压疮，
在坐起后从靠背上离开一次再返回原位

【轮椅坐位的开始】

颈髓损伤坐位训练开始的早期，为得到稳定性，为对应体位性低血压，多使用高靠背轮椅。向轮椅转移，用三人帮助的办法。压疮预防的动作自己多不能完成，有必要选择压力分散性能好的垫子。坐位稳定、低血压症状减少后再由高靠背轮椅换至普通型轮椅。如在普通型轮椅上发生低血压，则由辅助人员抬起轮椅的前轮即可。

【长坐位与轮椅坐位的训练】

训练顺序与截瘫相同，障碍水平在 C_6 颈髓节段功能残存以上，肱三头肌无功能，故要练习在伸展位下锁住肘关节以支撑体重，要利用重心移动。

五、翻身动作

（一）翻身动作的必要条件

正常人的翻身动作在身体任何部位都可开始，但脊髓损伤者的翻身动作则常由上肢与头颈部的旋转开始，顺次向尾部传递，最后旋转下肢而结束，故损伤水平越高，动力源能产生活动的部位越少，动作也越困难，尤其 C_6 功能残存的高位颈髓损伤者，上肢不能自由旋转，翻身困难。胸腰髓损伤时，为辅助下肢的旋转，必须按压床面或地面方可，故上半身旋转运动量小的时候，难以完成翻身动作。为易于完成翻身动作，许多患者利用上肢的反作用来加大上半身的旋转运动的量，抓住床挡和床单而使上半身强力旋转。

为翻好身的条件是：即能使颈部屈曲的肌力及肩关节水平内收的胸大肌、三角肌前部等肌力增强，又维持瘫痪部位的柔软性，而且还不要引起脊椎骨折部周围的疼痛。瘫痪部位的躯干旋转及髋关节活动范围受限则翻身动作困难。躯干痉挛会成为旋转运动的障碍因素，髋关节伸肌的痉挛也会增加阻力。髋关节屈肌痉挛则有利于侧卧位。胸腰髓损伤训练开始的时候，常有脊椎骨折部周围的疼痛，妨碍翻身动作，施以按摩、关节松动等手法，多可使翻身动作易于完成。

（二）翻身训练（图 2-3-7-3-3）

【不抓物品的翻身方法】

1. 为使翻身动作易于完成，事前交叉两下肢；

2. 施行反作用，肘伸展双上肢向翻身相反方向水平旋转；

3. 肘伸展双下肢努力向翻身方向摆动，旋转。上肢拿轻哑铃更易于完成旋转，此法可用于开始训练的早期；

4. 继上身而旋转骨盆，达到侧卧位时用上侧上肢止住旋转运动；

5. 变俯卧位时，先旋转上身，用双肘撑住，然后再旋转骨盆及下肢，完成到俯卧位的翻身动作。

【利用床档的方法】

1. 抓住翻身侧床档，拉起上身旋转；

2. 旋转到一定程度，对侧上肢也钩住床档，进一步旋转；

3. 骨盆充分旋转，取得稳定的侧卧位，结束动作。

（三）四肢瘫的翻身训练

基本方法与截瘫者相同，但四肢瘫要学会翻身动作需要更多时间。训练中康复治疗士给予的辅助力量可以增减，开始的体位不是侧卧位而是半侧卧位，采取分阶段进行。在翻身训练前，先被动改善其躯干的旋转活动范围，进而使动作易于完成。

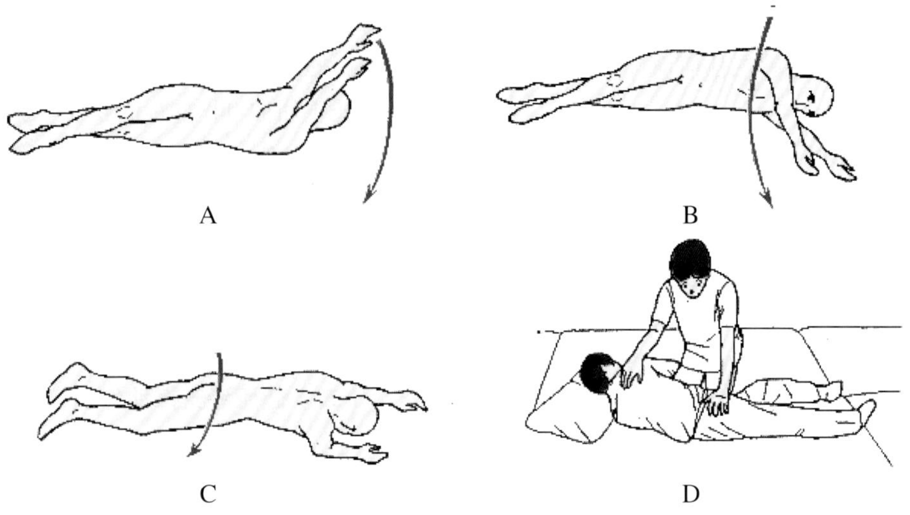

图 2-3-7-3-3　翻身训练示意图（A~D）

A. 腿呈交叉状，将双手及脸旋向与翻身相反方向；B. 双手及脸向翻身方向转动；
C. 利用运动惯性翻身；D. 再由治疗士被动翻身

六、起坐动作训练

（一）起坐动作的必要条件

正常人是由腹肌及髋关节屈肌的力量使其从仰卧位中抬起上身。用手撑在床上起坐时，使用躯干肌，动作快而顺利。与此相反，脊髓损伤者则由上肢及颈部肌力来进行此项动作，故动作中必需的肩伸展肌、水平外展肌、伸肘肌必须充分强而有力。动作中有必要很好地掌握时间来移动重心位置而不失去平衡，要确实快速完成动作，反复练习。如躯干有伸展挛缩，则起坐动作困难。起坐动作也是决定脊髓损伤者日常生活动作（ADL）能力的基本动作。起坐动作自己不能完成时，自己不能离开床边，因而起坐动作是必须要达到的动作。

（二）截瘫患者起坐动作的训练

为完成起坐动作需要将水平位的躯干训练到接近于坐位的姿势，起坐后再训练返回水平位的姿势，逐渐减少倾斜的角度。最后由自己完成水平仰卧位再起坐成坐位，要这样分阶段训练。

【用肘的起坐方法】

1. 仰卧位将头抬起；
2. 头颈部屈曲的同时肩部伸展与内收使肘呈支撑位；
3. 用单侧肘移动体重并伸展对侧肘；
4. 手撑在后方承重；
5. 另一侧肘亦伸展，用两手支撑。

以上为截瘫患者一般所采用的起坐方法。在头颈部屈曲的同时，肩关节呈外展位伸展、内旋及肘立位。肘立位后逐一或同时伸肘而坐起，躯干屈肌残存时则动作容易。

【翻身起坐的方法】

上肢肌力弱及训练开始早期时使用的方法。

1. 抓床档，或上肢努力摆动而翻身；
2. 翻身侧肘支起，然后转动躯干，对侧手再支撑于床面；
3. 体重过渡到支撑于床面的手上，用另一侧肘伸展坐起。

【截瘫者的翻身起坐训练】

1. 利用反作用进行动作，准备向翻身相反方向摆动上肢；
2. 上肢用大力气向翻身侧摆动并翻身；
3. 用翻身侧的肘支撑体重，然后在躯体转动时以对侧的手支撑。

（三）四肢瘫者起坐训练

四肢瘫者起坐动作的方法有数种，根据瘫痪

水平和残存肌力，关节活动范围等来选择合适的方法进行训练。为了能够在任何情况下都能坐起，要学会多种方法：

1. 抓住几根绳的起坐方法；
2. 抓住床挡的起坐方法；
3. 不抓物体的起坐方法；
4. 用双上肢撑起上身的方法。

七、支撑动作

（一）支撑动作（图 2–3–7–3–4）的必要条件

上肢要有充分的肌力，尤其肩胛带周围的肌力是必需的。四肢瘫者中，斜方肌在使躯干上提时起重要作用，支撑使躯干前倾则三角肌等肩关节屈肌群起重要作用。第 6 颈髓残存水平中，肱三头肌几乎不起作用，此时为使肘关节锁住在伸展位，以完成支撑动作，则肩关节的外旋肌的肌力和外旋的活动范围必须充分。第 7 颈髓残存水平中，不仅有肱三头肌的力量，也有胸大肌、胸小肌、前锯肌致肩胛骨外展作用增强，而支撑动作易于完成。

支撑动作中躯干与下肢的柔软性影响很大，截瘫者残存有背阔肌与躯干肌群，故臀部可向后上方抬起，此时腘绳肌紧张有时会成为障碍，故要早期伸展腘绳肌。四肢瘫者中臀部不能向后上方抬起。腘绳肌的紧张对增加坐位姿势的稳定性是必要的，此时的腘绳肌伸展，膝关节伸展和髋关节处于屈曲 90°左右的状态。腘绳肌紧张使骨盆稍后倾，躯干呈宽松的 C 字形弯曲，脊柱的这种形态，有人认为对内脏有恶劣的影响，但对四肢瘫而言，这种姿势使有效上肢加长，易于完成支撑动作。支撑动作是预防压疮和自己变换姿势和位置的基本动作。

（二）截瘫者支撑动作训练

手撑在大粗隆的侧方，肘伸展，肩胛带下掣，抬起臀部。开始训练时用支撑台，由此使有效上肢长度加长，易于完成上提动作。然而在抬起状态下，臀部向左右前后活动（见图 2-3-7-3-4）。

（三）四肢瘫者的训练

四肢瘫者中，将失去的姿势予以恢复的能力很重要。换言之，抬起动作对姿势会失去到何种程度较为重要。观察个别姿势复原的能力，是指导、选择适合于患者动作的指标。与截瘫者同样，脊髓损伤者因肌力及本体感觉低下，难以学习运动感觉。为此，运动开始时仅能做些残存能力小的动作，为提高姿势复原的能力，在垫上，轮椅上向前后、左右破坏平衡，然后恢复姿势的训练（图 2-3-7-3-5）。

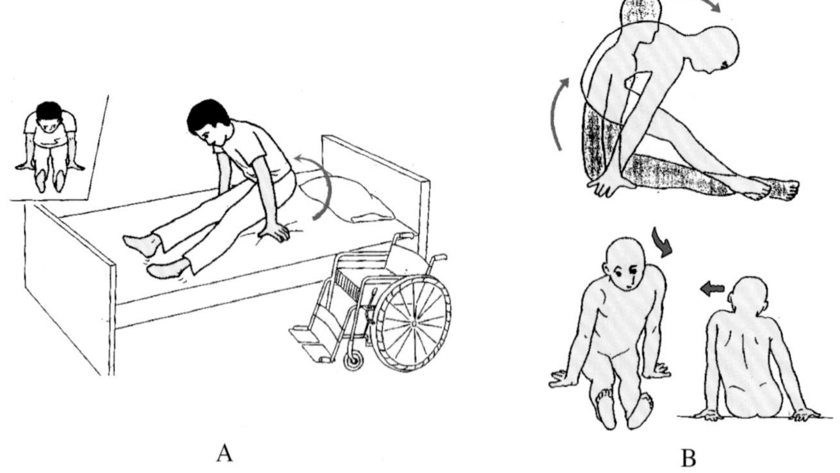

图 2-3-7-3-4　支撑动作示意图（A、B）

A. 躯干前倾，臀部旋转上提；B. 支撑动作不充分时的移蹭动作

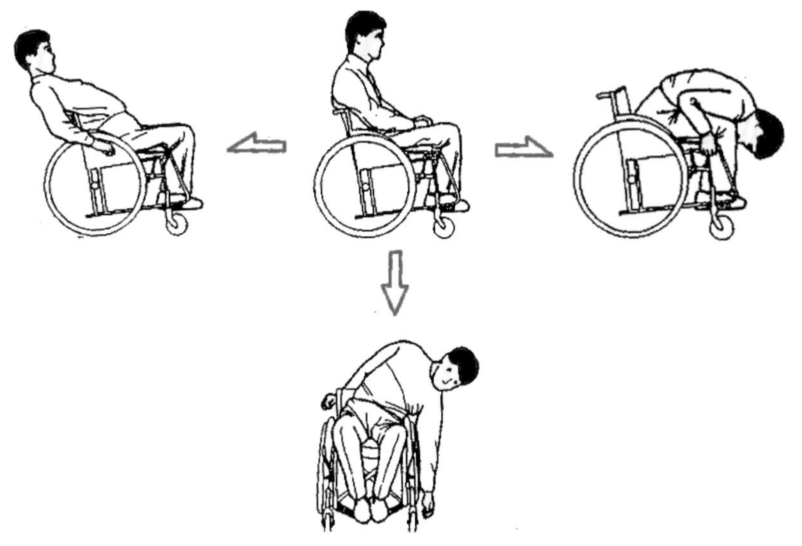

图 2-3-7-3-5　轮椅上的姿势复原动作示意图
（前后、左右失去平衡后再恢复的练习，此动作作为减压动作有效）

八、移动与转移动作

移动动作是床上等改变自己的位置，转移动作是从床向轮椅等转移的动作。

（一）移动、转移动作的必要条件

各基本动作中支撑动作最为重要，要充分练习。转移动作的必要条件与支撑动作的必要条件相同。四肢瘫者利用扶手及绳子，当残余有由腕关节背屈肌群等钩拉功能与手的握持功能时，动作易于完成。适当程度的痉挛可增加下肢及躯干的支撑性。

（二）截瘫者的训练

坐位移动（支撑动作中的移动）：在支撑状态下上抬臀部，向前后左右移动，亦有人用此方法上下阶梯，可利用保持臀部的垫子行坐位移动。

轮椅与床间的转移（横向转移）（图 2-3-7-3-6）。

轮椅与垫子及地面间的转移。

（三）四肢瘫者的训练

1. 坐位移动（支撑动作下的移动）；

2. 由轮椅向与其同高的床移动（直角转移）（图 2-3-7-3-7）；

3. 轮椅与垫之间的转移。

九、轮椅驱动

（一）驱动轮椅的必要条件

肌力：为驱动轮椅，握扶轮的手指屈肌及伸腕肌甚为重要，在平坦地面向前方行驶时，主要驱动力源为三角肌前部及中部、胸大肌、前锯肌、肱二头肌。肱三头肌在剧烈驱动时有重要作用。为使上肢及肩胛带肌肉有效地发挥功能，颈部及躯干肌亦起重要作用。颈部及躯干肌肉起作用后，重心前后移动易于完成，为跨越坡道及台阶需快速驱动。

关节活动范围：四肢瘫者中上肢、肩胛带发生关节活动度受限的危险性高，易发生关节挛缩而有肩胛骨上举、内收，肩关节的屈曲、外展、内旋及肘关节的屈曲与前臂的旋后。有关节挛缩后，轮椅驱动能力明显下降，从急性期开始要防止关节挛缩的发生。

坐位平衡：截瘫者在无靠背的情况下能保持轮椅的坐位，由背阔肌及残存的骶棘肌的作用，躯干从前倾位回到站立位，则动作易于完成，故有效使用上肢肌力，可大旋转扶手轮（扶轮）。

四肢瘫者，躯干的动态平衡难以维持，因而

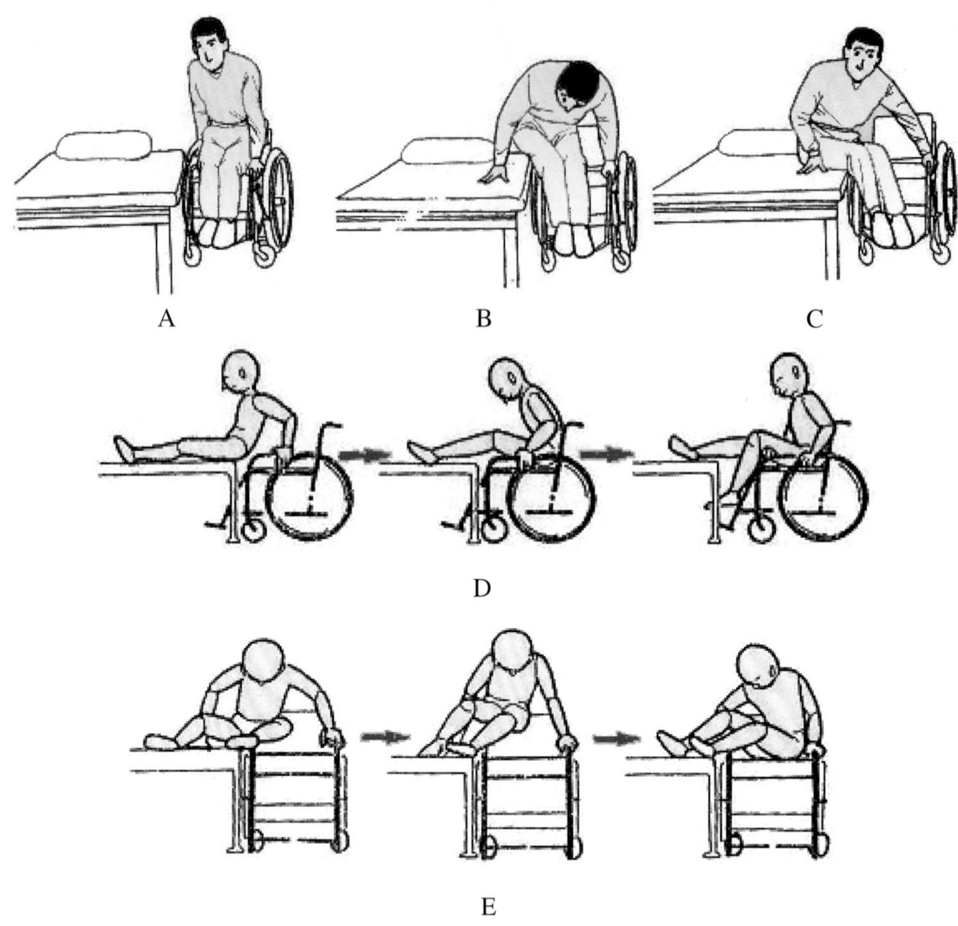

图 2-3-7-3-6　轮椅与床之间横向转移示意图（A~E）

A. 轮椅与床斜对，由轮椅向前方移动；B. 上抬臀部；C. 臀部旋转及转移动作；D. 从床到轮椅的转移（直角法）；E. 从床到轮椅的转移（侧方接近法）

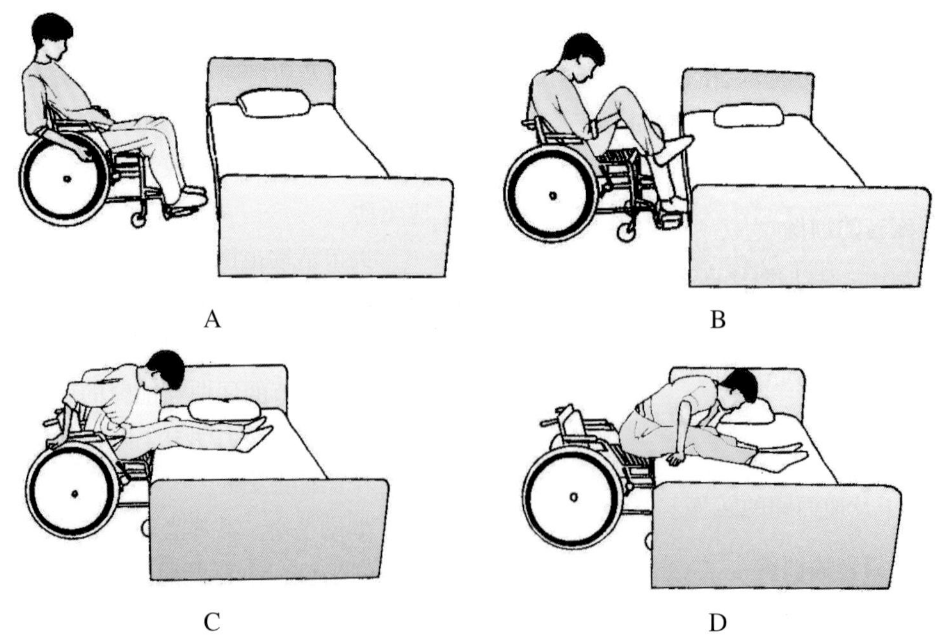

图 2-3-7-3-7　由轮椅向等高床位移动示意图（A~D）

A. 轮椅与床距离 30cm，左右固定，臀部尽可能移向前方；B. 抬起下肢放在床上；C. 轮椅紧靠床位；D. 旋转臀部的同时进行移动

对四肢瘫者要调整轮椅坐垫及靠背的角度与高度，以得到稳定姿势的坐位。由于对轮椅的改善而在某种程度上补充了四肢瘫者平衡能力的不足。

（二）截瘫者的训练

抬小脚轮动作：抬前轮动作是用轮椅将重心移向后方，抬起小脚轮的操作，此动作在跨越小的台阶，走在恶劣路面时可用（图 2-3-7-3-8、9）。

拖拉重物的训练：在走廊等平坦地面上拖拉重物的训练，则能改善心肺功能及强化肌力。

（三）四肢瘫者的训练

四肢瘫者不能用手握扶手轮时，用手掌压迫扶手轮及轮胎来驱动轮椅，为使手掌不打滑，使用特殊加工的橡胶手套（图 2-3-7-3-10）。

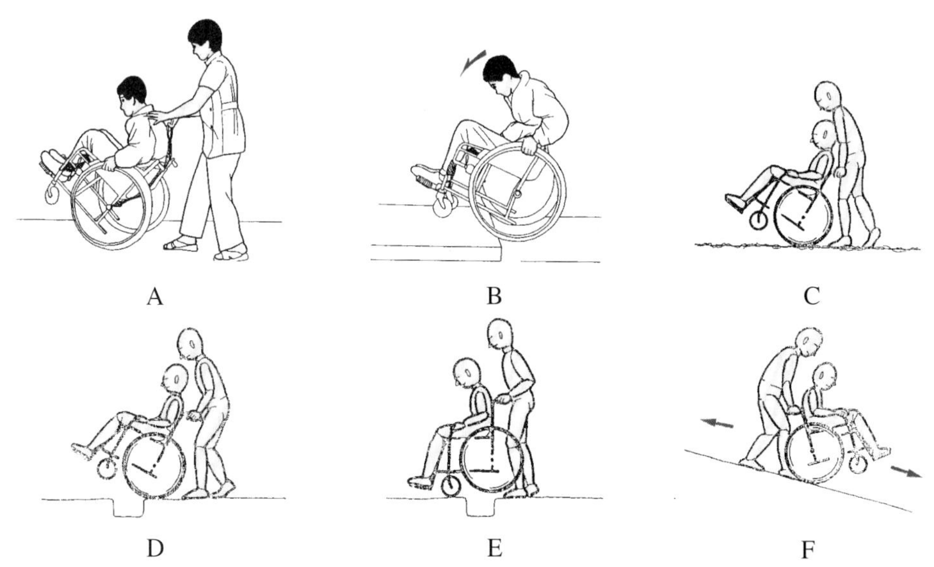

图 2-3-7-3-8　抬起前方小脚轮动作示意图（A~F）

A. 抬起小脚轮；B. 滑上台阶；C. 在不平地面；D、E. 越沟；

F. 上下坡道（抬起前轮，上坡时轮椅向后走，下坡时轮椅向前走，协助者要注意拉紧轮椅，避免其自由下滑）

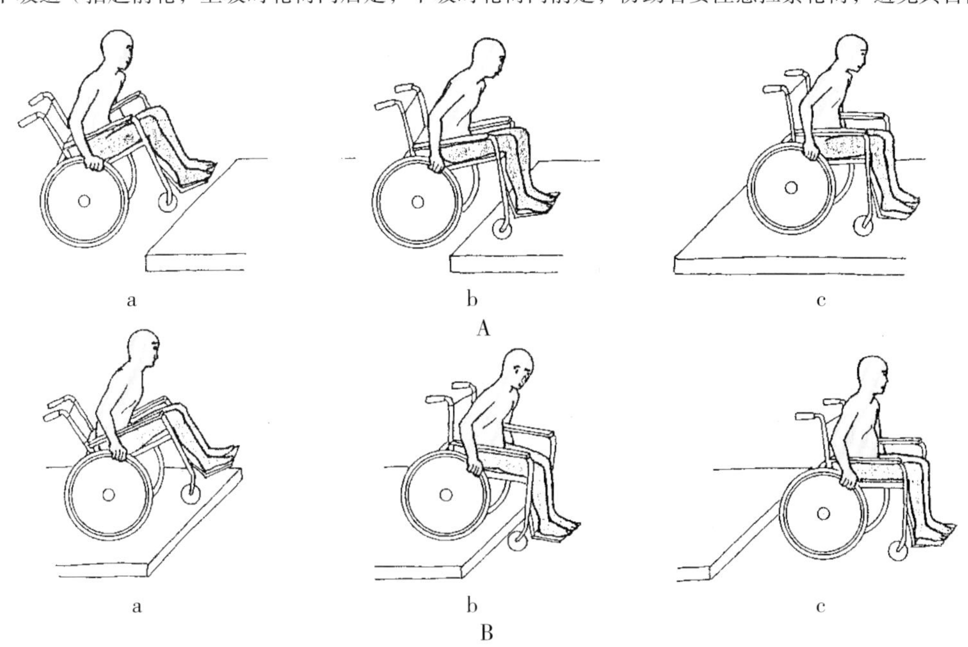

图 2-3-7-3-9　上下台阶的训练示意图（A、B）

A. 上台阶动作：a. 握住轮圈，前轮仰起，仅用后轮前进；b. 前轮落在台上；c. 轮椅再前进升到台上；

B. 下台阶动作：a. 仰起前轮前进；b. 前轮落到台下；c. 轮椅再前进降到台下

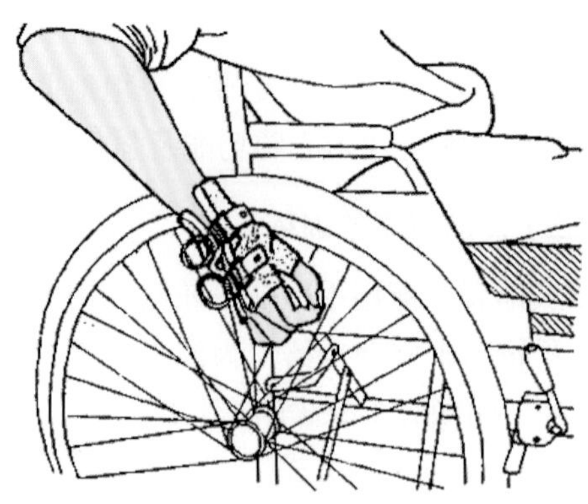

图 2-3-7-3-10　驱动手套示意图
四肢瘫者使用的驱动手套

开始轮椅训练时，为保证躯体后方的稳定性，使用靠背高的轮椅，或在普通轮椅后背上贴上硬质海绵板，如靠背短临时性加高可安装一可拆式短托架加高的方法。步行训练中使用辅助性腰带可增加前方与侧方的稳定性，胸部利用靠背使其稳定则是轮椅开始训练时保持良好坐位姿势最好的方法。

十、步行

（一）概述

截瘫者用支具而能获得步行，这种步行与正常人的步行有相当大的不同。使用腋杖及长下肢支具行摆过步步行时其身体负担大，腋杖步行不适应于繁忙的现代社会，轮椅移动则更为有利，而轮椅只不过部分代偿脊髓损伤者移动能力的工具，即使用轮椅者的人际关系、使用目的、使用环境均不能完全消除截瘫者的社会限制。

（二）步行训练的难度

双下肢全瘫时的步行，需要有强有力的上肢与躯干的肌力，捕抓时间的敏捷性及良好的平衡感觉才有可能，进而才能期待有实用性的步行。为获得这一水平的功能，需有充分的练习时间。因此希望获得实用性步行时，在住院期间就要进行基本训练，出院后继续进行应用步行训练。

下肢瘫痪的程度有左右差时，一侧用长下肢支具，一侧用短下肢支具有望短时间内获得实用步态，即使是双下肢瘫并骨盆失去控制，利用痉挛固定躯干与骨盆，仍可保持立位、腋杖步行及上下楼梯均有可能。

（三）步行训练

【站立】

站立可使心脏得到强化，改善周身循环，站立使内脏得到适当的位置关系，改善呼吸及消化功能，有利于尿从膀胱排出（坐位则不能），有利于尿路感染的预防，站立使下肢及背部肌肉伸展而减少坐位时承重部位的压力，有报道称站立亦有预防骨质疏松及预防肾结石的作用，有人强调对脊髓损伤者最好的行之有效的预防骨质疏松的办法就是每天站立及行走 2h 以上，站立训练首先是由斜台（即起立台）站立开始，逐渐使之达到站立位，这样即可避免起立性低血压引起的眩晕或晕厥。

利用站立轮椅则可与其他人在同一高度相接触或接近环境。站立可增加社交、休闲和劳动的机会（如做饭等），有人使用站立轮椅后又回到原工作岗位，也有的外科医生又能做手术，利用站立轮椅可随时站立，使用此种轮椅后可提高家庭内的活动性。

【保持平行】

1. 平行杠内立位保持训练　较容易训练。

2. 平行杠内步行训练

（1）四点步行：左手出前方，骨盆上举肌起作用抬起右腰部，右下肢摆出着地，然后右手、左下肢，将此动作反复练习。平行杠内立位练习，髋关节伸展位；抬起躯干；抬起躯干后充分进行大折刀样运动练习（图 2-3-7-3-11A、B）。按左手、右足、右手、左足顺序进行。

（2）二点步行：（图 2-3-7-3-11C）用左手、右足承重，躯干向右前方倾斜，右手与左足同时出向前方。

（3）拖地步行：（图 2-3-7-3-11D）经常保持骨盆后倾，髋关节伸展，身体前倾，双手移向前方，然后双下肢在地面上拖动向前方移动。

（4）摆至步步行：（图 2-3-7-3-12A）体重加

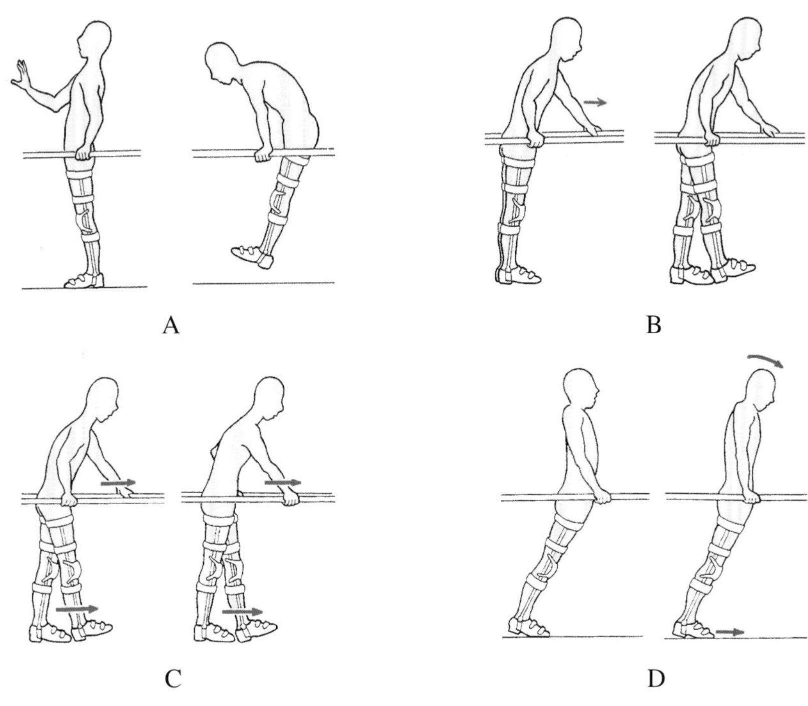

图 2-3-7-3-11　平行杠内步行练习示意图（A~D）

A. 平行杠内站立练习，髋关节伸展位（左图）；抬起躯干后，进行大折刀样运动练习（右图）；B. 四点步行：按左手、右足、右手、左足顺序进行；C. 二点步行；D. 拖地步行

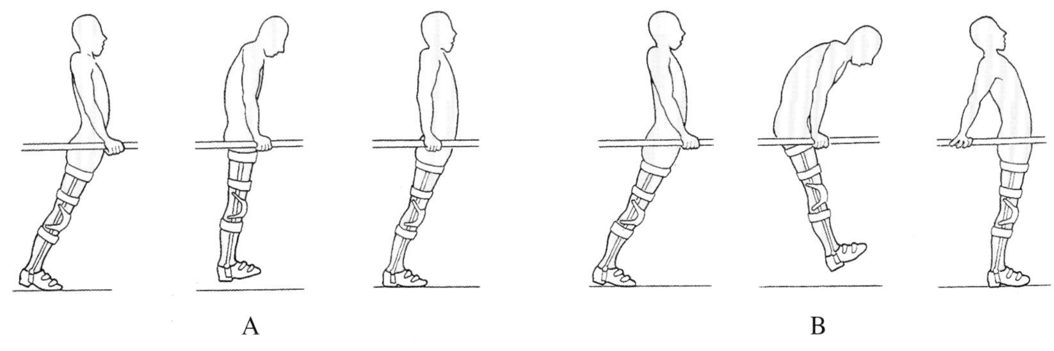

图 2-3-7-3-12　平行杠内摆至步、摆过步练习示意图（A、B）

A. 摆至步；B. 摆过步

在前方的双手上，抬起身体，双下肢离开地面向前摆，在双手位置稍前方落地。

（5）摆过步步行：（图 2-3-7-3-12B）体重加在前方的双手上，努力抬起身体，双下肢离地，摆至手稍前方的位置，髋关节与躯干伸展而落地。

【其他训练】

包括以下项目：

1. 腋杖步行训练：见图 2-3-7-3-13~17；

2. 坐椅子的训练：见图 2-3-7-3-18；

3. 从椅子站立起来的训练；

4. 卧倒训练：见图 2-3-7-3-19；

5. 从地面起立：见图 2-3-7-3-20；

6. 上下阶梯：见图 2-3-7-3-21。

（1）背对楼梯，一手握扶手，一手握腋杖；

（2）以肩为中心轴，躯干向后上方旋转，腰抬高（屈体运动），双足跟上到上一阶楼梯；

（3）躯干抬起，握扶手的位置与握腋杖的位置在同一高处，将身体向上方提起。

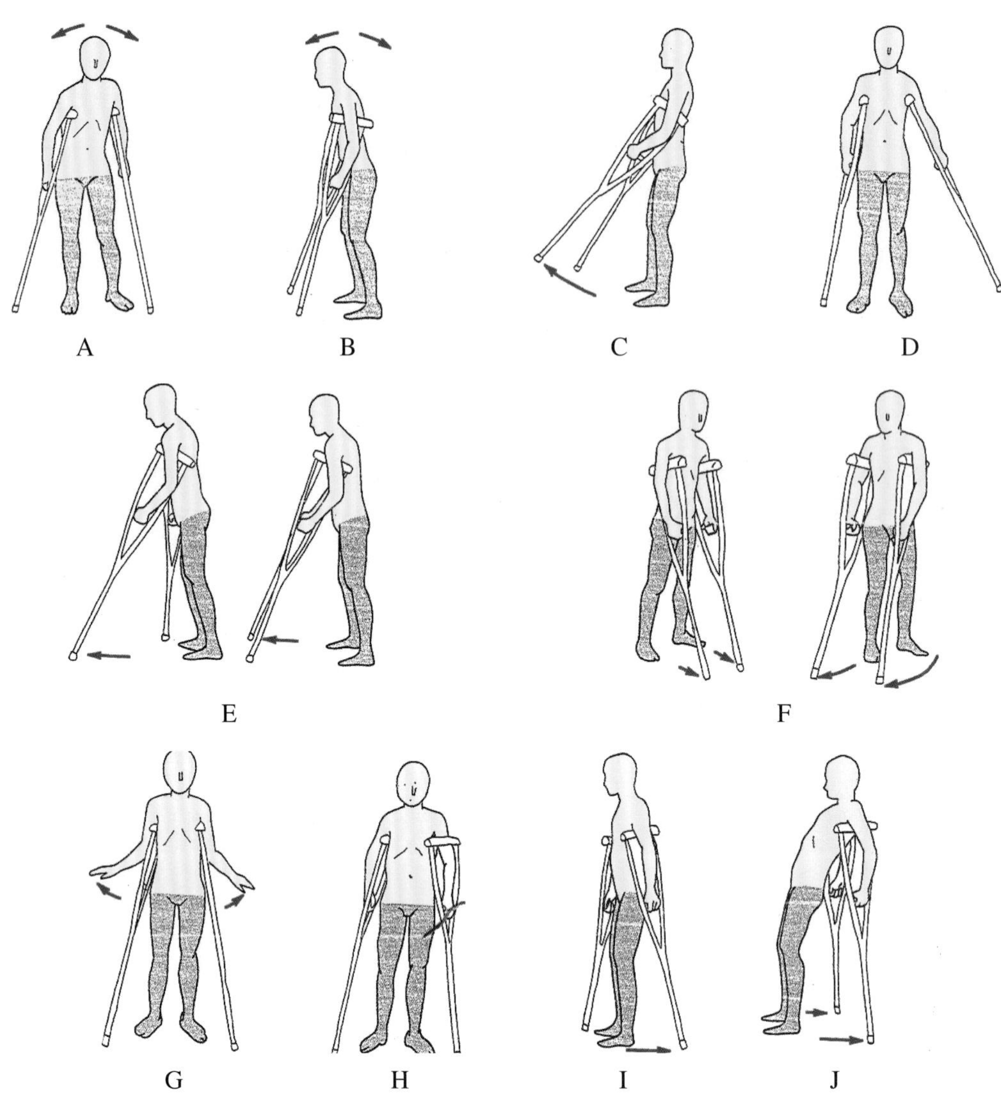

图 2-3-7-3-13 腋杖步行训练之一示意图（A~J）

A. 体重移向左右；B. 体重移向前后；C. 拐杖交替向前上方举起；D. 拐杖交替向侧上方举起；E. 左拐杖向前拿出，右拐杖向前拿出；F. 两拐杖同时向前拿出，转身将两拐杖向斜前方拿出；G. 两手离开拐杖；H. 逆握拐杖从腋窝离开挂到上臂上；I. 拐杖交替向后伸出；J. 两拐杖向后伸出

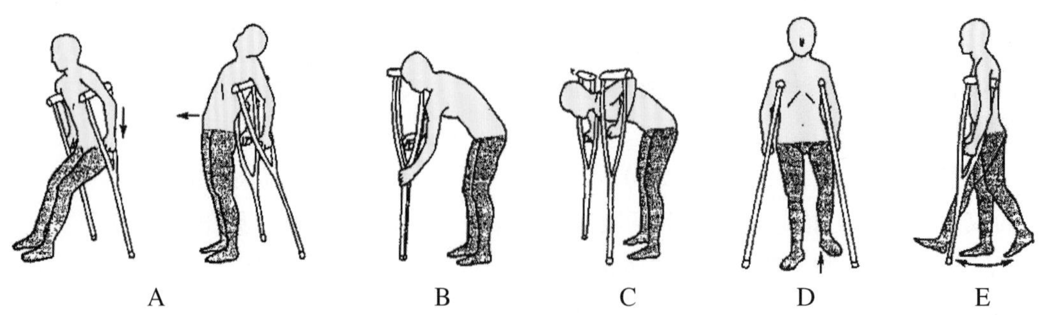

图 2-3-7-3-14 腋杖步行训练之二示意图（A~E）

A. 拐杖阔背肌运动，两拐杖向后方伸出，挺腰的姿势，两上肢向后推，挺腰，舒展身体；B. 放下拐杖，握在一块，用一双手握住，另侧手握住支住向前弯；C. 逆握拐杖，从腋窝拿开挂在上臂上，腰深前屈；D. 单脚拎起骨盆上提；E. 单脚悬起向前后摆动

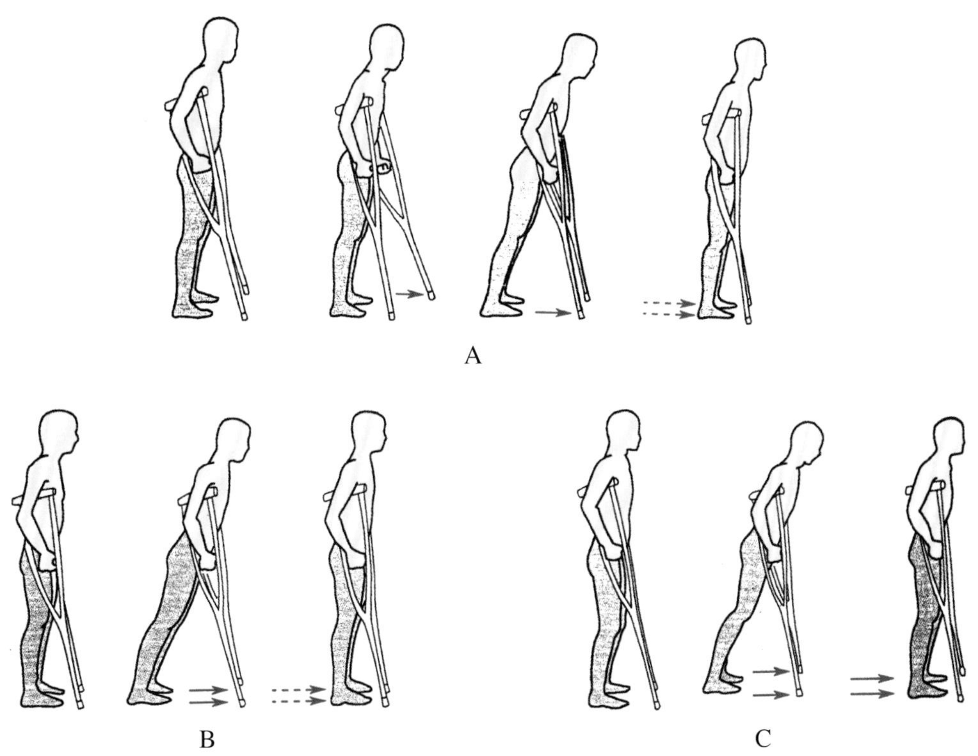

图 2-3-7-3-15 腋杖步行训练之三示意图（A~C）
A. 交替拖地步行；B. 同时拖地步行；C. 小步幅步行（摆至步）

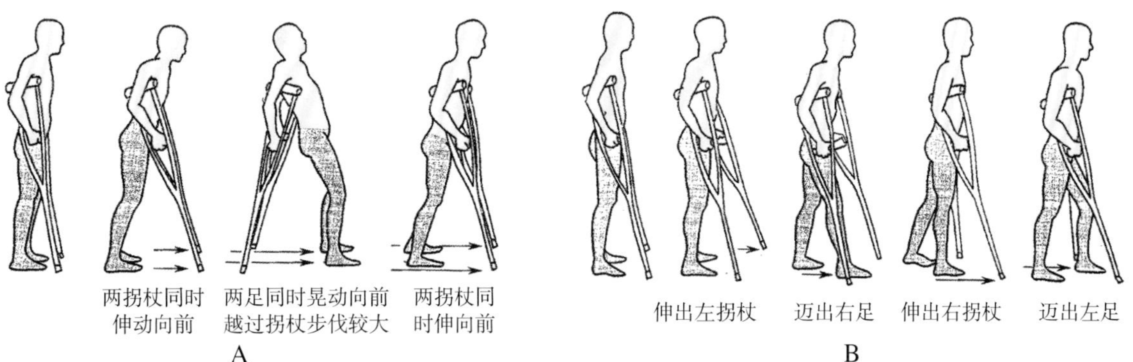

图 2-3-7-3-16 腋杖步行训练之四示意图（A、B）
A. 大步幅步行（摆过步）；B. 四点步行

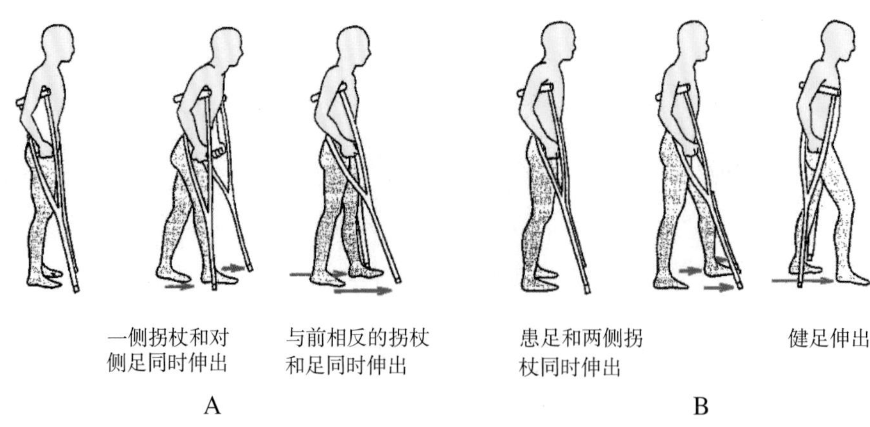

图 2-3-7-3-17　腋杖步行训练之五示意图（A、B）

A. 两点步行；B. 三点步行

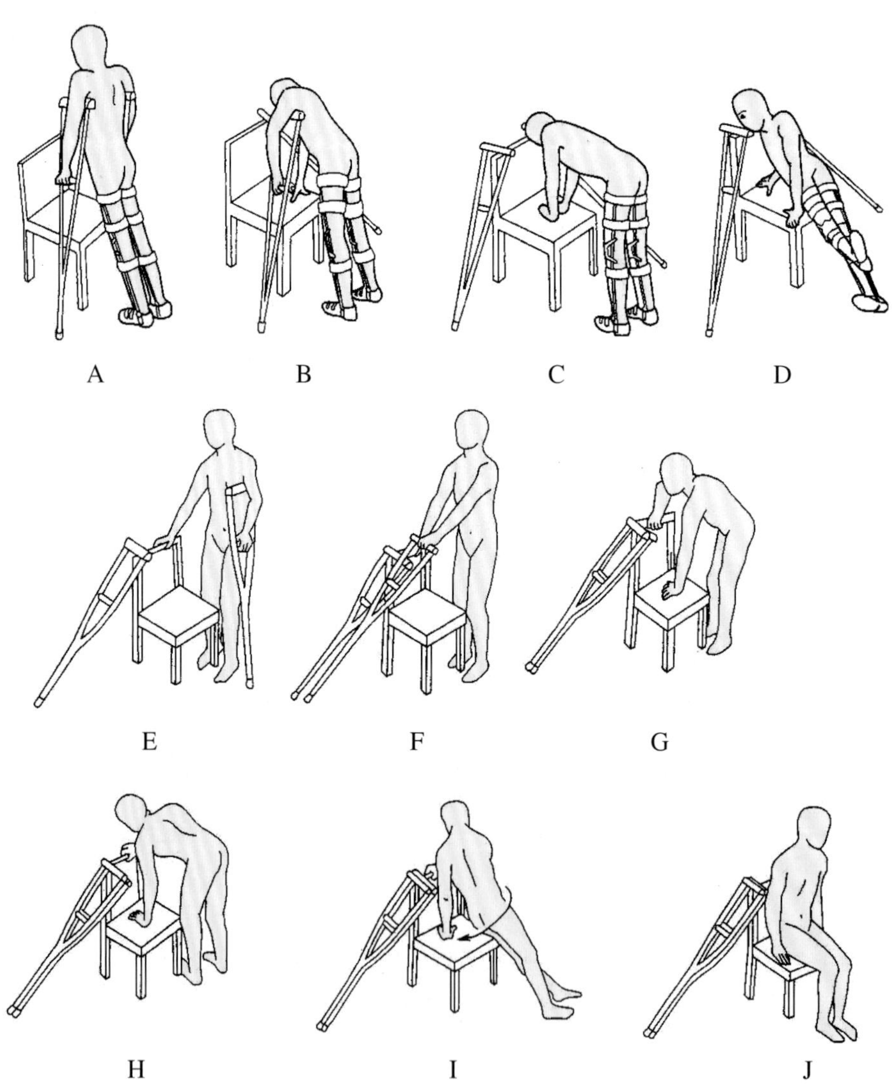

图 2-3-7-3-18　坐椅子的训练示意图（A~J）

A. 正面站立；B. 右手撑在椅子上承重；C. 双手撑在椅子上；D. 转腰臀部坐在椅子上；E. 将单侧腋拐靠在椅子靠背，用手握椅背；F. 将对侧腋拐也放于椅背，双根重叠；G. 单手放在坐席上；H. 双手用力支撑，但不要使椅子失去平衡；I. 扭腰坐在座位上；J. 将下肢支具的膝锁松开屈膝，从座椅站立的顺序与此相反

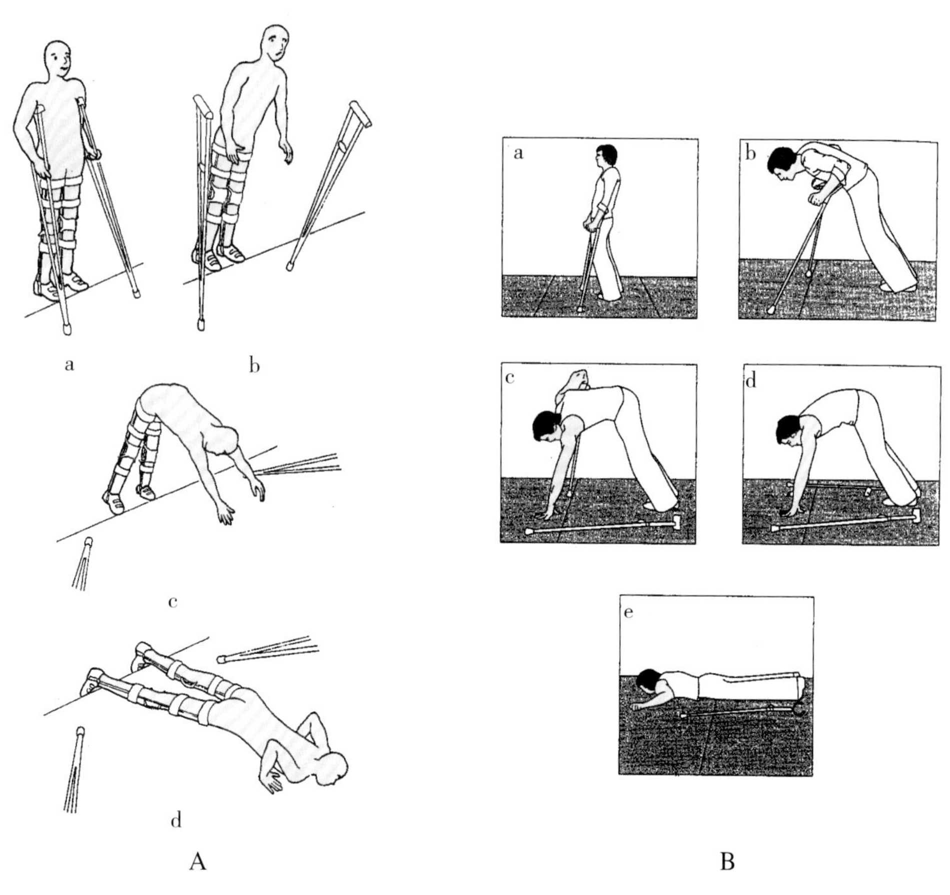

图 2-3-7-3-19 卧倒训练示意图（A、B）

A. 腋杖卧倒训练：a. 面向垫子站立；b. 腋杖离开腋窝，倒向前外侧，身体前倾；c. 髋、躯干前屈，双手伸向前方；d. 双手撑地屈肘，注意颜面不要碰地；B. 拐杖卧倒训练（患者为 T_{11} 以下完全性损伤）

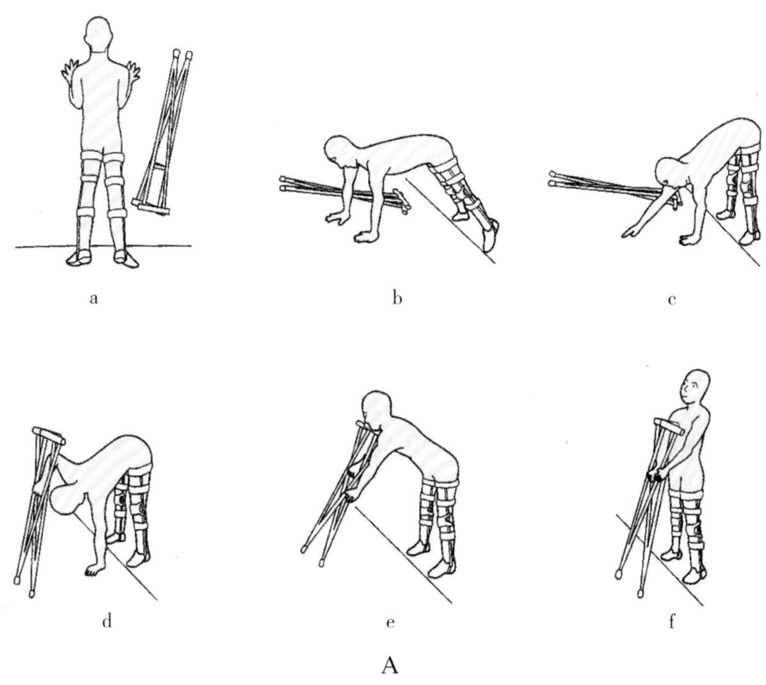

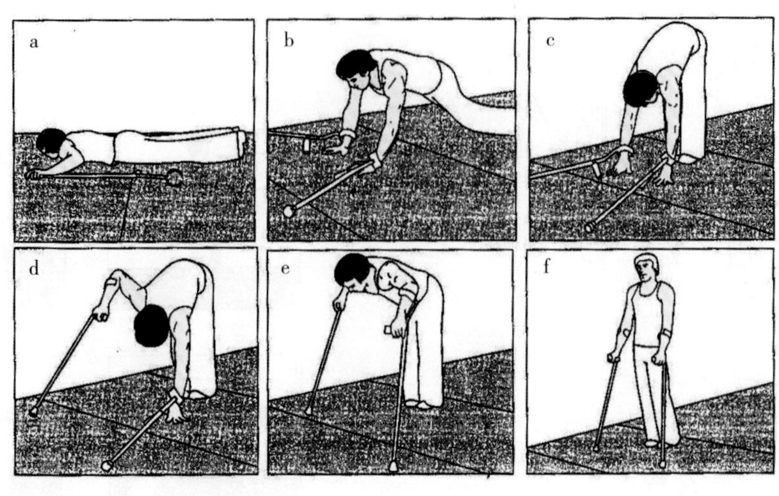

B

图 2-3-7-3-20　从地面起立的训练示意图（A、B）

A. 腋杖起立训练：a. 腹爬位；b. 俯卧撑的姿势，一点点手移向后方，腰向上方抬起；c. 腰部抬高需强而有力的上肢肌力与髋屈曲的活动范围；d. 右手握住两根拐杖的把手，支撑体重；e. 左手拿腋杖，抬起躯干；f. 双手使躯干垂直，髋关节过伸，保持平衡，腋杖置腋下；B. 拐杖起立训练

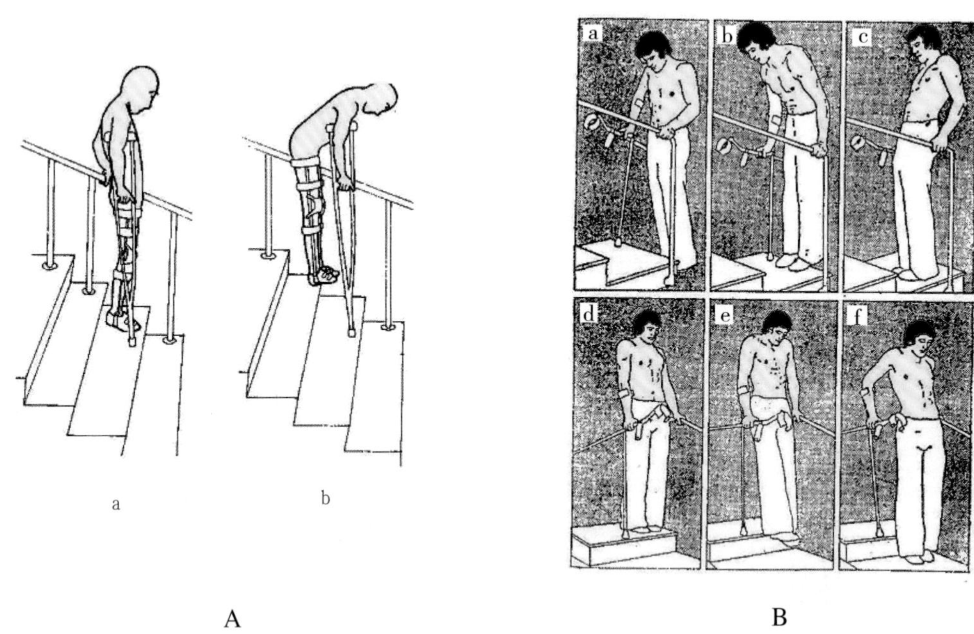

A　　　　B

图 2-3-7-3-21　利用腋杖上下楼梯的训练示意图（A、B）

A. 利用腋拐上下楼梯：a. 背向后立位，注意腋拐和手的位置；b. 躯干前屈，将腰抬高，脚提到上边的阶梯；B. 利用拐杖上下楼梯（患者为 T_{11} 以下完全性损伤）

下楼梯时，向后做动作，相当于上楼梯的动作。

（四）立位减重式步行训练

在20世纪90年代后期，通过一系列动物实验（脊髓猫、脊髓鼠）的结果发现脊髓存在有可塑性，在脊髓中有产生下肢肌肉活动模式的神经环路单位，即使将从中枢传来的冲动予以阻断，也有相应的向心性肌肉协调性活动的传出，根据这些向心性冲动能够反复地向心性传入，在此基础上则研究出减重式步行训练，与传统的康复相比，针对不完全截瘫患者的步行恢复产生了戏剧性的效果，这种减重式步行训练不是等到神经再生或修复之后，而是具有一定条件之后即应早期开始的训练。

【减重式步行训练的理论基础】

通常是在活动平板上利用减重装置减轻训练体重，按照速度，由辅助人员或机械左右交替使下肢步行，被动下肢运动可刺激许多感受器，引起脊髓对躯体感觉的传入，这些传入可激活脊髓的步行中枢，反射性诱发出合乎步态周期运动的传出冲动，此时下肢的瘫痪区域即使完全瘫，也会观察到与正常人步行相似的肌肉活动（步行样肌肉活动），通过这些反复的刺激和应答，达到以脊髓为首的中枢神经系统中与步行有关的重组。

由于在不完全瘫患者中见到有下肢随意肌收缩，说明脊髓与其上级中枢之间存在着少许脊髓之间的联系，通过训练的刺激可使其重组而取得改善步行能力的效果。但在与上级中枢联系完全阻断的完全瘫患者中，通过训练也可产生脊髓神经的环路与肌肉及感觉器官之间的重组。理论上传导指令的传导路被阻断就不能取得随意步行，但临床上即使是完全瘫，由于影像诊断的进展可以发现仍与上级中枢残存联系的经路，对这样的患者通过训练仍然有恢复随意运动的可能性，故临床上完全截瘫的患者也有受益于减重式步行训练的。

【减重式步行训练的方法】

利用活动平板进行减重步行训练的样子如（图2-3-7-3-22）。脊髓损伤者用降落伞的弹簧与减重装置的在活动平板上向上牵引而站立，由二名PT士按照平板速度行两侧交替步行，重要之处是体重加于下肢整体的支撑期及未加上的摆动期之间的周期性反复可引导出髋关节的伸展，支撑期锁住膝关节而将体重加于单脚上的同时，支撑期结束时脚离地的位置稍后于髋关节，强调这两点是因为脚负重的信息与髋关节伸展的感觉信息在刺激脊髓步行中枢中最为重要。

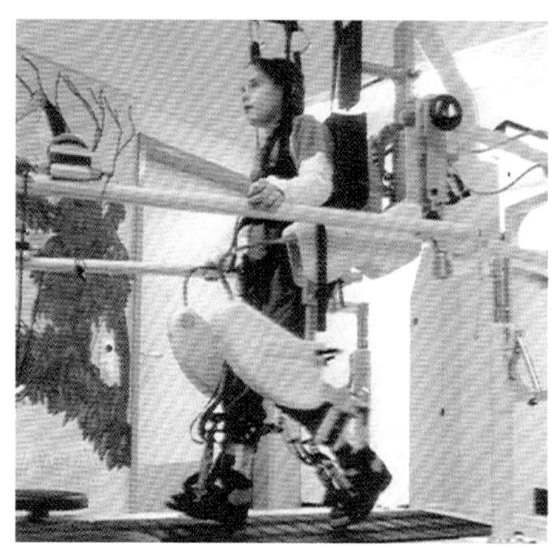

图2-3-7-3-22　临床举例　立位减重式步行训练

步行时使用的减重装置常用重物与弹簧组合的牵引装置，训练时要与训练者的体重相适应，其重量可依训练的进展及改善的程度而变化。瑞士截瘫中心Balgrist大学医院的病例，在训练早期减轻体重的50%，根据步行能力恢复而逐渐减轻负重量。单步频度由活动平板的速度与步幅间的关系来决定，训练早期为1. 5km/h的传送带速度，这也要依训练者的状态及恢复的程度进行调整。

【支具步行训练】

熟悉利用支具及拐杖步行的截瘫患者在步行时下肢瘫痪的肌群出现步行样肌肉活动，为确认支具步行训练时产生步行样肌肉活动，Nakazawa对脊髓损伤完全截瘫患者行支具步行每次30min，每周2~5次持续三个月的训练，对其肌肉活动与步态的变化进行了研究，显示三名被试验者训练早期（一周后）与训练后（12周后）步行时的肌肉活动，从这些事例中发现，训练开始早期无踝关节伸肌与步行周期一致的肌肉放电，但到训练后期，同一肌肉出现与步行周期相一致的肌肉活动，这些结果表明支具步行中所伴有的躯干感觉性传入，会促进脊髓神经环路的重组，即理论上支具步行已变成更为接近于正常的步行，可作为步行康复用具来使用。支具步行也有效地改善了呼吸、循环为首的体力情况，因此说利用支具的立位运动有利于截瘫患者的神经康复，也有助于预防生活习惯病及继发性障碍，也有助于保证今后更多残疾人及老龄人的身体活动量，可广泛应用。

十一、饮食、美容、写字动作

（一）饮食动作训练

【第 8 颈髓髓节残存】

因手内在肌有瘫痪，难以做拇指掌指关节（MP）、指间关节（IP）的屈曲、内收，故难以使用筷子。但也可能用匙及叉子进食，有的亦能用筷子自理。

【第 7 颈髓髓节残存】

手指的掌指关节，远端指间关节（DIP）屈曲力弱，握持较困难，匙及叉子柄插入叉子套内，或将可塑性树脂缠在柄上，使握把变粗后则易于握持。难以像正常人那样拿茶杯，利用残存腕关节掌屈及手指屈曲功能，可在桌上扶住茶杯。选择深的器皿，用手掌面拿起器皿。可利用腱固定的活动持杯。

【第 6 颈髓髓节残存】

残存的重要功能是腕关节背屈，利用腱固定的活动，可握住各种东西。亦可将匙把插入万能持物器上，这一水平的四肢瘫者可熟练地在指间直接夹住匙及叉子，前臂旋前、旋后困难时，可使用旋转式匙勺。

【第 5 颈髓髓节残存】

腕关节不能自动运动时，可固定腕关节，在腕关节背屈支具上安上匙子，此时在支具手掌部安上插袋，叉子、匙子可替换使用，较为方便。为便于穿脱支具，构造要简单并有必要轻量化。为补充肩、肘功能，可使用可动性臂托（MAS）或弹簧秤。

【第 4 颈髓髓节残存】

使用前臂平衡支具（BFO）及可动性臂托支具（MAS）。

（二）面部清洁动作的训练

四肢瘫者运用进食动作的原理，多可完成面部清洁及写字的动作。洗脸在手指能伸展的水平即能与正常人几乎同样的方法来进行。腕关节能背屈（C_6 水平）即可用手掌以湿毛巾来擦脸。

（三）写字动作的训练

写字为固定铅笔需使用各种自助具及支具，应试用并选最好使用的。笔把持力不充分的 C_7 水平者，用热塑性材料制成三指抓握并帮其对掌的持物器以便拿住圆珠笔。C_6 功能残存水平，使用万能持物器（图 2-3-7-3-23）或硬铝持物器带有门夹的自助具。C_5 功能残存水平者用长对掌支具与门夹相组合，是实用性熟练文字书写所必需，并多可利用打字机，此时使用门夹夹住带橡皮的铅笔即可进行键盘操作。C_4 功能残存水平以及 C_5 功能残存水平残存的能力低时，BFO 与长对掌支具相组合可选用口棒（图 2-3-7-3-24）。

十二、更衣动作训练

（一）衬衫的穿脱

四肢瘫者开始训练先从取下挂在脖子上的毛巾练习开始，由此记住瘫痪手指如何使用的感觉，然后发展到 T 恤衫等套头类的穿脱练习。先穿上双袖，然后钻进头的方法来开始，肩有活动受限时，先穿上单袖，钻头，再穿上另一侧袖的方法。动作中有各种变法，可进行尝试。使用口及牙齿，则穿袖容易些。

（二）穿脱裤子及内裤

四肢瘫者，要求翻身、起坐动作要自己完成，为将足跟通过裤腿，躯干要取前倾位，最好髋关节活动范围不受限。足跟进入裤内后，同侧上肢

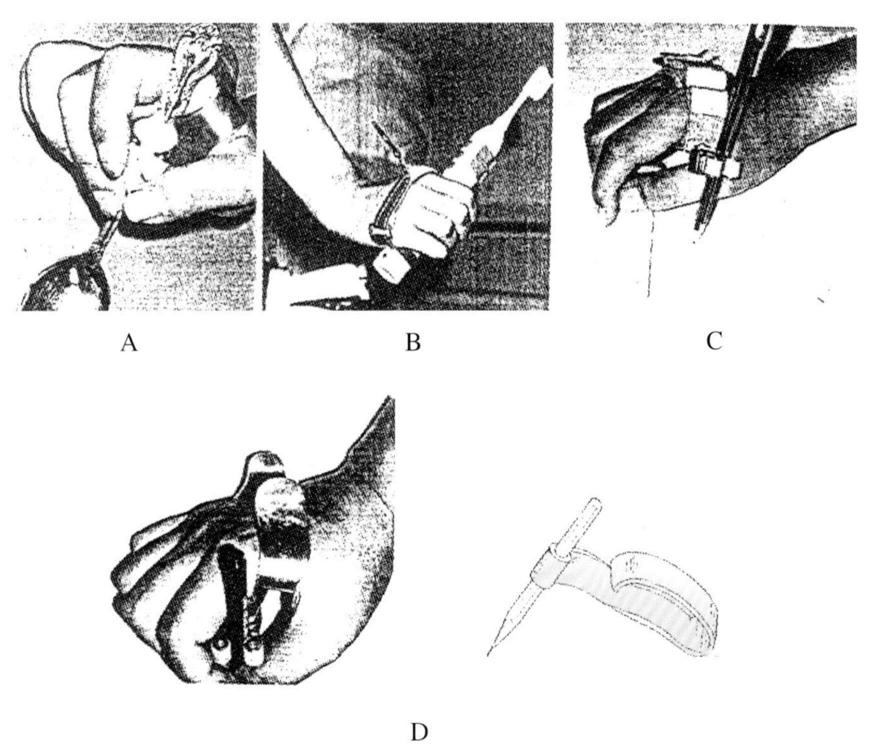

图 2-3-7-3-23　临床举例　持物器的使用（A~D）
A. 用硬铝制的持物器固定匙；B. 皮革制持物器固定电动牙刷；
C. 万能持物器用门夹来固定铅笔；D. 硬铝制持物器固定铅笔

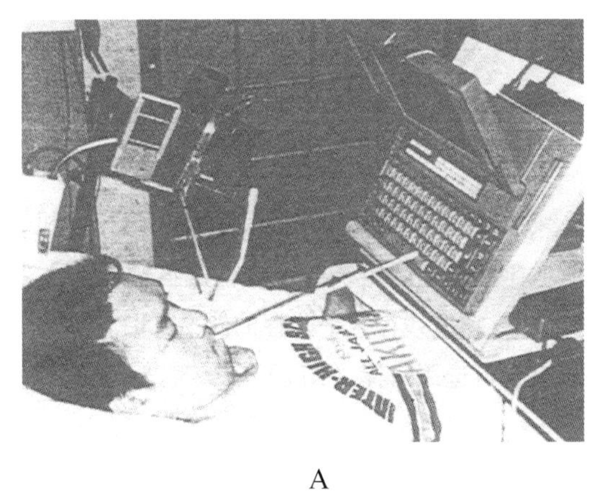

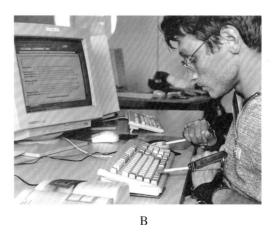

图 2-3-7-3-24　临床举例　口棒式及手棒式操作键盘（A、B）
A. 口棒式；B. 手棒式

放在大腿下边，屈膝拉起下肢，前臂再放在同侧小腿下边，抬起足踝而进入裤内。

（三）鞋及袜子的穿脱

轮椅坐位下进行时，要有上肢能使用程度的坐位平衡，必须能有抬脚动作。为盘腿，髋关节与膝关节的活动范围最好不受限。盘腿对侧手的拇指插到袜内。两手拉开袜子的松紧口，脚尖进入袜内，然后按在床上穿裤子同样的动作进行。鞋以坚硬而大的易于穿脱。

（周天健　李建军）

参考文献

1. 美国脊柱损伤协会，ASIA，国际脊髓学会，ISCoS，李建军等．脊髓损伤神经学分类国际标准［J］．中国康复理论与实践，2007，13（1）
2. 石健，赵新刚，侯铁胜．骨髓基质干细胞移植与脊髓损伤［J］．中国矫形外科杂志，2006，14（12）
3. 徐杰，侯铁胜．脊髓损伤后热休克蛋白27、表皮脂肪酸结合蛋白和金属蛋白酶组织抑制因子-1的基因表达及甲基强的松龙对其表达的影响［J］．中国脊柱脊髓杂志，2006，16（z1）
4. 赵定麟．现代骨科学，北京：科学出版社，2004
5. Chen JJ, Yang RK. The future of UIHC Rehabilitation Services: defining and measuring quality rehabilitation services. Iowa Orthop J. 2009; 29: 139-42.
6. Kirchberger I, Biering-Sørensen F, Charlifue S, Baumberger M, Campbell R, Kovindha A, Ring H, Sinnott A, Scheuringer M, Stucki G. Identification of the most common problems in functioning of individuals with spinal cord injury using the International Classification of Functioning, Disability and Health. Spinal Cord. 2010 Mar; 48（3）: 221-9. Epub 2009 Sep 15.
7. Post MW, Kirchberger I, Scheuringer M, Wollaars MM, Geyh S. Outcome parameters in spinal cord injury research: a systematic review using the International Classification of Functioning, Disability and Health（ICF）as a reference. Spinal Cord. 2010 Jan 5.
8. Ring H, Itzkovich M, Dynia A. Survey on the use of function assessment and outcome measures in rehabilitation facilities in Israel（SUFA 2004）. Isr Med Assoc J. 2007 Feb; 9（2）: 102-6.
9. Scheuringer M, Grill E, Boldt C, Mittrach R, M ü llner P, Stucki G. Systematic review of measures and their concepts used in published studies focusing on rehabilitation in the acute hospital and in early post-acute rehabilitation facilities. Disabil Rehabil. 2005 Apr 8-22; 27（7-8）: 419-29.

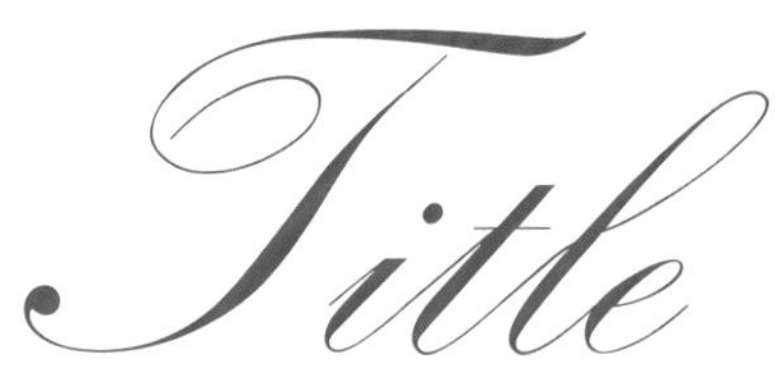

第四篇

骨盆骨折及骶髂关节和骶尾部损伤

第一章 骨盆骨折

第一节 骨盆骨折之基本概念

一、骨盆骨折概述

引发骨盆骨折多为强大的外力所致。由于骨性结构坚厚，盆腔内含有脏器、血管与神经等重要结构，因此骨盆骨折时失血量多，并发伤复杂，以致死亡率较高。既往每10万人群中的发生率大约为20~37人。近年来随着高速公路的迅猛发展和汽车的增加，此种损伤所占比例成上升趋势。其死亡率与伤情相关，未合并软组织或内脏器官损伤的骨盆骨折之死亡率为10%左右，复杂的骨盆创伤死亡率高达30%，为前者之三倍。

骨盆骨折多为直接暴力撞击、挤压骨盆、地震时的塌方，或从高处坠落冲撞所致。运动时突然用力过猛，起于骨盆的肌肉突然猛烈收缩，亦可造成其起点处的骨盆撕脱骨折。低能量损伤所致的骨折大多不破坏环的稳定，治疗上相对容易。但是，中、高能量损伤，特别是塌方挤压及机动车交通事故伤多不仅限于骨盆，在骨盆环受到破坏的同时常合并广泛的软组织伤、盆内脏器伤或其他骨骼及内脏伤。因此，骨盆骨折常为多发伤中的一个损伤。多发伤中有骨盆骨折者为20%，塌方时占20%，机动车创伤有骨盆骨折者为30%。骨盆骨折是机动车事故死亡的三大原因之一，仅次于颅脑伤和胸部损伤。损伤后的早期死亡主要是由于大量出血、休克、多器官衰竭与感染等。在严重的骨盆创伤的救治中，防止危及生命的出血和及时诊断治疗合并伤是降低死亡率的关键。

二、骨盆的功能

骨盆位于脊柱与双髋之间，除承接头颅-胸腹、通过脊柱所传递的应力抵达骨盆，再将其分散和传导至双下肢的力学功能外（图1-1-2-6-1），尚具有保护盆内脏器、血管与神经等结构的重要功能。因此了解骨盆局部的功能和应用解剖，有助于对骨盆损伤的诊断、治疗及预后判定。

三、骨盆的骨性结构

骨盆为一个完整的闭合骨环结构，由两侧的髋骨和骶尾骨组成，并借助坚强有力的韧带将诸盆骨连接成为一个整体。髋骨包括髂骨、坐骨与耻骨，三块骨初为软骨连接，16~18岁左右形成骨性连接，三块骨融合处的外侧即髋臼，后者与股骨头构成髋关节。骶骨位于骨盆的后正中部，上三个骶椎两侧的耳状关节面和两侧髂骨的耳状关节面连接构成骶髂关节。骶髂关节属真正的滑膜关节，但一般只能作上下的微动。关节周围主要的韧带有骶髂前韧带、骶髂后韧带、骶髂间韧带及骶结节韧带等（图2-4-1-1-1）。两侧的耻骨体在骨盆前正中线连接形成耻骨联合，关节面覆以透明软骨，其间的纤维软骨盘具有真正的连接作用。关节周围还有前、后、上、下四条韧带以助耻骨体的连接。正常的耻骨联合间距为

0.2~0.6cm，平均为 0.5cm。骨盆骨主要由血运丰富的松骨质构成，骨折后断端极易渗血，其出血量与骨折部位及严重程度成正相关。

四、骨盆的生物力学

位于人体中部的骨盆是躯干和下肢的桥梁，躯干重力是通过骨性骨盆结构向下肢传递。以髋臼为界可将骨盆环分为前后两部分。骨盆后部是承重的主要部分，故称承重弓或主弓。骨盆承接和向下传递躯干重力是通过两个承重弓来完成的，骨盆传递应力部位的骨小梁呈弧形排列，主要集中于骶骨翼、弓状线、髋臼上部及坐骨结节。立位时躯干重力是通过两侧骶髂关节、髂骨后部及髋臼至股骨，该承重弓称为骶股弓。坐位时重力经髂骨后部及坐骨上支抵坐骨结节，称为骶坐弓（图 2-4-1-1-2）。

骨盆前部由两侧耻骨上、下支与耻骨联合构成的弓形结构称为联结弓（或称副弓）。联结弓有两个，一个经耻骨体及其水平支连接骶股弓，另一个经耻骨体及其下支与坐骨支连接骶坐弓。副弓的力学作用是稳定和加强主弓。

骨盆骨骼在力线经过的部位，骨质增厚，骨小梁亦按应力线排列。主弓骨质粗厚坚实，副弓则较薄弱。因此，骨盆受损时副弓常先折断，而主弓骨折时副弓常多同时骨折。承重弓骨折将破坏骨盆环的稳定性，影响承重功能。有关骨盆环稳定性结构的认识，是对这类损伤评估和治疗的基础。

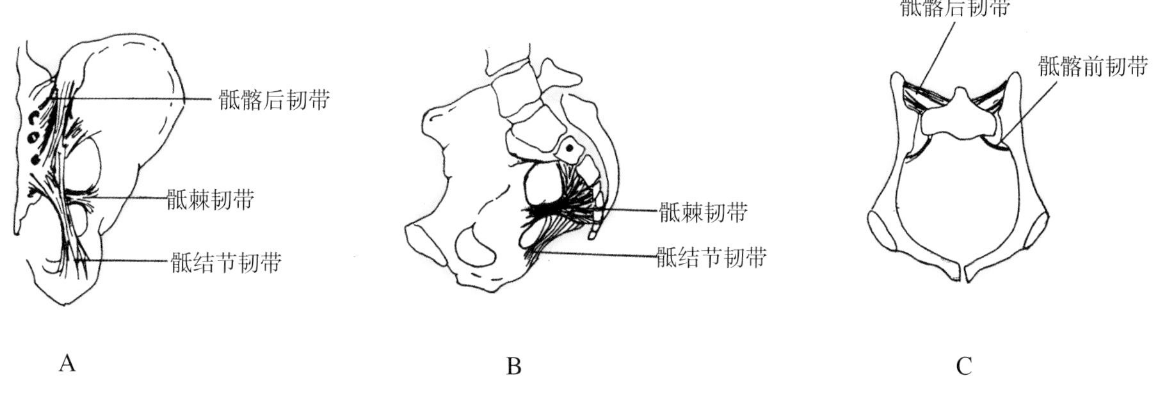

图 2-4-1-1-1　骶髂关节周围主要韧带示意图（A~C）

A. 后面观；B. 侧面观；C. 上面观

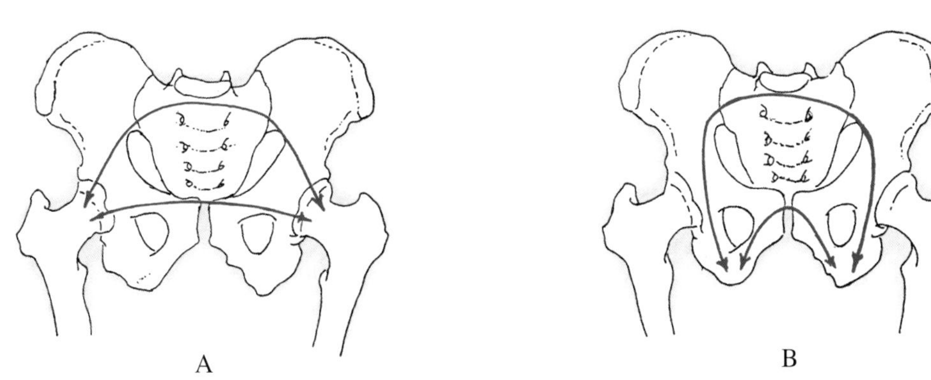

图 2-4-1-1-2　骨盆承重弓示意图

A. 骶股弓与联结弓（站立位）；B. 骶坐弓与联结弓（坐位时）

五、盆腔脏器

盆腔是指小骨盆上下口之间的腔隙。前壁为耻骨联合及耻骨支部分，后壁为骶尾骨与髂肌及腰大肌，侧壁为髋臼、坐骨上支与闭孔内肌及梨状肌。就腹膜、盆筋膜及内容脏器的连续性而言，盆腔可分为盆腹膜腔、盆腹膜下腔及盆皮下腔。

（一）盆腹膜腔

这是腹膜腔的延续部，相当于大盆腔部位，其内有进入盆腔的小肠、结肠及腹膜内直肠。

（二）盆腹膜下腔

此腔大体上相当于小盆腔，其上界为腹膜，下面为盆筋膜。腔内有膀胱、直肠的腹膜外部分，输尿管的盆部，前列腺、输精管盆部与输精管壶腹。女性还有子宫颈与阴道的上部。腹膜下腔内还有血管、神经、淋巴管及淋巴结。

（三）盆皮下腔

此腔位于盆筋膜和会阴部皮肤之间，前为尿生殖器官，后为直肠末端。

六、盆腔内血管

盆腔内血管主要为髂内动、静脉及其分支。髂内动脉在髂骶关节部从髂总动脉分出后，在坐骨大孔上缘分支供给盆腔脏器、盆壁及外生殖器。壁动脉支是贴盆壁而行，主要有髂腰动脉、骶外侧动脉、臀上与臀下动脉及阴部内动脉。脏动脉支较小，其分支有膀胱上、下动脉和直肠动脉，在女性另有子宫与阴道动脉。此外，还有直接来自腹主动脉的骶中动脉，以及来自肠系膜下动脉和痔上动脉。贴盆壁而行的血管，在前、后和两侧相互吻合成环，并和腹主动脉、髂外动脉及股动脉的分支相通连，形成丰富的侧支循环（图 2-4-1-1-3）。

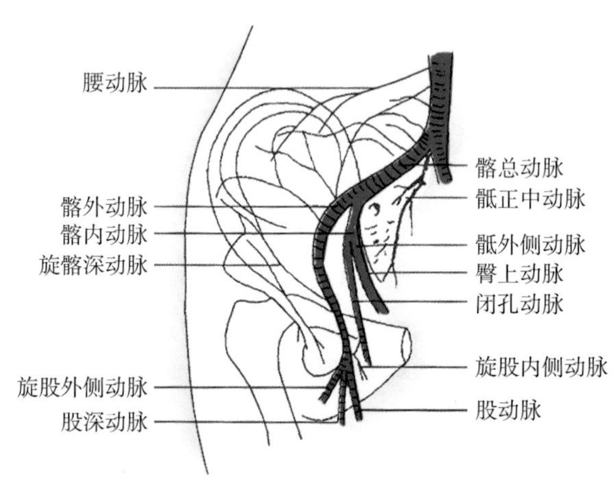

图 2-4-1-1-3　盆腔内血管示意图

1. 腰动脉；2. 髂外动脉；3. 髂内动脉；4. 旋髂深动脉；5. 旋股外侧动脉；6. 股深动脉；7. 髂总动脉；8. 骶正中动脉；9. 骶外侧动脉；10. 臀上动脉；11. 闭孔动脉；12. 旋股内侧动脉；13. 股动脉

盆腔内还有和动脉伴行的静脉及异常丰富的静脉丛，后者之面积约为动脉的 10~15 倍，且相互通连，由于盆腔内外有密布的血管，而动脉支及静脉丛又多围绕盆腔内壁，骨盆骨折时极易损伤邻近的血管引起大量出血，除形成盆腔血肿外，出血量大者还将沿腹膜后间隙向上扩展，形成巨大的腹膜后血肿，引起腹膜刺激症状及低血容量性休克。

七、盆腔内神经

腹下腔的神经非常丰富，主要为骶神经丛和植物神经系统的骶支。骶丛为腰骶干（由 L_4 神经下部和 L_5 神经组成）和 $S_{1\sim3}$ 前支与 S_4 前支的一半构成，贴于骨盆后壁，分支有坐骨神经、阴部神经，臀上、下神经等。坐骨神经由坐骨大孔出盆。阴部神经由梨状肌下缘出盆，并由坐骨小孔回到盆内进入坐骨直肠窝。上述神经在盆内的移动性小，骨盆骨折移位时可因牵拉致伤，骶骨骨折与骶髂关节损伤合并神经损伤的发生率特别高。盆内脏器由盆内脏神经支配。

八、骨盆骨折的分类

由于骨盆环解剖学的复杂性，以及骨折的多样性和严重程度不一，为判断伤情和指导治疗，大多根据骨折的位置、稳定性或是否涉及骨盆后环的承重部分、损伤机制和暴力方向以及是否为开放性进行分类，分类方法较多。由于目前分类的重点都放在损伤机制及骨折后骨盆的稳定性上，将出现相应的分类，但损伤机制常常难以确认，因此在操作上带来困难。Tile 将 Pannal 等人的分类改良，按 A、B、C 三级分类法将骨折分为稳定、旋转不稳定和旋转与纵向均不稳定三型，是目前被广为认可的骨盆环骨折分类法（表 2-4-1-1-1）。

Tile 资料中稳定占 54%，不稳定型 46%（B 与 C 型）。Gansslen 等报道 2551 例骨盆环骨折，A 型占 54.8%，其中 95.3% 为非手术治疗；B 型为 24.7%，非手术治疗者占 64.8%；C 型为 20.5%，其中非手术治疗者占 53.3%。在 2551 例中同时至少有两个附加部位损伤者占 61.7%，骨盆损伤常仅为多发伤中的一个损伤。

表 2-4-1-1-1　Tile 骨盆骨折分类法

类　型	表　　现
A	稳定
A_1	未涉及骨盆环骨折
A_2	稳定，骨盆环骨折轻度移位
B	旋转不稳定，纵向稳定
B_1	“开书型”骨折
B_2	侧方压缩骨折，同侧
B_3	侧方压缩骨折，对侧（桶柄型）
C	旋转与纵向均不稳定
C_1	单侧
C_2	双侧
C_3	伴有髋臼骨折

第二节　骨盆骨折的诊断、合并伤及治疗要点

一、骨盆骨折的诊断

（一）概述

骨盆骨折多系高能量外力所致，常并发低血容量休克和脏器伤。临床检查首先要对患者全身情况做出判断，尤其要注意有无威胁生命的出血和呼吸及神智状态变化；其次要确定骨盆有无骨折和骨盆环是否稳定，同时必须明确有无合并伤。

（二）骨盆骨折的临床诊断

【诊断依据】

一般认为根据病史、体格检查和骨盆正位 X 片即可明确有无骨盆骨折。询问外伤史时应了解外力性质、方向及外力大小，以便于估计伤势轻重，判断骨折部位与骨折类型。骨盆环连续性未受损害的骨盆边缘骨折，主要表现是局部疼痛与压痛，骨盆挤压与分离试验（图 2-4-2-1-1、2）阴性，骨盆环单处骨折者为阳性。骨盆环前后联合骨折或骨折脱位，则骨盆不稳定并多有骨盆变形，疼痛也广泛。在急诊室，初步诊断骨盆骨折的依据是骨盆部有受暴力冲击或挤压的外伤史，有较广泛的局部疼痛或肿胀，活动下肢时骨盆部疼痛加重，局部压痛显著，骨盆挤压与分离试验阳性。

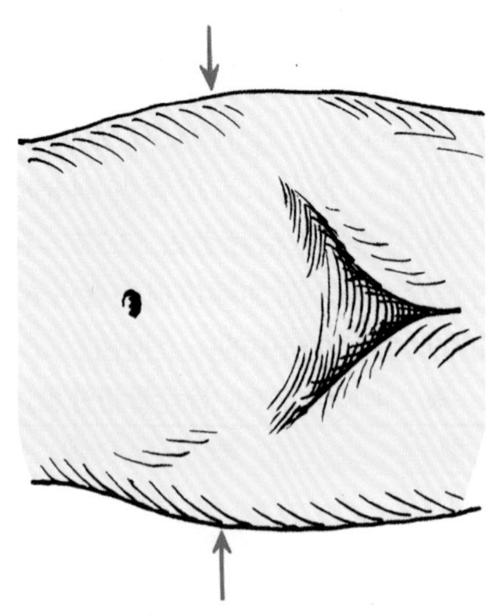

图 2-4-1-2-1　骨盆挤压试验示意图

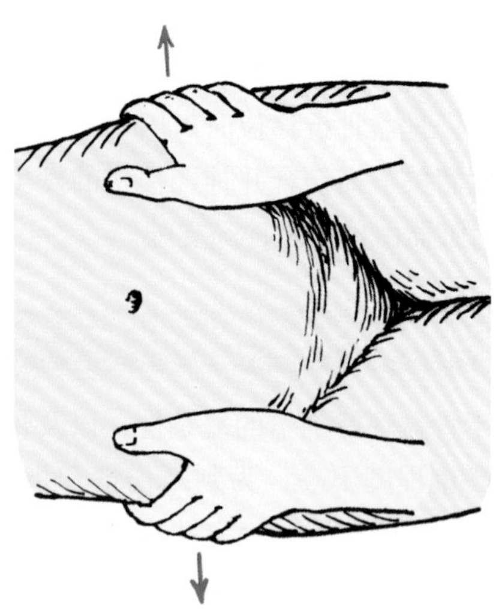

图 2-4-1-2-2　骨盆分离试验示意图

【对不稳定性骨折的判定】

不稳定骨盆骨折者有下列表现：

1. 下肢不等长或有明显的旋转畸形；
2. 两侧的脐 - 髂前上嵴间距不等；
3. 耻骨联合间隙显著变宽或变形；
4. 伤侧髂后上嵴较健侧明显向后凸起；
5. 骨盆有明显可见的变形。

【检查应轻柔】

对疑有骨盆骨折而血流动力学不稳定的患者，尤其是血压偏低、脉搏增快者检查要轻柔，外伤史和视诊是最基本的。骨盆分离、挤压及伸屈髋关节检查应尽量避免，以免加重出血和疼痛。

（三）骨盆骨折的影像学检查

【骨盆前后位 X 线片】

X 线平片检查一般可明确骨折部位、骨折类型及其移位情况，亦常能提示可能发生的并发症。全骨盆前后位 X 线片可显示骨盆全貌，对疑有骨盆骨折者应常规拍摄全骨盆前后位 X 线片，以防漏诊。对骨盆前后位 X 线片上显示有骨盆环骨折者，为明确了解骨折移位情况还应再摄骨盆入口位和出口位片。

【骨盆入口位片】

患者仰卧，X 射线从颅侧投向尾侧，与片盒成 60°倾斜摄片。本位片可显示耻骨段骨折移位，骨盆向内向外旋转和向内移位程度，骶髂关节向后移位及骶骨骨折是否侵犯椎管，同样可显示坐骨嵴撕脱骨折。

【骨盆出口位片】

X 线是从尾侧投向颅侧，与片盒成 45°。本片可显示桶柄型损伤与耻骨体骨折，对确定半骨盆有无向上旋转移位是很有用的，在本片上同样可显示骶骨或髂骨骨折移位情况。但应铭记，对血流动力学不稳定和多发伤患者，前后位全骨盆 X 线平片是最基本和最重要的放射学检查，不要在拍摄特殊 X 线上花费时间，更为重要的是尽快复苏。

【CT 检查】

CT 片检查对骨盆骨折虽不属常规，但它可在多个平面上清晰显示骶髂关节及其周围骨折或髋臼骨折移位情况，因此凡涉及后环和髋臼的骨折应作 CT 检查。骨盆三维重建 CT 扫描或螺旋 CT 更能从整体显示骨盆损伤后的全貌，对指导骨折治疗颇有助益。

二、骨盆骨折合并伤的判定

（一）概述

骨盆骨折的合并伤发生率较高，而且常比骨折本身更为重要，应及时进行全面而仔细的检查和做出正确诊断。常见的合并伤主要有以下四种，需认真检查判定。

（二）中枢神经系统损伤

此种创伤常以颅脑或脊髓伤的症状与体征为主要临床表现。诊断主要是根据不同程度的意识障碍或脊髓损伤的表现，以及 X 线学检查包括 CT 扫描检查迅速进行诊断。应注意的是，颅脑伤患者常不能详述受伤史，或因自觉症状与骨盆骨折体征不明显，而将骨盆骨折漏诊，要注意检查骨盆部。

（三）腹内脏器伤

造成骨盆骨折的坠落伤、挤压伤及交通事故伤常伴有腹内脏器伤及脊柱骨折。腹内脏器损伤出血或消化道内容物外溢，可刺激腹膜引起疼痛及导致出血性休克。腹痛是腹部创伤的主要症状，但骨盆或脊柱骨折可造成腹膜后血肿而出现腹痛、腹胀、压痛、肠蠕动减弱等腹膜刺激症状，有时易与腹内脏器损伤出血相混淆，需仔细鉴别。两者主要鉴别点是腹膜后血肿引起的腹膜刺激征较轻，且多为偏侧性，实质性脏器的浊音存在，无移动性浊音，腹腔穿刺阴性或为少量淡红血水，腹腔灌洗的回流液中红细胞计数远少于失血量，腹部 X 线平片示腰大肌阴影模糊。腹腔内出血或脏器损伤的临床表现，基本上与上述表现相反。B 型超声检查对腹腔内出血、实质性脏器破裂的诊断有相当高的准确性，有助于对腹内脏器伤快速做出诊断。

（四）尿道及膀胱伤

骨盆骨折合并尿道或膀胱伤尤为多见。后尿道（膜部）损伤时血液和尿液多限于耻骨后及膀胱周围，会阴部的“骑跨伤”易造成前尿道的球部伤，外渗的尿液及血液主要限于会阴部，根据排尿困难和尿道口有血液，会阴部有血肿及尿外渗现象，不难对尿道损伤作出诊断。膀胱伤可根据膀胱注水试验明确诊断膀胱是腹膜内伤或腹膜外破裂。

（五）直肠伤

合并直肠损伤的患者，骨盆骨折一般都相当严重，且有休克。患者常有里急后重感。肛门流血是直肠肛管伤的重要标志。直肠指检可了解直肠有无压痛、肿胀或移动骨片。直肠破裂时或可摸到破裂口。指套染有血迹可判定有直肠伤的存在。如尿液从肛门排出，则可确诊同时合并膀胱伤。

【及早判定】

伴有软组织和内脏器官损伤的复杂骨盆骨折，伤情复杂而严重，早期死亡率可高达 31%。快速而准确的诊断是有效救治的关键。

三、骨盆骨折的治疗要点

（一）概述

骨盆骨折的治疗首先要取决于骨折的类型和严重程度，并尽快采取各种有效措施。具体治疗方法的选择主要依据骨盆环是否断裂和有无内脏合并伤。其治疗原则既要防治威胁生命的大出血与内脏器官损伤，也要对不稳定的骨盆骨折进行早期复位和固定，以利控制出血，减轻疼痛和减少脂肪栓塞综合征（FES）、弥散性血管内凝血（DIC）、急性呼吸窘迫综合征（ARDS）等严重并发症的发生概率。

（二）ABCDEF（A~F）方案

为了能及时优先保证处理危及生命的合并伤和并发症，McMurtry 提出一个 ABCDEF（A~F）处理顺序方案，其内容如下：

A（Airway 气道） 通畅呼吸道，给氧；注意胸部伤，气管插管，闭式引流等；

B（Bleeding 出血） 控制外出血，输血、输液（包括输血小板）和监测凝血指标；

C（CNS 中枢神经系统） 颅脑损伤的判定与处理；

D（Digestive 消化系统） 腹内脏器损伤的判定与处理；

E（Excretory 排泄） 尿道、膀胱损伤的判定与处理；

F（Fracture 骨折） 其他部位骨折的判定与

处理。

此方案的特点是从患者的整体治疗出发，首先抢救威胁患者生命的损伤，保持呼吸道通畅和防治大量出血，恢复血流动力学稳定。研究发明：骨折早期固定可减少 FES、DIC、ARDS 等严重并发症，因此应在处理方案 B 中增加骨盆不稳定骨折复位和固定，包括用外固定器固定骨盆前环，或用 Ganz 抗休克及 C 形骨盆钳固定。

根据骨盆骨折分型不同，其稳定性及伤情严重性及预后各不相同，下面将分节加以详述。

第三节　骨盆环稳定或基本稳定的骨折（A型）治疗

一、骨盆边缘撕脱骨折

这类骨折多因肌肉突然猛烈收缩将其起点处的骨质撕脱所造成，骨折发生在骨盆边缘，未累及骨盆环，如缝匠肌撕脱髂前上棘，股直肌撕脱髂前下棘，及腘绳肌撕脱坐骨结节等（图 2-4-1-3-1）。局部有疼痛、肿胀及压痛，进行与肌肉作用相反动作时疼痛加重。骨折片可有轻度移位。

这类骨折不论有无移位，一般不需特殊治疗，骨折愈合后对功能无影响。治疗只需对症处理、卧床休息，使骨折免受肌肉收缩牵拉，如髂前上棘或髂前下棘撕脱骨折卧床期间，用一软枕将膝垫高，保持适当的屈髋位以减轻疼痛，待疼痛消失后即可下地负重活动。坐骨结节撕脱骨折，卧床休息时应置大腿于伸直、外旋位。

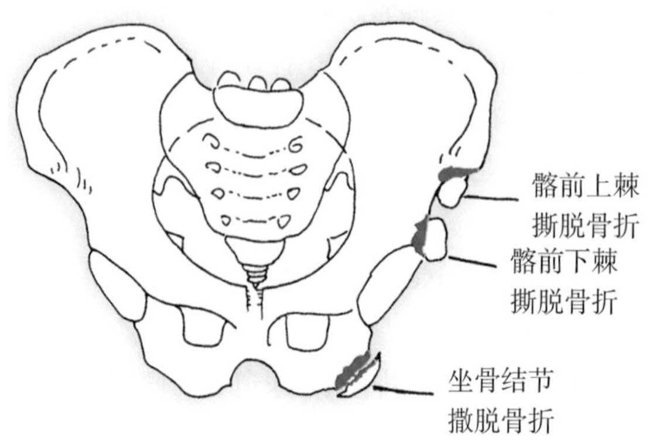

图 2-4-1-3-1　骨盆边缘撕脱骨折示意图

二、髂骨翼骨折

多为直接暴力所致，骨折发生在骨盆边缘，未破坏骨盆环的边缘与完整性（图 2-4-1-3-2）。由于骨折部的内侧与外侧有骨膜及厚实的肌肉覆盖保护，骨折大多无明显的移位。如软组织损伤严重，骨折块移位显著，可伴有较大的血肿，伤侧腹壁强直与压痛。X 线片能明确诊断。

单纯髂骨翼骨折无需复位与固定，只需卧床休息 3~4 周，疼痛消失后即可下地活动。如骨折块大且有严重移位，为保证骨折顺利愈合和早期下地活动，则须考虑切开复位和用松质骨螺钉或钛（钢）板螺钉内固定。

三、单一的耻骨水平支或下支骨折

一侧或两侧单一的耻骨支骨折多由侧方挤压所致。骨折端常有轻度移位，但不影响骨盆环的稳定性与负重功能（图 2-4-1-3-3）。局部有肿胀与压痛，伤侧髋关节外展与过伸时可使疼痛加剧，骨盆分离及挤压试验阳性。X 线检查可确定诊断。

由于单一的耻骨支或坐骨支骨折无损于骨盆环的完整与稳定，一般卧床休息 2~3 周即可下地活动。卧床时在膝下置一软枕，保持髋关节于屈曲位以减轻疼痛。

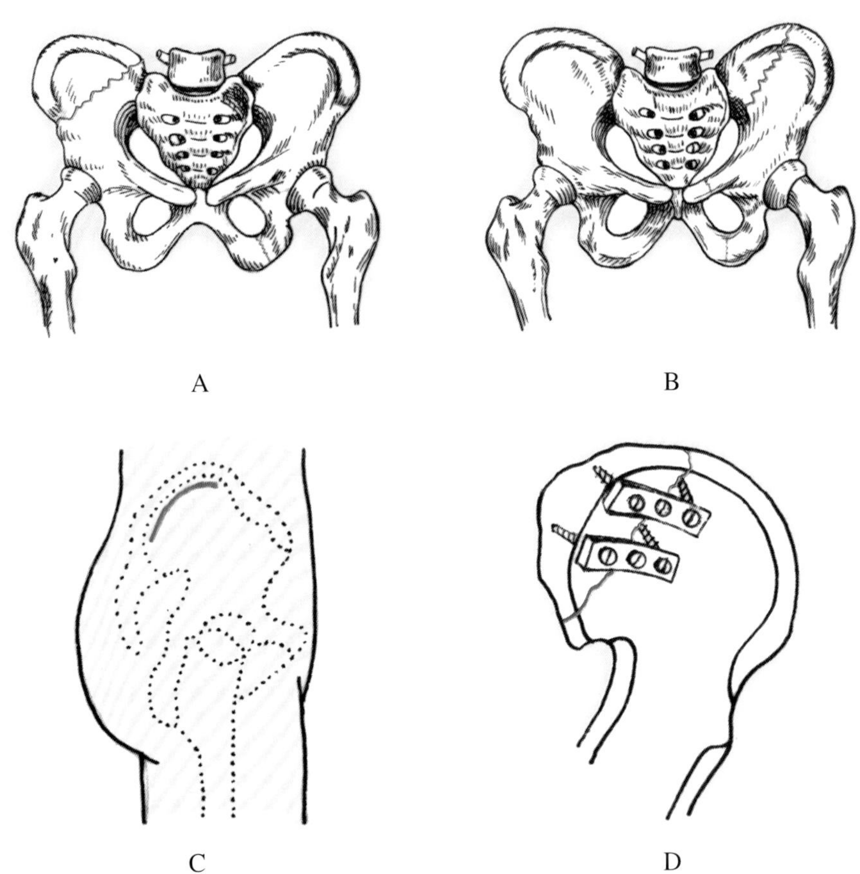

图 2-4-1-3-2 髂骨翼骨折及手术疗法示意图（A~D）

A、B. 髂骨翼骨折；C. 切口；D. 复位后钛板螺钉内固定

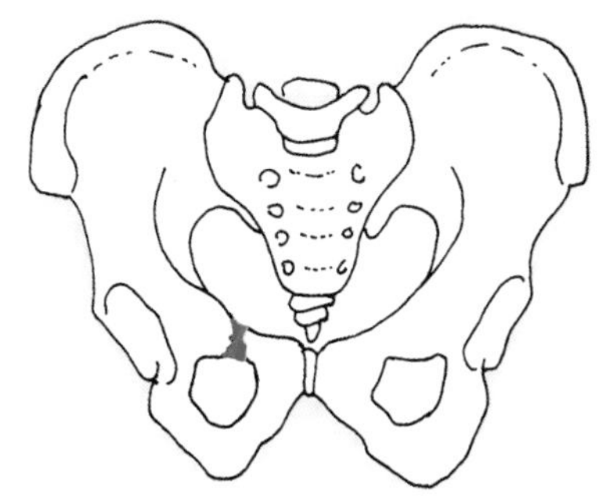

图 2-4-1-3-3 单一的耻骨支水平骨折示意图

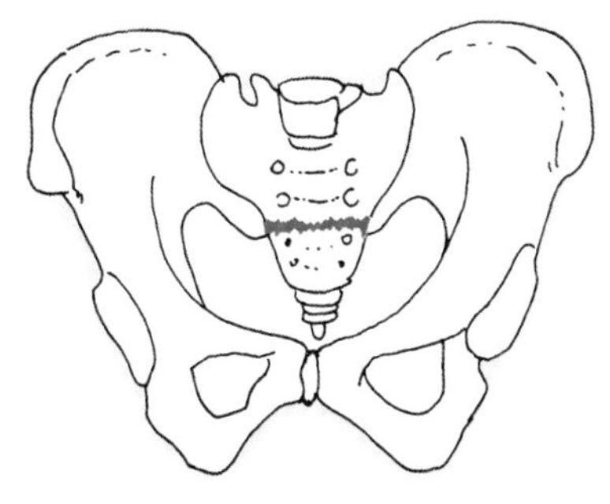

图 2-4-1-3-4 S_{2-3} 以下的横断骨折示意图

四、S_{2-3}以下的横断骨折

多由于后仰坐倒时直接撞击所致。骨折发生在两骶髂关节下缘连线以下（图 2-4-1-3-4），多成横行裂隙或向前轻度移位，严重移位少见。临床表现为骶部疼痛，局部微肿和明显压痛，患者多不能坐立。合并神经损伤者有马鞍区感觉障碍或大小便失常，侧位 X 线片可显示骶骨横断骨折。

无移位或移位轻微者，只需卧床休息，避免压碰，疼痛于数周后即可消退。完全错位者，从肛门用手指向后压多难以复位，且有损伤直肠的危险，可考虑切开复位。

五、单侧耻骨上下支骨折

多由侧方挤压损伤所致。骨折未累及承重弓（主弓），对骨盆环的稳定性无明显影响，骨折移位不严重（图 2-4-1-3-5）。临床表现主要骨折局部明显疼痛与肿胀，患者多不能站立与行走，髋关节活动受限。骨盆挤压与分离试验阳性。X 线片可确定诊断。

因骨折多无明显移位，骨盆后环仍保持完整，骨折愈合后对负重功能无影响，故只需对症治疗，卧床休息，保持髋关节适当屈曲，疼痛消失后即可下地活动。

六、耻骨联合轻度分离

孤立的耻骨联合分离少见。轻度分离是指其间隙小于 2cm（图 2-4-1-3-6），如分离间隙大于 2.5cm，则应考虑因骨盆外旋而有造成后环部结构损伤的可能性，如骶髂关节前部韧带损伤，因此要仔细检查有无骶髂关节损伤，以免漏诊造成永久性疼痛。耻骨联合分离引起的疼痛较集中在耻骨联合处，用手指可摸到有不甚明显的沟隙。骨盆分离试验阳性。X 线片可以显示耻骨联合间隙增宽。

治疗是用手法挤压两侧骨盆，使耻骨联合对合后用骨盆束带固定，可减轻疼痛和使患者感到舒服。卧床休息 4~6 周。一般来说，即便复位不完全，亦很少遗留永久性功能障碍。合并有尿道或膀胱伤的患者，手术后用骨外固定器行骨盆前环外固定，有利于术后护理和早期下地活动。

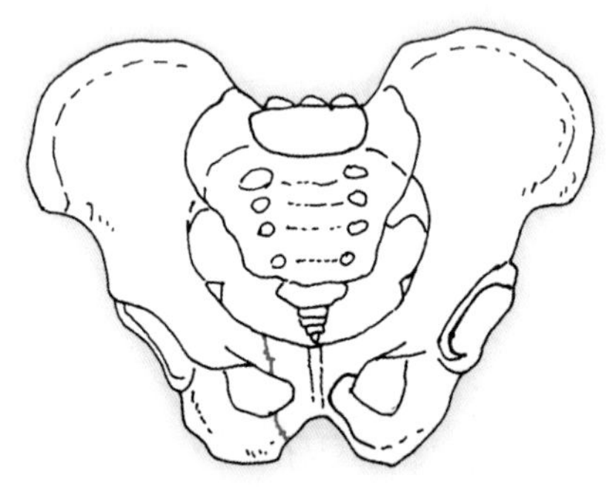

图 2-4-1-3-5　单侧耻骨上、下支骨折示意图

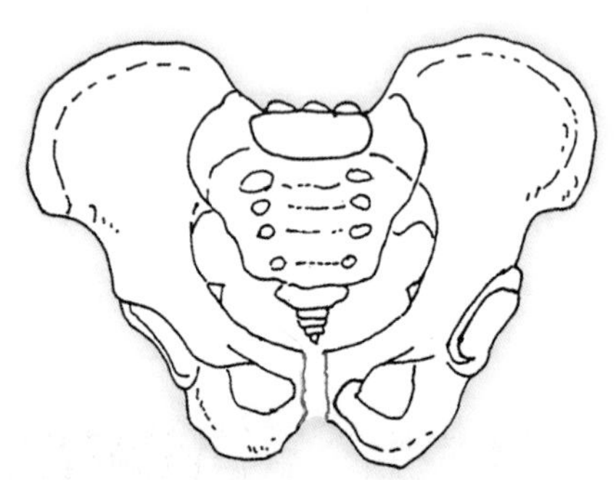

图 2-4-1-3-6　耻骨联合轻度分离示意图

七、骶髂关节半脱位

此种损伤虽属骨盆环一处损伤，但损伤是位于骨盆承重弓主要的承重部位，如未完全整复脱位，恢复骶髂关节的稳定，则将后遗永久性腰背痛与无力。骶髂关节半脱位者有局部疼痛和肿胀，坐、立及翻身活动加剧疼痛。骨盆分离、挤压试验及“4”字试验均为阳性。X 线片上可见伤侧髂骨向上向后移位比健侧更接近中线，与骶骨有阴影重叠。

传统疗法是手法复位和用双侧石膏裤固定 3 个月。为减少长期卧床的许多并发症，有的学者主张手法整复半脱位后经皮穿入加压螺钉固定骶髂关节。对有持续疼痛的陈旧性半脱位，宜行骶髂关节融合术。

八、双侧耻骨上下支骨折

多由于侧方挤压所致。此种损伤虽有骨盆前

环两处断裂，但骨盆后侧仍保持完整，骨折移位不大，对盆环的稳定性及承重功能无大的影响（图2-4-1-3-7）。耻骨骨折移位常造成后尿道损伤，表现排尿困难或尿潴留，尿道口流血或有血迹。双侧耻骨上下支骨折的局部症状较单侧骨折者重。X线检查可明确诊断。

治疗与单侧耻骨上下支骨折相同，卧床休息即可。卧床期间，膝下垫一软枕，保持髋关节适当屈曲以减轻疼痛。未并发尿道或膀胱损伤者，一般不需行骨盆外固定治疗。

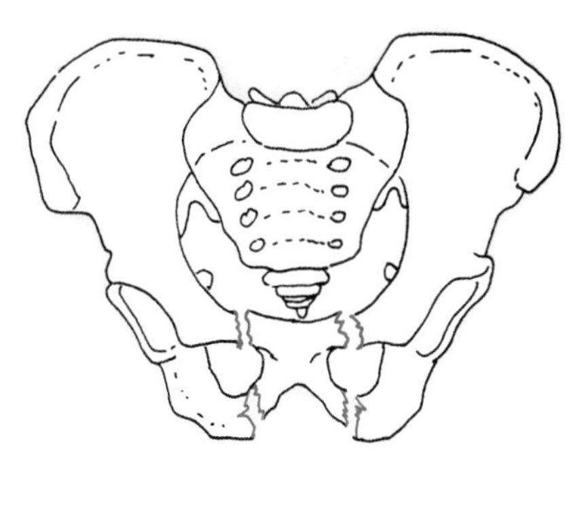

A

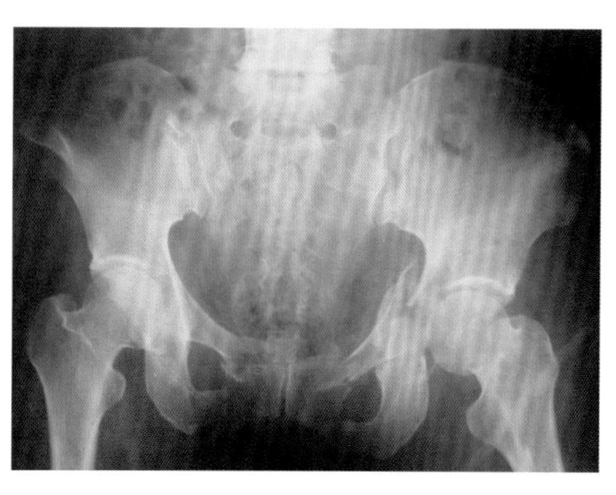

B

图 2-4-1-3-7 临床举例 双侧耻骨上、下支骨折（A、B）

A. 示意图；B. 骨盆正位 X 线片（伴髋臼骨折）

第四节 骨盆环旋转不稳定、纵向稳定型骨折（B型）的治疗

一、B型骨盆骨折概述

这类骨折是由于较大的暴力从前后方向或从侧方挤压骨折所致。这种外力不仅造成骨盆前环骨折或耻骨分离，伤侧骨盆同时绕纵轴旋转而使骶髂关节受到损伤，使骨盆发生旋转不稳定，骨盆变形，且有较高的并发症发生率。根据外力作用方向不同，以下分段将此两型旋转不稳定的骨盆环骨折加以阐述。

二、分离型骨盆骨折

此型又称“开书”型或外旋型，多由于骨盆遭受来自前后方向挤压所致（图 2-4-1-4-1）。外力先作用于髂骨翼致使耻骨支、坐骨支骨折或耻骨联合分离。如外力继续作用，髂骨翼乃向外翻外旋，犹如打开书本一样，结果使一侧或两侧（多为伤侧）骶髂间韧带及骨间韧带撕裂或完全断裂，骶骨翼后侧骨质压缩，骨盆前后位 X 线片显示骶髂关节间隙增宽，髂骨翼变宽，闭孔变小及骨盆前部骨折端分离。

三、压缩型（内旋型）骨盆骨折

当骨盆受到侧方冲击时，同样由于骨盆前环较后环薄弱而先骨折，骨折端重叠移位。挤压力继续作用，使受力的髂骨翼内翻内旋，致使骶髂后韧带部分撕裂，骨间韧带损伤及骶骨翼前部骨质压缩，结果使骶髂关节稳定性降低（图 2-4-1-4-2）。骨盆前后位 X 线片显示骶髂关节间隙后面变宽和前侧压缩，伤侧髂骨翼变窄，闭孔变大和骨折端重叠移位。

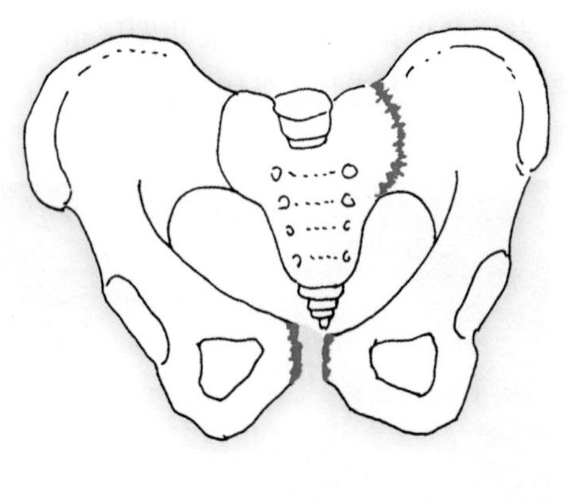

A

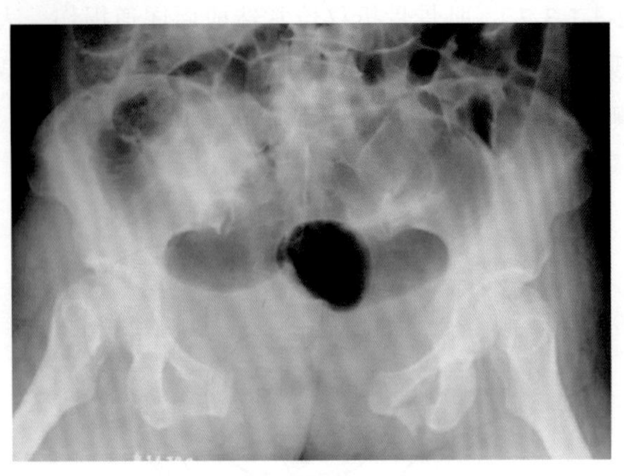

B

图 2-4-1-4-1　临床举例　分离型骨盆骨折（A、B）
A. 示意图；B. 骨盆正位 X 线片

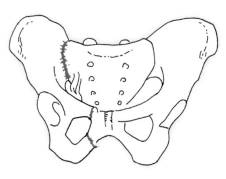

图 2-4-1-4-2　压缩型骨盆骨折示意图

骨盆骨折旋转不稳定型常合并有盆内大出血与内脏损伤，伤势较重。治疗首先是稳定血流动力学和处理内脏合并伤，但同时要尽快将骨折复位与固定，因为这是控制出血的必要措施。持续稳定的固定，能防止骨折端活动导致已凝固的血块脱落和再出血。骨盆旋转不稳定骨折（纵向稳定）特别适应用骨外固定器行骨外固定，有控制骨断端出血、迅速减轻疼痛和便于护理的优点，并可做为最终的确定性治疗。

目前使用的骨外固定器虽有多种类型，但在骨盆骨折使用的方法基本相同。常用的外固定器为 AO 式与 Hoffmann 外固定器（图 2-4-1-4-3），由针、针夹和连接杆三部分组成。其方法是在髂前上嵴后方 2cm 处，在每侧髂嵴皮肤作出 2~3 个标记，其间距为 2~3cm。局部麻醉后，依次在标记处经皮在髂骨内外板之间拧入固定针。进针角度保持与躯干矢状面构成 15°~20°。采用直径 5mm 螺纹针者钻入深度为 5cm，若用直径 2.5 或 3mm 骨圆针，进针深度为 7cm。进针要有明确的阻力感，以放置后无晃动和不易拔出为标准。用针夹分别将针尾固定，再连接于连接杆上组装成骨外固定（图 2-4-1-4-4）。通过横杆伸缩进行加压（分离型）或撑开（压缩型），纠正骨盆的分离外旋或内翻内旋畸形。X 线片证实复位满意后，拧紧各固定夹以保持骨外固定的固定作用。术后可在床上活动，4 周后鼓励下床扶拐活动，注意检查各固定夹是否紧固。根据骨折类型（稳定性）于术后 8~12 周拆除外固定。

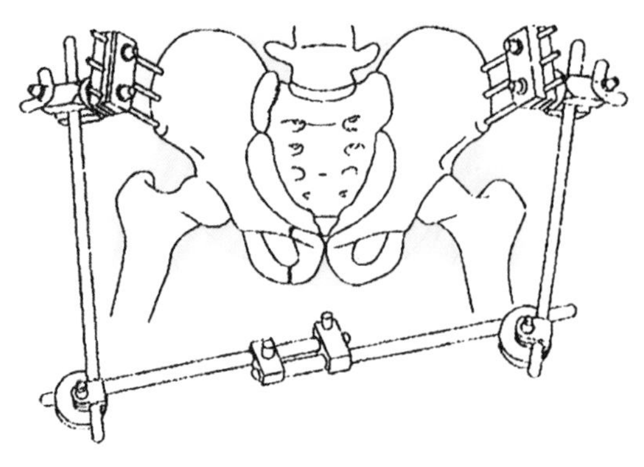

A

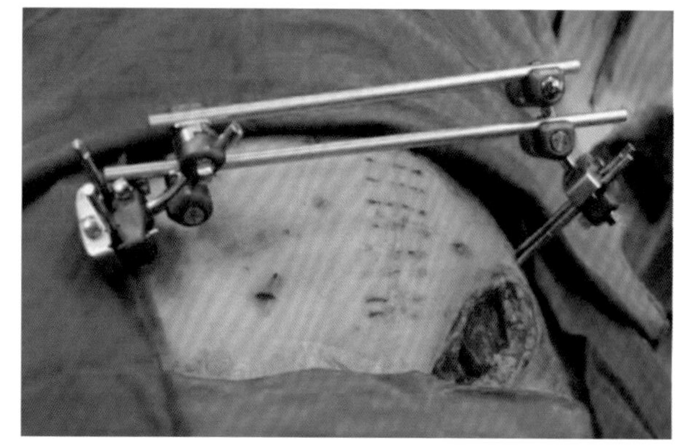

B

图 2-4-1-4-3　临床举例　骨盆外固定器（A、B）

A. 骨盆骨折 Hoffmann 外固定器临床使用示意图；B. 临床治疗病例

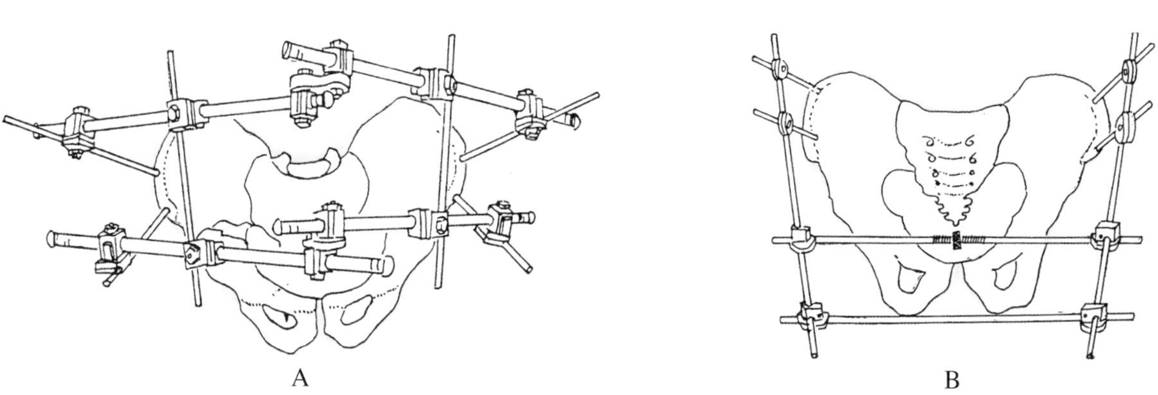

A　　B

图 2-4-1-4-4　另两种骨盆外固定示意图（A、B）

A. 腹前式；B. 腹下式

第五节　骨盆环旋转与纵向均不稳定型骨折（C型）的治疗

一、概述

骨盆遭受前后方向或侧方挤压时不仅可造成 B 型损伤，如外翻外旋或内翻内旋的外力继续作用，则发生骶髂关节脱位或关节附近骶骨或髂骨骨折（C 型）。从高处坠落单足着地，身体向下的重力和足落地时向上的反作用力汇合于骨盆，这种巨大的剪力同样可造成骨盆前后环完全断裂（垂直剪力型）。骨盆前环断裂可为耻骨上下支骨折或耻骨联合分离，后环断裂可为骶髂关节脱位，关节附近的骶骨或髂骨骨折（图 2-4-1-5-1）。

如骨性结构损伤不严重，但存在坐骨嵴撕脱骨折（骶结节韧带）、骶骨会阴游离缘撕脱骨折（骶棘韧带）或第五腰椎横突撕脱骨折（髂腰韧带），这常提示可能有严重的骨盆不稳定。

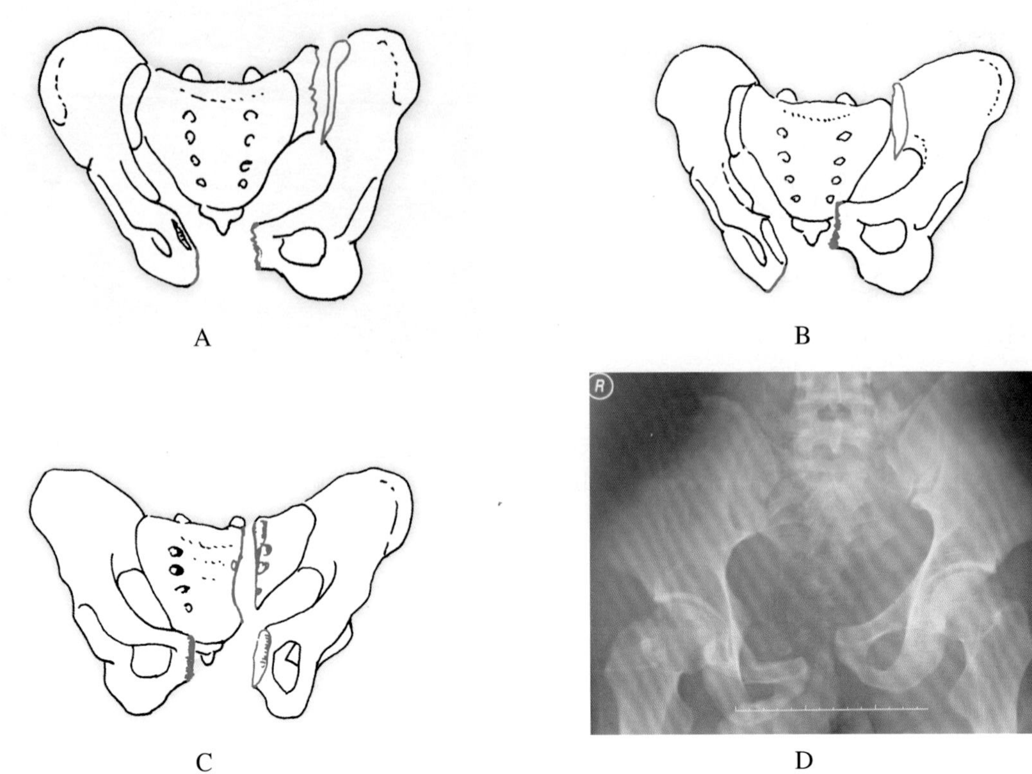

图 2-4-1-5-1 临床举例 骨盆环旋转与纵向均不稳定型骨折（A~D）

A~C. 示意图；A. 髂骨骨折型；B. 骶髂关节脱位型；C. 骶骨骨折型；D. 骨盆正位 X 线片

二、明确伤情

骨盆前后环完全断裂，骨折极不稳定，骨盆有明显变形，伤侧半个骨盆连同下肢常向上移位，髂骨嵴升高，下肢短缩，骨盆部及会阴部可出现瘀血斑或血肿等。患者的全身情况多很严重，常合并大量出血、内脏损伤或其他部位骨折等，致伤势严重而复杂。为快速而准确地诊断和及时进行救治，要放宽各项检查指征，直接用确诊率高的先进诊断方法。骨盆前后位 X 线片可初步判定骨盆环是否稳定，对疑有其他部位骨骼损伤时应同时摄片检查，以避免重复分次摄片而延误诊断时机。颅脑伤可直接用 CT 扫描，腹内损伤宜选用 B 超或腹腔灌洗等常规方法进行检查和诊断。

三、治疗

由于骨盆不稳定型骨折常多有其他部位损伤存在，其治疗在原则上应按 McMurtry 制定的 ABCDEF 方案顺序进行。在治疗威胁患者生命的损伤后，应尽快恢复骨盆环承重结构的稳定性。如何有效维持骨盆环骨折的稳定是选择固定方法的基础。在有大量出血和患者全身情况尚不稳定而难以承受内固定手术时，可在手术治疗脏器损伤的同时对有移位的耻骨联合行内固定，或应用外固定装置。这虽不能达到完全整复固定后环的骨折脱位，但可减少不稳定骨盆骨折断端的活动，有益于控制出血和预防严重并发症。为救治血流动力学不稳的严重骨盆骨折，Ganz 抗休克骨盆钳对固定骨盆后环和控制出血更为简捷有效（图 2-4-1-5-2）。

Ganz 骨盆 C 形钳的构件包括 1 根方形横杆和套接于横杆的 2 根侧方支柱（臂），后者能在横杆上平行滑动，根据骨盆宽度调整其间距。侧柱下端有的开口，供安置有史氏钉的螺纹管。骨盆 C 形钳可在急诊室或放射检查台上于局麻下安放。患者取仰卧位。在髂前与髂后上棘之间划一连线，

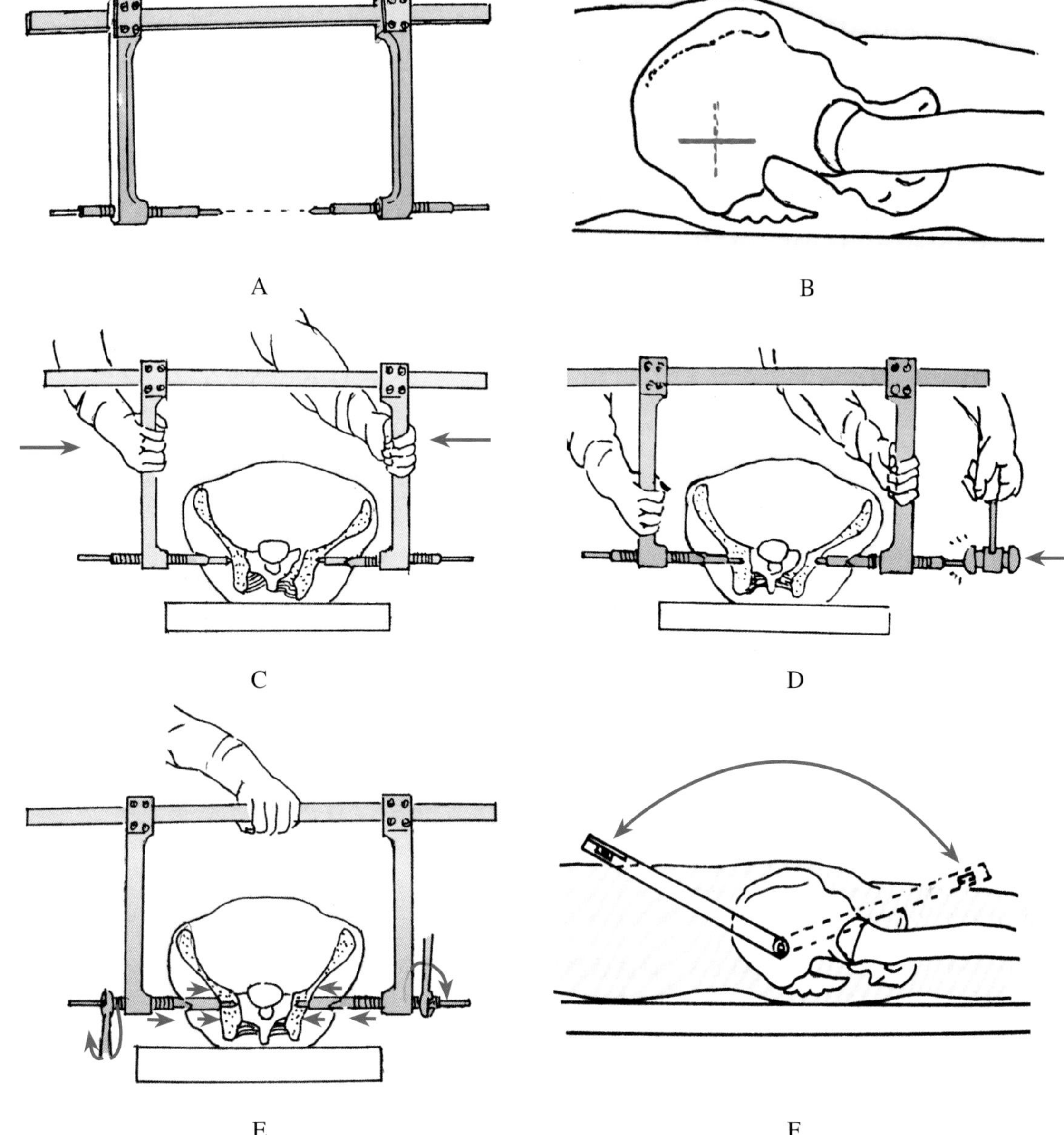

图 2-4-1-5-2 Ganz 抗休克骨盆钳及其操作步骤示意图（A~F）

A. Ganz 钳外形；B. 穿钉点；C~F. 临床操作步骤及术后外观

于股骨纵轴线交点处用尖刀片戳一小口，将钉端锤达髂骨翼，此时牵伸下肢将骨折复位，然后拧放螺纹管向后骨盆环加压和牢固固定。钉的位置亦可放在髋臼上部，其目的是使骨盆前后环受到一致的加压固定。骨盆C形钳可绕轴向下或向上旋转，以便显露腹部或股部。骨盆C形钳可留置3~7天，待患者情况稳定及行骶髂关节内固定后去除。目前对骨盆骨折切开复位内固定的适应证尚无一致认识，但对不稳定骨盆骨折主张早期应用手术固定者日渐增多。恢复骨盆环的解剖和稳定，可明显降低后遗症，诸如腰背痛、步态异常、下肢不等长、脊柱侧弯、坐位困难等。由于骨盆骨折形式多种多样，患者全身伤情不同，以及术者对内固定方法的选择，因而内固定方法也较多。对于旋转与纵向均不稳的骨盆骨折，固定骶髂关节脱位可用前入路盆内钢板或骶髂螺钉，后入路骶骨棒、拉力螺钉或中空松质骨螺钉经皮穿入固定等方法（图 2-4-1-5-3、4）。不稳定型骨盆骨折手术最适当的时间是在伤后早期，但必须是在患者得到充分复苏和全身情况稳定的条件下施行。为增加骨盆后侧内固定的稳定性，骨盆前环骨折或耻骨联合分离大于 2.5cm 者，可考虑同时使用钛板或钢板内固定或骨外固定。髂骨翼骨折可酌情用拉力螺钉或钛（钢）板重建髂骨的稳定性。

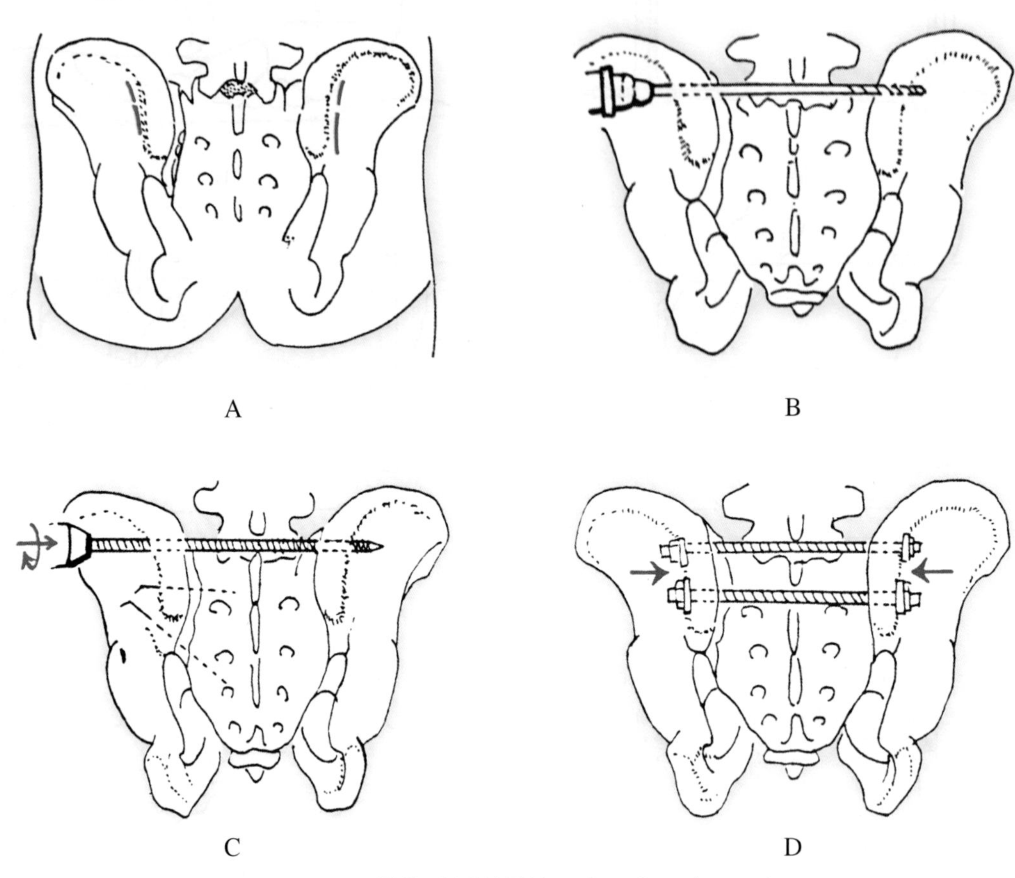

图 2-4-1-5-3 骨盆后侧骶骨棒固定示意图（A~D）

A. 切口；B. 钻孔；C. D. 旋入骶骨棒

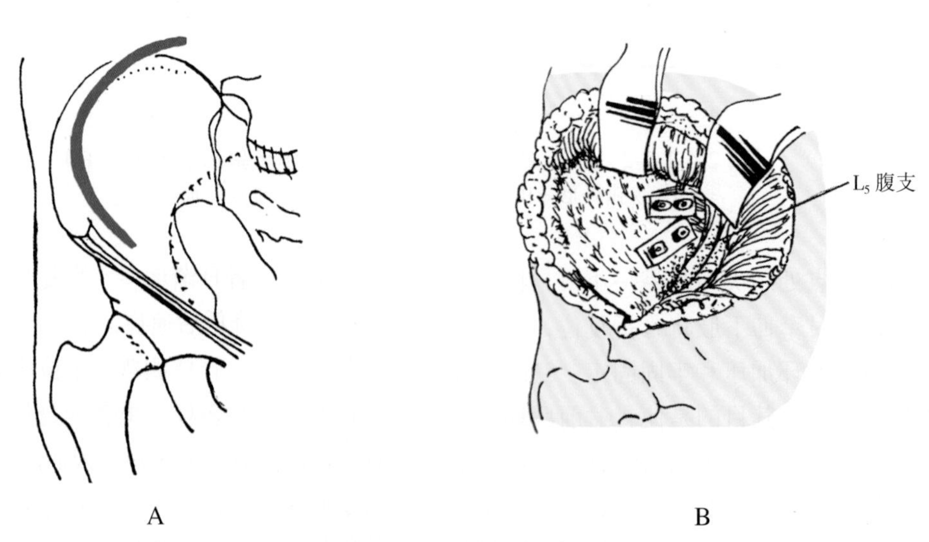

图 2-4-1-5-4 骶髂关节前侧钛板固定示意图（A、B）

A. 切口；B. 钛板固定

（张秋林）

第六节 骨盆骨折的外固定支架治疗技术

一、依据骨盆骨折的特点选择外固定架的合理性

骨盆大出血是骨盆骨折早期的主要问题，其原因是由于骨折后骨盆内部体积的增大（特别是在 B_1 型和 C 型骨折），降低了压迫止血效果（图 2-4-1-6-1）。只有当骨盆周围骨折稳定后，循环系统才有可能稳定。如果把骨盆腔看作一个球的话，很显然，减少骨盆腔体积的一个有效的方法就是减少它的半径。

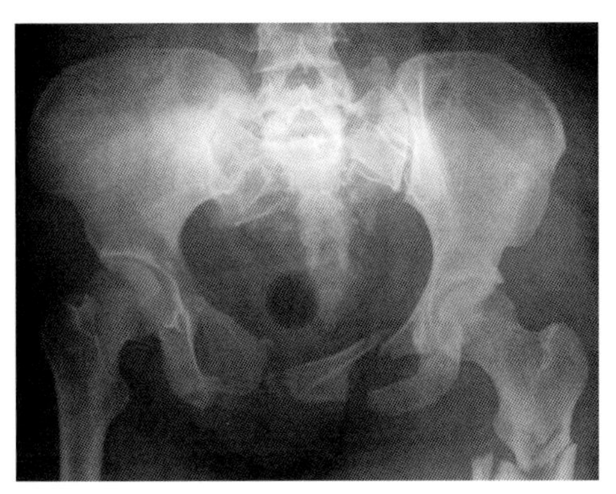

图 2-4-1-6-1 临床举例 骨盆骨折后正位 X 线片显示骨盆腔容积增大，失血量亦增多

近二十年来，对严重骨盆骨折的治疗获得较大进展，疗效得以不断提高。除了抗休克治疗和多学科协同救治的发展外，创伤早期应用骨盆外固定支架在重度骨盆骨折急诊处置中发挥了极为重要的作用。Mucha 等认为骨盆骨折高死亡率主要与患者血液动力学不稳定有关。除了抗休克治疗外，早期运用使骨盆稳定的措施，如外固定支架，将有利于缓解疼痛、控制大出血、减轻休克程度，减少脂肪栓塞综合征、DIC、多脏器功能不全综合征、甚至死亡等严重并发症。

骨盆创伤的出血 90% 来源于骶前和膀胱旁静脉丛及骨折的松质骨面，经动脉造影或尸检证实骨盆骨折大出血来自动脉者仅 14%~18%。因此，尽管有基础研究表明骨盆外固定只能控制静脉出血而对动脉源性出血没有作用，但许多学者仍认为骨盆外固定支架能通过限制骨盆的容积、稳定骨盆腔压力及骨折复位来减少出血。虽然还没有前瞻性的研究证明外固定支架能有效降低严重骨盆创伤的死亡率，但其早期应用能明显改善临床预后 。Gylling 等发现创伤早期运用骨盆外固定支架技术，能将不稳定性骨盆创伤的死亡率降低到与稳定性骨盆骨折相同水平。Riemer 等发现，在创伤救治早期运用骨盆外固定支架及进行必要的锻炼，能使不稳定性骨盆骨折的死亡率从 26 % 降低到 6 %。对于伴有肺挫裂伤或需开颅手术的患者，运用骨盆外固定不能降低死亡率，而对那些入院时收缩压低于 13.3kPa(100 mmHg) 的患者，运用骨盆外固定，能使死亡率从 41% 降低到 21%。对血流动力学不稳定的病例，因其操作简便、快速，可作为一简单的标准化技术用以防治大出血。此外，骨盆外固定还可用于垂直稳定而旋转不稳定骨盆骨折的治疗以及垂直不稳定性骨盆骨折的骨盆前环固定。

二、骨盆外固定支架治疗骨盆骨折的原理

骨盆的稳定主要依赖骨及其周围韧带的相互作用。 有实验表明，单纯切断耻骨联合，骨盆仅产生小于 2.5cm 的耻骨联合分离，进一步分离将受到骶棘韧带和骶髂前韧带的限制。大于 2.5cm 分离说明上述韧带损伤，骨盆出现向外旋转不稳定，但其最终旋转移位的总量受到髂嵴与骶骨相互对抗的限制，且骶髂关节后韧带群保持完整，骨盆无垂直不稳定。此种损伤为 Tile B_1 开书样骨

折，在骨盆前环穿针行外固定术，形成双侧半骨盆向内翻转的关书样作用力并充分利用骶髂后韧带群作为骨盆稳定的张力带，可完全恢复骨盆环的整体稳定性。当骨折表现为向内旋转不稳定的 Tile B_2 关书样骨折时，骶髂关节前侧结构为压缩性改变，骶髂后韧带群完整。骨盆前环穿针后双侧半骨盆向外翻转，利用开书样作用力进行固定。髂骨翼压缩明显者，复位后利用中和力固定。由于后侧韧带群的协同作用，骨折可获得较可靠的稳定。骶髂关节后韧带群同时被损伤，将造成骶骨相对应的半骨盆不仅存在旋转不稳定，而且产生骨盆向后方和(或)上方的移位，形成骨盆垂直方向不稳定，即 Tile C 型骨折。骨盆的韧带稳定性完全丧失后，伤侧骨盆除表现出纵向不稳定和水平方向不稳定外，尚出现骨盆屈曲移位，即矢状位的旋转移位。此时半盆表现为漂浮状态，即漂浮半盆。此种严重损伤单纯依靠前环外固定支架，效果不肯定。若同时利用内固定术稳定骶髂关节可获得可靠固定，亦可利用患侧骨牵引对抗垂直方向移位，加强外固定的可靠性。此种损伤为骨盆的严重创伤，常存有合并伤，早期大量失血致血流动力学极不稳定。所以，在处理此种创伤时不应拘于骨折复位及其固定方式如何，而是应该尽早稳定骨折，减少骨盆骨移位和再损伤，控制或减少失血，尽早稳定血流动力学，缩短抢救复苏期，提高生存率。Riemertal 等报道，创伤早期应用外固定术，使复苏期死亡率从 22% 降到 8%。

三、骨盆骨折外固定支架病例选择

(一) 适应证

【概述】

外固定支架在骨盆环不稳定骨折的急诊治疗中有很重要的地位，在有些类型的骨折，如旋转不稳定、开书样损伤中，外固定支架可作为重要的辅助固定方式。在多发伤、颅脑损伤需长时间卧床，手术区域污染、造瘘及患者全身状况无法耐受切开复位手术等特定情况下，外固定支架也可作为确定性的治疗措施。但在一般情况下，外固定支架能否作为最终的治疗方式目前仍存在争议。因此，应采用“互补”而非“并行”的观点来对待外固定和内固定在骨盆损伤中的应用。

【正确掌握骨盆外固定支架治疗的适应证】

1. 各种类型的骨盆内部大出血　急诊复苏期任何不稳定型骨盆骨折均可行外固定术，目的是稳定骨折、减少出血、稳定血流动力学。待病情稳定后，必要时再行内固定术。

2. 对 B1 型开书样骨折　是比较理想的适应证，也适用于其他类型的 B 型骨折。

3. 预弯　如果钉子事先进行了预弯，可能的话，再加上后部的辅助内固定，就可用于 C 型骨折的治疗。

4. 骨盆环骨折　伴随髋臼非移位骨折。

5. 畸形明显的稳定性骨盆骨折　往往造成骨盆腔容积的明显减小，尤其年轻未育女性，是比较好的手术指征。

(二) 相对禁忌证

骨盆环骨折伴随髋臼移位骨折；手术区域皮肤感染时，比较容易发生穿针的并发症。

四、骨盆外固定支架操作技术

(一) 概述

骨盆骨折的骨外固定治疗技术难度较大，在选用外固定支架治疗时除要注意穿针技术外，还要认真分析各种类型骨折的力学特点，采用相应的构形和结合相关技术才能获得满意的效果，应用得当不仅能挽救生命，且能恢复良好的骨盆形态。下面介绍外固定支架的具体操作技术。

(二) 进针部位及复位

【进针部位 (图 2-4-1-6-2)】

髂嵴、髂前下嵴到髋臼上缘区域、耻骨支、耻骨体。髂嵴部位穿针最方便，髂前下嵴区骨皮质厚且致密，其固定最稳定。

【复位方法】

骨折处取短切口，显露骨折端，耻骨部位复

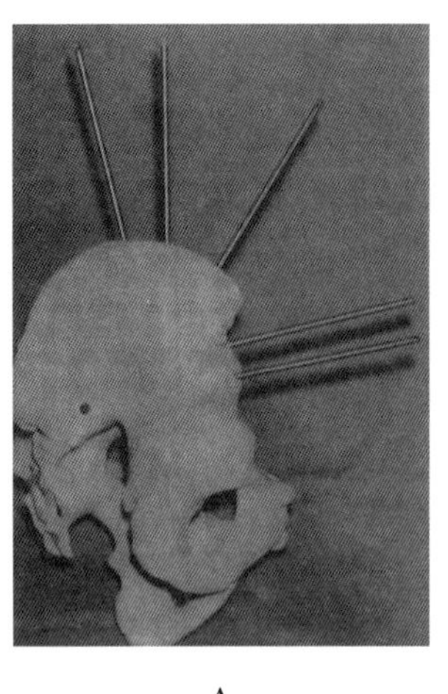
A
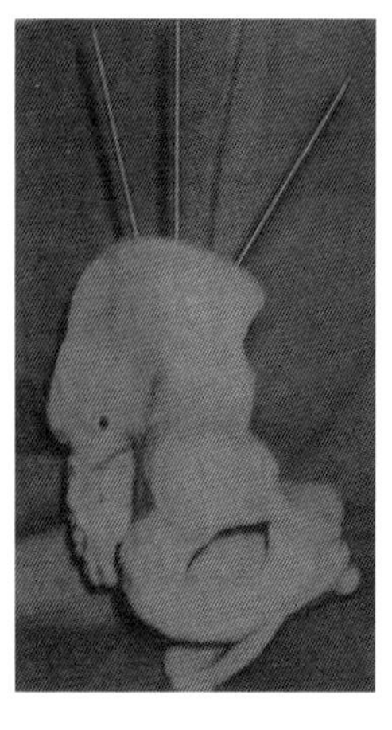
B
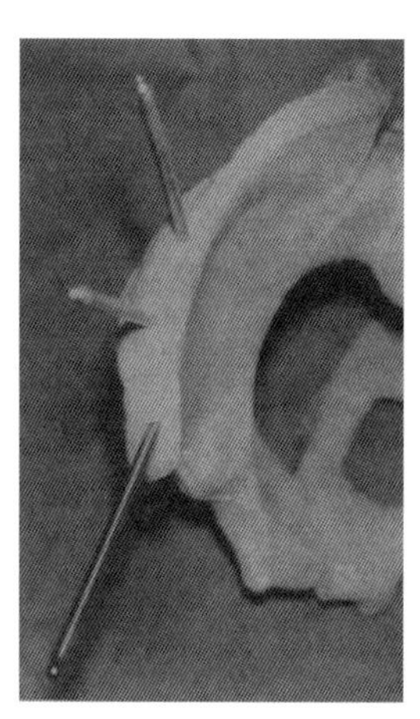
C

图 2-4-1-6-2 骨盆骨折外固定针进针部位标本图（A~C）
A、B 侧方观；C. 前方观

位较容易，髂翼后侧及髋臼区复位有时较困难，需要借助一定的器械及一定的复位方式。复位后于各部位穿针固定。然而，只有当后部的骨盆环有部分保留（B 型骨折），单一的外固定才能提供足够的腹侧稳定性。钉子进行适当的预弯，使骨盆前后都受到适当的压缩（图 2-4-1-6-3）。

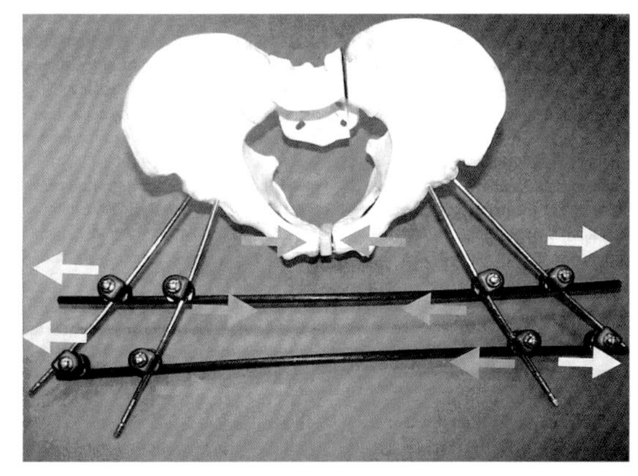

图 2-4-1-6-3 通过固定钉对骨折进行复位标本图

（三）穿针技术

用直径 2.5mm 左右钻头钻开皮质骨，不扩孔，直接拧入直径 4.0mm 半针螺纹。髂嵴区进针时应与矢状面成 15°~20°角，以适应骨盆壁倾斜度穿入（图 2-4-1-6-4）。若判断进针方向有困难，可利用克氏针引导（图 2-4-1-6-5），以保证钢针穿入内外层皮质之间。深 5~6cm，针数 2~4 枚。髂前下棘区软组织厚，皮肤切开后，利用血管钳钝性顺肌纤维方向分离，形成皮下软组织豁口，置保护套管，朝骶髂关节方向拧入，此豁口还有利于术后髋关节活动。髂前下棘区进针时不要穿入髋关节，耻骨区操作应注意保护好股部血管神经及腹股沟管内的精索。伤侧耻骨支无法穿针时，可利用对侧耻骨固定。人工对针进行预弯（图 2-4-1-6-6）以达到对后部加压的效果（在骶骨垂直骨折时，不能这样做，否则，有损伤神经根的可能）。

（四）固定形式（图 2-4-1-6-7）

伤侧髂嵴钢针组用短连接杆固定，髂前下棘区与耻骨区钢针连接，再将上述两组钢针于伤侧骨盆形成半骨盆环式固定。根据骨折类型于腹壁前与对侧骨盆用组合式外固定支架，以适当的作用力，适当的组合方式连接固定。可直接连接，腹部膨隆或需要进行腹部、骨盆区其他操作时，可“A”形、“∧”形及多层等形式连接。如组合复杂，则重量大，不便于穿衣及早期活动。

（五）固定原则

【Tile B_1 型骨折】

即开书样骨折，骶髂关节后侧有完整的“张力带”，依靠复位后的关书样作用力固定，稳定可靠，是前环架治疗不稳定型骨盆骨折的良好适应证。

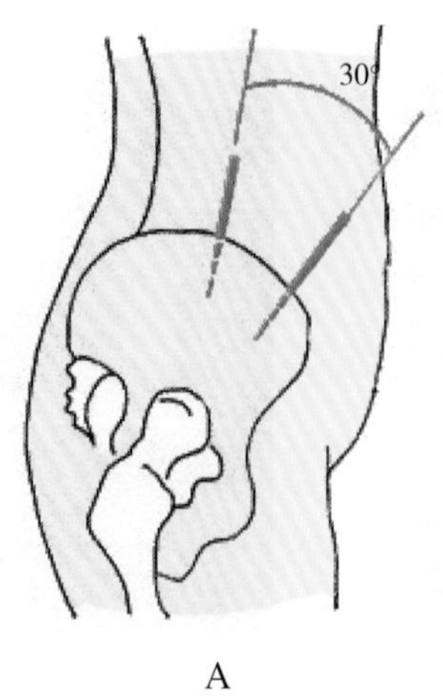

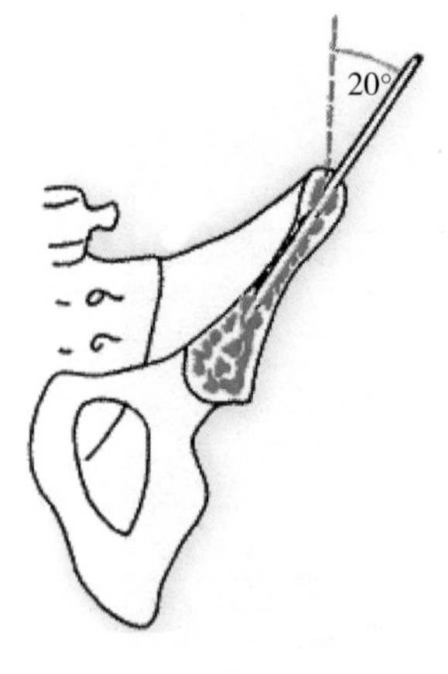

A B

图 2-4-1-6-4 骨盆骨折固定针进针角度示意图（A、B）

A. 侧方观；B. 髂骨冠状剖面观

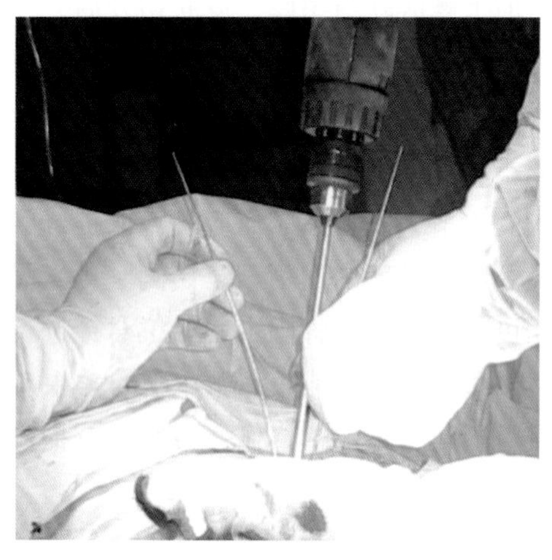

图 2-4-1-6-5 临床举例 用克氏针引导固定针插入

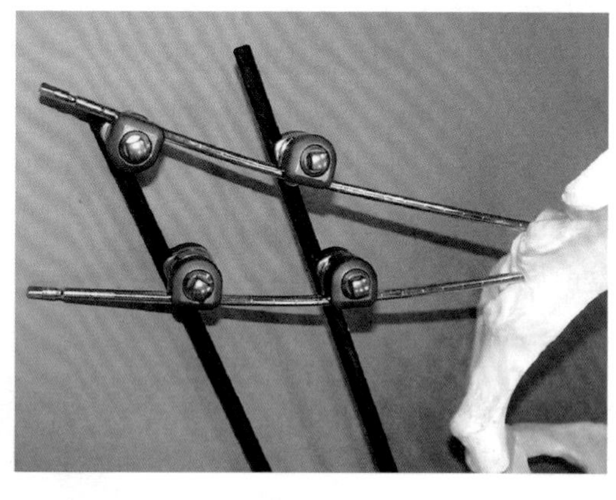

图 2-4-1-6-6 固定针预弯标本图

对固定针进行预弯，可加大作用力

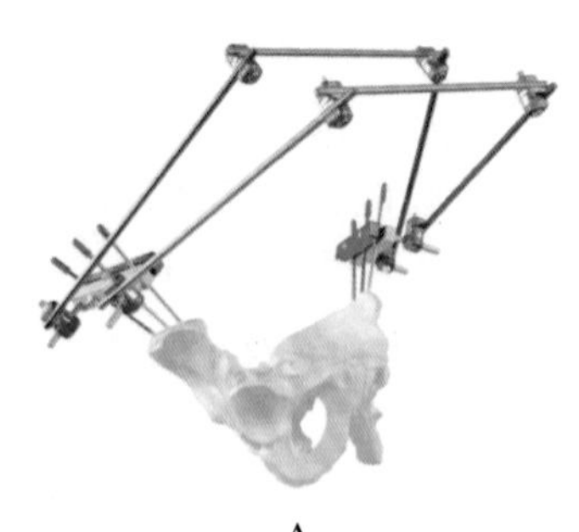

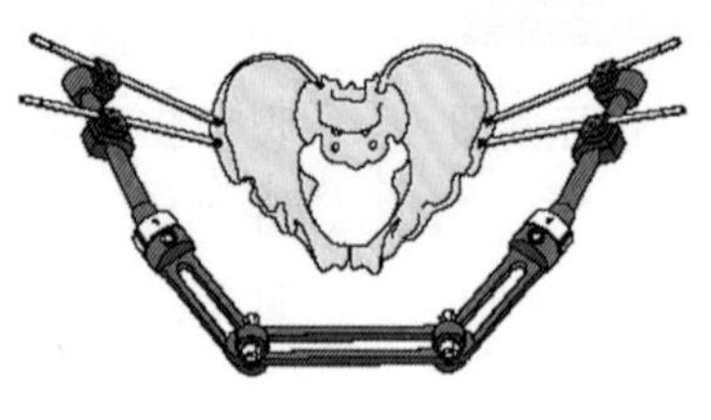

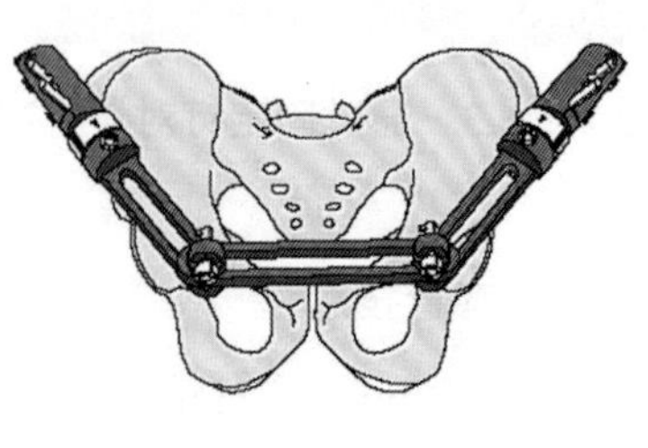

A B C

图 2-4-1-6-7 骨盆外固定支架常见固定形式标本图（A~C）

A. 侧方观；B. 上方观；C. 正面观

【Tile B_2 型骨折】

即关书样骨折，髂骨翼完整复位后行开书样固定。髂骨翼压缩明显，复位后中和位固定且应辅以患侧下肢牵引。利用骶髂关节后完整韧带群的协同作用，骨盆环亦可获得满意固定。

【Tile C_1 型骨折】

骨盆后侧稳定结构遭到破坏，伤侧半骨盆完全不稳定，无法依靠关书或开书样作用力进行固定，应视具体情况而定。Tile C_1 型骨折骨盆环仅单侧旋转和垂直不稳定，骨折复位后可利用健侧骨盆来维持伤侧的稳定。当伤侧骨盆表现为开书样损伤的 C_1 型骨折时，将两侧半骨盆髂嵴区钢针于腹壁前用可调节连接杆连接固定后，利用对向牵伸力将两侧髂骨翼向内牵拉固定，以消除伤侧半骨盆向后外上方移位。健侧耻骨区髂前下嵴区钢针与伤侧髂骨翼区钢针连接，并向内下（健侧）牵拉固定，以对抗伤侧半骨盆的向上向外移位。最后将两侧半骨盆的髂嵴、髂前下棘区与耻骨区钢针分别连接固定，并于耻骨联合前将两侧半骨盆连接形成全骨盆环式，从而加强骨盆的整体稳定性。当伤侧骨盆表现为压缩性损伤的 C_1 型骨折时，此时骨盆腔容积减少，复位后应用外翻力固定，以消除半盆的内翻移位趋势，扩大盆腔容量。伤侧耻骨、髂前下棘钢针与健侧半盆髂骨翼钢针连接，利用反向牵伸力借助健侧骨盆稳定力推移伤侧半盆向下复位，从而形成健侧对抗伤侧半盆的向上移位。最后亦将各组钢针连接成骨盆环状，减少向内的移位趋势，维持足够的骨盆腔容积。

【Tile C_2 型骨折】

为一侧半盆旋转和垂直不稳定，另一侧仅为旋转不稳定。骨折复位后亦可利用仅有旋转不稳定的半盆来相对稳定存在旋转和垂直不稳定的另半盆。但此时存在明显再移位倾向，所以，应于存在垂直不稳定侧下肢行骨牵引。

【Tile C_3 型骨折】

双侧半盆均表现为旋转和垂直不稳定，因而无法利用一侧半盆来稳定另一侧。但为了减少骨折的再移位、出血，稳定血流动力学，可暂时行骨盆前环外固定术，同时辅助下肢牵引。有条件时，再考虑内固定治疗。

（六）注意事项

1. 必须有下腹部的手术入路；

2. 针的长度不要过短，留长一点，便于以后进一步调整位置；

3. 要预防术后肠麻痹的发生（框架应离皮肤5cm）；

4. 不要把针放得太靠内侧（易伤及股神经），应给股动脉外侧留出足够的空间；

5. 若骨折类型复杂，应在透视下进针。

五、骨盆外固定支架治疗的优缺点

（一）优点

创伤小，操作简单，不加重骨盆损伤，不增加出血，安全性好。在抢救室就可使用。可以随时调整位置（在ICU病房）。原则上，不需要更换就能一次性达到痊愈的效果。

（二）缺点

使用依赖于骨折类型，在C型骨折中后部压力不够，后部可能需要辅以内固定。在肥胖患者中使用受限（由于支架离骨盆环较远，因此稳定性较差）。针道感染 / 软组织刺激（取决于针的护理以及软组织覆盖层的厚度）。针的松动（取决于针插入的位置和针的型号）。

六、骨盆外固定架术后处理及并发症

（一）术后功能锻炼

Tile B 型骨折固定后，由于有骨盆后侧完整的韧带结构作张力，协助外固定支架稳定骨盆，所以病情平稳后可由平卧位渐渐到坐位。此时有利于各脏器功能的康复。术后2~3周可带架拐下地活动，10~12周拆架。Tile C 型骨折较复杂，下地及负重时间均应视具体情况而定。

（二）术后并发症及处理

骨盆外固定支架固定后，若钢针松动将直接

影响外固定强度，且增加针道感染机会。为防止钢针松动，应注意以下几点：

1. 用细钻头钻开髂骨皮质后，直接拧入直径 4 mm 螺纹钢针；

2. 一次穿针成功，不反复进出；

3. 有足够的进针深度，不出内板或外板；

4. 固定钢针时避免单针集中受力。此外，应将两侧半盆各钢针组成全骨盆环状，即使少数钢针松动，也不至于直接影响外固定的整体稳定性，其他如针道感染等并发症的原因及处理与外固定支架用于其他部位者类似。

七、骨盆外固定架临床举例

［例 1］ 图 2-4-1-6-8 放置平行针：男性，30 岁，骨盆开书样损伤合并骶髂关节处的不完全损伤，由于骶髂后韧带部分仍保持完整，合上书，足够恢复骨盆环的完整性，不需要进行固定针的预弯。

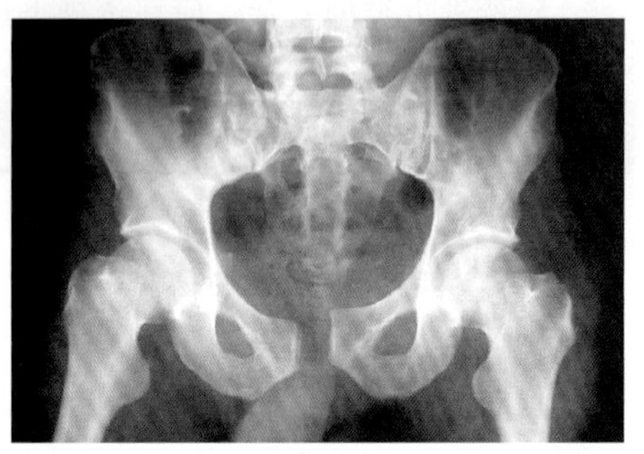

A

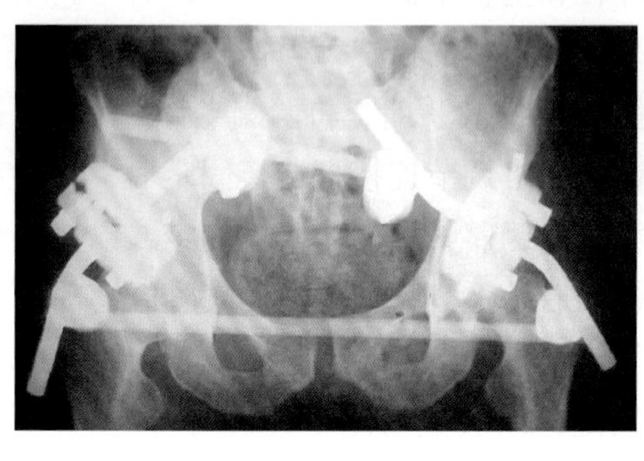

B

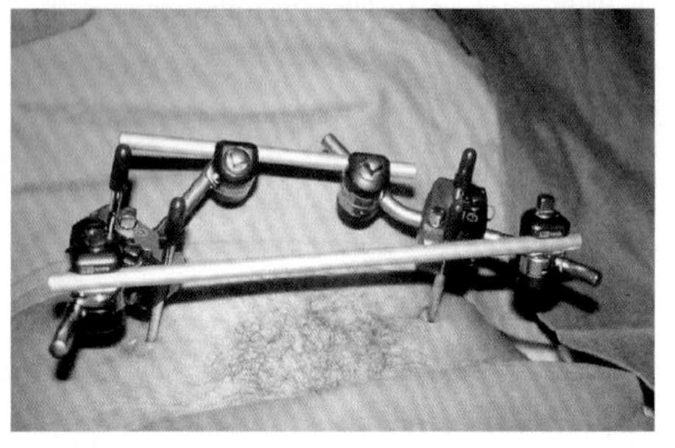

C

图 2-4-1-6-8 临床举例 骨盆开书样骨折的外固定支架治疗 例 1（A~C）

A. 术前 X 线片；B. 术后 X 线片；C. 术后大体观

［例 2］ 图 2-4-1-6-9 骨盆骨折合并髋臼骨折的处理：女性，26 岁，左前骨盆环骨折，骶髂关节的不完全损伤。左侧的耻骨支骨折波及髋臼，如髋臼的水平骨折。

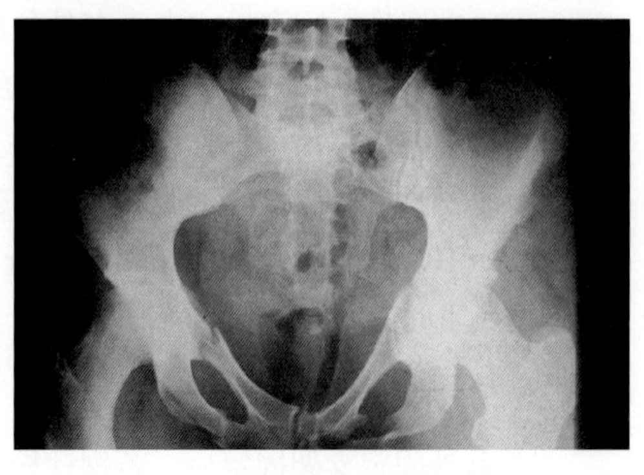

A

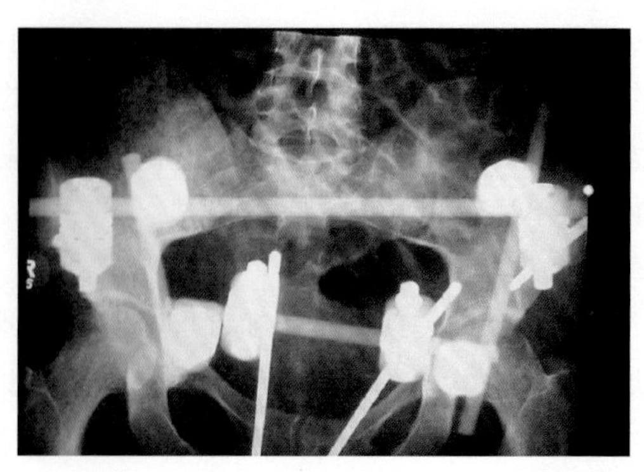

B

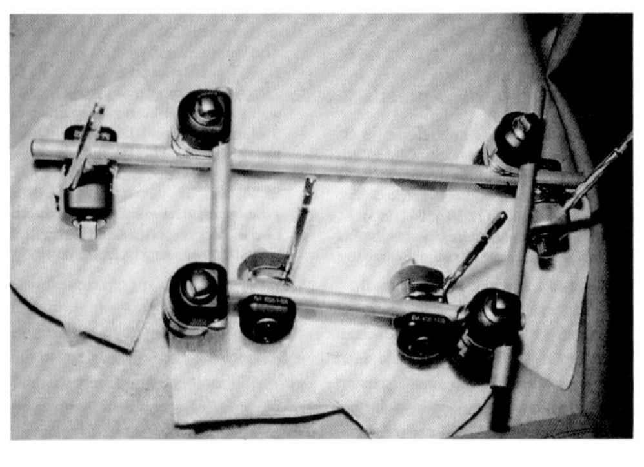

C

图 2-4-1-6-9　临床举例　骨盆骨折合并髋臼骨折的外固定支架治疗　例 2（A~C）
A. 术前 X 线片；B. 术后 X 线片；C. 术后大体观

［例 3］ 图 2-4-1-6-10　骨盆骨折合书样损伤的处理：男性，53 岁。

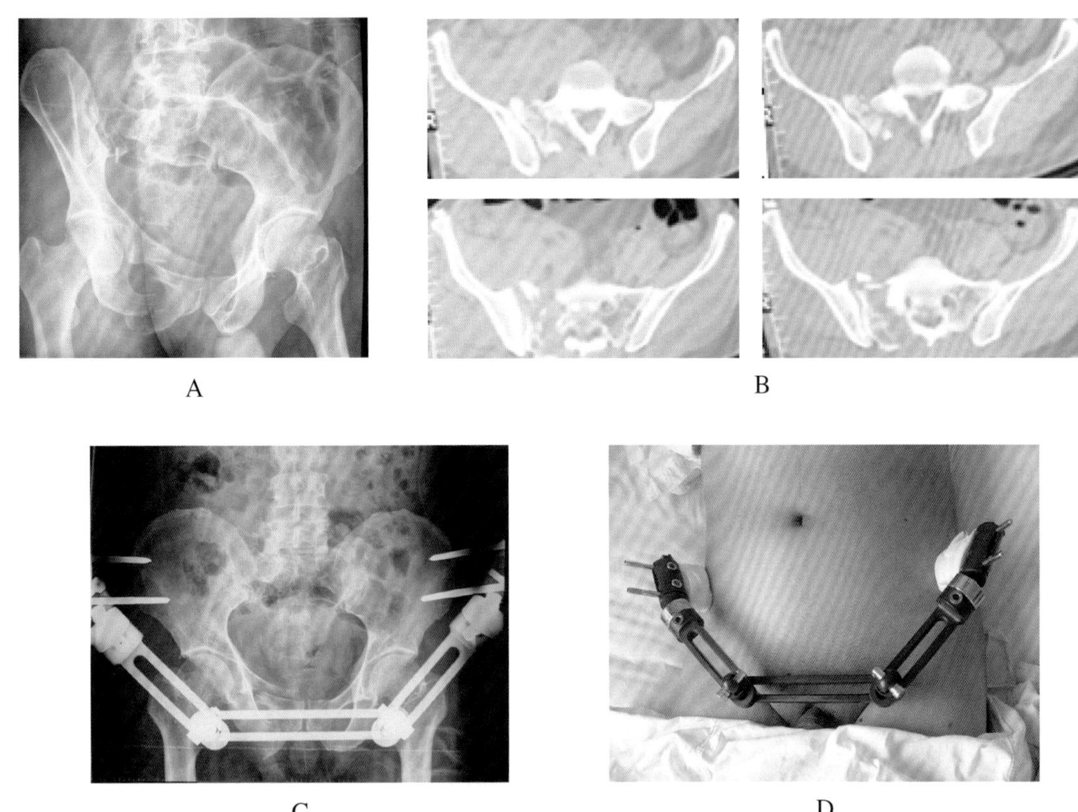

A　B　C　D

图 2-4-1-6-10　临床举例　双侧耻骨骨折，骶骨右侧粉碎骨折　例 3（A~D）
A. 术前 X 片；B. 术前 CT；C. 术后 X 片；D. 术后大体观

（张秋林）

第七节　经骶髂关节拉力螺钉固定骨盆后环及骶髂关节损伤

一、骶髂关节拉力螺钉固定概述

骨盆骨折多由于高能量损伤引起，早期切开复位内固定能减少伤残率和感染率。但由于手术会导致腹膜后再次出血、医源性感染、腹膜后间隙感染及术者对骨盆解剖不熟悉而造成皮肤剥脱性坏死和医源性神经损伤，长期以来使切开复位内固定治疗骨盆骨折的技术发展较慢。在 C- 臂机影像监视器尤其是计算机导航手术系统的应用带动下，对不稳定的骶髂关节脱位和骶骨骨折采用空心螺钉固定，采用闭合或有限切开复位，可经皮置入内固定，有效地减少了手术创伤。采用经骶髂关节拉力螺钉固定的技术为骨盆骨折的微创治疗提供了新的路径。

二、骶髂拉力螺钉固定的解剖学基础

位于坐骨体上方的髂骨部分和 S_1 椎体是固定的两个点，螺钉应与关节面或骨折线垂直，以产生加压作用。螺钉的位置受严格限制，必须自 S_1 的侧块打入 S_1 椎体，完全位于骨质内。

Routt 等指出在正常骶骨翼前上方有一倾斜面，骶骨翼的斜坡由近端的后方走向远端的前方（图 2-4-1-7-1）。在这一区域，骶骨冀前方走行的是 L_5 神经根和髂血管。骶骨翼倾斜的皮质是"安全区"的前界，供骶髂螺丝钉进入 S_1 椎体，安全区的后缘是 S_1 神经根孔。置入 S_1 螺钉的理想位置（图 2-4-1-7-2），一个位置接近 S_1 上终板，位于骶骨体中部，另一个位置较低，位于骶骨体的前部。

骶骨翼斜坡可由骶骨的真实侧位 X 线片上的髂骨皮质的致密影（ICD）估计出来，ICD 将骶髂关节髂骨前方增厚的皮质划分出来（图 2-4-1-7-3）。骶骨翼斜坡在骶骨发育异常时倾斜更为明显，使螺丝钉经过的安全区变窄。Routt 等发现 80 例患者中 35% 有骶骨发育异常，在 94% 正常的和所有发育异常的骶骨上段，髂骨皮质致密影（ICD）与骶骨冀斜坡一致，或投影于真实骶骨侧位像的后方。这一特征成为决定安全区前缘的有用的放射线标志，但 6% 无骶骨翼发育异常者在轴位 X 线图像上表现为前方凹陷或隐窝，在真正的侧位像上髂骨皮质致密影（ICD）投影于骶骨翼斜坡的前方。术前 CT 扫描对于确定安全区的三维结构和确认骶骨翼的凹陷是有益的。凹陷的骶骨翼使螺丝钉在"进 - 出 - 进"过程中易引起 L_5 神经根损伤。Routt 强调骨盆后部必须准确地复位，以便坐骨大切迹和双侧髂骨皮质致密影（ICD）投影于真实的侧位像上。以此作为螺丝钉拧入通道的必要标准，他依靠髂骨皮质致密影（ICD）作为安全区的前标志和对骶前凹陷的了解，在连续的 51 例患者中未发生螺丝钉安放错误。

三、骨盆骨折复位

由于骶髂螺钉固定本身不具备骨折复位的作用，在置入螺钉以前，骨折或脱位必须先复位，若闭合复位失败，可行有限切开复位。无论采取何种复位方式，均可经皮行螺钉置入。复位需在可投 X 线的专用骨科手术台上进行，一般采取仰卧位，若复位失败，可改为俯卧位更利于复位。若前方已行外固定，需将外固定支架及固定针取下，待后环复位固定成功后，再重新安放。在伤后几天内，闭合复位的成功率较高。复位措施包

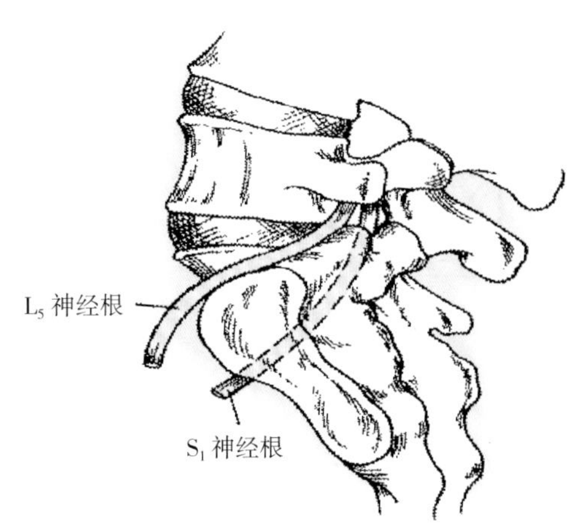

图 2-4-1-7-1 骶骨翼斜坡示意图

显示 L_5 神经根和 S_1 神经根位置及其与骶骨翼的关系

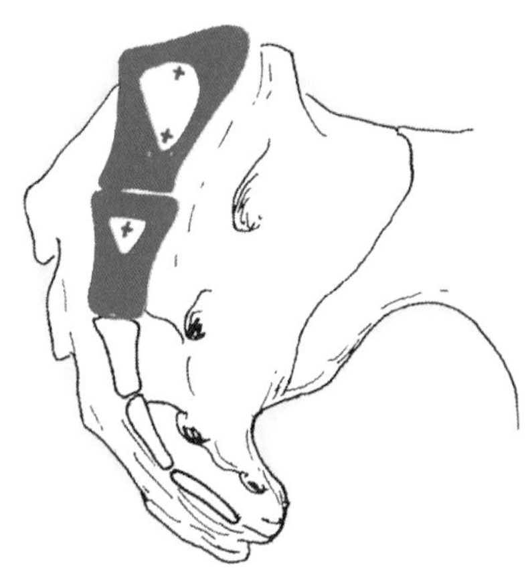

图 2-4-1-7-2 进钉位置示意图

骶骨的正中矢状剖面图，白色区域为螺钉置入的安全范围，不可将螺钉置入黑色区域，“+”处为螺钉置入的理想位置

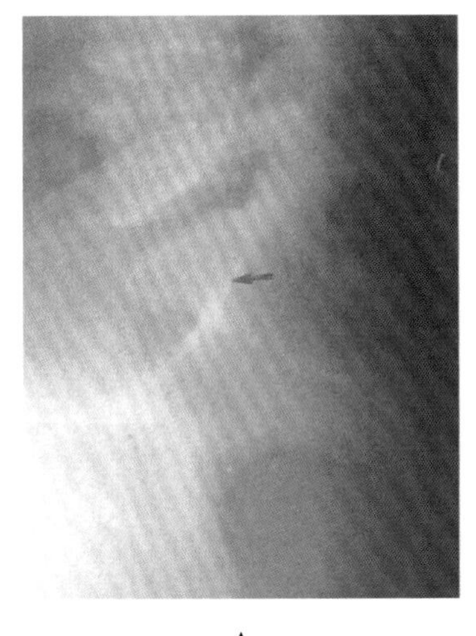

A

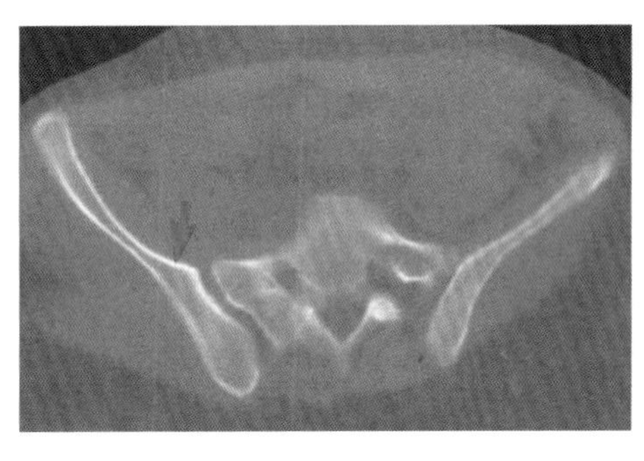

B

图 2-4-1-7-3 临床举例 对比观察；作为估计骶骨翼倾斜度的髂骨皮质致密影（ICD）可从侧位 X 线片和 CT 扫描像上获得鉴别（A、B）

A.X 线侧位片；B.CT 水平位扫描

括牵引，多采用股骨牵引，牵引时患侧髋关节屈曲位并内收，若复位情况经透视观察满意后，可在仰卧位置入螺钉。若复位不成功，可先将骨盆前环行钢板固定，改为俯卧位再次闭合或切开复位。为保证术中透视的效果，术前应行肠道准备，以免肠腔内积气影响骶孔的观察定位。术前应检查 C 臂机，以确证术中能透照骨盆前后位、入口位、出口位（图 2-4-1-7-4）。

四、骶髂拉力螺钉的置入

（一）病例选择

【概述】

骶髂螺钉技术是一种由患侧髂后嵴经骶髂关节固定到骶骨体的手术方法，具有操作简单、固定可靠、创伤小、失血少等优点。随着术中透视技术的发展，在骨盆后环损伤固定中逐渐显示其

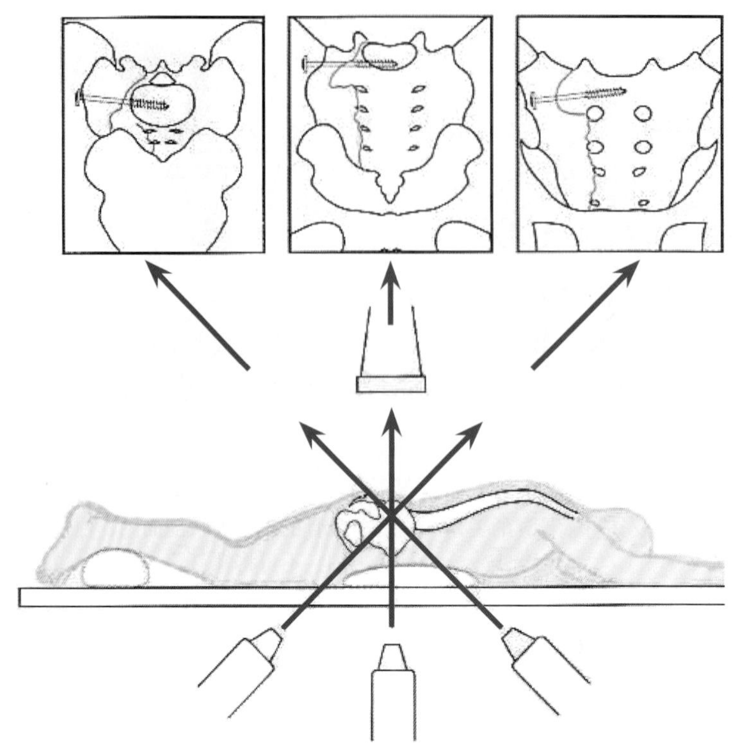

图 2-4-1-7-4　骨盆多角度定位示意图

通过骨盆前后位、入口位、出口位透视观察螺钉置入的位置及长度

优势。Denis Ⅰ型患者是骶髂螺钉固定的最佳适应证，而在 Denis Ⅱ、Denis Ⅲ型骨折及骨折粉碎严重的病例则受到一定限制。

【最佳病例】

骶髂拉力螺钉固定的最佳手术病例为以下伤情。

1. 骶髂关节损伤、脱位，明确的骶髂韧带损伤致骨盆不稳者；

2. 经骶孔处的骶骨骨折不稳定，有移位倾向，可能继发骶神经损伤者；

3. 骶髂关节脱位伴骶骨或髂骨侧部分骨折，合并骶髂韧带损伤不稳者。

对一些特殊类型的骶髂复合体结构损伤患者，能否采用此技术固定，应视具体情况而定。对双侧骶髂复合结构损伤者可采用双侧骶髂拉力螺钉同时固定，或一侧采用骶髂关节拉力螺钉固定后再辅以其他固定方式（如可采用骨盆外固定支架稳定损伤相对较轻的一侧）。对经髂骨翼骨折的骶髂关节损伤者，在行髂骨翼骨折钢板螺钉固定后，再对脱位的骶髂关节行拉力螺钉固定。对 C_1、C_3 型骶髂复合结构损伤者，如果骨折波及骶骨体范围较大，单纯采用骶髂拉力螺钉固定稳定性不够理想，需辅以其他固定方式。对合并严重骨盆前环损伤的骶骨骨折患者，因骶骨骨折块可能发生移位，应早期对后环进行可靠固定。如能同时对前环进行固定，则可获最大稳定。单纯的骶骨骨折无移位者是否需要手术治疗，目前意见尚不统一。

（二）操作步骤

【进针点】

当骶骨或骶髂关节获得良好复位后，可在 C- 臂机下置入螺钉。导针进针点在髂后上、下棘之间，注意进针的部位和角度。骶髂螺钉的入钉点为臀肌止点前方 15mm 处连线的内侧 1/3（图 2-4-1-7-5），在后前位透视中，导针尖部应在 S_1 椎体阴影范围内。螺丝钉在用于固定骶髂关节撕裂时，应垂直进入关节，而用于固定骶骨骨折时，

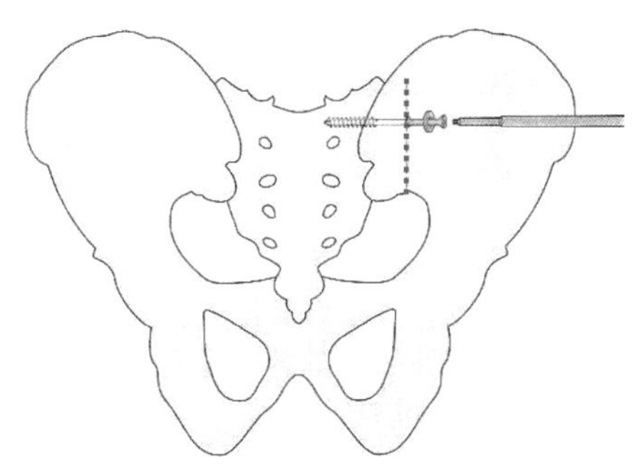

图 2-4-1-7-5　骶髂螺钉的进针点示意图

则宜横向进入，以使螺钉进入对侧的骶骨翼。

【手术方法】

1. 俯卧位手术　患者俯卧于可透视的长手术台上，对于骶髂关节脱位、骨折脱位或骶骨骨折患者，采用标准的棘突外侧 2cm 的后方垂直切口。自髂骨翼后部牵开臀肌后部，自骶骨掀开臀大肌起点，显露坐骨大切迹，检查复位情况。对于骶骨骨折，应提起多裂肌，显露骶骨板后方的骨折。

对于骶髂关节脱位，自骶骨至髂骨翼用尖的复位钳复位。通过坐骨大切迹以手触摸和直接观察，检查复位情况。透视下将螺钉指向第一骶椎椎体，垂直于髂骨翼经骶髂关节拧入骶骨翼。在前后位、头斜位、尾斜位上多次透视调整钻头和螺钉的方向。

以同样方法复位骶骨骨折，通过手摸和直视观察骶骨后方，检查复位情况。自髂骨翼外侧面拧入一至两枚螺钉至第一骶椎椎体中。必要时于坐骨大切迹稍上方自髂骨经骶骨后部至对侧髂骨安放一薄的可塑形钢板作张力带。常规放置引流后关闭切口。

2. 仰卧位手术　患者仰卧于可透视手术台上，足部位于手术台的尾端，以利于必要时摄取双下肢的整个 X 线像。于腰骶椎下方垫一软枕，将患者稍抬离手术台（图 2-4-1-7-6）。将 C- 臂机放在损伤的半侧骨盆的对侧，以利于手术者观察，用双向透视模拟骨盆的进口位和出口位 X 线像。由于腰椎前凸程度存在个体差异，所以不同患者应有不同的投照角度，通过标明重复这些图像所需 C- 臂倾斜的角度，可完成快速透视，摄取骶骨侧位像证实腰骶椎的骨赘或其他畸形。

术前确定应使用的螺丝钉数目和位置。复位后，应用一枚直径为 0.45mm 的克氏针经皮穿过外展肌群，在入口和出口双平面 X 线透视导引下，确定侧方髂骨的进针位置。进针的位置和方向应自髂骨垂直进入骶髂关节（或骶骨骨折）处，在第一骶神经孔上方及第五腰椎、第一骶骨椎间盘尾端，终止在第一骶骨椎体或对侧骶骨翼内。由于有骶骨前方斜坡，螺丝钉的位置应避开髂骨翼前部。用直径为 0.45mm 导针帮助矫正方向，做一个以克氏针为中心的 1cm 长手术切口。沿克氏针以钝头的直径为 2mm 空心钻头袖套抵在髂骨外侧，撤去克氏针，代之以末端直径为 2mm 长的螺纹针，使其刚好穿过髂骨外侧的致密皮质骨。以钻头袖套为引导，进行间断双平面透视证实固定位置，驱动导针恰好到达同侧第一骶神经孔的外侧水平。摄侧位骶骨像判断针尖与骶骨翼斜坡的关系及前后位上与第一骶椎的关系。针尖应位于骶骨翼斜坡下方且安全进入椎体；对于骶髂关节分离者，针应直接进入第一骶椎中线；对于骶骨骨折，针应超过中线，以改善内侧的固定。针进入对侧骶骨翼时，应摄侧位像保证针尖位于对侧骶骨翼斜坡的下方。

用专用反标尺或另一等长克氏针测量导针的正确深度，用空心钻和攻丝锥准备螺钉道，通过导针安上空心螺钉，加垫圈拧紧，垫圈会稍改变螺钉长度。如因骨折形状无法加压时（如经骶孔的骨折），可用全螺纹的直径为 6.5mm 松质骨螺钉。钻入、攻丝和拧入螺钉期间，均应随时行两

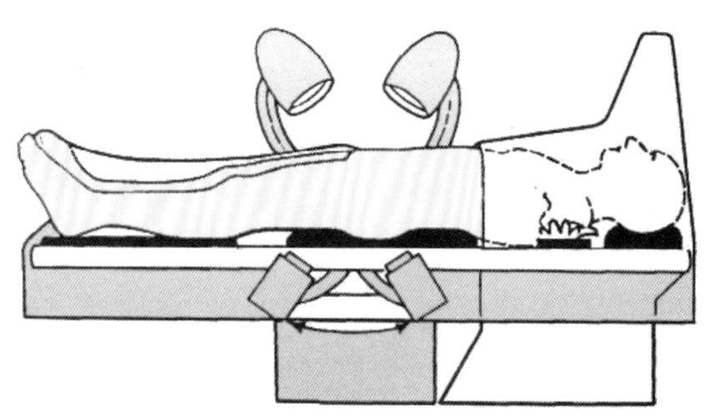

图 2-4-1-7-6　术中体位示意图

个平面透视，以保证克氏针不致因固定变紧而过度前进。手法去除导针，防止导针尖端接触空心螺尾端时折断。拧紧螺钉，透视下检查复位情况。如已行神经监测，应最后检查一次体感诱发电位。松开牵引和控制装置，再检查骨盆像，确保其稳定性。然后手法调整髂骨上的控制针，透视下收紧固定环，必要时打入附加固定。冲洗切口，移去经皮控制针，闭合皮肤。记录整个透视时间，摄永久性骨盆出口位、入口位和侧位骶骨 X 线片。

五、拉力螺钉手术并发症

采用空心螺钉技术固定骨盆后方损伤，是一种创伤小、直接而可靠的固定方法。但当置钉不当时可出现马尾神经及骶神经损伤等严重并发症。应熟悉局部的解剖知识，准确掌握定位和操作方法。通过术中反复透视可减少这种并发症的发生，但术中患者和操作者暴露于 X 线的时间也将大大增加。计算机导航技术可有效减少 X 线暴露时间，并有助于提高手术的精度和安全性。

骶髂螺钉固定在垂直方向上的稳定性欠佳，且随着术后功能锻炼的进行，可出现松动退钉。通过置入双侧螺钉可以增进固定并可防止固定物松动，亦有在同侧分别向 S_1 和 S_2 椎体内各置入一枚螺钉的方法，但因技术难度高，一般只在 S_1 椎体畸形或骨质破坏时采用。

体感诱发电位可用于术中监测术前有不全神经损伤或经骶孔骨折的患者。有条件的单位，可在神经科医师指导下放置电极并记录基础曲线。必要时在皮肤消毒铺单后应用无菌电极。手法复位或内固定植入期间出现幅度或信号变化时需对手术作出相应的调整。

六、临床举例

52 岁，男性，骨盆 C_2 型骨折，以骶髂螺钉 + 前环重建钛板固定（图 2-4-1-7-7）。

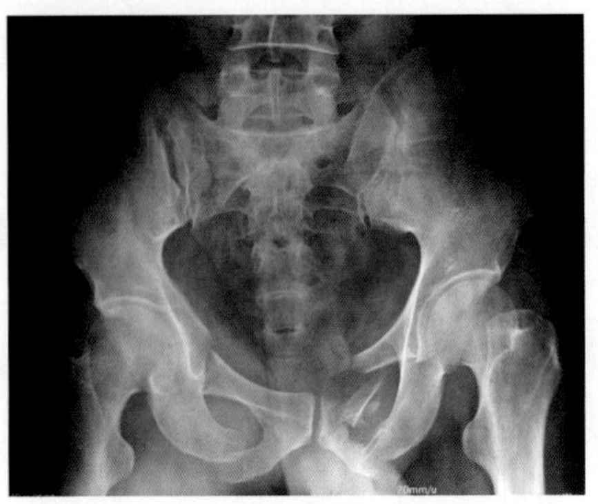

A

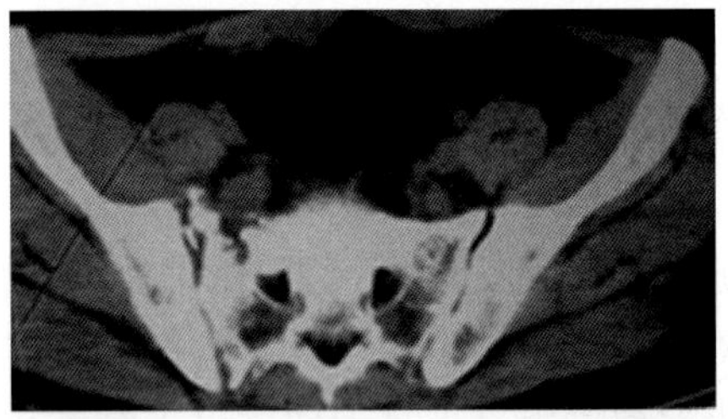

B

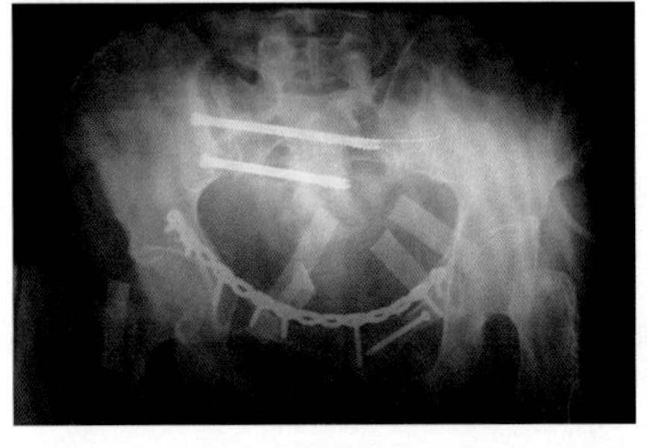

C

图 2-4-1-7-7　临床举例（A~C）

A. 术前骨盆正位 X 线片；B. 术前骨盆 CT 水平位扫描；C. 术后骨盆正位 X 线片

（张秋林　纪 方　王秋根）

第八节　骶骨骨折合并神经损伤的微创治疗技术

一、骶骨骨折合并神经损伤概述

骶骨骨折在骨盆环损伤中的发生率较高，多伴有不同程度的神经损伤。由于解剖位置隐蔽、结构特殊，并常合并其他器官严重损伤或其他部位的严重骨折，在临床诊治中很容易被忽视。通过骨盆入口位平片和 CT 扫描对骶骨骨折进行 Denis 分型，结合查体可早期评估合并神经损伤的类型与程度，后期采用电生理诊断，可大大提高神经损伤的检出率。统计表明，Denis Ⅰ型骶骨骨折常引起 L_5 神经的不全损伤，Ⅱ型骨折可造成 L_5、S_1、S_2 腹侧神经根损伤，而Ⅲ型骨折常累及植物神经，影响直肠、膀胱及性功能。

骶骨骨折治疗方案的选择主要应考虑两方面的因素，即骨盆的稳定性和神经系统受累程度。骶骨复位率与合并神经损伤恢复程度相关，但关键取决于神经受损的类型。

骶骨骨折微创手术干预的意义在于通过较少的创伤，使骨盆环的解剖得以恢复并稳定骨折部位。在重建骨盆的稳定性，恢复骶骨的解剖关系后，大多数不全损伤的神经功能可得以恢复。对于神经损伤症状明显的病例，CT 或 MR 显示骶管或骶前孔破坏并有压迫骶神经可能时，应在内固定的同时进行骶神经探查，早期解除骨折块对神经的压迫，亦有较满意的临床疗效。

二、骶骨骨折类型与神经损伤的关系

骶骨是骨盆环的组成部分，除了单纯的骶骨横行损伤外，骶骨骨折的大部分类型都与骨盆环分离损伤有密切关系。对于骶骨骨折的患者，应首先对骨折移位情况以及骨折的稳定性情况进行正确评估，综合考虑骨折移位与稳定性情况后对骨盆环损伤进行分型。正确的分型对判断神经损伤很有意义。

Denis 等将骶骨分为三个不同区（图 2-4-1-8-1）。

Ⅰ区骨折　骶骨翼骨折，不波及骶前孔和骶管；

Ⅱ区骨折　骨折波及骶孔，但不累及骶管；

Ⅲ区骨折　波及骶管。

在这个分类中，横贯骶骨全部三个区的横行骨折被归属于Ⅲ区骨折。Gibbons 进一步发展了 Denis 分类系统，将涉及骶管的Ⅲ区骨折根据骨折线走向进一步划分为两种类型，即纵行和横行，后者通常是通过 S_2~S_3 区域的严重损伤。与纵行骨折相比，横行骨折不破坏骨盆环的稳定性，但其横贯骶骨，造成骶骨椎体损伤及马尾神经的损伤，纵行骨折则可能破坏骨盆环的完整性，造成骨盆环的不稳定。Roy Camille 等进一步将具有两条通过骶孔的纵向骨折线和一条将骶骨分为上下两部分的横行骨折线（S_1 和 S_2，或 S_2 和 S_3）的骶骨骨折称为 U 形骨折。在这种骨折脱位中，根据横向骨折线的位置，一侧或两侧的骶骨体中部仍然和头端相连。骨折后的两翼部分与下方的骶骨和尾骨相连。根据骨折的类型，不稳定的头端部分可能屈曲（更常见）或者伸直位与稳定的尾端部分连接。在 U 形骨折中可以看到典型的骶骨后凸畸形。骨盆环其他部分有撕裂者可能会出现 H 形或 Y 形损伤。这两种损伤包括腰椎 - 骶骨上端不稳定性 U 形骨折和合并的不稳定性骨盆环撕裂。

骶骨骨折的类型与合并神经损伤的种类及发生几率密切相关。Denis 等按骶骨骨折分区进

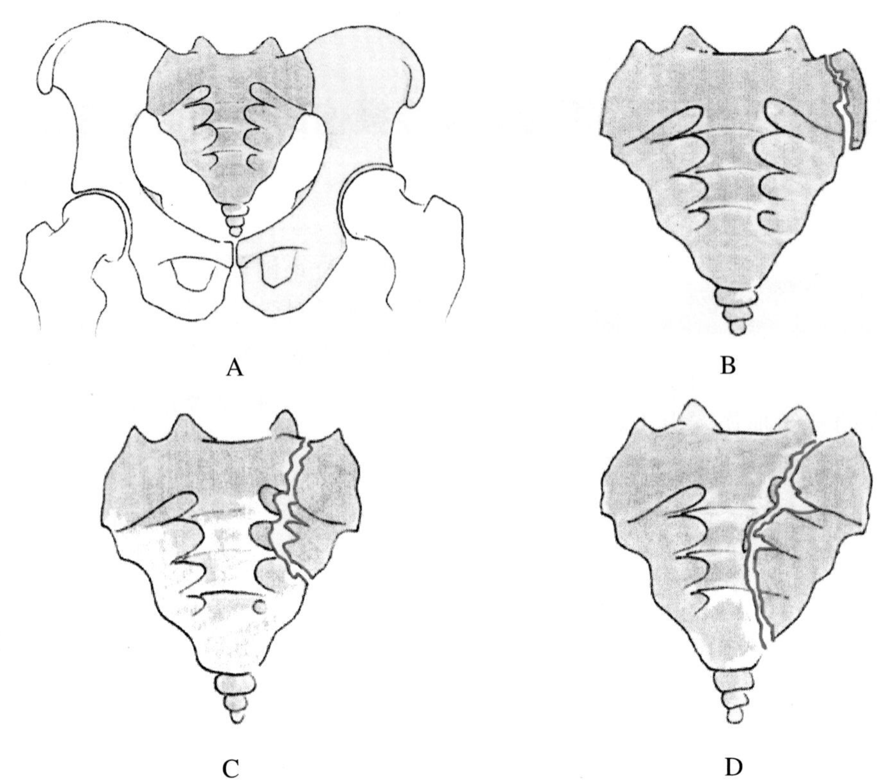

图 2-4-1-8-1　骶骨骨折的 Denis 分区示意图（A~D）

A. 骨盆正位；B. Ⅰ区骨折；C. Ⅱ区骨折；D. Ⅲ区骨折

行统计，Ⅰ区骨折易造成 L_5 神经根损伤，发生率为 5.9%；Ⅱ区骨折易损伤 L_5、S_1、S_2 腹侧神经根，发生率为 28.4%；Ⅲ区骨折易伤及骶神经，发生率为 56.8%，80%影响直肠、膀胱或性功能。按类似方法，Gibbons 得到的结论是Ⅰ区为 24%，Ⅱ区为 29%，所有的神经损伤均为 L_5 或 S_1 神经根损伤。Pohlemann 等报道骶骨骨折 377 例，神经损伤率为 15.1%。认为神经损伤发生率与骨盆的不稳定程度联系密切，远大于与骶骨骨折类型的关系；Tile B 型骨折神经损伤发生率为 10%，在 Tile C 型骨折中，Denis Ⅰ区骨折神经损伤发生率为 32.6%，Denis Ⅱ区为 42.9%，Denis Ⅲ区为 63.6%。Nork 等研究发现 U 形骨折其神经系统损伤发生率高达 85%。骶神经根损伤引起的马尾综合征的症状和体征并不少见。

三、骶骨骨折合并神经损伤的病理分型与解剖

Huittinen 以腰骶神经为例，根据受伤机制把骨盆骨折神经损伤分为三型，即牵拉伤、撕裂伤和压迫伤。

牵拉伤在腰骶神经损伤中占 50%，大多是由于半骨盆移位神经走行改变而牵拉了神经干。解剖时发现整段神经的张力较大，且随半骨盆移位、下肢牵拉而加剧。在组织学检查中可见神经内、外和神经周围血肿形成，轴索 - 髓磷脂柱断裂，神经内膜周围组织挤入断裂的神经纤维残端和半透明的神经内膜腔。动物实验发现，强有力的牵拉足以引起神经发生组织学变化，如轴突、脊髓部分断裂或串珠状改变，神经外膜

神经束膜血肿形成，随后断裂纤维发生 Waller 变性。人坐骨神经牵拉损伤时轴突柱和髓磷脂最易受损，神经的组织学变化与作用在神经上的张力负荷有关。轴突在神经内膜鞘内拉长一定长度开始断裂，随后出现神经周围撕裂，通过轴突疝出。随着牵引力度的加大，轴突撕裂，显示完全性神经损伤。一些伴行血管在轴突前已被撕断，表现为神经内外的出血，随后引起脊髓变化和组织修复时形成神经性瘫痪，可致永久性功能障碍。

撕裂伤常见于马尾神经、臀上神经、闭孔神经、L_5 前主支和上三位骶神经的相关神经根，频率依次减低。肉眼可以见到神经连续性全部断裂，撕脱的硬膜内神经根自远端滑出椎间孔或骶孔到腰骶区。椎板切除术时可以发现神经断端近节和硬膜囊空洞。组织学检查可见轴突、神经膜等所有组织的连续性中断。Chin 等报道了 1955~1997 年间 35 例腰骶区神经根撕裂伤，3 例腰椎管造影显示特殊的假性脑脊膜膨出。

压迫伤主要见于骶丛，尤其在骶孔走行阶段。合并骶骨骨折引起的骶孔狭窄是主要原因。肉眼可以见到神经外膜血肿、神经束膜撕裂和神经干挤压。组织学可以见到神经束内、神经周围和神经外血肿，因为压迫对神经纤维的揉捏使之分开，其间隙可被血肿充填而增宽。

骶骨的解剖结构特点决定了其合并神经损伤的类型与骨折部位及类型密切相关。S_1、S_2 神经根的直径是相应骶孔直径的 1/3，而在 S_3、S_4 神经根则为相应骶孔直径的 1/6，提示 S_1、S_2 神经根在骶骨骨折时更易受伤。终池在 S_1~S_2 交界处结束，故骶神经损伤多在有神经根袖包绕处，而少有在终池内的马尾神经损伤。侧方压缩性（Tile B_2）骨盆骨折，尤其是通过骶孔的骨折（Denis Ⅱ），神经有可能被卡压在骨折线内，虽然骨折是稳定性的，但神经仍受到卡压，临床症状很明显。C 形骨折属不稳定的纵行骶骨骨折，骨折块处于张力状态，神经根更多的是受到牵拉而不是卡压，在许多病例中，神经甚至被完全撕脱，这类撕脱性损伤较挤压伤更难以恢复。另外，骶骨骨折内固定治疗时也可能导致医源性神经损伤。

四、骶骨骨折复位固定方式对神经损伤修复的影响

骶骨是躯体中轴骨的机械中心，为脊柱椎体的基础和骨盆环的楔石（图 2-4-1-8-2）。在骨盆损伤的患者中有 17%~30% 会发生不稳定性骶骨骨折。骶骨骨折治疗方案的选择主要应考虑两方面的因素，即骨盆的稳定性和神经系统受累程度。恢复骨盆环的稳定性，可防止继续持续牵拉已受损伤并有张力的腰骶丛神经根，使受骨折嵌压的神经减压。良好复位，牢固内固定可减少骨痂形成，避免因骨痂或纤维化所致的晚期神经损伤。

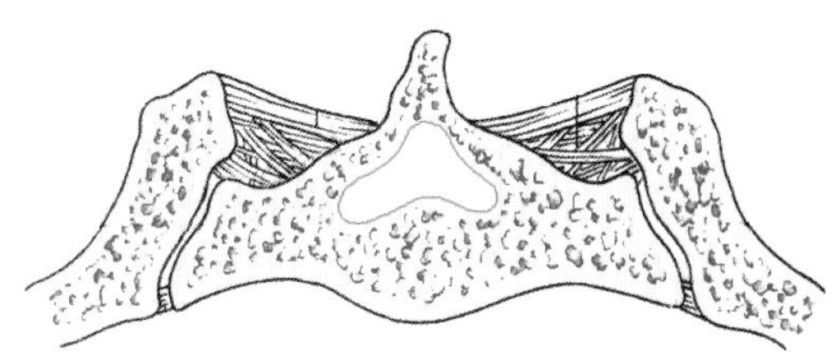

图 2-4-1-8-2　骶骨作用示意图
骶骨在骨盆环中发挥楔石样作用

当前对于 Denis Ⅰ型骶骨骨折的手术治疗可采用后路骶骨棒或骶髂螺钉、前路骶髂钛板加压固定，而对于 Denis Ⅱ、Denis Ⅲ型骨折以及严重粉碎的骶骨骨折，横向加压作用可能引起或加重骶神经损伤，可采用包括垂直和水平构件的三角式固定，或使用 π 棒及 T 形钛板进行固定。每一种方法都允许患者在术后 6~12 周进行部分负重。然而，由于这类患者常为多发性损伤，并且因为伴发损伤（例如上肢），使用拐杖的早期活动常受到限制。此外，患者不配合，无意中的完全负重，骨质条件差，约 26% 的患者可能出现延迟愈合，发生复位丢失而产生畸形愈合。

骶骨棒是在骶骨后方，经两髂骨进行固定，通过横向加压作用的方式，多适用于 Denis Ⅰ

型骨折（图 2-4-1-8-3）。由于骶骨棒的横向加压作用，用于Ⅱ、Ⅲ型骨折可能引起或加重骶神经损伤。这是由于骶骨棒的原理是横向压缩固定。骶骨棒被认为是一种相对安全的固定方法，然而在骨折移位时，其固定的“安全区”很窄。Leggon 等报道一例骨盆后方内固定时骶骨棒无意中穿入马尾神经的病例。在固定前将骨折复位，术中除触诊骨折复位情况以外，使用包括入口位和骶骨侧位透视，可有效避免这种并发症的发生。对于内植物植入失误的病例，即便是延期的压迫，直视下取出固定物也可以减轻根性症状和较少影响运动功能。Fang 等认为，对于 AO 分型系统的 C 型不稳定性骨盆骨折，除涉及髂骨损伤而无法使用外固定支架和骶骨棒者，采用手术方法置入后方骶骨棒和前方外固定支架者即可以获得良好的影像学结果，并且手术并发症很少。对于大多数亚裔和其他一些体格较小的患者，这种方法值得推荐。

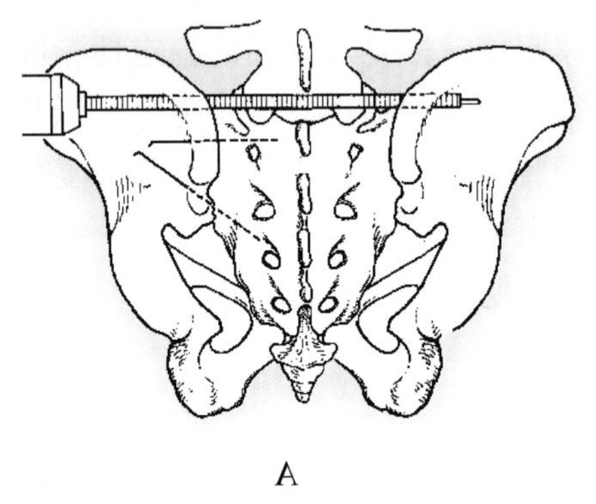

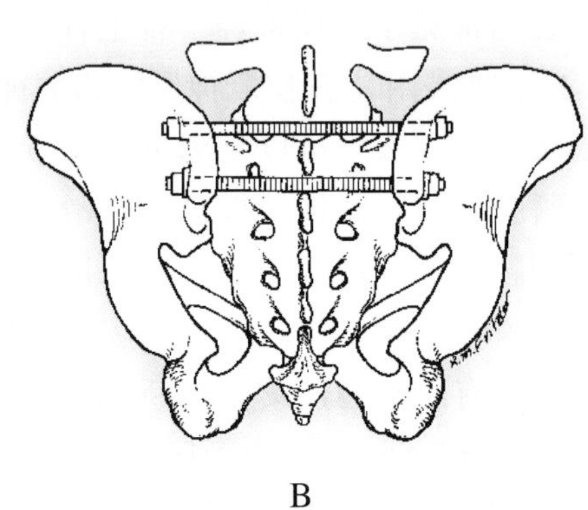

A　　B

图 2-4-1-8-3　骶骨骨折经髂骨螺栓固定示意图（A、B）

A. 粗史氏针（10mm）由一侧髂骨的外侧面钻至对侧髂骨外侧面；B. 第二根螺栓平行于第一根螺栓并固定于其远侧约 1.5cm

由于骶骨骨质的菲薄和外形的复杂，且当合并有髂骨翼粉碎时，稳固固定具有挑战性。Chirugische 等于 2003 年报道采用 LCP（锁定加压钛板）系统，获得了骶骨充分而稳固的固定。术后六周，患者获得无痛和不受限制的日常生活与运动。由于 LCP 系统采用自锁螺钉，对骨折块无加压作用，且由于其内支架的固定原理，旋转稳定性亦优于骶骨棒的固定方式。上海长海医院通过皮下潜行置入 LCP 钛板的方式，采用微创方式治疗伴髂骨翼粉碎的骨盆后环骨折，获得较好效果（图 2-4-1-8-4）。LCP 系统在骨质疏松或菲薄骨质骨折固定中有一系列的优点，但是临床经验和技巧以及仔细的术前计划至关重要。

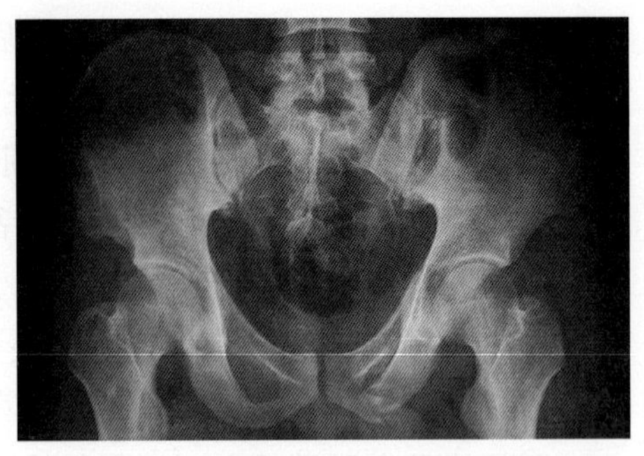

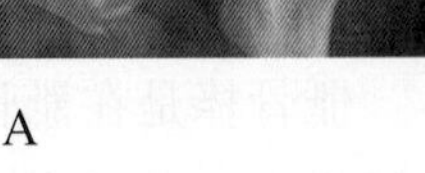

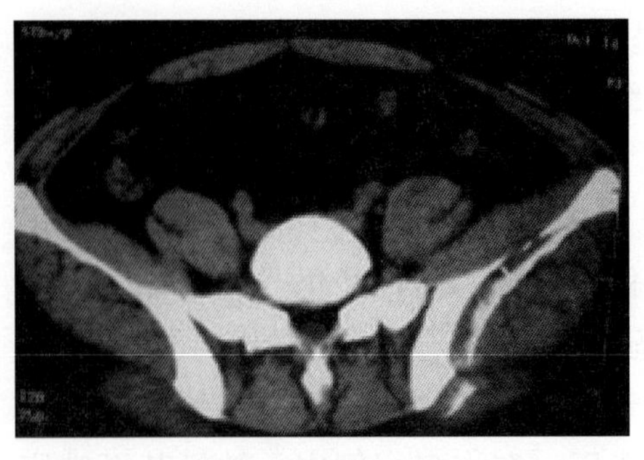

A　　B

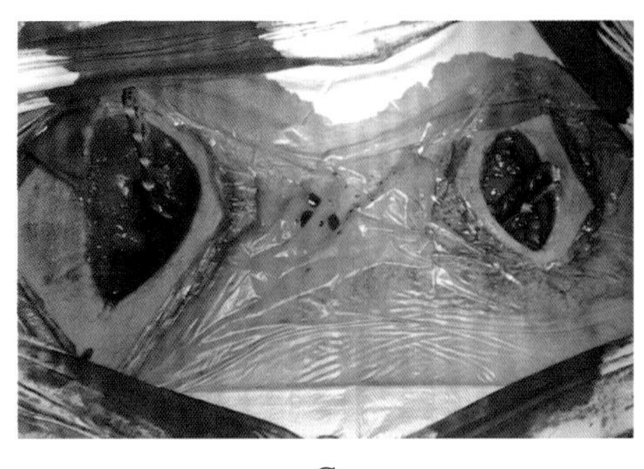

C

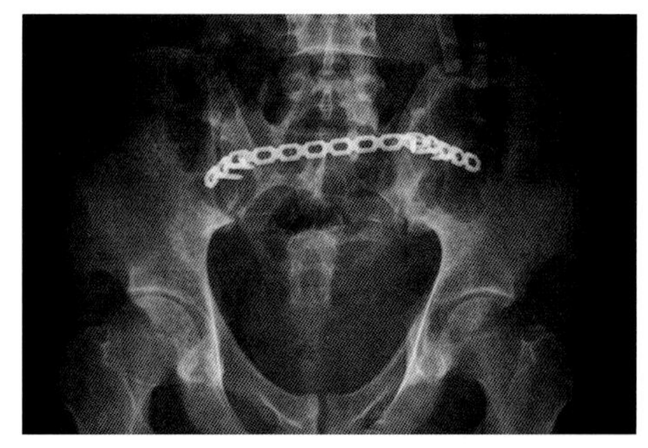

D

图 2-4-1-8-4　临床举例　皮下潜行植入钛板（A~D）

A. 术前正位片；B. 术前 CT 提示髂骨翼粉碎骨折；C. 术中通过皮下潜行置入钛板，减小手术损伤；D. 术后正位片

五、骶骨骨折合并神经损伤的手术减压治疗

骶骨骨折合并神经损伤的治疗，目前多数学者仍主张非手术治疗，部分学者主张手术治疗。一般认为，对于 CT 或 MR 显示骨性嵌压一个或多个神经根，而单纯骨折复位不可能解除神经根的嵌压时，可行后路骶骨椎板切除减压、神经根减压术。对于探查明确的神经根断裂可行神经缝合或移植术，但手术效果较差。

对于骶骨翼区的骨折（Ⅰ区）经骨盆骨折的复位内外固定等处理后，骶神经的压迫多会自动解除，而对于另两区的骨折合并的神经卡压从解剖学角度和临床观察看很难以非手术治疗得到解除。

Denis 等在对大量病例的回顾性研究后提出，骶骨骨折合并神经损伤表现为足下垂者，应早期手术探查减压。有膀胱直肠功能障碍者，及时行椎板减压较非手术治疗效果好。对坐骨神经损伤者，手术减压或神经修复成功率较低。股神经行程较坐骨神经为短，若神经撕裂，可以行神经修复。对于骶骨横行骨折合并神经损伤者（A2 及 A3 型），此处神经支配直肠及膀胱，因此是手术复位及后路骶骨椎板减压的绝对适应证。Denis、Gibbons、Fischer 等的研究都显示，这一类型的骨折经减压术后，神经功能的恢复率均大为增加。

笔者认为对于伴有神经损伤症状的病例，经 CT 或 MR 显示骶管或骶前孔破坏有压迫骶神经可能时，在条件允许时应在内固定的同时进行骶神经探查，解除骨折块对神经的压迫。早期的骶骨减压可能会进一步增加神经恢复的程度。而临床上由于合并伤的存在，以及对骶骨骨折合并神经损伤的认识不足，常导致延误治疗。对于Ⅱ区骨折伴随神经症状，经 6~8 周非手术治疗疗效不明显，且 CT 扫描发现骶孔面积仅为正常的 50% 者，仍应给予减压，以免骶管内的纤维疤痕形成，影响手术的疗效。

合并神经损伤的骶骨骨折手术探查入路。Aramburo 报道腹膜外与腹膜内入路显露腰骶丛，常用腹肌旁侧切口，经腹膜后分离显露腰丛，经腹切口分离显露骶丛。Linarte 和 Gilbert 报道经骶骨入路显露骶丛，患者取俯卧位，像揭盖子一样提起骶骨以显露骶丛，同时可经旁切口探查修复臀区的坐骨神经与闭孔神经。

后路骶神经管扩大减压术是最近提出一种新的针对骶神经损伤的手术方式。经骶后孔向前下外侧咬除部分骨质扩大骶前孔，达到对骶前孔处神经损伤的针对性松解及减压。骶孔的典型结构为“喇叭形”或“漏斗形”结构，骶后孔孔径小，偏内侧，骶前孔孔径大，且偏向外下，所以在向前外下方向扩大骶后孔的同时也扩大了骶前孔，因此后路骶神经管扩大减压术是可行的。经后路骶神经管扩大减压术虽然避开了直接通过骶骨前方的重要结构，但却无法直视骶前区，在从后路减压至骶前孔处，有损伤重要血管的可能，而骶前血管一旦损伤，将引起难以制止的出血。S_3、S_4 前孔外侧骨质较薄，手术简单，而 S_1、S_2 前孔外侧骨质厚，手术范围较大且深，损伤骶前血管的几率较大。Liu 等对 26 具（52 侧）成人尸体进行骶前孔区血管、神经走行特点的观察，对具有临床意义的数据进行解剖学测量后，认为后路骶神经管扩大减压术是相对安全的，因为骶前区的主要血管大都走行于骶神经和梨状肌前方，如果手术限于神经及梨状肌背侧，不易损伤这些血管。但仍有一些血管相对较易损伤，危险性依次为：

1. 可能存在的骶外侧静脉与臀上静脉及出骶前孔的静脉吻合支；

2. 骶外侧动脉的骶前孔分支；

3. 臀上血管穿过骶丛之后；

4. S_1 前孔区走行的髂内静脉（前属支）及臀上动脉或髂内动脉后干。

在行后路骶神经管扩大减压术时应注意以下几点，即减压应按神经走行方向进行，这样可降低损伤血管的几率；在臀上血管穿骶丛点内侧减压是相对安全的；手术减压至梨状肌上缘时即可。

对于骶骨骨折后的灼性神经痛的处理是很棘手的问题，L_5、S_1 神经根或坐骨神经损伤所致的灼性神经痛，无论早期或晚期，药物难于控制疼痛，腰段交感神经阻滞有一定效果，也可行交感神经丛切断。

（张秋林　纪　方　王秋根）

第九节　骨盆骨折合并伤及开放性骨盆骨折的治疗

一、骨盆骨折合并伤概述

骨盆骨折之合并伤在诸骨折中最为多见，除大出血引发的休克外，盆腔内脏及神经性损伤亦相当多见，并成为临床治疗上的难点。开放性骨盆骨折由于直接与外界交通，使失血量骤增而更具风险，甚易因大出血而死于现场或转运途中。现对其中的重点问题分述于后。

二、并发大出血与休克

（一）出血机制

大量出血与创伤性休克是骨盆不稳定骨折最常见和最严重的并发症，亦为造成骨盆骨折死亡的重要原因。出血来源包括骨折断端、盆腔静脉丛、盆内血管及内脏器官。紧贴盆腔内壁的动脉与静脉丛极易因骨折被撕破而出血（见图 2-4-1-1-4）。因为盆壁的血管和骨盆环的关系密切，不同部位的骨折，可累及特定的血管而引起出血，如位于骨盆后壁的血管襻，则易因骶髂关节骨折脱位引起大出血。骨盆骨折的大量出血除形成盆腔血肿外，可在腹膜后间隙向上扩散形成巨大的腹膜后血肿。在此种情况下防治骨盆骨折大量出血与休克的措施主要包括两个方面，一是补充和增加血容量，二是控制出血。

（二）立即、快速、足量输血输液

对于严重休克患者，首先是快速补充血容量，以维持有效血循环的稳定血压。用粗针头建立两条上肢静脉通道，在最初 1~2h 内快速输入 2000~3000ml 平衡液、右旋糖酐-40 及葡萄糖液。静脉推注 7.5% 高渗盐水 400ml 的抗休克作用优于等渗溶液。但也要大量补充全血，以维持红细胞比积在 35%~45% 为宜。在得到交叉配血之前给予 2 个单位 O 型阴性细胞。输注晶体液超过 5000ml 时，应参照凝血检查给予 2~3 个单位新鲜冻干血浆和 7~8 个单位血小板，并监测血氧饱和度。一般认为腹膜后腔隙容纳 4000ml 血液所产生的压力，才能对盆腔内小血管的出血起到填塞止血作用。后腹膜完整者，若补充了足够的血液和液体，有2/3患者可以获得血流动力学的稳定。

（三）尽快应用压力褥套或抗休克裤

其抗休克机理在于缩小血管裂口，固定骨盆，减少失血量，同时可将下肢血液转移供应生命器官。穿用抗休克裤应包括两下肢和躯干下部，若应用2h后仍不能获得血液动力学的稳定，则提示有大动脉损伤，需考虑剖腹结扎血管止血。抗休克裤的主要问题是限制了对身体可能损伤部位的检查，使肺扩张减少，可能导致呼吸功能损害，对灌注不足的肢体还可能产生筋膜间室综合征。

（四）骨外固定

骨盆骨折使用外固定法固定不稳定骨折，其作用是可迅速稳定骨折端，防止已凝固的血块移动和再出血，减少失血和减轻疼痛而利于复苏，对旋转不稳定但纵向稳定的骨盆骨折可做为最终的治疗手段，但固定的作用主要在骨盆前部。对同时有纵向不稳定者，需附加骨牵引。为稳定骨盆后部的骨折，可应用前述之外固定支架或Hoffman外固定器（见图2-4-1-4-3）或用Ganz抗休克骨盆钳直接对骶髂关节横向加压固定（见图2-4-1-5-2）。之后方可迅速采取进一步的诊断检查和治疗措施。临床经验表明，骨外固定是急诊处理严重骨盆骨折时最为恰当的措施。

（五）血管造影及动脉内栓塞止血

在大量输血输液和行骨盆外固定后仍继续出血不止、病情仍不见好转时，可在局麻下经股动脉穿刺插管，在X线电视监控下于髂总动脉分叉处造影以显示血管，再根据造影剂血管外溢观察，对出血部位做出判断，然后再对分支动脉做选择性造影和动脉栓塞术。栓塞物可采用自身血凝块、明胶海绵及钛丝圈等。对骨盆骨折的大出血不宜选用永久性栓塞剂，以明胶海绵为好，因明胶海绵是一种暂时性栓塞物质，被栓塞的血管一般在三周内再通。操作时可将明胶海绵剪切成颗粒状，其规格应略大于所栓塞动脉的直径，加入少量造影剂混匀后注入。如显示造影剂血管外溢现象消失，则表示已达到止血目的。

（六）手术止血

通常情况下在补充足够量的血液及液体和及时将骨折固定后，血液动力学即能稳定。如输血输液达3000ml以上又无腹内脏器损伤或其他部位的出血而仍不能稳定血压时，则应考虑行剖腹探查术，手术的目的主要是对骨盆骨折合并不能控制大出血的血管行髂内动脉结扎，以控制来源广泛的出血。此种手术的价值仍有争议，主因单侧髂内动脉结扎止血的效果并不确实，对侧有丰富的交通支，而且手术破坏了腹膜后血肿的填塞止血作用，并增加了创伤处出血。结扎双侧髂内动脉止血的效果虽好，但有文献报道整个髂内动脉结扎后可能产生某些严重并发症，如臀部坏死、坐骨神经与股神经麻痹及膀胱壁坏死等，选择时务必慎重。

三、骨盆骨折合并脏器损伤

（一）尿道损伤

临床上较为多见，尤其是骨盆的耻骨支损伤时。当疑有尿道损伤，应尽早留置尿管，防止自动排尿及避免尿外渗和蜂窝织炎的发生。如尿管不能插入，则应尽早行尿道修复或早期膀胱造瘘，后者简化了早期处理，对危重患者尤为适宜。在行耻骨上膀胱造口术时，膀胱前间隙需放置卷烟引流条或负压吸引球。详见本节四（尿道损伤修补术与尿道会师术）。

膀胱破裂相对少见，但诊断一经确定，应紧急手术探查修补，临床上大多采取尿道会师术。在无泌尿专科医师时，骨科医师亦可以应急处理。对尿道损伤严重难以缝合之病例，可行耻骨上膀胱造瘘及膀胱前间隙引流术。如膀胱腹膜内破裂，则需打开腹腔，吸净腹腔内尿液及血液后缝合破裂口，并同时行耻骨上膀胱造瘘术。腹腔内不放置引流，可将引流放置于膀胱造口处。

（二）直肠损伤

波及骶尾部的骨盆骨折有可能合并直肠损伤，虽不多见，但可导致严重感染，后果严重。直肠损伤不论在腹膜内或腹膜外，皆应尽早手术；清除污染，修整创缘后双层横向缝合裂口，并常规施行近端结肠造口术，使粪流改道。这是减少感染死亡的重要措施。骶骨前充分引流和彻底清除造口远侧肠腔内粪块，可更有效地预防伤口感染。对严重的肛管伤也应用结肠造口术，改变粪流方向，有利于伤口愈合。

（三）神经损伤

在各种类型的骨盆骨折中，合并神经损伤者的发生率为 5% 左右。神经创伤的发生率和骨折的部位及致伤严重程度有关。骶骨骨折和骶髂关节脱位合并神经损伤的发生率特别高，包括腰神经撕裂，臀上神经、坐骨神经、闭孔神经及阴部神经损伤均有人报道。骶丛神经（骶 1~4 神经根）损伤有可能造成排尿困难及性功能障碍。最常见的损伤性质为挫伤或牵拉伤，常有多个神经根受损。神经受损程度不一，从暂时性的麻痹到运动和感觉完全丧失，常和骨折脱位的严重程度有关。但神经损伤在早期常被骨折及软组织损伤所掩盖，到病情稳定后始受到注意。因此，患者在受到复苏和病情稳定后均应进行仔细的神经学检查。

骨盆骨折并发的神经损伤，一般不主张手术，多采用非手术治疗方法，主要是尽早将骨折充分复位和固定，以解除骨折或脱位对神经的牵拉和压迫。

四、开放性骨盆骨折的处理

开发性骨盆骨折是指骨折端和直肠、阴道、会阴部或皮肤撕裂伤口有直接交通，或骨折端与为原发伤治疗放置的引流或填塞物之间有持久通连的病例。由于伤口开放，出血量远比闭合性骨盆骨折大，且更难控制，常合并严重的失血性休克。在临床上开放性骨盆骨折并不多见，但病情严重，尤其是伤口受到粪、尿污染时，其严重感染发生率更高，从而直接增加了死亡率和致残率。开放性骨盆骨折的死亡率已从 20 年前的 50% 下降至 30% 左右，且仍呈下降趋势。

对伤口有大量出血的开放性骨盆骨折，诊断并不困难。但直肠或阴道的小裂伤易被忽视。因此，对骨盆骨折患者必须常规检查直肠及阴道，以防漏诊。减少死亡率和致残率的关键在于控制出血，改变粪便流出方向和尽可能修复阴道裂伤。结肠造瘘时要彻底冲洗远端，骶骨前充分引流。尽早开始应用高效广谱抗生素，可根据肠道及泌尿系统细菌特点，应用针对革兰阴性杆菌为主的抗生素，并在治疗中根据细菌的药敏试验及时地加以调整。骨盆环骨折必须迅速予以固定。骨盆外固定或结合下肢骨牵引可控制出血，同样可便于进一步处理头、胸和腹内损伤。骨外固定也可结合有限的内固定。对无法控制的出血和需切除坏死组织的患者，特别是软组织严重挫压伤的患者，有些学者建议进行彻底清创或截肢，甚至用半骨盆切除术，以挽救患者生命。

第十节　骨盆骨折所致尿道损伤的尿道修补术与尿道会师术

一、尿道损伤修补术与尿道会师术概述

男性尿道以三角韧带（尿生殖隔）为界，分为前后两部。后尿道包括前列腺部和膜部，位于三角韧带之上。前尿道包括球部和海绵体部。骨盆骨折易使后尿道损伤，会阴部骑跨伤常使球部尿道损伤。后尿道破裂因受三角韧带的限制，尿液与血液外渗多限于耻骨后和膀胱周围间隙和膀胱直肠之间。前尿道破裂时，如布克氏筋膜完整，尿液和血液限于会阴部和阴茎部分。如布克氏筋膜破裂，则尿液和血液沿克莱氏筋膜向会阴、阴囊及阴茎浸润，严重的可以扩展到施卡巴筋膜下，向上蔓延到腹前壁（图 2-4-1-10-1）。

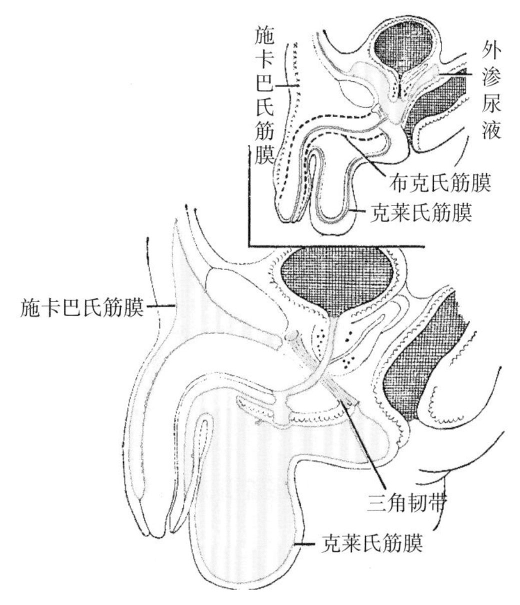

图 2-4-1-10-1　男性尿道及解剖结构示意图

二、前尿道损伤修补术

（一）适应证及麻醉

【适应证】

球部尿道损伤引起尿潴留及导尿管不能插入膀胱者。

【麻醉】

腰麻或硬膜外麻醉，个别病例需全麻。

（二）体位及显露

【体位】

取截石位，手术前再次试插导尿管，如在麻醉下能使导尿管通过尿道的损伤部分，即将导尿管留置两周，这样就可以免除手术。

【显露】

导尿管不能插入膀胱内者，从尿道内插入金属尿道扩张器，在会阴部向外顶出。自阴囊与会阴连接处开始至肛门前两横指处上，作会阴正中切口，长约 4~6cm。切开皮肤、皮下组织和球海绵体肌，清除血块后，可以在尿道破裂处看到外露的金属尿道扩张器头，显露尿道损伤部位（图 2-4-1-10-2）。

（三）穿过破裂处

先自尿道外口插入金属尿道扩张器，之后换插普通导尿管，通过破裂的尿道两端，插入膀胱（图 2-4-1-10-3）。

（四）缝合破口留置引流条

【缝合诸层】

将尿道断裂边缘修剪整齐后，以导尿管为

支架，用000号铬制肠线作端对端间断全层外翻缝合。一般缝3针即可。海绵体浆膜层亦可用细丝线加缝2或3针，遮盖肠线缝合处（图2-4-1-10-4）。

【放置引流条（片）】

局部放置橡皮片引流 用细丝线缝合球海绵体肌及皮下组织。皮肤作垂直褥式间断缝合。橡皮片固定于皮肤缝线上（图2-4-1-10-5）。

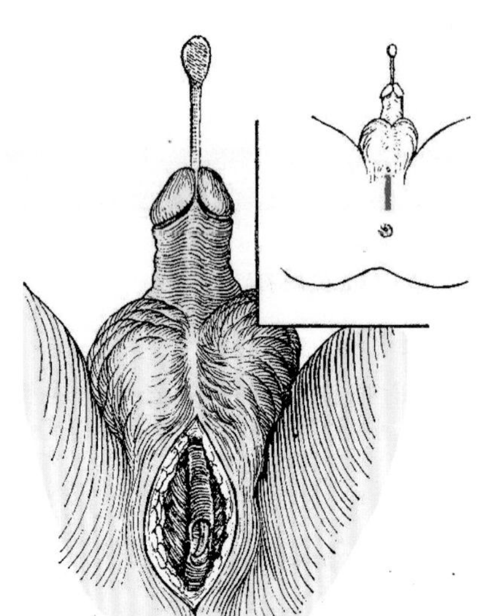

图2-4-1-10-2 前尿道损伤修补切口及显露示意图

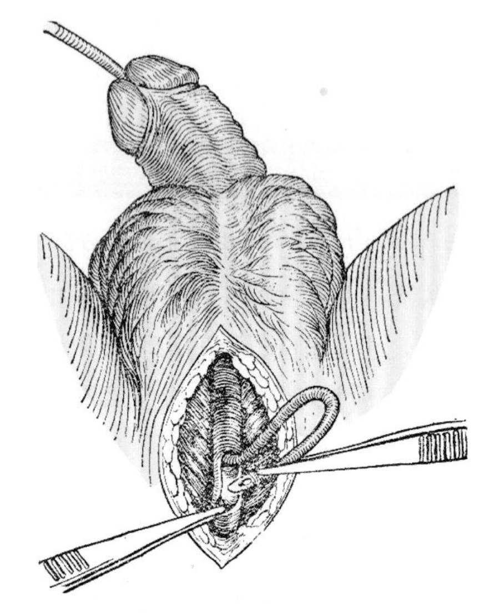

图2-4-1-10-3 前尿道损伤修补时导尿管贯通尿道两断端示意图

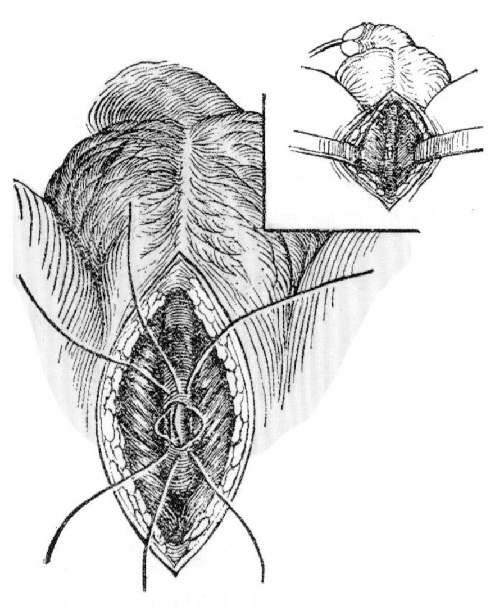

图2-4-1-10-4 缝合尿道破口示意图

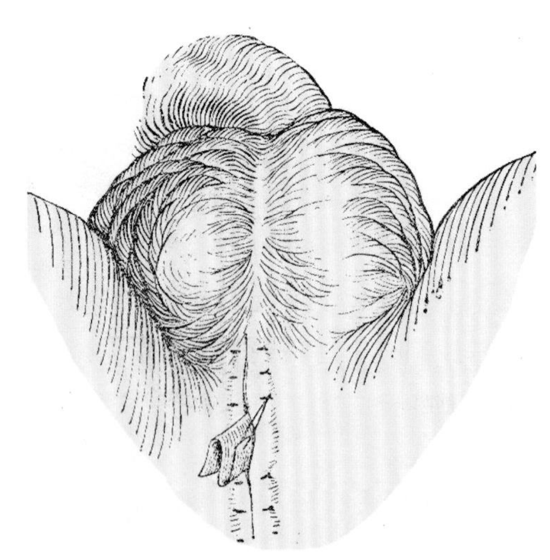

图2-4-1-10-5 留置引流皮条示意图

三、尿道会师术

【确定会师点】

如尿道完全断裂伤，则近端尿道常回缩向上而难以找到，可采用“会师”修补法。即在耻骨上切开膀胱，经膀胱从尿道内口插入一根导尿管（上管），再经尿道外口向膀胱方向插入另一根导尿管（下管）。上、下两导尿管在会阴部切开处“会师”。然后沿导尿管找到上、下两个尿道断端（图 2-4-1-10-6）。

【导尿管引入膀胱】

将上、下两导尿管头用粗丝线缝接在一起（图 2-4-1-10-7），缓缓地将上导尿管从膀胱内拔出，下导尿管即随之被引入并留置在膀胱内。取去上管，改放蕈头导尿管，暂不缝合膀胱。在会阴切口处尽可能地将断裂尿道作端对端吻合。放置引流条，缝合会阴切口。清洗膀胱后，作耻骨上高位膀胱造口术。膀胱前间隙放置卷烟引流条，或负压吸引管。缝合耻骨上切口。

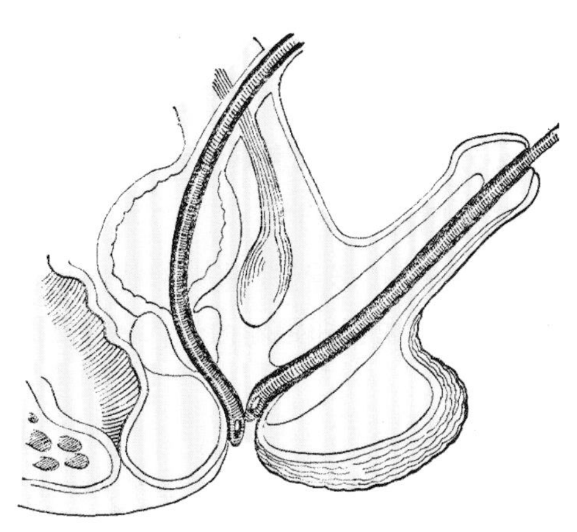

图 2-4-1-10-6　尿道会师术示意图

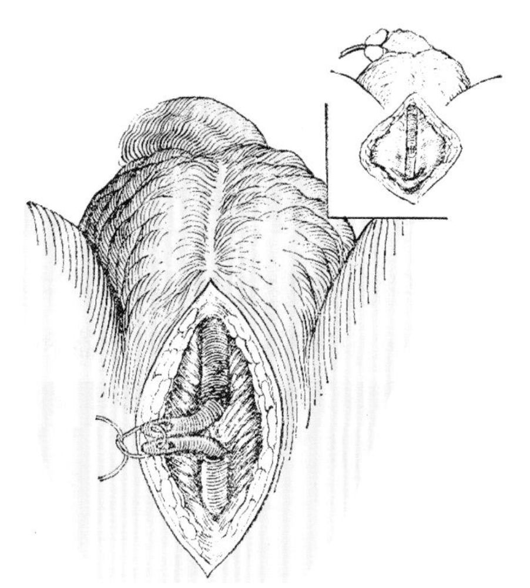

图 2-4-1-10-7　导尿管引入膀胱示意图

【增加引流】

除对断裂尿道进行处理外，如有外渗尿液和血肿，必须同时进行多处切开，直达外渗区域，并放置橡皮片引流，以免发生严重感染（图 2-4-1-10-8）。尿道内留置的导尿管，以胶布妥善固定于阴茎上，以免脱出（如术后早期脱出，常造成修补手术失败）。

【术后处理】

同后尿道损伤修补术。

四、后尿道损伤修补术

（一）概述

后尿道损伤不能进行缝合时，仅能使断裂的尿道两端对齐或接近，在导尿管作支架的情况下使尿道逐渐愈合。

（二）适应证及麻醉

【适应证】

骨盆骨折和火器伤常伤及后尿道的前列腺部与膜部连接处的尿道，如不能插入导尿管，必须立即进行急症手术。

【麻醉】

腰麻或硬膜外麻醉，个别伤者可选择全麻。

（三）在耻骨上显露膀胱

将膀胱周围和耻骨后间隙存积的尿液和血块吸尽。仔细检查膀胱前壁有无合并撕裂。切开膀胱后仔细检查膀胱内有无其他损伤。用金属导尿管从尿道外口插入尿道，用金属尿道扩张器经膀胱插入尿道（图 2-4-1-10-9）。

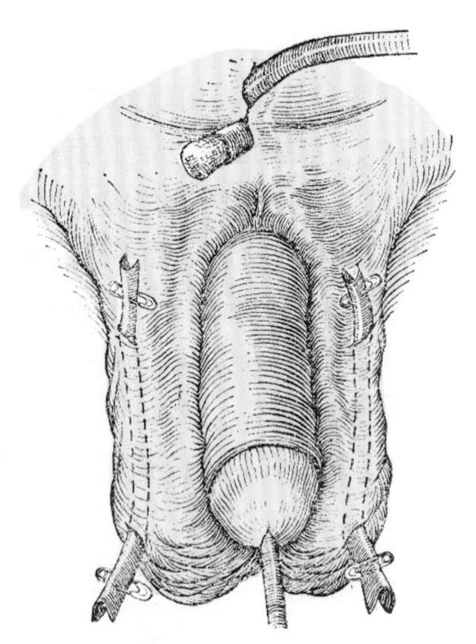

图 2-4-1-10-8 留置引流皮条及固定导尿管示意图

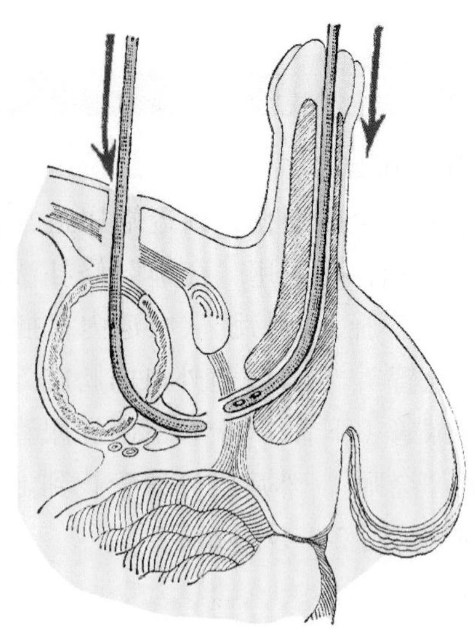

图 2-4-1-10-9 后尿道损伤修补时在耻骨上显露膀胱示意图

（四）会师

术者一手执金属尿道扩张器，一手执金属导尿管，轻轻向中间移动，使扩张器和金属导尿管的顶端在后尿道断裂处相遇，让两端尿道的破裂口相对接（图 2-4-1-10-10）。

（五）分别引入金属和橡皮导尿管

【引入金属导尿管】

将金属尿道扩张器慢慢从膀胱内退出，与此同时，金属导尿管即跟随而进入膀胱（图 2-4-1-10-11）。

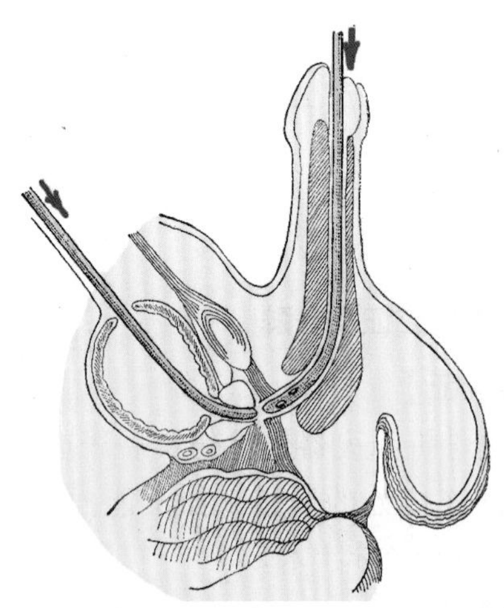

图 2-4-1-10-10 尿道会师示意图（后尿道损伤修补）

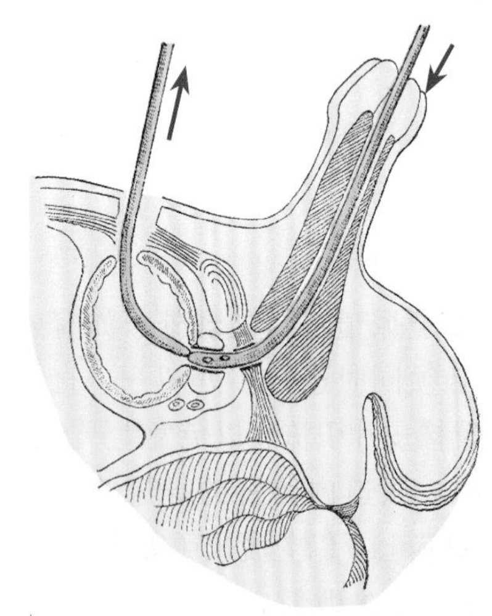

图 2-4-1-10-11 引入金属导尿管示意图

【引入橡胶导尿管】

取出金属尿道扩张器。将橡胶导尿管的尖端用粗丝线牢固缝扎固定在金属导尿管尖端上，然后将金属导尿管退出尿道，将硅胶导尿管或橡皮导尿管随之引至尿道，拉出尿道外口。然后剪除缝线，取去金属导尿管（图 2-4-1-10-12）。

（六）扩张气囊

将硅胶导尿管尖端和气囊导尿管尖端用粗丝线牢固缝扎固定，硅胶导尿管再从膀胱内拉出，而将气囊导尿管带入膀胱内（图 2-4-1-10-13）。

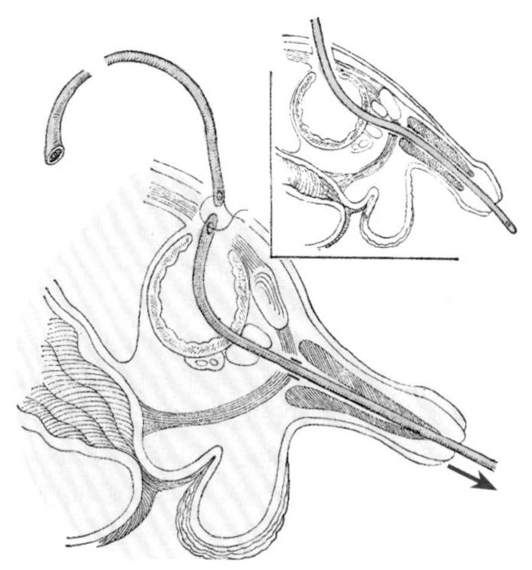
图 2-4-1-10-12　引入橡胶导尿管示意图

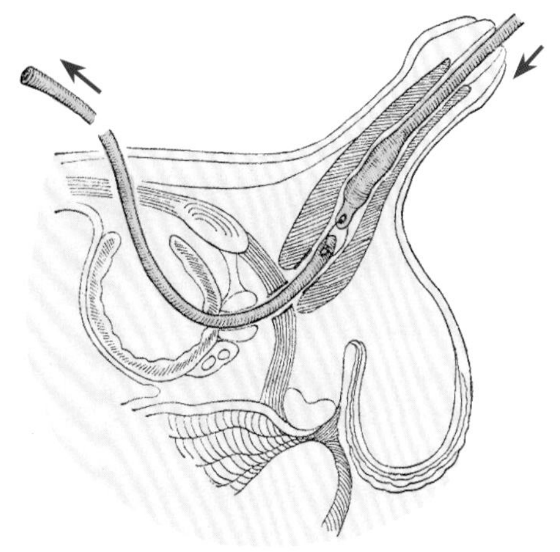
图 2-4-1-10-13　扩张气囊示意图

（七）闭合切口耻骨上引流

用消毒生理盐水 5~10ml 注入气囊导尿管的气囊内，并将导尿管向外轻拉持续牵引，这样使尿道断裂部两端靠拢，以利愈合。清除膀胱内血块，耻骨上膀胱内放置蕈头导尿管（图 2-4-1-10-14），缝合膀胱和腹壁切口。耻骨后间隙放置卷烟引流或负压吸引球。

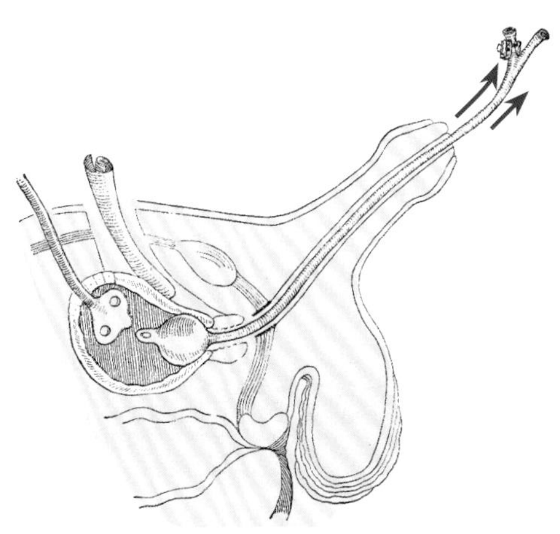
图 2-4-1-10-14　引入橡胶导尿管示意图

（八）术后处理

【放置引流】

耻骨后间隙和会阴部切口处引流物于术后 48h 左右拔去。切口缝线一般于手术后 7 天拆除。

【轻度持续牵引】

后尿道断裂伤员插入的气囊导尿管连接牵引线，以 15°~20° 倾斜向上、向前轻度持续牵引。

【尿道内留置导尿管】

一般可在两周左右拔除，如尿道吻合不满意或未作吻合者，可留置 2~3 周后再拔除。术后 1~2 天内，每 4~6h 冲洗导尿管一次，防止血块堵塞，以后每日冲洗 1~2 次。

【耻骨上造口】

耻骨上膀胱造口导管，待尿道通畅无疑后，再行拔除。

【其他】

1. 应用抗菌药物控制感染。

2. 留置导尿管拔除后，自第 1~2 周开始定期扩张尿道。开始时每 1~2 周 1 次，以后逐渐延长间隔时间，预防尿道狭窄。

（张秋林　纪　方　王秋根　赵定麟）

参考文献

1. 郭晓山，池永龙．经皮闭合内固定治疗骨盆环损伤[J]．中华外科杂志，2006, 44（4）
2. 饶书诚，宋跃明．脊柱外科手术学（第三版）．北京：人民卫生出版社，2006
3. 项大业，池永龙，郑安祥等．经皮空心螺钉固定治疗垂直不稳定型骨盆骨折的临床应用［J］．中华医学杂志，2007, 87（9）
4. 赵定麟，李增春，刘大雄，王新伟．骨科临床诊疗手册．上海，北京：世界图书出版公司，2008
5. 赵定麟，王义生．疑难骨科学．北京：科学技术文献出版社，2008
6. 赵定麟，赵杰，王义生．骨与关节损伤．北京：科学出版社，2007
7. 赵定麟．现代骨科学．北京：科学出版社，2004
8. Dormagen JB, Tötterman A, Røise O. Efficacy of plain radiography and computer tomography in localizing the site of pelvic arterial bleeding in trauma patients. Acta Radiol. 2010 Feb; 51（1）: 107–16.
9. Duchesne JC, Bharmal HM, Dini AA. Open–book pelvic fractures with perineal open wounds: a significant morbid combination. Am Surg. 2009 Dec; 75（12）: 1227–33.
10. Elabjer E, Nikolić V, Matejcić A. Analysis of muscle forces acting on fragments in pelvic fractures. Coll Antropol. 2009 Dec; 33（4）: 1095–101.
11. Elabjer E, Nikolić V, Matejcić A. Morphometry of the pelvic ring in definition of biomechanical factors influencing the type of pelvic fracture. Coll Antropol. 2009 Dec; 33（4）: 1087–94.
12. Gardner MJ, Osgood G, Molnar R. Percutaneous pelvic fixation using working portals in a circumferential pelvic antishock sheet. J Orthop Trauma. 2009 Oct; 23（9）: 668–74.
13. Hong X, Zhu YL, Bao CS. [Study on pelvic injury mechanisms in road traffic fatalities according to Young–Burgess classification] Fa Yi Xue Za Zhi. 2009 Aug; 25（4）: 260–2, 266.
14. Lee MC, Campbell R, Born C. Guillain–Barr é syndrome after failed pelvic fracture fixation. J Trauma. 2009 Oct; 67（4）: E132–5.
15. Li–Ming Cheng, Yong–Wei Jia, Guang–Rong Yu, et al. Development and validating of a three–dimensional finite element model of total human pelvis. SICOT Shanghai Congress 2007
16. Li FP, Li M, Hua Q, Zhao LJ, Luo JN. [Study on the spiral CT reconstruction in the diagnosis and treatment of pelvic ring fractures] Zhongguo Gu Shang. 2010 Mar; 23（3）: 204–7.
17. Martinelli T, Thony F, Decl é ty P. Intra–aortic balloon occlusion to salvage patients with life–threatening hemorrhagic shocks from pelvic fractures. J Trauma. 2010 Apr; 68（4）: 942–8.
18. Rong–Ming Xu, Wei–Hu Ma, Shao–Hua Sun, et al. Anterior ring fixation combined with posterior ring fixation used tsrh treat c type pelvic fracture. SICOT Shanghai Congress 2007
19. Sathy AK, Starr AJ, Smith WR. The effect of pelvic fracture on mortality after trauma: an analysis of 63, 000 trauma patients. J Bone Joint Surg Am. 2009 Dec; 91（12）: 2803–10.
20. Schmeler KM, Jhingran A, Iyer RB. Pelvic fractures after radiotherapy for cervical cancer: implications for survivors. Cancer. 2010 Feb 1; 116（3）: 625–30.
21. Wang HZ, Wu WY, Wei JD. [Analysis of treatment on rotately and vertically unstable pelvic fractures]Zhongguo Gu Shang. 2010 Jan; 23（1）: 56–7.
22. Wei–Hu Ma, Rong–Ming Xu, Lei Huang, etal. Surgical strategy of c–type unstable pelvic fractures. SICOT Shanghai Congress 2007
23. Xiao–Shan Guo, Yong–Long Chi. Percutaneous fixation of pelvic ring disruptions. SICOT Shanghai Congress 2007
24. Zhang YZ, Gao HW, Zhang GB. [Prevention and treatment of deep vein thrombosis after pelvic fractures] Zhongguo Gu Shang. 2010 Mar; 23（3）: 215–6.

第二章　骶髂关节及骶尾部损伤

第一节　骶髂关节损伤

一、髂骶关节损伤概述

在日常生活、运动与旅游中，骶髂部损伤并不少见，尤以女性为多，此与女性骨盆特点，尤其是骶骨的后凸等解剖状态有关。骶髂关节病变亦以女性为多见，与女性妊娠及分娩等相关，发病后轻者对工作及日常生活带来影响，重者需卧床休息。本病在诊断上较易漏诊或误诊，需认真检查。

二、骶髂关节应用解剖

骶髂关节系由骶骨与髂骨的耳状面组合而成，其关节面凹凸不平，两者之间结合十分紧密。骶髂关节之关节囊呈紧张状，骶髂关节前、后及两骨之间有骶髂前韧带、骶髂后韧带、骶结节韧带与骶棘韧带等，且此组韧带坚强，因而几乎不能活动。骶髂关节在构造上属于滑膜关节，仅有微小的活动，此在妊娠和分娩时起重要作用。

三、骶髂关节损伤致伤机理

严重骶髂关节损伤，例如完全性骶髂关节脱位等，多与骨盆骨折同时发生，并归属于该节。而一般性骶髂关节损伤的发病原因大多与急性扭伤或长时间在不良体位下劳动有关。

当人体直立时，重力中线经骶髂关节前方对其产生一定扭力，当前屈弯腰时，脊柱则前倾，骨盆因腘绳肌牵拉固定或后旋，易造成骶髂关节扭伤或劳损。骶髂关节扭伤是因外力作用使该关节周围韧带被牵拉而引起的损伤，由于韧带松动可引起关节位移，并出现程度不同的疼痛，此种情况在临床上称为骶髂关节半脱位。本症多呈急性发作状，症状严重者常无法站立，甚至卧床不敢移动。少数也可转为慢性病程，迁延可达数月之久。此外，妊娠期因黄体酮的分泌使韧带松弛及体重增加，致使骨盆向前下方倾斜而引起。医源性损伤的原因主要是在对髂后部取骨做植骨手术时，如范围过大，破坏了髂腰韧带而引起骶髂关节不稳。

四、骶髂关节扭伤或半脱位之临床表现

患者大多见于剧烈体育活动、外伤或久坐后。少数患者可无明显外伤史。急性发作期，于下腰部一侧可出现疼痛，大多较为严重，可放射至臀部或腹股沟区。但一般不会放射到坐骨神经的小腿分布区。患者常取侧卧位或俯卧位，翻身时疼痛加剧，拒绝站立，或是下肢取屈曲姿势。步行时，患侧常呈臀沟下垂状跛行步态。

体格检查时，骶髂关节处可有局限性压痛，直腿抬高患侧受限，并有骶部疼痛。骨盆挤压试验（图 2-4-2-1-1）、骨盆分离试验（图 2-4-2-1-2）、“4”字（Feber 征）试验（图 2-4-2-1-3）、髋关节

过伸试验（Yeoman 征）（图 2-4-2-1-4）、床边试验（Palrick 征）（图 2-4-2-1-5）等均有参考价值，其他凡可促使髂骨旋转的活动均可引起患肢疼痛，但无神经根性放射痛。X 线检查早期常无特异性改变，但后期可出现骶髂关节炎症。

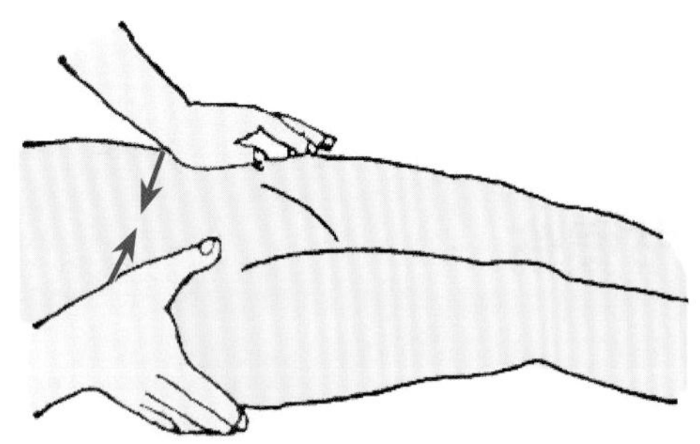

图 2-4-2-1-1 骨盆挤压试验示意图

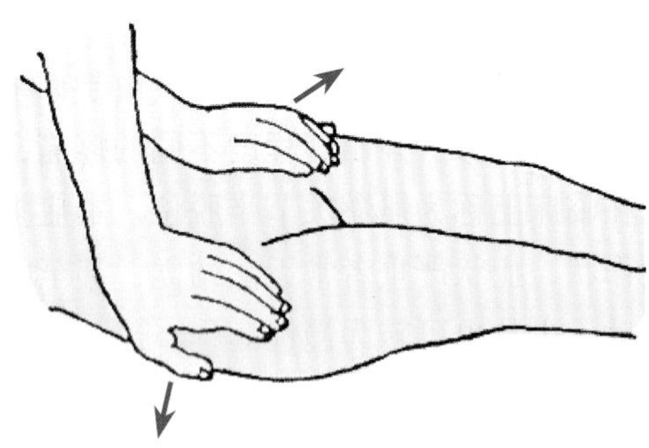

图 2-4-2-1-2 骨盆分离试验示意图

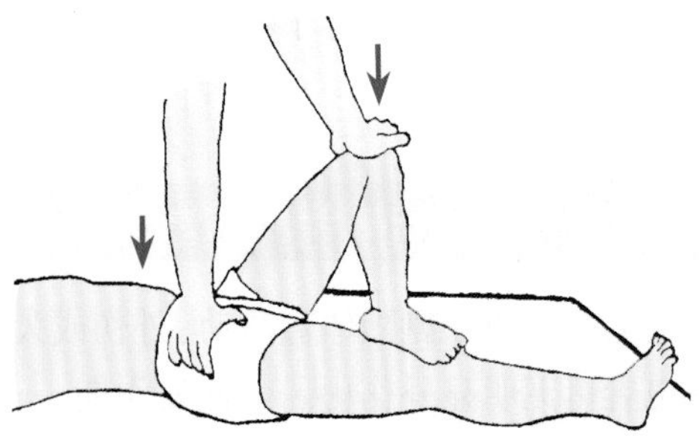

图 2-4-2-1-3 4 字试验示意图

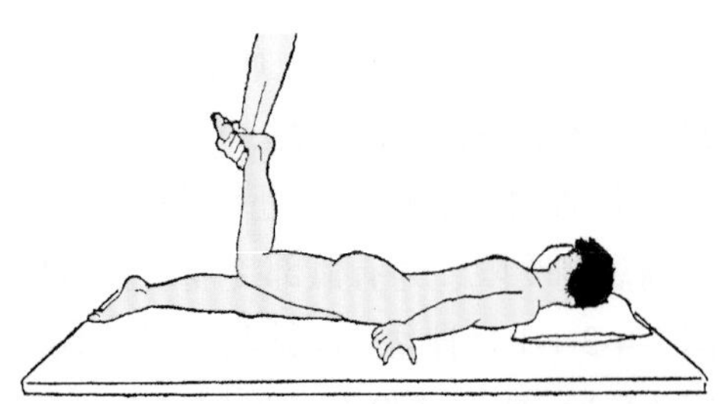

图 2-4-2-1-4 髋关节过伸试验（Yeoman 征）示意图

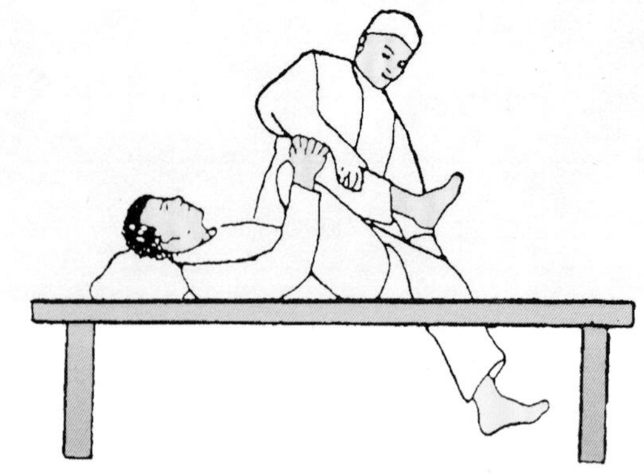

图 2-4-2-1-5 床边试验示意图

五、骶髂关节损伤诊断

本病主要依靠病史、症状、体征及相关试验做出判定，尤其是涉及骶髂关节试验阳性结果对诊断及定位意义重大，急性损伤者不宜重复进行。X 线摄片检查既可用于诊断，亦可排除其他疾病。但应注意，骶髂关节处疼痛也可因腰椎间盘突出以及腰骶关节本身的炎症、退变及增生而表现相似的症状。因此，本病应与腰骶髂关节炎等疾患相鉴别。

六、骶髂关节损伤非手术疗法

（一）概述

一般病例均可采取非手术疗法，如卧硬板床休息、理疗、局部按摩、膏药外敷及局部封闭等方法，其症状大多数可缓解。对同时伴有腰椎或腰骶关节退变或椎间盘突出者，需加以相应处理。

（二）局部封闭

一般用 1% Novocain 10~20ml（可酌情加入 1.5~2ml 醋酸氢化可的松）局封。操作者手持长针头注射针管，在压痛最重处注射于骶髂后韧带及骶棘肌附着压痛范围内。注射针头应深达骨膜下，并可沿髂骨内面深入骶髂关节。注射后数分钟，疼痛大多消失。一般每周注射一次，3~4 次为一疗程，但不宜多用。同时可用弹性骨盆带做骨盆制动。加强腹肌、背肌和臀肌锻炼。避免弯腰、扭腰及举重物等活动。对有骶髂关节退行性变的患者及分娩后的产妇，尤应特别注意。

（三）手法按摩

患者俯卧，助手固定骨盆，手术者按正规按摩手法由轻至重，由点及面对骶髂关节局部及周边肌肉韧带进行手法按摩。在操作过程中，患者在感到舒服的同时，亦可有骶髂关节复位感。但切不可推拿或推搬，以防加剧损伤。

（四）其他疗法

包括外敷药膏、理疗、针灸及护腰 + 骨盆带外用。

七、骶髂关节损伤手术治疗

（一）概述

除骶髂关节损伤外，其他骶髂关节病变在临床上并非少见，其中有些病例，如肿瘤、结核等多需手术治疗，骶髂关节损伤病例中有少数经非手术疗法久治无效，或已形成骶髂关节慢性或外伤性炎症时也应考虑手术治疗。由于其解剖上的特殊性，需认真操作。

（二）病例选择

【概述】

对反复发作症状严重者，可经后暴露行骶髂关节融合术；此术式在操作上并不困难，但有误伤臀上动脉之可能，仍属高风险手术，在术中必须严加防范。现将本术式简介如下，并对其他疾患处理要点等一并阐述之。

【骶髂关节不稳症】

指骶髂部外伤后期或其他原因所引发者，如产后性关节松弛及髂骨致密性骨炎等所致者。

【骶髂关节结核】

其在全身骨结核发病率中约占 1.9%，但由于关节的负重功能要求，其中 80% 以上病例需及早手术（病灶清除和骶髂关节融合术）。

【其他】

1. 骶髂部肿瘤　十分少见，多为骶骨肿瘤波及此处者；

2. 化脓性骶髂关节炎　亦较为少见。

（三）麻醉、体位及切口

【麻醉及体位】

多选择全麻或硬膜外麻醉。其体位以俯卧、患侧垫高为方便。

【切口】

于耳状面中点为中心作一弧形或 S 形切口，以求暴露骶髂关节投影面的髂后上嵴后下方骨质设计开窗部位，但要避开臀上血管（图 2-4-2-1-6）。

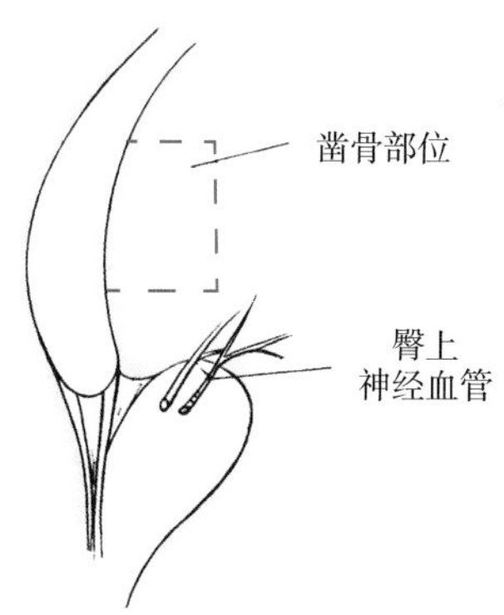

图 2-4-2-1-6　切口示意图

骶髂关节融合术时凿骨开窗部位应避开臂上动脉

（四）凿骨开窗

切开皮肤、皮下后，锐性分离髂嵴后（下）方附着之肌肉，压迫止血后确定耳状面投影范围无误，取中号平凿于其上、下及外方三个骨质面凿进骶髂关节，其范围约为 2cm × 3cm（宽 × 长）。因其内侧由韧带及关节囊与骶骨相连，故可将此骨块向后似开门状翻开（图 2-4-2-1-7）。

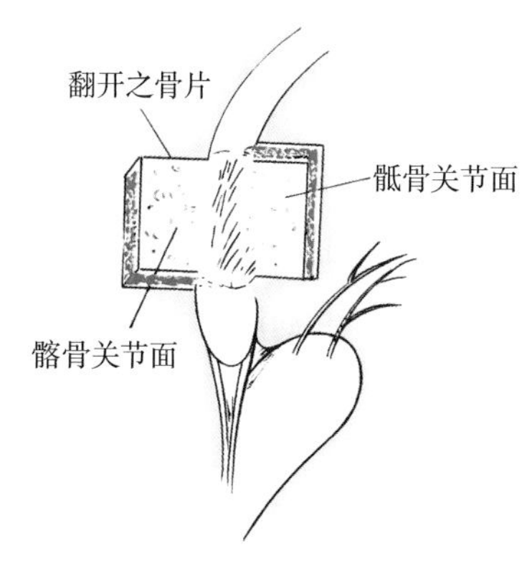

图 2-4-2-1-7　凿骨开窗示意图

将骶髂关节三面凿开后翻开髂骨骨瓣，暴露骶髂关节

（五）处理骶髂关节间隙

【概述】

当骶髂关节后方骨片翻开后即清晰显示关节内病变，在送检冰冻切片之同时可酌情切除或刮除关节内的滑膜及病变组织（图 2-4-2-1-8）。

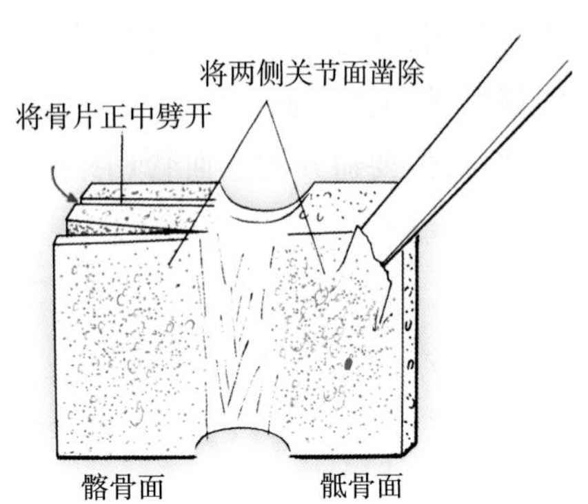

图 2-4-2-1-8　切除病变示意图
切除关节滑膜，凿除两侧关节面之骨质，并将髂骨骨瓣自中部劈开

【切除病变之关节面滑膜】

对本组病例之关节滑膜（双侧）应一并切除，使双侧松质骨相接而有利于关节融合。

【结核性患者】

多为干酪样物，可伴有数量不等的小米汁样分泌物及通向不同部位的窦道。应尽可能彻底地刮除结核性肉芽组织、窦道周壁、死骨及其他炎性物。但应注意切勿超过骶髂关节下缘，以免误伤臀上动、静脉及神经。一旦误伤，其可迅速缩回盆腔并引起致命的大出血，即使立即开腹结扎，也少有救活者。对进入盆腔内之窦道，切勿盲目用刮匙等锐性器械搔刮，以免引起误伤而造成严重后果。

【对肿瘤病变】

应酌情尽可能彻底地切除，以降低复发率。对骶髂关节下缘处臀上动脉等亦应小心避开，切勿误伤。

【对化脓性患者】

除清除病灶、摘出死骨外，对硬化骨应尽可能多地切除，并设法消灭死腔。

（六）植骨融合

可凿取周边处松质骨植入关节内。或将翻转的骨瓣自中部剖开，将植骨片嵌于其中（使其变厚而增加骨面之接触范围），之后将其翻回原处，即达植骨融合目的（图 2-4-2-1-9）。

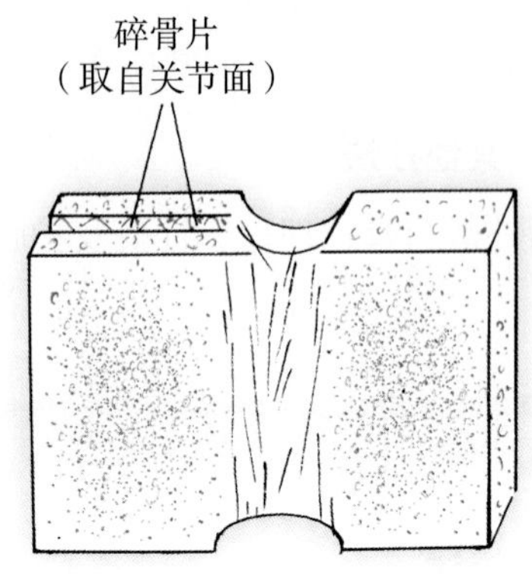

图 2-4-2-1-9　植骨融合示意图
两侧关节面已凿除，将凿下之骨质碎片嵌于劈开之髂骨骨片中

（七）放回骨瓣

闭合切口术毕，用冰盐水将局部冲洗干净后，再将骨瓣放回原位，并轻轻加压以使双侧骨面接触，亦可酌情辅加内固定。而后依序缝合切开诸层。对炎性病变者留置橡皮片引流条或负压引流管一根（24~48h 后拔出）（图 2-4-2-1-10）。

（八）术后

除按常规处理外，视病变性质配合使用药物疗法等。局部病变稳定后（一般在术后 8~10 周），可上石膏短裤（或三角裤）下地活动。

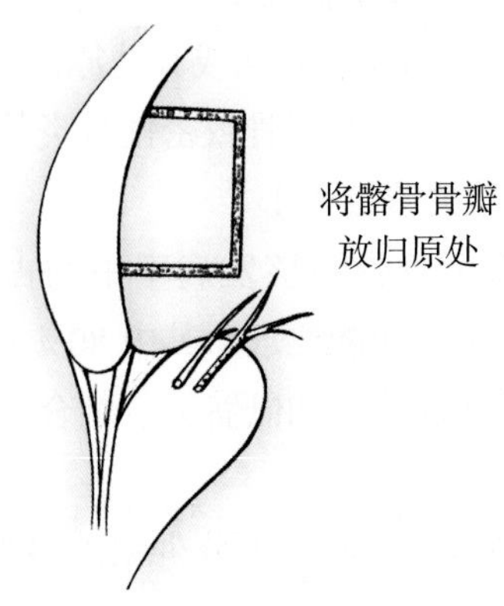

图 2-4-2-1-10　将髂骨骨瓣放归原位示意图

第二节 骶骨骨折概述、临床表现及诊断

一、骶骨骨折概述

骶骨骨折多与骨盆损伤同时发生，亦可单独出现，但后者少见。前者在骨盆骨折中约占30%~40%，因此，其绝对发生率远较单发者为高，且以男性多见；在治疗上亦较复杂，需与骨盆骨折的治疗一并考虑。

二、骶骨骨折致伤机制

（一）概述

与骨盆骨折伴发骶骨骨折其发生机制与骨盆骨折相一致，多因骨盆前后向同时受挤压所致（请参阅骨盆骨折章节）。此处仅对单发之骶骨骨折加以讨论。

（二）直接暴力

以从高处跌下、滑下或滚下时骶部着地为多见，其次为被重物击中，或是车辆等直接撞击局部所致。

（三）间接暴力

以从下方（骶尾椎远端）向上传导暴力较多见，而从上向下传导则机会甚少。亦可因韧带牵拉引起撕脱性骨折。

（四）合并伤

在多见的合并损伤中，多系骨盆骨折时所致，大多属直接暴力引起，而骶骨骨折的并发伤主要涉及直肠肛门。

三、骶骨骨折类型及特点

一般分为以下四型（图 2-4-2-2-1）。

（一）横型骨折

可见于骶骨的各个平面，但以中下段为多见，此处恰巧是骶髂关节的下缘（相当于 S_4、S_5 处）。当患者仰面摔倒时，骶椎着地，以致骶骨的下方易因直接撞击暴力而折断（见图 2-4-2-2-1）。其中多系裂缝骨折，裂缝长短不一，多由一侧延伸至中部，亦可贯穿整个骶骨，少有错位者，但如果暴力过猛，则可引起骶椎上部随腰椎而向前位移，或是下部骨折片向前移位。并因骶管狭窄可引起骶神经损伤，以致出现马鞍区症状。如果 S_2、S_3 神经受累，则大小便功能可能出现障碍。有时远端骨折片亦可受到提肛肌作用而向前移位，同样可引起骶神经症状。本病最严重的并发症是直肠破裂、脑脊液漏及腹膜后血肿等。对横型骨折判定除 CT 扫描外，一般 X 线平片亦可显示，尤以侧位片较为清晰。此时应注意观察骶骨前缘形态，正常骶骨前缘光滑、平整、锐利，在骨折时则出现前缘皮质中断、折褶、凸凹不平及重叠等异常所见。

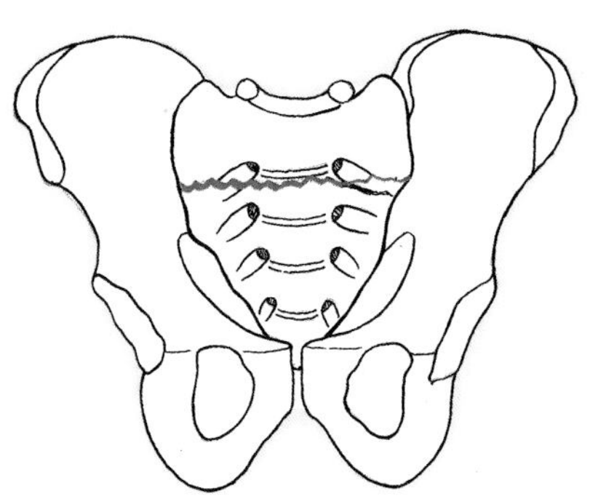

图 2-4-2-2-1 骶骨横型骨折示意图

（二）纵型骨折

较前者少见，均为强烈暴力所致，因多与骨盆骨折同时发生，或是出现一侧性骶髂关节分离（图 2-4-2-2-2）。一般情况下骨折线好发于侧方骶孔处，因该处解剖结构较薄弱，其移位方向及程度与整个骨盆骨折相一致，因此，亦可将其视为骨盆骨折的一部分。而单独发生者则较少见。该处有骶神经支穿出，故神经症状较多见。其局部及肢体症状视整个骨盆骨折状态而轻重不一，严重者伤侧半个骨盆及同侧下肢向上移位，并可能出现膀胱直肠症状和腹膜后血肿。

（三）粉碎型骨折

多系直接暴力作用于局部而引起星状或不规则状的粉碎型骨折（图 2-4-2-2-3），移位多不明显，临床上如不注意检查，则易漏诊，并应注意观察X线片。

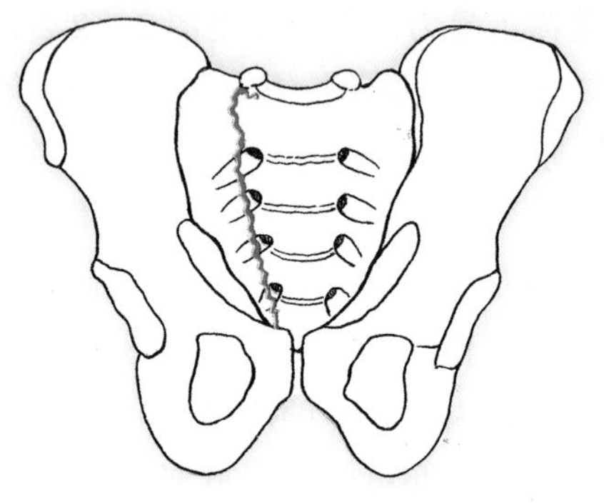

图 2-4-2-2-2 骶骨纵型骨折示意图

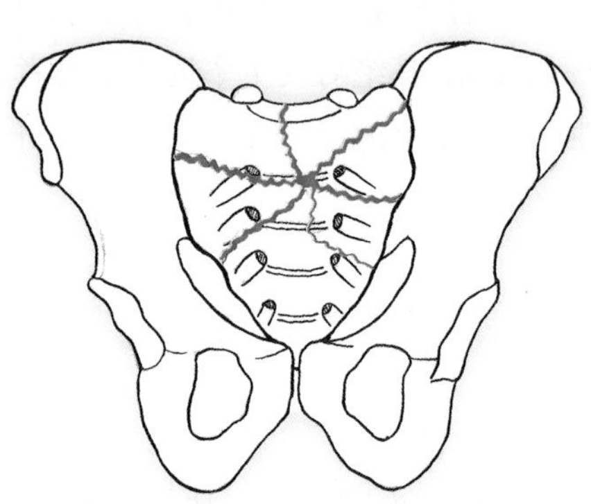

图 2-4-2-2-3 骶骨粉碎型骨折示意图

（四）撕脱型骨折

即由于骶结节韧带所致的骶骨侧下缘附着点处撕脱性骨折（图 2-4-2-2-4）。亦易漏诊，应注意。

（五）Denis 分为三区

Denis 依据骨折部位不同，将骶骨骨折分为三区（图 2-4-2-2-5）。

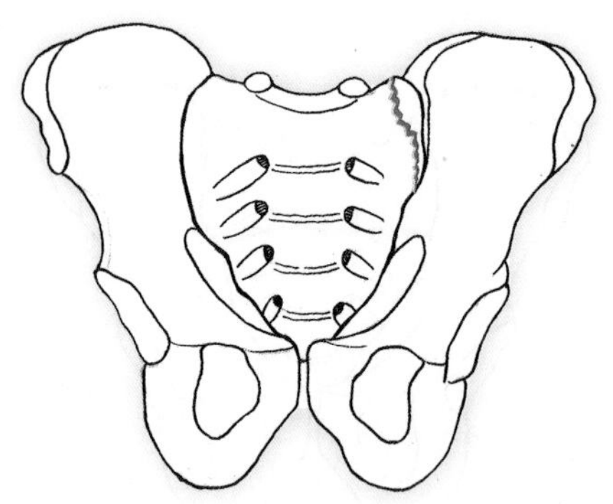

图 2-4-2-2-4 骶骨撕脱型骨折示意图

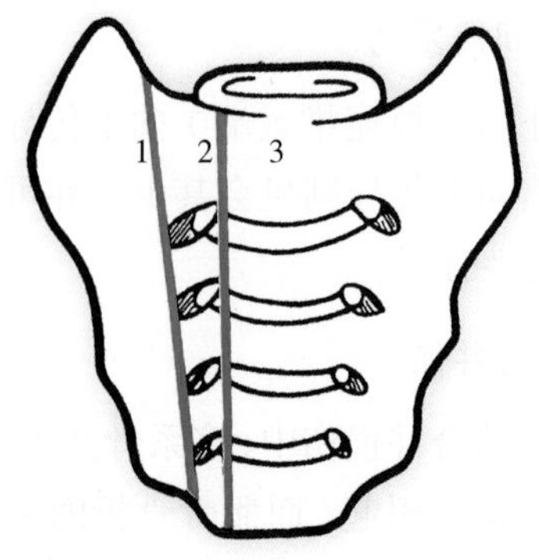

图 2-4-2-2-5 骶骨骨折 Denis 分区示意图
1. Ⅰ区骨折：骨折位于骶骨翼；2. Ⅱ区骨折：骨折累及骶孔；3. Ⅲ区骨折：骨折累及椎管

Ⅰ区骨折　骨折线位于骶骨翼内，骶孔及骶管未受累；

Ⅱ区骨折　骨折累及一个或多个骶孔但骶管未受累；

Ⅲ区骨折　骨折累及骶管，骨折线多呈横形。

一般来讲，Ⅰ区骨折较少有神经损伤，Ⅱ区骨折中骨折有移位时，可有神经根损伤，发生于Ⅲ区的骨折则常伴有严重的神经功能障碍。

四、骶骨骨折临床表现

视受损程度不同，症状差别较大，检查时应注意以下几点。

（一）局部症状

1. 疼痛　外伤后主诉骶骨处持续性疼痛者，应详细检查。清晰的条状压痛大多因骨折所致，可沿压痛的走向来判定骨折线。传导叩痛较腰椎骨折为轻，尤其是在站立位检查时。

2. 惧坐　坐位时重力直接作用于骶尾处而引起疼痛，因此患者来就诊时喜取站位，或是一侧臀部就座。

3. 皮下瘀血　因骶骨浅在，深部损伤易显露于皮下，因此在体检时可发现骨折处之血肿、皮下瘀血或皮肤挫伤、擦伤等。

（二）肛诊及马鞍区感觉障碍

1. 肛诊　肛诊时可根据压痛部位、骨折处移位及有无出血，来推测骨折线走行、有无明显错位及是否为开放性骨折等（图 2-4-2-2-6）。

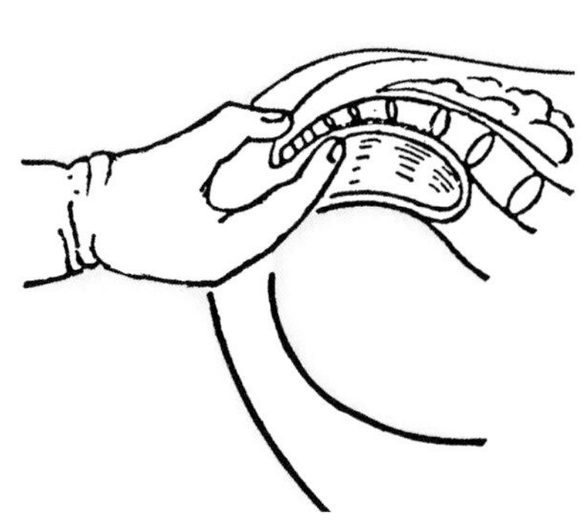

图 2-4-2-2-6　肛门指诊示意图
判定有无骨折

2. 马鞍区感觉障碍　波及骶孔之骨折可刺激骶神经支（图 2-4-2-2-7）而出现马鞍区过敏、刺痛、麻木及感觉减退等各种异常现象。

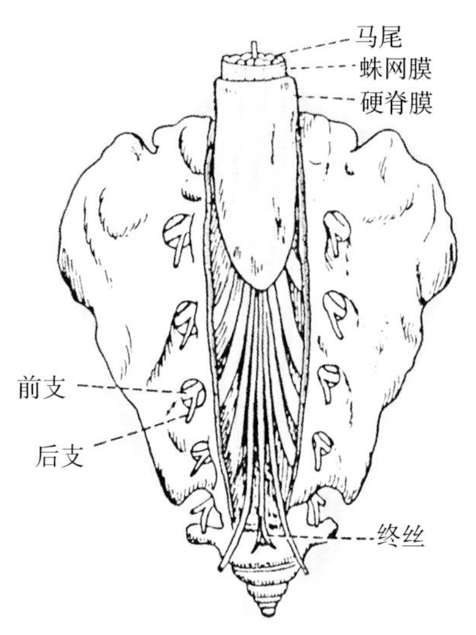

图 2-4-2-2-7　骶管内神经密集示意图
骶管管内（剖开）神经分布丰富，沿骶孔走行（背面观）

（三）其他

波及第一、第二骶椎之骨折，可出现类似坐骨神经痛症状（S_1、S_2 神经构成坐骨神经之一部分），包括感觉、运动及跟腱反射障碍等。合并骨盆骨折者，应注意全身情况，有无休克、脂肪栓塞等并发症，并注意有无合并直肠、膀胱损伤等。

五、骶骨骨折诊断

（一）外伤史及临床表现

【外伤史】

注意外伤时骶部所处的位置及暴力方向，绝大多数患者在外伤后立即出现明显的局部症状，常主诉臀部着地跌倒后即不敢坐下的特殊病史。

【临床表现】

应仔细检查，一般不难诊断。笔者在邢台地震现场时曾遇到多例此种伤员，经手指触诊即拟诊为骶骨骨折，并可确定骨折线及骨折类型（例如横型、粉碎型等），后均经 X 线片证实。因此，对此种损伤只要认真按常规进行触诊，大多可获得及时诊断。应同时予以肛诊，以判定有无直肠损伤。

（二）影像学检查

【X线平片】

同时拍摄正位及侧位片，疑及骶髂关节受累者，应加拍斜位片。除观察骨折线外，需以此进行分型并决定治疗。该处肠内容物较多，拍片前应常规清洁灌肠。

【CT 扫描及 MR 检查】

CT 扫描较 X 线平片更为清晰，尤其判定骨折线及其移位方向较为理想。对周围软组织的观察，则以 MR 为清晰。

第三节　骶骨骨折治疗及预后

一、骶骨骨折一般治疗原则

（一）无移位者

卧木板床休息 3~4 周后上石膏短裤起床活动。坐位时，应垫以气垫或海绵等保护局部、缓解压力。

（二）轻度移位者

局麻后通过肛门指诊将其逐渐复位，2~3d 后再重复一次，以维持对位。

（三）重度移位

局麻后通过肛门指诊先施以手法复位，无法还纳，或不能维持对位者，可酌情行开放复位及内固定术。

（四）合并骨盆骨折者

应以骨盆骨折为主进行治疗，包括卧床（蛙式卧位）、双下肢胫骨结节牵引、开放复位及内固定术等。

（五）骶神经受压者

可先行局部封闭疗法，无效时，需行手术减压。

二、几种特殊类型骶骨骨折及其处理

（一）伴有骶髂关节分离的骶骨纵行骨折

此种类型骨折或单侧骶髂关节分离通常是骨盆环的前后部双重骨折的一部分，为前后向同时遭受强大的挤压暴力或车祸所致。一般均伴有明显移位，因此其治疗较为复杂。除少数病例可行开放复位及内固定外，大多数病例按以下顺序行非手术治疗：

【牵引复位】

即在移位侧行股骨髁部骨牵引，重量按体重的 1/7~1/13，持续牵引 5~10d。在牵引 3~5d 时应摄片观察复位情况，并调节牵引重量及床脚抬高高度，以保持人体平衡为原则。

【骨盆兜带悬吊牵引】

当 X 线片显示骨折（或脱位）完全复位后即用兜带将骨盆悬吊，以使骨折靠拢。其牵引重量以使骨盆离开床面 5~10cm 距离为标准。

【石膏短裤固定】

骨盆兜带牵引 5~7d，X 线平片显示分离的骨折端（或关节间隙）已恢复原位时，即可在石

膏铁架上行短裤石膏固定。

（二）骶骨上段横行骨折

此种大多由直接暴力所致的骶骨高位横行骨折，多见于 S_1、S_2 和 S_3、S_4 处，其发生率在骶骨骨折中约占 5%，在骨盆骨折中约为 2%。其发生机转大多见于躯干及髋关节屈曲而膝关节伸直、双侧腘绳肌紧张、骨盆处于固定而不能向前旋转时，如果骶骨上部被重物打击，即可造成骶骨横行骨折。如果骨折线经过 S_1、S_2 交界处，则 S_1 和腰椎同时向前移位，一般称为“创伤性骶骨滑脱”。由于骨折移位及骶管狭窄而可引起骶神经损伤，以致马鞍区感觉障碍和部分臀肌瘫痪；如 S_2、S_3 神经受损，则出现大小便功能障碍。由于此种病例常伴有腰椎横突骨折（多为受伤时腰方肌剧烈收缩所致）；如 L_5 横突骨折则说明髂腰韧带断裂。其他合并症包括腹膜后血肿、直肠破裂、皮肤挫伤坏死及脑脊液瘘等。

此种损伤的治疗视骨折移位情况及骶神经是否受损而定，对伴发骶神经根损伤或明显移位的骶椎骨折，多需行手术治疗，术中切除骶骨椎板，以求获得神经减压，并酌情予以相应的内固定。非手术疗法适用于无移位或是可以手法复位的轻度移位之病例。

（三）骶骨下段（S_4、S_5）横骨折

此处骨折大多由于直接暴力打击或后仰跌倒坐于石块或水泥板缘上所致。因为暴力通常来自后方，因此远端骨折块大多向前移位。

本型骨折的治疗：

1. 无移位的骨折：只需取蛙式位卧床休息 2~3 周，必要时可采用封闭疗法止痛或服用长效止痛剂；

2. 有移位骨折：一般在局麻下按肛门指检的方法，用示指将骨折块轻轻向后推压而使骨折端复位。对手法复位失败者，可考虑行切开复位和克氏针内固定术。

（四）合并腰骶关节脱位的骶骨横骨折

此种损伤甚为少见，主要表现为 L_5 椎板及腰骶小关节骨折，L_5 以上向前移位。骶骨横断骨折可见于各个节段，上段横折，伴有两侧骶髂关节韧带损伤者，则引起骶骨上部松动并向前倾倒。S_3、S_4 骨折如伴有明显之向后凸成角时，则称之为极不稳定型损伤，饶书城称之为“浮骶”（图 2-4-2-3-1）。

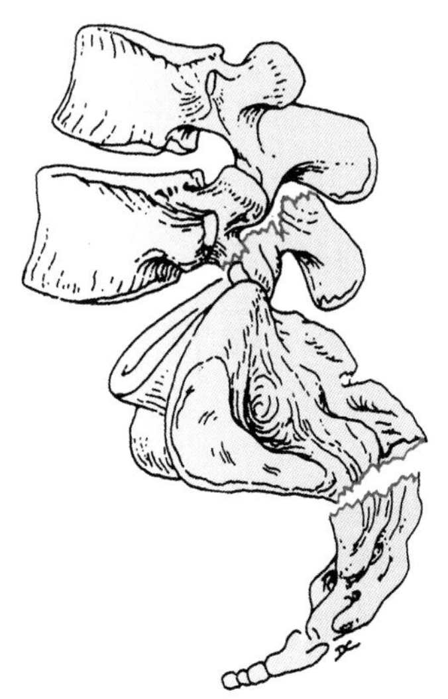

图 2-4-2-3-1　浮骶示意图

本型治疗较困难，大多需开放复位及内固定术，可酌情选择椎弓根钉技术 + 钛缆固定结扎术。

（五）单纯性腰骶关节脱位

此种损伤亦多因下腰段遭受来自后方的撞击所致，且多较猛烈。此时除腰骶椎之间脱位（L_5 椎体前移）外，大多伴有第五腰椎之关节突及椎弓根骨折；L_5、S_1 椎节之椎间盘亦同时撕裂。此种情况称之为急性创伤性腰骶椎节滑脱，可伴有马尾神经损伤。

本型损伤的治疗应按“脊柱滑脱”施以手术疗法，大多选用后路椎弓根螺钉固定 + 椎节间 Cage 内固定术。

（六）合并骶骨骨折之双侧骶髂关节脱位

本型损伤亦由于来自后方的直接强大暴力打击所致，一般多伴有程度不同的骶骨骨折，甚至可有骨盆环断裂。此时受累之骶骨整块向前下方移位。于正位 X 线片上可见到双侧髂骨升高而腰

骶椎向下移位。对平片模糊不清难以判定者，CT扫描可清晰地显示骶骨向前移位的方向及程度。

本型损伤轻者仅需卧床休息数日后（蛙式位）以石膏短裤固定即可。但对移位明显且手法复位失败者则需开放复位及双侧骶髂关节融合术，见本章第四节内容。

三、骶骨骨折预后

骶骨骨折的预后视损伤类型不同差异甚大，单纯性无移位骶骨骨折预后均好，少有后遗症。但伴有内脏或神经损伤者，则易残留后遗症，以局部残留痛为多见。此外，伴有骶髂关节脱位及腰骶椎节脱位者，视治疗情况而定。

（严力生　钮心刚　罗旭耀）

第四节　尾骨骨折、脱位的致伤机制、分类、临床与诊断

一、尾骨骨折与脱位概述

尾骨骨折与脱位较前者的致伤机制与分类明显多见，尤以女性为多，常见于生活及运动意外时。

二、尾骨骨折与脱位致伤机制

尾骨骨折与脱位多系跌倒后臀部着地受地面突出物的反作用力直接撞击所致（图 2-4-2-4-1、2）。由于尾骨肌的收缩，加之外力作用方向多来自后下方，易使骨折远端向前上方移位，以致在 X 线片上尾骨多显示向前弯曲呈钩状。但尾椎解剖变异较大，骶尾骨所形成之骶尾角可以从直立位置到 90°以上，差距甚大。因此，在判定时需慎重，必须结合临床检查及详细的病史。

三、尾骨骨折与脱位分类

一般将尾骨骨折与脱位分为以下两类。

（一）尾骨骨折

单纯性尾骨骨折者少见，大多伴有脱位，此时骨折块可呈撕裂状，下方骨折块易向前移位。

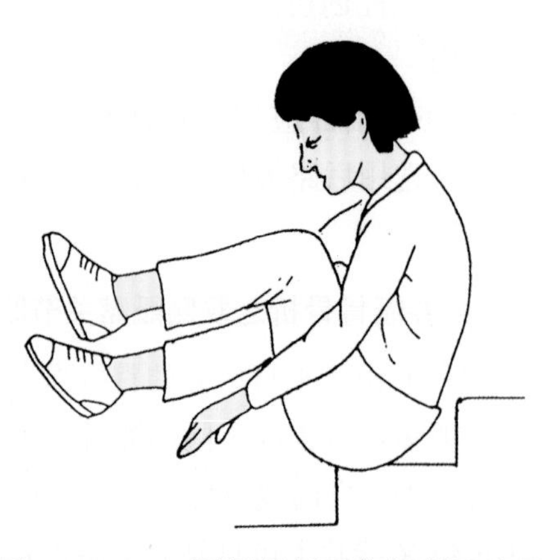

图 2-4-2-4-1　尾骨骨折受伤机制示意图

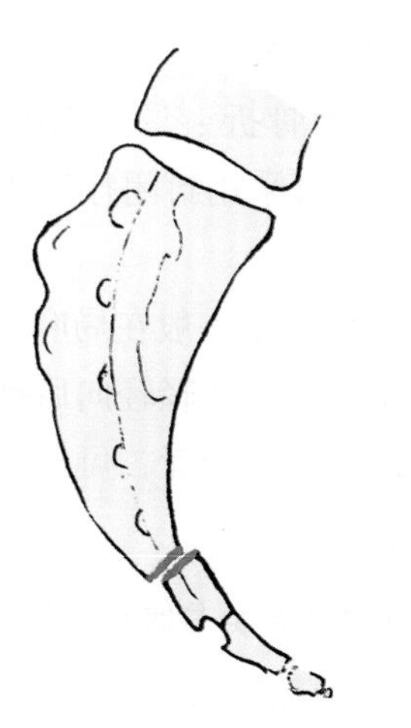

图 2-4-2-4-2　骶尾骨脱位示意图

（二）尾骶关节脱位

较多见。由于部分女性的尾椎先天发育时即呈钩状，似半脱位，在判定是否属于新鲜损伤需以临床症状为主予以判定，尤其是涉及民事或刑事纠纷时更为必要，早期肛门指诊有助于鉴别。

四、尾骨骨折与脱位临床表现

（一）尾部痛

疼痛程度多可忍受，并伴有明显的直接或间接压痛，严重者可影响大便通过。患者常因尾部疼痛而不喜欢坐姿，甚至拒坐，愿侧身卧床休息。

（二）局部瘀血

伤后早期多不明显，仅见于暴力直接作用于局部者，但伤后数日反而清楚可见。

（三）肛门指诊

除直接压痛外，触及尾椎末端时，可出现剧烈的间接压痛及张力性疼痛，此对诊断帮助较大，尤其是伤后早期，并以此判定是否为新鲜骨折。

五、尾骨骨折与脱位诊断

（一）外伤史

应注意询问，尤其是初诊者，特别是涉及纠纷事故时。

（二）临床表现

如前所述，以局部症状为主，并应常规进行肛门指诊检查，此既可明确诊断，又可判定有无直肠伴发伤。

（三）X 线平片

正、侧位均需拍片，以判定损伤的情况及程度。X 线片有畸形、变位而无临床症状者，多系先天畸形或陈旧性损伤，一般无需诊断。

第五节　尾骨骨折、脱位的治疗、预后与尾痛症

一、尾骨骨折与脱位非手术疗法治疗

（一）急性期

卧床休息 3~5d 后逐渐下床活动，坐位时垫以充气物或海绵垫。有移位者，局麻下通过肛门指诊行手法复位（采取上下滑动、加压，以使远折端还纳原位）；3d 后再重复一次。由于肛周的提肛肌牵拉作用常难以获得理想复位。

（二）慢性期

可行理疗、坐浴等疗法，并注意局部勿多受压。病重者，可行骶管封闭疗法，每周一次，3~4 次为一疗程。症状顽固者，可酌情行尾骨切除术。

二、尾骨骨折与脱位手术疗法

主要为尾骨切除术，现简述于后。

（一）手术病例选择

主要是尾骨损伤后长期疼痛且无法缓解者的病例。其具体原因多不明确，可能是由于瘢痕组织压迫骶神经所致。术前应除外骶骨肿瘤、炎症及腰椎间盘突出等。

（二）术前准备

于术前 1~2d 行清洁灌肠，手术当日早晨排空大便，并口服预防胃肠道感染的抗生素。

（三）手术步骤

【体位】

患者取膝胸位、侧卧位或俯卧位，并用 2~3 个枕头垫高骨盆（图 2-4-2-5-1）。

【麻醉】

多选用硬膜外麻醉或全麻；对年迈及全身状态不佳者亦可选择局麻。

【切口】

以骶尾关节为中心作纵形或 S 形切口，长约 5cm（图 2-4-2-5-2）。

【显露术野牵开尾骨】

先显露骶尾关节，切开关节囊，将尾骨牵向后下方（图 2-4-2-5-3）。

【切除尾骨】

由尾骨上端向尾骨尖解剖，用锐刀紧贴尾骨两侧切下附着于其上的提肛肌，完整切除尾骨（图 2-4-2-5-4）。

【缝合肌组】

清理术野后依序将提肛肌缝合，并分层缝合切口。

（四）术后处理

按肛肠外科手术术后常规处理，主要是防止伤口污染及感染，并注意控制饮食。

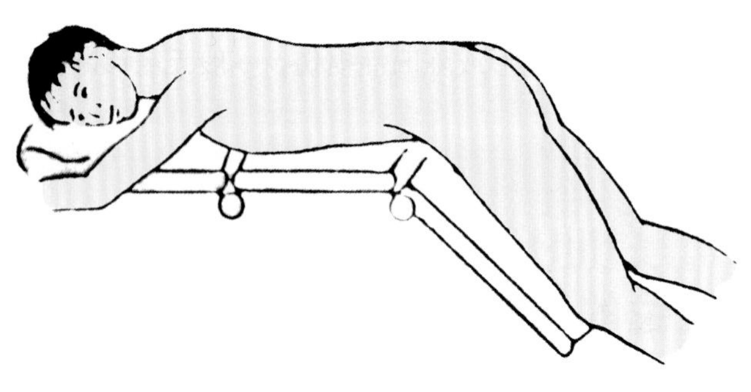

A

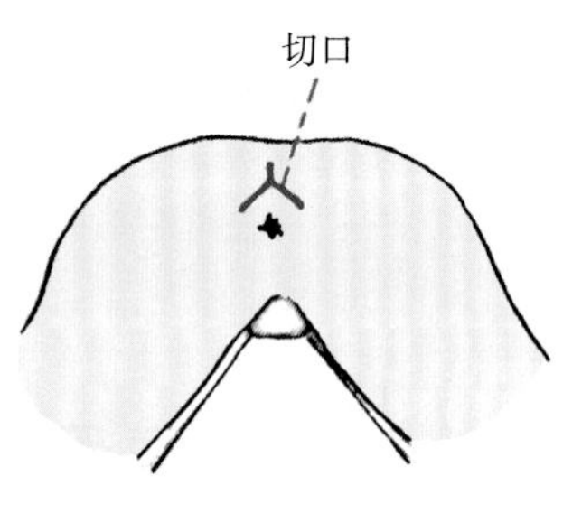

B

图 2-4-2-5-1　尾骨切除术体位示意图（A、B）

A. 膝胸位；B. Y 形切口

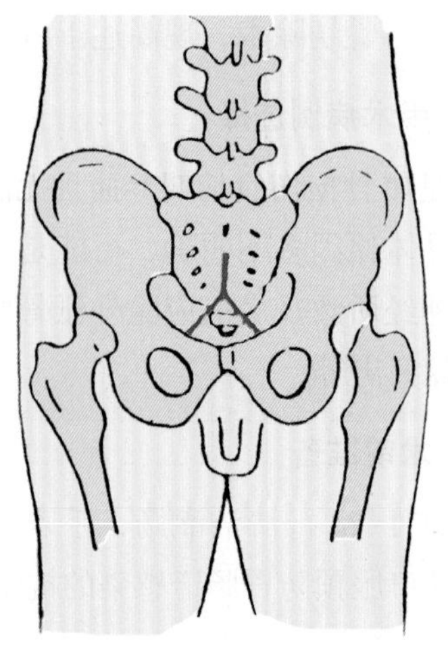

图 2-4-2-5-2　尾骨切除术切口示意图

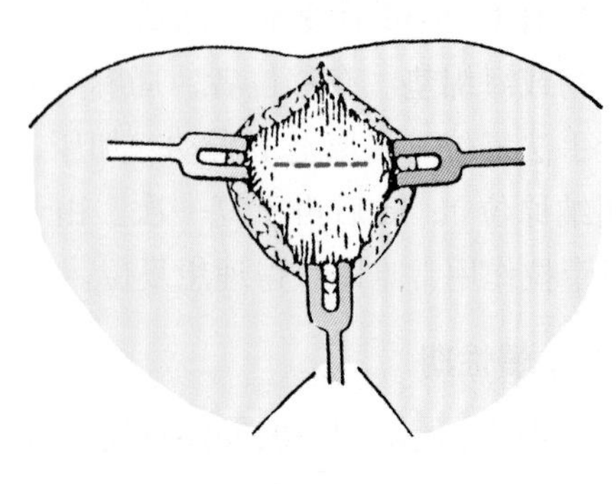

图 2-4-2-5-3　显示骶尾韧带示意图

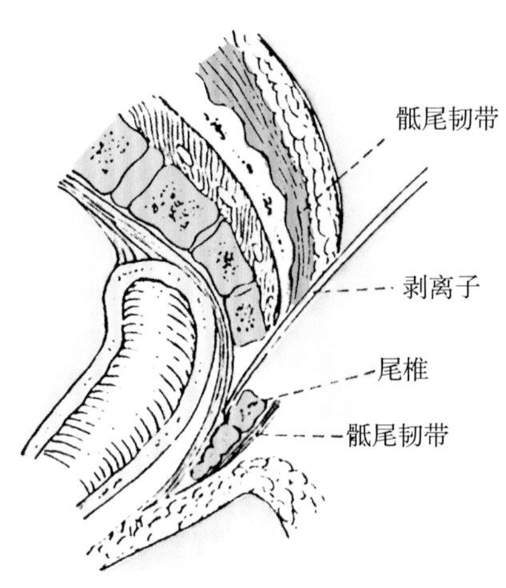

图 2-4-2-5-4 骨膜下切除尾骨示意图

三、尾骨骨折与脱位预后

除尾部残留病者外，大多预后较好，但开放性、伴有感染或提肛肌受损者，则影响预后。

四、尾痛症

（一）概述

在临床上时常可以见到的尾痛症（Coccygodynia）多见于女性，尤以中年，其主要表现为尾骨及其周围肌肉韧带等软组织疼痛。由于其解剖部位特殊，临床上主要表现为坐位困难，其预后大多良好。

（二）发病机理

尾痛症发病详细机理尚不明了，根据临床资料分析，与下列因素相关。

【外伤】

最为多见，包括尾骨骨折、脱位或一般性外伤均可引起，除作为外伤早期症状外，晚期病例亦可残留局部疼痛并达数月之久。

【畸形】

先天性尾椎畸形大多呈钩状，此种体位必然引起周围肌肉韧带的高张力状态，以致使这些组织过早地出现退行性变而引起疼痛。此种因素致病者，较前为少见。

【其他】

有多种因素均可引起本病，包括中央型腰椎间盘突出症、骶部肿瘤或囊肿、椎弓根崩裂伴滑脱及其他诸多因素。

（三）临床表现

视病因不同差异较大，因尾骨骨折脱位所致者，由于骨折远断端受尾骨肌及肛提肌牵拉而向前或侧方移位而出现疼痛。在立位不动时或卧位时疼痛较轻，坐位或大便用力时疼痛则加重，且局部多有压痛。肛门指诊可有尾骨压痛及异常活动，有时可触及骨折断端和移位（详情请参阅前节）。其他原因所致者，其症状大多较轻，尤以先天性及病程较久之病例。

X 线平片检查需结合临床，因尾骨本身可有前屈畸形。正位片上主要观察有无骨折线及侧方移位，侧位时可发现尾骨骨折、骶骨关节（或尾骨本身）呈锐角弯曲或脱位状。一般无需 CT 及 MR 检查。

（四）治疗

视尾痛症具体病因不同选择相应之疗法。

【外伤性者】

对伴有骨折脱位之病例按前节疗法处理。

【慢性劳损所致者】

可取俯卧位或侧位休息 2~3 周，尾骨炎痛者仰卧亦可。坐位时垫气圈，每天热水坐浴 2~3 次，可减轻肛部肌肉痉挛。大多 1~3 月内痊愈，但亦有拖延时间较长者，需经 3~6 个月不用尾骨承重的治疗，压之无痛方可承重坐位。过早的尾骨承重，症状可易复发，病程要重新开始。

【疼痛严重、痛点明确者】

此类病例可选择 1%~2% Novocain 3~5ml，局部封闭，一次 / 周，3~4 次为一疗程。

【顽固性尾骨痛者】

可行尾骨切除术，术前常规封闭试验，止痛效果好，手术效果亦好。否则应考虑有无腰骶部疾患压迫神经根而引起尾骨痛。手术前需清洁灌肠，骶管麻醉。术式见前。

（李增春 李 侠 刘忠汉 于 彬）

参考文献

1. 赵定麟，李增春，刘大雄，王新伟．骨科临床诊疗手册．上海，北京：世界图书出版公司，2008
2. 赵定麟，王义生．疑难骨科学．北京：科学技术文献出版社，2008
3. 赵定麟，赵杰，王义生．骨与关节损伤．北京：科学出版社，2007
4. 赵定麟．现代骨科学．北京：科学出版社，2004
5. Baskin KM, Cahill AM, Kaye RD, Born CT, Grudziak JS, Towbin RB. Closed reduction with CT–guided screw fixation for unstable sacroiliac joint fracture–dislocation. Pediatr Radiol. 2004 Dec; 34（12）: 963–9. Epub 2004 Sep 9.
6. Boury J, Hoogmartens M. Bilateral fracture–dislocation of the sacrum. Acta Orthop Belg. 1991; 57（3）: 320–2.
7. Hak DJ, Baran S, Stahel P. Sacral fractures: current strategies in diagnosis and management. Orthopedics. 2009 Oct; 32（10）.
8. Jian Wang, Yue Zhou, Tong–Wei Chu, et al. Computed tomography–guided percutaneous screws fixation of sacroiliac joint fracture–dislocation. SICOT Shanghai Congress 2007
9. Jian Wang, Yue Zhou, Tong–Wei Chu. Computed tomography–guided percutaneous screws fixation of sacroiliac joint fracture–dislocation. SICOT Shanghai Congress 2007
10. Mirghasemi A, Mohamadi A, Ara AM. Completely displaced S–1/S–2 growth plate fracture in an adolescent: case report and review of literature. J Orthop Trauma. 2009 Nov–Dec; 23（10）: 734–8. Review.
11. Sener M, Karapinar H, Kazimoglu C, Yagdi S, Akgun U. Fracture dislocation of sacroiliac joint associated with triradiate cartilage injury in a child: a case report. J Pediatr Orthop B. 2008 Mar; 17（2）: 65–8.
12. Silva JC, Braga EF. Bilateral sacroiliac fracture–dislocation. Injury. 1993 Mar; 24（3）: 199–201.
13. Stevens KJ, Preston BJ, Hahn DM. Bilateral fracture dislocation of the sacroiliac joint. Skeletal Radiol. 1997 Sep; 26（9）: 556–8.
14. Toth L, Balogh Z. Isolated unilateral sacroiliac dislocation without anterior pelvic ring disruption. J Trauma. 2010 Mar; 68（3）: E83–6.

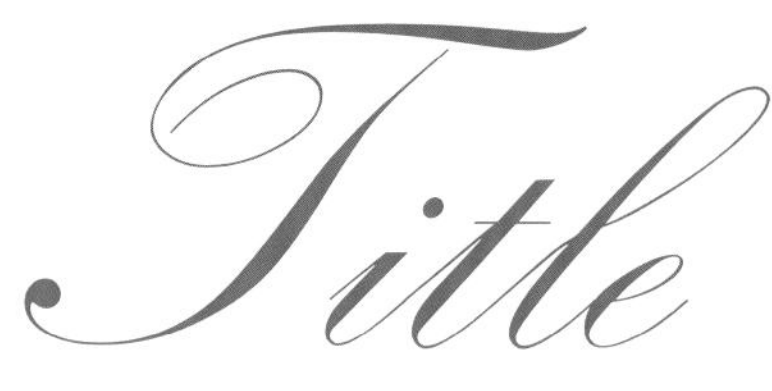

第五篇

其他损伤

第一章 小儿、老人及无骨折损伤

第一节 小儿脊髓损伤

一、小儿脊髓损伤概述

小儿脊髓疾患引起两下肢瘫者大多为外伤性，占50%以上；其次为脊椎裂、脊髓肿瘤。10~19岁年龄段的脊髓损伤与成人大致相同，但10岁以下则有很大差异，如X线上多无骨损伤的全瘫，感觉障碍的程度与部位等很难发现或做出正确判定。近年来由于MR的广泛应用，在诊断方面已有显著进步。

二、小儿脊髓损伤特点与发生率

（一）小儿脊髓损伤的特征

小儿因系软骨性脊柱及韧带组织具有弹性，X线片上半数以上为无骨折脱位型脊髓损伤。小儿外伤时纵有脱位，多自然复位，X线片上可无改变，所以伴有头部外伤意识障碍时，要注意神经学检查。脊柱损伤多在下颈椎及上部胸椎（图2-5-1-1-1）。10岁以下小儿，上部颈髓损伤时，多易出现严重的四肢瘫，此年龄段很难见到椎间盘突出。病变多局限于脊椎成长部的软骨板。

（二）小儿脊髓损伤的发生率

与成人相比，颈髓损伤较为少见，占脊髓损伤中的2.0%左右。明显外伤所致的颈髓损伤，10岁以下更为少见，Burke报道700例中为13例（1.8%），Melzak报道14岁以下4470例中为24例（0.6%），Cheshir等13岁以下328例中为

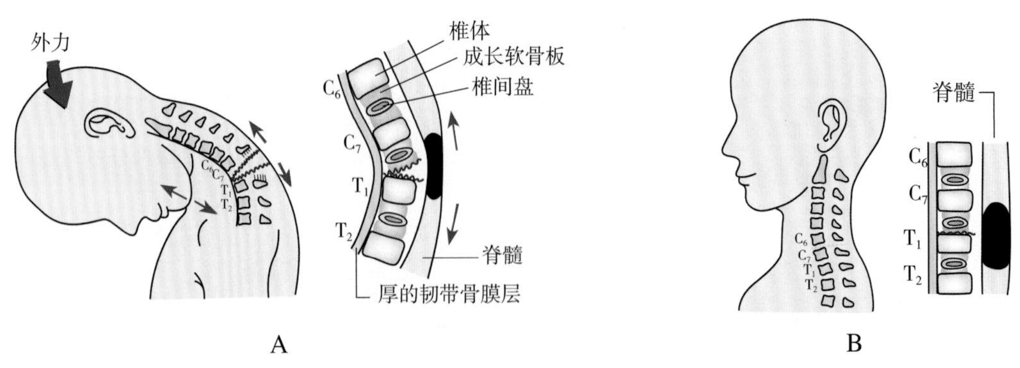

图2-5-1-1-1 小儿脊髓损伤发生机制模式图（A、B）

A. 受伤时：头部受强大外力致颈椎前屈，下颚与胸壁相撞，屈曲外力以此为支点集中于下位颈椎至上位胸椎，使后方韧带断裂，椎体与成长软骨板连接处断裂，椎体前方因有前纵韧带及骨膜而不发生脱位，但同部位的脊髓局部因过度牵拉而易损伤；B. 复位后：因外力已消除，仰卧中间位即可复位，X线片上无明显骨损伤，此种状态数日后小儿断裂部即可愈合并稳定

4 例（1.2%）。小儿受伤时外力较大，多为头部受到严重打击，因而有相当多病例现场及途中即已死亡。

三、小儿脊髓损伤致伤原因

交通事故占 50%，尤以被汽车撞倒而受伤者为多。其次为运动伤，占 35%。

没有骨损伤而出现全瘫、又集中于颈胸椎移行部。实验表明：脊椎延长 5.08cm，并无损伤，脊髓延长 1.27cm 即出现损伤，证明脊椎的弹性大于脊髓。进一步研究发现：脊髓易因屈曲及扭曲而损伤。此外小儿的脊髓血运尚在发育阶段，易出现血行障碍，加之上部胸髓是因为该部处于被臂丛固定的颈髓膨大部而易受累。

为什么不出现脱位？小儿头部较大而颈部肌肉不够发达，当屈曲外力集中作用于细的颈部与躯干连接部的颈胸椎移行部，引起后纵韧带断裂，下颌与胸部接触并以此为支点，屈曲力更进一步作用时则棘突间开大、并作用于脊髓局部而引起损伤，但无脱位，之后颈椎后屈而恢复原来状态，因此 X 线上见不到椎节损伤。

四、小儿脊髓损伤诊断

主要依据如下。

（一）神经学检查

因患儿的协作较为困难。主要依据客观观察（手动脚不动，对痛觉有无皱眉反应）及反射检查。应注意损伤平面的判定，上胸髓损伤多，上肢正常而双下肢瘫，注意勿与成人胸腰椎部损伤混同。有无腹壁反射、腹肌活动是很重要的一点。车祸及强外力伤后意识障碍的小儿常合并脊髓损伤，必须高度重视。

因外伤后当时并无瘫痪，经过 2~4h 后方出现下肢瘫者，部位多在下胸椎至上部腰椎，其原因可能与流入的 Adamkiewicz 大根动脉有关，此动脉闭塞则可导致脊髓梗死，在无骨折、脱位的脊髓损伤中，占近半数。

小儿脊髓损伤时的症状与成人相似，但新生儿、乳幼儿的脊髓完全损伤时也可出现成人时的各种反射消失，完全瘫也可因疼痛或刺激而出现下肢缩回的动作，因而有时将其认为不完全损伤，对此要予以注意。

小儿脊髓损伤，多同时有头部外伤，有意识障碍时则可漏掉脊髓损伤，要仔细听取受伤的情况，了解有无外力作用，有无脊柱过伸、过屈，外力是否为旋转性等。上部颈椎的不全脱位可致斜颈、运动受限。

（二）小儿脊髓损伤影像学检查

主要依据 MR 所见。

【X 线检查】

除通常的 X 线拍片外，还要进行正、侧位断层摄影等，儿童脊柱中成长软骨多，是骨折还是骨性未愈合，有时正确判断困难，尤其高位颈椎部、寰椎、齿突的骨化核在 3~5 岁还是软骨性结合，在 10~13 岁时与成人类同。小儿椎体边缘发钝呈楔状，诊断楔形压缩骨折时要注意。遇上交通事故，小儿虽无瘫痪但诉有颈部疼痛时，要慎重进行运动超限与半脱位的鉴别，必要时可观察一段时间。颈椎椎体前方软组织阴影，特别是咽腔、后气管腔的扩大为重要所见。

X 线上无骨损伤是小儿脊髓损伤的一大特征为，Melzak 报告 22 例中为 16 例，占 55%，Burke 等 37 例中为 33 例，占 86% 为无骨损伤或损伤轻微。虽无骨损伤但全瘫却很多，Burke 报告 24 例中 22 例，为 92%；Cheshire 报告 4 例中 3 例，75% 为全瘫，日本脊髓损伤中心 5 例均为全瘫。

【脊髓造影】

脊髓造影梗阻之处可判定为损伤的部位，但尚不能判断系由脊髓肿胀或压迫所致，待急性期过后，肿胀消退则梗阻亦消失，即失去了造影的意义。

【MR】

MR 上的改变与成人相同，损伤部脊髓内呈低信号即表现为脊髓软化、脊髓萎缩，值得注意的是其部位均集中在 C_7、T_1、T_2 的颈胸椎移行部位，对小儿的下肢瘫，应注意颈胸椎移行部，不可忘记对该部进行 MR 检查。

急性期 T_2 加权像上因周围部位水分增加而出现高强度，高信号（high intensity）部分即为责任病灶。

五、小儿脊髓损伤治疗

（一）非手术疗法

应视为首选，主要是让患儿安静、休息、脱水疗法，对学龄期、能够合作的儿童，可予以静卧石膏床，以求减少椎节的异常活动而有利于脊髓功能的恢复，并密切观察病情的变化。

（二）手术疗法

对影像学片上显示有明确致压性病理改变者，则可选择手术清除术，患节给予固定；但在材料选择上以反应轻者为主。尽管年龄与手术选择无绝对关系，但仍应侧重年长之少年患者。年龄愈小，其自愈的概率愈高，应先观察一段时间，无需过早施术；但完全性脊髓损伤则难以实现，不宜选择手术疗法。

（李也白　李　雷　陈利宁）

第二节　高龄脊髓损伤

一、高龄脊髓损伤概述

当前 70 岁以上的高龄人群占社会群体中 19%~20%。统计材料表明 70 岁以上老人中的 26%，大多在死亡前经过 1 年以上的卧床状态。

高龄脊髓损伤患者较一般病例更为严重，越是高龄者，在外伤时脊髓受损的倾向性越大。且自觉、他觉症状易呈非典型型，因而发现、诊断及治疗均被拖延。且恢复更费时间，在治疗经过中易合并压疮、肺炎、肾功能衰竭。所以高龄脊髓损伤患者，尤其高位高龄损伤者的疾患易重症化，复杂化。此外，老年人的循环、呼吸、心脏、肾脏等均呈老年状态，再加之其他问题：因高龄血清总蛋白及白蛋白减少而使压疮难以治愈。压疮不仅限制了活动，使体力低下，更可成为败血症等重症感染的原因。

总之，高龄脊髓损伤者，上述问题往往是连锁式加重，以致易形成恶性循环而使疾病复杂化。因此务必早期确诊、并尽早进行治疗。

二、高龄脊柱、脊髓损伤者特点

高龄者可因其增龄性脊椎病变或脊椎骨质疏松等而使脊髓更易受损，在此基础上更有胸、腹部疾患，包括神经障碍在内的多种多样并发症，以致造成治疗及出院和回归社会的种种困难，总之高龄者的治疗上存在更多的问题。

高龄者如伴有椎间盘后突，OPLL 或黄韧带骨化等，在外伤时均易引发颈椎损伤，尤其屈曲外力作用下（图 2-5-1-2-1），临床上较为多见。颈椎过伸性损伤，老年患者亦非少见，尤其是交通意外时；如颈椎椎节已老化，其脊髓受损概率亦高（图 2-5-1-2-2）。同样颈椎不稳定者亦易伤及脊髓（图 2-5-1-2-3）。

对脊髓损伤的治疗与青壮年大体一致，但有些需要特殊注意之处，特别是高龄者脊柱、脊髓损伤的急性期处理。

三、年轻脊髓损伤者同样可以进入老龄化社会

近来，随进入高龄化社会的同时，因颈髓不全损伤回归社会的高龄者也在增加；同时，在成年期受到损伤者也正在进入老年人行列，这与我国人平均寿命的延长有关，同时也体现了我国在急救及有关医疗技术的进步。国外报导亦类同，

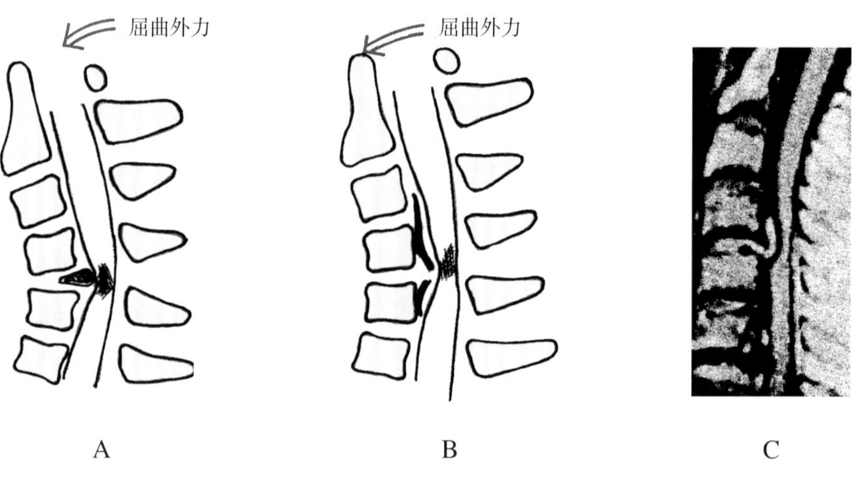

图 2-5-1-2-1 临床举例　颈椎间盘、后纵韧带骨化等可因屈曲外力致使颈髓损伤示意图（A~C）

A、B 示意图；A. 颈椎间盘后突者；B. OPLL 者；C. 早年 MR 矢状位所见

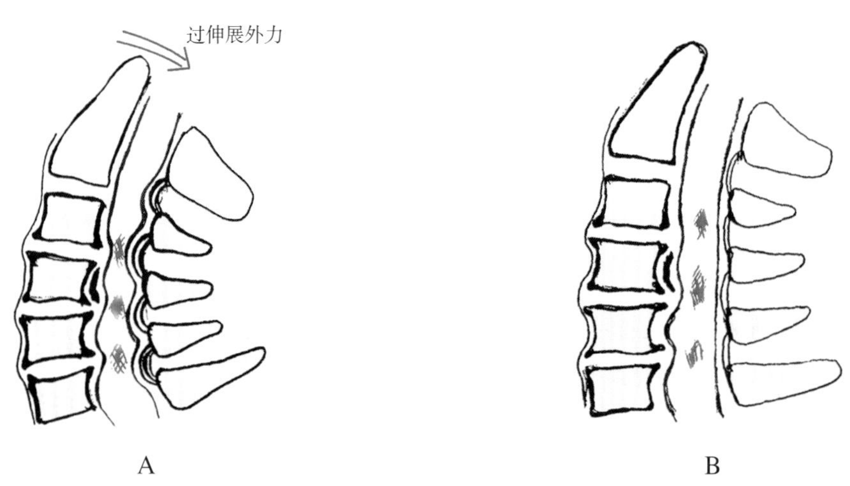

图 2-5-1-2-2 高龄颈椎病患者的过伸损伤，可因局部骨刺形成、后纵韧带骨化及黄韧带肥厚而加重伤情，易引发脊髓损伤示意图（A、B）

A. 损伤时；B. 伤后脊髓内可有液化灶

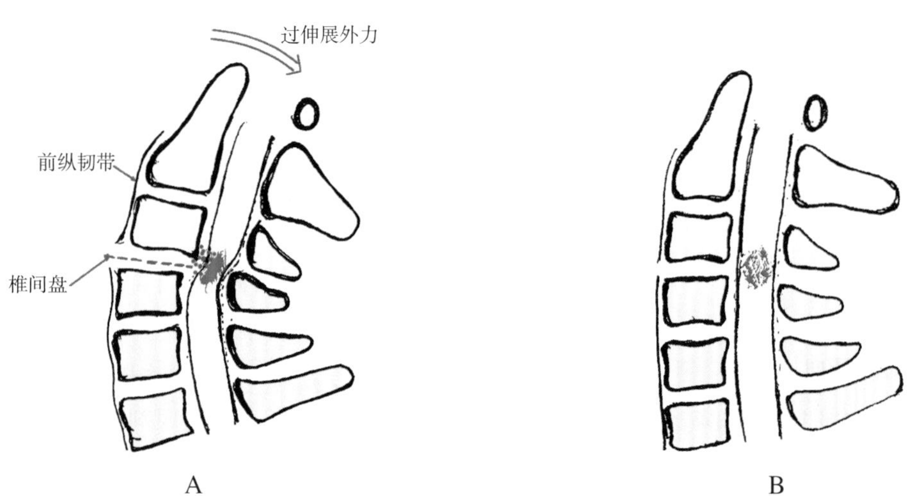

图 2-5-1-2-3 在椎节不稳定情况下，过度仰伸亦易引发颈髓损伤示意图（A、B）

A. 损伤时；B. 伤后脊髓内可有液化灶

例如日本国立康复中心众多病例中，20 岁年龄组从受伤到目前进入 60 岁以上年龄组者 39 例，其中 72% 为不完全损伤，内有 10 例伤后已 50 年。日本国立箱根疗养院住院观察 50 年以上、已 70 岁以上高龄组中，由于健康管理做得好，其增龄与健康者相似，他们呼吸、循环系统疾病的情况与 70 岁以上的正常人相同。

高龄化中最大的问题涉及到死因，由于尿路护理进步的同时，因人工透析的普及而使死亡明显减少。此外，由于诊断仪器及技术的普及，抗生素的发达，使消化系统、呼吸系统的死亡率亦降低，但应加强对脊髓损伤者的健康管理，以减少一般健康人的成人疾病（如肥胖、高血压、高血脂、糖尿病等）。美国 Samsa 等报道称；对 16~29 岁时受伤者进行调查的结果，有半数存活 45 年以上，即 1948 年以前受伤者现仍有半数存活、并进入了高龄者阶段。这一数值提示：对脊髓损伤者进行完善的健康管理，即:护理好、健康状态即好，只要初期治疗能达到全面治疗和早期康复，并进行适当的健康管理，至少下位颈髓损伤者亦可获得与健康人同样长的寿命。脊髓损伤者能与健康人为伍加入高龄化社会，这即是医学和社会的进步，也是社会出现高龄化而必然的现象与结果。

四、高龄脊髓损伤的并发症

（一）术后精神失常

常在术后两天左右的清醒期之后出现精神错乱、谵妄、幻觉等，发生率约是老年伤者的 10% 左右。应设法杜绝外界刺激、选用能缩短 ICU 观察室停留及长期卧床的术式，扩大日常活动范围，请家人护理以及术前用详细的说明来增强病人的应激能力等。

（二）深部静脉血栓

多在术后由静卧起床或步行等时发病，出现急剧的进行性呼吸困难及口唇发绀等，甚至发生休克。因此要求手术应限制在最小范围内，并在短时间内完成，减少对下腹部及髂部血管的牵拉，更应避免对深部静脉的损伤，防止淤血。术后应利用深呼吸促进静脉血回流、少使用下肢静脉导管、抬高患肢、穿弹性袜子、在床上做下肢主动运动或被动运动尽可能早日下床活动。

（三）呼吸道并发症

老年人术后常并发肺不张、支气管炎、肺炎、血气胸等。为防止肺功能失调，要求注意以下几点：

1. 胸椎手术尽可能自胸膜外进行；
2. 术中应多次扩张肺部；
3. 关闭胸腔时应留置导管；
4. 术后胸部 X 线照相证实肺扩张状态；
5. 积极实行以深呼吸为主的肺功能康复法；
6. 经常为患者变换体位；
7. 肺活量在 40% 以下、PO_2 在 65% 以下时，术前应进行增加呼吸功能的物理疗法。

五、高龄脊髓损伤的诊断

对老年伤者的诊断并无难处，主要是根据外伤后所出现的各种症状予以早期诊断；由于高龄者反应迟钝，表达能力欠佳，因此切勿大意引起漏诊；并争取在第一时间内进行影像学检查，包括 CT 及 MR 等。

六、高龄脊髓损伤的治疗

（一）非手术疗法

每例患者均应先施以正规之非手术疗法，包括绝对卧床休息、脱水疗法、头颈部牵引等，并注意全身处理，包括如下。

【输液】

越是上位脊髓损伤越容易出现低血压及心动过缓，更因肠管麻痹而易呈高钠、低钾血症。因此首先要求及早输液，并根据失血量进行相应输血。要考虑到加重脊髓水肿及对心脏功能的影响；输液量要包括高张利尿剂，以 2000ml 以内为宜，使其呈轻度脱水的状态为佳。

【呼吸处理】

对腹胀肠鼓者需留置胃管及肛门插管，同时

原则上用面罩或口罩吸氧。定时测定血气，动脉血 PO_2 在 60mmHg 以下或 PCO_2 达 49mmHg 以上时，要进行气管内插管或气管切开，进行间断正压呼吸（IPPB）或持续性正压呼吸（PPB）。同时要考虑到呼吸性碱中毒，氧气浓度适当。

【其他】

要对高龄者易伴有动脉硬化性高血压、慢性呼吸器疾患或糖尿病等均应进行处理。前列腺肥大对尿路通畅的影响较大，可请专科医师协同处理。

（二）手术疗法

【术前全面了解全身状态】

在确定手术前，需全面了解伤者全身状态，尤应注意心脏、血压、糖尿病及肝肾状态，有无手术及麻醉禁忌症。

【及早施术】

一旦确定手术应及早进行，由于老年人多伴有骨质疏松症，对内固定选择要全面加以注意。

【手术减压彻底，术时短而有效】

手术要求减压彻底，术时不应过长，术后应早日起床（作者主张术后次晨即下地站立及行走）。

【术后注意防治并发症】

术后务必注意避免各种并发症，包括坠积性肺炎，深静脉栓塞及尿路感染等常见并发症。早期起床是最为有效措施。

（陈利宁　李也白　李　雷）

第三节　无明显骨折脱位型颈髓损伤

一、无骨折脱位型颈髓损伤概述

无骨折脱位型颈髓损伤，即所谓的“无骨损伤的颈髓损伤”，按其字义即 X 线片上不能确定有骨折、脱位存在的一群外伤性颈髓损伤，当然其中包含着种种病理改变，但这一类损伤却与有骨损伤的颈髓损伤之间有着显著不同的特点，在多年前就已被注意。

由于这一损伤的定义不够明确，加之各报道者收治对象有所不同，评定方法亦不一致。因对象不同，结果当然亦不会相同，加之评定方法的差异，其最终结果亦难以认可，因此有必要明确“无骨折脱位颈髓损伤”的定义。

定义如下：凡在一般影像学检查（X 线）时无明显骨折、脱位及关节交锁等改变，却有明显之颈髓受损症状者谓之无骨折脱位型颈髓损伤。

但近年来由于 CT、MR 等广泛应用，对颈椎损伤的观察与判定更为清晰，因此对此组病例的认识将会出现新的见解。

二、无骨折脱位型颈髓损伤发生机制

颈椎椎骨有损伤而脊髓却免于损伤，称之幸运骨折；反之骨损伤不明显，却引起脊髓损伤，以及骨损伤与脊髓损伤的程度不平行已早有记载。早于 1854 年由 Bennett 对无骨损伤的脊髓损伤者进行了解剖学观察，其解剖对象是一例被丈夫踢伤后头部而呈四肢瘫的妇人，脊椎骨未发现异常，但观察到延髓之下的脊髓中央部有凝血块。在 Rotgen（1895）发现 X 线之前 36 年，无骨损伤的颈髓损伤已被注意到，并相继有许多报道。对此种损伤的发生的机制有以下诸种学说：

（一）反冲（recoil）说

长期以来人们都相信了 Bennet 的“反冲（recoil）”说法，即由于颈椎的强制性屈曲产生前方脱位，压挫了脊髓；而由于拮抗肌的挛缩，又在一瞬间即使脱位复原。

（二）椎间盘损伤说

Cramer & McGowen 于 1944 年根据一个尸检例的所见，提出了所谓“反冲 (Recoil)”现象是从解剖学方面推测而实际上是难以发生的。他认为脊髓损伤的原因是由于椎间盘急剧地向后方凸出所致。

（三）脊髓牵引说

Barnes(1948) 以向尸体硬膜腔内注入造影剂所做实验的结果，表明了若无椎间关节脱位，不致发生脊髓绞窄；而一旦脱位时若不经手法操作 (Manipulation) 也不能自然复位。他强调过伸损伤容易在颈椎病基础上（高龄者胸椎后凸增强，颈椎被固定于代偿性前凸增强位），因此受到外伤时，由于颈椎失去活动而容易使前纵韧带及椎间盘断裂，若再过伸牵（拉）引，将会引发脊髓损伤。

（四）黄韧带向椎管内突出说

Taylor 及 Blackwood（1948）认为脊髓损伤多因颈椎过伸所致颈髓损伤，具体发生机制为：

1. 椎间盘急性脱出；
2. 过伸所致脊椎后方脱位、并自然复位。

Taylor（1951）以后从尸检及尸体实验得出下述结论；原来提出的后方脱位和自然复位并非本病发生的主要原因，而以黄韧带在伸展时的前凸更为重要；如前方有骨刺等因素时，脊髓受到来自后方的压迫危险更大。因高龄者已有变性的椎间盘突出、膨隆、骨刺等前方突出物，因而更易受到前方及后方的夹击而受损伤。

（五）后方滑脱说

Pening(1962) 提出由于颈椎病变化或椎管狭窄使脊髓周围的空隙消失，在过伸时黄韧带的前凸会导致椎体后方滑脱，脊髓被绞压在滑脱椎体的后下缘与下一位椎弓的前上缘之间，此时轻微的外力即可成为脊髓损伤的原因，这种看法现已被广泛认同。

（六）椎管狭窄说

Arnold(1955) 指出与颈椎病同样，椎管狭窄对急性脊髓损伤的发生也具有重要意义，Epstein(1980) 发现在椎管前后径 13mm 以下的颈髓损伤病例，尤其是在 10mm 以下高度狭窄者，更容易发生脊髓损伤，且其程度也重。

（七）椎体后方脱位引起不稳定说

Ueta 提出颈椎过伸外力作用时，与棘突或椎间关节等后方组织相撞而成为杠杆的支点，其牵伸外力作用于前纵韧带及椎间盘，当继续过伸时，上位椎体向后方移动，后纵韧带从下位椎体后方撕脱；向后方脱位的椎体下缘与下位椎弓上缘或与膨出的黄韧带之间夹击脊髓而产生脊髓损伤。过伸展外力消失后，颈椎又回到中间位时则椎体后方脱位消失或减轻，因而 X 线上判断不清损伤部位。此损伤与前方脱位同样多出现于一个椎间关节。但目前尚属疑问的是如何解释损伤的部位以 $C_{3\sim4}$ 为最多，其原因是什么？根据中老年人多见这一事实，推测前纵韧带及椎间盘等因增龄、弹性降低而易损伤。此种椎体后方脱位引起的不稳定产生的损伤甚多，有的病例并无前纵韧带损伤，也无椎体后方脱位。

（八）小结

总之，本病发生的机制概括起来是以其特有的过伸损伤形式出现，并占损伤的大部分，其主要机制为过伸时黄韧带向前方凸出及椎体向后方滑脱，前纵韧带可断裂，并伴有椎间关节前方开口（断裂）和后方脱位，之后立即复位。而过屈所致的椎间盘急剧后突、再自然复位也是另一种发病机制。

三、无骨折脱位型颈髓损伤临床表现

（一）临床特点

1. 常见于有颈椎病变化的高龄者；
2. 多由较轻微的外伤迫使颈椎过伸所引起；
3. 以中心性颈髓损伤者为多；
4. 有椎管狭小的病理解剖状态；

5. 预后大多较好；

6. X 线上无骨损伤却有颈髓受损的神经症状。

（二）年龄、性别

1. 年龄　平均 59 岁，以 60~69 岁为发生高峰，而 Hardy、木村等报告为 50 岁，亦有报告 50~59 岁为高峰者；

2. 性别　男性占绝对多数，约占 85% 以上。

（三）致伤原因及危险因素

【致伤原因】

多数为交通事故、坠落、酒后跌倒时过伸，但外力作用一般似乎不甚强大，也有不少在走廊、公共汽车中摔倒，或步行中跌落沟中轻微外伤所致。以颈椎病的存在为主要背景，以过伸展时产生前后方向的脊髓绞窄为主要致伤机制；而前纵韧带及椎间盘损伤致椎间前方裂开、后方脱位与自然复位等也是其发病机制的另一环节。

【危险因素】

多发于有颈椎病改变或后纵韧带骨化、间盘突出、黄韧带肥厚等及致伤前有椎管狭窄（椎管前后径小于 13mm）等颈椎异常的高龄者；或有发育性椎管狭窄者，其硬膜外缓冲间隙减小或者丧失。因此检查有无椎管及椎管内病变甚为重要。

（四）瘫痪类型

多为完全性四肢瘫型或为不全性四肢瘫型，后者上肢较下肢瘫痪严重，且下肢无瘫痪仅上肢瘫者亦较多。上肢瘫较重的原因可能为：首先脊髓中心部有出血、坏死等不可逆性变化，继之水肿向周边部扩散，皮质脊髓束中向骶髓的纤维位于最外侧；由外向内依次为腰髓、胸髓、颈髓的纤维排列关系。

在中心性颈髓损伤中下肢可能全无症状，临床上仅出现上肢神经学症状者称为上肢型；其不同于传统的以四肢症状并存的颈髓中心性损伤之四肢瘫。对上肢型患者，由于病变以水肿为主且病变部位局限于灰白质，预后大多良好。四肢型中，依受伤时颈髓损伤程度不同其恢复过程及预后各不相同，有从急性期不全瘫（Frankel 分类 B、C、D）快速恢复的病例；亦有在急性期因脊髓休克而呈完全瘫（Frankel A）而缓慢恢复的病例；而且 ADL 恢复的速度和程度亦因病例不同而异，与年龄、体力及有无并发症等相关。

四、无骨折脱位型颈髓损伤临床经过

本损伤中大部分瘫痪为上肢重于下肢，尤其上肢远端更重，且可伴有膀胱、直肠的功能障碍。瘫痪改善的顺序是从下肢、膀胱直肠、上肢近端至远端。因为颈髓膨大部切面上白质的锥体束、脊髓丘脑束、后索等神经纤维排列是从外向中心依次为骶髓、腰髓、胸髓及颈髓之顺序，并由脊髓前动脉供应脊髓前 2/3 的血液，后 1/3 则由脊髓后动脉供应，白质主要从包围其周围的软膜丛接受营养，灰白质则由中心动脉接受营养。故在前后方受压后脊髓前动脉系统缺血而明显影响灰白质，再加上灰白质结构上的脆弱性使其压迫的应力集中，并影响其氧的消耗量，使颈髓中心部的灰白质易于产生损伤。颈髓横断面的标本中灰白质的出血及坏死变化较明显，且白质内侧亦有破坏、出血、水肿，越接近中心部则越严重。在头尾侧方向会波及数个节段，其范围随离开主病变部而逐渐缩小。

五、无骨折脱位型颈髓损伤基础疾患

椎间盘高度退变后的颈椎病、并发 OPLL 或先天性椎管狭窄等原有病变对无骨损伤性颈髓损伤具有重要作用，例如椎管狭窄而使对外力起缓冲作用的蛛网膜下腔容积减少而丧失作用，并易出现颈髓损伤。Epstein、米山等报道中亦指出椎管前后径越小，损伤程度越严重。Hughens 等指出颈椎病时颈椎过伸易因颈椎活动丧失，而使外力集中于活动的椎间隙，致该水平的脊髓受到巨大负担（压应力）；在此情况下，OPLL 具有同样作用，此外椎间盘突出亦为发病基础疾患之一。

六、无骨折脱位型颈髓损伤诊断

（一）神经学检查

依据前述之临床症状对本损伤的判定多无困难。

（二）影像学检查

颈椎平片及动力侧位像确定颈椎有无椎节损伤征，再由 MR 确定责任病灶及脊髓受压（损）状态，CTM（CT 脊髓造影）亦可选用，但检查中易使难以保持颈部安静的高龄者之症状加重。

七、无骨折脱位型颈髓损伤治疗

过去对无骨损伤的颈髓损伤多采取保守治疗，而现在对 MR 上有明确脊髓压迫及颈椎动态拍片中有不稳定者则主张进行积极的外科治疗。影像学上发现前纵韧带断裂则为不稳定因素，混有前方脱位而自然复位的病例亦明显存有不稳定，术中见前纵韧带断裂者多合并间盘破裂。MR 有助于了解包括前纵韧带在内的软组织损伤，Royarigi 等报道 57% 存有椎管软组织损伤。由于过伸可致前纵韧带信号异常，而屈曲损伤可引起颈后部信号异常，由此证明 MR 对本损伤诊断的重要性。颈髓损伤急性期行颈椎动态摄影也会使症状恶化，但在确定颈椎不稳定性的有无及决定治疗方针时颈椎动态摄影又是必须检查的项目。因此，强调做此项检查时必须有医师陪同，并在前后屈伸颈部时要特别慎重。现在在专科医院则将颈椎动态摄影定为常规检查项目之一。

影像学发现颈椎不稳定及有脊髓压迫时，为防止迟发性神经障碍及脊柱变形，或以早期离床重返社会为目的时，可选择手术治疗。

单纯 X 线拍片上无骨损伤而颈髓损伤的情况并不少见，尤其日本学者文献。满足颈髓损伤 142 例中有 60 例（42%），木村报道 147 例中 65 例，今井 189 例中 114 例（60%）；即约半数病例为此类损伤。

（李　雷　陈利宁　李也白）

第四节　运动与训练损伤

一、运动与训练损伤概述

除成年人运动比赛或健身房运动伤外，更为多见的是中小学生体育课训练及军事训练中经常出现的肌肉骨骼系统损伤，由于损伤机制的相对特殊性，其表现形式和诊断处理与日常所见运动系统损伤有所不同，故列专章讨论，尤应强调损伤的预防和伤后的早日康复。

参加体育运动的不同人群均有可能出现肌肉骨骼系统的损伤。随着全民健身运动的开展，因锻炼方法不当和指导不力造成的损伤渐见增多。现代竞技体育更是充满了剧烈的竞争，运动员为了创造优秀成绩，往往需要不断超越个人的运动极限，很容易在训练和竞赛中出现各种损伤，成为影响运动员健康和竞技水平的重要原因。

军事训练伤是军人和其他人员在接受军事训练时出现的肌肉骨骼系统损伤。军队的正规化建设特别重视军人的体能训练。近年来，由于训练强度的增加，兵源素质的变化，以及训练中卫生防护的不足，训练伤已成为部队的常见病，并成为训练缺勤和平时致残的主要因素。

运动伤和训练伤都具有职业外伤的特性，尤其好发于新兵和运动员训练营。其致伤因素大致可分为两个方面，将在下面分述。

二、运动训练伤致伤内在因素

（一）年龄与性别

【年龄】

青少年骨与软骨尚处在生长发育阶段，较易在外力作用下受伤，而周围肌肉肌腱的发育较骨的长径生长快，故在青少年骨的肌腱附着外较易出现损伤。在中老年由于脊柱和关节的柔软性减小，加之维持稳定的力量降低，由应激动作造成的损伤较多。在过度使用损伤中，随着年龄的增加，由于机体的修复能力下降，各种过劳损伤的发病率随之增加，比较明显的例子是，大龄者由于成骨细胞活性降低，应力骨折的发病率较低龄者增高。

【性别】

成人男性与女性身体内脂肪含量分别为体重的13%和23%，女性肌肉含量相对男性为少，支持性也小。比如在剧烈的减速动作时，女性膝关节部的损伤较男性为多见。在混合编队的同等强度训练中，女性的受伤率更明显高于男性，据报道，女兵应力骨折的发病率为男兵的3~10倍。女性激素分泌低下等影响骨质疏松的因素也增加了骨折等损伤的发生。

（二）身高与体重

【身材】

一般认为矮小的参训者较易发生损伤，比如在行军和跑步时他们需迈大步才能跟上队列的行进，肌肉容易疲劳，骨骼受到的冲击力较大。然而多数研究未证实训练伤与身高的关系，个别调查甚至得出了相反的结论。

【肥胖】

肥胖被公认为是运动与训练损伤的危险因素。经测定，下肢的负荷在行走时是体重的2.75倍，跑步时是体重的5倍，跳跃时则增至10倍。肥胖将显著增加下肢在运动中的负荷，增加损伤机会。

【体重】

体重指数是体重与身高的比值，指数愈大，说明人愈矮胖。调查证实，体重指数与训练伤的发生成正相关。

（三）体质因素

在新兵训练中，入伍前经常参加体育锻炼和体力劳动者发生训练伤的机会少，他们在肌肉张力、身体耐力等方面较学生兵优越。许多研究证实，经常参加体育活动者骨的矿质密度较高。对体质较差者，增加运动强度必须十分谨慎，因为他们的身体适应能力差，更易发生损伤。

另外，一些骨关节的结构因素也是造成运动与训练损伤的原因，如髋过度外旋和足过度旋前、肘提携角过大和轻度膝内翻等。

（四）心理因素

不活泼的新兵在训练中申诉多，经常需要心理支持。在发生应力骨折的士兵中，其成就感、优势感及表演欲方面的打分多较低。在运动中注意力不能集中的运动员，难以有效地控制自身，发生损伤的危险性增加。过度紧张、恐惧、精神压力过大者也较易发生运动和训练损伤。

三、运动训练伤致伤外在因素

（一）方法与强度

【方法】

参加不适于自身年龄、体力、技术条件的运动项目较易发生损伤，一些不适当的操练项目也增加损伤机会。如传统的“仰卧起坐”（足跖屈、膝伸直、仰卧位屈体运动）对腹肌锻炼收效很少，反而造成腰背部负担增加而引起后腰痛。在军事训练中，某些教官让新兵处于不适宜体位（如单腿站立）而长时间讲解某一动作要领，同样增加了损伤的机会。

【强度】

运动量过大，时间过长，频度过高均易出现损伤。据统计每周训练14小时以上的小学生，6.3%出现不同程度的运动损伤。在行军中距离越长，负重越大，累积的应力作用越多，加上肌肉疲劳后丧失对骨骼的保护，发生下肢应力骨折的机会越多。因此，在运动和训练中应强调科学安排、合理休息和充足的睡眠。

（二）装备与场地

运动中使用劣质器械和不标准的设备将增加损伤的机会。士兵训练鞋已越来越引起重视，强调鞋的柔韧性和减震性能，服装也要求适合各种运动项目的需要。未经修整的场地凹凸不平，对震荡吸收差，增加下肢承受的应力。弧拱形的路面则增加足的旋前；过于柔软的场地（如草地）虽能减少冲击力，却易致膝、踝扭伤。

四、运动训练伤损伤分类

（一）急性损伤

急性损伤可以由运动和训练中的应激动作、暴力或意外事故引起，常见的有肌肉拉伤、韧带损伤、骨折、关节脱位及开放性损伤等。其中尤以腰部扭伤为多见，并直接影响生活和工作。

（二）过劳损伤

过劳损伤或称过度使用损伤（Overuse Injury）属慢性损伤，是从事某一类运动或训练项目而发生的积累性损伤。常见的有肩颈背部劳损性纤维织炎，胸腰背部劳损性纤维织炎等。在四肢上则可出现应力骨折、跖筋膜炎、跟腱炎、骨关节炎及一些部位的神经卡压综合征等。

五、运动训练伤预防原则

（一）科学安排

体育运动和军事训练应该循序渐进，周期安排，并因人而异。避免过快地增加训练强度，应在体能训练、适应性训练的基础上逐步提高活动度。提倡男女分开训练，在混合编队中应让女兵或矮小者走在队伍前列以控制速度。中老年者参加足球、橄榄球等运动显然是不适宜的，而跳水、体操、马拉松跑等项目的正式比赛已规定出最低年龄限制。应防止带病、带伤或过度疲劳的情况下参加训练，在训练期间保证足够的休息和睡眠。

（二）准备运动和放松运动

比赛和训练前的准备运动能使基础体温增高，肌肉的血供增加、应激性上升，关节柔软性增大，从而防止运动和训练损伤的发生。这在寒冷季节和较长时间休息状态后进行运动者尤为重要。准备运动可包括原地慢跑，躯干和各大关节的伸屈运动及一些项目的针对性准备运动（图2-5-1-4-1）。

在剧烈运动后应通过放松运动使体温、心率、呼吸、肌肉的应激性回到日常生活中的水平，可防止运动后出现的肌肉酸痛及损伤。对运动后出现的肌肉酸痛和关节不适，可配合温水浴、理疗、自身按摩等帮助恢复。

（三）设施与环境

运动器具、设备、场地应该有严格的安全检查和科学的选择。在一些特殊运动中应使用防护器材，以保护身体易受损伤部位。在军事训练中强调军鞋的减震性能，主张在平整的泥土、砂石地或柏油路面进行运动与训练。炎热天气应注意缩短日晒时间和及时补充盐水，以防止高体温和脱水症，寒冷季节则应特别注意防止肌肉损伤的发生。

（四）心理准备

在参加运动和训练前应该有足够的心理准备，通过对训练内容和科学方法的充分了解，增强必胜信心。对可能出现的损伤及预防方法也应有所了解，以增加自我保护意识。对注意力不集中、粗心、胆怯、反应慢者要特别加强心理卫生教育。

六、运动训练伤治疗

运动与训练伤以预防为主，一旦发生除当即停止训练或运动（含比赛）外，现场可给予外敷（或喷雾）止痛剂，局部制动等应急措施，并后送至相关医疗单位，按不同伤情及诊断做相应处理。有关肩颈背部或胸腰部纤维织炎的处理与治疗可参照本书第六卷第五篇相关章节内容。

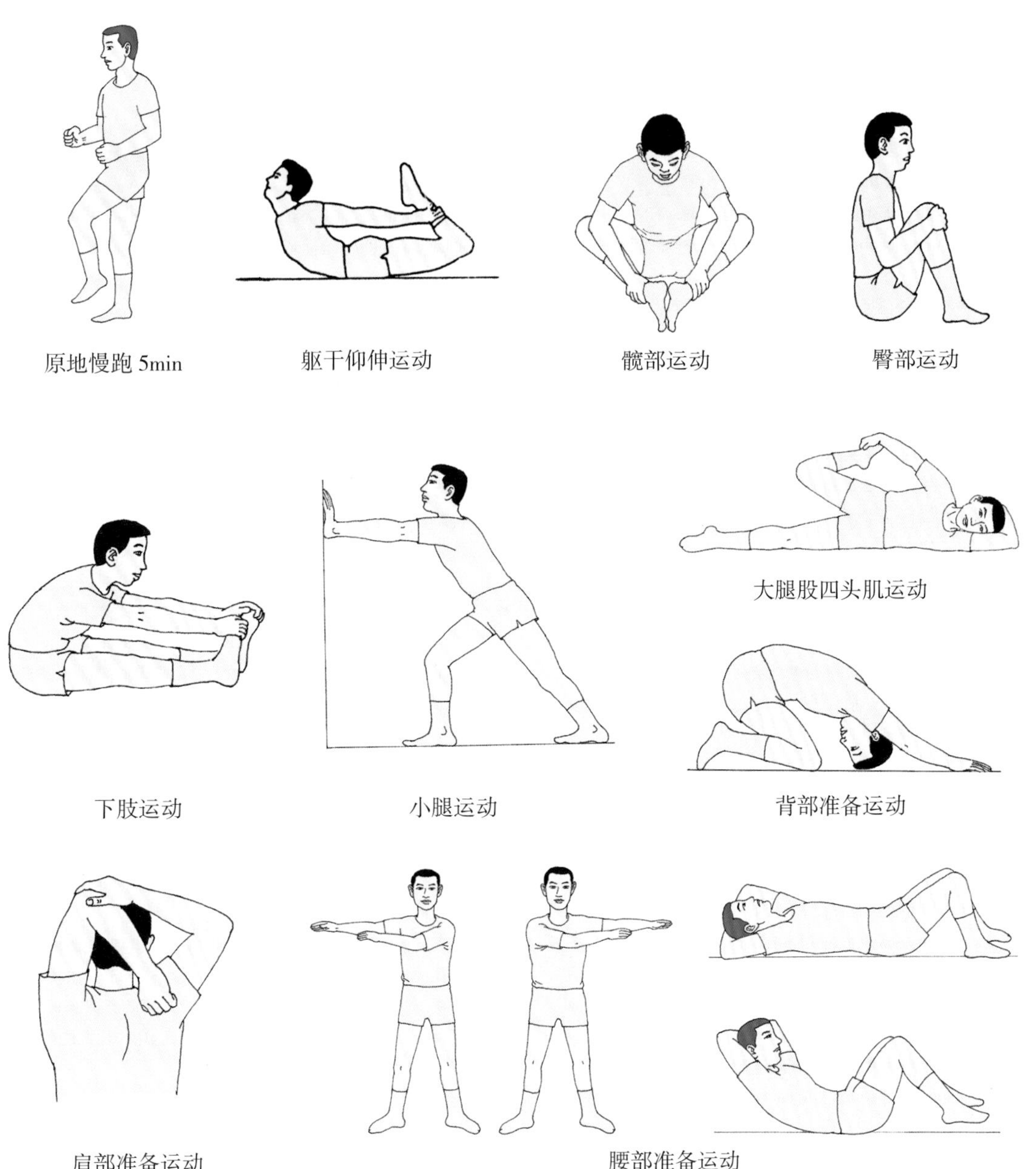
原地慢跑 5min
躯干仰伸运动
髋部运动
臀部运动
大腿股四头肌运动
下肢运动
小腿运动
背部准备运动
肩部准备运动
腰部准备运动

图 2-5-1-4-1　比赛和训练前的准备活动示意图（自陈中伟）

（鲍宏玮　于　彬）

参考文献

1. Akhaddar A, Boucetta M.Images in clinical medicine. Dislocation of the cervical spine.N Engl J Med. 2010 May 20;362(20):1920.
2. Barker RN, Kendall MD, Amsters DI, Pershouse KJ, Haines TP, Kuipers P. The relationship between quality of life and disabilityacross the lifespan for people with spinal cord injury. Spinal Cord2009; 47: 149 – 155.
3. Bilston LE, Brown J. Pediatric spinal injury type and severity areage and mechanism dependent. Spine 2007; 32: 2339 – 2347.
4. Easter JS, Barkin R, Rosen CL, Ban K. Cervical spine injuries in children, part II: Management and special considerations. J Emerg Med. 2010 May 19.
5. Ginis KA, Latimer AE, Arbour-Nicitopoulos KP.Leisure time physical activity in a population-based sample of people with spinal cord injury part I: demographic and injury-related correlates.Arch Phys Med Rehabil. 2010 May;91(5):722-8.
6. Gupta R, Bathen ME, Smith JS, Levi AD, Bhatia NN, Steward O. Advances in the management of spinal cord injury. J Am Acad Orthop Surg. 2010 Apr;18(4):210-22.
7. Hagen EM, Eide GE, Rekand T, Gilhus NE, Gronning M. A 50-yearfollow-up of the incidence of traumatic spinal cord injuries inWestern Norway. Spinal Cord 2010; 48: 313-318.
8. Hagen EM, Eide GE, Rekand T, Gilhus NE, Gronning M. Traumaticspinal cord injury and concomitant brain injury; a cohort study.Acta Neurol Scand 2010; 122(Suppl 190): 51-57.
9. Hagen EM, Lie SA, Rekand T, Gilhus NE, Gronning M. Mortalityafter traumatic spinal cord injury: 50 years of follow-up. J NeurolNeurosurg Psychiatry 2010; 81: 368-373.
10. Hagen EM, Rekand T, Gilhus NE, Gronning M. Diagnostic codingaccuracy for traumatic spinal cord injuries. Spinal Cord 2009; 47:367-371.
11. Houghton PE, Campbell KE, Fraser CH.Electrical stimulation therapy increases rate of healing of pressure ulcers in community-dwelling people with spinal cord injury.Arch Phys Med Rehabil. 2010 May;91(5):669-78.
12. Pooyania S, Ethans K, Szturm T.A randomized, double-blinded, crossover pilot study assessing the effect of nabilone on spasticity in persons with spinal cord injury.Arch Phys Med Rehabil. 2010 May;91(5):703-7.
13. Puisto V, Kaariainen S, Impinen A, Parkkila T, Vartiainen E, Jalanko T et al. Incidence of spinal and spinal cord injuries andtheir surgical treatment in children and adolescents a populationbasedstudy. Spine 2010; 35: 104-107.
14. Tsai JC, Chang WY, Hsueh IH.In-patient medical resource utilization for high-level cervical spinal cord injury without bone fracture in Taiwan. Spinal Cord. 2005 Jul;43(7):426-33.
15. Vitale MG, Goss JM, Matsumoto H, Roye Jr DP. Epidemiology ofpediatric spinal cord injury in the United States: years 1997 and2000. J Pediatr Orthop 2006; 26: 745 – 749.
16. 饶志诚，宋跃明．脊柱外科手术学（第三版）. 北京：人民卫生出版社，2006
17. 沈强 赵定麟 Gunther SCHLAG. 颈髓段下行传导束诱发电位动物模型研究 第二军医大学学报 2000 年 21 卷 7 期
18. 宋海涛，贾连顺，陈坚，陈哲宇，沈强．大鼠脊髓损伤后腓肠肌 GDNF 基因表达及意义 中国骨伤 2001 年 14 卷 8 期
19. 肖建如，魏运栋，陆永坚，侯铁胜，赵定麟．血小板活化因子在颈髓损伤后线粒体功能损伤中的作用 中国病理生理杂志 1999 年 15 卷 8 期
20. 张秋林，赵定麟，侯铁胜．脊髓损伤后内源性保护和修复因子的研究进展 中国矫形外科杂志 2000 年 7 卷 1 期
21. 张颖，袁文．急性脊髓损伤临床研究进展 [J]. 中华创伤杂志，2007，23(10)
22. 赵定麟，李增春，刘大雄，王新伟．骨科临床诊疗手册．上海，北京：世界图书出版公司，2008
23. 赵定麟，王义生．疑难骨科学．北京：科学技术文献出版社，2008
24. 赵定麟，赵杰，王义生．骨与关节损伤．北京：科学出版社，2007
25. 赵定麟．脊柱脊髓损伤研究的现状 [J]. 中华创伤杂志，2008，24(10)
26. 赵定麟．正确对待无症状退变性颈脊髓受压 [J]. 中国脊柱脊髓杂志，2009，19(1)
27. 周许辉，贾连顺，袁文等．高位颈髓损伤后副神经移位膈神经后的膈肌组织学观察 [J]. 中华创伤杂志，2007，23(10)

第二章　特殊性脊髓损伤

第一节　触电性脊髓损伤

一、触电性脊髓损伤概述

随着文明社会的电力开发及电气化的普及，触电事故也在增加。机体受到高压电流后引起深部组织重度烧伤。脊髓与电流的传入传出部位无直接关系，且亦可无脊柱损伤，但是却可以出现特异的脊髓损伤。

电流直接流入脊髓，因其产生的热可引起蛋白分子变化而出现组织坏死；电本身对细胞的影响如同放射线照射，同样可引起结构上、生物学上的变化，经过一定潜伏期后而出现脊髓受损症状及相应体征；电流通过部位的小血管破裂、血栓形成及继发之血行障碍等病理生理与病理解剖改变，目前认为此种变化具有重要意义。在脊髓之病理学上可发现脊髓肿胀、坏死、点状出血、前角细胞脱落、空泡变性及髓鞘变性等一系列改变。

二、触电性脊髓损伤症状

除触电之一般症状及心理障碍表现外，涉及脊髓损伤引起的症状可分为伤后即刻性及迟发性两种。

（一）伤后即刻性症状

受伤后24h以内出现的肌力低下，异常感觉，站立困难，四肢无力等异常表现；大多在数小时内逐渐减轻，亦可持续数日缓慢消退。

（二）迟发性症状

指触电后经过数日至二年的潜伏期才出现脊髓受累症状，其特征是运动障碍明显重于感觉障碍，并呈上行性截瘫、甚至四肢瘫；后期则出现肌萎缩性侧索硬化症，或呈现与横断性脊髓炎相类似的表现；一旦发展到此阶段，则难以恢复，多呈永久性改变而丧失正常生活及工作能力。

三、触电性脊髓损伤诊断

触电后即出现于急性期的各种症状时，诊断多无困难，明确诊断主要依据以下特点：

（一）电击伤史

包括各种场合与电接触史及被雷电击伤史等均应详细询问，电压愈高，致伤概率愈高，我国为220V（国外多为110V）。

（二）全身症状

最早为精神及心理障碍所产生的情绪不稳、恐惧、焦虑等，视电压高低、持续时间长短及导电状态等不同，全身可出现各种表象与器官受累症状等。

（三）神经症状

伤及脊髓之病例则出现脊髓受刺激及受损害所致轻重不一症状，主要表现为肌力低下、四肢麻木及感觉异常等；重型者则可出现截瘫或四肢瘫等表现。

四、触电性脊髓损伤治疗

首先要脱离与电源接触，要求现场人员立即采取切断电源有效措施，包括用绝缘工具挑开电线等；在中断受伤者与电源的接触前提下，采取相应之各种急救措施；包括对窒息者进行人工呼吸、或口对口呼吸等。

因触电性脊髓损伤的病理解剖改变主要是脊髓实质受损后所产生的可逆性与不可逆性病理改变。对于前者，主要采取传统的非手术疗法，包括地塞米松、神经滋养剂及活血类药物等，均有疗效。但严重之不可逆转性损伤则难以恢复，除非伴有骨折等致压性改变，手术疗法一般无效。

（李也白　李　雷　陈利宁）

第二节　颈椎术前及术中医源性脊髓损伤

一、医源性脊髓损伤概述

医源性脊髓损伤之关键是预防，一旦发生终将产生各种不良后果。首先是在临床上颈椎推拿或推搬所致的四肢瘫病例近年来不断发生。其次是全麻下对腰间盘突出症患者的重手法推拿、大重量器械牵引，甚至有在机械牵引的同时、施术者以全身重量踩于患者腰背部等均可造成截瘫。第三是对胸椎椎管狭窄减压及脊柱侧弯矫正术后所发生的截瘫亦非少见。第四是脊柱脊髓外伤后不全性截瘫的患者在搬运或手术后由于体位不当，血管原因或手术技巧等因素致术后可发生脊髓损伤加重，麻痹平面上升、甚至变成完全性瘫痪。此外，颈椎椎管狭窄，颈椎后纵韧带骨化等手术造成脊髓损伤者亦屡见不鲜。因此，医生必须提高警惕，避免医源性脊髓损伤的发生。

针对颈椎病、后纵韧带钙化等脊髓受压症的减压手术已广泛开展，并在不断普及。要牢记这类手术会发生医源性脊髓损伤的危险。一旦发生则会给患者带来严重后果，应了解并掌握何时发生、怎样发生及如何才能避免发生。

医源性脊髓损伤可以发生于疾病的诊断、治疗及术后诸多环节，但是最多见于手术中或手术后。因此在脊柱相关疾病的诊疗过程中要明确注意事项并做好危险因素的处理。

二、诊断过程中发生医源性脊髓损伤的原因

（一）脊髓造影术中

常见于以下两种情况：

【因强制于伸展位所引起】

俯卧位下将颈部采取中立位至伸展位可以发生脊髓损伤。对因疼痛难以俯卧位的人，如强行俯卧位并过伸颈部时可使四肢瘫加重，亦有在盐酸氨胺酮麻醉造影醒后四肢瘫加重者。颈椎处于伸展而有强烈头痛时，即出现钳夹（Pincer）机制，此为受压颈髓的防御性信号，如无视这些信号而继续进行造影及麻醉，则非常危险。

【造影剂误入所致】

在实施间盘造影时，因目测误差，进针深而直接刺入颈髓，如果病人清醒则马上注意到异常感受，此时多为一过性轻瘫。亦有将下腰椎穿刺做成上腰椎穿刺，造影剂上行而形成截瘫者。

（二）因硬膜外腔操作所致

插入硬膜外腔的电极可致颈髓直接损伤。由于术中监控或者是出于各种目的植入到颈部硬膜外腔的电极，即使是管理人体安全系统人员操作也难以避免脊髓损伤。这种情况在椎管狭窄的情况下尤易于发生。另外，由椎板下穿钛缆、钢丝可致瘫痪，椎板成形术时插入线锯之钢丝也有同

样的危险。

三、源于麻醉过程中脊髓损伤原因

（一）插管时颈椎过伸所致脊髓损伤

某些经验不足的麻醉科医师在施行颈部过伸气管插管常常会发生脊髓损伤。因此术前术者应充分告知此类危险。在责任判定时，如果是腹部手术，不会认为是术者的责任；如果是颈椎手术，则毫无疑问会归罪于术者；因此，术前必须向麻醉师说明要求。

（二）低血压所致脊髓损害

应反复强调：术中及术后的低血压会使脊髓，尤其是颈髓障碍加重。收缩期血压长期处于80mmHg状态的全身麻醉，会使局部受压脊髓出现血流障碍及病变加重，Homma曾报道过一例血压低未能及时采取措施而在术后出现四肢瘫的病例。

四、术中发生脊髓损伤原因

（一）前路手术

【移植骨插入过深或坠落】

椎体的大小与植骨片的大小失衡时，特别是椎体较小、或是切骨过多时，植骨片可因太小、太长、植入时倾斜及脱落而压迫脊髓；此在临床上最为多见，应重视。

【在未减压情况下行植骨术】

以前曾认为不解除压迫，仅进行固定依靠致压骨的吸收而改善瘫痪，但实质上不解除颈髓压迫而行前路植骨固定术，尽管完全未行椎管内操作，仍可出现颈髓障碍；其发生机制可能与无骨折脱位而发生颈髓损伤的原理相同（术中操作时过伸或过屈）；应予以避免。

【后纵韧带骨化灶摘出顺序错误】

从前路摘出胸椎的钙化灶时应从水平方向进行，这是钙化灶前路摘出手术时安全操作要点之一。但如果前路减压时是从骨化灶的尾侧摘出，由于减压处脊髓膨胀而遮挡住剩下的骨化灶，此时可因视觉不良及操作失误而造成。

【手术器具所致的脊髓损伤】

不难想象，小心操作就可避免；前路减压植骨固定与后路减压虽有不同，盲角较大，许多地方需凭手感，因此必须注意手术器械所造成的损伤，特别是在脊髓表面进行气钻操作，用椎板咬骨钳深部切骨等均易误伤脊髓。

【术中颈椎过伸性伤】

有报道在俯卧位下行腰椎手术时发生颈髓损伤的个案；当术中如颈椎处于伸展位，在颈椎有后凸畸形时行前方减压时也会发生。后凸畸形下颈前部手术操作难以进行，最好先行矫正。全麻下颈椎已经伸展，由于钳夹（Pincer）机制或椎体向后方滑动，在减压或矫正术中也可发生瘫痪。做白内障手术所发生的颈髓损伤病例即是典型的代表。有致压物之脊髓病时应先解除压迫，再进行畸形矫正术；同时施术时，需安排好手术的前后顺序。

（二）后路手术

【缺乏“同时减压”的概念】

颈椎后路减压手术时用咬骨钳等切除椎板时，减压部位的脊髓由于膨出，并被尚未切除的椎弓所绞扼而出现瘫痪（图2-5-2-2-1）。为防止这一情况，采用高速气钻同时切开减压部位的全椎板，使减压部位的脊髓在同一时间全部膨胀而“同时减压”；目前仍有尚不了解或不重视“同时

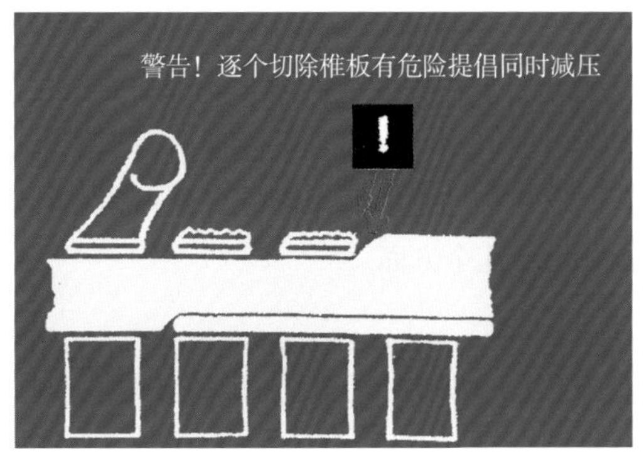

图2-5-2-2-1 “同时减压”概念示意图：逐个切除椎板残留的椎弓缘可使减压部位膨出的脊髓绞扼而出现瘫痪，应选择受压节段“同时减压”

减压”这一基本概念的术者，当他们仍然采取逐个切除椎板的办法时将会再次发生这种瘫痪。

【器械直接损伤】

1. 气钻杆前端的损伤　这是大家都熟知的危险因素，高速转动的不锈钢杆前端易损伤硬膜、脊髓，虽然钻石杆可降低风险，但仍不能完全避免；碰撞到一定强度椎板时，仍会损伤脊髓。因此许多人都很小心仔细地操作使用其前端。如果在将其向周围移动过程中将周围的软组织卷入的瞬间仍将会误伤脊髓。

2. 气钻杆的前端脱落致伤　即使注意到了这些，有时亦会发生这种麻烦，气钻的手动部位正是右手握持拇指按压的部位，正在旋转的杆瞬间飞出，如正巧碰到暴露的脊髓上时则必然误伤，此种情况已不止一次发生。

3. 超声波骨刀致伤　为避免上述高速旋转气钻所造成的危险，研发了超声波骨刀，它可切断骨组织，理论上切不断软组织，原理上为振动而不会有气钻样旋转和移动，不会将软组织卷入。但其与气钻不同是切骨速度慢，因此在使用时需对前端加以按压，此时会产生高热而烧焦软组织。前端平面沿直角方向活动可不损伤软组织，如平行活动则会像剃须刀那样将软组织切断。在使用超声刀行棘突纵切椎管扩大成形术时要注意避免脊髓损伤。

【椎管扩大成形术时的脊髓嵌卡】

已有报道，椎管扩大成形术时将棘突纵形劈开时向后方移动的脊髓会出现嵌卡而致脊髓损伤。此种病例均发生在椎管前方有占位性致压物病例，尤多见于颈椎病患者。

【减压后脊髓缺血再灌注损伤】

这不仅限于后路减压，前路减压也会发生。虽然顺利地完成手术且无造成颈髓损伤的失误，但清醒后却发现四肢瘫痪。其发生率不足1%，立即行MR影像检查，可发现脊髓肿胀及脊髓内信号强度变化而无直接原因所见。有报道重症的术后四肢瘫恢复后呈典型的C_5瘫痪征。其产生机制与上肢瘫同样为减压脊髓的再灌注性损伤，目前对此种现象尚未被广泛认识；其原因不清，无法完全预防。

第三节　颈椎手术术后医源性脊髓损伤

一、术后医源性脊髓损伤概述

有些患者在麻醉清醒后并无颈髓损伤，但其后逐渐出现迟发性损伤，对此种出现于手术后的脊髓受损等称之为术后医源性脊髓损伤。其原因可能有如下几个方面。

二、颈深部血肿形成

前路手术会发生，后路椎板切除减压和椎管扩大成形术也会发生；多见于术后当夜（占6%以上）、或几天内发生。由于诊断标准不够清晰以致处理不及时而可延误治疗时机。对血肿应尽早清除，否则则难以恢复。

三、喉头痉挛

主要见于颈椎前路手术中，其病因多因术中对气管牵拉及术中操作而引发喉头反应，或由于邻近处飘来的刺激性气体（以烟味多见）而引发喉头痉挛。此时应立即静脉推注地塞米松5~10mg，如未能缓解，则需紧急气管切开。

四、椎节不稳

对伴有局部不稳定的致压病例仅行减压术而

不恢复椎节的稳定与高度，反会加重症状；因此，对颈椎病或 OPLL 患者在行减压术之同时务必予以前路或后路固定。

五、C_5瘫痪

后路减压术后的患者约 7% 左右可发生上肢瘫痪。以往认为是神经根障碍，是因压迫解除后产生了自由基等有害物质所形成之再灌注性损伤。术后出现四肢瘫之轻度脊髓损伤病例近半数可自然恢复，预后相对好；但亦有 1/3 不能完全恢复者，因此前景不容乐观。

六、扩大椎管的塌陷

颈后路椎管扩大椎管成形术术后，如开门（单开门或双开门）之椎板或人工遮挡材料整体塌陷至椎管内，即所谓的“再关门”，则会压迫颈髓、并出现脊髓损伤。Homma 报导：在颈椎后凸较重的手足徐动型脑瘫患者中，在椎管扩大成形术后正常出院几个月后，曾有三例发生了四肢瘫。

七、椎管扩大术后再次狭窄

除“再关门”外，利用陶瓷人工骨做椎管扩大成形术几个月后的病例，有可能在术后脊髓症状曾有缓解，但又重新出现症状，并加重之病例，这是由于充填的人工骨附着于棘突的前端被逐渐吸收而使椎管又重新狭窄；亦有可能因骨痂形成过多。此时应行 CTM 可以确定诊断，MR 水平像上较难做出判断。

八、经验谈

脊髓减压手术，特别是颈髓的减压手术已经司空见惯，医源性瘫痪的悲剧也正不断地上演。因此我们要了解其发生的机制及发生的时机，尽量予以避免。脊髓监测的作用非常局限，术中手术显微镜的应用是预防脊髓损伤的措施之一。医务工作者应该经常不断地分析学习能够发生医源性脊髓损伤的种种原因，包括颈部姿势、麻醉、全身处理及手术技巧等，做到精益求精。在出现医源性脊髓损伤之后，应多方面分析原因，汲取教训，不应一味地责备术者。对于不可避免、极有可能发生脊髓损伤的病例，应事先做好沟通与协商，以避免麻烦及医疗纠纷。

九、治疗

主要是依据致伤原因进行处理，请参阅本书第三卷第二篇第六章诸节相关内容。

（李　雷　李也白　陈利宁）

第四节　脊柱脊髓火器伤之基本概念

一、脊柱火器伤概述

非战争时期火器伤十分少见，但近年来呈散发、并逐年增多。因此作为外科医师，仍应对其全面了解，以备意外情况下的急需。

脊柱脊髓火器伤，是指子弹的洞穿伤或是弹片所致脊柱骨折，虽多属稳定性损伤，但伤情严重；主要由投射物直接损伤或其冲击压力波及高温所损伤，极少发生骨折片直接致伤脊髓。其与因脊柱骨折或脱位导致脊髓直接受损之闭合性脊柱脊髓损伤完全不同，后者大多属于不稳定性损伤。因此，两种损伤类型的处理重点亦完全不同。

二、脊柱火器伤发生率与死亡率

（一）脊柱火器伤的发生率

脊柱脊髓火器伤在既往历次战争中的发生率并不很高，为1.9%~12%，但随着战争中大规模杀伤性武器的应用及社会上枪支管理的疏漏，不论战时还是平时，脊髓火器伤在日渐增多，逐渐上升至脊髓损伤发生原因的第3位甚至第2位。临床医师们对此应引起足够重视。

（二）脊柱火器伤的死亡率

早年由于伤后截瘫合并症多，且常合并有胸腹部脏器损伤，病情较严重，加之当时救治水平有限，死亡率高达47%~80%；后来由于救治措施改善、早期抗休克及应用抗生素等，死亡率降至10%以下。

三、脊柱火器伤损伤特点

由于脊柱脊髓火器伤的损伤机制与一般性脊柱脊髓损伤完全不同，故其损伤特点亦较特殊，分述于下：

（一）伤口及伤道

由于弹丸或弹片的穿透、震荡及挫伤作用，贯通伤一般可见有明确的进口与出口，其中弹丸伤者入口通常较小，可仅为1cm左右，而出口则可大数倍或十数倍之多，近距离伤者，入口处皮肤颜色有改变，呈黑色烟熏状；弹片伤则相反，入口很大，组织撕裂伤明显，因其穿透力弱而出口较小。临床医师可依据入口和出口之关系来推测伤道的方向，进而判断弹丸或弹片经过的软组织及损伤脊柱脊髓椎节的大致序列。如为盲管伤则无出口，异物常存留于体内，需通过拍摄X线片和CT来确定异物存留的位置，并推断椎节损伤水平（图2-5-2-4-1）。

（二）各脊柱节段发生率与其长度相关

脊柱脊髓火器伤在颈、胸、腰椎发生率较一般闭合性损伤有所不同，主要与各脊柱节段的总长度相关：胸椎12个椎节，长度最大，故发生率亦最高，颈椎虽有7节，而腰椎只有5节，但颈椎椎体较小，其总长度小于腰椎，故发生率较腰椎为低，而骶椎的发生率最低。具体损伤部位无规律性可言，多为同一或多个椎节的多处骨折，包括椎板、椎弓、椎体、关节突、棘突及横突等解剖部位均可发生，亦可仅为椎旁软组织损伤，而并不累及脊柱的骨性结构。

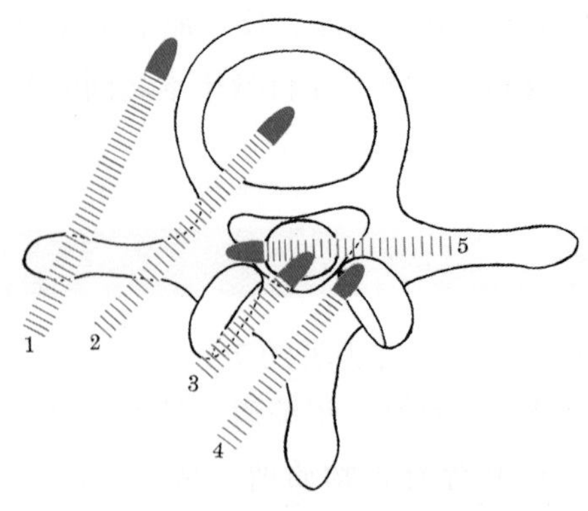

图2-5-2-4-1 弹丸伤常见弹道示意图

1. 侧方位伤及椎体横突；2. 斜向伤及横突和椎体；3. 斜向伤及椎板，进入椎管伤及脊髓；4. 斜向伤及横突、关节突；5. 横向进入椎管，伤及脊髓

（三）脊柱稳定性相对较好

脊柱脊髓火器伤，一般无矢状位、冠状位或旋转脱位，椎体粉碎者也极少，脊柱稳定性维持较好，偶可发生后期不稳定者，可考虑行融合手术。

（四）完全截瘫发生率高

脊髓火器伤中完全截瘫多，近距离（10m内）射击实验表明：全瘫的发生率可高达80%左右。而实际战伤时虽不可能像试验模型那样近距离致伤，但完全截瘫率一般亦超过50%。实验观察结果表明：弹丸质量高者，造成完全截瘫比例亦较高；而远距离损伤，弹速减慢，多发生不全截瘫；脊髓震荡、四肢瘫等其他类型脊髓伤较为少见。

（五）伴发伤多

如前所述，由于脊柱脊髓火器伤多发生在胸椎与腰椎，而胸椎与腰椎分别被包围在胸腔及腹腔之中，故常伴发胸腔或腹腔脏器损伤，如血胸、气胸、肠穿孔、腹膜后血肿及实质脏器损伤等；此外还可伴发颅骨骨折、锁骨骨折、骨盆骨折或肩胛骨骨折等少见损伤。如为胸、腹脏器伤或颈部大血管伤，则需紧急处理。

四、脊柱火器伤诊断

（一）概况

根据伤者之明确受伤史，结合临床查体，脊柱脊髓火器伤诊断并无困难。但正如损伤特点中所述，其并发伤较多，且有些并发伤如张力性血气胸或气胸、腹部大血管损伤、空腔脏器损伤或实质脏器破裂出血等，情况较为紧急，需尽快处理，以挽救生命；加之脊髓损伤后需要尽快确定截瘫平面，以利早期采取相应措施，最大可能挽救残存之神经功能，因此强调要全面检查。包括：

（二）快速全身查体

快速检查患者的神志、意识、呼吸、脉搏、血压等一般情况后，重点应放在颈、胸、腹等部位，观察有无颈内动脉、静脉、锁骨下动脉伤，伤口有无渗血，有无张力性气胸，心界是否扩大或缩小，有无腹痛、腹胀、板状腹等腹膜刺激征等，对于怀疑伴有腹部损伤者，可行腹部穿刺检查。

（三）神经系统检查

在意识清楚、头颅等重要脏器无损伤者，重点应检查脊髓神经功能。包括：

【感觉】

主为痛触觉、温觉及深感觉，并依据减弱或消失的部位来确定截瘫平面，此外，肛周及会阴部痛触觉亦应加以详细检查。

【运动】

仔细检查记录四肢所有肌群及肛门括约肌之肌力。

【反射】

包括肱二头肌腱反射、肱三头肌腱反射、桡骨膜反射、腹壁反射、提睾反射、膝跟腱反射及肛门反射、阴茎海绵体反射等。病理反射包括Hoffman’s 征，Babinski’s 征，髌、踝阵挛等。

根据上述检查，以感觉减退，肌力Ⅲ级或以下者为截瘫平面。肛门周围无感觉，肛门括约肌无主动收缩者为完全脊髓损伤，肛门括约肌有收缩或有感觉者为不全脊髓损伤。

（四）影像学检查

【X 线】

应常规检查，在实施中可根据伤口位置、伤道走行、胸腹部症状及截瘫平面等确定 X 线检查的范围，由于伤道可能走行曲折，或只有入口而无出口，有异物存留，摄片范围应适当放大，以免遗漏。

【CT 与 MR】

有条件者应争取检查，CT 可显示胸腔脏器伤，亦可显示椎体伤，MR 可清楚显示脊髓损伤情况，对诊断及判断预后有重要参考价值。

第五节 脊柱火器伤的治疗

一、脊柱火器伤常规救治程序及措施

及早快速、有效救治。

（一）急救

高位颈椎脊髓火器伤，常引起呼吸困难，需要进行辅助呼吸；有颈部血管、胸腹部脏器损伤者，根据实际情况，进行结扎止血、抗休克等急救处理。

（二）搬运

需采用担架搬运，火器性脊髓损伤发生截瘫的病人，搬运的方法与闭合性脊柱脊髓损伤相同，多数脊柱火器伤脊柱稳定性尚可，搬运时一般不会加重脊髓损伤。对脊髓火器伤病人，应迅速输送到有救治条件的医疗单位，并做好途中生命体征的监护。

（三）清创

【概述】

火器性损伤伤口均为污染伤口，常有细菌带入，加之伤道中有挫灭坏死组织，更易于引起或加重感染，必须早期予以清创。脊柱与脊髓的火器伤亦不例外，但由于脊柱及脊髓位置较深，伤道之方向也不尽相同，因此，对不同情况，清创术要求亦有所差异。

【入口或出口位于背部脊椎者】

伤道穿过脊椎或椎管的脊髓伤者，可选择背部切口，探查脊椎损伤情况，切口可经过伤口，同时切除创缘；如伤口离脊柱中线较远，则伤口行常规清创后，另选择正中切口探查脊椎损伤情况。

【椎管内有异物存留，伤口不在背部者】

经X线检查证实椎管内有骨折片或异物存留于椎管中者，于背部选择切口探查椎管，伤口则另行清创。

【椎体骨折合并脏器损伤】

伤口不在背部者在行胸腔或腹腔清创及脏器处理同时，清除椎体骨折碎块及异物，火器伤口则另行清创。

【合并截瘫者】

依据伤口位置、弹道方向及影像学检查，判断椎管、椎板及椎体有无骨折脱位等，如有明确之椎管内损伤，应彻底清创，伴有骨折脱位者，需加以复位并临时固定；如果仅为棘突骨折，弹道未直接穿过椎管者，只行伤口清创则可，不必进行椎管内探查，防止造成椎管内感染。

【弹道通过胸腔、经椎管外以冲击波形式损伤脊髓，但胸腔损伤不需要清创与探查者】

此种情况视伤口软组织情况而定，如胸壁伤口有污染及撕伤较严重者，应予以胸壁软组织清创，而如果伤口很小，撕裂较轻者，可不清创，冲洗、消毒后直接缝合伤口即可。

二、脊柱脊髓清创术的要点

软组织伤口的清创，与一般清创术要求相同，不再赘述，以下仅介绍脊椎及脊髓的清创术要点：

（一）脊椎骨折的清创

棘突、椎板或关节突的骨折，需通过后方切口施行清创。对于游离骨片，可予以摘除。而与软组织相连的较大骨片如来源于关节突者，应予保留；如来源于椎板，因复位后有下陷压迫脊髓之忧，则可以予以摘除。如有必要探查脊髓有无损伤时，需行椎板切除。而位于前方之椎体骨折块，后切口不能顾及，对于游离碎骨折块者，可通过胸腹腔脏器的探查切口予以取出，如胸腹腔本身不需探查，则椎体骨折块亦可任其留于原位，不必特殊处理。

（二）切除椎板探查椎管

原则上只要弹道累及椎管，或/和椎管内有碎骨片或异物者，表明椎管已遭受污染，就应切除椎板行椎管探查并彻底清创，去除血凝块、碎骨片、异物及坏死组织。术前X线片证实椎体后缘存在骨折且骨折块进入椎管者，亦应切除椎板进行探查。不全截瘫进行性加重或伴有神经根疼痛，有受压症状者亦应予以椎板切除、探查椎管。

（三）切开硬膜探查脊髓

应根据硬膜是否破裂而定。凡硬膜破裂者，应予切开、探查脊髓，然后缝合硬膜。有硬膜缺损者，可取椎旁筋膜覆盖。如硬膜未破裂，则不必切开硬膜，以免将椎管内污染带入蛛网膜下腔，发生脑脊膜炎，甚至脊髓炎。需要强调的是，对脊髓损伤的处理，应限于仅清除已液化、坏死、游离或脱落的脊髓组织，不能将正常的脊髓组织去除。

（四）马尾损伤的处理

马尾不完全损伤者，可清除血块及碎裂的马尾，缝合硬膜。如马尾完全断裂，其处理则比较困难，对于闭合性断裂，伤后早期应争取予以缝合或进行马尾移植。但在火器性损伤，处理则较棘手，因为伤口污染严重，缝合或修复马尾有感染之可能，但如留待以后处理，又恐造成粘连，处理更加困难。较安全而积极的办法为清创缝合硬膜，同时应用大量有效抗生素，伤口延期缝合；7~10d后，再次手术修复马尾，此时马尾粘连尚不严重，修复之可能性较大。

（五）异物的处理

椎板外及椎管内异物，可于清创之同时予以取出。留在椎体中的异物，如手术摘除需要进入或干扰椎管时，多可将异物留置于椎体内，不必取出。

三、火器性脊髓损伤的处理

经手术探查，证明脊髓已完全断裂者，其神经功能恢复希望渺茫，重点应放在后期康复治疗。而如果脊髓尚完整或椎管未受损，但临床及SEP检查为完全性截瘫者，应针对脊髓损伤进行积极有效治疗。如无创面渗血及内出血，可注射东莨菪碱类药物，有条件及伤者全身情况允许时，应及时予以高压氧治疗及脱水治疗。脊髓切开并局部冷疗虽是有效的治疗方法，但清创手术未探查椎管时，不宜采用；而即使已探查椎管，又因成为开放伤口，亦不适用；如待伤口愈合后再采取上述措施，则显得为时已晚。因此，这些治疗方法的应用，常受到伤后当时条件的限制。此外，激素的应用，需视伤口及全身情况，无加重感染可能时，可予以应用。

四、不完全性脊髓火器损伤的处理

此类脊髓损伤，多系冲击波震伤，椎节稳定，无持续致压物存在，一般不必进行椎管探查。其神经功能多可逐步得以恢复，而非进行性加重。而对较重的不全截瘫，仍可按照完全截瘫使用之药物进行治疗。

五、脊柱火器伤药物治疗

主要为稳定神经细胞、减轻神经水肿，保护并促进脊髓功能恢复的药物如甲强龙（MP）等的应用，其具体用法可参照本书脊髓损伤之相关章节。但是，也有研究表明大剂量MP治疗脊髓火器性损伤较未用者并无明显疗效。

六、脊柱火器伤椎管异物存留的处理

椎管内存留之子弹或弹片异物是否取出应当根据脊髓功能是否可恢复而定，胸椎段损伤常导致完全截瘫，子弹取出意义不大，而在胸腰段特别是胸12以下已无脊髓存在，主要是马尾及神经

根，不论全瘫或不全瘫，均有望改善神经功能，所有异物均应取出。由于脊髓火器伤后 3~10 天中水肿最为严重，即使有取出异物指证，亦应选择在 48h 内或二周之后，如神经损伤症状进行性加重或有感染迹象，则应及时手术探查。取异物手术之前，应静脉给予抗生素预防感染。

七、脊柱火器伤术后处理

（一）防治感染

根据伤口污染细菌情况，应用有效之广谱抗生素防治感染，特别是硬脊膜破裂者、需应用有效、足量的抗生素，以防治脑脊膜或脊髓发生感染。

（二）卧床休息

视脊椎损伤情况不同而异。对于棘突骨折、关节突骨折或椎体骨折无脱位者，需卧床 4~8 周，至骨折愈合。对椎体洞穿伤，椎板骨折已行椎板切除，无关节突骨折者，卧床 3 周软组织愈合即可。

（三）伤口处理

除硬膜缝合外，伤口开放引流 1~2 周，再视伤口清洁程度，行延期缝合或二期缝合，关闭伤口。

八、脊柱火器伤的主要并发症及处理

脊柱脊髓火器伤的并发症包括火器伤相关并发症和截瘫后相关并发症，后者如肺部感染、泌尿系感染、压疮等，与闭合性脊髓损伤者相同，本节不再赘述，以下重点论述与火器伤有关的主要并发症的处理。

（一）感染

【伤口一般性感染】

由于火器伤的伤口本身均为污染伤口，如果清创时未完全清除挫伤区的缺血组织、伤口内残存坏死组织或者术后引流不畅等，常常容易造成伤口感染，其治疗措施主要为全身应用有效抗生素，并改善营养；局部保持通畅之引流。

【波及脊椎之感染】

如背部伤口引流充分，则棘突、椎板、关节突的感染发生并不多。引流不畅，则增加了脊椎感染的可能，棘突或椎板感染者，应予充分引流，形成死骨者，应予以摘除。椎体或椎间盘感染多因椎体骨折或异物存留，清创不彻底所致；表现为脊椎疼痛剧烈，不敢翻身活动，即使轻轻触动病人床铺亦可激发剧烈疼痛，可伴有神经根刺激之放射样痛；局部叩击痛明显，体温不恒定；实验室检查白细胞总数及中性粒细胞均增加，血沉增快；治疗上注意为卧床休息，如脊髓功能有恢复，臀骶部恢复知觉者，可行石膏固定，同时应用有效抗生素 3~4 周以上。

【深及椎管内之感染】

椎管内坏死组织或异物未完全清除者，有椎管内感染之可能；椎板及关节突骨髓炎亦可能将感染带入椎管内。椎管内感染可成为硬膜周围炎或脓肿，其特征表现为神经疼痛，如在截瘫平面以上出现根性痛，则应考虑椎管内硬膜外感染之可能，对其治疗为椎板切除、充分引流及全身应用有效之抗生素。

（二）脑脊液漏

脊髓火器伤致硬膜、蛛网膜破损者，可发生脑脊液漏，常于伤后数小时或数日出现。早期流出液体常为血性，晚期则为透明清亮液体。伤者表现为头痛、恶心、呕吐、血压偏低等低颅压综合征。应早期予以探查修补，并预防感染。对漏孔较小者可直接缝合破口，漏孔较大无法直接缝合者，可用附近筋膜修补。

（三）其他并发症（伤）

【概况】

脊柱脊髓火器伤伤员常合并有胸腹脏器伤或其他损伤，伤情严重，失血量大，因此其并发症也比闭合性脊髓损伤为多而严重，在治疗上需依据具体伤情及病情而定。

【要求】

对此类伤员的治疗应特别强调：

1. 全面查体　及时发现重要脏器伴发伤，早期急救，降低死亡率；

2. 重视残留之脊髓功能的保护　避免因搬动或后送过程中进一步加重脊髓损伤；

3. 抗感染与支持疗法　早期全身应用抗生素并营养支持治疗，有效预防感染，特别是椎管内感染；

4. 早期彻底清创　认真处理创口，要充分引流，必要时延期或二期缝合；

5. 密切观察　及时发现并发症，并予以有效处理。

（郭永飞　史建刚）

第三章 椎动脉损伤及脊髓梗死颈源性心绞痛

第一节 椎动脉损伤

一、与椎动脉相关局部解剖复习

（一）椎动脉的有关解剖

椎动脉的走行与静脉丛：椎动脉从左右锁骨下动脉分出后进入 C_6 横突的横突孔，沿椎体侧方上行，自 C_2 稍向前外侧改变角度，出寰椎横突孔后，转向后方，绕外侧块走行后，贯穿硬膜进入颅内（图 2-5-3-1-1）。此椎动脉的周围有发达的静脉丛包绕其全周，与硬膜外腔的静脉丛相交通。解剖图上仅描绘动脉而无静脉，实际暴露时最费力的处置是控制静脉出血，从解剖图上难以想象手术的进程。

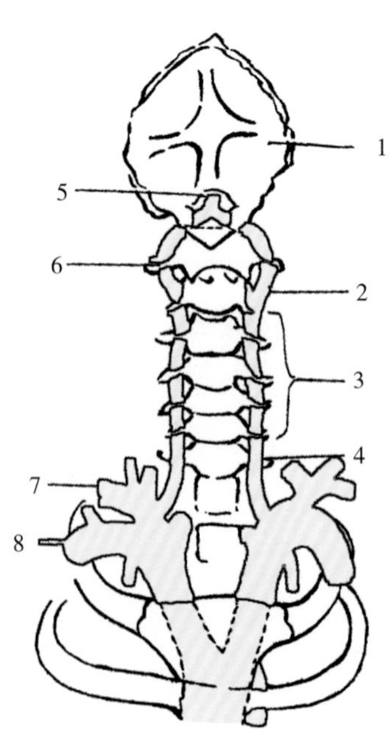

图 2-5-3-1-1 椎动脉走行、分段示意图

1. 枕骨; 2. 椎动脉第3段; 3.椎动脉第2段; 4. 椎动脉第 1 段; 5. 基底动脉; 6. 寰椎横突; 7. 甲状颈干动脉; 8. 锁骨下动脉

（二）其他方面解剖

【横突的解剖】

横突在椎体的侧方，横突基部有横突孔，从椎间孔走行的脊神经从横突前端过来，此沟为脊神经沟。横突前端部分为前结节与后结节，C_6 前结节特称为颈动脉结节。

【附着于横突的肌肉】

椎动脉的展开要从横突间开始，在进入横突间之前，有横突间肌，前方有前横突间肌联结上下横突，后方有后横突间肌联结后方。颈长肌上斜部及下斜部，头长肌等三个肌层。颈长肌下斜部从 T_1~T_3 椎体起，止于 C_5、C_6 横突的前结节。前斜角肌附着于横突前端的前结节，中斜角肌附着于后结节。另有头长肌起于颅骨斜坡下部，止于 C_3~C_6 横突的前结节。

二、椎动脉致伤原因

（一）颈椎损伤伴发椎动脉损伤

近年来对颈椎颈髓损伤中椎动脉损伤的前瞻性研究中，对颈椎损伤的形态、程度、脑缺血的发生率与椎动脉损伤的关系等已被阐明。Briffl 在 7205 例闭合性颈髓损伤中发现 38 例椎动脉损伤，Giacobetti、Vaccaro 等发现某些椎体、椎弓、横突损伤的 61 例中有 12 例并发椎动脉损伤，有横突骨折脱位、骨片移位的病例中，24%~75% 有椎动脉损伤，可见横突损伤的病例中，合并椎动脉损伤者多。

（二）颈椎手术时椎动脉损伤

颈椎外科手术时，多因摘出哑铃形神经鞘瘤时遇到椎动脉损伤，而在行颈椎椎体手术时，由于偏外接近横突亦有时损伤。术中突然发生这一情况，多令人手忙脚乱，且临床上有出血 10000ml 以上的实例；此时此刻处理这一严重情况的秘诀是按压 1h 或 2h，等待帮助。

三、椎动脉损伤症状及发生机制

椎动脉损伤的症状有：椎动脉闭塞致脑缺血的症状以及假性动脉瘤，动静脉瘘等。Briffl 等 38 例椎动脉损伤中 9 例为椎基底动脉区出现缺血症状。Weller 3 例中有 1 例，Giacobetti、Vaccaro12 例中有 3 例出现椎基底动脉缺血症状，Fridman 报道一例因此而死亡，椎动脉损伤多出现脑缺血症状。

脑缺血的原因有：椎动脉闭塞致脑干部、小脑缺血及椎动脉损伤部形成栓塞致脑干部、小脑的栓塞。对椎动脉直接损伤，骨折移位致动脉拉长，扭转等，均可引起动脉内膜出现损伤、剥脱、局部形成血栓。由损伤致薄弱处形成假性动脉瘤，从而成为栓塞的源头，使血栓闭塞椎动脉，或栓子脱落引起脑干、小脑梗死。

脑缺血的症状有：脑干部、小脑的缺血状态（椎基底动脉供血不足）与脑干部、小脑局部梗死的症状，可表现为视野障碍，偏瘫，温痛觉障碍，失调、注视障碍、眼震，吞咽障碍、眩晕等。一侧椎动脉闭塞时，多由对侧椎动脉供血而缺少严重的神经症状，但如果非优势侧椎动脉的延髓交通支梗死时则出现 Wallenberg 综合征，如闭塞的椎动脉在优势侧及两侧椎动脉闭塞时，多出现缺血症状，严重时会有意识障碍。椎动脉损伤部位及假性动脉瘤破裂则形成动静脉瘘，此时则有脑缺血症状及血管杂音等。

四、椎动脉损伤诊断

不仅要注意脊髓症状，也要注意脑干、小脑症状，脑缺血症状多在伤后 8h~21d 之间出现，应予注意。在脊髓休克及多发性外伤致低血压、低换气状态改善后仍残留意识障碍等脑干部症状时，应考虑两侧椎动脉闭塞。优势侧椎动脉闭塞及基底动脉栓塞，要紧急治疗，并紧急进行以下检查。

X 线及 CT 见有横突骨折、脱位或明显移位时，即使无症状也要疑有椎动脉损伤，并进一步行超声检查，如此可在短时间内评定椎动脉有无闭塞、狭窄及损伤部血管内膜的情况。MR 可同时评定椎动脉闭塞及狭窄情况，CT 可评定骨损伤的情况，亦可血管造影检查，以诊断与评定椎动脉损伤。CT 由三维空间观察骨损伤与椎动脉的关系，可供复位、固定时参考。脑血管造影可评定血运状况，可根据脑血管造影所见，进行血管内治疗。

五、椎动脉损伤治疗

（一）显露椎动脉的方法

多采用垂直进入椎动脉术式，临床上通常采取颈椎前方入路。为接近椎间孔可用斜向 45º 的进入法，从胸锁乳突肌的外侧进入。从前纵韧带的侧方开始剥离，显露时切断切除妨碍的部分上下，横突间附着有颈长肌的上斜部及下斜部、头长肌及前横突间肌，将这些用电刀一点点从横突剥离切除。深入到横突间时易伤及覆于椎动脉周围的静脉丛而出血。前斜角肌附于横突前端，此肌下方的脊神经沟内走行有脊神经，要小心剥离横突前缘的肌层，进入肌层后改变角度，进入横突间之后不可使用电刀。用刮匙剥离肌层附着部，进入软组织后开始出血。

显露椎动脉的根本在于不是直接暴露椎动脉，而是保存好其周围的静脉丛，并将其一同显露，这样则不会太多出血。但在最初进入横突间时，由于软组织多，出血中难以看清静脉丛的表面。用气钻使横突保留骨膜，有骨膜存在则可保护静脉丛而不损伤静脉，易于看出静脉丛覆盖的椎动脉，按已知椎动脉的走行，依此沿静脉丛表面进入横突间易于剥离并展开静脉丛与软组织的边界。

（二）椎动、静脉出血的处理

【椎动脉周围的静脉丛出血】

用双极电凝也难以止血，仅触及静脉丛表面难以凝固，不夹住静脉丛就不会凝固，反复 2~3 次凝固仍不能止血时，用镊子夹小米粒至米粒大小氧化绵于出血点，再按上 3~4 层带线棉片，一边浇水一边吸绵，行压迫止血。从出血静脉丛的穿孔部插入明胶海绵等，采取填塞方式可确切止血。压迫止血无效时，可直接凝固静脉丛，仅凝固静脉丛表面则无法凝固，用双极镊子插到动脉壁再夹住静脉丛予以凝固，逐次进行，显露椎动脉。

【椎动脉的处理】

如需紧急夹住或结扎椎动脉时，要先削去横突下端，确认椎动脉的走行及进入横突间，并确认椎动脉的全周覆有静脉丛之后，向上方夹起予以夹闭，椎动脉后方的脊神经被软组织所包裹，夹子可用血管夹或动脉瘤夹，结扎会更确切。椎动脉裂伤时可予以缝合，但因钻或钳子使动脉壁开孔时，缝合后会产生狭窄，可用肌片按在穿孔部长时间压迫，止血后使肌片不动，从周围将肌片固定住，此法在椎动脉开孔时可用，但不确实，小的肌片还可被卷入动脉内而产生脑干栓塞。

【椎动脉闭塞试验】

手术侧椎动脉能否闭塞，事前做好检查可增强术者的信心。用球囊导管闭塞椎动脉 10~20min，观察有无意识状态的下降及神经症状的出现，还可行脑电图记录。但在膨胀的球囊周围，血液隔绝，有可能形成血栓，解除球囊后血栓可飞向脑而产生脑干梗死，为此需在超过球囊的远侧另置入一个较细的导管，在闭塞期间持续注入肝素加生理盐水，这些相当细致的操作对术侧椎动脉存有大血管左右不同的情况下，术前有必要进行此项检查。

（三）椎动脉损伤致脑缺血的治疗

治疗目的是为了改善椎动脉损伤后脑血运状态，以预防栓塞与梗死。两侧椎动脉闭塞或优势侧椎动脉闭塞时，为改善血运状态，可行骨折及移位骨片的复位与固定，此时也要顾及栓塞。两侧椎动脉、优势侧椎动脉、基底动脉栓塞时行溶栓（导管溶栓），这些治疗在脑干、小脑不可逆性栓塞之前进行（在发病 6~12h 内）。

防止栓塞的方法有抗凝疗法及抗血小板凝集的药物治疗。适应于主诉脑干部、小脑症状出现时或认为栓塞源为椎动脉内膜损伤存在时。颈椎、颈髓损伤急性期可有全身多发外伤、出血倾向以及外科治疗中因出血而产生诸多问题，因此在预防使用抗凝、抗血小板药物时必须慎重，要个案对待。Briff 认为绝对禁忌病例（其他脏器有出血及出血倾向时）不用抗凝、抗血小板治疗，但不进行抗凝治疗的病例，其他脏器的障碍多严重，预后有显著差异。故对急性期的椎动脉损伤，只要全身状态许可，在外科处置（复位、内固定及损伤脏器的外科处置等）结束后，对椎动脉损伤者，为预防出现新的栓塞，应尽快开始抗凝治疗。急性期予以肝素，必要时慢性期给予华法林及阿司匹林。Briff 等对椎动脉损伤患者用肝素组比不用肝素组的脑缺血症状出现者少（出血性梗死为 10%）。对假性动脉瘤，损伤的椎动脉闭塞可行的话，可由手术闭塞椎动脉或血管内栓塞治疗。脑缺血症状根据闭塞部位，行超早期治疗可获得迅速改善。

六、椎动脉损伤临床举例

男性，55 岁，哑铃形神经鞘瘤，后路手术之后二期行前路手术，在展开肿瘤周围时忽略了横突内的椎动脉。用咬骨钳顺利地削薄横突时，突然血液喷出，染红了手术显微镜的镜头，此时想到椎动脉损伤而反射性地用手指压住出血部位，松开手指血又喷出，压迫止血 30 分钟，手指慢慢离开后已止血，为凝固出血点将双极镊子插入骨的下边，发现为动脉性出血，想放入氧化绵或肌肉片，又出血反复几次，放弃损伤部止血。为夹闭椎动脉干，进入近心端的横突间，但静脉出血多，椎动脉深难以观察清楚，用气钻削去横突缘，显露出一部分椎动脉，沿其走行分离进入横突间软组织的椎动脉，用血管夹双重夹闭，椎动脉的远侧在肿瘤上方，易于找出。术前行椎动脉闭塞试验确认闭塞后不致产生脑缺血方决定行此椎动脉夹闭手术。

第二节 脊髓梗死

一、脊髓梗死概述

有报告称本症较脑栓塞更为罕见，但很少有正确的流行病学信息。其原因是确诊梗死部位较难。因为主干前根动脉等脊髓外血管的变异多；很难判断血管结构；脊髓血管摄影困难，伴随壁间动脉瘤或主动脉手术后发生者可据其症状较易诊断。一般多在除外肿瘤之后方能做出诊断。自 MR 应用后，本症又受到重视。

二、脊髓梗死病因与特点

（一）病因

梗死原因可分为髓内及髓外，有外伤、肿瘤、炎症、椎间盘突出等。最近的报道以髓外血管性较多即:并发于壁间主动脉瘤、主动脉硬化、心肌梗死。主动脉溃疡性粥样变栓子、主动脉外科暂时血行阻断者等等。动脉硬化性血栓为脑梗死的最常见原因，而在脊髓梗死的原因中并不多见。

（二）特点

脊髓血管与脑部血管不同，有以下特点：

【缺血时间】

实验上制成脊髓缺血时，15min 以内的完成缺血只引起生理性改变，20min 以上方出现神经细胞的永久性变化。

【供血量】

脊髓较脑的供应血管丰富，脊髓内外的血管吻合网亦较脑多。

【低血压反应】

血压降至 70mmHg 以下时引起脑改变，而血压降至 40~50mmHg 时方引起脊髓缺血改变。

【血管硬化】

脊髓表面及髓内血管较脑动脉的硬化性变化少见。

【梗死率低】

肋间动脉由主动脉的分支近于直角且细，来自主动脉的栓子很难流入；即脊髓较脑对低血压、缺氧的抵抗强，很少出现血行减少，所以梗死较少，这与临床上的特征一致。

三、脊髓梗死MR所见

影像诊断目前以 MR 为佳，其特点如下：

1. 发病一周以内的急性期，T_2 增强像上有高强度信号，T_1 上有脊髓肿胀，不出现 Gd-DTPA 增强效果；

2. 发病一周以上时出现 T_1 增强效果；

3. 慢性期时，T_1 出现的高强度区缩小，T_1 呈低强度信号；

4. 非常重要的是观察其经时变化；

5. 基本类似脑梗死的 MR 所见；

6. 多发性脊髓炎等脊髓疾患时，从急性期即出现增强效果是鉴别的要点。

四、脊髓梗死治疗

本病有明确原因者可按病因治疗，包括处理外伤、切除突出的髓核等。而无明确病因者，则无特殊疗法；对血栓所致者行抗凝疗法或抗血小板疗法。合并高血压、心源疾患及糖尿病等患者当然对原发病要进行治疗。

第三节 颈源性心绞痛

一、颈源性心绞痛概述

1948 年 Darins 等详细报道 43 例胸前痛病例，在颈、胸椎水平找到疼痛发生的部位，故而提出颈性心绞痛这一概念。

颈性心绞痛的病因一般由颈椎病及颈椎间盘突出所致，就其发病机制有前根刺激的肌痛，神经根痛，牵连痛，交感神经系统异常等。责任（病灶）椎间水平多为 $C_{5\sim6}$，C_7 神经根的前根刺激所致的牵连痛。

国内李起鸿于上世纪八十年代亦提出颈椎所致心脏异常，包括心绞痛等。赵定麟从多例颈椎病手术前后对比观察中也证实这一判定。

二、颈源性心绞痛诊断要点

突发胸前区痛的原因有心绞痛、心梗、主动脉瘤、肺梗死、也有脊椎脊髓疾病所致的颈性心绞痛。首先 ECG 除外内科疾病，由于感觉障碍的存在，上肢放射痛，深部腱反射异常，颈部被动运动致疼痛加剧等为颈性心绞痛的临床表现，遇到原因不明的胸前区疼痛时，除进行神经学检查外，有必要行颈髓的 MR 检查。颈髓 MR 可发现髓内有异常信号为其特点。

三、颈源性心绞痛治疗

予以非类固醇类消炎、止痛药后症状减轻而出院。

本例疼痛与颈性心绞痛的表现相似，并且在颈髓 MR 上发现髓内有左右对称、圆形的异常信号点为其特征，同样影像所见的脊髓梗死病例已有数例的散在报道。本例发病急剧，结合颈髓 MR 所见诊断为脊髓梗死。

Pullicino 报道椎动脉解离性动脉瘤致同样影像所见者一例，推测为分水岭梗死。本例血管造影表明一侧椎动脉无功能，因此本例亦如 Pullicino 所指出的，系分水岭梗死。

四、颈源性心绞痛临床举例

男性，41 岁，主诉前胸痛；现病史：入院前，工作中突发前胸部束缚样剧痛，向两上肢放散。在某院急救中心就诊，ECG 未见异常，由剧烈胸痛而疑为心梗、剥离性主动脉瘤等。舌下含硝酸甘油，静注盐酸吗啡后，行心脏超声、胸部 CT 等检查未见异常。

入院时检查：血压 152/90mmHg，脉搏 64 次 / min，整齐，胸腹部无异常，无水肿，神志清，脑神经无异常，运动系统未见异常，$T_{1,2}$ 节段有束缚感，除肱三头肌外四肢腱反射亢进，无病理反射，无运动协调障碍，无膀胱直肠功能障碍。

各项检查结果：血、尿、纤溶凝固因子生化检查未见异常。脑脊液初压 125mmH_2O，细胞数 1/mm^3（淋巴细胞），蛋白 31mg/dl。头部 CT、

MR 未见异常，颈髓 MR C_6 水平见脊髓内左右对称圆形异常信号，T_1 见低信号，T_2 为高信号。胸髓 MR 未见异常。血管造影、主动脉、颈动脉、右椎动脉均未见异常，左椎动脉未显影，亦未见右椎动脉来的逆行性显影。

（周天健）

参考文献

1. Deinsberger R, Regatschnig R, Ungersböck K.Intraoperative evaluation of bone decompression in anterior cervical spine surgery by three-dimensional fluoroscopy.Eur Spine J. 2005 Sep;14(7):671-6. Epub 2005 Mar 1.
2. Frisbie JH.Breathing and the support of blood pressure after spinal cord injury.Spinal Cord. 2005 Jul;43(7):406-7.
3. Miko I, Gould R, Wolf S, Afifi S. Acute spinal cord injury. Int Anesthesiol Clin. 2009 Winter;47(1):37-54.
4. Neumann CR, Brasil AV, Albers F. Risk factors for mortality in traumatic cervical spinal cord injury: Brazilian data. J Trauma. 2009 Jul;67(1):67-70.
5. Richmond TS, Lemaire J.Years of life lost because of gunshot injury to the brain and spinal cord.Am J Phys Med Rehabil. 2008 Aug;87(8):609-15.
6. Thakar C, Harish S, Saifuddin A, Allibone J.Displaced fracture through the anterior atlantal synchondrosis.Skeletal Radiol. 2005 Sep;34(9):547-9.
7. Tonetti J, Potton L, Riboud R.Morphological cervical disc analysis applied to traumatic and degenerative lesions.Surg Radiol Anat. 2005 Aug;27(3):192-200. Epub 2005 Jan 29.
8. Vitale MG, Goss JM, Matsumoto H.Epidemiology of pediatric spinal cord injury in the United States: years 1997 and 2000.J Pediatr Orthop. 2006 Nov-Dec;26(6):745-9.
9. 刘洋，袁文，王新伟等 . 严重下颈椎骨折脱位的延期外科治疗策略 [J]. 中华创伤杂志，2007，23(9)
10. 刘忠汉，于彬 . 脊髓损伤再生的研究进展 [J]. 中华创伤杂志，2009，25(3)
11. 饶志诚，宋跃明 . 脊柱外科手术学（第三版）. 北京：人民卫生出版社，2006
12. 赵定麟，赵杰，王义生 . 骨与关节损伤 . 北京：科学出版社，2007
13. 赵定麟 . 脊柱脊髓损伤研究的现状 [J]. 中华创伤杂志，2008，24(10)

第四章　老年骨质疏松症伴脊柱骨折

第一节　老年骨质疏松症的概述、分型、临床表现与检测

一、骨质疏松症概述

骨质疏松症 (Osteoporosis，OP) 是一种以骨量减少、骨组织微观结构退化导致骨脆性增加、骨强度降低和骨折危险度增高为特征的全身性代谢性骨骼疾病。该病已跃居世界各种疾病的第七位。据 1994 年巴黎 OP 防治会议资料，西方 55 岁以上妇女有 1/3 患此病。同时，OP 及 OP 性骨折造成了数以千计人的残废及早逝。有关资料表明，在美国椎骨骨折和髋骨骨折的老年人中，20% 在 1 年内死去，而生存达 1 年以上者，仅半数可以自由活动，21% 需拄拐杖方可行走，25% 丧失活动能力。可见，OP 和 OP 性骨折给患者及其家庭造成的肉体上和精神的痛苦是不言而喻的。

在我国，随着社会人口的老龄化，OP 已被政府列为老年性疾病三大重点攻关项目之一。据专家估计，我国的 OP 患者约为 6000~8000 万人之多。由 OP 及 OP 性骨折所造成的高额医疗费用支出问题、健康问题、生活质量问题，也成为政府、医院及中老年人及其家属共同的沉重负担。OP 虽然是一种全身性疾病，但已成为骨科医生经常遇到的问题。除了对 OP 性骨折进行正确处理外，骨科医生应该对 OP 有一个全面的了解，以利于患者的更好康复。

二、老年骨质疏松症分型

骨是一个生活着的器官，在其生长、发育和衰老的过程中，不断地新陈代谢。人体在 30 岁左右，骨量达到峰值，40~50 岁开始减少。老年人随着年龄的增高，成骨细胞活性减弱，骨形成不足，骨吸收大于骨形成，骨小梁变细；同时，随着老龄化肾功能减退，1α 羟化酶活性减低，维生素 D 受体合成减少，肠对钙的吸收减少，而 PTH 分泌增加及降钙素分泌减少。加上老年期性腺分泌减少，钙摄取减少，户外锻炼活动减少，维生素 D 合成不足，骨骼内血循环减少，骨骼的钙容易被吸收和移出，使老年人易发生低转换型 OP。

（一）Ⅰ型原发性 OP

为高转换型 OP，起因于女性绝经后的雌激素缺乏，失去了对破骨细胞骨吸收的抑制作用。发病年龄可在 50 岁左右开始，易发生椎体、髋部和腕部骨折。另有约 10% 的 OP 患者继发于其它疾病。

（二）Ⅱ型原发性 OP

此型多为 70 岁以上老人，易发生椎体和髋部骨折。

三、老年骨质疏松症临床表现

OP 的主要症状是骨痛与继发骨折。当骨量丢失 12% 以上时即可出现骨痛，以腰背部最为常见。若发生在胸椎和腰椎上则呈现压缩变形，出现身长缩短和驼背畸形。OP 患者可在轻微外伤，甚至咳

嗽、打喷嚏等不经意间发生骨折，骨折部位常见股骨颈、桡骨远端和椎体。椎体骨折好发于胸腰段，多为单发，但多个椎体骨折也不少见。

四、骨量检测

（一）骨量的 X 线及超声检测

【X 线测定】

经典 X 线摄片仅在骨量低于 30% 才显示骨质疏松的改变。20 世纪 80 年代之后发展了单光子、双光子、双能 X 线骨吸收仪（DXA），定量计算机成像（QCT）等多种方法测定骨量。其中以双能 X 线测量法（Dual X-ray Absorptiometry，DXA）为目前国际公认的诊断骨质疏松最准确可靠的方法。它具有高能与低能两种光源，可测定不同厚度的软组织，在测定腰椎、股骨时可去除软组织的影响。常用测量部位：腰椎 L_2~L_4 前后位，股骨大转子，Words 三角，股骨颈，粗隆间等。测定结果与同性别正常人的骨峰均值比较用 T-score 表示，低于峰值骨量的 2.5 个标准差，即 T-score < -2.5 SD 即诊断骨质疏松，此时骨折危险度高。以上部位只要有一个部位出现明显的骨量低下达诊断值即可诊断骨质疏松。

【超声测定】

定量超声测量（QUS）可通过测定骨的传递速度（SOS）和声幅衰减（BUA）来衡量骨矿含量及骨的质量。SOS 受骨的质量、结构影响大，而 BUA 受骨弹性及骨密度影响。二者相关性 γ 在 0.81~0.83 之间。但其和骨质量、弹性之间关系不明确，受软组织厚薄影响，至今尚无确定的骨质疏松诊断标准。故骨量的超声测定仅适合于骨质疏松症的筛选普查，或患者治疗前后的自身对照，以及对孕妇的检查。

（二）生化检测

骨质疏松症的生化检测临床不常用，仅做简单介绍。骨吸收与骨形成指标增高时提示骨转换率增高。

【成骨功能指标】

血清骨碱性磷酸酶（B-ALP），参考值 8~35 U/L。骨钙素（BGP），常用 RIA 法：成人 3~9 μg/L。血清Ⅰ型前胶原 D 端肽（CPICP），RIA 法：成人参考值 69~147 μg/L。

【破骨细胞功能指标】

血抗酒石酸酸性磷酸酶（TRACP），成人参考值为 2.9~4.8 μg/L。尿羟脯氨酸（Hyp），参考值为 14.3 ± 5.7 nmol/mMcr。尿吡啶啉（Pyd），参考值：男：13~26 nmol/mMcr，女：16~37nmol/mMcr。脱氧吡啶啉（DPD），参考值：男：2.3~5.4 nmol/mMcr，女：3.0~7.0 nmol/mMcr。Ⅰ型胶原 N 末端肽（NTX），ELISA 法：大于 60 岁男性：33.9 ± 20.6 nmolBCE/mMcr；女：52.3 ± 39.1 nmolBCE/mMcr。尿钙/肌酐（Ca/Cr），参考值范围：男：0.25~0.34，女：0.30~0.54。

第二节　老年骨质疏松症的预防和治疗原则

一、老年骨质疏松症预防为主

预防对 OP 的重要性是不言而喻的。尤其对更年后和中老龄的易发人群尤为重要。

（一）运动

在日常生活中，负荷使骨产生应变。骨细胞可检测应变的大小，反馈调整骨局部的强度与骨量。由此可以理解：肢体失用造成骨量丢失，运动锻炼和肌肉用力收缩可增加骨量和骨强度。经常适当的运动对健康的老年人和骨质疏松患者的另一个好处是提高应变性、灵活性、肌肉强度和协调能力，从而减少了跌倒致伤的危险性。

（二）补充钙和营养

摄入足量的钙对正常骨代谢和和维持骨强度是非常必要的，钙的摄入量不足可降低骨峰值和增加随老龄而来的骨丢失，因此必须保证每日足够的饮食钙的摄入，才能有效地预防 OP。一般每日补钙量 800~1000 mg。根据有无肾结石史、消化道疾病等选择不同的钙剂，常用的有碳酸钙、乳酸钙、氨基酸螯和物、柠檬酸钙等。

（三）维生素 D 的补充

活性维生素 D 用于治疗老年性骨质疏松能刺激胃肠道内钙的吸收，促进成骨细胞合成和分泌骨钙素，促进骨形成。并增强肌肉的力量，提高患者的骨密度。临床常用的有阿法迪三(α-D_3) 0.25~0.5 μg1/ 日，罗钙全 0.25 μg1/ 日。

二、老年骨质疏松症药物治疗

（一）雌激素

雌激素是骨吸收抑制剂，可防止绝经后骨量快速丢失，对骨的各部位，包括好发骨折的脊柱、前臂和股骨颈等都有保护作用，因此对于 I 型 OP 患者可采用雌激素替代治疗（HRT）。对普通的妇女可用利维爱（Livial），此药兼有孕激素、雌激素和雄激素性质，对乳腺和子宫内膜安全性较好，用法为 1.5~2.5 mg/ 日。 对于子宫切除的妇女可用倍美力 0.625 mg/ 日，雌二醇 1.5~2 mg/日，尼尔雌醇 1~2 mg/ 月。另外，还可用激素受体调节剂，如三苯氧胺、雷诺昔芬等。

（二）降钙素

一种骨吸收抑制剂，并可增加内啡肽及抑制神经肽的释放而起到止痛作用，还能降低由骨质疏松引起的骨折。此药有肌肉注射和鼻喷剂二种，包括鲑鱼降钙素和鳗鱼降钙素，每周肌注 2~3 次，鼻喷每日 1~2 次。如：密盖息（鲑鱼降钙素），50~100 U，每周肌注 2~3 次；鼻喷 200 U/ 日或隔日。金尔力（国产鲑鱼降钙素），鼻喷 200 U/ 日。益盖宁（鳗鱼降钙素），20 U，肌注，1 次 / 周。依降钙素（国产鳗鱼降钙素），10 U，肌注，2~3 次 / 周。

（三）双膦酸盐

一种高效的抑制骨吸收药物。常用的有福善美（国产药名为固邦）10 mg 每日一片；或 70 mg/ 片，每周一片。主要副作用是对食管粘膜的刺激，故需晨起空腹用 200~300 ml 水口服，半小时内不平卧及进食。

（四）中成药

有促进骨生长提高骨密度的作用，可用于 OP 的一般治疗和预防。目前临床较多应用的有骨松冲剂，仙灵骨葆胶囊等。

（五）维生素 D 及钙补充

老年骨质疏松症骨折的患者，特别是必须卧床休息的患者，骨的流失加重了骨质疏松的发展，应及时给予活性维生素 D 及适当的钙补充。骨折后产生大量的破骨细胞，为不影响破骨细胞的吸收及骨的修复功能，建议待急性期过后给予双膦酸盐或降钙素治疗，以利于骨折的愈合。

三、老年骨质疏松症手术治疗

骨质疏松症所引起的骨折已经是骨科医师经常遇到的临床问题，常见的有脊柱压缩性骨折、桡骨远端骨折和股骨上端骨折。股骨上端骨折包括股骨颈骨折和粗隆间骨折，其治疗可见本书相关章节。桡骨远端骨折一般可采用非手术治疗。

随着我国人口的老龄化，骨质疏松性脊柱压缩性骨折（Osteoporotic Vertebral Compression Fracture，OVCF）日益多见。患者常因疼痛、不能站立和坐起，而不得不长期卧床，致使生活质量明显下降，骨量进一步丢失，并可引发多种并发症，对老年人危害极大。以往对 OVCF 除了卧床休息和对症药物处理外，比较积极的做法只是在卧床一段时间后尽早在支具保护下离床活动，此外没有合适的外科干预手段。20 世纪 80 年代，国外开始应用在 X 线引导下经皮穿刺，经椎弓根向病变椎体注入骨水泥的技术，用来治疗椎体骨肿瘤和骨质疏松椎体压缩性骨折所致疼痛，被称为椎体成形术（Percutaneous Vertebroplasty，PVP），后国内不少医院也陆续引进开展了此项技术，使相当一部分 OVCF 患者得到了康复。但 PVP 虽有明显的止痛效果，但椎体高度的恢复不甚理想，更有骨水泥渗漏出椎体的潜在危险。为此，不少学者在 PVP 的基础上做了研究和改进，如先经皮穿刺置入球囊对椎体进行扩张以恢复椎体高度，再在球囊扩张形成的空腔内注入骨水泥，即椎体后凸成形术（Percutaneous Kyphoplasty，PKP，图 2-5-4-2-1），也有人采用膨胀式机械性扩张的方法来达到这一目的。PKP 与 PVP 的止痛效果都很好，但 PKP 对椎体高度的恢复和脊柱后凸畸形的矫正更满意，而且更为安全，目前正在国内逐步推广应用。

但是，PVP 和 PKP 仅适用于无脊髓神经合并伤的 OVCF，对在一定暴力（甚至是轻微暴力）所致老年人椎体爆裂骨折，椎体压缩 > 3/4，骨块明显突入椎管者也不能达到治疗目的，特别是注入骨水泥而进入椎管伤及神经者，往往需要通过前路或后路手术解决问题，具体手术方法可参考本书相关章节。

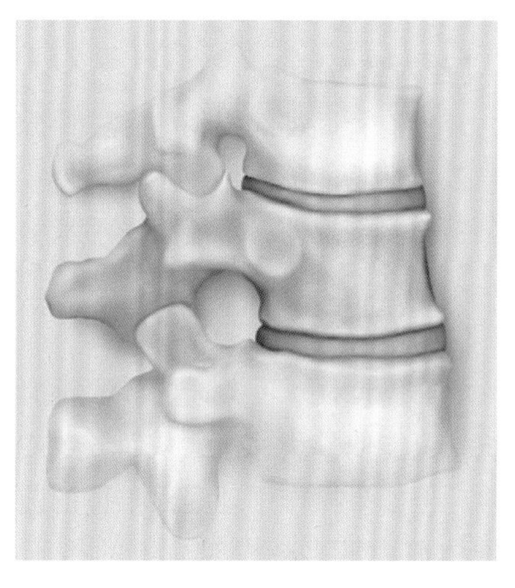

A

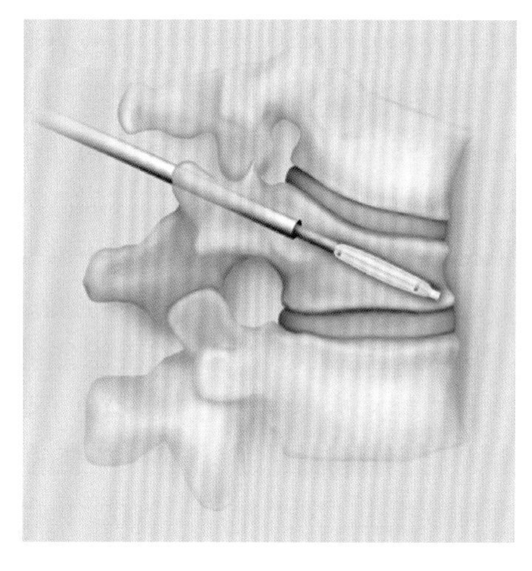

B

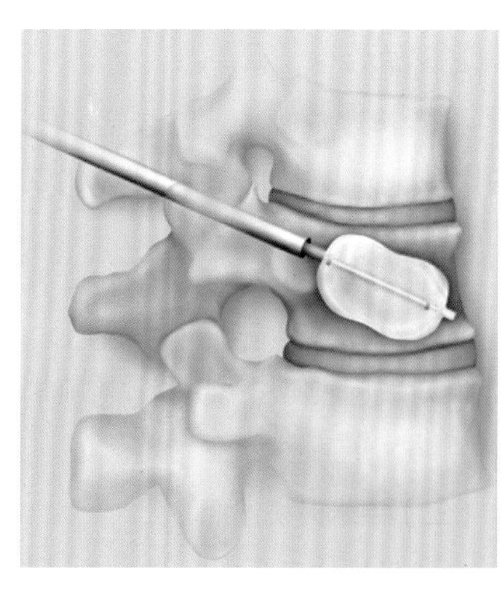

C

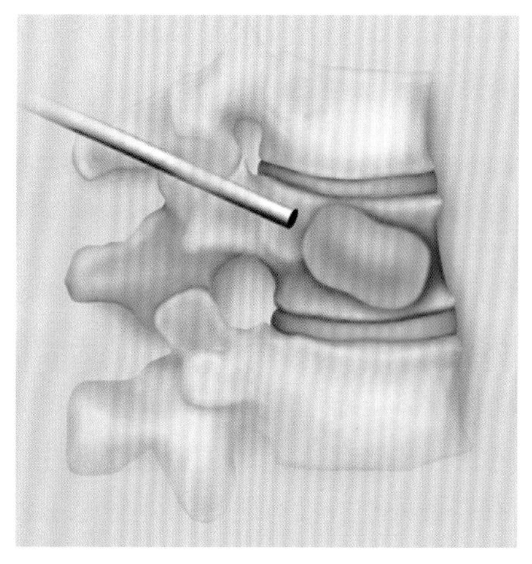

D

图 2-5-4-2-1 椎体压缩性骨折经皮椎体后凸成形术复位示意图（A~D）

A. 正常椎节；B. 经皮自椎弓根穿刺送入球囊；C. 扩张球囊，骨折复位；D. 退出穿刺导管（自 Kyphon）

第三节　老年骨质疏松椎体压缩骨折的经皮椎体后凸成形术（PKP）

一、PKP概述

1984年法国Galibert首次应用经皮椎体成形术治疗椎体血管瘤，此后有学者用此方法治疗骨质疏松椎体压缩骨折，获得疼痛缓解及早期活动的疗效。椎体成形术是在高压下将流动的骨水泥注入到椎体，不能恢复椎体的高度及矫正后凸畸形，而且有较高的骨水泥渗漏率，造成脊髓神经受压，严重时肺栓塞而危及生命，使应用受到一定的限制。1998年，美国Kyphon公司在椎体成形术的基础上研制出一种可膨胀的球囊，先经皮经椎弓根将球囊置入椎体，将球囊加压膨胀使椎体复位，退出球囊后在椎体内留下一空腔，在低压下将骨水泥填充到空腔内。该手术能够矫正后凸畸形，减轻术后疼痛，尤其是避免了骨水泥渗漏等并发症。椎体后凸成形术是一项新的技术，国内近年陆续报道。刘大雄等于2002年12月开始采用本技术治疗老年骨质疏松脊柱骨折，术后疼痛缓解率100%，患者24h均能离床活动，椎体高度基本恢复，且无骨水泥渗漏等并发症，临床效果满意。

二、PKP手术适应证、禁忌症和手术时机选择

（一）手术适应证

椎体后凸成形术主要手术适应证为老年骨质疏松疼痛性椎体压缩性骨折。具体包括：

1. 年龄　中老年人（50岁以上）为主；
2. 有轻微外伤或没有明显的外伤史；
3. 临床表现为背部胸腰段疼痛，不能站立及行走，体检压痛部位与椎体骨折部位一致；
4. 无脊髓神经损伤的表现；
5. X线示椎体压缩性骨折呈楔形变；
6. CT示椎体后壁完整；
7. MR示脊髓无严重压迫；
8. 骨密度测定为中度以上骨质疏松；
9. 凝血功能正常；
10.（造影剂）碘过敏试验阴性。

（二）手术禁忌症

【绝对禁忌症】

1. 伴有脊髓神经损伤的脊柱骨折；
2. 凝血功能障碍；
3. 全身情况差，不能耐受手术；
4. 局部或全身有感染灶。

【相对禁忌症】

1. CT示椎体后缘骨折　球囊扩张挤压周围组织，可能使骨块移位，从而导致或加重压迫的危险。但如果操作中球囊靠椎体的前、中部，撑开椎体前中部，减少对后方的挤压。我们认为只要骨块突入椎管不严重（椎管前方占位小于30%），无脊髓神经损伤症状，还是可采用椎体后凸成形术。

2. 椎体严重骨折（压缩>70%）　主要是骨穿刺针穿刺过程困难，但如果采用较细的穿刺针可精确到达椎体内。

3. 年轻人（50岁以下）　正常骨密度，外伤引起的椎体压缩性骨折不主张用椎体后凸成形术，但如果长期使用激素致骨质疏松，或女性绝经期后也可考虑本手术。

（三）手术时机选择

急诊做椎体后凸成形术比较少见，多选择在骨折3~5d以后。急性骨折手术后疼痛缓解率可达90%以上。如果骨折数月或数年后手术，其临

床效果不理想。

三、PKP手术方法

目前多采用美国 Kyphon 公司提供的器械，包括骨穿针、导针、扩张管、工作通道、填充器、特制球囊及装有压力表的注射器。近年有国产替代品陆续出现。

（一）麻醉与体位

【麻醉】

全麻或局麻均可。如采用局麻，需加静脉辅助麻醉，减少患者的紧张情绪和减轻因体位造成的不适。

【体位】

多采取俯卧位，用自制枕头垫在胸部及骨盆，使腹部悬空，胸腰段稍过伸。

（二）手术步骤

【定位】

先用 C 臂 X 线机拍或透视标准的正侧位片，包括椎体上下终板平行，正位上双侧椎弓根的形状对称，并与棘突间距相等（椎体无旋转）。之后每步操作均在 C 臂机监视下完成。

【插入导针】

均采用经皮穿刺经椎弓根入路，进针点在椎弓根眼的外上方（图 2-5-4-3-1），右侧时钟十点位或左侧在二点位；进针方向依据终板状态而定：上终板压缩，进针向尾侧；下终板压缩，进针向头侧；双向压缩，进针方向水平；骨穿刺针进入椎体后壁 2mm 后，取出骨穿刺针芯，插入导针。

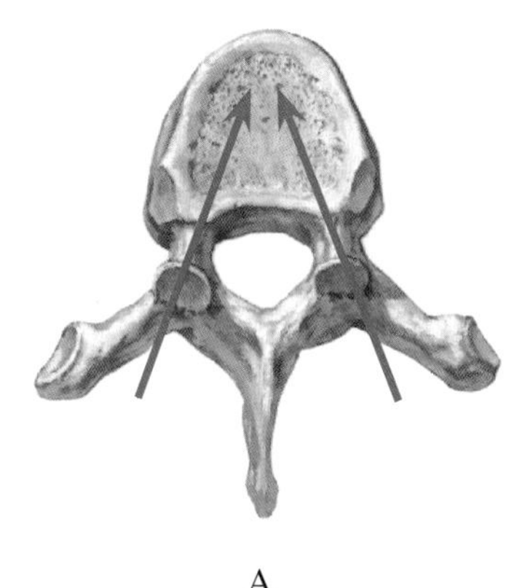

A

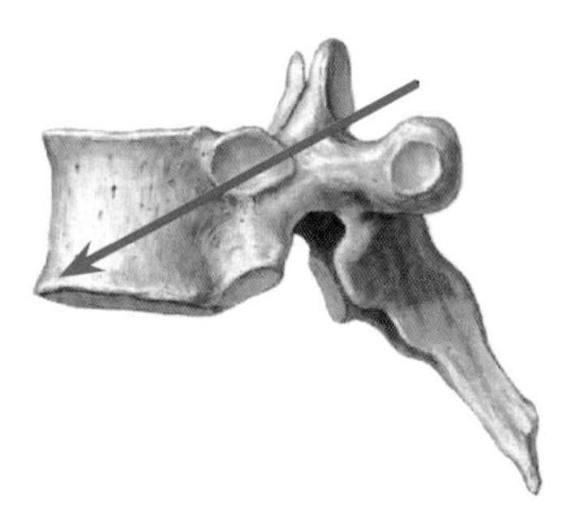

B

图 2-5-4-3-1 经椎弓根穿刺入路示意图（A、B）

A. 横截面观；B. 侧位观

【插入工作套管】

当导针进入椎体前下方后，取出骨穿刺针，插入扩张器及工作套管，进入椎体后壁 2mm，拔出扩张器，留下工作管道，完成经皮穿刺过程。

【椎体钻孔】

按顺时针方向进入及顺时针方向退出，取骨组织留送病理检查。

【通道成型】

用填充器来回进出捣几下，使工作通道内壁光滑以免刺破球囊。

【放置球囊】

插入球囊，调整球囊上二个金属标志的位置。

【球囊加压】

推动注射器加压到 50psi，以防止其移位，拔出球囊导针，继续缓慢加压直到终板抬高，椎体高度恢复满意后，计压、计量，抽出造影剂，使球囊回缩至真空最小体积后从工作通道中抽出；同样做另一侧，如有双球囊，可双侧同时加压。

【填充骨水泥】

搅拌骨水泥，用注射器注射到填充器内，待

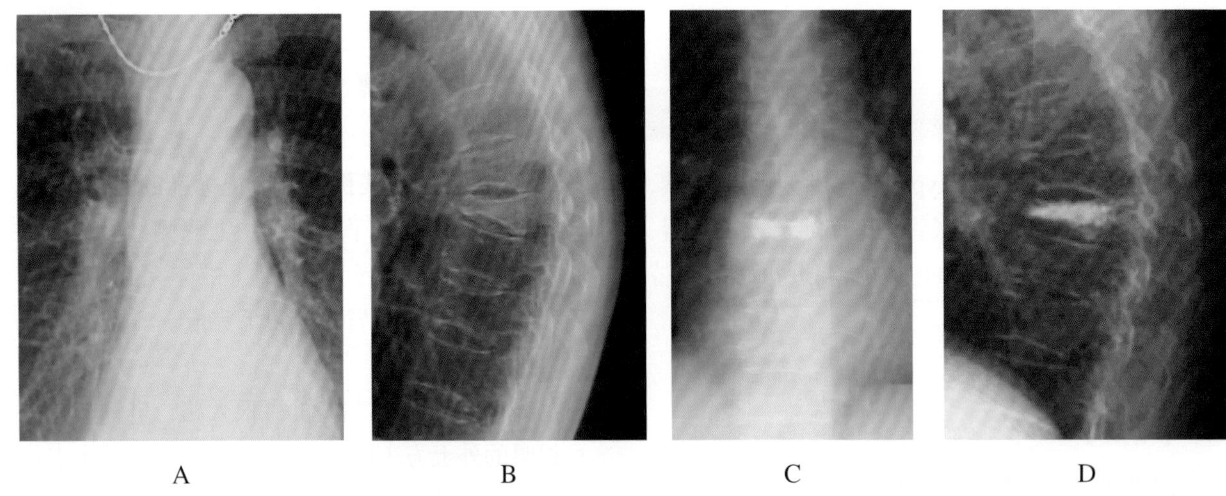

图 2-5-4-3-2 临床举例 例 1 患者，女性，78 岁，T_8 椎体骨折（A~D）

A、B. 术前正侧位 X 线片；C、D. 经皮椎体后路成形术术后正侧位 X 线片

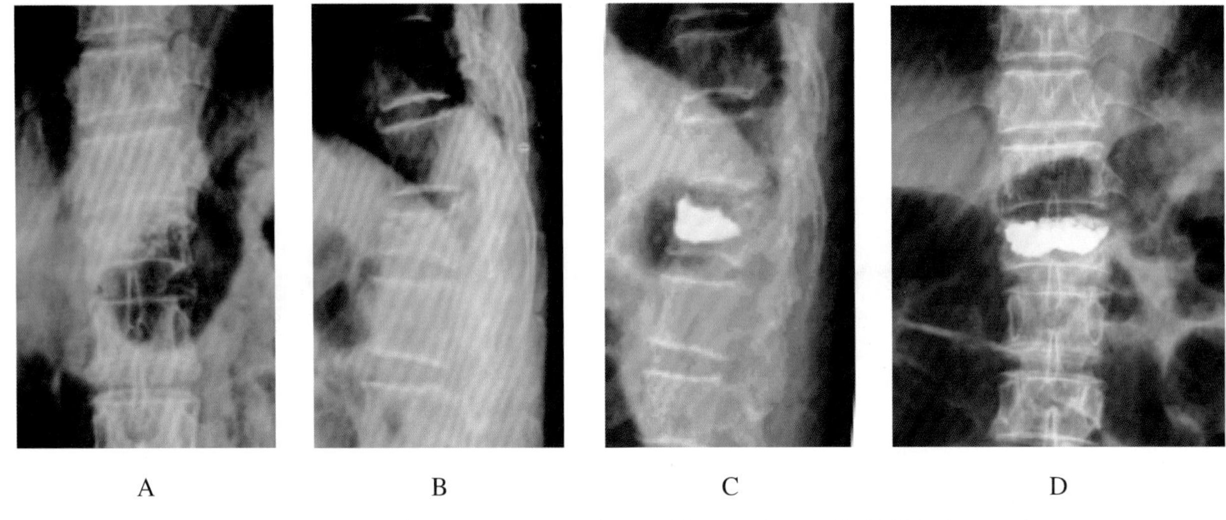

图 2-5-4-3-3 临床举例 例 2 患者，男性，81 岁，L_1 椎体骨折（A~D）

A、B. 术前正侧位 X 线片；C、D. 经皮椎体后路成形术术后正侧位 X 线片

骨水泥拉丝期，再将填充器内的骨水泥推挤到椎体内，把椎体内腔填实（图 2-5-4-3-2、3）。

四、PKP术后处理

术后常规应用抗生素 3d，24h 后在腰围保护下离床站立、行走。

五、PKP有关技术问题的讨论

（一）经皮椎弓根穿刺技术

经皮穿刺技术是椎体后凸成形术的关键。经椎弓根穿刺是临床上最常用的方法，该入路能为手术医生穿刺定位提供一个清晰的解剖标志，而且只要维持穿刺针于椎弓根内，就不会损伤邻近结构，所以，该入路是十分安全的。其它方法有椎弓根旁入路、椎体后外侧入路（仅用于腰椎）、前外侧入路（仅用于颈椎）等。经皮椎弓根穿刺法是让患者俯卧位，在正位及侧位 X 线透视监视下，穿刺针从椎弓根的外上缘穿至内下缘。具体分为五步，第一步骨穿刺针开始位置：正位透视骨穿刺针尖在椎弓根眼的外上缘（左侧十点或右侧二点钟），侧位透视骨穿刺针尖在椎弓根后方皮质上。第二步骨穿刺针进入椎弓根中间：正位透视骨穿刺针尖在椎弓根眼的一半，侧位透视骨穿刺针尖进入椎弓根一半。第三步骨穿刺针进入椎体后壁：正位透视骨穿刺针尖进入椎弓根眼内下缘，侧位透视骨穿刺针尖进入椎体后壁。第四步导针进入椎体中间：正位透视骨穿刺针尖穿出椎弓根眼，在椎弓根与棘突之间，侧位透视骨穿刺针尖进入椎体一半。第五步导针进入最终位置：正位透视导针到棘突边，侧位透视导针到椎体前下方，距椎体前皮质5mm。在穿刺过程中要及时调整穿刺针的内倾角和矢状角，以保证穿刺方向的正确与安全性。如侧位穿刺针到达椎弓根的一半，正位穿刺针超过椎弓根眼的一半而到椎弓根眼的内下缘，说明穿刺针内倾角过大，有穿入椎管的危险；如穿刺针未到达椎弓根的一半，说明穿刺针的内倾角过小，有穿出椎体侧壁的可能。作者认为，在穿刺过程中还应注意以下细节：

1. 皮肤进针点距椎弓根眼外上缘旁5mm处；
2. 使用小槌比旋转加压穿刺进针更好控制；
3. 调整穿刺针角度时不必每次都退到皮下，可直接改变角度；
4. 在插入导针或工作套管时，要始终控制导针的近端，以免刺破椎体前缘皮质，损伤椎体前大血管及内脏等。

（二）椎体复位球囊扩张技术

【目的】

经皮椎体成形术可使大多数VCFS达到止痛的目的，但是，VCFS不但引起疼痛，还有其它的临床问题：

1. 脊柱后凸使患者的负重中心前移，以致患者失去平衡，增加摔倒的危险性，从而使受伤的可能性增加；
2. 患者负重中心改变也加大了椎体所承受的负荷，使椎体容易发生骨折；
3. 胸椎后凸畸形使肺容量减少可致限制性呼吸疾病等；
4. 腰椎后凸畸形使腹部容量减少致食欲下降、营养不良等；
5. Kado报道，死亡率增加23%~34%。所以，恢复椎体的高度和减轻后凸畸形也是治疗目的；怎样获得较满意的复位？利用体位复位使胸腰段过伸和球囊扩张复位。

【停止球囊扩张指标】

1. 骨折已复位；
2. 球囊已扩张到终板；
3. 球囊与椎体一侧皮质接触；
4. 扩张时球囊压力不再下降；
5. 球囊达到最大压力300psi；
6. 球囊达到最大容积（4ml）。

发生球囊破裂少见，也有报道高达43%，大多在球囊膨胀最大时被骨刺刺破，一般不造成危害（造影剂试验阴性）。

【预防球囊破裂】

因为球囊价值昂贵，所以要预防球囊破裂，具体措施为：

1. 通道成型清除骨碎片　使通道内壁光滑，如果球囊进入椎体有阻挡，可能是小骨片引起，再次使用钻头或填充器，使球囊顺利进入椎体。

2. 缓慢加压而不是快速扩张　即加压——刻度下降——再加压。

3. 防止球囊破裂　我们观察到，由于球囊周围骨组织骨密度不同，使球囊不均匀扩张，当特别不对称时，扩张后球囊呈一边大一边小，球囊在交界处较易被刺破，需小心预防。

（三）骨水泥灌注技术

【基本体积】

骨水泥的剂量是根据球囊在椎体内形成的空腔大小而定，记录注射器加压时注入多少ml的造影剂，骨水泥量一般比造影剂的量多1~2ml。有人认为，骨水泥的量与疼痛缓解程度不成比例，骨水泥过多注入易导致并发症，但骨水泥4~6ml才能恢复椎体的刚度和强度，所以在不发生骨水泥渗漏的前提下，尽可能多填入骨水泥。椎体后凸成形术骨水泥渗漏比椎体成形术少，有报道发生率1.1%~18.6%，主要是球囊内壁不完整，有裂口，同时没有掌握好骨水泥的填充时机及压力。

【预防措施】

1. 球囊放在椎体的前半部扩张，因椎体后半部有很多静脉交汇，且直接与硬膜外静脉丛相通；

2. 标准的椎弓根入路，使球囊扩张限制在椎体侧方，导致骨水泥填充时不能使骨水泥越过中线；

3. 骨水泥填充器经工作通道进入椎体空腔的前部，用逐步后退的方式向空腔内注入骨水泥，同时持续地侧位 X 线透视，监视骨水泥是否向椎管、椎旁静脉、椎间隙等渗透，如有渗漏，立即停止填充骨水泥；退出骨水泥填充器之前，将骨水泥在椎体空腔内夯实；

4. 骨水泥开始硬化后，旋转工作管道后再退出，才能使骨水泥不带入软组织内。

六、PKP应用前景

椎体后凸成形术也存在一些缺点。除手术并发症外，多量骨水泥注入后可能造成相邻节段间的力学失衡，使邻近椎体骨折可能性增加。骨水泥充填部位已无新骨生长可能。所以，应该探索开发更接近骨的刚度和弹性模量，更好的生物相容性和生物降解力的替代材料。另外，虽然已有国产替代品陆续出现，但费用仍然偏高，使本手术的推广应用受到一定限制。

但是在目前情况下，椎体后凸成形术的疗效优势还是比较明显的，由于能在一定程度上恢复受损椎体的高度，增加其承载能力，术后迅速解除疼痛和早期离床活动，受到老年患者的欢迎；只要掌握好适应证和手术要点，治疗效果是满意的，目前仍不失为老年骨质疏松性椎体骨折的一种积极和可靠的治疗手段。

（刘大雄　杨维权）

参考文献

1. Buchbinder R, Kallmes DF. Vertebroplasty: when randomized placebo-controlled trial results clash with common belief.Spine J. 2010 Mar;10(3):241-3.
2. Carragee EJ.The vertebroplasty affair: the mysterious case of the disappearing effect size.Spine J. 2010 Mar;10(3):191-2.
3. Cummings SR, Ensrud K, Delmas PD.Lasofoxifene in postmenopausal women with osteoporosis, PEARL Study Investigators.N Engl J Med. 2010 Feb 25;362(8):686-96.
4. Fu-Ge Sui.Clinical application of balloon kyphoplasty on trreating spine metastatic tumor and old-age osteoporosis vertebral compression fracture. SICOT Shanghai Congress 2007
5. Fu-Ge Sui.Clinical application of vertebroplasty combined with radiofrequency nucleoplasty for treating compression fractures of vertabral body with lumbar disc herniation. SICOT Shanghai Congress 2007
6. Gan M, Yang H, Zhou F.Kyphoplasty for the treatment of painful osteoporotic thoracolumbar burst fractures.Orthopedics. 2010 Feb 1;33(2):88-92.
7. Harvey N, Dennison E, Cooper C.Osteoporosis: impact on health and economics.Nat Rev Rheumatol. 2010 Feb;6(2):99-105.
8. Hong-Jian Liu, Yi-Sheng Wang.Percutaneous vertebroplasty for the treatment of osteoporotic thoracolumbar vertebral compression fractures by filling auto-solidification calcium phosphate cement. SICOT Shanghai Congress 2007
9. Lewiecki EM. Bone Densitometry and Vertebral Fracture Assessment. Curr Osteoporos Rep. 2010 Jun 17.
10. Ping-Chung Leung.Oseteoporosis. SICOT Shanghai Congress 2007
11. Shepherd AJ, Cass AR, Ray L.Determining risk of vertebral osteoporosis in men: validation of the male osteoporosis risk estimation score.J Am Board Fam Med. 2010 Mar-Apr;23(2):186-94.
12. Xin Ma, Jian-Yuan Jiang, Fei-Zhou Lv, etal.Fluoroscopic and 3-D navigation guidance for single needle percutaneous vertebroplasty in lumbar and thoracic vertebra. SICOT Shanghai Congress 2007
13. Yamana K, Tanaka M, Sugimoto Y, Takigawa T, Ozaki T, Konishi H. Clinical application of a pedicle nail system with polymethylmethacrylate

for osteoporotic vertebral fracture. Eur Spine J. 2010 Apr 23.

14. Yu Liang.Percutaneous augmentation for osteoporotic vertebral fractures. SICOT Shanghai Congress 2007
15. Zhan-Chun Li, Zu-De Liu, Guang-Yu Hu.Percutaneous kyphoplasty in the treatment of osteoporotic vertebral compression fractures of the elderly patients with kyphosis. SICOT Shanghai Congress 2007
16. Zhao-Min Zheng, Guan-Ming Kuang, William.W, etal. Lu.An experimental study of vertebral augmentation with a novel vessel-x bone void filling container system by polymethyl methacrylate injection. SICOT Shanghai Congress 2007
17. Zhao-Min Zheng, Guan-Ming Kuang, Zhi-Yong Dong, etal. A comparison of clinical application between balloon percutaneous kyphoplasty and "sky-bone expander" percutaneous kyphoplasty. SICOT Shanghai Congress 2007
18. Zhao-Min Zheng, Guan-Ming Kuang, Zhi-Yong Dong, etal.One-stage single balloon multiple expansions percutaneous kyphoplasty. SICOT Shanghai Congress 2007
19. 池永龙．脊柱微创外科学．北京：人民军医出版社，2006
20. 倪文飞，池永龙，林焱等．经皮椎体强化术并发骨水泥渗漏的类型及其临床意义 [J]. 中华外科杂志，2006，44(4)
21. 饶志诚，宋跃明．脊柱外科手术学（第三版）．北京：人民卫生出版社，2006
22. 杨维权．老年骨质疏松椎体压缩骨折的经皮后凸成形术．中国骨与关节损伤杂志 2005 年 20 卷 7 期
23. 赵定麟，李增春，刘大雄，王新伟．骨科临床诊疗手册．上海，北京：世界图书出版公司，2008
24. 赵定麟，王义生．疑难骨科学．北京：科学技术文献出版社，2008

第五章　颈部软组织损伤

第一节　颈部软组织损伤之基本概念

一、颈部软组织损伤概述

近年来发现颈部软组织损伤并非少见，除严重的颈椎及颈髓损伤外，软组织损伤亦占一定比例，临床医师应有所认识。

颈部软组织损伤的范围上界为下颌骨的下缘，乳突尖和上项线至枕外粗隆的连线，下界为胸骨上切迹、胸锁关节、锁骨、肩峰和第七颈椎棘突的连线。其处于上接头颅、下连躯干的特殊位置，是机体中枢连接全身的桥梁与纽带。虽然颈部损伤不像身体其他部位的损伤那么常见，约占全部创伤的5%~10%。但此部位多为重要结构，一旦损伤，常累及颜面、颅内和上胸的重要器官；常导致危及生命的大血管损伤、颈神经损伤、颈段、脊髓神经损伤等，死亡率高。因此，对颈部损伤及时的抢救、准确的诊断和正确的治疗就显得极为重要。

二、颈部软组织损伤颈部分区

为便于检查、记录、估计伤情和决定治疗，颈部划分为上、中、下三区（图2-5-5-1-1）：

（一）颈上区

下颌角以上为颈上区（Ⅲ区），该部外伤常损伤脑动脉、颈内动脉的海绵状部，颈外动脉、上颌中动脉深部分枝、面动脉、舌动脉、椎体旁静脉等。

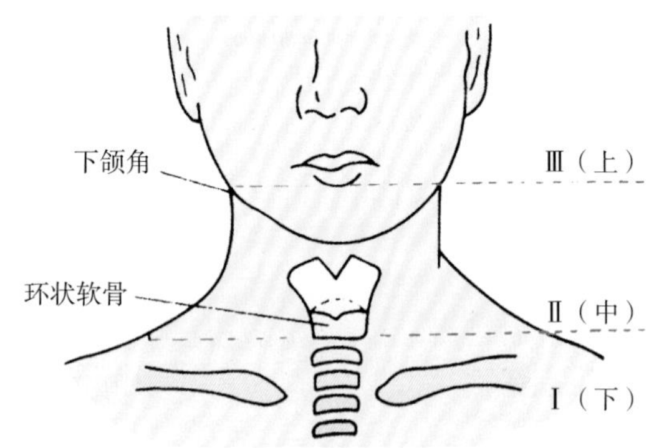

图2-5-5-1-1　颈部分区示意图

（二）颈中区

下颌角至环状软骨水平之间为颈中区（Ⅱ区），易伤及颈静脉、颈总动脉、颈内动脉和颈外动脉的近端及其分枝、喉、气管、食管、甲状腺、颈部交感神经、喉返神经、面神经及肺神经等。

（三）颈下区

环状软骨以下为颈下区（Ⅰ区），此区易伤及胸动脉、颈动脉、椎动脉、颈静脉、臂丛神经、副神经、胸导管等。

三、颈部软组织损伤分类

近年来，由于车祸增多，颈部损伤亦随之增加。颈部损伤可由较大的钝性外力引起，其可致相对轻微的软组织损伤；而大多严重的颈部损伤发生于高速车祸或枪弹伤。颈部损伤常伴头部、颌面和胸部等处多发伤。有报道，颈部穿通伤手术时所见血管损伤、腺体损伤、出血者占 60%，气管、食管损伤者占 23%，颈神经损伤或高位截瘫者占 12%；而伴有其他部位多发伤者占 30%。

一般将颈部损伤分为闭合性和开放性两种：

（一）闭合性颈部损伤

又称颈部钝性伤，可见打斗、拳击、勒缢或其他钝性伤。强大的钝性外力除可使颈组织和大血管受伤外，也可同时导致喉和气管损伤，喉或气管的钝性伤常引起喉头水肿，合并有皮下气肿，即应想到有气管破裂的可能，严重皮下气肿可迅速向纵隔扩展形成纵隔气肿，引起急性血循环障碍。颈动脉窦受刺激可导致意识丧失，脉搏缓慢、血压下降、声门痉挛等。

（二）开放性颈部损伤

又称颈部穿透伤，多见于投射物（如枪弹、弹片、铁片和玻璃片等）损伤，工业意外损伤，车祸，颈自杀与凶杀等，造成颈部血管、气管、食管穿透或切断，甚或伤及神经偶有开放伤后异物存留而致迟发性损伤者，开放性损伤常导致大出血并发休克、死亡，或者引起窒息、气栓等致命性后果。

另外，按损伤组织部位可分为软组织伤、动静脉损伤、食管损伤、气管损伤、神经损伤等。

第二节　颈部常见的软组织损伤

一、颈部软组织损伤基本概念

颈部软组织损伤是指颈部肌肉、韧带和筋膜等软组织的损伤性病变，可分为急性与慢性两种。慢性病变多为急性病变未得到及时、彻底的治疗而致，少数一开始即为慢性，其往往与颈椎间盘的退行性改变有关。

二、急性颈部软组织损伤

（一）概述

人们在工作或日常生活中，由于某种原因突然头颈扭闪，肌肉无准备地强烈收缩或被牵拉，导致颈纤维或韧带等组织发生撕裂；也有在乘坐高速行驶的汽车中突然急刹车而致颈椎快速前后摆动造成损伤；还有少数睡觉姿势不当所致（俗称“落枕”）。

（二）病理

受累的肌肉多为斜方肌、提肩胛肌及胸锁乳突肌，或颈部筋膜和韧带组织等。在这些肌肉的起点、止点或肌腹部分纤维被撕裂，受伤的组织肿胀、瘀血、出血，刺激相应的神经末梢，产生局部疼痛，引起颈肌痉挛；并通过神经传导引起头部、背部，甚至同侧上肢的放射痛。少数严重的患者亦可有神经根的刺激症状。

（三）临床表现

大多表现为单侧，男性略多于女性。主要症状为颈部疼痛及活动受限，轻者为针刺痛，重者如刀割样或撕裂样疼痛。疼痛主要在颈部，也可以模糊地放射至头、背和上肢。任何活动均可加重疼痛，以致转头时两肩亦随之转动。皮肤无任何损伤，查体可在斜方肌等受损肌肉处有明显压痛，范围广泛，有时压痛可多个，局部轻度肿胀，患者的头常偏于一侧，故又称“外伤性斜颈”。神经系统检查无阳性发现。

X 线检查无明显异常，少数患者侧位片可见颈椎生理性前凸减轻或变直，关节突间隙增宽等。

（四）诊断

根据突然起病的病史，轻度的外伤史及局部体征，诊断可确定。但应除外第 1~2 颈椎半脱位，颈椎结核等病变。因此，必要时需做 X 线摄片。

（五）治疗

本病病程不长，一般经数天的休息即可自愈。但有少数患者症状严重，需给予治疗。方法有局部膏药外敷、理疗、针灸、推拿以及压痛点的醋酸氢化考的松局部封闭等。推拿时应注意手法轻柔，避免用强烈快速的旋转手法，以防加重损伤或造成颈椎脱位。也有用颈围暂时性固定，亦可减轻症状。

三、慢性颈部软组织损伤

（一）概述

慢性损伤是指超过正常生理活动范围最大限度或局部所能耐受时值的各种超限活动的损伤。本病多见于从事打字、财务、雕刻、刺绣等需长期低头工作的人员。由于颈部肌肉过度疲劳，造成少量肌肉纤维的撕裂，发展到一定程度后就会引起病状；尚可以由于肌肉无力，使重力直接转到筋膜或韧带上而造成筋膜或韧带的牵拉撕裂伤；也可以起源于急性颈部软组织损伤未得到良好治疗而导致局部软组织纤维化及疤痕形成，使组织失去弹性，易发生进一步的损伤。因此，长期低头工作，头经常处于前屈的姿势，使颈椎间盘前方受压，髓核后移，刺激纤维环及后纵韧带，从而产生不适症状。

（二）临床表现

部分患者有急性颈软组织损伤史，在急性期症状消退后，仍有反复发作的颈部疼痛和不适。疼痛可向背、肩甚至上肢放射。在颈根部斜方肌及风池穴处有压痛点，范围常较广，而软组织无明显肿胀。颈部活动轻度受限，有时可伴头痛，甚至视力模糊等症状，神经系统无异常发现。

颈椎平片一般无异常，但也可发现颈椎生理性前凸减轻或消失，颈椎僵直，个别人有颈椎椎间隙狭窄和轻度骨质增生等。

本病应与颈椎病鉴别，其症状常为颈椎病的早期表现，鉴别诊断主要依赖 X 线平片。

（三）治疗

本病治疗原则是及时纠正不良的工作姿势。对长期低头工作的人，应告诫他们要定时适当地改变颈部姿势，建议做颈椎体操以维持颈部活动度和增加颈肌肌力，避免肌纤维撕裂，减少对筋膜及韧带的应力，对已有症状的患者，主要的治疗方法同急性颈部软组织损伤，但疗效常不满意，疗程又长。对颈椎已有退行性病变的患者，则可按颈椎病治疗，如固定、牵引等。

四、颈部勒伤

（一）概述

将绳索状物环绕颈部，用手或其他机械力，使该物在颈部绞紧，引起颈部软组织的损伤并伴有严重缺氧，甚至窒息而死亡。此种死亡称为勒死或绞死。

勒死常用的工具有绳索、电线、铁链、皮带、布带和长袜等，用这些工具勒紧颈部并打结固定，或再插入棍棒扭转，绷紧绳索以达到勒（绞）死的目的。

（二）病理

勒死与缢死的死亡机理基本相似，两者都是借助于绳索持续性压迫颈部呼吸道和血管，引起脑循环和呼吸功能严重障碍，致机体严重缺氧窒息死亡；或通过刺激颈动脉窦、迷走神经反射性引起呼吸心跳骤停而死亡。所不同的是两者机械作用力的方式、大小和作用部位不一。近年认为：静脉受压，在勒伤致死中，可能起重要作用。

（三）临床表现

【概述】

单纯性勒伤，除颈部受伤的局部遗留有皮肤擦伤，皮下淤血，皮肤青紫，勒伤再大可出现索沟外，临床并无其他特殊表现，但勒伤常可因缺氧而死亡。

【颈部勒伤特点】

勒伤一般有下列特征：

1. 受伤史　勒伤如未导致死亡，伤员可提供受伤史。多为他杀，自杀少见，根据其绞勒的手段和方式可鉴别两者。

2. 颈部索沟　索沟常位于甲状软骨或其以下部位，很少位于甲状软骨上方，即较溢死位置低。索沟一般呈水平环形，深度均匀，其颜色与绳索质地有关。粗糙而坚硬的绳索绞勒，常伴有表皮剥脱，皮下出血，颜色为褐色或深褐色。

3. 颜面部征象　扼勒时颈静脉淤血，压力升高，小静脉可破裂出血，形成结膜下出血斑，但勒死者颜面部多呈紫绀、肿胀，且多伴点状出血，眼球向外微突，舌尖外露等。

4. 声音嘶哑　扼勒引起的喉和声门上组织水肿，使伤员声音嘶哑，甚或不能发音，呼吸时可有喉鸣音。喉头、气管的出血、水肿可在解除扼勒后一段时间才变得明显或加重，故在受伤后24h内需密切观察。

5. 吞咽困难　吞咽时疼痛为扼勒后最明显的症状。

6. 肺水肿或支气管肺炎　扼勒至濒死的伤员，解除扼勒后，最多死于肺水肿、支气管肺炎或ARDS，其原因可能系误吸或中枢神经损害。

7. 中枢神经损害　扼勒时脑组织缺氧，伤员往往有明显的中枢神经损害，甚至昏迷。脑缺血缺氧的时间长短决定预后。短者可能完全恢复正常；长者虽扼勒去除，但由于脑实质的损害，脑血流恢复后脑水肿加重。颅内压上升，反过来又造成脑缺血，形成恶性循环。存活伤员可能遗留精神神经症状，从健忘症至植物状态。

8. 骨折　甲状软骨、环状软骨和舌骨大角均可发生骨折，以甲状软骨骨折为多见。若勒颈暴力较大时，颈椎棘突可发生骨折，颈部X线摄片有助诊断。

9. 血气分析　有呼吸困难或发生心跳停止的伤员，可有呼吸性酸中毒和代谢性酸中毒，应做血气分析，若伤员血pH < 2时，预后很差。

（四）治疗

尽早急救至关重要：

【立即解除扼勒】

对一过性的，尚未因缺氧而造成窒息，一经解除压迫，一般不会造成严重损害，无需特殊治疗；但需密切观察24h。

【立即处理】

1. 急救处理　立即开放气道，进行心肺复苏术，静脉输注脱水剂；

2. 快速全面检查　待初步复苏后，应做全面细致的体检及辅助检查；

3. 酌情转院　到有条件医院进行正规心肺脑复苏术。

第三节　严重型颈部创伤

严重型颈部创伤主指涉及范围较广的开放性损伤和穿通伤（枪伤及刀伤为多），不仅危险性大，且致死率较高，应加以重视。其临床表现、诊断及治疗均有其特殊性。

一、严重型颈部创伤临床表现与特点

（一）呼吸道梗阻

颈部创伤时呼吸道梗阻是常见的，其原因有：

【呼吸道受压】

主要为颈部血管损伤形成大的血肿，严重的纵隔气肿或颈部组织的炎性水肿等，以上诸因素均可造成气管受压而导致呼吸困难。

【误吸】

颈部气管或喉部破裂，可致使局部的血液（血块）、口腔分泌物、食物等误吸入呼吸道而引起下呼吸道梗阻或窒息。

（二）大出血

颈部有多条大血管，易损伤发生大出血，以两侧的颈总动脉损伤最为常见。出血非常迅速，往往来不及救治伤者即于短时间内死亡。颈内或颈总动脉破裂可造成同侧大脑供血不足，脑组织缺氧，发生偏瘫、昏迷，需注意与颅脑外伤相鉴别。另外，应引起注意的是，在多发伤伤员存在严重休克时，可暂时使出血减少或停止，易将严重血管伤忽视，而待复苏血压上升后，血管伤的症状才显著。大的颈静脉出血也很严重，但其主要危险是空气栓塞。

（三）伤道易变位

颈部组织疏松，器官易移位，常致伤口变化表里不一。往往在血管破裂后，仅有少量或甚至完全没有外出血，而在深部形成大血肿，造成气管受压致呼吸困难。故对颈部创伤严重性的判断，不能只注意伤口的大小和组织受伤的范围，关键要探明伤口和弹道的深浅和方向，弄清血管和脏器是否受伤。临床常发现一侧颈部小的盲管伤，表面看似乎很轻微，但穿入的弹片可能在存留的对侧造成严重的创伤。

（四）感染率高

颈部穿通伤时，常存在喉、气管和食管的损伤，含有大量需氧菌和厌氧菌的口咽部分泌物，可以直接进入伤口或误吸入肺部，或沿颈深筋膜下间隙进入纵隔，从而引起颈部蜂窝组织炎、肺炎、纵隔炎或脓肿。如未得到及时诊断与治疗，可导致全身感染。

二、严重型颈部创伤诊断

颈部创伤诊断的关键在于判明有无大血管和重要组织器官的损伤。诊断的方法主要是依据受伤史、受伤的部位、临床表现及必要的辅助检查。而对一些特征性临床症状及体征的细心观察与检查，有助于早期诊断。

（一）特征性临床表现

【血管损伤】

1. 伤口大出血，可迅速发生失血性休克；
2. 受伤部位有进行性的扩张性血肿或搏动性血肿；
3. 受伤部位有血管杂音和震颤；
4. 伤侧远端动脉搏动减弱或消失，如颞浅动脉、眼动脉等；
5. 偏瘫、偏侧不全麻痹、失语、单侧眼失明等；
6. 可有空气栓塞症状，以致出现恐惧感及胸痛等。

【喉和气管损伤】

1. 呼吸困难和喘鸣；
2. 口唇及甲下紫绀；
3. 颈部伤口漏气、皮下气肿；
4. 咳血、鼻出血；
5. 声音嘶哑。

【咽和颈段食管损伤】

1. 吞咽困难；
2. 颈部伤口漏出涎液和吞食的液体；
3. 血性胃内吸出物；
4. 皮下气肿及炎性浸润。

【颈部神经损伤】

1. 舌偏斜；
2. 口角下垂；
3. Horner 氏综合征（上眼睑下垂、瞳孔缩小、无汗）；
4. 颈部感觉消失。

（二）诊断性辅助检查

对颈部创伤的诊断性辅助检查，必须根据伤

员的全身情况结合临床观察和体格检查的结果，酌情选择性地应用。

【颈部影像学检查】

当伤员伤情稳定后，常规做颈部前后位和侧位的 X 线摄片，以明确有无颈椎骨折、金属异物存留和气管横断（气管的空气柱中断）等情况；并酌情行 CT、MR 等检查。

【多普勒超声检查】

主要应用多普勒超声血管显像仪，这是一种应用多普勒效应原理研制的新型血管诊断仪，可显示血管阻塞、通畅或管腔狭窄等变化，可测出血管内径横断面，精确地计算出血流量，对血管损伤的诊断有一定的参考价值。

【颈部血管造影】

对颈部创伤无外出血的复杂血管伤的诊断价值较大。血管造影的指征和条件是：

1. 怀疑血管损伤以及伤口邻近颈动脉，即使无明显的外出血，也是造影的指征；

2. 对多发伤经抢救原则处理后，待血液动力学稳定再进行；

3. 血管造影技术熟练，决不能因检查而延误急诊手术时间；

4. 对颈上、下两区的诊断应优先进行。

其主要价值是：对颈上区有助于估计颈内和颅内动脉的状况，以便决定是手术修补，抑或结扎及其可能性；对颈下区则有助于了解有无大血管损伤及帮助选择最佳手术切口；对颈中区损伤，原则上不做血管造影，因手术容易显露，并易判断伤情。

【内窥镜检查】

颈部伤口位于颈前中线附近，又有气管或食管破裂的临床表现，应做气管或食管镜检查，以确定破裂的部位和范围。做气管镜检查，必须在已行气管切开或已做好充分准备的情况方可施行，对检查阴性者，不可轻易否定，食管损伤，必须结合临床。

【食管造影】

食管伤大多为开放伤，且与喉及气管开放伤同时存在，根据伤口流出涎液与吞食的液体，或造影检查时造影剂流出咽或食管外即可确诊。对食管伤需定位，最好用水溶性造影剂，不用钡剂。但应注意食管破口过小时，易误诊和漏诊。

三、严重型颈部创伤急救与治疗

（一）颈部创伤急救中的处理次序

【需第一时间救治的伤员】

颈部创伤的救治必须分清轻重缓急，尤其是在大批伤员来到时，否则贻误抢救时机。主要是：

威胁生命的颈部创伤，如喉、气管伤引起呼吸梗阻，血管损伤导致大出血，均需优先处理。

【需及早处理的伤员】

对严重损伤但无立即致命的危险，如颈段食管破裂伤，可应列为第二类，做为及早处理的伤员。

【第三类者】

对颈部大血肿、但并不压迫气管造成通气障碍者，多需进一步检查后才能确定治疗的伤员，可列为第三类。

【第四类者】

对颈部表浅的撕裂伤或挫伤，由于其伤情相对较轻，因此可将此种一般性浅表之损伤应列为第四类，最后处理。

（二）严重型颈部创伤急救

颈部创伤，无论是闭合伤，还是开放伤，其最大的危险是上呼吸道梗阻引起的窒息，颈部大血管破裂所致的大出血，颈椎损伤的高位截瘫。现场救治正确与及时，可降低死亡率，为后一步治疗创造条件。

【颈部制动】

对所有颈部严重创伤都要想到颈椎骨折可能。颈两侧置沙袋固定，防止伤员头部向两侧摆动，以免加重颈椎脊髓损伤。

【保持呼吸道通畅】

在处理颈部严重创伤时，保持呼吸道通畅必须放在最优先地位。其原则是：

1. 气管内插管　对伤员神志不清或伴有颅脑外伤而昏迷者，及时清除口腔瘀块、呕吐物、痰、分泌物及异物，即刻行气管内插管，予以人工呼吸。

2. 气管切开术　对颈部刺伤涉及喉外伤或伴有颌面部外伤引起咽部水肿、血肿等不能做气管插管者，应早期做环甲膜切开术或气管切开术。其指征为：

（1）喉部或上呼吸道严重损伤（喉骨骨折、破裂）造成呼吸道梗阻；

（2）喉及气管分离；

（3）气管断离或撕裂；

（4）伴有严重颌面外伤，尤其是位于口底部或舌根部伴有水肿或血肿者；

（5）对颈椎外伤不稳定的伤员，不能从口腔内也不能从鼻腔盲目地做气管插管。

【环甲膜穿刺或切开术】

对颈部严重创伤或伴有口腔损伤、颌面外伤，不能进行气管插管或因伤情严重来不及做气管切开时，可采用此法，以确保呼吸道通畅。此法简单、迅速、安全。

【大血管出血的急救】

1. 动脉性出血

（1）指压止血法　在颈部大动脉出血的紧急情况下，可用指压法止血。方法为：伤员侧卧，头转向健侧；左侧损伤时，术者用右手指，反之则反。先用拇指置于胸锁乳突肌中点，环状软骨平面（此处可探及搏动的颈总动脉），而后垂直压迫到第 6 颈椎横突上，可减少出血，但每次不可超过 10min。

（2）填塞加压止血法（图 2-5-5-3-1）即用无菌纱布直接填塞伤口内，紧紧压住出血的血管，然后在健侧用铁丝头板或将伤员健侧上臂垂直举起，作为支架施行单侧加压包扎。填塞的敷料应在 3~5min 后取出，取出时应做好充分准备，以防无法控制的大出血。切忌用绷带环颈部包扎。对于创口内疑有锐利异物（如玻璃片、弹片），则应以整体加压包扎为宜，而不能行局部填塞，以防造成二次损伤。

2. 大静脉出血　应立即用无菌纱布填塞压迫伤口，杜绝空气进入静脉。如出血不多而心脏出现骤停，应疑大量空气进入心脏，立即行右心房穿刺将空气抽出，有时可能转危为安。

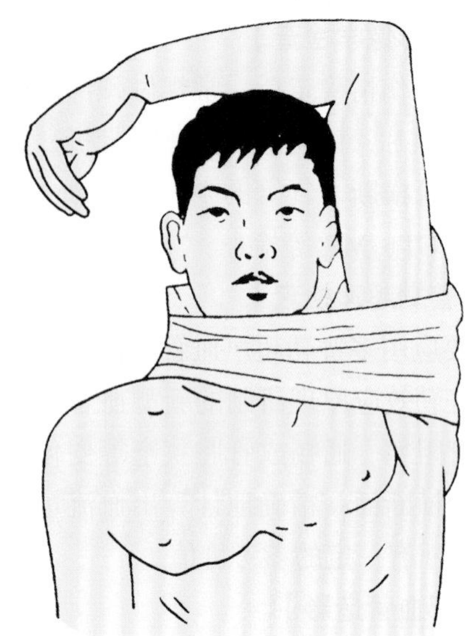

图 2-5-5-3-1　颈部大出血急救时的单侧加压包扎法示意图

对颈部大血管出血，不能用止血钳、弯钳钳夹出血处，因易损伤其它重要器官；也切忌用探针试探伤口的深度，否则可能将暂时堵住血管壁裂口的血凝块刺破，引起无法控制的致命性大出血。

【抗休克】

颈部创伤休克发生率高达 40%，必须及时按创伤性或失血性休克的抢救原则输液、输血、应用血管活性药等，同时需查有无多发伤，多发伤的部位和脏器损伤情况，按各部位伤，安排先后抢救顺序。

【外伤性血气胸的急救】

颈部刀刺伤常伴开放性血气胸或张力性气胸，可引起急性严重呼吸循环障碍。用物理学检查及胸腔穿刺确诊后要紧急处理，不能等待胸部 X 线的结果，否则贻误抢救时机。对开放性气胸应立即用凡士林油纱布密封伤口，紧密包扎；对血气胸做胸腔闭式引流，对胸内大出血者，应立即开胸探查止血。

（三）手术指征与探查原则

【手术探查的指征（图 2-5-5-3-2）】

主要根据是受伤时间、伤口位置和方向、现场原因、生命体征和体检发现等情况来决定。Massac 等提出，下列颈部创伤是立即手术探查的指征：

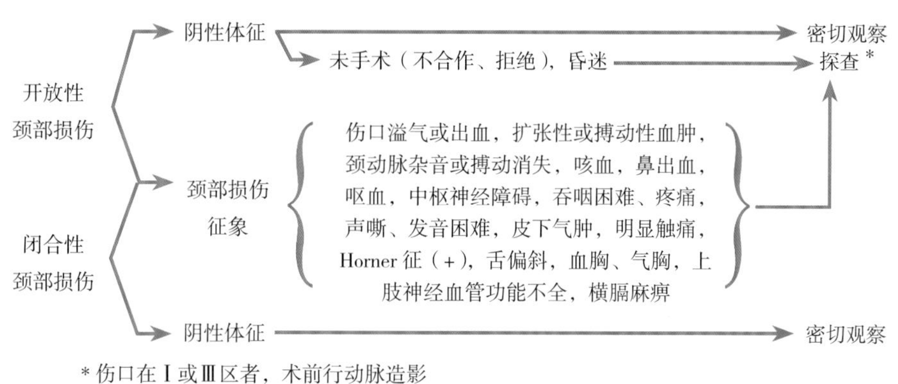

图 2-5-5-3-2 闭合性和开放性颈部损伤的处理原则

1. 血管性 颈部伤口持续性出血，动脉搏动消失或减弱，巨大的或继续扩展性的血肿；

2. 呼吸性 呼吸困难，声嘶，伤口中有气体漏出，皮下血肿；

3. 内脏性 吞咽困难，呕吐、咳血，伤口中有涎液溢出；

4. 神经性 失语，肢体瘫痪等；

5. 其他情况 指伤口在前三角，或枪弹伤对组织损伤重，伤情复杂、变化快者。

凡无上述情况者，如果伤员生命体征平稳，体检无重要异常发现，均可在严密观察下行非手术治疗。在观察中对其可疑者，可做辅助性诊断检查，一旦有手术指征，则应立即手术探查。

【术前准备及探查原则】

1. 皮肤准备 范围要大，在伤侧自发际上约 9~10cm 起下至乳突部，前过中线至对侧胸锁乳突肌后缘，后过中线。如系颈下区伤最好胸部连同腹脐部一起准备，以备万一需要纵裂胸骨显露无名动脉或右颈总动脉根部控制出血，便于对其修补。

2. 麻醉 均采用全身麻醉，气管内插管为安全。

3. 切口选择 以良好的暴露为原则。一般选用胸锁乳突肌前缘切口，既有良好的暴露，又便于切口延长。切开颈筋膜将胸锁乳突肌向外拉开即可暴露动脉的全程；切断胸骨舌骨肌、胸骨甲状肌，即能暴露甲状腺、气管、食管及颈部神经。如系颈下区损伤，可做直达第三肋间向水平的胸骨纵剖术或离断胸锁关节并切除 1~3 肋软骨，将其掀起，以暴露无名动脉、左颈总动脉、锁骨下动脉及其椎动脉的起始部，便于对颈部重要结构损伤的处理。

4. 补充有效循环血量 维持血循环稳定。

5. 大剂量广谱抗生素的应用 尤其在火器伤或车祸致多发伤时。术前常规大剂量静脉滴入，以防术后感染并发症。

6. 异物的清除 对异物处有搏动时，不要随意拔除，以免引起大出血。应先找出异物所在处的颈动脉，用橡皮条或无损伤血管钳阻断该血管的近、远端，然后去除异物。

（四）颈部各组织器官损伤的处理

1. 血管损伤的处理，详见本章第四节；

2. 喉和气管损伤的处理，详见有关专科书籍；

3. 咽和颈段食管损伤的处理，详见有关专科著作；

4. 颈部神经损伤的处理。

在平时，颈部神经损伤以手术时损伤较多见，由意外刺伤或枪弹伤引起较少见。在战时，火器伤所致之神经损伤多与颈部血管或其它器官伤口合并存在，因此常只注意严重的血管或器官伤而忽略了神经伤，以致造成以后诊治上的困难。故应引起高度警惕，注意对可能受伤的神经做较为简单的感觉和运动检查，可防止漏诊。

颈部神经损伤的处理与一般周围神经损伤相同，但除舌下神经和面神经下颌支外，其他颈神经损伤后吻合很少能成功。

臂丛神经（由 $C_{5\sim8}$ 神经、第一胸神经前支合并组成）损伤，如系闭合伤，除有机械压迫需解除外，通常采用非手术治疗，将肢体固定于功能位置，早期物理疗法和针刺疗法，并给予维生素 B_1、B_{12} 等促进神经功能恢复；如系开放伤，在清创时，发现损伤范围又小，回缩不多时，应争取一期神经吻合；而伤口感染重，软组织损伤广泛，皮肤缺损多，无论神经有无大的缺损，只能将断端缝合一针，防止回缩，不做一期修复，待伤后 3~12 周期再做神经吻合术。

【颈部腺体损伤的处理】

1. 甲状腺损伤　由于其血运丰富，损伤后可引起大量出血，流入同时受损的喉或气管，或形成血肿压迫气管。实际引起大出血者较少，多可在密切观察下择期手术。对甲状腺下极止血时，应注意不要损伤喉返神经。对于腺体较大的出血点需用丝线缝合结扎。小的出血点，经严密缝合腺体后，即可自动止血。清创时，对于失活的腺体组织可以清除。在失活的甲状腺组织囊或伤口内，发现甲状旁腺（黄褐色绿豆大的小体），应将其切成小片埋入附近的肌肉组织中，以防甲状旁腺功能不全。

2. 下颌下腺损伤　下颌下腺是在颈部深肌膜浅层用囊包裹腺体，在下颌骨骨折时可伴下颌下腺损伤，损伤严重时可以全部切除。但须注意勿损伤与其并行的面动脉下颌支。

3. 唾液腺损伤　一般的处理是清创、止血及引流。

【胸导管损伤】

左侧锁骨上方颈根部穿通伤时，有时可伴有胸导管伤。其特点是从伤口内不断有乳白色乳糜流出，24h 可达 1000ml 以上，引起伤员严重脱水和消耗。根据外伤史，结合伤口有乳糜流出即可诊断。

小的胸导管破裂经用无菌纱布压迫后，可望愈合；无效时，可手术结扎胸导管。具体方法：在左侧锁骨上方延长切口或另做一横切口，向前越过颈中线，向后止于胸锁乳突肌后缘，切开颈阔肌和颈深肌膜，显露颈动脉鞘，将胸锁乳突肌的锁骨头和颈动脉鞘向内外两侧牵开，分开深层的脂肪垫，从颈动脉鞘的后外方及颈内静脉和锁骨下静脉的汇合处附近找出胸导管的断端，以丝线结扎两断端，伤口内置乳胶片引流 24~48h。

（五）颈部创伤密切观察下的非手术疗法

20 世纪 70 年代以来，颈部创伤采用选择性手术探查，据报道约 40%~50% 伤员使用非手术观察疗法。

本法多适用于轻度创伤伤员。对生命体征平稳，无明显临床症状，且体检未发现明显重要器官损伤，可在严密观察下行非手术治疗：

1. 定时观察生命体征变化，注意有无进行性呼吸困难、声音嘶哑、咳血、意识不清、喘鸣等；

2. 检查伤口周围有无血肿及皮下气肿，如原有的血肿呈进行性扩大，伤口内有气体喷出或流出吞食的液体等，均提示血管、气管或食管等器官损伤；

3. 注意胸部检查，以便及早发现血气胸、纵隔气肿等；

4. 对观察可疑的伤员应进行 X 线检查、血管造影、内窥镜等检查，必要时可重复进行；

5. 观察期间，伤员一旦出现生命体征变化或其他器官损伤的临床征象时，应当机立断毫不犹豫地决定手术；

6. 早期给予大量抗生素预防感染，并加强全身支持疗法；

7. 伤员应卧床休息，进流质，必要时鼻饲，吸氧，雾化吸入；喉部疼痛难忍时可用 1% 地卡因喷雾治疗，注意勿过量；观察期间不得使用吗啡衍生物止痛。

第四节 颈部血管损伤

一、颈部血管损伤概述

颈部血管损伤发生率和死亡率是颈部损伤中最高的，主要因颈部大血管均较表浅易受伤，且临近心脏，压力高，以致易引发致命性大出血，加之外压性气道阻塞，空气栓塞和脑卒中等更增加死亡概率，需高度重视。

临床上常见的刀伤（包括自刎）、枪伤、刺伤、爆炸伤等均可引起颈动脉或/和颈静脉损伤。损伤的类型有侧壁伤，撕裂伤或断裂伤，还可发生动静脉瘘。颈部血管伤常常由于血肿压迫呼吸道及血管而致中枢神经缺血缺氧，治疗必须及时，有效，保持呼吸道通畅采用合理的手术方式如血管的修补，吻合或移植等。

二、颈部动脉损伤处理

（一）概述

颈部大动脉损伤常引起凶猛的出血，在短时间内伤员尚未得到救治即死亡。如果伤道狭窄，血液不能向外流出，则引起大的血肿，不但压迫气管，往往还可形成假性动脉瘤；如果同时损及颈部的静脉，则在颈动静脉间形成动静脉瘘。

对颈部动脉损伤的处理原则是彻底清创，根据血管损伤情况来决定修复方法，但修复时机尚有不同的看法。Inni 等报道，许多颈动脉损伤后立即结扎或修复的，都发生了死亡或偏瘫。故作者主张采取延期修复，在紧急手术中，只做清创术，预防感染，观察有无搏动性血肿的继续扩大。在出血已停止或血肿已局限化的病例中，可等到已形成动脉瘤或静脉瘘后再做修复手术。作者认为，即使伤后 1 天仍有出血，只要不影响呼吸，仍以延迟手术为宜。但大多数作者主张尽早行颈动脉修复术。

（二）血管伤口缝合术

对于切创伤的小撕裂伤，直径不超过血管直径 1/3，清创后，可以直接采用横形缝合术，一般不会造成动脉血管腔的狭窄。

（三）颈总动脉或颈内动脉对端吻合术

只要动脉缺损不大，无明显感染者，都应尽量争取做此术。将动脉断端上下各游离出一段距离，断端修剪齐，切除已坏死的管壁，除去血栓，用肝素冲洗管腔，静脉滴注低分子右旋糖酐 500ml。在吻合过程中，为了防止阻断血流的时间过久，影响大脑的血供，可采用内转（分）流术，即在损伤动脉两端内放入一略小于血管腔的硅胶管，为便于保持颈总动脉血流通畅，待血管吻合达 3/4 时，再把硅胶管取出。需注意的是在开通“内分流”时，必须排尽“内分流”管内的气体，以免发生脑气栓。

（四）颈静脉移植术

对颈总动脉或颈内动脉纵行长的撕裂伤，吻合有张力时，可做此术。移植的静脉直径应尽量与损伤动脉的直径接近，一般多选用股上部的大隐静脉。因静脉瓣膜及向心开放，故移植时应将静脉倒置，使其远端吻合在动脉的近端上。

（五）颈内—颈外动脉吻合术

若颈内动脉撕裂严重，无法做修补或对端吻合时，可牺牲颈外动脉以代替颈内动脉，恢复颅内血液供应。即将颈内动脉撕裂部分切除，近端结扎，将颈外动脉切断，远端结扎，再将颈外动脉的近端与颈内动脉的远端行对端吻合术（图 2-5-5-4-1）。

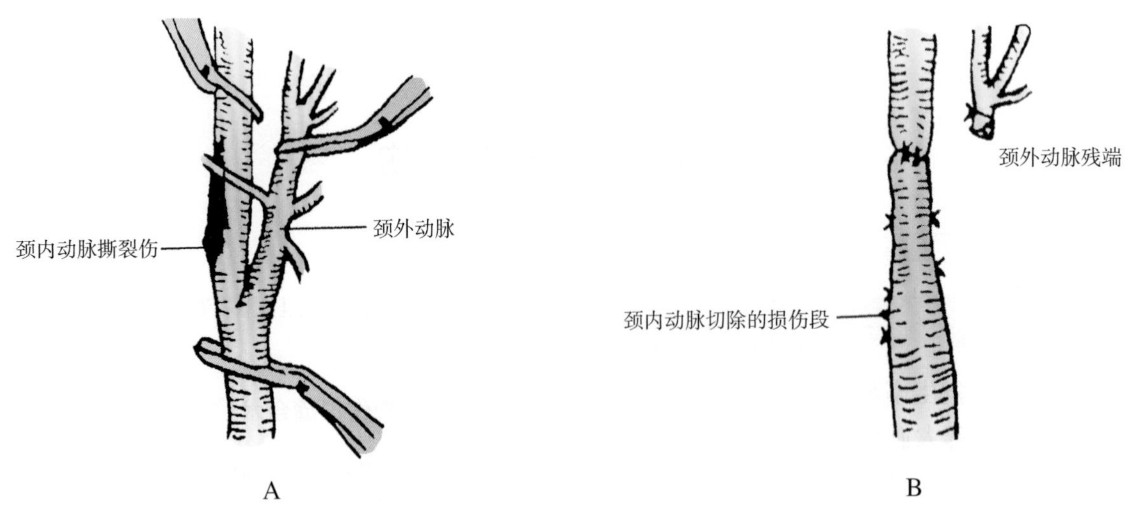

图 2-5-5-4-1 颈内 - 颈外动脉端端吻合术示意图

（六）颈动脉结扎术

1. 颈总动脉和颈内动脉损伤　原则上力求避免结扎，以免引起同侧大脑严重的血液循环障碍，造成偏瘫、失语或死亡。40 岁以上者发生率约 50%，而年轻者，因颅内两侧颈内动脉间经动脉环的侧支循环尚充分，结扎颈总颈内动脉后多不发生严重后果。对已行结扎的伤员，应保持呼吸道通畅，稳定血压（收缩压在 13.3kPa 以上），充足给氧。若颈动脉造影显示造影剂流向中断，同时伤员出现昏迷，应做颈内动脉结扎，以免发生脑栓塞区血流开通，使原有的缺血性梗塞变为出血性梗塞，加速伤员死亡。

2. 锁骨下动脉损伤　结扎后可有 10% 病例引起上肢坏死，故仍以动脉修补、对端吻合为治疗原则。

3. 颈外动脉　修补困难者可以结扎，一般多无不良后果。

（七）颈动静脉瘘

先控制颈总动脉近端和颈内静脉远心端后，再修复动静脉瘘。大多数可择期手术处理。在颈动脉损伤手术中，若需放置引流，应避免血管修补处，以免影响其愈合及诱发感染或继发出血。

三、颈椎根部或胸廓处血管伤

该部位的穿通伤、刺伤或钝性损伤均能使主动脉弓分支血管损伤，如无名动脉、锁骨下动脉、颈总动脉及其伴行静脉。该处损伤的潜在危险在于早期症状模糊，不易诊断。约有 1/3 病例无明显临床征象。局部可能有大出血或内在血肿，或可扪及震颤，远端动脉搏动减弱或消失，如血肿压迫食管，可出现吞咽困难；如有皮下气肿，则提示有气管、肺或食管的损伤。必要时可做主动脉造影术。锁骨下动脉、椎动脉损伤往往伴有肩关节脱位、骨折、臂丛神经损伤，应仔细检查，避免误诊、漏诊。

一旦明确诊断，尽早手术探查，修复损伤血管。在胸出口处修复大血管，由于解剖学关系，暴露较为困难、复杂。为控制受伤血管的出血，首先要暴露其近侧的血管，腋动脉损伤可经锁骨下暴露，但其第一段损伤或锁骨下动脉损伤，需先行锁骨上切口，用以控制锁骨下动脉，切除锁骨近侧段，然后延长切口由锁骨下暴露腋动脉。锁骨下动脉近端，无名动脉或颈总动脉损伤，可做第三肋间隙与锁骨上联合切口，切除锁骨近段和胸骨，亦可做锁骨上与胸骨联合切口，切除胸骨。

四、颈部静脉损伤

颈部大静脉的开放伤时，由于静脉壁薄而软弱并与周围筋膜粘着（尤其是颈根部），加上胸腔负压，静脉不易塌陷而呈张口状，因此，颈静脉损伤最危险的并发症是空气栓塞，其次才是出血。若大量空气进入心脏，可导致心跳骤停；进入肺动脉则可出现胸痛、呼吸急促、恐惧感；进入脑内可引起意识障碍、抽搐及瞳孔改变等。

对颈部大静脉损伤在急救的同时应尽早手术，手术时应采用头低位，防止脑部空气栓塞，同时给予加压呼吸。对一侧颈内静脉、颈外静脉及锁骨下静脉的严重破裂均可予以结扎，不致发生严重后果，但颈内静脉小的裂口仍应争取修补缝合，因为少数伤员（约 3%~10%）未受伤侧颈内静脉发育不全，由于颅内静脉回流受到障碍而死亡。若双侧颈内静脉都损伤时，至少应保持一侧颈内静脉通畅；对缺损过多两侧都无法吻合或修补时，则应选留一侧损伤较轻的血管，将对侧静脉游离结扎至下段，移植于选留的一侧，若一侧颈内静脉已结扎，另侧作了血管移植时，应注意保持移植血管不受压，并预防栓塞。

五、颈部血管伤术后处理

术后处理的好坏至关重要，若发生感染、血管痉挛、血栓形成等，可导致严重不良后果。

（一）广谱抗菌素

术后予以广谱抗生素防治感染，并注射破伤风抗毒素。

（二）术后制动

血管修复后，有人用不同程度的制动，有人则鼓励自动或被动性运动。比较一致的意见是：合并骨折者，术后要上石膏管型，将管型剖为两半，再用绷带包扎。对没有骨折的病例，可只用石膏托固定二周。

（三）血管痉挛的处理

因挫伤、挤压或撕裂伤引起的血管痉挛，手术暴露后可见管径明显变细，甚至呈白色条索状，血流量明显减少，或完全闭塞使血流中断。一般可采用温水湿敷、2.5% 罂粟碱湿敷、1%~2% 普鲁卡因湿敷或外膜剥离等方法解除之。对有些顽固性动脉痉挛上法失败者，陈中伟等应用节段性加压扩张术获得了良好的效果。

节段性加压扩张术具体方法是将痉挛血管的外膜剥离后，从近端开始，在间距 5cm 处夹住，并将其分支亦夹住，用较细的针头，将温热的肝素盐水溶液（肝素 65mg 稀释于生理盐水 1000ml 中），由管壁穿刺加压注入，扩张后，逐段将血管夹下移，使痉挛血管逐渐扩张。

另外，交感神经节阻滞，针刺相关穴位及耳针（交感、内分泌等穴）对解除血管痉挛也有良好的效果。

（四）防治血栓

血栓形成是手术失败的重要原因之一。由于受伤修复后的血管极易发生血栓形成，故术后应常规使用抗凝剂。常用的抗凝剂有肝素和低分子右旋糖酐等。

【肝素】

其发生作用迅速（10~15min），作用消失也很快（2~6h）。一般静脉注射每日用量为 200~300mg，加于 5% 葡萄糖液 1000ml 内静脉滴注；亦可每 4~6h 静脉注射 50~100mg。用后如有出血征象，可用鱼精蛋白中和。

【右旋糖酐】

多用 10% 低分子右旋糖酐，一般每日用量为 500~1000ml，静脉滴入，可连续用数天，无毒性反应。对休克伤员，可用至休克恢复以后。

使用低分子右旋糖酐的禁忌证是血小板减少症，充血性心力衰竭和肾脏疾患。少数可发生出血和过敏反应，并在使用中需注意电解质的调整。

【双香豆素】

主要是抑制肝脏产生凝血酶原。用药后在 24~48h 后才起作用。但维持时间较长。宜口服，开始用量为每日 150~200mg，2d 后，减为每日 25~50mg，在服药期间，每日要检查凝血酶原时间，若凝血酶原时间减至正常人的 10%~20%，服药量应减半，减至 10% 以下时，应立即停药。

使用双香豆素的合并症是凝血酶原过低，引起血尿和粘膜出血。发生后，除停药外，需立即静脉注射维生素 K1 或输新鲜血液。

【阿斯匹林】

有减少血小板粘附聚集和血细胞集结的作用。每日剂量 1.5~3.0g，分三次服用。

以上抗凝药物，肝素和右旋糖酐作用快，但维持时间短，故适于在短期内（3~6d）使用。对血管挫伤较重，常要长时间抗凝者，则宜用双香豆素，一般可用至 2~3 周。

（胡志前）

参考文献

1. Alberta HB, Secor JL, Smits TC, Farber MA, Jordan WD, Matsumura JS.Differences in aortic arch radius of curvature, neck size, and taper in patients with traumatic and aortic disease. J Surg Res. 2013 Jun 21.
2. Bell RB, Osborn T, Dierks EJ, Potter BE, Long WB. Management of penetrating neck injuries: a new paradigm for civilian trauma. J Oral Maxillofac Surg. 2007 Apr;65(4):691-705.
3. Bettencourt RB, Linder MM. Treatment of neck injuries. Prim Care. 2013 Jun;40(2):259-69. doi: 10.1016/j.pop.2013.02.012.
4. Breeze MJ. Novel methods of ballistic protection to reduce the mortality and morbidity from combat neck injury. J R Army Med Corps. 2013 Mar;159(1):59-60.
5. Cheddie S, Pillay B, Goga R. Bilateral blunt carotid artery injury: A case report and review of the literature. S Afr J Surg. 2013 May 3;51(2):77-9. doi: 10.7196/sajs.1381.
6. Collamer AN, Battafarano D. A pain in the neck: carotid artery dissection presenting as vasculitis. Mil Med. 2013 Jul;178(7):e851-4. doi: 10.7205/MILMED-D-12-00414.
7. Dobbertin KM, Freeman MD, Lambert WE, Lasarev MR, Kohles SS. The relationship between vehicle roof crush and head, neck and spine injury in rollover crashes. Accid Anal Prev. 2013 Apr 25;58C:46-52. doi: 10.1016/j.aap.2013.04.020.
8. Hamid UI, Jones JM. Combined tracheoesophageal transection after blunt neck trauma. J Emerg Trauma Shock. 2013 Apr;6(2):117-22. doi: 10.4103/0974-2700.110774.
9. Kamitani T, Nimura Y, Nagahiro S, Miyazaki S, Tomatsu T. Catastrophic Head and Neck Injuries in Judo Players in Japan From 2003 to 2010. Am J Sports Med. 2013 Jun 13.
10. Liou TN, Nussenbaum B. Wrong site surgery in otolaryngology-head and neck surgery. Laryngoscope. 2013 May 13. doi: 10.1002/lary.24140.
11. Ozbilen Acar G, Tekin M, Cam OH, Kaytancı E. Larynx, hypopharynx and mandible injury due to external penetrating neck injury. Ulus Travma Acil Cerrahi Derg. 2013 May;19(3):271-3. doi: 10.5505/tjtes.2013.58259.
12. Timpone V, Schneider BE, Sherman PM. Screening CT Angiography for Detection of Blunt Carotid and Vertebral Artery Injury in the Setting of Combat-Related Trauma. Mil Med. 2013 Apr;178(4):416-20. doi: 10.7205/MILMED-D-12-00108.
13. Tong D, Beirne R. Combat body armor and injuries to the head, face, and neck region: a systematic review. Mil Med. 2013 Apr;178(4):421-6.
14. Treatment of patients with suicidal and autoagressive neck, thorax and abdomen injuries. Khirurgiia (Mosk). 2013;(4):4-8. Russian.
15. Ursic C, Curtis K. Thoracic and neck trauma. Part three. Int Emerg Nurs. 2010 Jul;18(3):158-65.
16. Weppner J. Improved mortality from penetrating neck and maxillofacial trauma using Foley catheter balloon tamponade in combat. J Trauma Acute Care Surg. 2013 Jul 2.
17. Yeo MS, Goh TL, Nallathamby V, Cheong EC, Lim TC. Maxillary artery injury associated with subcondylar mandible fractures: a novel treatment algorithm. Craniomaxillofac Trauma Reconstr. 2012 Jun;5(2):83-8. doi: 10.1055/s-0032-1313353.
18. 叶添文，陈雄生，贾连顺等 . 颈椎前纵韧带损伤的诊断与治疗 [J]. 中华创伤骨科杂志，2008，10(7)
19. 赵定麟，李增春，刘大雄，王新伟 . 骨科临床诊疗手册 . 上海，北京：世界图书出版公司，2008
20. 赵定麟，赵杰，王义生 . 骨与关节损伤 . 北京：科学出版社，2007
21. 赵定麟 . 现代骨科学 . 北京：科学出版社，2004

索　引

Index

西文及西文字母开头的名词索引

A

B

C

D

E

F

G

H

M

N

O

P

Q

R

S

T

U

V

索
引

中文专业名词及短语索引

D

E

F

G

H

M

N

Q

R

S

T

W

X

Y

Z

其　他